COTOVELO

MASTER TECHNIQUES IN ORTHOPAEDIC SURGERY™

■

Editor da Série

Roby C. Thompson, Jr., M.D.

FRATURAS
Donald A. Wiss, M.D.

QUADRIL
Clement B. Sledge, M.D.

PÉ E TORNOZELO, 2ª Edição
Harold B. Kitaoka, M.D.

CIRURGIA DO JOELHO, 2ª Edição
Douglas W. Jackson, M.D.

COTOVELO, 2ª Edição
Bernard F. Morrey, M.D.

PUNHO, 2ª Edição
Richard H. Gelberman, M.D.

OMBRO
Edward V. Craig, M.D.

COTOVELO

Bernard F. Morrey, M.D.
Professor of Orthopedic Surgery
Mayo Medical School
Emeritus Chairman
Department of Orthopedics
Mayo Clinic
Rochester, Minnesota

Ilustrações
Jim Postier
Matthew Morrey

Revisão Técnica
Sérgio Cordeiro dos Santos
Membro Titular da Sociedade Brasileira de Ortopedia e Traumatologia (SBOT)
Membro Titular da Sociedade Brasileira de Artroscopia (SBA)
Ex-Assistente do *Royal National Orthopaedic Hospital*

2ª Edição

MASTER TECHNIQUES IN ORTHOPAEDIC SURGERY

REVINTER

Título original em inglês:
The Elbow, Second Edition

Cotovelo, Segunda Edição

ISBN 85-7309-880-5

Tradução:
DOUGLAS ARTHUR OMENA FUTURO
Médico, RJ

Revisão Técnica:
SÉRGIO CORDEIRO DOS SANTOS
Membro Titular da Sociedade Brasileira de Ortopedia e Traumatologia (SBOT)
Membro Titular da Sociedade Brasileira de Artroscopia (SBA)
Ex-Assistente do Royal National Orthopaedic Hospital

A precisão das indicações, as reações adversas e as relações de dosagem para as drogas citadas nesta obra podem sofrer alterações.
Solicitamos que o leitor reveja a farmacologia dos medicamentos aqui mencionados.
A responsabilidade civil e criminal, perante terceiros e perante a Editora Revinter, sobre o conteúdo total desta obra, incluindo as ilustrações e autorizações/créditos correspondentes, é do(s) autor(es) da mesma.

Livraria e Editora REVINTER Ltda.
Rua do Matoso, 170 – Tijuca
20270-131 – Rio de Janeiro – RJ
Tel.: (21) 2563-9700 – Fax: (21) 2563-9701
livraria@revinter.com.br – www.revinter.com.br

Para

Meus mentores na ortopedia da *Mayo Clinic*,
que me introduziram no intrigante mundo da cirurgia do cotovelo.

Meus colegas na *Mayo Clinic*,
que generosamente me enviaram interessantes problemas de cotovelo
durante todos estes anos
e, particularmente, ao Doutor An que tem sido meu "parceiro"
nos trabalhos de investigação desta complexa articulação.

Todos os cirurgiões ortopédicos
que dividiram seus casos interessantes comigo, para
que avanços pudessem ser feitos no diagnóstico e no
tratamento desta articulação geralmente esquecida.

E para nossas famílias,
que nos compreenderam e apoiaram em nossos esforços.

Prefácio da Série

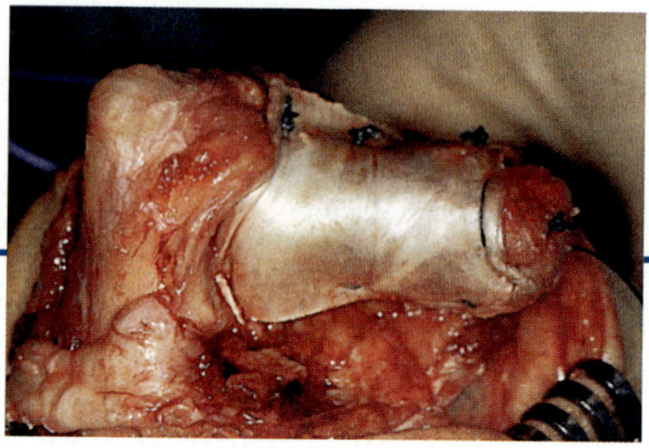

O primeiro volume da série *Master Techniques in Orthopaedic Surgery* foi publicado em 1994. Nosso objetivo ao conceber a série era o de criar descrições de fácil acompanhamento das técnicas cirúrgicas, que pudessem ajudar os ortopedistas a partir dos desafios da prática diária. Os livros foram criados para serem mais do que manuais técnicos; eles foram feitos para levar a experiência pessoal dos "principais cirurgiões ortopédicos".

Master Techniques in Orthopaedic Surgery tornou-se, precisamente, o que esperávamos – livros que são utilizados cada vez mais e que são encontrados nas residências e nos consultórios de ortopedistas atuantes, e de residentes em treinamento. O mais importante, eles são recomendados por ortopedistas para consultas a procura de conselhos práticos e sugestões sobre problemas difíceis, mas comumente encontrados na prática diária.

A série agora entra na fase da segunda edição. Novamente, você encontrará líderes reconhecidos como os editores dos volumes, conhecidos por suas contribuições para a pesquisa, educação e avanço do estado-da-arte da cirurgia. Os autores dos capítulos foram selecionados por sua experiência, habilidades cirúrgicas e perícia reconhecida, com uma técnica em particular. Os procedimentos clássicos ainda estão incluídos; algumas técnicas mudaram à medida que novas tecnologias foram incorporadas; e novos procedimentos que foram popularizados durante os últimos anos foram acrescentados.

Estamos mantendo o mesmo formato que foi tão bem recebido quando a série foi lançada – uma apresentação padronizada de informação, repleta de dicas e pérolas adquiridas por anos de experiência, com abundantes fotografias coloridas e desenhos, para guiá-lo, passo a passo, nos procedimentos.

Com estas novas edições, novamente convidamos você a entrar na nossa sala de cirurgia e observar sobre os nossos ombros, enquanto trabalhamos. Nosso objetivo é oferecê-las ao cirurgião ortopédico que procura por um aumento de sua capacidade prática na seleção e execução apropriada da intervenção cirúrgica.

Prefácio

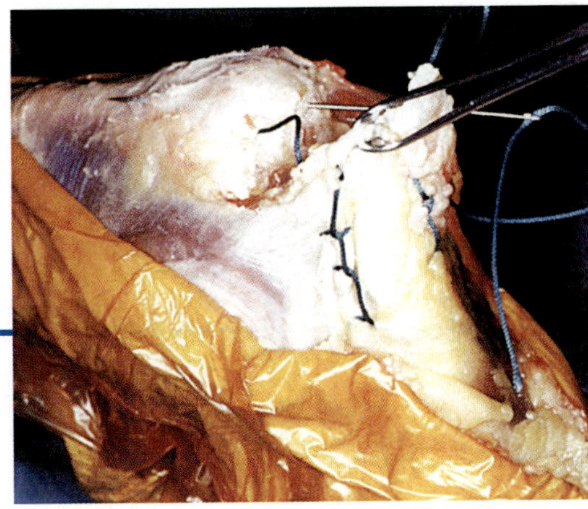

Nos últimos anos, houve um interesse crescente da comunidade ortopédica pelo cotovelo. Acredito que este interesse seja devido a um conjunto de fatores convergentes, incluindo as dificuldades crescentes, decorrentes das patologias desta articulação, mas com a consciência de que um emergente conjunto de soluções está surgindo. Neste volume, a complexidade da patologia do cotovelo é tratada por meio de uma série de soluções estabelecidas e inovadoras, algumas das quais se desenvolveram após o lançamento da primeira edição. Avanços nas técnicas cirúrgicas incluíram uma melhor compreensão da exposição do cotovelo, como nos casos das fraturas da coronóide. A base científica melhorou o tratamento de traumas complexos, com base em uma clara definição das contribuições relativas dos elementos articulares e dos tecidos moles para a estabilidade articular. Avanços na artroscopia foram significativos tanto para as condições eletivas como para as traumáticas, e estes avanços se refletem no texto atual. As técnicas atuais para a artroplastia total de cotovelo e o acompanhamento a longo prazo são apresentadas em detalhes, juntamente com descrições de dois modelos de implantes de recobertura.

A alternativa para a artroplastia total de cotovelo, incluindo a interposição com aloenxerto de tendão de Aquiles, é discutida minuciosamente. Os detalhes nas indicações para o crescente uso da fixação externa também são apresentados.

As patologias desafiadoras e o encorajamento decorrente da constante comunicação entre meus colegas resultou em uma preparação entusiasmada e excitante desta edição. Genuinamente espero e sinceramente acredito que este livro será valioso para meus colegas e para a comunidade ortopédica, assim como foi para mim e para meus colaboradores.

Bernard F. Morrey, M.D.

Agradecimentos

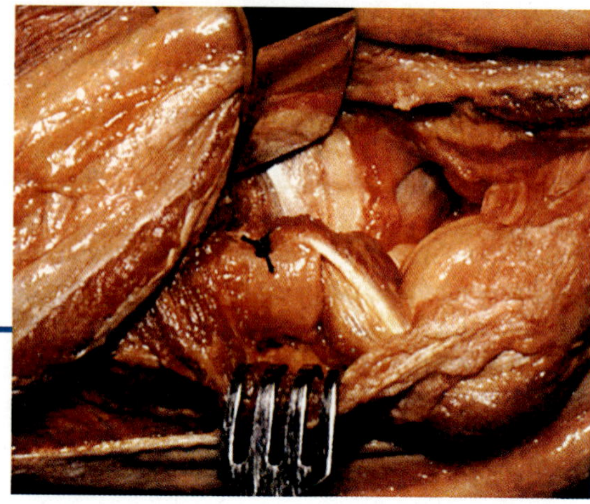

É com uma sensação crescente de apreço que reconheço a contribuição de vários dos meus colegas na comunidade ortopédica. Nossa compreensão atual sobre os problemas relacionados com o tratamento do cotovelo cresceu de modo constante com o passar dos anos, em grande parte em virtude da boa disposição da comunidade ortopédica em dividir suas experiências sobre esta articulação desafiadora e caprichosa. É com um senso de obrigação que, portanto, agradeço às inúmeras interações e consultas compartilhadas com vários de meus colaboradores e colegas na comunidade ortopédica. Gostaria de agradecer, particularmente, ao meu parceiro, Shawn W. O'Driscoll, por seu estímulo constante e seu processo de raciocínio inovador, criativo e desbravador. Durante a preparação da segunda edição, continuei a contar com a confiança e o apoio de meus mentores Dick Bryan, Ron Linscheid e Jim Dobyns. Agradeço, especialmente, às contribuições do Doutor An no laboratório de biomecânica, que formaram as bases de grande parte das nossas idéias originais, bem como uma fonte de inspiração e encorajamento na continuação do processo de desenvolvimento de uma base científica para a prática clínica. É com um grande senso de humildade e agradecimento que reconheço o genuíno compromisso destes indivíduos com a educação, integridade e pesquisa, que caracterizou nossa prática na Mayo, à qual tenho a felicidade de estar associado. Também gostaria de agradecer aos incansáveis esforços dos meus colegas especiais, Bob Adams e Sherry Koperski, que cuidaram da logística crescentemente complexa da minha prática, bem como à Donna Riemersma, que também foi responsável pela preparação dos textos.

Finalmente, as inúmeras horas e tempo considerável que são necessários para preparar um livro como este somente são possíveis em prejuízo à vida pessoal; portanto, agradeço, novamente, com um sincero apreço, à paciência e à compreensão de minha esposa, Carla.

Colaboradores

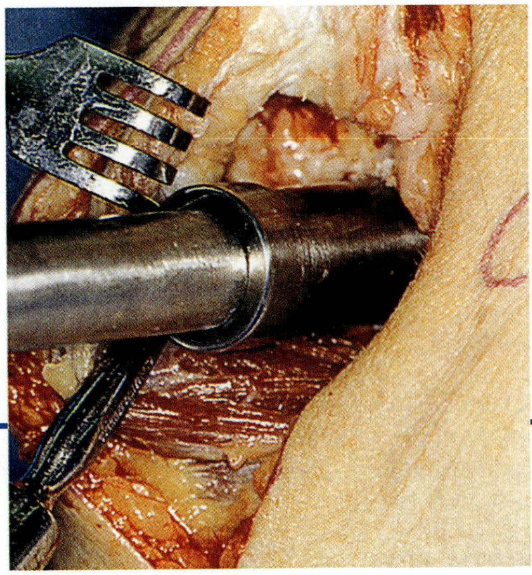

RALPH W. COONRAD, M.D.
Associate Professor, Emeritus, Division of Orthopedic Surgery, Duke University; and, Medical Director and Chief Surgeon, Emeritus, Lenox Baker Childrens Hospital, Durham, North Carolina

JON R. DAVIDS, M.D.
Assistant Consulting Professor, Department of Orthopaedic Surgery, Duke University Medical Center, Durham, North Carolina; and, Medical Director, Motion Analysis Laboratory, Shriners Hospital, Greenville, South Carolina

NEAL S. ELATTRACHE, M.D.
Associate Clinical Professor, Department of Orthopaedic Surgery, University of Southern California School of Medicine; and, Director, Sports Medicine Fellowship, Kerlan-Jobe Orthopaedic Clinic, Los Angeles, California

AVRUM I. FROIMSON, M.D.
Clinical Professor, Department of Orthopaedics, Case Western Reserve University; and, Department of Orthopaedic Surgery, Cleveland Clinic, Cleveland, Ohio

GERARD T. GABEL, M.D.
Department of Orthopaedic Surgery, Baylor College of Medicine, Houston, Texas

ROBERT N. HOTCHKISS, M.D.
Chief, Hand Service, Hospital for Special Surgery; Director, Alberto Vilar Center for Research of the Hand and Upper Extremity; and, Associate Professor of Clinical Surgery (Orthopaedics), Weill Medical College of Cornell University, New York, New York

FRANK W. JOBE, M.D.
Clinical Professor, Department of Orthopaedic Surgery, University of Southern California School of Medicine, Los Angeles, California

JESSE B. JUPITER, M.D.
Professor, Department of Orthopaedic Surgery, Harvard Medical School; and, Chief, Orthopaedic Hand Surgery, Massachusetts General Hospital, Boston, Massachusetts

PIERRE MANSAT, M.D.
Clinical Assistant, Department of Orthopaedics and Traumatology, University Hospital of Toulouse – Purpan, Toulouse, France,

BERNARD F. MORREY, M.D.
Professor of Orthopedic Surgery, Mayo Medical School; and, Emeritus Chairman, Department of Orthopedics,
Mayo Clinic, Rochester, Minnesota

SCOTT J. MUBARAK, M.D.
Clinical Professor, Department of Orthopedics, University of California, San Diego; and, Medical Director of
Orthopedic Clinical Program, Department of Orthopedics, Children's Hospital, San Diego, California

ROBERT P. NIRSCHL, M.D.
Clinical Professor, Department of Orthopedic Surgery, Georgetown University Medical School,
Washington, D. C.; and, Director of Orthopedic Sports Medicine Fellowship Program, Arlington Hospital/Nirschl Orthopedic Sports Medicine Clinic, Arlington, Virginia

SHAWN W. O'DRISCOLL, M.D., Ph.D.
Professor of Orthopedic Surgery, Mayo Medical School, Mayo Foundation, Rochester, Minnesota

FELIX H. SAVOIE III, M.D.
Codirector, Upper Extremity Department, Mississippi Sports Medicine, Jackson, Mississippi

ALBERTO G. SCHNEEBERGER, M.D.
Department of Orthopedic Surgery, Balgrist University of Zurich, Zurich, Switzerland

MORTON SPINNER, M.D.
Clinical Professor of Orthopaedic Surgery, Department of Orthopaedic Surgery, Albert Einstein College of Medicine, Bronx, New York

ROBERT J. SPINNER, M.D.
Assistant Professor, Departments of Neurologic Surgery and Orthopedics, Senior Associate Consultant, Department of Neurologic Surgery, Mayo Clinic, Rochester, Minnesota

DAVID STANLEY, B.Sc., F.R.C.S.
Consultant Orthopaedic Surgeon, Northern General Hospital, N.H.S. Trust, Sheffield, England

JOHN K. STANLEY, M.Ch.Orth.
Professor of Hand Surgery, University of Manchester, Manchester, England; and, Consultant Hand Surgeon, Up per Limb Unit, Wrightington Hospital NHS Trust, Lan cashire, England

IAN A. TRAIL, M.D., F.R.C.S.
Honorary Clinical Lecturer, Department of Orthopaedic Surgery, Manchester, England; and, Consultant in Hand and Upper Limb Surgery, Hand and Limb Department, Wrightington Hospital NHS Trust, Lancashire, England

Sumário

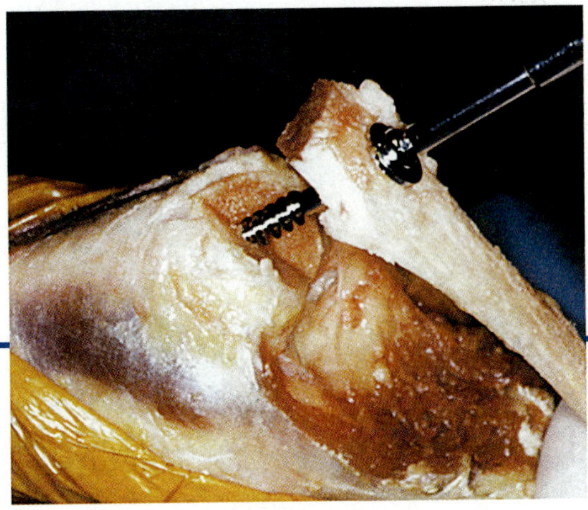

PARTE I
Cotovelo

PARTE II
Trauma

PARTE III
Lesão dos Tecidos Moles

PARTE IV
Reconstrução

COTOVELO

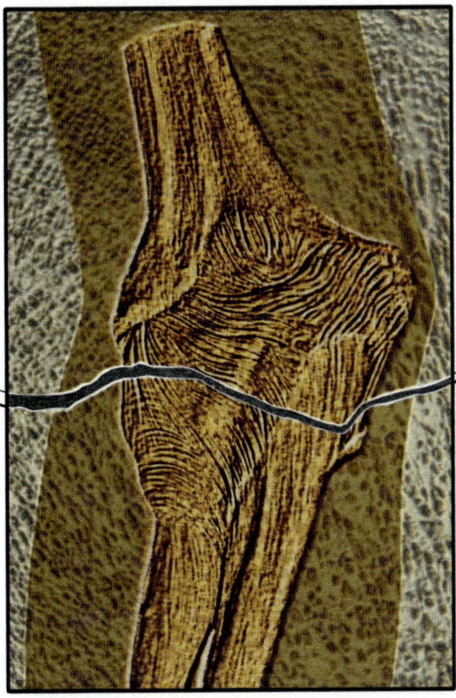

PARTE I

Cotovelo

1

"Reflexão Limitada e Extensível do Tríceps e Exposição do Cotovelo"

Bernard F. Morrey

A facilidade com as exposições do cotovelo, caracterizada pela flexibilidade e capacidade de prolongamento, é um pré-requisito essencial para a execução de um espectro completo de cirurgias de cotovelo, ao mesmo tempo tornando a função a melhor possível e reduzindo ao mínimo as complicações. Neste capítulo, enfatizo como as exposições limitadas do cotovelo podem ser expandidas para tratar de patologias ampliadas e realizar procedimentos mais complexos. A revisão inclui as três exposições mais importantes em um ponto de vista conceitual: a exposição de Kocher, a de Mayo e a medial extensível. Praticamente todas as exposições necessárias podem ser traçadas a partir de uma destas três. Os detalhes são encontrados nos capítulos que tratam da patologia específica. Apesar de não ser favorável e de ter realizado somente uma osteotomia do olécrano para uma exposição, esta técnica é relativamente fácil e comumente realizada; por este motivo, ela é detalhada no Capítulo 4 e, ainda, discutida no Capítulo 6.

Existem dois tipos conceituais de incisão: uma incisão posterior extensível e a limitada, específica para propósitos de exposição (Fig. 1-1). Já foram descritos procedimentos limitados distais e procedimentos focais laterais. Distalmente, a incisão da pele é feita sobre o intervalo de Kocher, entre o ancôneo e o extensor ulnar do carpo, e é levada proximalmente sobre o epicôndilo lateral. Proximalmente, uma incisão é feita sobre a coluna lateral e levada distalmente além do epicôndilo lateral.

Para as exposições extensíveis, uma incisão posterior reta é utilizada. Chamamos esta incisão de "universal". Por causa do receio de lesão ao nervo ulnar, uma incisão posterior de comprimento variável (12 a 18 cm) é feita medial ou lateralmente à ponta do olécrano, e não diretamente sobre o túnel cubital. A exposição mais extensível é feita com esta incisão posterior reta simples na pele, já que tanto a face medial como a lateral do mecanismo do tríceps e ambos os ligamentos colaterais podem ser expostos por meio desta incisão.

B.F. Morrey, M.D.: Mayo Medical School and Department of Orthopaedic, Mayo Clinic and Mayo Foundation, Rochester, Minnesota.

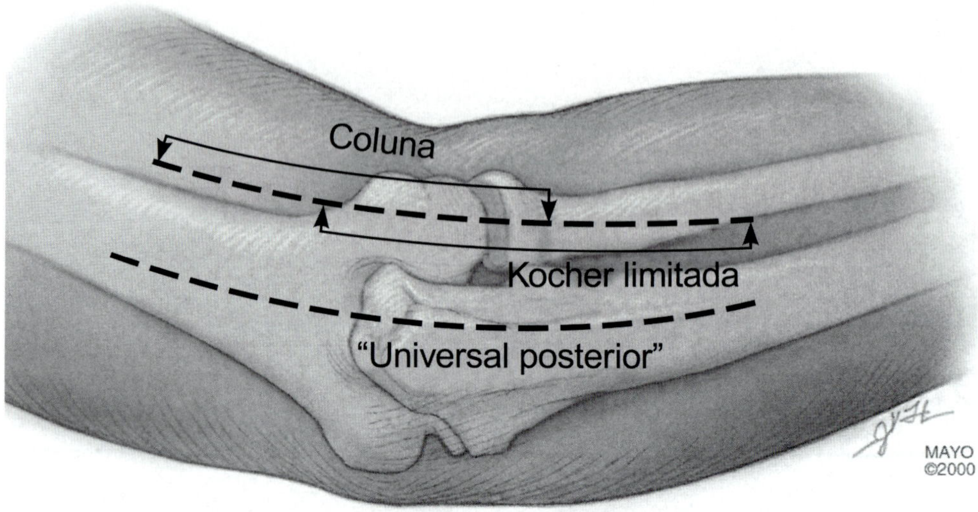

Figura 1-1. A incisão posterior reta é considerada "universal", já que toda a articulação pode ser exposta por meio desta incisão na pele. Incisões de pele específicas "para propósitos" como as incisões da "coluna" ou a de Kocher limitada freqüentemente são porções de uma incisão mais extensível, como a incisão de Kocher extensível.

LIMITADA: EXPOSIÇÕES CIRÚRGICAS LATERAIS

A abordagem lateral distal é indicada no caso de uma excisão simples da cabeça radial. Os marcos anatômicos incluem o epicôndilo lateral, a cabeça radial e o intervalo palpável entre o ancôneo e o extensor ulnar do carpo.

CIRURGIA

A incisão da pele é feita a partir do bordo subcutâneo da ulna, obliquamente através da face póstero-lateral do cotovelo, em linha com o intervalo de Kocher, e termina no epicôndilo lateral (Fig. 1-2).

O intervalo entre o ancôneo e o extensor ulnar do carpo é identificado e penetrado (Fig. 1-3). Para a excisão da cabeça radial, o extensor ulnar do carpo e uma pequena porção do músculo supinador são dissecados da cápsula e afastados anteriormente (Fig. 1-4). O ligamento anular é identificado e penetrado. Deve-se tomar cuidado para penetrar no ligamento anular a aproximadamente 1 cm acima da crista supinadora, para evitar a lesão ao ligamento colateral lateral ulnar (Fig. 1-4).

Expansão da Exposição Distal Lateral (7)

A expansão da exposição distal lateral é indicada na reconstrução do ligamento colateral lateral ulnar.

Os marcos anatômicos incluem o epicôndilo lateral, bordo posterior do extensor ulnar do carpo, bordo anterior do ancôneo e a crista supinadora.

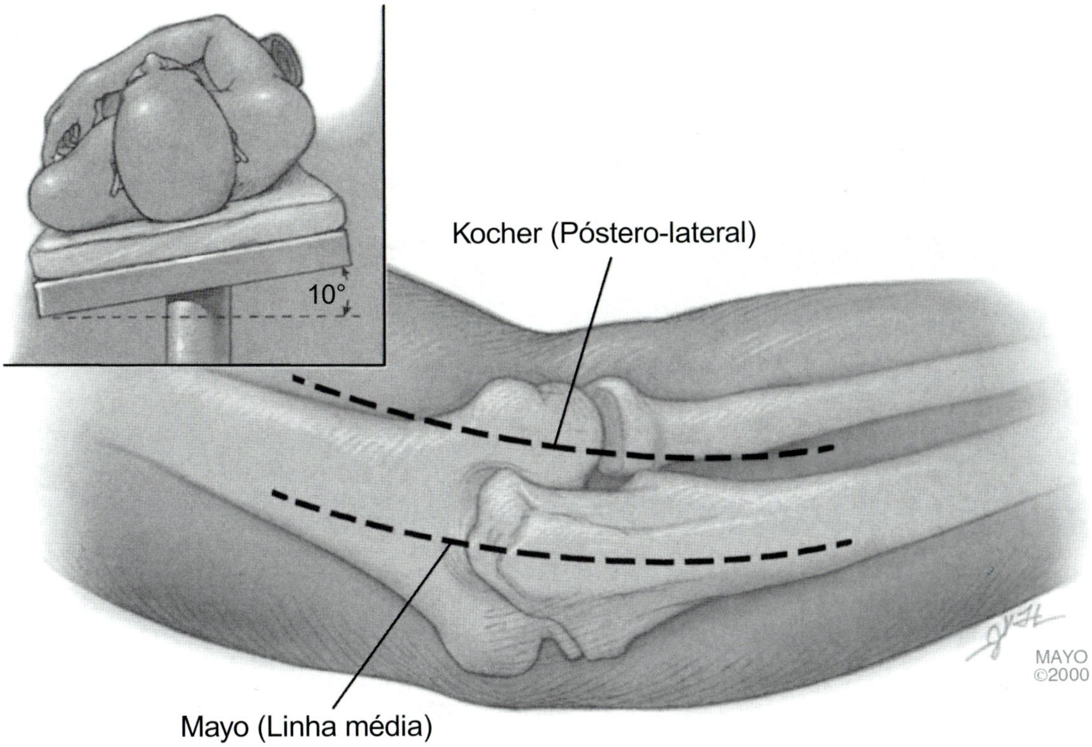

Figura 1-2. As duas incisões mais comuns para a exposição ampliada do cotovelo são a incisão póstero-lateral de Kocher e a posterior reta, que se desvia medial ou lateralmente com relação à ponta do olécrano.

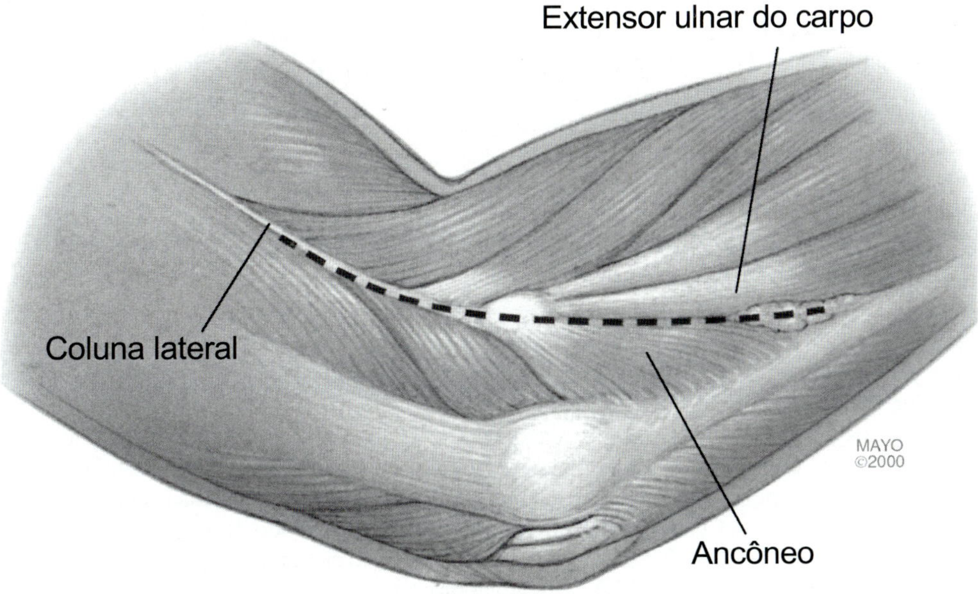

Figura 1-3. O intervalo entre o ancôneo e o extensor ulnar do carpo é o principal marco anatômico para a incisão de Kocher.

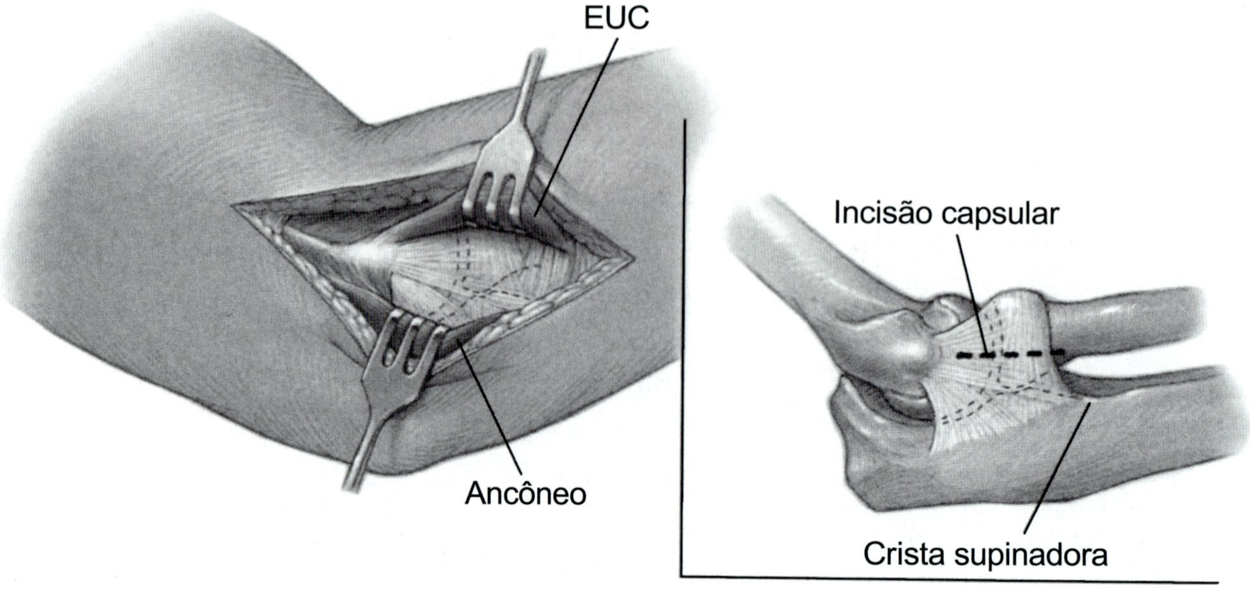

Figura 1-4. A separação deste intervalo expõe a cápsula lateral que cobre a articulação radial umeral. Deve-se ter o cuidado de expor a cabeça radial anterior à crista supinadora. (EUC: extensor ulnar do carpo).

CIRURGIA

Se o ligamento colateral lateral ulnar necessitar de reconstrução, a incisão de pele descrita anteriormente é simplesmente prolongada, proximalmente, por cerca de 3 cm (Fig. 1-3).

Depois que o intervalo é penetrado, o ancôneo é afastado, de modo mais completo, de sua inserção ulnar (Fig. 1-5). O complexo do ligamento colateral lateral é identificado inicialmente pela elevação do extensor ulnar do carpo do ligamento anular, em uma posição imediatamente distal ao epicôndilo lateral (Fig. 1-6). A fixação muscular do extensor radial longo do carpo é identificada logo acima do tendão extensor comum. Esta origem é liberada da crista supracondilar. A dissecação eleva, então, o tendão extensor comum e o bordo posterior do extensor curto radial do carpo, a partir do complexo ligamentar lateral (Fig. 1-7). Esta dissecação é feita com muito cuidado, de modo a identificar e manter intacto o complexo ligamentar lateral para que o ligamento colateral lateral ulnar possa ser reconstruído (veja Capítulo 15).

Exposição Lateral Proximal (7)

A exposição proximal lateral pode ser uma extensão proximal da exposição distal ou uma abordagem proximal focalizada.

Ela é indicada para a liberação capsular ântero-posterior para um cotovelo rígido (procedimento da coluna).

Os marcos anatômicos incluem o extensor radial longo do carpo e a cápsula anterior.

Se houver a necessidade de uma liberação capsular anterior, uma nova exposição limitada é descrita. A incisão na pele é traçada sobre a coluna lateral e estende-se até uma região proximal ao epicôndilo lateral (Fig. 1-2). O extensor radial longo do carpo é elevado da coluna lateral e epicôndilo, e a cápsula anterior é vista. Uma incisão é feita na cápsula, em uma posição imediatamente superior ao ligamento colateral (Fig. 1-8). Um elevador periosteal é utilizado para elevar o músculo braquial da cápsula anterior, o que pode ser realizado de modo seguro, desde que a artrotomia proporcione uma orientação espacial precisa da região lateral para a medial por meio da articulação. O procedimento então continua do modo descrito no Capítulo 21.

Nota: Se uma exposição ampliada é esperada, deve ser feita uma incisão posterior. A mesma exposição profunda pode ser feita pela extensão da incisão póstero-lateral da pele e elevação do retalho cutâneo lateral.

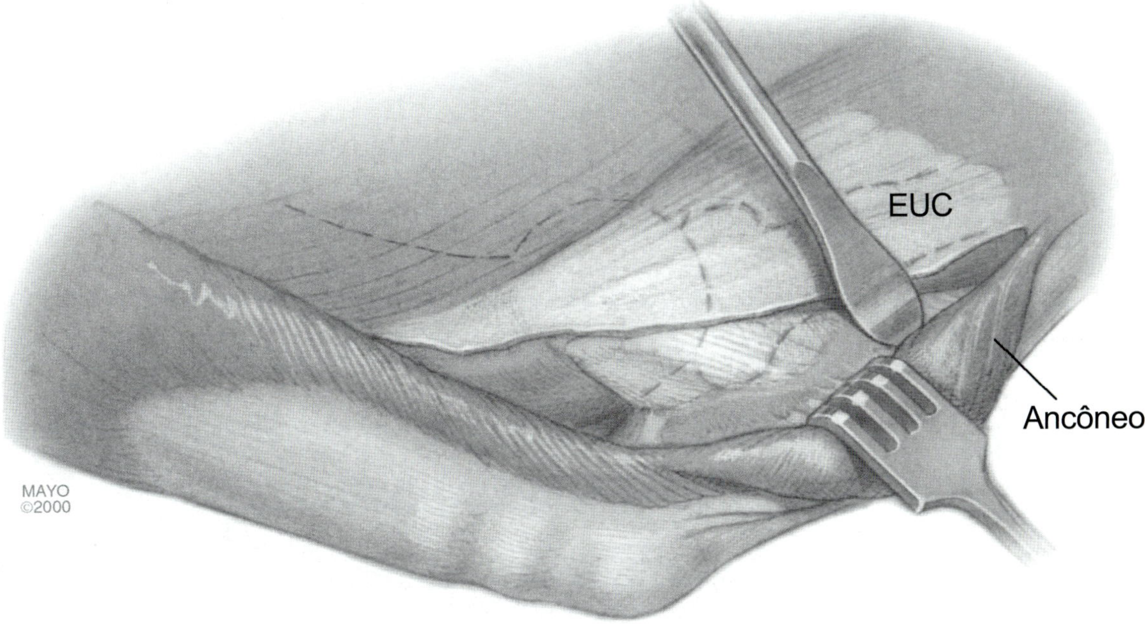

Figura 1-5. Para obter uma exposição mais detalhada do complexo do ligamento lateral, o ancôneo é afastado da sua inserção ulnar.

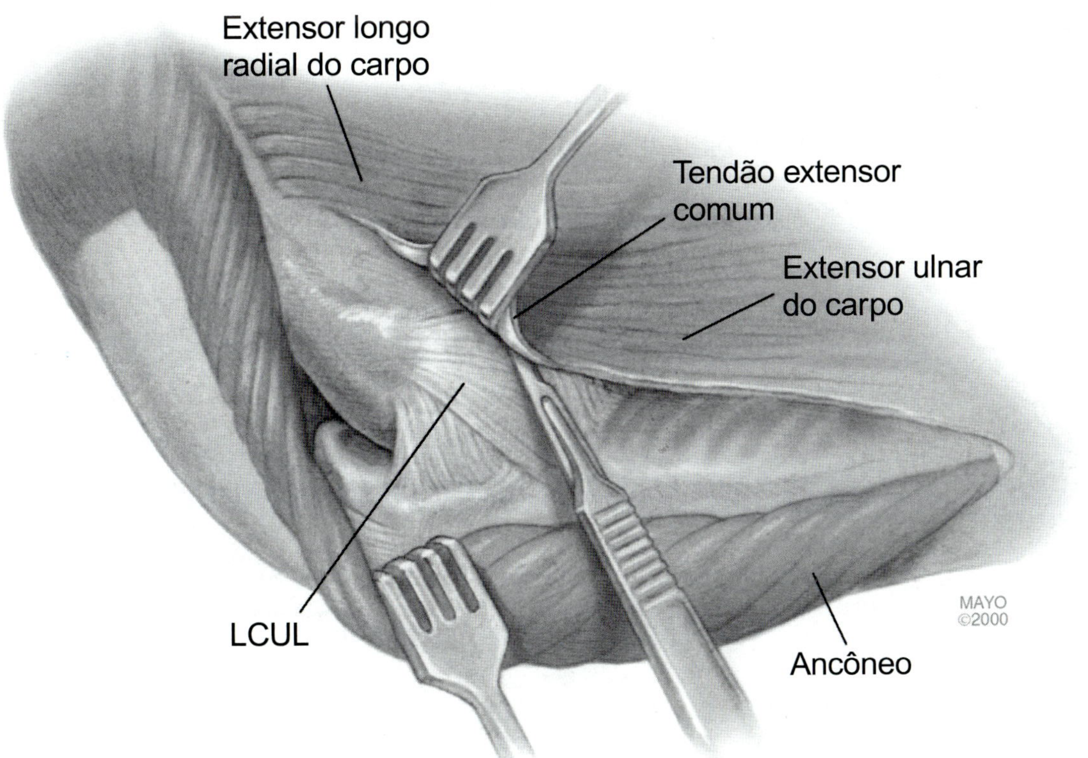

Figura 1-6. A margem posterior do extensor ulnar do carpo serve como o intervalo pelo qual os músculos extensores comuns podem ser elevados, expondo o complexo ligamentar colateral lateral. (LCUL: ligamento colateral ulnar lateral.)

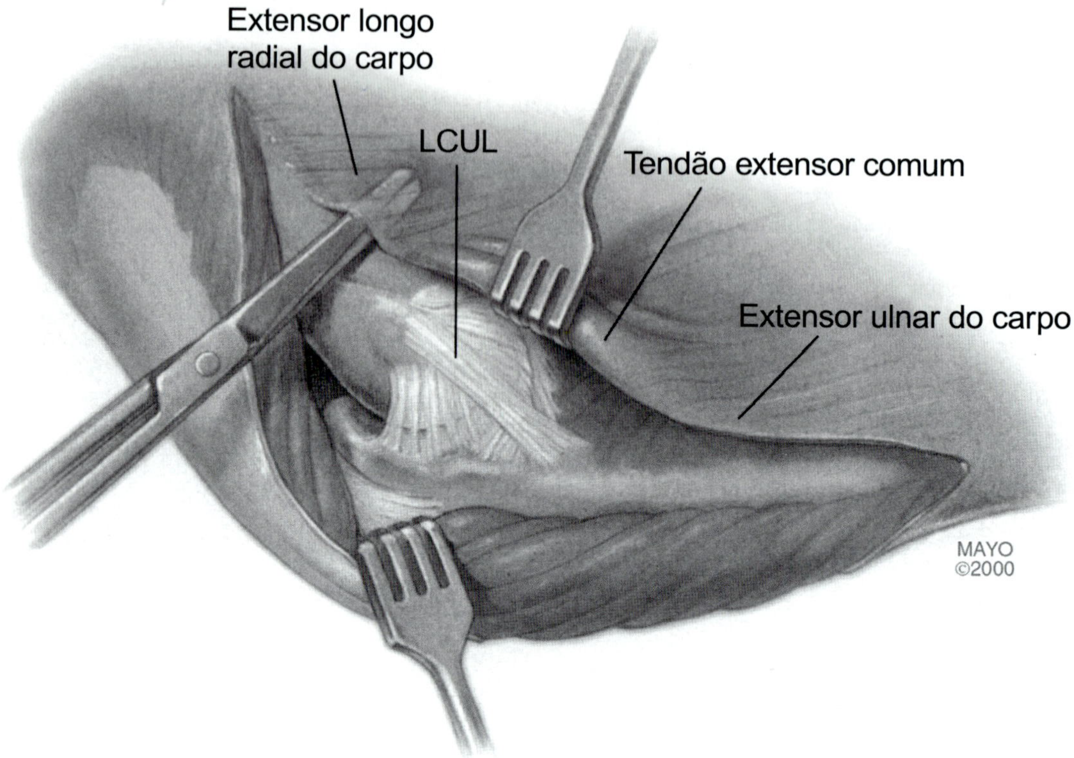

Figura 1-7. O tendão extensor comum pode ser elevado em continuidade com o extensor longo radial do carpo, expondo a cápsula ântero-lateral e o ligamento colateral ulnar lateral.

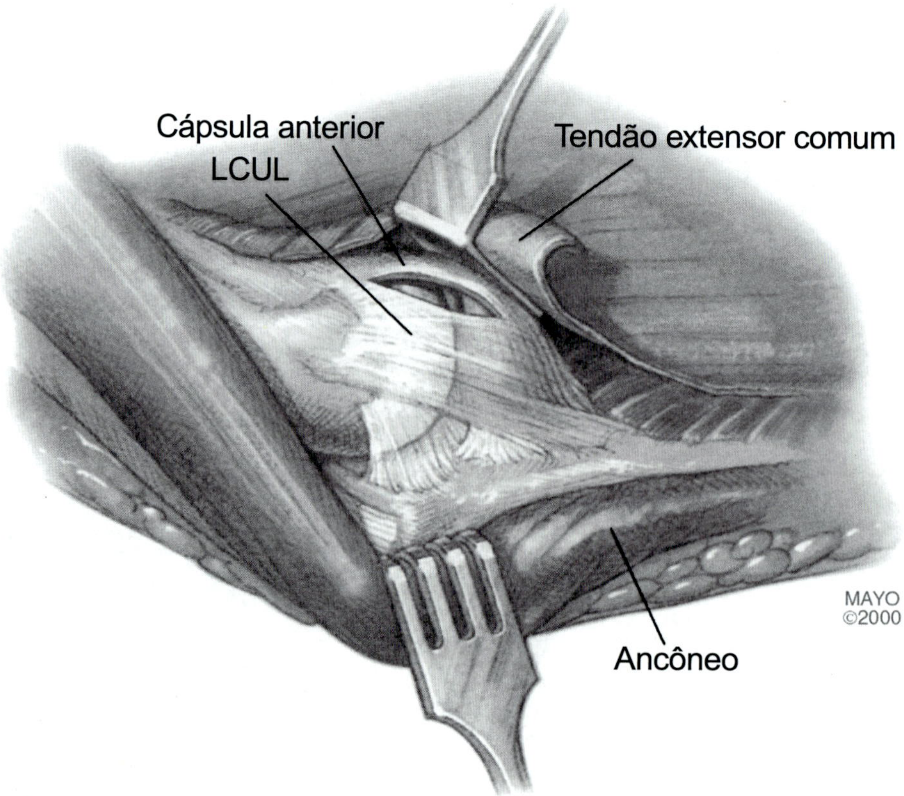

Figura 1-8. A incisão da cápsula promove uma orientação que permite a exposição do restante da cápsula anterior.

EXPOSIÇÕES EXTENSÍVEIS

A exposição póstero-lateral extensível (Kocher) (6) é uma extensão das exposições limitadas, descritas anteriormente, que envolve a liberação do ligamento e cápsula colateral.

A exposição extendida para a superfície articular é indicada para os procedimentos de reconstrução, incluindo a redução aberta e fixação interna, artroplastia total do cotovelo (recobertura) e artroplastia de interposição.

Os marcos anatômicos incluem a coluna lateral proximal e o intervalo distal de Kocher.

O tríceps pode ser elevado da face posterior do úmero por meio da extensão da incisão da pele, proximalmente até a coluna lateral (Fig. 1-2). Esta incisão pode prosseguir por 6 cm a 7 cm proximal ao epicôndilo lateral, sem o receio de lesionar o nervo radial.

Prossiga do modo demonstrado na Fig. 1-5, elevando completamente o ancôneo da ulna. O tríceps é facilmente elevado da região posterior do úmero em uma situação normal, e, mesmo em contraturas pós-traumáticas, ele pode ser elevado com um elevador periostal sem grande dificuldade adicional (Fig. 1-9). O ligamento colateral lateral é liberado da origem do úmero como uma estrutura separada ou, se uma cirurgia anterior já causou uma cicatrização, com o complexo do tendão extensor. A cápsula anterior é, então, incisionada. Uma força em varo é aplicada ao cotovelo, que se abre como um livro, cuja dobradiça se posiciona no ligamento colateral ulnar medial (LCU) e músculos flexores comuns (Fig. 1-10). O tríceps permanece preso à ulna.

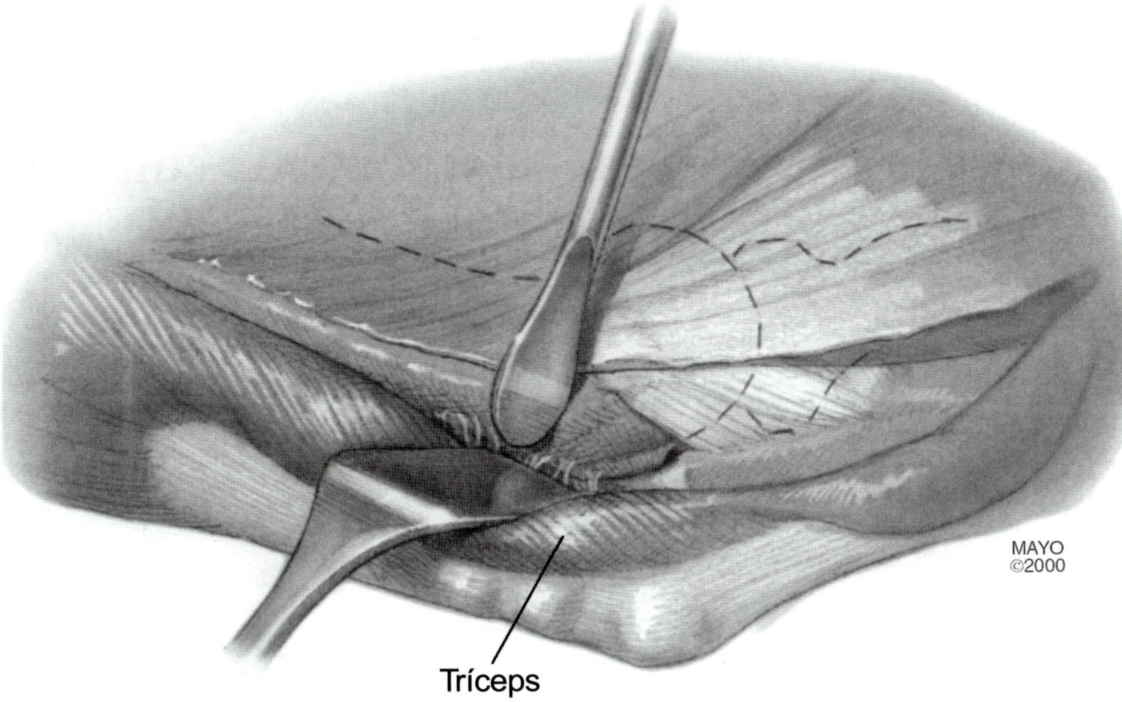

Figura 1-9. A margem lateral do tríceps pode ser prontamente separada da face posterior da coluna lateral.

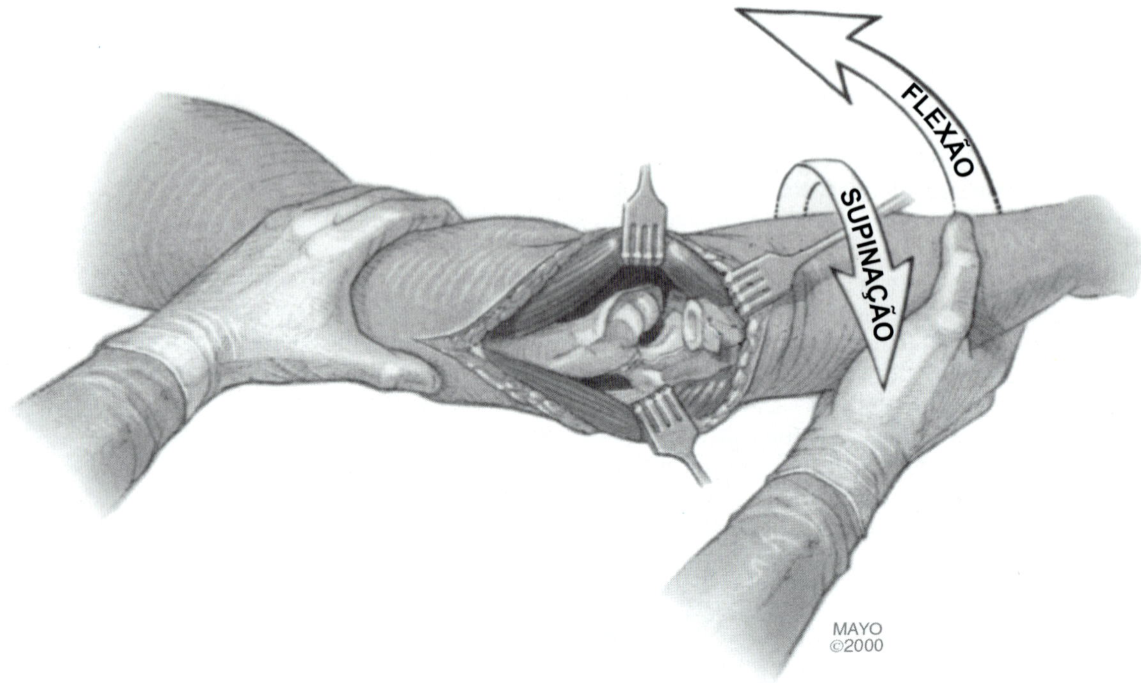

Figura 1-10. Pela liberação do tendão extensor comum e da cápsula anterior, bem como do tríceps e do ancôneo, posteriormente, uma força em varo ao cotovelo permite que ele se dobre sobre o ligamento colateral medial e grupo flexor pronador, promovendo uma exposição ampliada para a articulação.

EXPOSIÇÃO EXTENSÍVEL PÓSTERO-LATERAL DE KOCHER MODIFICADA DE MAYO

A fixação do tríceps é liberada ainda mais do olécrano, e o mecanismo do tríceps é refletido da posição lateral para a medial (Fig. 1-11).

Este procedimento é indicado para uma liberação de anquilose, artroplastia de recobertura, redução aberta com fixação interna (RAFI) da coluna lateral e úmero distal.

Os marcos anatômicos incluem a inserção do tríceps no olécrano.

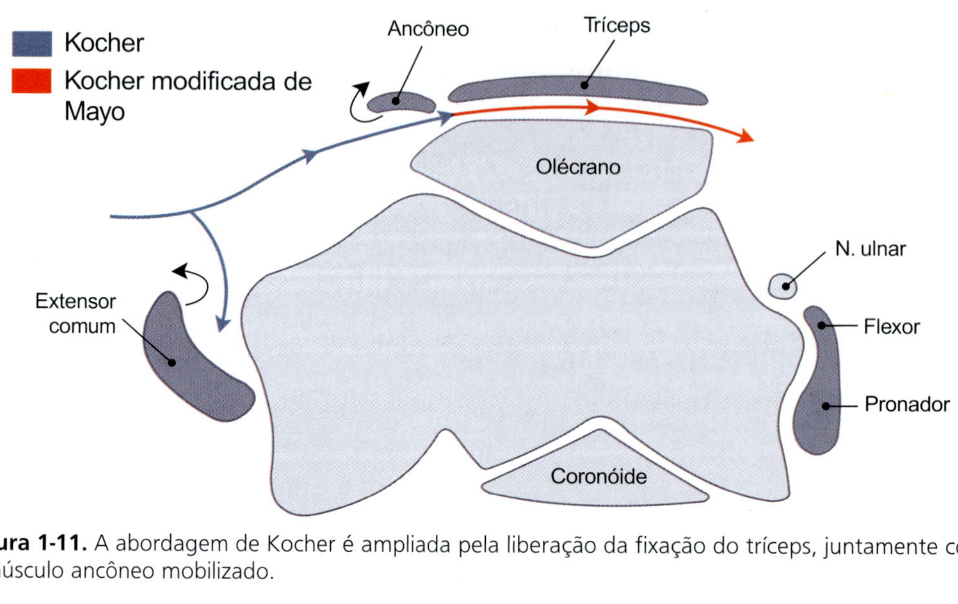

Figura 1-11. A abordagem de Kocher é ampliada pela liberação da fixação do tríceps, juntamente com o músculo ancôneo mobilizado.

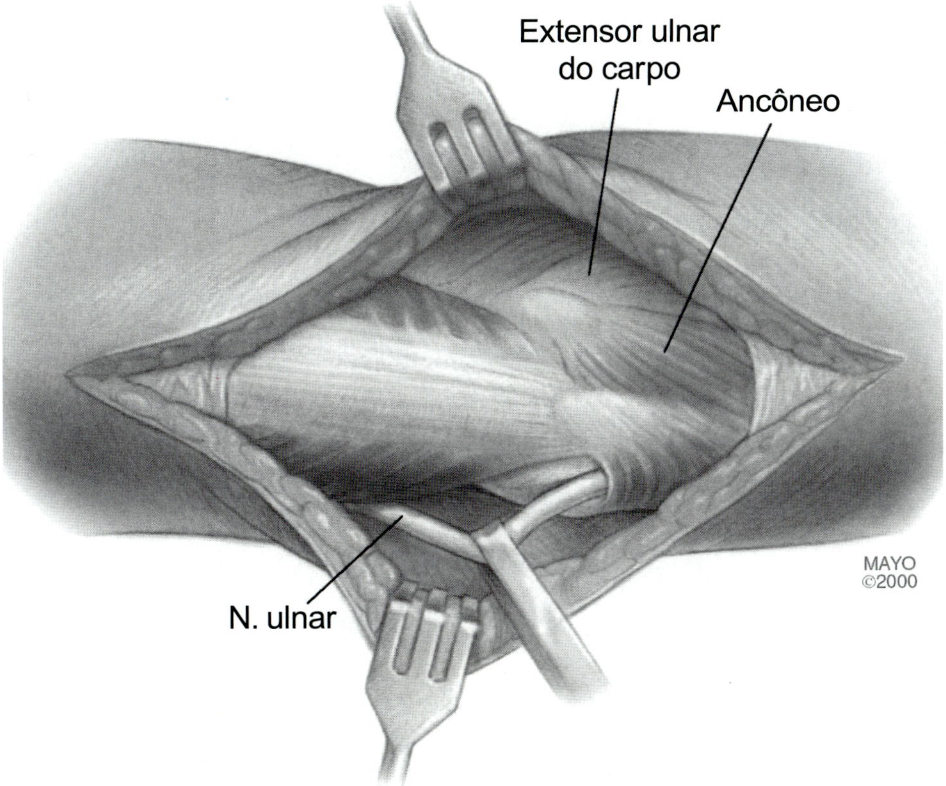

Figura 1-12. A fáscia braquial é excisada na margem da face medial do tríceps, expondo o nervo ulnar. Isto pode ser feito por meio de uma incisão de Kocher pela dissecação subcutânea.

Se uma exposição mais ampliada do que a obtida, com as etapas previamente descritas, é necessária (Figs. 1-9 e 1-10), um retalho medial da pele é elevado, e o nervo ulnar é identificado (Fig. 1-12). Ele é protegido ou translocado de acordo com o caso e depois de a liberação ter prosseguido de acordo com as etapas demonstradas nas Figs. 1-5, 1-8 e 1-9. A cobertura do tríceps e do músculo ancôneo é refletida da ponta do olécrano por meio da liberação das fibras de Sharpey (Fig. 1-13),

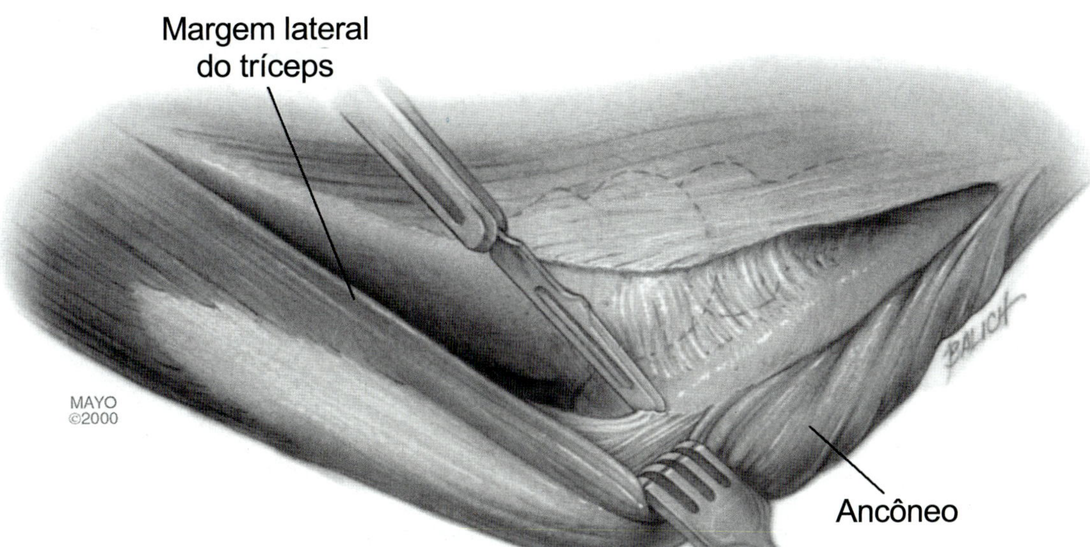

Figura 1-13. O tríceps é liberado da ponta do olécrano.

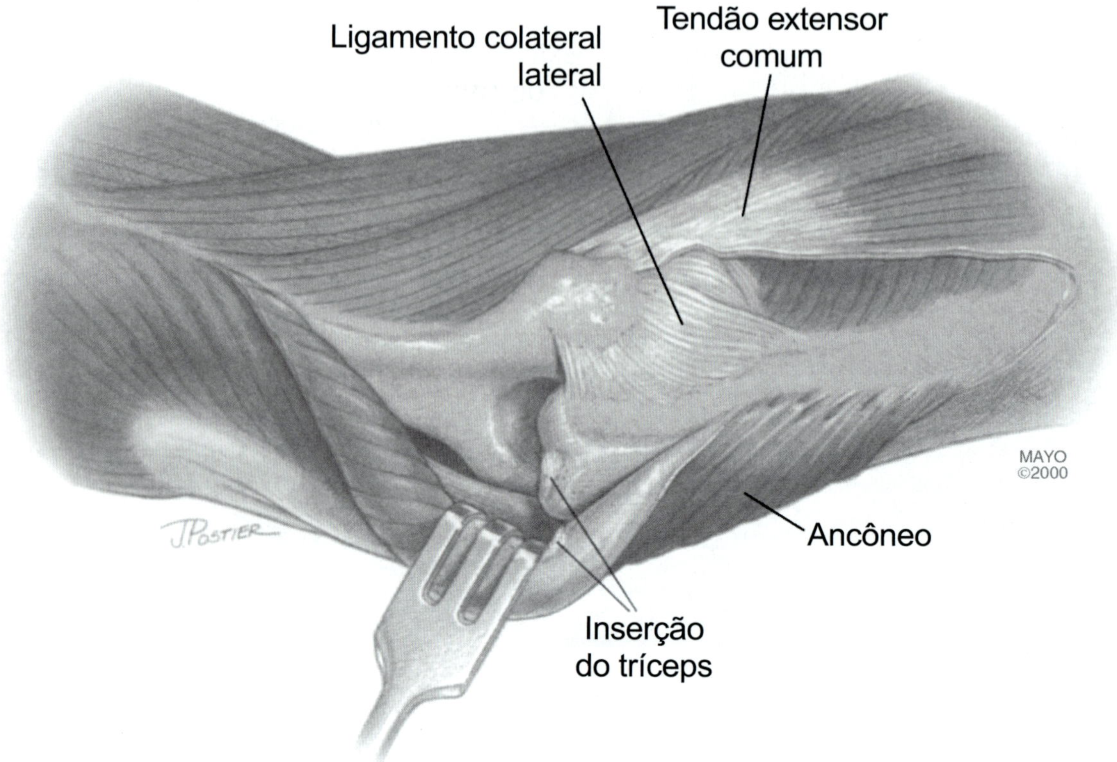

Figura 1-14. Todo o mecanismo extensor pode ser transportado da face lateral para a medial da articulação.

Todo o mecanismo extensor, incluindo o ancôneo, é refletido, desta forma, da posição lateral para a medial (Fig. 1-14). Depois que o tríceps foi refletido e a cápsula posterior foi liberada, o ligamento colateral lateral pode ser separado do úmero, dependendo dos objetivos do procedimento específico e da exposição adicional necessária. Por meio da flexão do cotovelo e da remoção da ponta do olécrano, a superfície articular e toda a região posterior do úmero podem ser expostas.

EXPOSIÇÃO LIMITADA DA PORÇÃO PROXIMAL DA INCISÃO DE KOCHER

"Procedimento da Coluna"

Nota: Como uma abordagem similar foi descrita para a região medial da articulação, esta abordagem será, então, denominada "coluna lateral".

Ela é indicada no caso de uma liberação capsular anterior ou remoção coronóide ou de osteófitos olecranianos.

CIRURGIA

Uma incisão de 6 cm a 7 cm é feita sobre a coluna lateral, 2 cm distal e 4 cm proximal ao epicôndilo lateral.

O epicôndilo lateral é exposto. O extensor longo radial do carpo (ELRC) é identificado, já que suas fibras musculares se localizam em uma região imediatamente proximal ao tendão extensor comum. Uma incisão em bastão de hóquei é feita lateralmente e estendida distalmente em linha com as fibras do tendão extensor comum sobre a articulação radiocapitélio. A fixação muscular das fibras distais do braquiorradial e do ELRC são liberadas da coluna lateral, expondo a cápsula extensora (Fig. 1-15). Se necessário, o tríceps pode ser elevado, e a cápsula posterior também é exposta (Fig. 1-16).

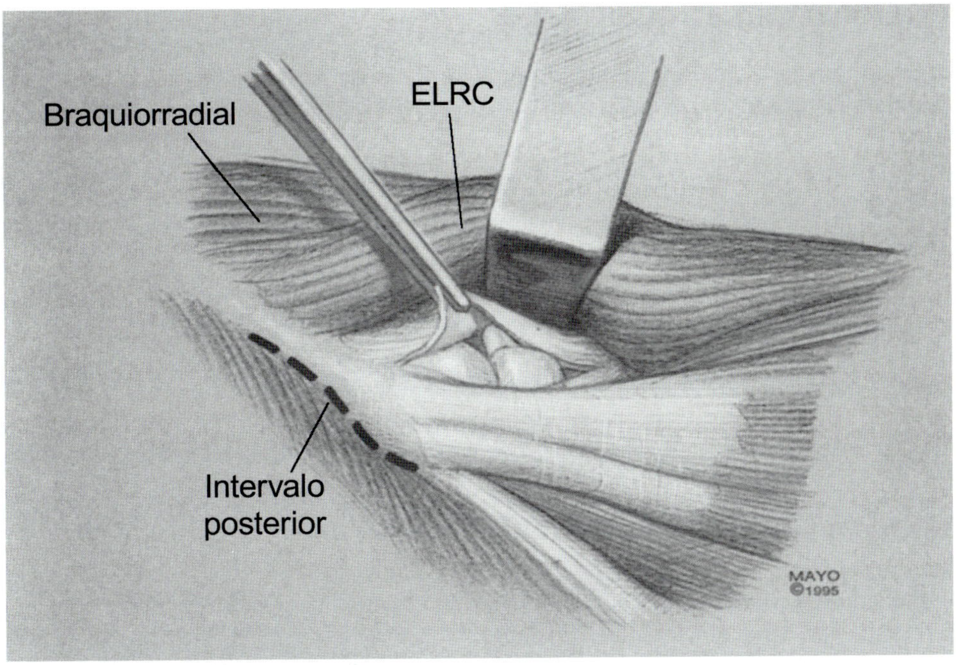

Figura 1-15. Exposição limitada para a cápsula anterior por meio da elevação da origem umeral do ELRC e das fibras distais do braquiorradial.

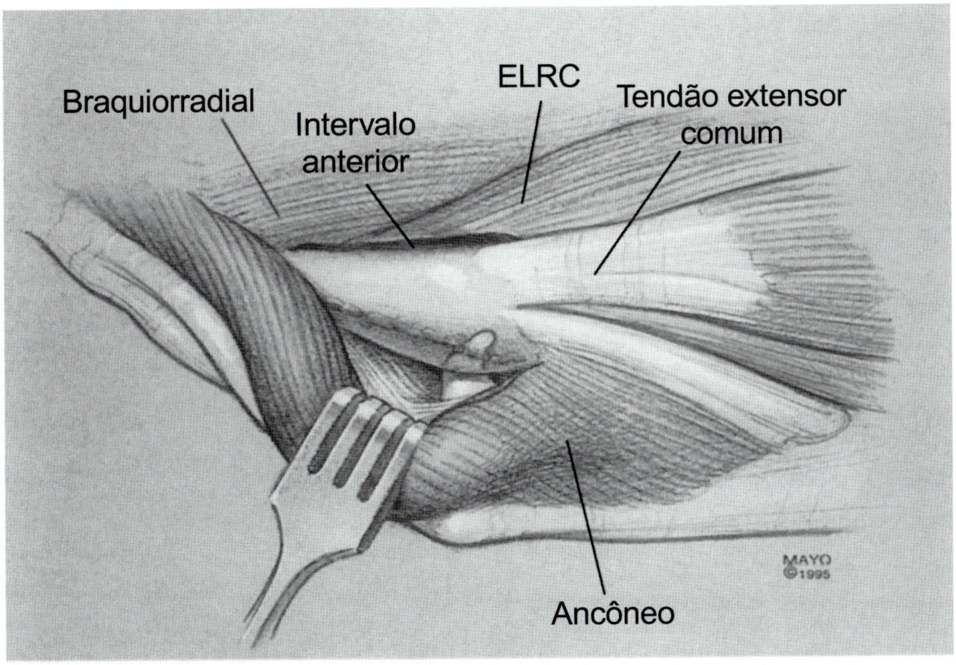

Figura 1-16. Com a elevação da face posterior da coluna lateral, a cápsula lateral do olécrano pode ser exposta.

EXPOSIÇÃO MÉDIO-POSTERIOR

A abordagem ampliada Mayo de Bryan-Morrey (1) é indicada para os casos de liberação de anquiloses, artroplastia total de cotovelo semi-articulada, RAFI da coluna medial e fraturas distais do úmero.

CIRURGIA

Uma incisão de 14 cm na pele é feita medialmente à ponta do olécrano. A dissecação é feita até a face medial do tríceps, 6 cm proximal e 4 cm distal à ponta do olécrano. O nervo ulnar é identificado, e, se uma translocação é realizada, ela é liberada da margem do tríceps e elevada do seu leito (Fig. 1-17). O retináculo do túnel cubital é dividido, e o nervo é liberado para o primeiro ramo motor. Um bolso subcutâneo é desenvolvido, o septo intermuscular é removido (Fig. 1-18) e o nervo é transportado anteriormente. O tríceps é liberado de toda a face posterior do úmero distal. A fáscia do antebraço e o periósteo ulnar são elevados da margem medial da ulna. As fixações das fibras de Sharpey do tríceps ao olécrano são liberadas com dissecação não-anatômica (Fig. 1-19). A fáscia distal do antebraço e o periósteo ulnar são elevados da ulna. A margem lateral da ulna proximal é, então, identificada, e o ancôneo é elevado do seu leito ulnar (Fig. 1-20). O mecanismo extensor e a cápsula continuam a ser refletidos a partir da margem do epicôndilo lateral (Fig. 1-21). Se tiver ocorrido uma fratura da coluna medial, a ponta do olécrano é removida, e a fratura pode ser tratada. Para a artroplastia total de cotovelo semi-articulada, os ligamentos colaterais lateral e medial são liberados, e o mecanismo extensor é afastado lateralmente ao epicôndilo. O cotovelo é flexionado, e a ponta do olécrano é removida para expor a articulação (Fig. 1-22).

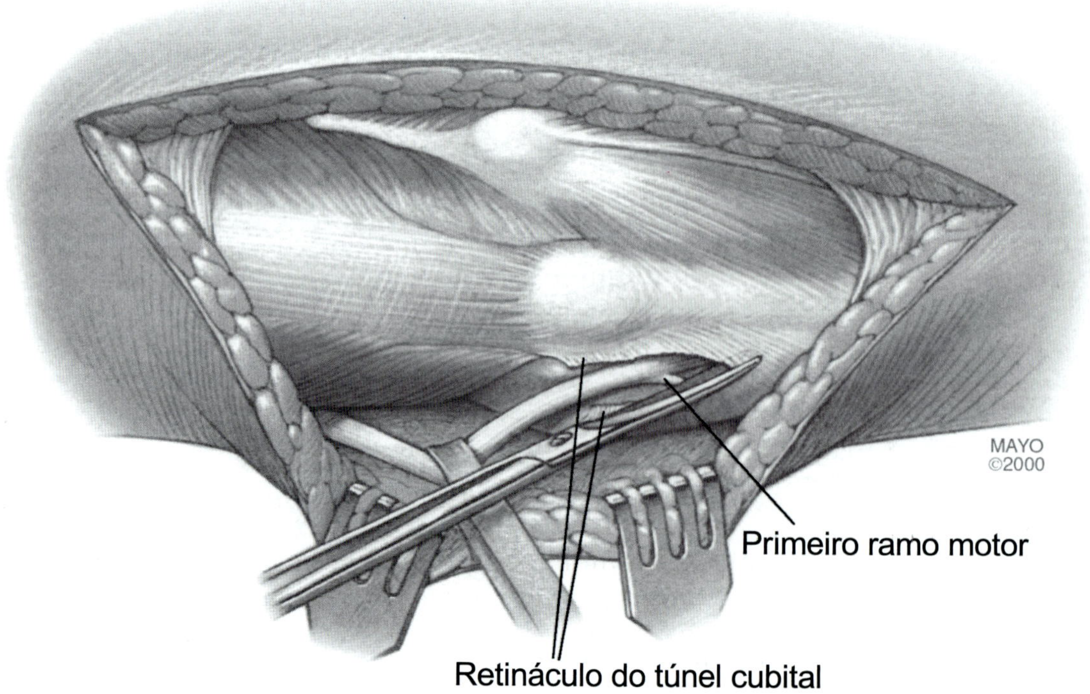

Figura 1-17. Por meio de uma incisão posterior na pele, o nervo ulnar foi identificado e dissecado do seu leito na margem do tríceps. O retináculo do túnel cubital foi liberado com a dissecação adicional do primeiro ramo motor. Ele é translocado anteriormente ao epicôndilo lateral para um bolso subcutâneo.

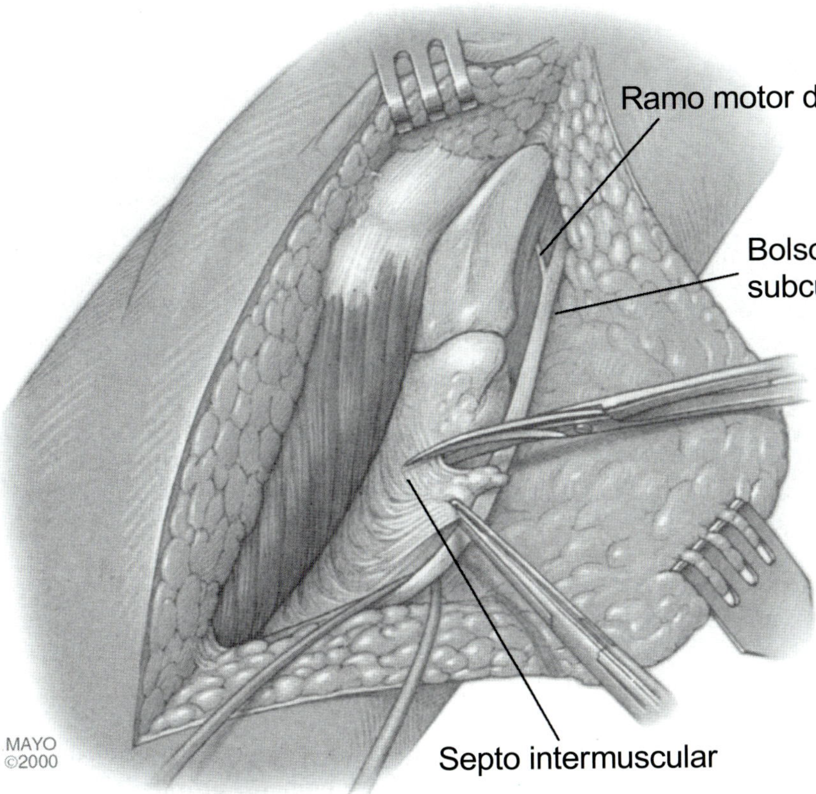

Figura 1-18. O septo intermuscular é removido para evitar a compressão do nervo com seu novo curso anterior.

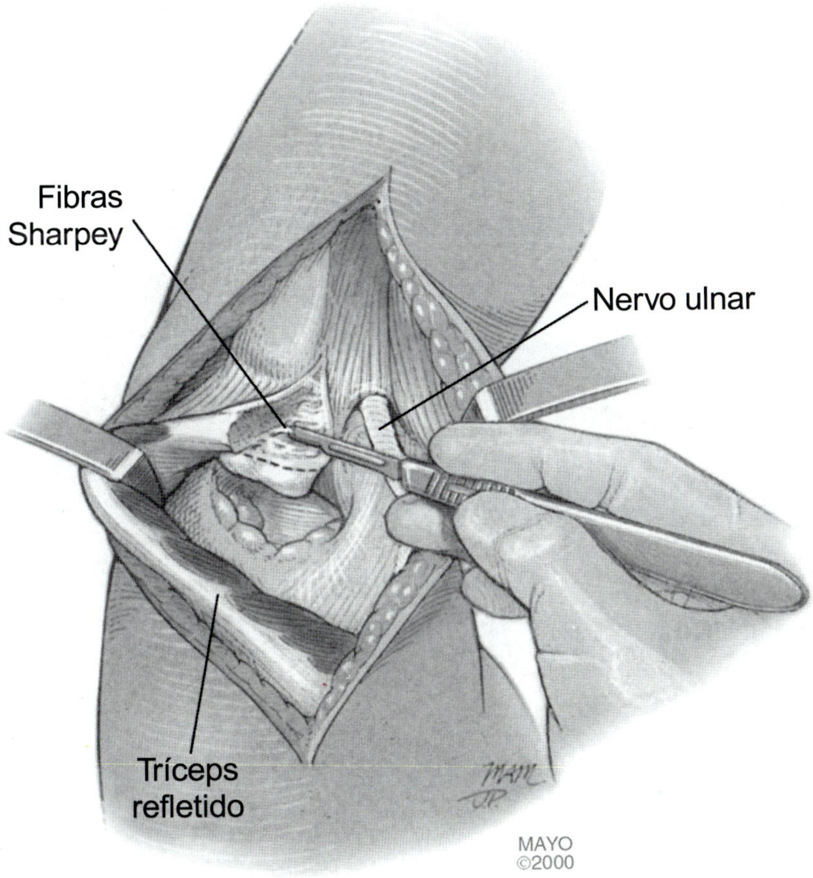

Figura 1-19. Elevação descontínua da inserção do tríceps a partir do olécrano.

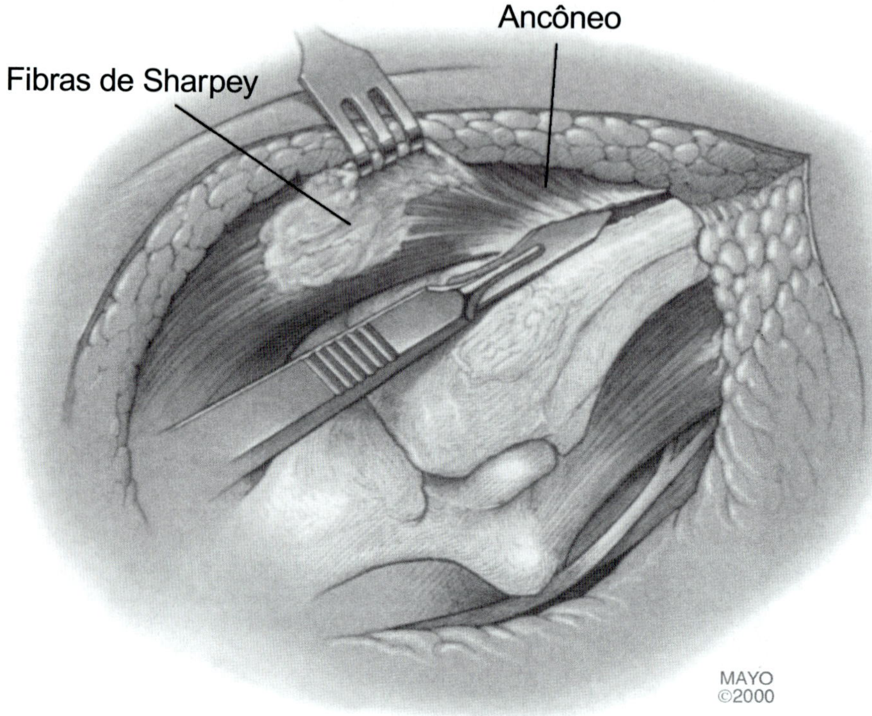

Figura 1-20. A fáscia do antebraço e do periósteo ulnar foi elevada distalmente da ulna, o tríceps da face posterior do úmero, proximalmente, e a inserção do tríceps é refletida de sua inserção na ponta do olécrano. Maior dissecação lateral permite a identificação do ancôneo, que é elevado de sua inserção ulnar.

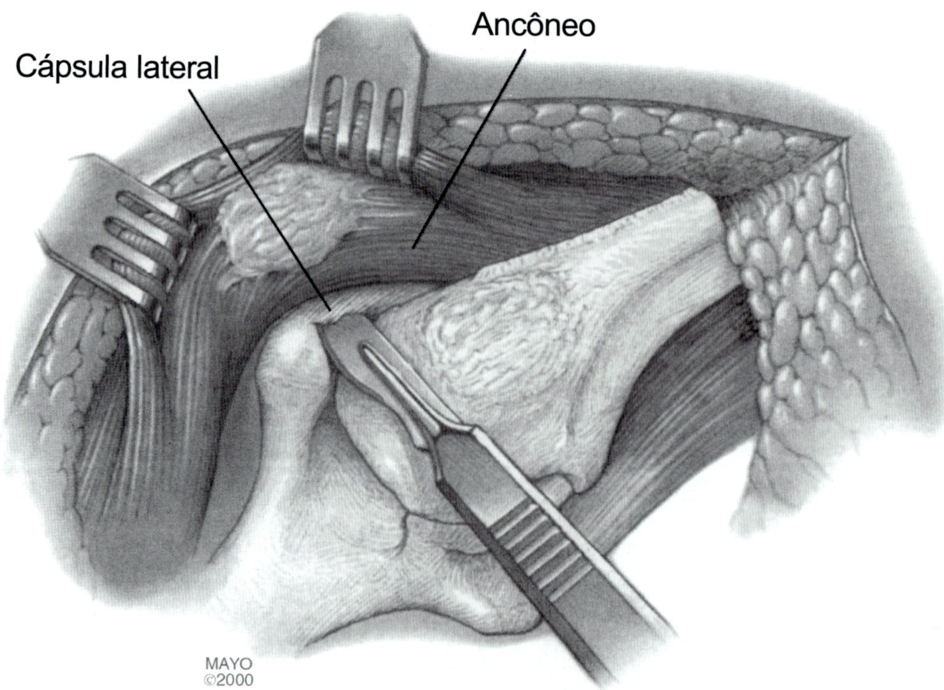

Figura 1-21. A dissecação continua lateralmente, permitindo a reflexão das fibras do mecanismo extensor e da cápsula da coluna lateral.

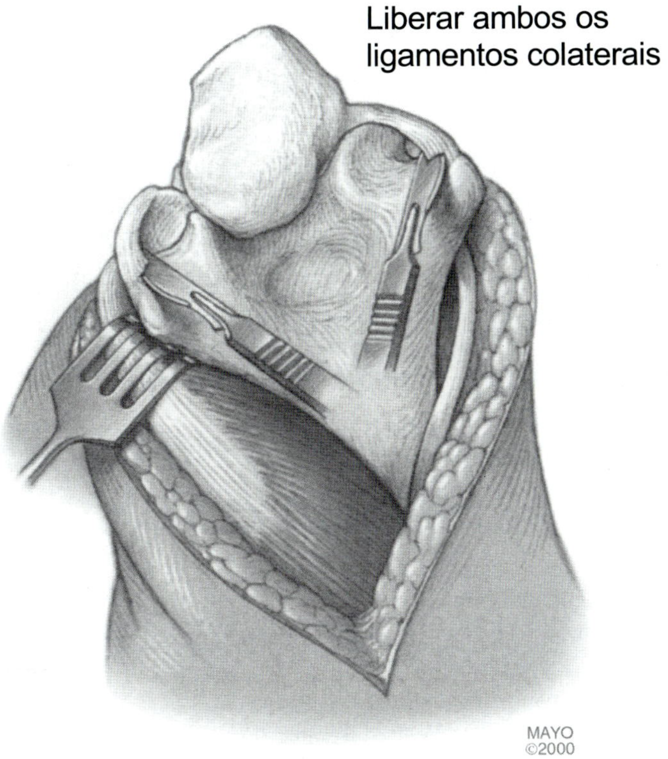

Figura 1-22. Por meio da subluxação do mecanismo extensor, lateralmente ao côndilo lateral, o ligamento colateral ulnar lateral pode ser liberado. Para uma artroplastia total do cotovelo, o ligamento colateral medial também é liberado, permitindo a exposição completa da articulação umeroulnar.

Tríceps

Em todos os casos nos quais o tríceps é completamente refletido da posição lateral para a medial (Fig. 1-14), ou da medial para a lateral (Fig. 1-21), ele sempre é firmemente reinserido ao olécrano por meio de um tipo cruzado de sutura. Orifícios perfurados de cerca de 3 cm de comprimento são feitos em uma orientação cruzada no olécrano, de uma posição proximal para distal (Fig. 1-23A). Um terceiro orifício transversal é perfurado através do olécrano para segurar uma segunda sutura de estabilização (Fig. 1-23B). A margem do tríceps é inicialmente segura com uma pinça Alis e trazida por sobre o olécrano (Fig. 1-24A). Um fio não-absorvível nº 5 é introduzido com uma agulha reta da posição distal lateral para proximal medial, para a exposição de Kocher modificada, e da distal medial para proximal lateral para a exposição de Mayo. O fio inicialmente é trazido através da ponta do olécrano, passando através do tecido do tríceps em seu sítio de fixação anatômica, com o cotovelo posicionado em 90° (Fig. 1-24A). Uma sutura cruzada do tipo Bunnell é feita no tendão do tríceps, e depois o fio entra no orifício oposto no olécrano, agora sendo passado da região proximal para a distal. Depois que o fio emerge do segundo orifício no olécrano, ele é levado de volta ao topo da ulna por meio da expansão distal de tecidos moles da membrana extensora (Fig. 1-24B). Toma-se o cuidado de se amarrar este ponto longe do bordo subcutâneo da ulna, de modo a evitar uma irritação ou erosão da pele. O segundo fio é passado transversalmente através da ulna, novamente começando pelo lado que a reflexão do tríceps começa (Fig. 1-25). Ele é simplesmente trazido de volta através do tendão do tríceps, de modo transversal, para estabilizar firmemente a inserção do tríceps de encontro ao olécrano. Todos os fios são amarrados com o cotovelo em 90° de flexão, novamente com os nós longe do bordo subcutâneo.

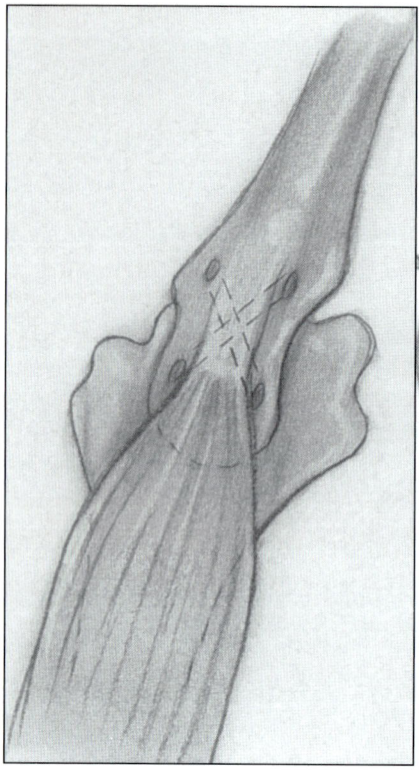

A

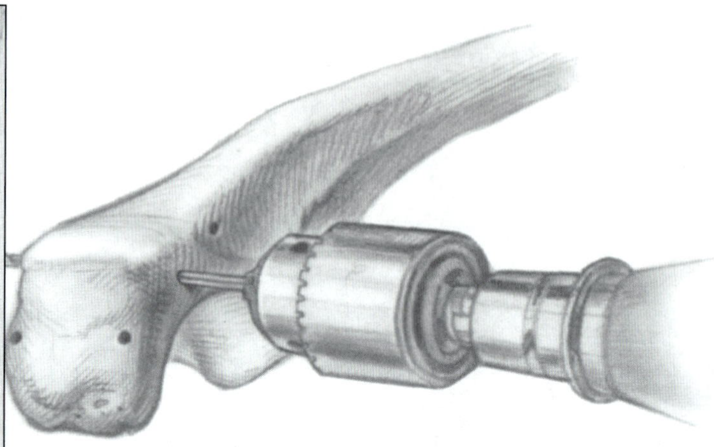

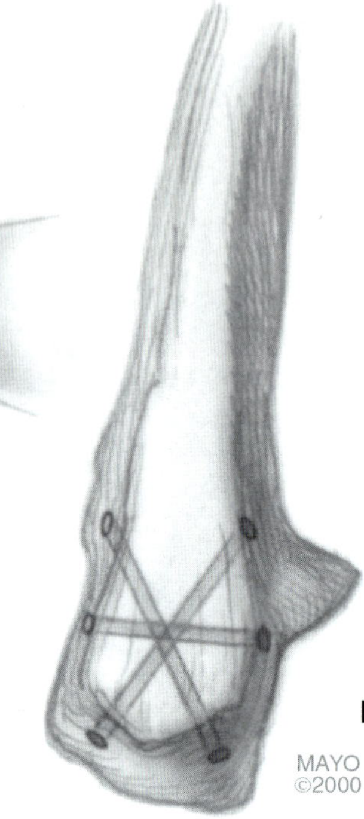

B

Figura 1-23. A: O primeiro passo no reparo do tríceps consiste em fazer orifícios, perfurados em uma orientação cruzada através da ulna proximal. **B:** Um segundo túnel transversal é feito no olécrano.

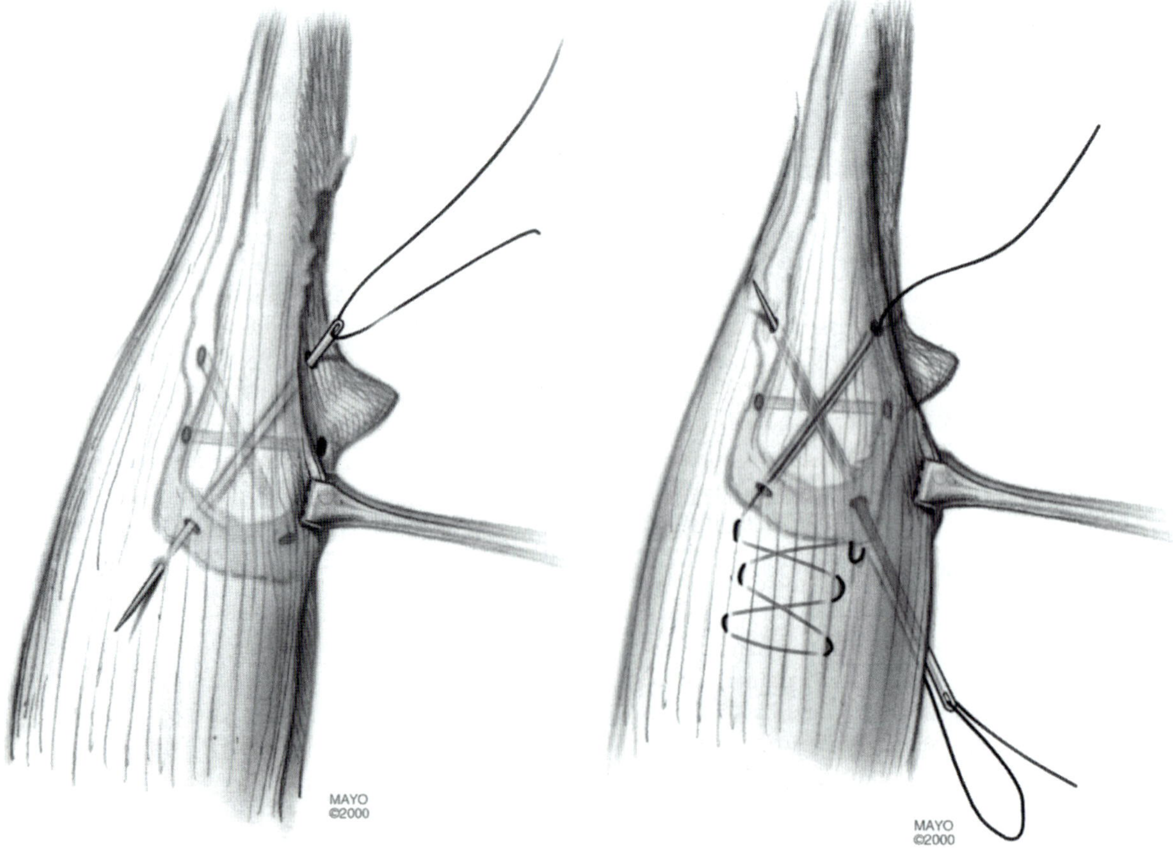

A

B

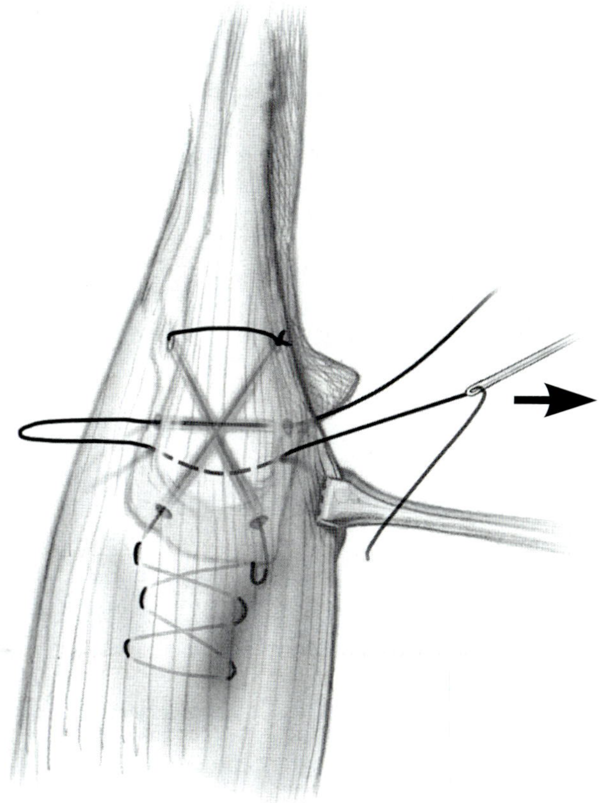

Figura 1-25. Um fio transversal é tipicamente passado pela ulna proximal, fixando ainda mais o mecanismo do tríceps em sua inserção ulnar.

Fechamento

Tanto para as exposições mediais como para as laterais, se um intervalo for penetrado ele será reaproximado. Na face lateral, um fio absorvível n° 0 é utilizado para fechar o intervalo de Kocher. Os músculos extensor comum e flexor comum são reinseridos. Se necessário, dois orifícios são feitos na crista supracondilar, e o ELRC e a porção restante do tendão extensor são diretamente reinseridos ao osso.

O fechamento da pele é feito com grampos, apesar de, algumas vezes, ser utilizado um ponto subcutâneo, particularmente em mulheres. O tratamento após a cirurgia varia bastante, dependendo da patologia que foi tratada, e isto será discutido nos capítulos apropriados. Entretanto, é válido observar que costuma imobilizar o cotovelo em extensão com uma tala anterior. Isso protege a incisão e pode ajudar a diminuir a tendência do desenvolvimento de uma contratura em flexão.

Figura 1-24. A: O tríceps é reduzido, e um fio não absorvível nº 5 é passado da região distal para a proximal, começando no lado do mecanismo extensor refletido, medialmente para a abordagem de Mayo e lateralmente para a abordagem ampliada de Kocher. **B:** O fio é cruzado no tendão do tríceps e depois trazido de volta através de outro orifício perfurado na ulna. O fio é amarrado na margem da ulna, com o cuidado de evitar o bordo subcutâneo.

EXPOSIÇÕES MEDIAIS EXTENSÍVEIS (5)

Comentário: É sugerido que a exposição medial extensível seja agora denominada *abordagem à coluna medial*, já que é análoga à utilizada para a face lateral (Hotchkiss R, *Personal Communication*, Abril 1999).

O procedimento é indicado se houver necessidade de um acesso ao coronóide com uma cabeça radial intacta e liberação da cápsula anterior, se a dissecação do nervo ulnar for necessária, se houver necessidade de preservação do complexo ligamentar umeroulnar póstero-lateral, se os acessos anterior e posterior à articulação forem necessários, ou uma conversão para uma exposição que preserve o tríceps, do tipo Bryan-Morrey, estiver prevista.

Esta exposição é menos desejável se houver necessidade de uma excisão de osso heterotópico na face lateral ou para o acesso da cabeça radial.

CIRURGIA

O paciente geralmente está em decúbito dorsal, com o membro superior apoiado em uma mesa para mão ou para cotovelo. A cabeça do paciente pode precisar de suporte, e um rolo é colocado sob a escápula.

A exposição profunda pode ser abordada por meio de uma incisão posterior na linha média ou uma incisão medial posterior. A chave para esta exposição é a identificação do septo intermuscular medial, a origem da massa muscular pronadora flexora e o nervo ulnar (Fig. 1-26).

A pele subcutânea é elevada, e o septo intermuscular medial é identificado. Anteriormente ao septo, cursando imediatamente no topo da fáscia (e não no tecido subdermal), o nervo cutâneo antebraquial medial, é, em geral, mais facilmente identificado proximalmente, antes de prosseguir distalmente. Se uma transposição anterior foi previamente realizada, o nervo deve ser cuidadosamente identificado tanto proximalmente como distalmente, antes de prosseguir.

A superfície da massa muscular pronadora flexora é vista por meio da elevação e afastamento do tecido subcutâneo na direção lateral como um retalho com o nervo cutâneo antebraquial medial.

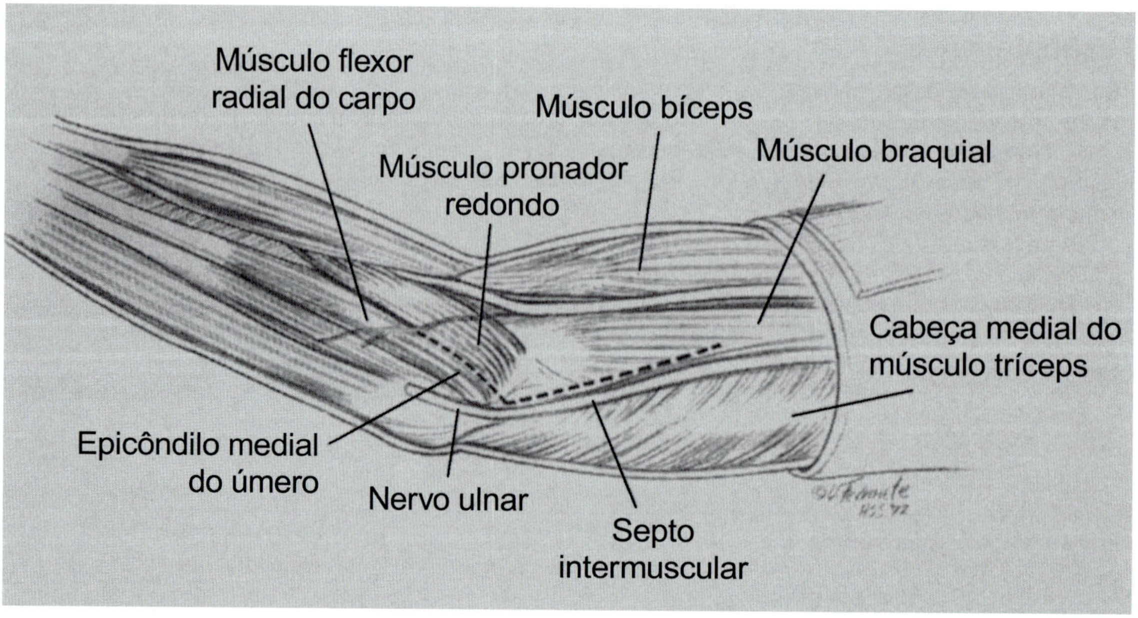

Figura 1-26. Marcos anatômicos para a exposição medial extensível incluem o epicôndilo medial, septo intramuscular e o nervo ulnar.

O septo intermuscular medial é identificado anterior e posteriormente, e depois é liberado a uma distância de cerca de 5 cm, proximalmente (Fig. 1-27).

Localize a crista supracondilar e comece a elevar o músculo anterior com um elevador periostal. Eleve, subperiosticamente, o suficiente das estruturas anteriores da região umeral distal, para permitir a colocação de um afastador largo. O nervo mediano, a artéria braquial e a veia são superficiais ao músculo braquial e não são identificados. A massa muscular pronadora flexora é dividida em linha com suas fibras, deixando uma porção do flexor ulnar do carpo presa ao epicôndilo (Fig. 1-28). Um pequeno manguito de tecido fibroso da origem pode ser mantido na crista supracondilar, conforme o músculo é elevado para facilitar a reinserção durante o fechamento. O músculo é elevado da cápsula, encontrando o músculo braquial, lateralmente. Uma incisão proximal transversal no *lacertus fibrosus* pode, também, ser necessária, de modo a mobilizar adequadamente esta camada de músculo. O músculo é elevado da cápsula conforme a dissecação prossegue lateral e distalmente, expondo toda a cápsula anterior (Fig. 1-29). Neste estágio, a patologia é tratada. Se for necessário, a cápsula posterior pode ser exposta por meio da elevação do tríceps de sua fixação umeral lateral distal (Fig. 1-30).

Consideramos que as exposições cirúrgicas descritas para o cotovelo são suficientes, de modo que praticamente todos os procedimentos reconstrutivos podem ser realizados de maneira adequada. Todos podem ser executados após uma incisão na pele posterior (Fig. 1-31). O cirurgião deve ter ciência de que a abordagem extensível clássica descrita por Kocher implica que a cápsula anterior seja incisionada e o ligamento colateral lateral seja liberado (6). A modificação de Mayo (R.S. Bryan) da abordagem de Kocher consiste na reflexão e liberação do mecanismo extensor da ponta do olécrano, de modo similar ao descrito para abordagem de Mayo (1) (veja Fig. 1-11). Isto permite uma exposição muito melhor tanto da superfície umeral quanto da ulnar. Entretanto, se refletido, o tríceps deve ser firmemente reinserido ao osso. Além disto, quando a liberação de Kocher modificada de Mayo é realizada, o nervo ulnar deve ser exposto e liberado conforme o necessário, para evitar a compressão durante manipulação angular em varo do antebraço.

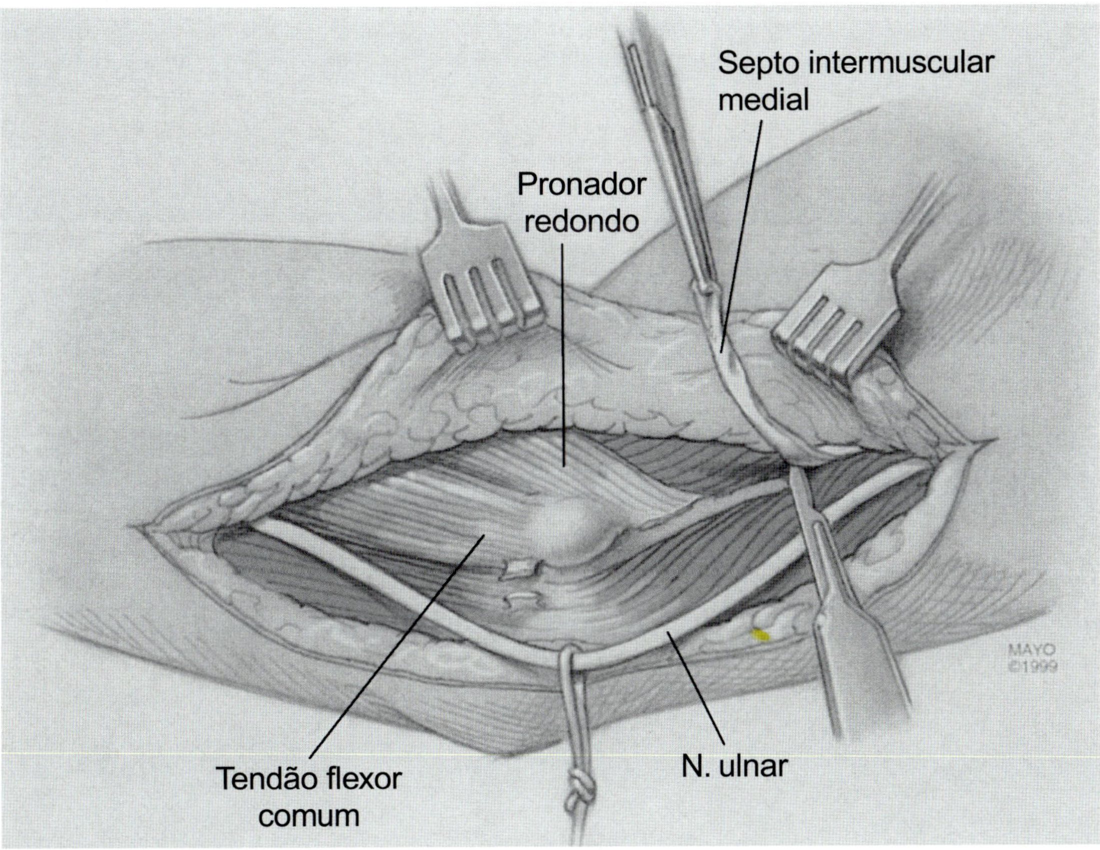

Figura 1-27. A dissecação é levada até o septo intermuscular, que é liberado.

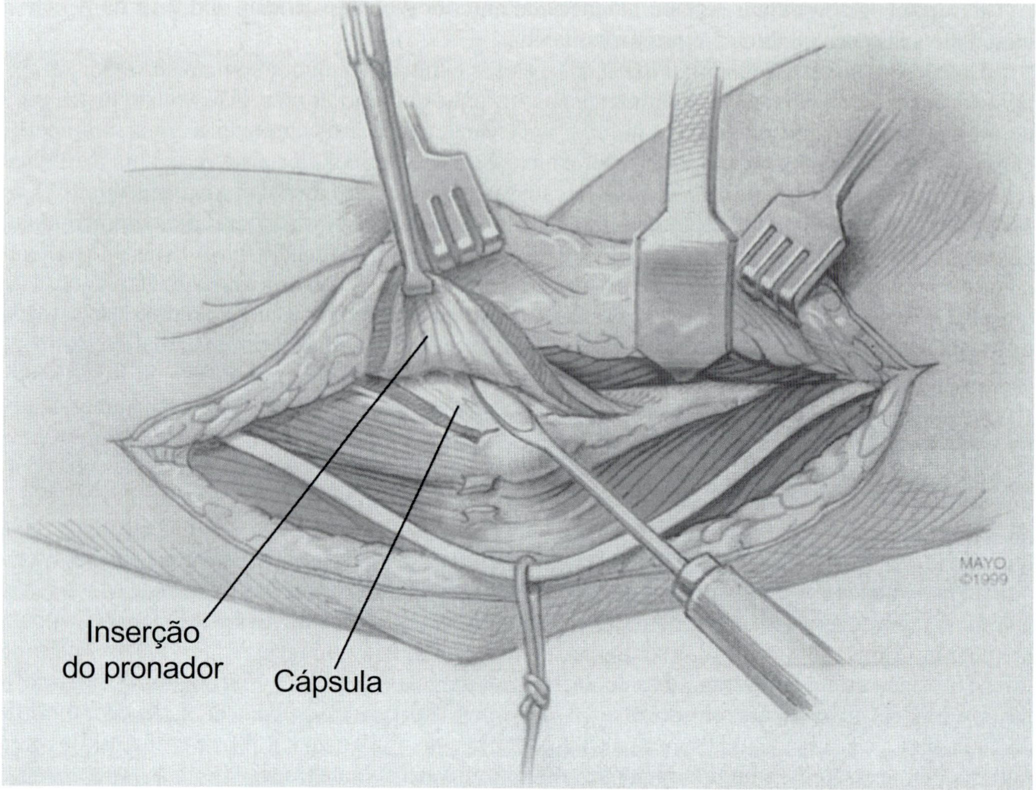

Figura 1-28. A face medial do braquial é identificada e elevada do úmero distal. A massa dos músculos flexor e pronador é identificada. O componente pronador é liberado e elevado.

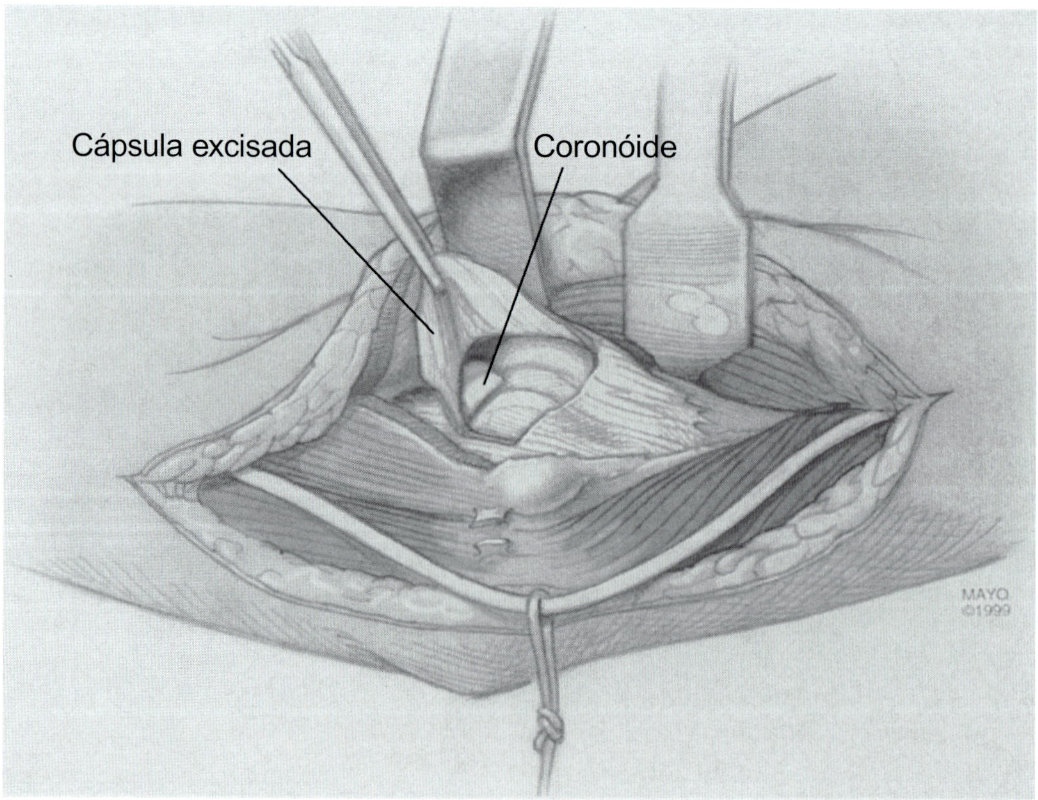

Figura 1-29. Toda a camada de tecidos moles é elevada da cápsula.

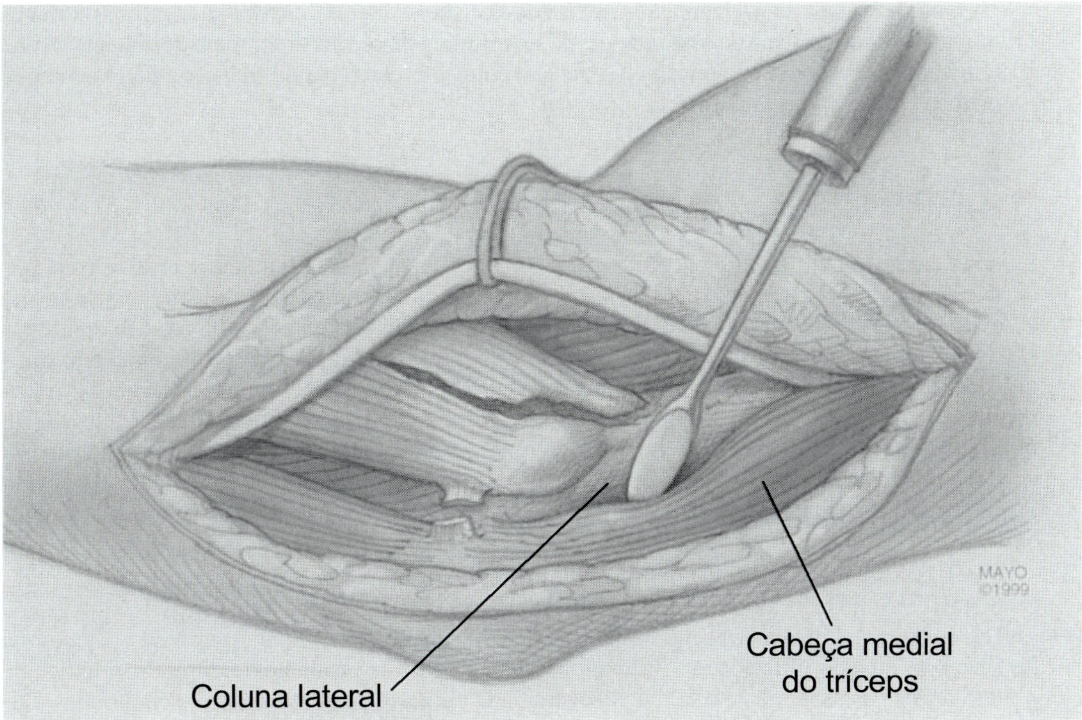

Figura 1-30. A coluna posterior é exposta pela elevação do tríceps e ancôneo da face posterior da coluna lateral.

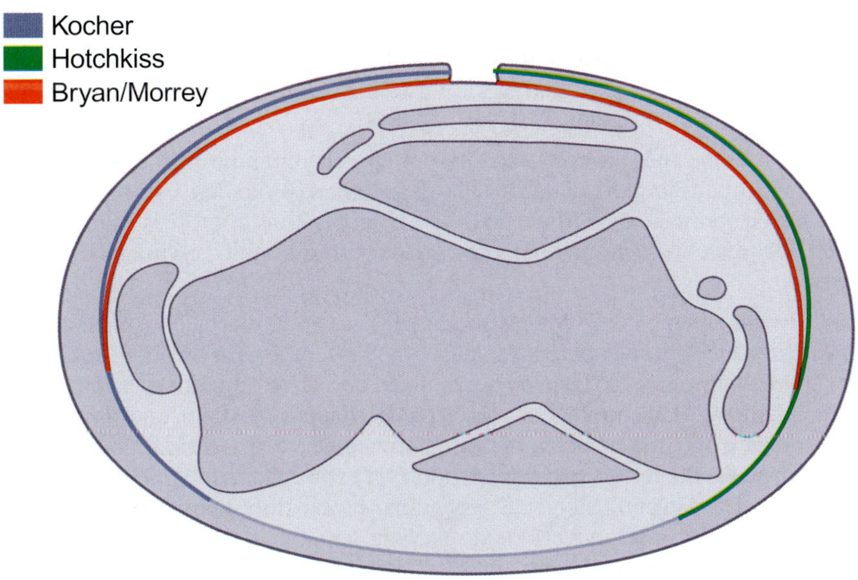

Figura 1-31. A incisão da pele da região posterior permite a pronta exposição das faces medial e lateral da articulação, pela mobilização dos retalhos cutâneos, medial e lateralmente.

A modificação da abordagem de Mayo foi descrita por Wolfe e Ranawat (12), na qual o tríceps é removido com um pedaço de osso, em vez de ser refletido do olécrano por meio de dissecação não anatômica. Finalmente, a conversão ou extensão entre a experiência de Mayo e a de Hotchkiss é prontamente realizada, se necessário.

RESULTADOS

Existem tentativas limitadas de documentação da eficácia de um ou outro entre os diversos tipos de abordagens que preservam o tríceps. Na descrição original, comparamos o resultado clínico da abordagem de Mayo com a da divisão do tríceps ou a liberação transversal da fixação do tríceps (1). Não houve rupturas do tríceps após 75 procedimentos feitos com o tríceps liberado em continuidade (abordagem de Mayo), em comparação com um índice de complicação de aproximadamente 20% quando o tríceps foi liberado transversalmente. Wolfe e Ranawat (12) também não observaram casos de insuficiência do tríceps, com suas modificações desta abordagem. O uso da exposição medial de Mayo apresentou maior força do tríceps após a artroplastia total de cotovelo (8). Este modo de exposição do cotovelo foi associado a uma força de extensão aproximadamente 20% maior do que com o tipo de exposição de Campbell (Van Gorder).

Uma consideração adicional nos pacientes com artrite reumatóide é o olécrano fino que compromete a consolidação, se a osteotomia for realizada (3). A osteotomia transversal de McAusland está associada a um índice de pseudo-artrose de aproximadamente 5% (7). Apesar de a osteotomia de Chevron, quando utilizada em fraturas, poder melhorar os resultados e diminuir o índice de pseudo-artrose, pessoalmente não tive a necessidade clínica de osteotomizar o olécrano nos últimos 14 anos, e este procedimento deve ser evitado se o olécrano estiver afinado.

COMPLICAÇÕES

Uma das belezas das exposições anteriormente descritas é que elas são relativamente livres de complicações. Atualmente, a maioria dos problemas está relacionada com a patologia e não com a abordagem cirúrgica.

Difíceis procedimentos de liberação para anquiloses estão associados a uma quantidade significativa de edema, já que geralmente ocorre em pacientes que estão sendo submetidos a uma artroplastia total de cotovelo. A cicatrização da ferida geralmente não é problemática, entretanto, está relacionada com a presença de incisões anteriores e com a magnitude da dissecação, já que é típica para a liberação do cotovelo rígido.

O índice de infecção após a artroplastia total de cotovelo diminuiu em nossa instituição, de cerca de 11%, em 1970, para aproximadamente 3%, nos últimos 10 anos (8). Esta redução é coincidente com a adoção da abordagem de Mayo ao cotovelo, mas outras alterações da técnica ocorreram neste período, incluindo o uso de cimento impregnado com antibiótico e a imobilização do cotovelo em extensão.

A lesão ao nervo ulnar parece ser mais comum nos casos em que o nervo ulnar não é exposto e o cotovelo é flexionado sobre o ligamento colateral medial, como na abordagem extensível clássica de Kocher (2,11). A simples exposição do nervo ulnar, apesar de diminuir esta complicação, não a previne completamente. A desvantagem teórica da abordagem de Mayo, que permite a translocação do nervo ulnar, é que esta manobra desvasculariza o nervo, e a dissecação propriamente dita pode causar a irritação do nervo ulnar. Utilizando esta exposição, em particular, em mais de 500 casos, a incidência de lesão permanente do nervo ulnar com disfunção motora é inferior a 1%. Portanto, fico em uma posição confortável quando exponho e mobilizo o nervo ulnar em um bolso subcutâneo como uma parte essencial e integral da abordagem de Mayo que preserva o tríceps.

Apesar de a paralisia do nervo interósseo posterior ocorrer em algumas abordagens ao nervo radial (4,10), a complicação é praticamente inexistente quando a articulação é exposta por meio do intervalo de Kocher.

A ruptura do tríceps é bastante incomum tanto com a abordagem extensível de Kocher modificada de Mayo quanto com a abordagem de Mayo do tipo medial para lateral.

Portanto, a incidência de ruptura do tríceps é inferior a 1% em nossa experiência (9). Entretanto, se o tríceps se romper após qualquer um dos procedimentos anteriormente descritos e o tecido presente for adequado, ele pode ser reinserido conforme o modo descrito para o procedimento primário. Se o tecido restante for inadequado, a força do tríceps será restaurada tanto por um deslizamento do ancôneo como por uma aloenxertia com tendão de Aquilles (veja Capítulo 11).

LEITURAS RECOMENDADAS

1. Bryan RS, Money BF. Extensive posterior exposure of the elbow: a triceps-sparing approach. *Clin Orthop* 1982;166:188.
2. Ewald FC, Jacobs MA. Total elbow arthroplasty. *Clin Orthop* 1984;182:137.
3. Inglis AE, Ranawat CS, Straub LR. Synovectomy and debridement of the elbow in rheumatoid arthritis. *J Bone Joint Surg* 1971;53A:652.
4. Kaplan EB. Surgical approaches to the proximal end of the radius and its use in fractures of the head and neck of the radius. *J Bone Joint Surg* 1941;23:86.
5. Kasparyan NG, Hotchkiss RN. Dynamic skeletal fixation in the upper extremity. *Hand Clin* 1997;13:643–663.
6. Kocher T. *Text-book of operative surgery,* 3rd ed. London: A and C Black; 1911.
7. Morrey BF. Surgical exposures of the elbow. In: Morrey BF, ed. *The elbow and its disorders.* Philadelphia: WB Saunders; 1985.
8. Morrey BF, Askew LJ, An KN. Strength function after elbow arthroplasty. *Clin Orthop* 1988;234:43–50.
9. Morrey BF, Bryan RS. Complications of total elbow arthroplasty. *Clin Orthop* 1982;170:204–212.
10. Strachan JH, Ellis BW. Vulnerability of the posterior interosseous nerve during radial head resection. *J Bone Joint Surg* 1971;53B:320.
11. Trancik T, Wilde AH, Borden LS. Capitellocondylar elbow arthroplasty. Two to eight year experience. *Clin Orthop* 1987;112:175.
12. Wolfe SW, Ranawat CS. The osteo-anconeus flap: an approach for total elbow arthroplasty. *J Bone Joint Surg* 1990;72A:684.

2

Artroscopia do Cotovelo

Shawn W. O'Driscoll e Felix H. Savoie III

A artroscopia é provavelmente a área de maior crescimento e avanço no tratamento dos distúrbios do cotovelo, nos últimos anos. Atualmente, está sendo realizada por um número cada vez maior de cirurgiões, para uma ampla variedade de condições (2,4,5,9,11,16,17,19,24,28,30,32,35). Ela é útil tanto no diagnóstico como no tratamento; mas as técnicas são trabalhosas, e as lesões nervosas potencialmente devastadoras são preocupantes (4,9,17,28,34). À medida que a artroscopia do cotovelo assume um maior papel no diagnóstico e tratamento dos problemas de cotovelo, indicações definidas ainda estão surgindo. Aqui, apresentamos as técnicas emergentes. Deve-se tomar muito cuidado durante a fase de aprendizado.

INDICAÇÕES/CONTRA-INDICAÇÕES

Artroscopia Diagnóstica

A artroscopia diagnóstica não substitui uma história cuidadosa, exame físico e a investigação de rotina. As indicações para a artroscopia diagnóstica em geral são (a) dor não diagnosticada com anormalidades no exame clínico ou radiológico, (b) suspeita de corpo livre, (c) crepitação (estalido, bloqueio etc.), (d) necessidade de obtenção de uma biópsia, (e) contratura de início espontâneo, (f) avaliação de uma instabilidade em valgo em atletas que utilizam o membro sobre a cabeça e (g) suspeita de tumor benigno intra-articular como um osteoma osteóide. Pacientes com dor, mas sem anormalidades, em um exame cuidadoso, radiografias ou outras investigações raramente são diagnosticados com uma artroscopia. A ausência de achados físicos ou outras anormalidades é uma contra-indicação relativa, a menos que a artroscopia esteja sendo realizada para a comprovação da inexistência de patologias intra-articulares.

S.W. O'Driscoll, M.D., PH.D.: Orthopedic Surgery, Mayo Medical School, Mayo Foundation, Rochester, Minnesota.
F.H. Savoie III, M.D.: Upper Extremity Department, Mississippi Sports Medicine, Jackson, Mississippi.

Artroscopia Terapêutica

Até recentemente, as principais indicações para a artroscopia cirúrgica eram (a) remoção de corpos livres, (b) sinovectomia, (c) desbridamento da superfície articular ou de aderências e (d) excisão de osteófitos posteriores que estejam causando impacto, como ocorre em atletas e no início da osteoartrite. Mais recentemente, a liberação de contraturas e a artroplastia osteocapsular para a osteoartrite têm se tornado cada vez mais comuns. Com a liberação das contraturas, deve-se considerar o risco de lesão neurovascular. A capacidade de distensão da cápsula, que é essencial para o deslocamento dos nervos para longe dos portais, é reduzida em grande escala em cotovelos rígidos (8). A endoscopia também tem sido utilizada para tratar a bursite do olécrano (25) e a epicondilite lateral (14).

PLANEJAMENTO PRÉ-OPERATÓRIO

Não se deve deixar de destacar a necessidade da coleta cuidadosa da história e da realização do exame físico. Radiografias-padrão em incidências ântero-posterior (AP) e lateral geralmente são suficientes, apesar de as incidências oblíquas algumas vezes serem úteis. As imagens de ressonância magnética (RM) e a tomografia computadorizada (TC) oferecem pouca ajuda e raramente são indicadas. A artrografia não é necessária.

Um ponto muito importante é determinar, antes da cirurgia, se o nervo ulnar subluxa ou luxa anteriormente ou não. Em casos positivos, como ocorre em 16% da população, ele está em risco de lesão quando o portal anterior medial é estabelecido.

Corpos livres devem ser suspeitos em um paciente com sintomas mecânicos, incluindo o bloqueio, apreensão ou estalido, e geralmente são vistos em associação a alterações degenerativas, como osteófitos no olécrano e coronóide, ou uma osteocondrite dissecante. Eles não causam contraturas em flexão; estes pacientes quase sempre apresentam osteófitos posteriores associados no olécrano e na fossa olecraniana, fazendo parte do processo degenerativo.

As radiografias-padrão em AP e lateral são rotineiramente obtidas, e as incidências oblíquas algumas vezes são úteis. Infelizmente, cerca de 30% dos corpos livres não são detectados nas radiografias simples (24). Assim, é interessante a avaliação de todo o cotovelo no momento da artroscopia, para que nenhum elemento seja esquecido. Pacientes submetidos à artroscopia para a remoção de corpos livres anteriores também devem ser submetidos a uma artroscopia posterior. Especialmente em condições degenerativas, geralmente serão encontrados corpos livres que "não se soltam" (*i. e.*, que estão presos aos tecidos moles e são minimamente móveis).

Cirurgia

Em nenhuma outra articulação a anatomia do portal é tão importante quanto no cotovelo. A proximidade das estruturas neurovasculares faz com que seja necessária uma localização precisa do portal. Apesar de vários portais já terem sido descritos, existem nove portais primários de trabalho sobre o cotovelo. Um conhecimento profundo da anatomia e da localização aproximada destes portais é essencial para que se evitem complicações.

No lado medial existem dois portais úteis. O portal ântero-medial proximal, descrito por Poehling *et al.* é o preferido da maioria dos artroscopistas (30). Ele permite o acesso completo para a face anterior do cotovelo, com poucos riscos às estruturas neurovasculares. A estrutura essencial em risco na utilização destes portais é o nervo ulnar. Portanto, é mandatório que se permaneça anteriormente ao septo intermuscular, quando se estabelece este portal. Ele geralmente se localiza 2 cm acima do epicôndilo medial e aproximadamente 1 cm a 2 cm anterior ao septo intermuscular (Fig. 2-1).

O portal ântero-medial padrão localiza-se aproximadamente 2 cm anterior e 2 cm distal ao epicôndilo medial. O nervo mediano, a artéria braquial e o nervo ulnar estão em risco durante a utilização deste portal (1). Ele também permite o acesso total à face anterior do cotovelo (Fig. 2-2).

Na face lateral, na verdade existem quatro portais que podem ser utilizados na artroplastia do compartimento anterior do cotovelo. O portal ântero-lateral padrão geralmente é descrito como localizado 1 cm distal e 3 cm anterior ao epicôndilo lateral. Este portal, inicialmente descrito por Andrews e Carson, cursa em íntima proximidade com o nervo interósseo posterior (Fig. 2-3) (2).

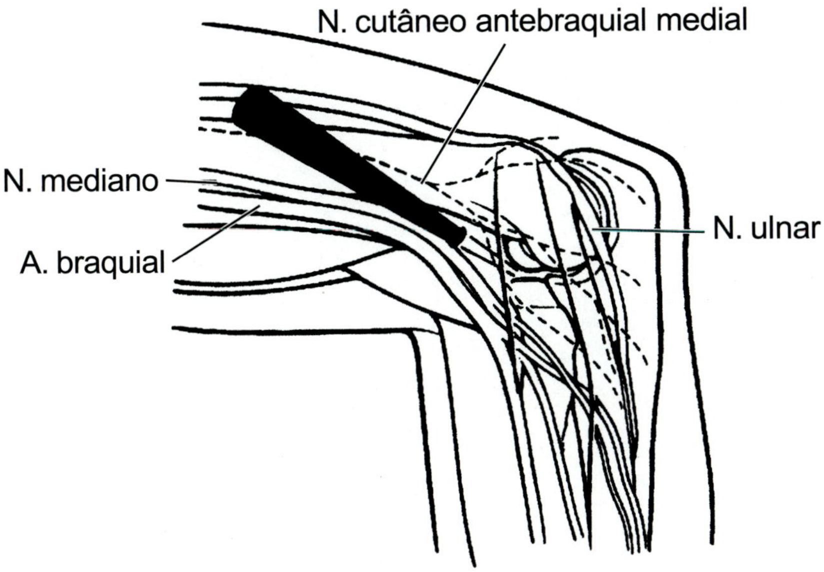

Figura 2-1. Portal ântero-medial proximal.

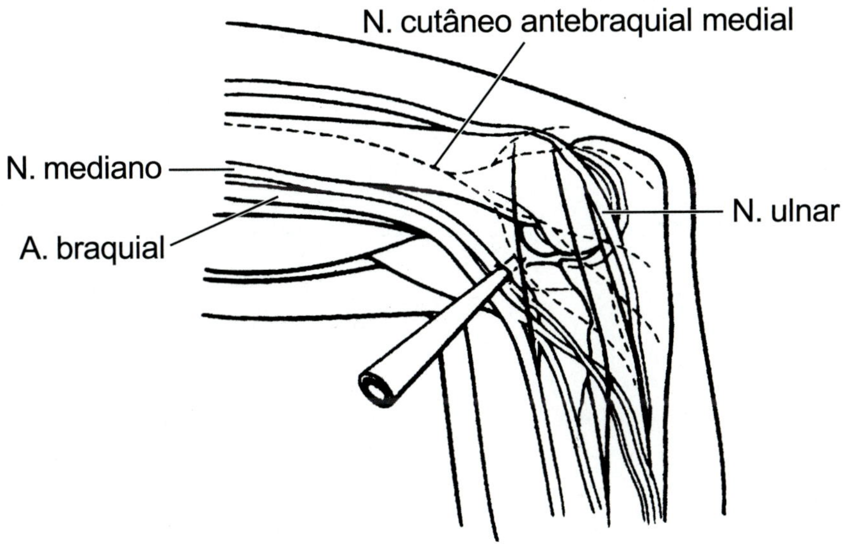

Figura 2-2. Portal ântero-medial padrão.

O portal médio-ântero-lateral localiza-se a aproximadamente 2 cm diretamente anterior ao epicôndilo lateral. Apesar de este portal representar um menor risco ao nervo radial, ele ainda pode ser estabelecido em uma íntima proximidade com o nervo radial. Este portal é útil para o desbridamento da face anterior da cabeça radial, durante a excisão da cabeça radial (Fig. 2-4).

O portal ântero-lateral proximal é utilizado por muitos autores como um portal diagnóstico. Descrito por Day e Field *et al.*, este portal proporciona uma segurança máxima por utilizar o músculo braquial como um amortecedor na proteção do nervo radial (7,33). Ele é útil, primariamente, na artroscopia diagnóstica do compartimento anterior do cotovelo e na epicondilectomia lateral, e nos procedimentos de liberação capsular (Fig. 2-5).

Um portal lateral reto ou portal do ponto macio também pode ser utilizado na artroscopia do compartimento anterior. Apesar de ter uma penetração um tanto difícil, uma incisão é feita sobre a articulação capitelar, e os tecidos moles são imobilizados para permitir a penetração da cânula na face anterior do cotovelo (Fig. 2-6).

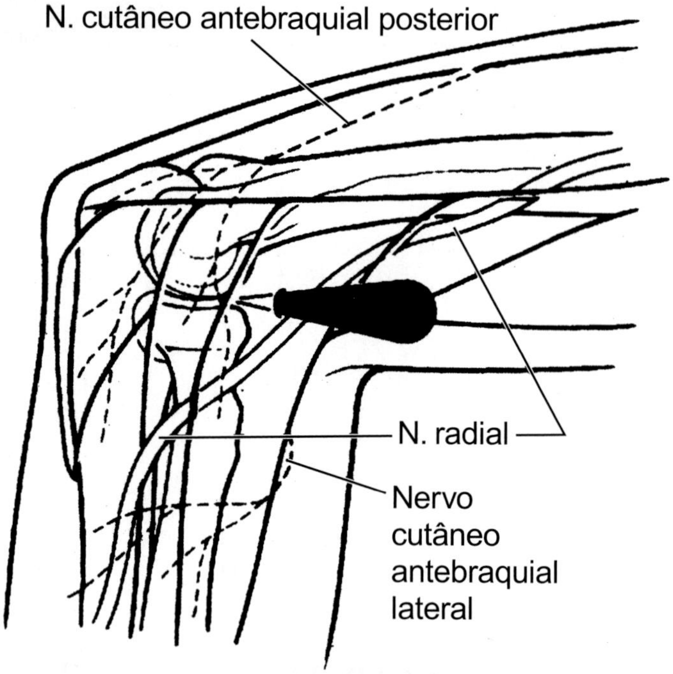

Figura 2-3. Portal ântero-lateral padrão.

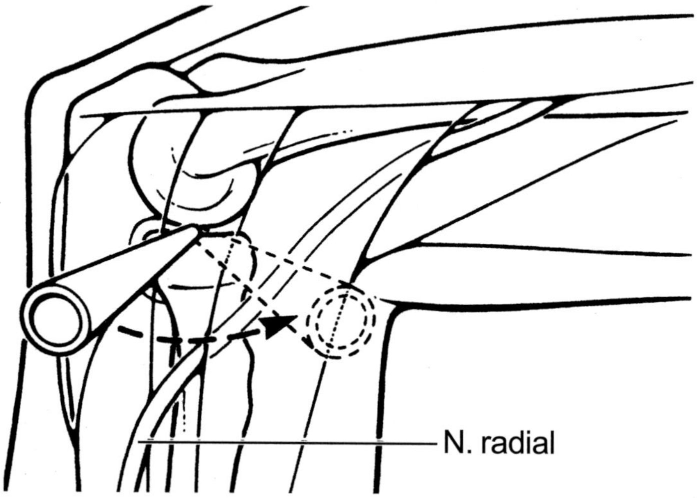

Figura 2-4. Portal médio-lateral anterior padrão.

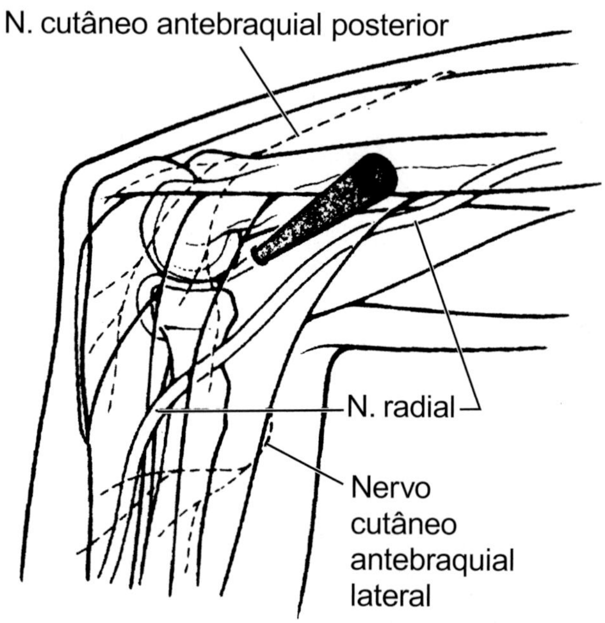

Figura 2-5. Portal ântero-lateral proximal.

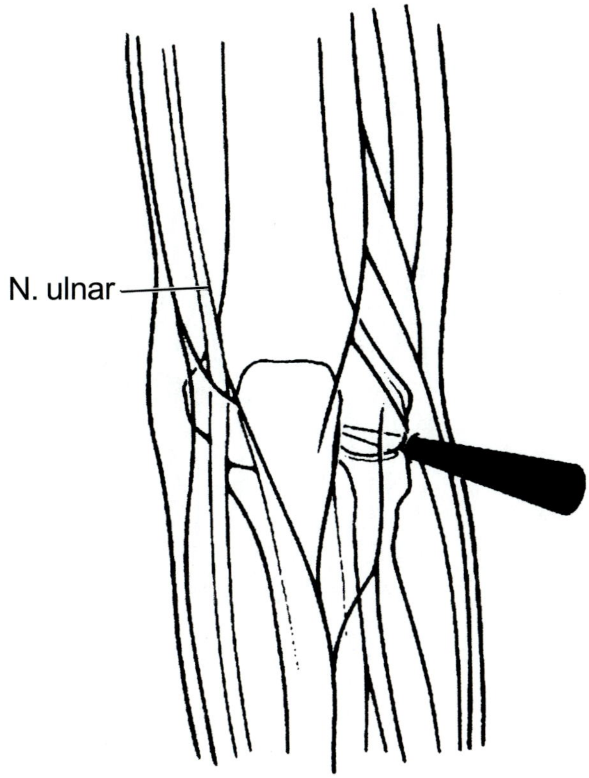

Figura 2-6. Portal médio-lateral.

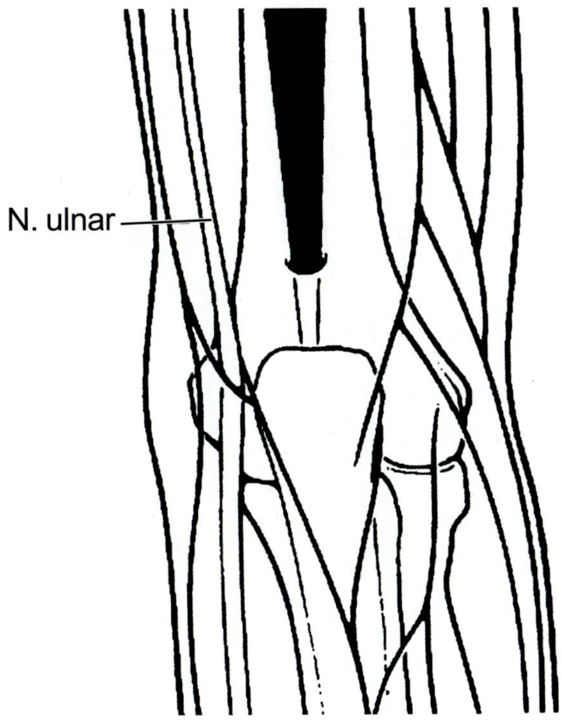

Figura 2-7. Portal póstero-central.

Posteriormente, existem três portais primariamente utilizados na artroscopia do compartimento posterior. O portal posterior reto ou póstero-central localiza-se a, aproximadamente, 3 cm acima da ponta do olécrano (Fig. 2-7). Este portal primariamente é utilizado na observação dos compartimentos medial e lateral, bem como da fossa do olécrano. Ele também é utilizado para a instrumentação na artroplastia umeroulnar, excisão de esporões do olécrano e desbridamento da goteira medial, e elevação do tríceps em pacientes com artrofibrose.

O portal póstero-lateral superior pode ser localizado em qualquer local, a partir do nível da ponta do olécrano, até 3 cm proximal à esta área, na goteira póstero-lateral. Ele é estabelecido fora do tendão do tríceps e é útil no desbridamento da fossa olecraniana e ajuda na visibilidade da fossa durante a artroplastia umeroulnar. Ele também é útil no desbridamento da goteira lateral e na visibilidade da ponta do olécrano e da goteira póstero-lateral (Fig. 2-8).

O portal póstero-lateral, mais inferior, localiza-se na goteira póstero-lateral, no nível da articulação radiocapitelial. Também conhecido como o portal do ponto macio (Fig. 2-9), ele permite o completo acesso à goteira póstero-lateral e é útil no desbridamento da plica póstero-lateral, osteocondrite dissecante do capitélio e na excisão da cabeça radial.

Remoção de Corpos Livres

A remoção de corpos livres é considerada a principal indicação para a artroscopia do cotovelo. Os índices de sucesso foram consistentemente registrados na faixa de 90% ou mais (4,18,20, 22,27).

O decúbito lateral é a posição de preferência (Fig. 2-10).

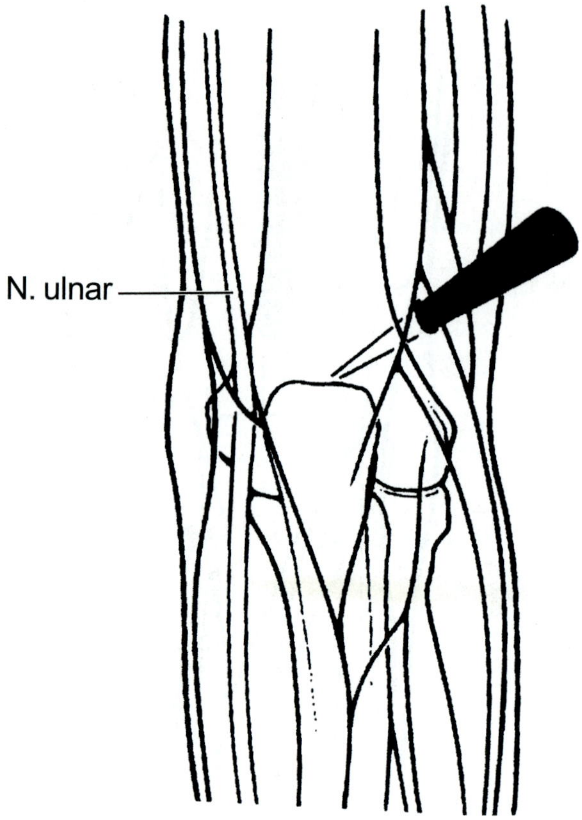

Figura 2-8. Portal póstero-lateral proximal.

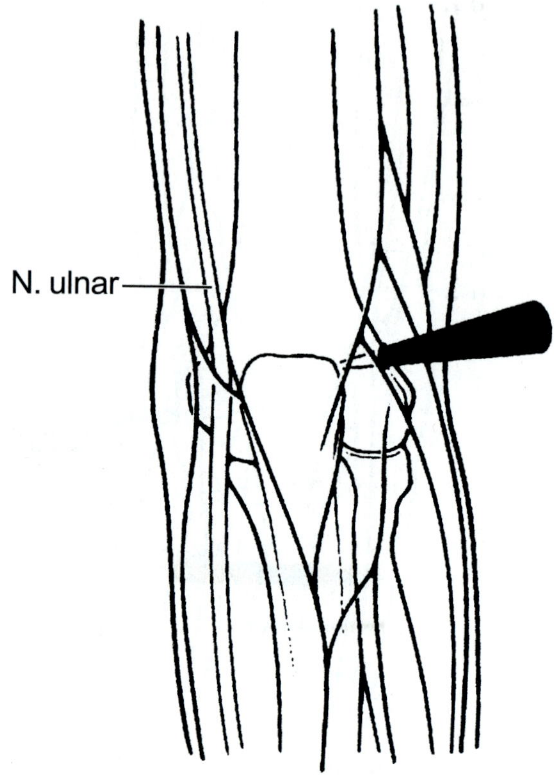

Figura 2-9. Portal póstero-lateral distal.

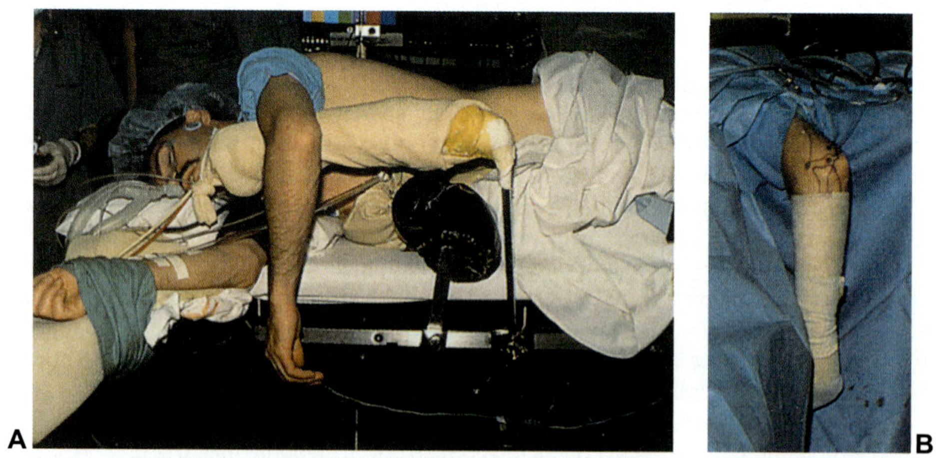

Figura 2-10. A: O paciente é colocado na posição de decúbito lateral com o braço repousando em um coxim acolchoado. O braço fica pendente, com o cotovelo flexionado em 90°. **B:** O antebraço e a mão são envoltos em uma bandagem elástica. Esta combinação de enfaixamento do antebraço e aplicação do torniquete limita o edema intra-operatório à região do cotovelo e permite a rápida difusão de qualquer líquido acumulado da região do cotovelo.

Técnica

Os instrumentos e seu uso são importantes considerações na remoção dos corpos livres (Fig. 2-11). Os corpos livres são removidos com vários tipos de garras denteadas. Aquelas que possuem uma superfície externa lisa, sem superfícies ou cantos irregulares, trabalham melhor, já que não se prendem aos tecidos moles durante sua retirada do cotovelo. Sempre segure os corpos livres de modo

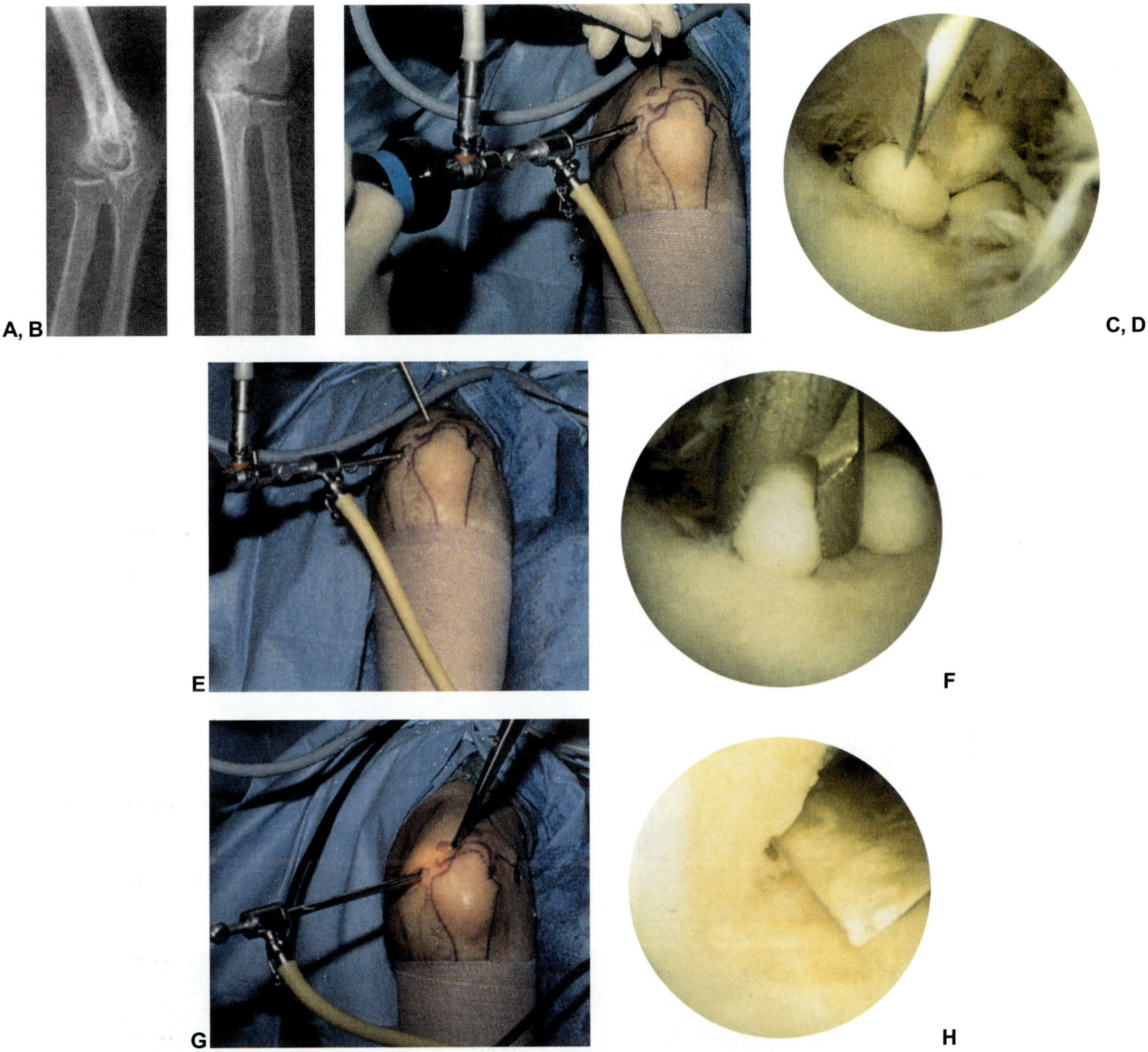

Figura 2-11. Típico exemplo de caso ilustrando as técnicas utilizadas na artroscopia de cotovelo. **A, B:** Radiografias de um paciente com osteocondromatose sinovial. **C, D:** Técnica para a cirurgia no compartimento posterior e estabelecimento da posição apropriada do portal. O artroscópio é direcionado para o compartimento posterior, onde corpos livres são observados. Uma agulha é introduzida na posição precisa, que se estima ser a ideal para o estabelecimento do portal. **E, F:** Depois do estabelecimento do portal com uma lâmina de bisturi sob observação direta, um instrumento com garra é inserido para a remoção do corpo livre. Os corpos livres restantes são removidos de modo semelhante. **G, H:** A área de osteocondromatose sinovial, que está aderida à face posterior do úmero no bordo da fossa do olécrano, é osteotomizada com um pequeno osteótomo curvo sob observação direta. Esta abordagem é mais rápida e mais eficiente do que o uso de uma broca ou um pequeno instrumento de perfuração, que tende a tornar o risco mais tedioso. Se a peça osteotomizada for grande, ela pode ser fragmentada para sua remoção.

que eles possam ser puxados longitudinalmente, em vez de oblíqua ou transversalmente, o que, geralmente, necessita de uma rotação de sua posição para a garra. Segure os corpos livres de modo firme. Rode-os completamente, de modo a confirmar que eles não permaneçam presos a tecidos moles antes da excisão. Observe o fragmento até que ele saia da cápsula, de maneira que possa ser recuperado se o fragmento se desprender da garra. Verifique cada fragmento após a extração, para confirmar que o fragmento não se rompeu durante a passagem pelos tecidos moles. Rode o fragmento nos tecidos moles para que ele "se solte". Grandes corpos livres na face anterior do cotovelo podem ser empurrados para fora com o protetor da cânula de visibilidade (desencaixe e retire a cânula de visibilidade para fora de sua proteção, por alguns milímetros, para evitar o dano à lente) enquanto puxa o corpo livre com uma garra. Finalmente, não hesite em alargar o portal um pouco mais, em vez de arriscar em perder o fragmento nos tecidos moles.

Desbridamento

O desbridamento, ou cirurgia de ectomia, no cotovelo, é utilizado para a excisão da cabeça radial, excisão de esporões no olécrano ou coronóide, artroplastia umeroulnar artroscópica ou fenestração do olécrano na epicondilite lateral.

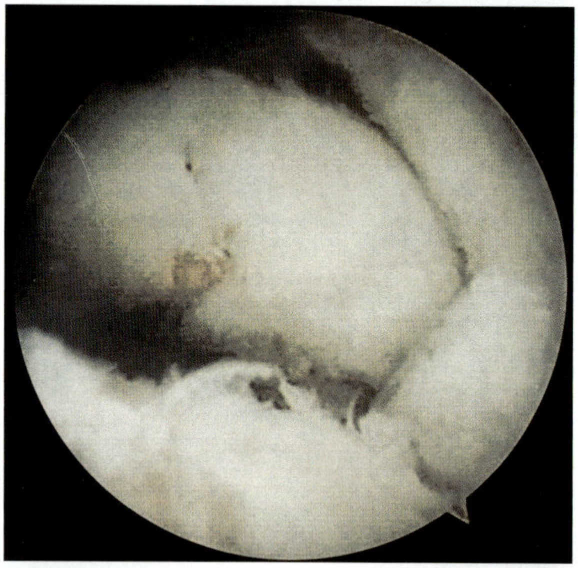

A

Figura 2-12. A: Cabeça radial artrítica. **B:** Desbridamento anterior de uma cabeça radial artrítica. **C:** Aplainamento da cabeça radial através de um portal posterior.

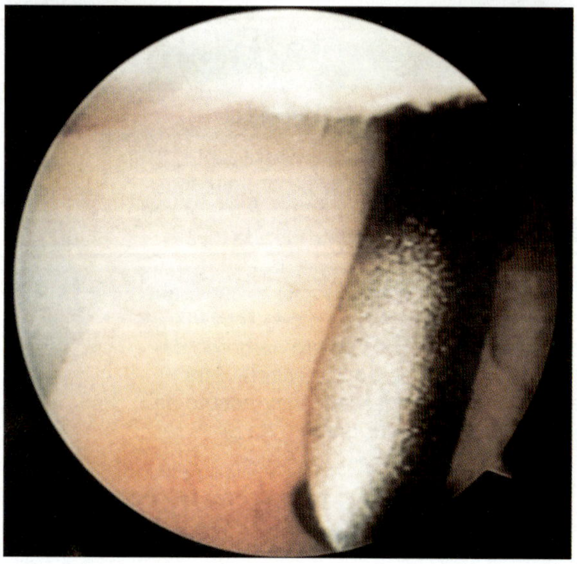

B

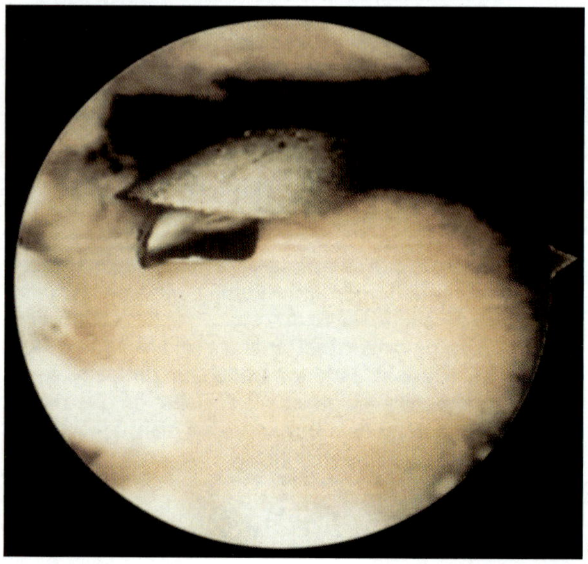

C

Na excisão da cabeça radial, o artroscópio é colocado no portal medial proximal, e o portal lateral médio é utilizado para a instrumentação (Fig. 2-12A). A face anterior da cabeça radial é ressecada, para evitar a penetração da cápsula anterior. *A penetração da cápsula anterior nesta área resultará em dano ao nervo interósseo posterior.* É essencial que durante a excisão artroscópica da cabeça radial a cápsula ântero-medial não seja violada pelo raspador; caso contrário, ocorrerão significantes complicações neurológicas. Uma vez que a maioria da face anterior da cabeça radial tenha sido excisada (Fig. 2-12B), o influxo é colocado neste portal ântero-lateral, e um portal de ponto mole é utilizado para trazer o *shaver* do compartimento posterior para o anterior. Este *shaver* é, então, utilizado para aplainar a face posterior da cabeça radial, até que esteja igual à margem anterior ressecada (Fig. 2-12C). Nos casos de impacto radiocapitelar, esta aplainação é continuada por distâncias de aproximadamente 6 mm. Nos casos de envolvimento da articulação radioulnar proximal, este procedimento é continuado, até que a articulação radioulnar proximal esteja completamente livre dos restos da cabeça radial proximal.

Sinovectomia

A sinovectomia é uma versão desafiadora da cirurgia de desbridamento. A idéia de se tentar uma sinovectomia artroscópica total pode provocar ansiedade. Primeiro, o nervo radial localiza-se de encontro, ou a alguns milímetros, da cápsula articular ântero-lateral (Fig. 2-13). Segundo, o nervo ulnar localiza-se em uma posição adjacente à cápsula, na goteira póstero-medial. Acrescente a estes perigos o fato de que uma sinovite proliferativa difusa, como a que se observa na artrite reumatóide, poder obliterar uma das vistas da articulação.

Para assegurar uma visibilidade precisa, comece trabalhando na área que não coloca as estruturas em risco (*e. g.*, fossa do olécrano). O trabalho inicial pode ser feito com uma visibilidade deficiente se tanto o visor quanto o *shaver* estiverem na fossa. Depois trabalhe na direção da goteira medial. Pequenas curetas pituitárias são úteis para começar a limpar a goteira. A sinóvia é capturada sem fechar totalmente a garra, de modo que não se tracione a cápsula ou o nervo ulnar. À medida que este campo de visão se amplia, uma lâmina Shaver 3.5 pode ser utilizada com a abertura do lado cortante voltada para longe do nervo (na direção do visor) e o fluxo para fora, determinado pela gravidade sem sucção. Na região anterior do cotovelo, utilizamos um terceiro portal, como o portal ântero-lateral proximal, para colocar um afastador. Um elevador periostal Howarth de ponta romba, que é de fácil colocação e amplo o suficiente para a retração da cápsula anterior, é inserido. Comece trabalhando com o *shaver* de encontro ao úmero distal e progrida da região proximal para

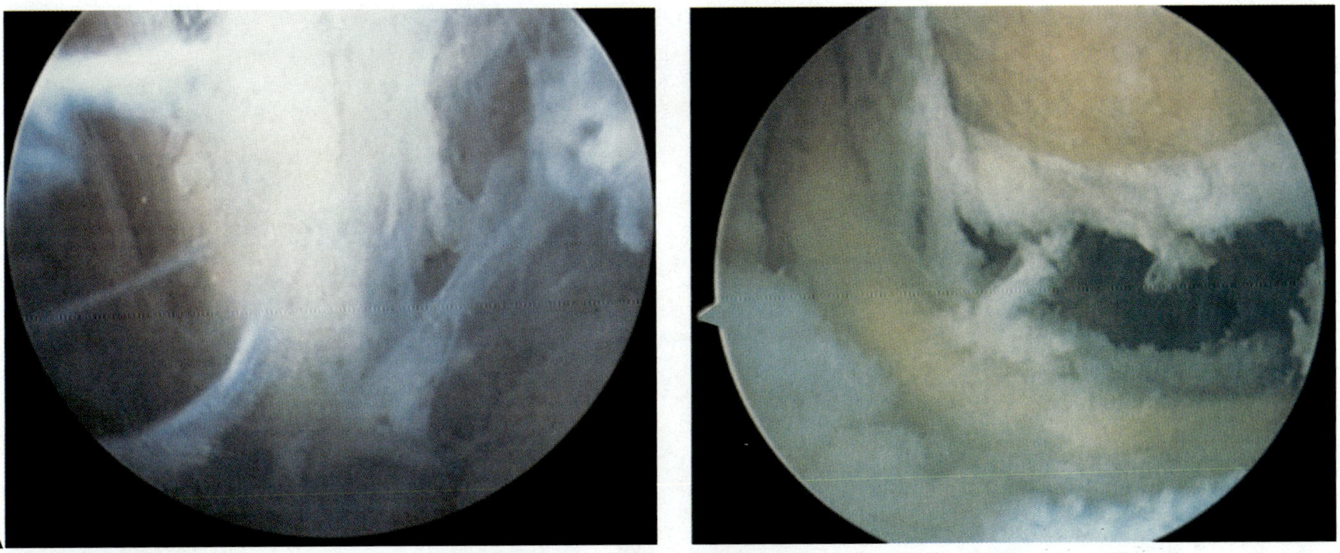

A B

Figura 2-13. Vista dos nervos radial (**A**) e ulnar (**B**) revela suas proximidades com a cápsula e a vulnerabilidade à lesões.

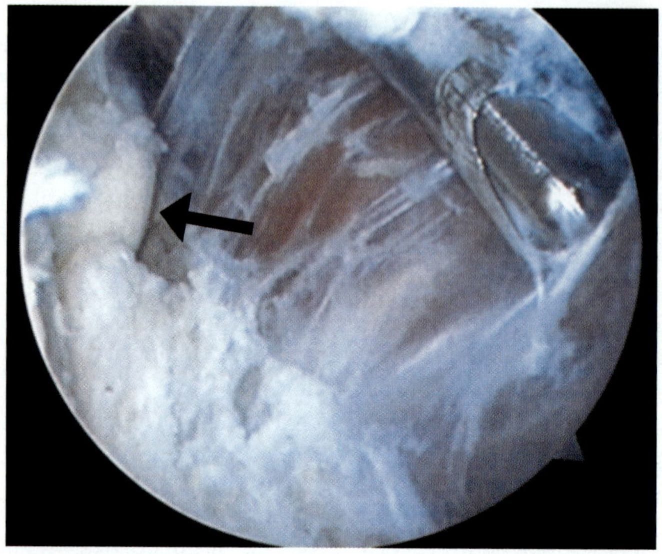

Figura 2-14. Remoção de tecido da cápsula é realizada sem sucção. A *seta* identifica a cabeça radial.

a distal e da medial para a lateral. Novamente, com o *shaver* conectado somente ao fluxo externo por gravidade e com a abertura voltada para longe da cápsula (Fig. 2-14), pode ser feita uma varredura através da cápsula, com a remoção da sinóvia sem a perfuração da cápsula. A liberação capsular geralmente é necessária não somente para restaurar o movimento, mas para eliminar a dor nos limites do movimento.

No término do procedimento, as feridas são suturadas, e o torniquete e a banda elástica são removidos, com o edema ao redor do cotovelo sendo comprimido, de modo a diminuí-lo. Movimentando o cotovelo passivamente através de um arco de movimento, por várias vezes, ajuda nesta diminuição do edema.

Excisão de Esporões no Olécrano

Na excisão de um esporão do olécrano, deve-se ter cuidado de não danificar o tendão do tríceps ou envolver o nervo ulnar. O artroscópio é colocado no portal póstero-lateral superior, e o *shaver*

A

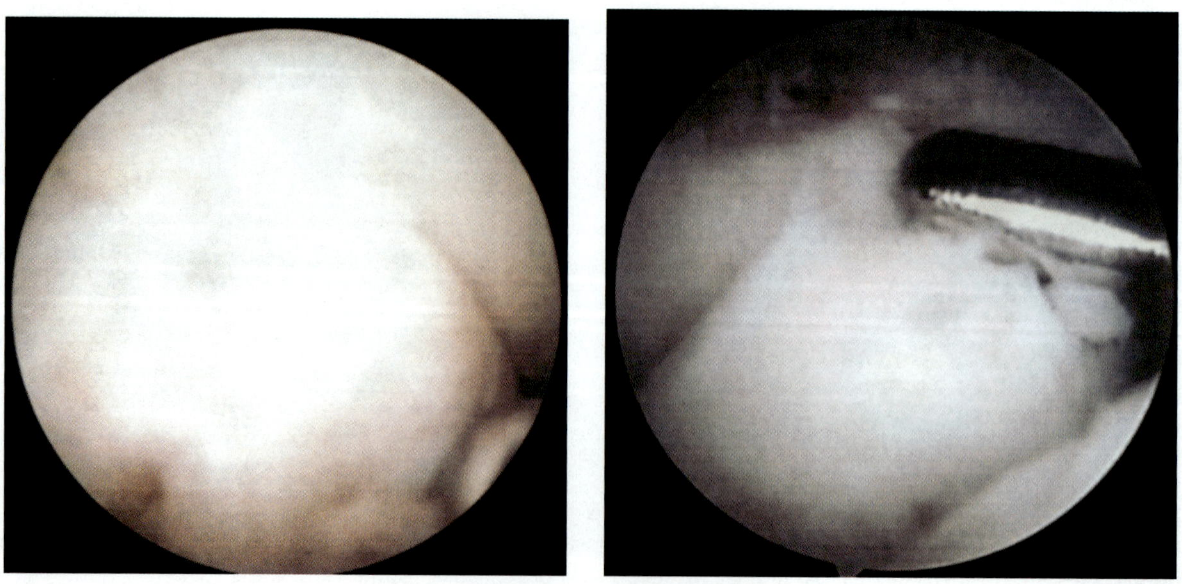

B

Figura 2-15. A: Esporão no olécrano. **B:** *Shaver* posicionado.

no portal central posterior. O esporão é avaliado, e a margem da excisão é delineada (Fig. 2-15A). O *shaver* é utilizado para ressecar o esporão, utilizando uma direção de movimento medial para lateral (Fig. 2-15B). É importante que a sucção seja mantida desligada durante o trabalho ao longo da goteira medial, para evitar uma lesão ao nervo ulnar. A excisão óssea é continuada até que o esporão e a deformidade sejam excisados (Fig. 2-15C). É essencial que uma ressecção extensa da ponta do olécrano seja evitada, para evitar uma piora nos sintomas de instabilidade.

Artroplastia Umeroulnar

A fenestração do olécrano, ou artroplastia umeroulnar, pode permitir um aumento do movimento em um cotovelo artrítico (32). Inicialmente criado por Outerbridge e Kashiwago e aprimorado por Morrey, este procedimento foi adaptado para a artroscopia com resultados bem-sucedidos (6). Neste procedimento, o artroscópio é colocado no portal póstero-lateral proximal, e a instrumentação é colocada através do portal central posterior ou portal posterior reto. A fossa do olécrano é avaliada (Fig. 2-16A), e um orifício piloto é feito no centro da fossa do olécrano (Fig. 2-16B). O orifício piloto delineia a orientação adequada da excisão, bem como a espessura da fossa do olécrano. O *shaver* é, então, introduzido neste orifício piloto por uma distância aproximada de 2 cm, até que a ponta da coronóide e a ponta do olécrano recuem em flexão e extensão, respectivamente (Fig. 2-16C).

Epicondilite Lateral

Baker foi o pioneiro no uso da artroscopia para o tratamento da epicondilite lateral. Nestes pacientes, o dano concomitante geralmente é, também, observado na cápsula e na face póstero-lateral do cotovelo. Nesta visão inicial, as fenestrações da cápsula, resultantes da inflamação crônica da epicondilite lateral, podem ser observadas (Fig. 2-17A). O portal lateral reto é utilizado para excisar a cápsula, permitindo a observação do tendão do extensor radial curto do carpo e da lesão de Nirschl contida (Fig. 2-17B). O *shaver* é, então, utilizado para ressecar esta lesão e realizar uma abrasão no osso (Fig. 2-17C). Ocasionalmente, um cautério pode ser utilizado para elevar ainda mais esta área e permitir um melhor acesso ao epicôndilo lateral. Qualquer calcificação concomitante também deve ser removida. Uma vez que a lesão degenerativa tenha sido excisada e o epicôndilo tenha sofrido uma abrasão, a fase artroscópica do procedimento termina (Fig. 2-17D).

C 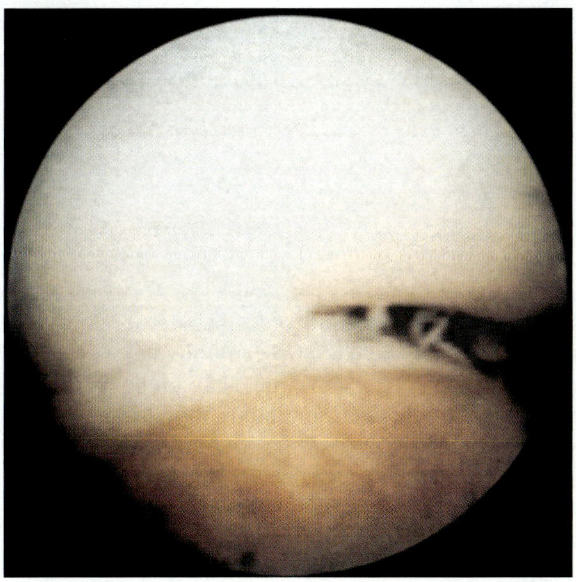

Figura 2-15. C: Esporão excisado.

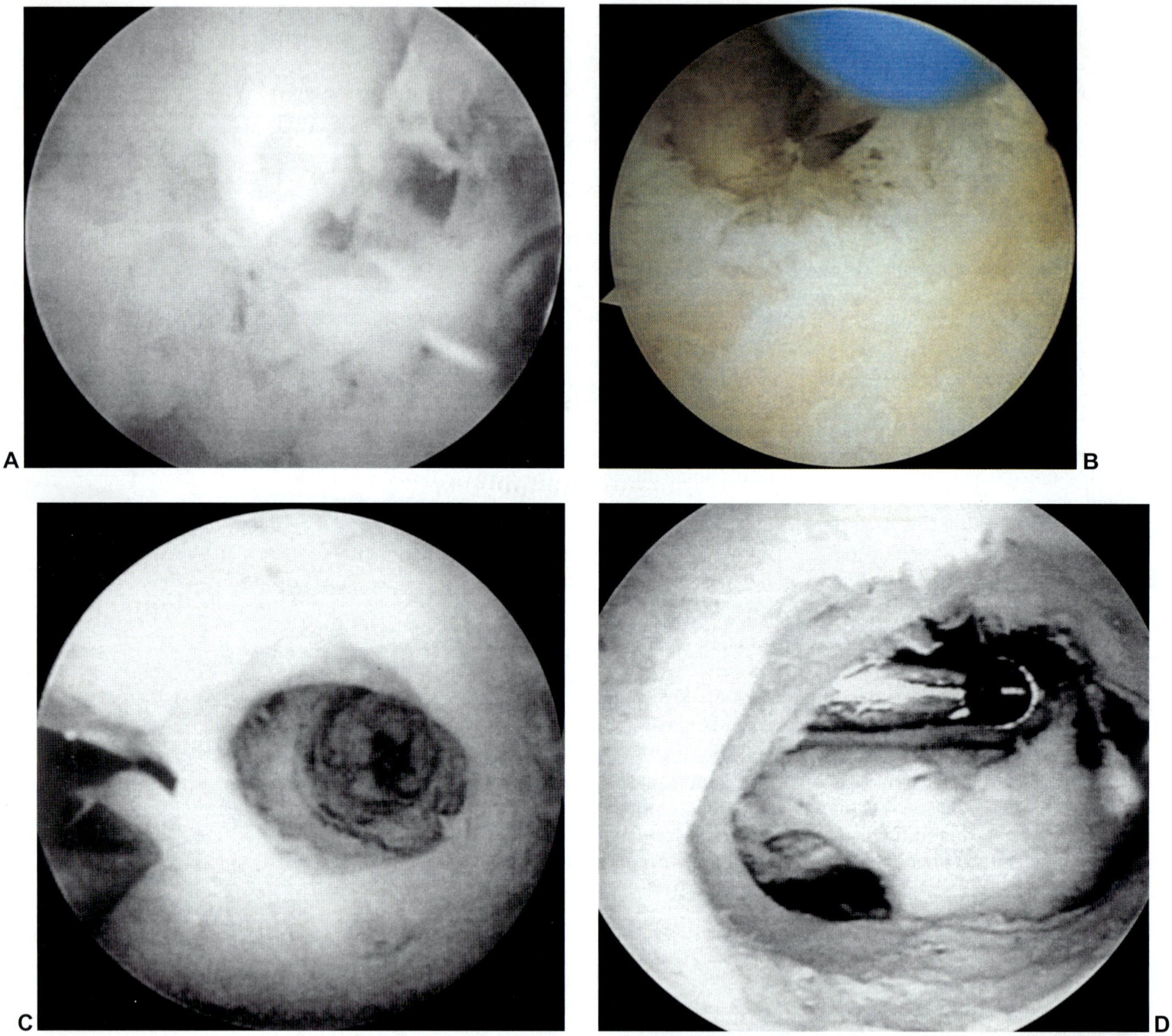

Figura 2-16. A: Fossa do olécrano. **B:** Broca canulada colocada na fossa do olécrano. **C:** Orifício piloto da perfuração. **D:** Término da artroplastia umeroulnar; *shaver* introduzido através do portal anterior.

Artroplastia Osteocapsular

Uma das intervenções artroscópicas mais recompensadoras é a artroplastia osteocapsular para o tratamento da osteoartrite (23,26). Este procedimento envolve quatro componentes: (a) remoção de todos os corpos livres, incluindo os que não estão soltos, mas que estão presos na sinóvia; (b) remoção de todos os osteófitos na articulação umeroulnar, incluindo aqueles no olécrano, coronóide e tróclea medial e nas três fossas – do olécrano, coronóide e radial; (c) sinovectomia total; e (d) capsulectomias anterior e posterior, com capsulectomias póstero-medial e póstero-lateral para pacientes que não apresentem graus significativos de flexão. Em pacientes com neurite ulnar preexistente ou neuropatia, e nos pacientes com grave perda da flexão, o nervo ulnar também é transposto por via subcutânea (Fig. 2-18).

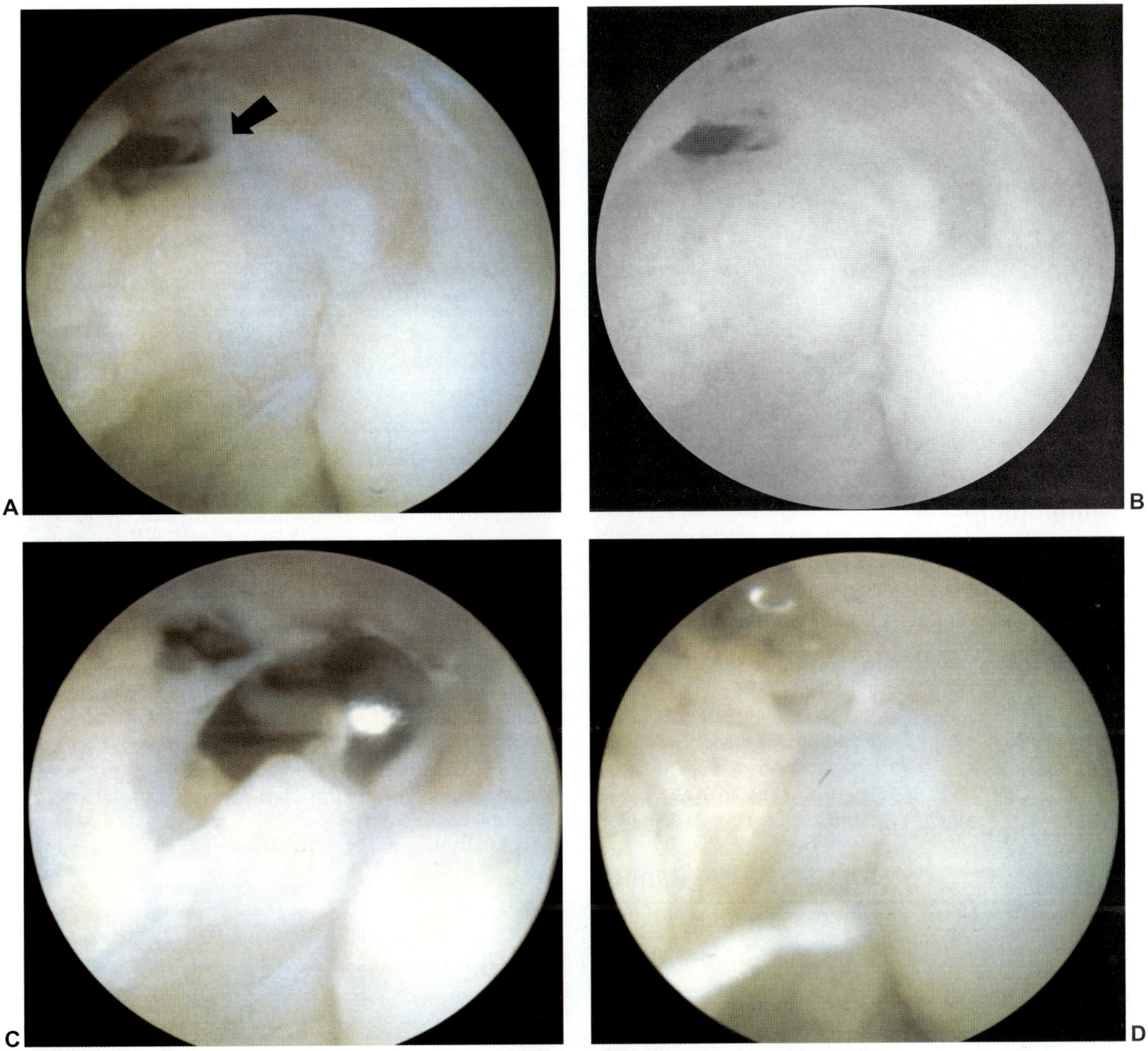

Figura 2-17. A: Visão inicial da cápsula lateral em um paciente com epicondilite lateral. Observe a fenda na cápsula *(seta)*. **B:** Displasia angiofibrótica ou lesão degenerativa do tendão do extensor curto radial do carpo, ou a também chamada lesão de Nirschl, observada artroscopicamente. **C:** Excisão da lesão com um *shaver* durante a excisão. **D:** Término da excisão e abrasão do epicôndilo lateral.

Esta é uma cirurgia extensa, que necessita de experiência e habilidade substancial. Os respectivos componentes relacionados com os corpos livres e com a sinovectomia são os mesmos descritos anteriormente. A remoção dos osteófitos é realizada com uma combinação de instrumentos, principalmente brocas. As osteotomias podem ser úteis, mas a remoção do fragmento osteotomizado pode ser tediosa por causa dos bordos pontiagudos e das fixações de tecidos moles. O *shaver* (em vez de uma broca) pode ser utilizado, desde que o osso seja cortado até o osso trabecular ser exposto. Um *shaver* tem uma probabilidade menor de se enrolar nos tecidos moles do que a broca, o que pode colocar o nervo em risco.

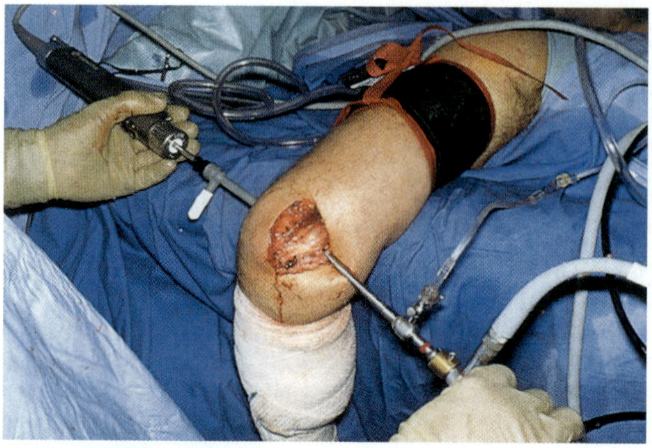

Figura 2-18. Exposição aberta do nervo ulnar; translocação realizada após o procedimento de escopia.

A liberação capsular pode ser realizada em três estágios seqüenciais. A dissecação anatômica da cápsula do úmero pode ser realizada com um elevador periostal (Fig. 2-19). Este procedimento provavelmente está associado a uma quantidade mínima de risco. Entretanto, não parece ser tão eficiente quanto a capsulotomia ou a capsulectomia. A liberação é realizada de modo mais seguro com um instrumento manual, como uma pinça de biópsia com ponta em bico de pato e com cesta (Fig. 2-20). A cápsula anterior é cortada de modo mais seguro através de sua secção média, começando na face medial e trabalhando em direção à face lateral. O plano de dissecação entre a cápsula/fibrose e o braquial é mais exeqüível medialmente do que lateralmente. Finalmente, a capsulectomia pode ser realizada depois que os dois estágios anteriores foram completados. A capsulectomia é mais bem executada com um *shaver* sem o uso de sucção, mas com o fluxo externo do *shaver* simplesmente deixado aberto, para que o material de drenagem caia no chão. Deve-se progredir da região proximal medial para a distal medial e, depois, da proximal lateral para a distal lateral. Esta última região é o sítio de maior risco para a lesão nervosa.

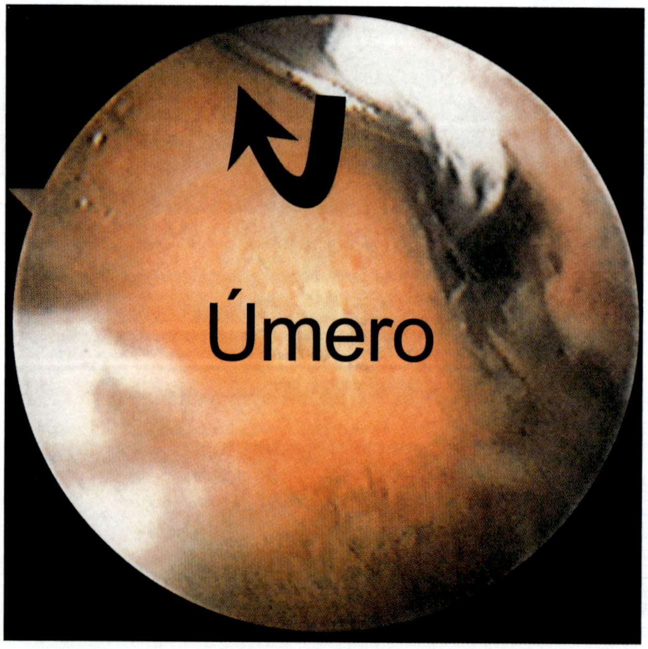

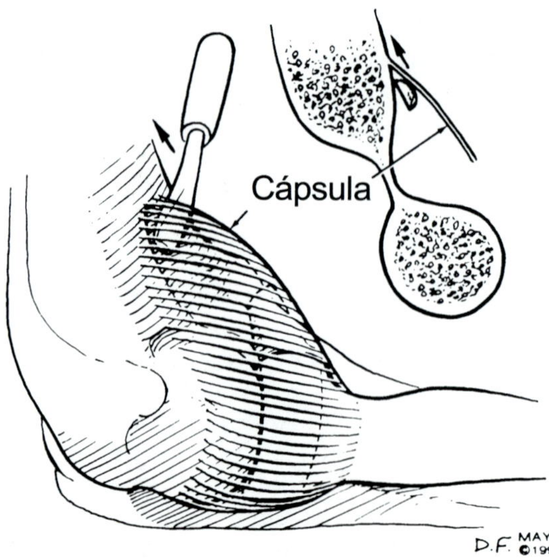

Figura 2-19. A, B: A cápsula é liberada do úmero distal por meio de dissecação romba, se possível.

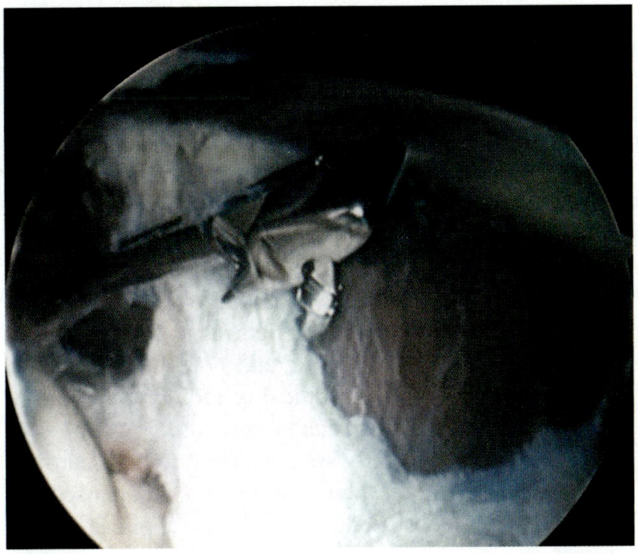

Figura 2-20. Capsulectomia com uma pinça de ponta romba com cesta.

Resumindo, para realizar de modo mais seguro e eficiente estes procedimentos osteocapsulares mais complexos, deve-se prosseguir de uma forma criteriosa. Primeiro, estabelecer a visão e colocar um ou dois afastadores dentro da articulação. Segundo, limpar a articulação, por meio de uma sinovectomia. Desbride a cápsula de qualquer tecido cicatricial solto, de modo que ela fique com a aparência e textura da sua própria estrutura. Remova os osteófitos e limpe os detritos ósseos. Disseque a cápsula do úmero, se já não tiver sido feito. (É útil realizar este procedimento antes se a cápsula estiver muito tensa.) Corte a cápsula com a pinça de biópsia com ponta em bico de pato e com uma cesta. Faça uma excisão da cápsula com o *shaver.* Depois, incisione e resseque a cápsula anteriormente aos ligamentos colaterais medial e lateral. Seguindo esta seqüência lógica e progressiva, pode-se prosseguir conforme sua habilidade, com poucas possibilidades de complicações.

TRATAMENTO PÓS-OPERATÓRIO

Um curativo compressivo é enrolado ao redor do cotovelo, e o paciente é orientado a utilizar o cotovelo conforme o tolerado. Ele é mantido elevado, quando não estiver em uso durante o primeiro dia, para diminuir o edema. Se o procedimento foi realizado para melhorar o movimento ou para o tratamento de uma artrite, um cateter de demora é inserido para o bloqueio anestésico do plexo braquial, se o exame neurológico é normal na sala de recuperação, e o paciente inicia os exercícios para a amplitude total de movimentos em uma máquina de movimentação passiva contínua (MPC), no mesmo dia. Todos os curativos circunferenciais devem ser removidos para evitar o dano à pele durante o uso da MMP. Somente uma proteção elástica é utilizada para manter o curativo em seu lugar.

Em geral, a cirurgia de desbridamento de qualquer tipo segue um curso pós-operatório similar. Os curativos são colocados no braço, e o paciente é orientado a iniciar a movimentação imediatamente. Nos casos de rigidez, a MMP pode ser utilizada nos primeiros três a dez dias.

Exercícios para o punho sem carga, flexão e extensão do cotovelo são iniciados em uma semana; os exercícios contra a resistência são iniciados entre duas e três semanas. Se necessário, os exercícios de força são iniciados três a quatro semanas após a cirurgia. O paciente é liberado para retornar a suas atividades normais conforme o tolerado geralmente entre 3 e 12 semanas após a cirurgia.

RESULTADOS

O'Driscoll e Morrey avaliaram a utilidade diagnóstica e terapêutica da artroscopia (24). Uma artroscopia diagnóstica foi considerada benéfica se o resultado do paciente foi positivamente influenciado pelo procedimento; ou seja, o diagnóstico final correto (a) mudou com relação ao diagnóstico pré-operatório, que se mostrou incorreto, (b) foi estabelecido quando o diagnóstico não pôde ser feito antes da cirurgia ou (c) foi expandido ou confirmado quando o diagnóstico pré-operatório era incompleto ou incerto. O procedimento foi considerado de benefício terapêutico para o paciente se ele foi (a) completamente bem sucedido e eliminou a necessidade de qualquer outra cirurgia, (b) parcialmente bem sucedido, com melhora clínica do paciente e sem necessidade de cirurgia adicional ou (c) adjuntivo se uma parte importante da cirurgia foi realizada por via artroscópica, e a artroscopia foi direcionada para a intervenção cirúrgica de uma forma específica. Das 71 artroscopias consecutivas nesta série, aproximadamente 3/4 dos pacientes que são submetidos a uma artroscopia do cotovelo se beneficiaram (24). A distribuição de acordo com o tipo de benefício é a seguinte: 31% de benefício diagnóstico, 24% de benefício tanto terapêutico como diagnóstico e 17% de benefício somente terapêutico.

Os pacientes com dor e achados clínicos ou radiológicos anormais, mas que permanecem com o diagnóstico obscuro ou desconhecido, podem ser diagnosticados com uma artroscopia, na maioria dos casos. Os pacientes com suspeita de corpos livres geralmente apresentam corpos livres cartilaginosos confirmados ou alguma outra causa mecânica para seus sintomas. Uma crepitação dolorosa não diagnosticada do cotovelo pode estar associada a corpos livres, plicas radioumerais, artrite pós-traumática, artrite degenerativa primária, densas aderências dos tecidos moles (*e. g.*, após a excisão da cabeça radial) e à instabilidade rotatória póstero-lateral. Pacientes com uma contratura de início espontâneo apresentam uma forma de artrite inflamatória ou osteoma osteóide, como uma série de nossos próprios casos (dados não publicados). A instabilidade em valgo pode ser diagnosticada com o teste artroscópico de estresse em valgo, descrito por Andrews (3,6).

Até pouco tempo atrás, a indicação ideal para a artroscopia cirúrgica era considerada a remoção dos corpos livres, com índices de sucesso superiores a 90% (4,22,24). Atualmente, nossa impressão é que o tratamento da osteoartrite por meio da artroplastia osteocapsular, que inclui a excisão de corpos livres e osteófitos do olécrano e coronóide, bem como de cada fossa respectiva e a liberação capsular, pode ser um procedimento dos mais gratificantes, já que é previsivelmente eficaz e benéfico tanto para o alívio da dor como para a restauração do movimento (Fig. 2-21).

Redden e Stanley publicaram os resultados de 12 artroplastias realizadas em 12 pacientes com osteoartrite e corpos livres, que se beneficiaram da remoção artroscópica dos osteófitos e corpos livres (31). Eles realizaram uma fenestração do úmero distal, através da fossa do olécrano para a fossa coronóide. Eles não observaram melhoras na amplitude de movimentos do cotovelo, presumivelmente porque não liberaram as contraturas capsulares.

Existem poucas informações a respeito da sinovectomia artroscópica. Isto se dá pelo fato de que somente há pouco tempo ficamos confortáveis com os desafios técnicos e a execução do procedimento. Um alívio satisfatório da dor é obtido em cerca de 75% a 90% dos casos. A amplitude de movimentos é melhorada, particularmente se o cirurgião é cuidadoso ao remover a cápsula contraída e o tecido cicatricial ao redor do cotovelo.

O papel da excisão da cabeça radial ainda não está claro. Teoricamente, o risco de deterioração tardia, causada por uma carga biomecânica aumentada da articulação umeroulnar, ocorrerá se a cabeça radial for excisada. A cabeça radial provavelmente deverá ser mantida, a menos que as indicações estejam presentes, já que seu papel na estabilidade seria maior em um cotovelo reumatóide, que já sofre de perda óssea e dano aos tecidos moles.

Lee e Morrey publicaram 14 sinovectomias em 11 pacientes com artrite reumatóide (15). Obtiveram um índice de sucesso inicial de 93%, que declinou para 57% em 3,5 anos, mas concluíram que o declínio pode ser causado por limitações da técnica artroscópica. Os procedimentos não foram sinovectomias totais e não incluíram liberações capsulares. A experiência atual em nossa instituição sugere que ambos os fatores são importantes. Um acompanhamento adicional será necessário para assegurar um benefício de longa duração. Além disso, o papel da sinovectomia artroscópica em estágios mais avançados da doença e destruição articular ainda deve ser determinado. Nossa experiência indica que uma porcentagem de pacientes se beneficiará a despeito do estágio da doença.

A liberação capsular artroscópica para contratura de cotovelo está sendo realizada mais freqüentemente. Já foi demonstrado por vários autores que este é um procedimento eficaz (12,29), mas as complicações, como a transecção nervosa, têm sido registradas (10,12). Apesar de a segurança deste procedimento ainda não estar confirmada, parece provável que a diminuição da

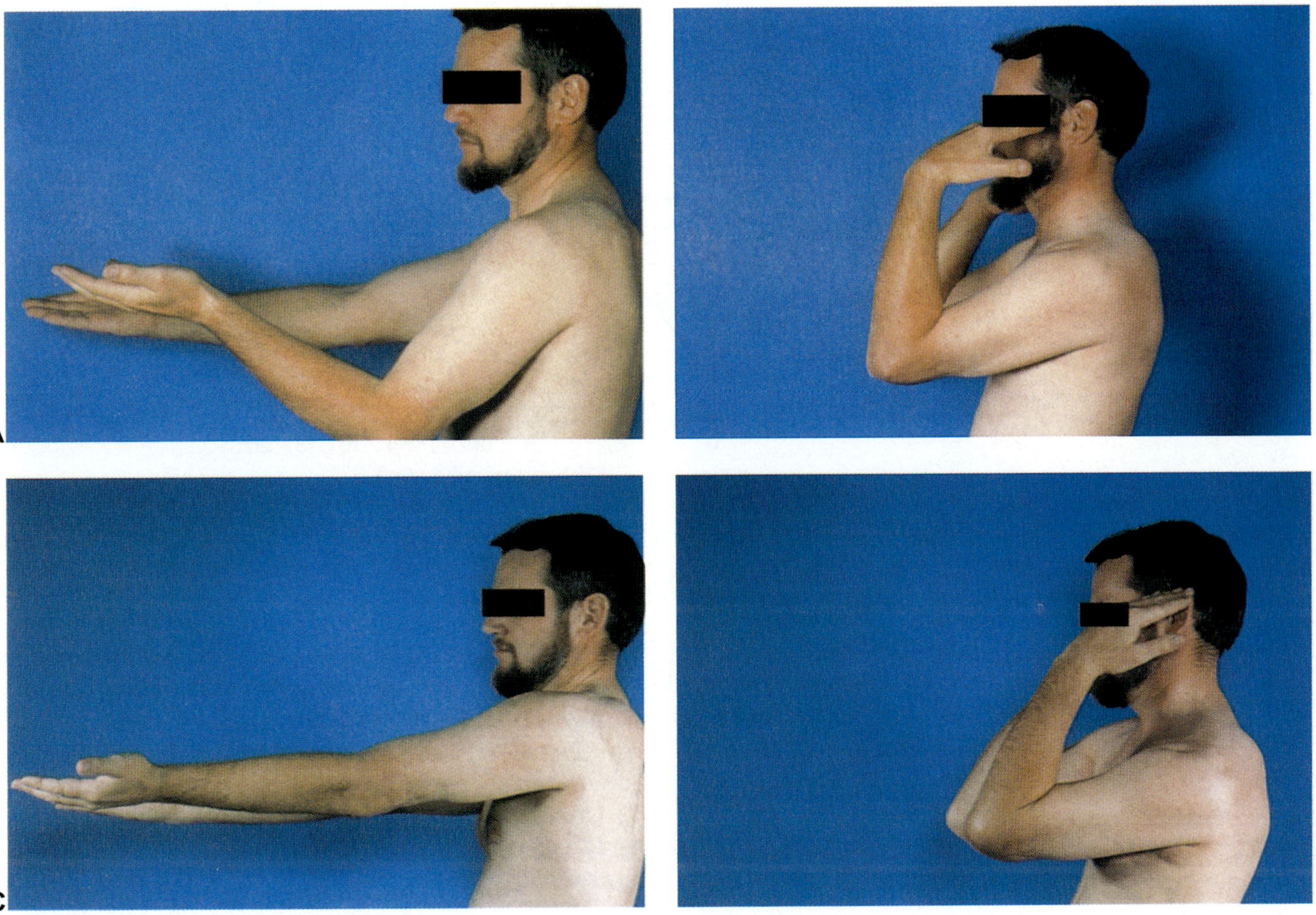

Figura 2-21. A-D: Movimento pré e pós-operatório após desbridamento artroscópico.

morbidade e aumento do acesso cirúrgico para remoção de todos os tecidos contraídos podem tornar este procedimento a principal opção no tratamento do cotovelo rígido (21). A importância relativa da capsulotomia *versus* capsulectomia ainda está para ser estabelecida.

COMPLICAÇÕES

Em uma revisão de quase 500 artroscopias consecutivas do cotovelo, na Mayo, por Kelly *et al.*, as complicações ocorreram em 11% (13). Elas incluem as seguintes:

- Drenagem persistente pelos portais.
- Infecção profunda.
- Pequenas contraturas, geralmente relacionadas com a natureza da condição subjacente (como artrite inflamatória).
- Paralisias transitórias, causadas pelo extravasamento de anestésico local, trauma fechado direto, compressão pelo torniquete ou enfaixamento do antebraço, ou uso de um cateter de demora no pós-operatório.

Lesão nervosa permanente. Apesar de não termos experimentado nenhuma lesão nervosa ou vascular permanente, o risco de lesão a estas estruturas é real, e as transecções de todos os três principais nervos já foram descritas. Os portais ântero-lateral e ântero-medial apresentam maior probabilidade de estarem associados à lesão nervosa, por causa das proximidades entre os nervos radial, ulnar e medial e estes portais (2,16,17,28). Estas lesões são mais bem evitadas com o uso de uma técnica adequada e vigilância constante. As distâncias entre estes nervos e os portais

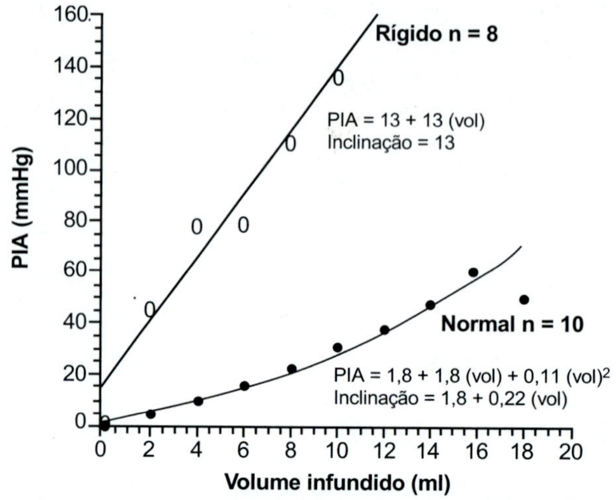

Figura 2-22. Pressão intra-articular (PIA) *versus* volume de infusão: comparação de cotovelos rígidos e normais. A capacidade está muito diminuída no cotovelo rígido.

aumentam substancialmente com a flexão do cotovelo a 90° e distensão da articulação com solução salina (28). O deslocamento dos nervos anteriormente para longe dos portais é feito por meio da distensão articular com 15 ml a 25 ml de solução salina, mas a capacidade intracapsular média do cotovelo rígido é de somente 6 ml (Fig. 2-22).

LEITURAS RECOMENDADAS

1. Adolfsson L. Arthroscopy of the elbow joint: a cadaveric study of portal placement. *J Shoulder Elbow Surg* 1994;3:53.
2. Andrews JR, Carson WG. Arthroscopy of the elbow. *Arthroscopy* 1985; 1:97.
3. Andrews JR, Timmerman LA. Outcome of elbow surgery in professional baseball players. *Am J Sports Med* 1995;23:407–413.
4. Boe S. Arthroscopy of the elbow: diagnosis and- extraction of loose bodies. *Acta Orthop Scand* 1986;57:52–53.
5. Clarke R. Symptomatic, lateral synovial fringe (plica) of the elbow joint. *Arthroscopy* 1988;4:112–116.
6. Field L, Altchek D. Evaluation of the arthroscopic valgus instability test of the elbow. *Am J Sports Med* 1996;24:177–181.
7. Field LD, Altcheck DW, Warren RF, et al. Arthroscopic anatomy of the lateral elbow: a comparison of three portals. *Arthroscopy* (in press).
8. Gallay SH, Richards RR, O'Driscoll SW. Intraarticular capacity and compliance of stiff and normal elbows. *Arthroscopy* 1993;9:9–13.
9. Guhl J. Arthroscopy and arthroscopic surgery of the elbow. *Orthopedics* 1985;8:1290–1296.
10. Haapaniemi T, Berggren M, Adolfsson L. Complete transection of the median and radial nerves during arthroscopic release of post-traumatic elbow contracture. *Arthroscopy* 1999;15:784–787.
11. Jackson D, Silvino N, Reiman P. Osteochondritis in the female gymnast's elbow. *Arthroscopy* 1989;5:129–136.
12. Jones GS, Savoie FH III. Arthroscopic capsular release of flexion contractures (arthrofibrosis) of the elbow. *Arthroscopy* 1993;9:277–283.
13. Kelly E, O'Driscoll S, Morrey BF. Complications of elbow arthroscopy. *J Bone Joint Surg* 2001;83A:25–34.
14. Kuklo TR, Taylor KF, Murphy KP, et al. Arthroscopic release for lateral epicondylitis: a cadaveric model. *Arthroscopy* 1999;15:259–264.
15. Lee BPH, Morrey BF. Arthroscopic synovectomy of the elbow for rheumatoid arthritis. *J Bone Joint Surg* 1997;79:770–772.
16. Lindenfeld TN. Medial approach in elbow arthroscopy. *Am J Sports Med* 1990;18:413–417.
17. Lynch G, Meyers J, Whipple T, et al. Neurovascular anatomy and elbow arthroscopy: inherent risks. *Arthroscopy* 1986;2:191–197.
18. McGinty J. Arthroscopic removal of loose bodies. *Orthop Clin North Am* 1982;13:313–328.
19. Money BF. Arthroscopy of the elbow. *Instr Course Lect* 1986;35:102–107.
20. O'Driscoll S. Elbow arthroscopy: loose bodies. In: Morrey B, ed. *The elbow and its disorders.* Philadelphia: WB Saunders; 2000:510–514.
21. O'Driscoll S. Elbow arthroscopy: the future. In: Morrey B, ed. *The elbow and its disorders.* Philadelphia: WB Saunders; 2000:522.
22. O'Driscoll SW. Elbow arthroscopy for loose bodies. *Orthopedics* 1992;15:855–859.

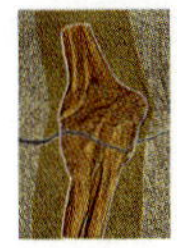

23. O'Driscoll SW. Arthroscopic treatment for osteoarthritis of the elbow. In: Weiss A-PC, ed. *The orthopedic clinics of North America, arthroscopy of the upper extremity.* Philadelphia: WB Saunders; 1995:691–706.
24. O'Driscoll SW, Morrey BF. Arthroscopy of the elbow: diagnostic and therapeutic benefits and hazards. *J Bone Joint Surg* 1992;74A:84–94.
25. Ogilvie-Harris DJ, Gilbart M. Endoscopic bursal resection: the olecranon bursa and prepatellar bursa. *Arthroscopy* 2000;16:249–253.
26. Ogilvie-Harris DJ, Gordon R, MacKay M. Arthroscopic treatment for posterior impingement in degenerative arthritis of the elbow. *Arthroscopy* 1995;11:437–443.
27. Ogilvie-Harris DJ, Schemitsch E. Arthroscopy of the elbow for removal of loose bodies. *Arthroscopy* 1993;9:5–8.
28. Papilion J, Neff R, Shall L. Compression neuropathy of the radial nerve as a complication of elbow arthroscopy: a case report and review of the literature. *Arthroscopy* 1988;4:284–286.
29. Phillips BB, Strasburger S. Arthroscopic treatment of arthrosibrosis of the elbow joint. *Arthroscopy* 1998;14:38–44.
30. Poehling G, Whipple T, Sisco L, et al. Elbow arthroscopy: a new technique. *Arthroscopy* 1989;5:222–224.
31. Redden JF, Stanley D. Arthroscopic fenestration of the olecranon fossa in the treatment of osteoarthritis of the elbow. *Arthroscopy* 1993;9:14–16.
32. Savoie FH, Nunley PD, Field LD. Arthroscopic management of the arthritic elbow: indications, technique, and results. *J Shoulder Elbow Surg* 1999;8:214–219.
33. Stothers K, Day B, Regan WR. Arthroscopy of the elbow: anatomy, portal sites and a description of the proximal lateral portal. *Arthroscopy* 1995;11:449–457.
34. Thomas M, Fast A, Shapiro D. Radial nerve damage as a complication of elbow arthroscopy. *Clin Orthop* 1987;215:130–131.
35. Woods G. Elbow arthroscopy. *Clin Sports Med* 1987;6:557–564.

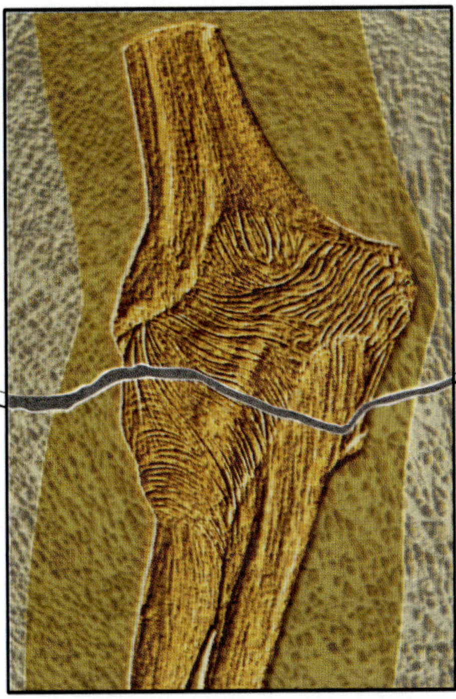

PARTE II

Trauma

3

Redução Fechada e Fixação Percutânea com Pinos das Fraturas Supracondilianas do Úmero Distal em Crianças

Scott J. Mubarak e Jon R. Davids

A fratura supracondiliana do úmero distal é a fratura mais comum e problemática do cotovelo, que ocorre em crianças. Esta fratura representa entre 55% e 80% de todas as fraturas do cotovelo em crianças. Ela é conseqüência de uma queda geralmente de altura superior a 60 cm. Em uma revisão feita em 391 fraturas supracondilianas tratadas no *Children's Hospital* de San Diego, por um período de oito anos, 29% das lesões ocorreram após quedas de brinquedos nos pátios de escola (5) (Fig. 3-1).

■ INDICAÇÕES/CONTRA-INDICAÇÕES

Classificação

O tratamento apropriado é determinado pelo tipo da fratura. As fraturas supracondilianas do úmero do tipo extensão foram classificadas em três tipos. Subclassificamos estes tipos do modo descrito a seguir (Fig. 3-2).

Tipo IA: Sem desvio Geralmente, a linha de fratura é de difícil observação. O diagnóstico da fratura sem desvio é feito por meio do exame físico, que revela dor, tanto medial como lateralmente, sobre os côndilos umerais distais. Apesar de as radiografias poderem não demonstrar uma ruptura cortical, um sinal no coxim adiposo posterior geralmente está presente (16). Com esta fratura, o diagnóstico pode não ser confirmado até três semanas após a lesão, quando as radiografias apresentarão a formação do calo. O tratamento mais adequado das fraturas supracondilianas sem desvio do úmero é com um gesso axilopalmar, mantendo o cotovelo flexionado em 90°, durante três semanas.

S.J. Mubarak, M.D.: Department of Orthopedics, University of California, Children's Hospital, San Diego, California.
J.R. Davids, M.D.: Department of Orthopedics Surgery, Duke University Medical Center, Durham, North Carolina.

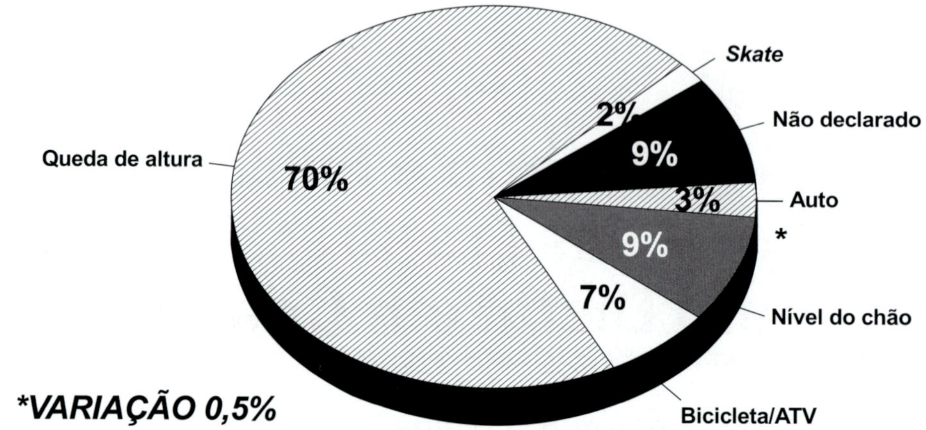

Figura 3-1. Etiologia de 393 fraturas supracondilianas com desvio, tratadas no Children's Hospital, San Diego, 1984 a 1992.

Tipo IB: Pequeno Desvio/Compressão Medial A fratura com desvio mínimo deve ser cuidadosamente avaliada, para que se evite uma subestimativa do grau da deformidade, o que pode levar a um subseqüente varismo do cúbito (4). Se as radiografias revelam a compressão (*torus*) ou o colapso da coluna medial, a redução fechada pode ser necessária. O ângulo de transporte do cotovelo contralateral não envolvido deve ser cuidadosamente verificado. Crianças com um valgo fisiológico (10° ou menos; *i. e.*, cúbito reto) apresentam um risco particular de desenvolver uma deformidade em varo imperceptível do cúbito.

Com os achados acima descritos, a fratura do *torus* medial deve ser avaliada mais profundamente. Por causa da dor e apreensão da criança, o cotovelo da criança não pode ser totalmente estendido, e o ângulo de transporte do lado lesionado não pode ser determinado sem uma anestesia geral. Na sala de cirurgia, estas fraturas com angulações mínimas podem ser examinadas de um modo mais completo e, se necessário, uma redução fechada com fixação percutânea com um ou dois fios-K lisos de 0.062 por meio de uma abordagem lateral pode ser realizada (Fig. 3-3).

Tipo IIA: Hiperextensão/Cortical Posterior Intacta Na radiografia lateral, as fraturas com extensão da relação umeral/capitelar de mais de 20° necessitará de redução (Fig. 3-4). Novamente, a avaliação clínica do cotovelo não-lesionado, especialmente observando uma hiperextensibilidade, ajudará a definir a necessidade de um exame adicional do braço lesionado da criança sob anestesia.

Tipo IIB: Desviada/Angulada com Contato Ósseo A fratura desviada/angulada com contato ósseo demonstra uma deformidade radiológica em rotação e hiperextensão, mas algum contato cortical persiste, geralmente na face posterior.

Os tipos IIA e IIB das fraturas supracondilianas necessitarão de anestesia geral e redução fechada na sala de cirurgia. A fratura IIB tem uma redução mais difícil do que a IIA e necessita de correção da angulação e da rotação. Se forem observados um edema mínimo e um estado neurocirculatório normal, este procedimento pode ser feito em uma condição semi-eletiva, se a criança tiver se alimentado recentemente. A redução fechada e a fixação percutânea utilizando dois pinos laterais é nosso tratamento preferencial para as fraturas do tipo II (Fig. 3-5).

Tipo III: Completamente Desviadas Noventa e oito por cento das fraturas completamente desviadas são do tipo em extensão, com o fragmento proximal localizado anteriormente ao fragmento distal (12). Em 70% destes casos, o fragmento distal está desviado póstero-medialmente com relação ao fragmento proximal (12). As fraturas com desvio medial, quando incompletamente reduzidas, levarão a uma deformidade cubital em varo.

As seguintes condições indicam o tratamento por meio de redução fechada e fixação percutânea com pinos, que oferece vantagens nas lesões dos tipos II e III, bem como nas lesões tipo IB com colapso medial:

1. Gera uma estabilidade imediata dos fragmentos da fratura.

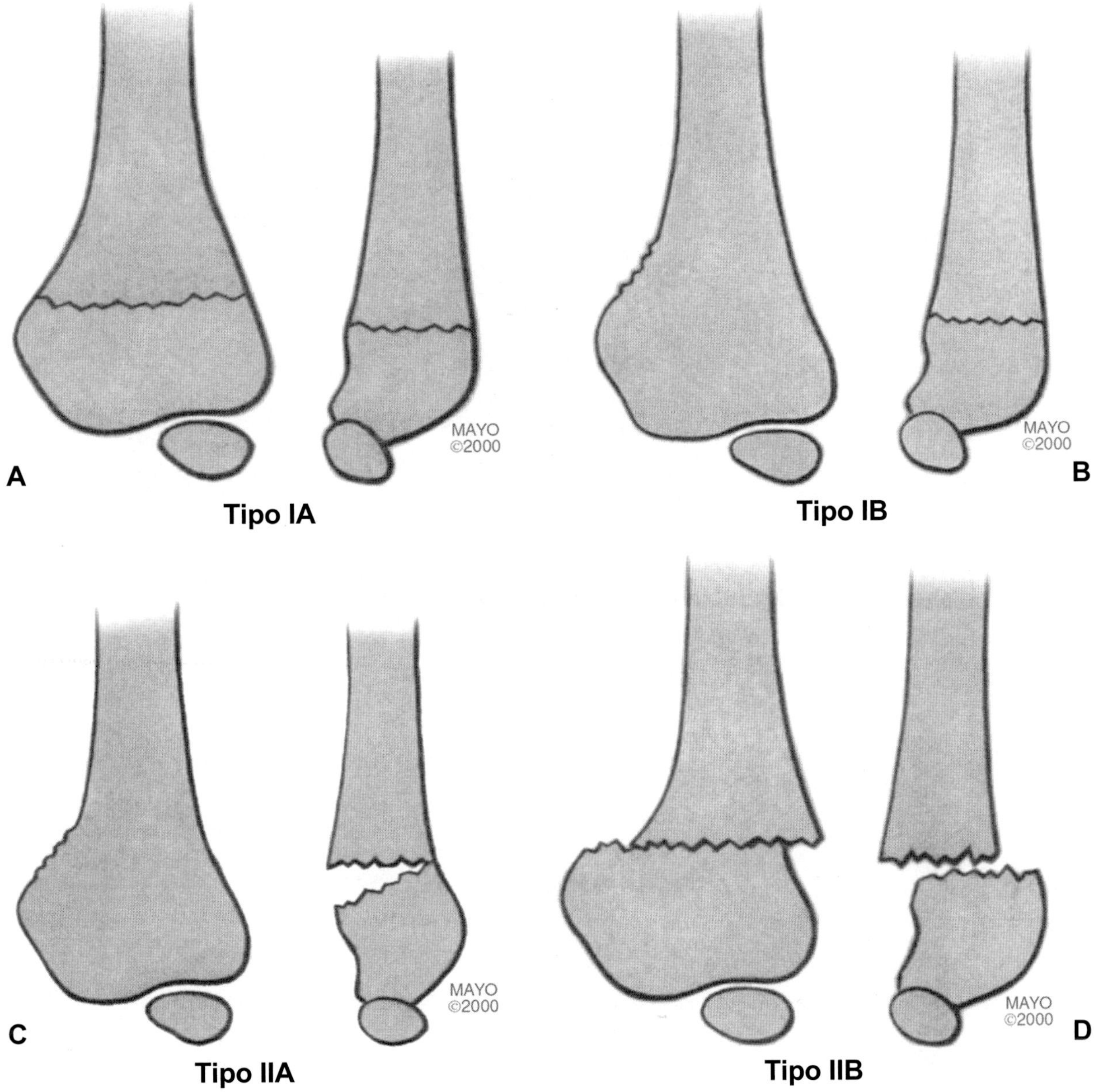

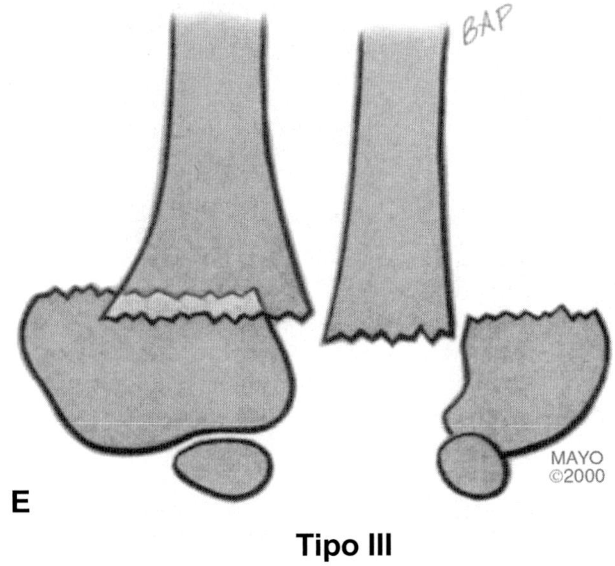

Figura 3-2. Classificação das fraturas supracondilianas. **A:** Tipo IA – aparência das fraturas sem desvio em vistas AP (esquerda) e lateral (direita). **B:** Tipo IB – aparência das fraturas com desvio mínimo/compressão medial em vistas AP (esquerda) e lateral (direita). **C:** Tipo IIA – aparência da fratura em hiperextensão com cortical posterior intacta em AP (esquerda) e lateral (direita). **D:** Tipo IIB – aparência da fratura deslocada/angulada com contato ósseo em AP (esquerda) e lateral (direita). **E:** Tipo III – aparência da fratura totalmente desviada em AP (esquerda) e lateral (direita).

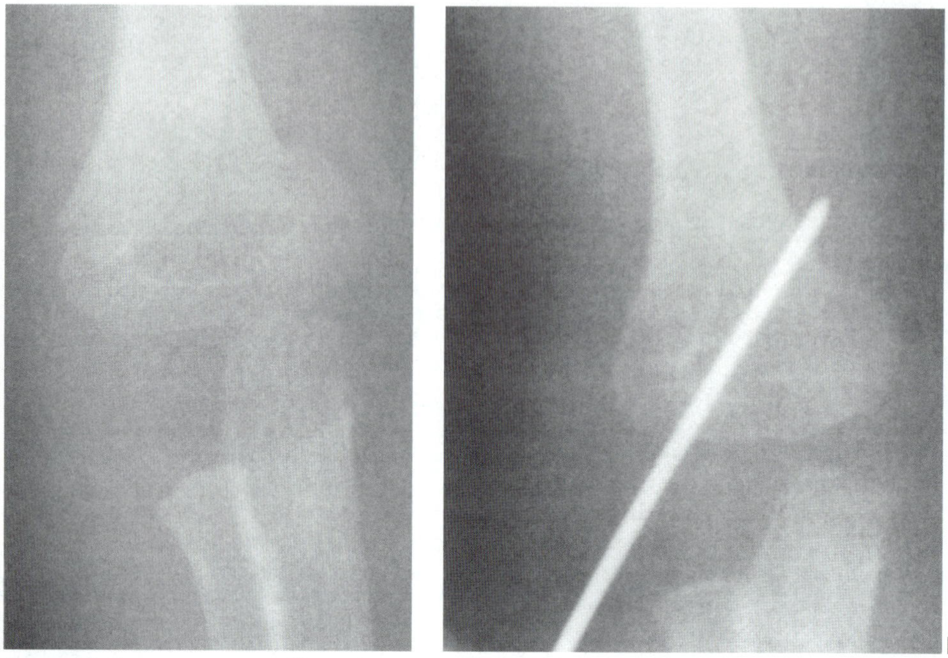

A B

Figura 3-3. Fratura supracondiliana IB: compressão medial. O exame na sala de cirurgia confirmou o alinhamento em varo (**A**). Redução fechada e fixação percutânea com um único fio-K, a partir de uma abordagem lateral, foi utilizada para manter a redução (**B**).

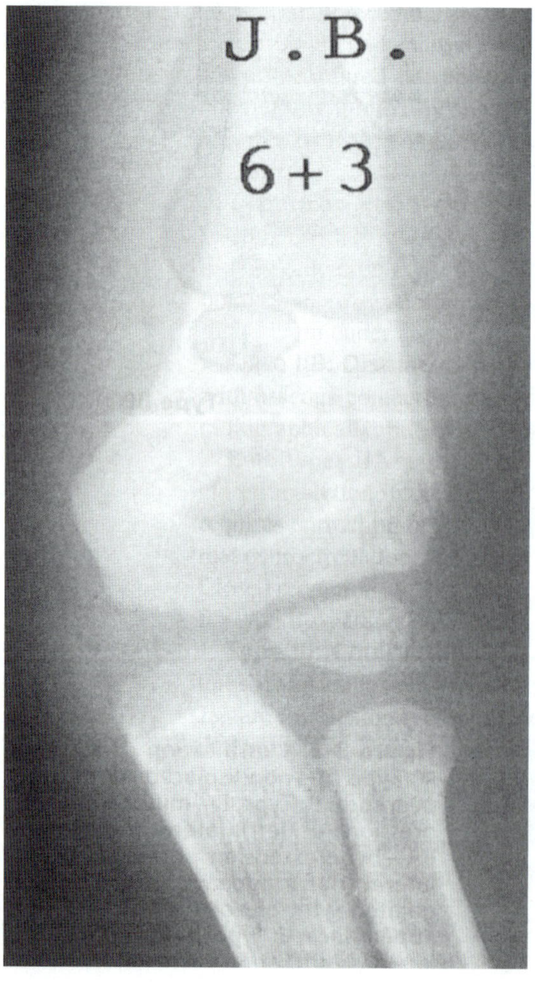

Figura 3-4. Fratura supracondiliana IIA. A incidência em AP demonstra somente uma leve sugestão de linha de fratura (**A**). A incidência lateral demonstra a extensão da relação umeral/capitelar de mais de 20° (**B**).

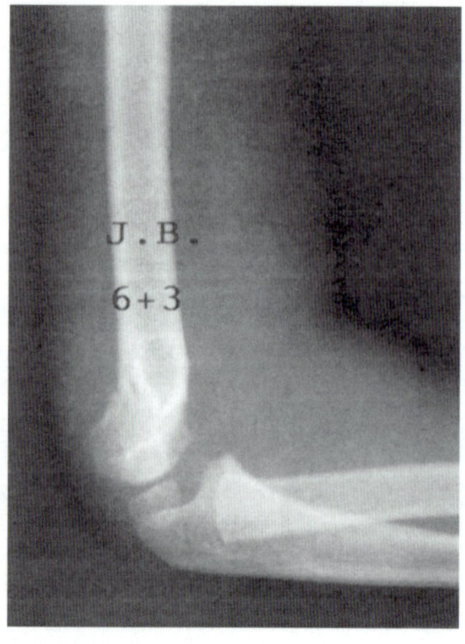

A B

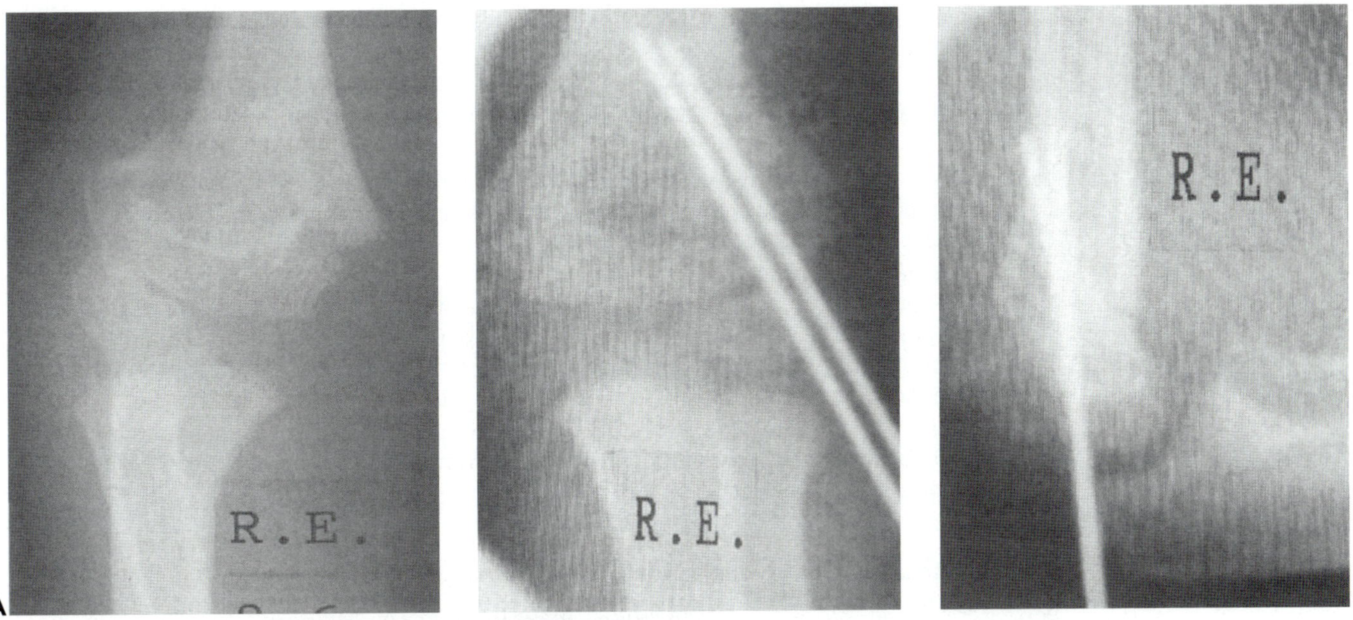

A B, C

Figura 3-5. Fratura supracondiliana IIB. Fratura desviada, angulada e rodada (**A**). Redução fechada com fixação percutânea com dois fios-K a partir de uma abordagem lateral (**B**). A radiografia lateral demonstra a redução da relação umeral/capitelar (**C**).

2. Permite a avaliação do ângulo de transporte após a redução e fixação. Qualquer componente em varo pode ser imediatamente observado e corrigido. Esta correção é difícil com as técnicas de tração ou imobilização.
3. É simples e barato. A estada hospitalar geralmente é inferior a 24 horas.
4. Resolve os problemas relacionados com a segurança vascular. Se existirem dificuldades com oclusão arterial, a redução fechada e a estabilização do fragmento da fratura irão restaurar o pulso em quase 90% dos casos (15). Nos raros casos de lesão arterial significativa, a exploração e o reparo vascular são enormemente facilitados com a estabilização imediata da fratura.

As contra-indicações para a redução fechada e fixação percutânea incluem:

1. *Edema grave.* Se o edema é tão grave que uma redução adequada é impossível por meio de métodos fechados, então a redução aberta e a fixação com pinos serão realizadas.
2. *Fratura aberta.* Geralmente, o fragmento proximal irá perfurar a pele, anteriormente, através do músculo braquial, criando uma fratura grau I. Estas fraturas são mais bem tratadas por meio de um desbridamento anterior do fragmento da fratura, com a redução e fixação interna desses fragmentos. Deve-se tomar cuidado para não lesionar as estruturas neurovasculares anteriores durante a redução e estabilização da fratura.
3. *Fratura irredutível.* Em fraturas tipo III, a diáfise umeral proximal causará, ocasionalmente, uma lesão em botoeira no músculo braquial e pode, até mesmo, fazer uma depressão na pele, anteriormente, na fossa cubital (2). A redução fechada pode não ser possível por causa da interposição do periósteo e músculo, e a redução aberta se faz necessária. Preferimos uma abordagem lateral, mas não hesitamos em acrescentar uma incisão medial, para facilitar uma redução suave dos fragmentos da fratura, e depois fixamos com dois fios-K lisos de 0.062.
4. *Diagnóstico tardio ou perda da redução.* Se a fratura ocorreu há mais de uma semana, a formação do calo ósseo geralmente impedirá a redução fechada e a fixação com pinos percutâneos. A redução aberta e fixação interna geralmente são necessárias. Faremos isto nas fraturas desviadas com mais de seis semanas, já que é possível definir as margens da fratura, remover o calo e obter uma redução quase anatômica. Uma osteotomia em valgo tardia do úmero distal é

reservada para casos de varismo cubital significativo e é utilizada como um procedimento reconstrutivo.

Outras preocupações gerais antes da cirurgia incluem as seguintes:

1. *Anestesia*. Se a criança não pode ser submetida a uma anestesia geral porque se alimentou recentemente ou sofreu múltiplas lesões, a imobilização temporária é utilizada até o dia seguinte.
2. *Dificuldades técnicas*. A fixação percutânea do úmero distal em uma criança pode ser difícil, mesmo em uma fratura estável do tipo IB com desvio mínimo. A técnica deve ser seguida com perícia na execução deste procedimento. Quando se tratam as fraturas supracondilianas por meio deste protocolo, a experiência pode ser rapidamente adquirida com os padrões mais estáveis, de modo que as fraturas mais difíceis do tipo III também possam ser tratadas.
3. *Preocupações com a função nervosa*. A paralisia iatrogênica do nervo ulnar pode ocorrer após a fixação com pinos, de modo que a preocupação com relação ao estado deste nervo deve ser esclarecida antes da execução da técnica.

PLANEJAMENTO PRÉ-OPERATÓRIO

Deixe a criança no colo de um de seus pais e tente realizar uma cuidadosa avaliação neurocirculatória, antes de vários exames executados por outros médicos ou que tentativas de coleta de sangue ocorram. Examine o braço não lesionado para avaliar o ângulo de transporte e a hiperextensão. Avalie o pulso radial, enchimento capilar e compartimentos volar e dorsal. O exame da sensibilidade com um alfinete não é muito tolerado por crianças e raramente é utilizado. Preferimos o toque suave e a discriminação em dois pontos para avaliar a sensibilidade. O nervo mais comumente lesionado em uma fratura supracondiliana do tipo extensão é o nervo interósseo anterior. Este é um ramo puramente motor do nervo mediano e é mais bem avaliado por meio da flexão ativa da articulação interfalangiana distal do indicador e polegar.

O exame radiológico padrão do cotovelo lesionado deve incluir radiografias ântero-posterior (AP), lateral e oblíquas do úmero distal. As incidências AP e lateral do outro cotovelo são essenciais para a avaliação do ângulo de Baumann e para se observar um desvio mínimo de um centro de ossificação. A avaliação clínica e radiológica de todo o antebraço no lado lesionado é essencial, já que existe uma incidência de 6% de fraturas ipsilaterais do rádio distal nos casos de fraturas sensibilizadas, desviadas em nossas séries (5).

Nos casos que se apresentam pulsos distais ausentes ou diminuídos, a pronta redução fechada geralmente restaurará a integridade vascular. Após a redução, se os pulsos permanecem ausentes à palpação ou após a avaliação com Doppler, e o antebraço parece isquêmico, a estabilização percutânea é realizada antes da exploração cirúrgica da artéria braquial. A angiografia pré-operatória não é realizada, já que ela simplesmente prolonga o tempo antes da cirurgia e pode aumentar o período de comprometimento vascular e esquemia (10,15).

CIRURGIA

Redução Fechada e Fixação Percutânea

Para redução fechada e fixação percutânea, o paciente recebe anestesia geral e é posicionado na mesa de cirurgia com o braço lesionado colocado sobre uma mesa de braço radiolucente. Um lençol é posicionado ao redor do tronco da criança, de modo que o anestesista possa exercer uma contratração quando a redução da extremidade é realizada pelo cirurgião ortopédico. A criança precisa ser imobilizada com uma fita ou um coxim, para evitar que ela caia da mesa de cirurgia quando a tração é aplicada (Fig. 3-6).

As radiografias pré-operatórias da extremidade lesionada, juntamente com as radiografias do lado não lesionado são avaliadas. Se uma radiografia AP adequada não foi feita por causa de um desvio acentuado ou uma superposição dos fragmentos da fratura, uma radiografia em AP e lateral com aplicação de tração pode ser obtida com a criança sedada, para que se avalie, de modo mais completo, o padrão de fratura e afaste a possibilidade de envolvimento intra-articular (padrão de fratura condilar em T).

O intensificador de imagens é colocado na cabeceira da mesa de cirurgia, de modo que o arco fique livre para rodar sob a mesa de apoio do braço, tanto na posição AP como na lateral, sem a necessidade de rotação do braço do paciente (Fig. 3-6).

O braço da criança é preparado, e os campos cirúrgicos são colocados. O cirurgião e os auxiliares utilizam capotes e luvas estéreis. Uma tração longitudinal é inicialmente aplicada pelo cirurgião ortopédico, e uma contratração é efetuada pelo anestesista, com o lençol previamente colocado ao redor do tronco do paciente (Fig. 3-7). A imagem é vista na projeção em AP, e qualquer translação do fragmento distal é corrigida por uma manipulação em varo ou valgo (Fig. 3-8). Uma vez que o comprimento e o alinhamento sejam obtidos na incidência em AP, a tração é mantida ao mesmo tempo que uma suave pressão é aplicada posteriormente sobre o olécrano e o cotovelo é gradualmente flexionado. Esta pressão é aumentada quando se chega aos 30° a 40° de flexão, para reduzir o fragmento distal ao fragmento anterior. O cotovelo é hiperflexionado a, aproximadamente, 130° e mantido em posição neutra ou em leve pronação, enquanto o intensificador de imagens é rodado para obter uma incidência lateral do cotovelo (Fig. 3-9).

Se a redução foi feita e uma relação umeral–capitelar normal foi obtida, a fixação percutânea é realizada (Fig. 3-10). Se uma espícula óssea oblíqua é observada, um desalinhamento rotacional está presente e uma nova redução é necessária. A seguir, mantendo o cotovelo em uma posição de hiperflexão, dois fios K de 0.062 são inseridos através do capitélio (abordagem lateral), através do sítio da fratura (Fig. 3-11). Mesmo em uma fratura minimamente desviada, esta pode ser uma difícil tarefa nas mãos de um cirurgião inexperiente. Quando combinada com uma fratura instável e um edema acentuado dos tecidos moles, esta manobra pode ser extremamente difícil e frustrante. Depois que o primeiro pino é inserido, a imagem lateral demonstrará sua localização através do úmero distal. Um segundo fio-K é acrescentado para aumentar a estabilidade através do côndilo lateral.

Uma vez que os dois pinos estejam posicionados adequadamente, através da fratura na projeção lateral, o cotovelo pode ser estendido de modo seguro e uma incidência em AP pode ser obtida

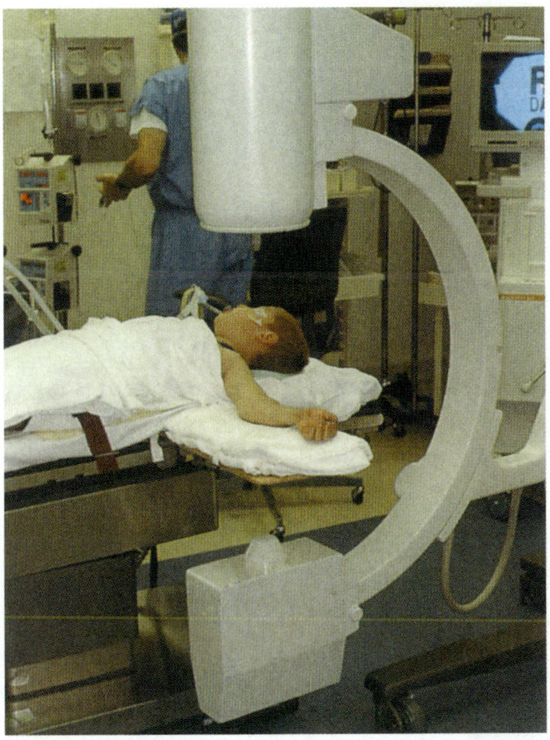

Figura 3-6. Sob anestesia geral, o paciente é posicionado na mesa de cirurgia com uma tábua de braço feita de madeira e um lençol passado sob a axila do paciente, para que o anestesista exerça uma contratração. O intensificador de imagens é colocado na cabeceira da mesa de cirurgia. Nesta posição, uma imagem lateral pode ser obtida sem a necessidade de rotação do braço.

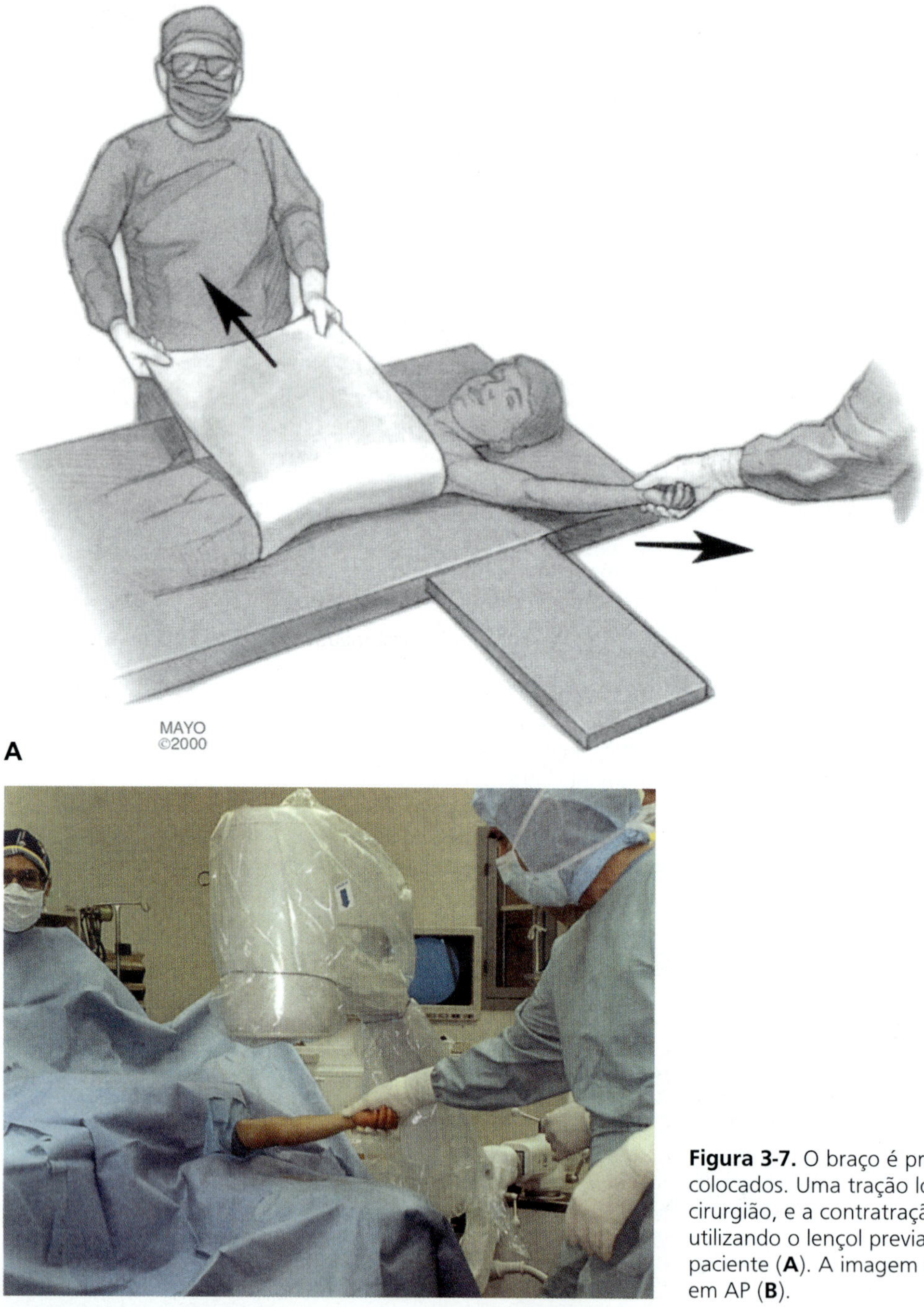

A

B

Figura 3-7. O braço é preparado, e os campos são colocados. Uma tração longitudinal é aplicada pelo cirurgião, e a contratração é exercida pelo anestesista, utilizando o lençol previamente colocado sob a axila do paciente (**A**). A imagem é posicionada para uma incidência em AP (**B**).

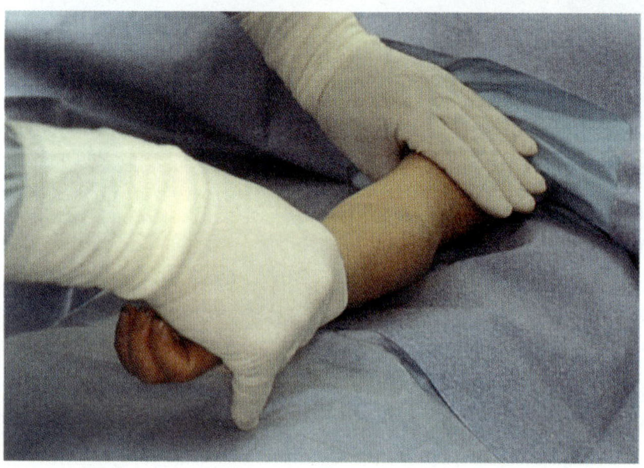

Figura 3-8. Sob controle de imagem, qualquer translação é corrigida por meio de uma pressão em valgo ou varo.

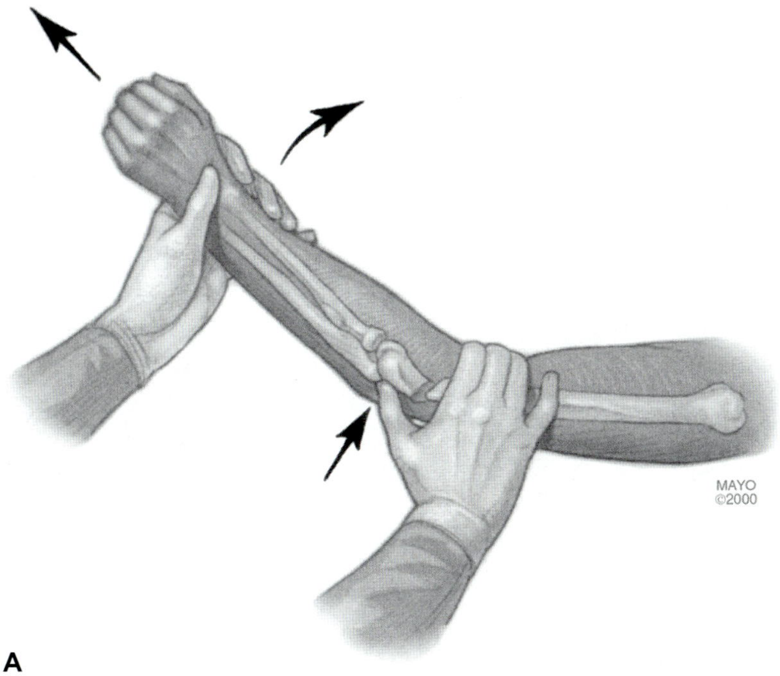

A

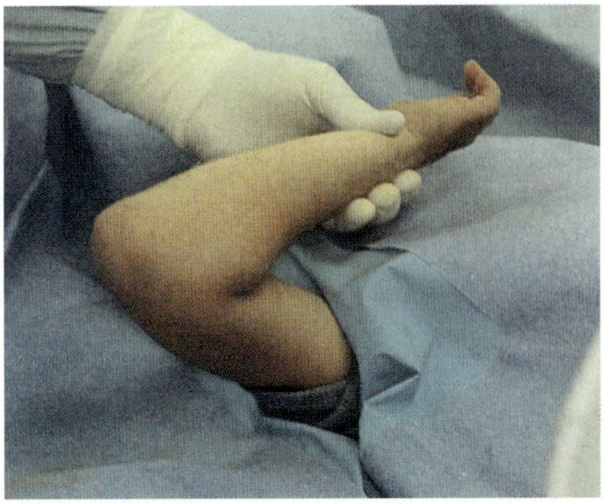

B

Figura 3-9. Uma vez que um comprimento adequado e alinhamento são obtidos na incidência AP, a tração é mantida com uma suave pressão, aplicada posteriormente sobre o olécrano, e o cotovelo é flexionado gradualmente (**A**). O cotovelo é mantido em flexão máxima de cerca de 130° e em posição neutra ou leve pronação (**B**).

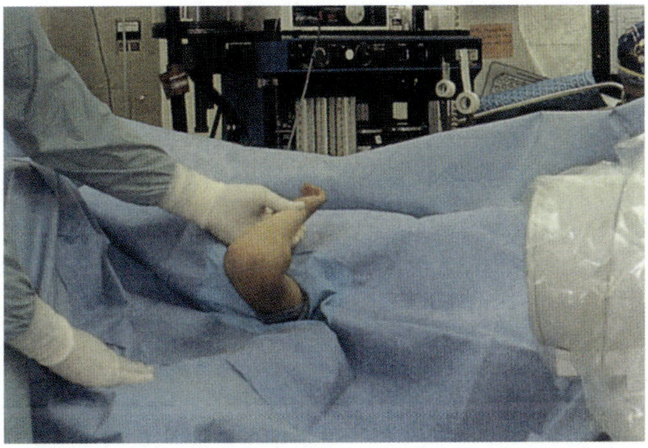

Figura 3-10. Uma imagem lateral é obtida. Se a redução foi conseguida, uma relação umeral–capitelar normal é obtida, a fixação percutânea é realizada.

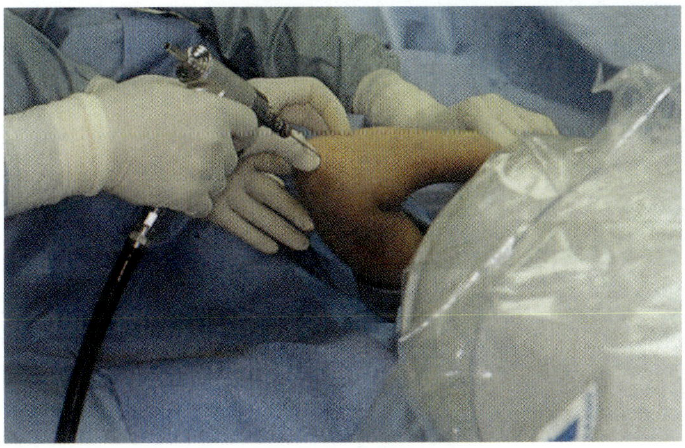

A

Figura 3-11. Mantendo o cotovelo em posição de hiperextensão (**A**). *(Continua.)*

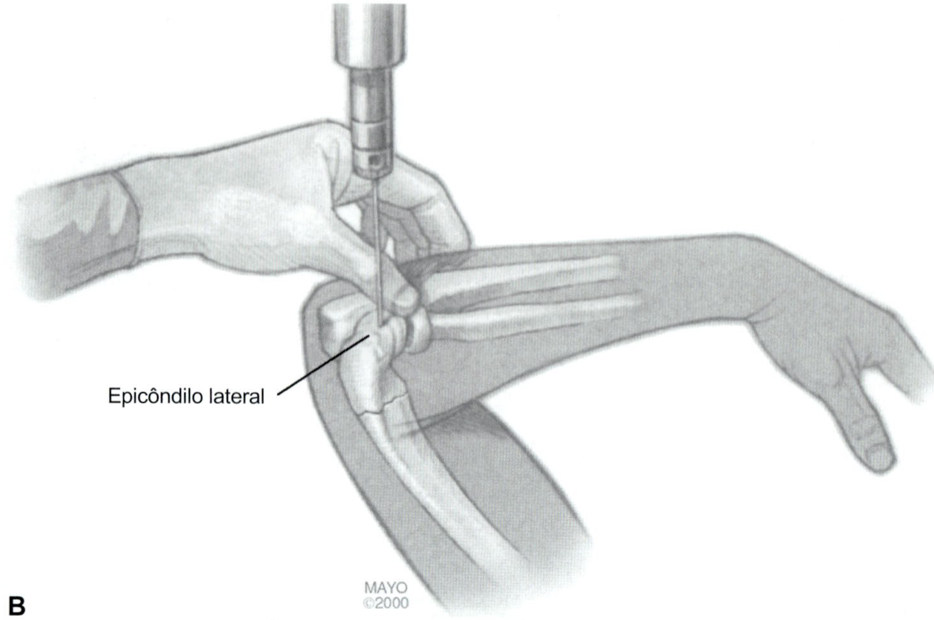

Figura 3-11. *Continuação.* Dois fios-K (0.062) são inseridos pelo capitélio (abordagem lateral) através do sítio da fratura, sob controle de imagem (**B**).

para demonstração de uma redução satisfatória e posicionamento certo dos pinos (Fig. 3-12). É imperativo que ambos os pinos incorporem a cortical mais distante. Se a redução não é aceitável neste ponto do procedimento, a remoção do pino e a repetição da redução são necessárias. Uma incidência lateral excelente do úmero distal agora pode ser obtida por meio de uma rotação externa do braço, com o intensificador de imagens ainda mantido na posição AP (Fig. 3-13). Se esta etapa do procedimento for tentada antes da fixação dos fragmentos da fratura com pinos, pode haver um desalinhamento rotacional. Neste ponto, um pino medial pode ser inserido para uma fratura supracondilar do tipo III. O cirurgião deve massagear o edema na direção da face medial ao redor do epicôndilo medial e colocar seu polegar sobre o nervo ulnar, para protegê-lo enquanto insere o fio-K de 0.062. A extensão do cotovelo a aproximadamente 50° reduzirá a probabilidade de subluxação anterior do nervo ulnar, o que, algumas vezes, ocorre com a hiperflexão. Uma incisão de 5 mm sobre o epicôndilo medial com dissecação anatômica até o osso/cartilagem permitirá uma observação direta, se o cirurgião não consegue palpar o nervo, por causa do edema ou inexperiência.

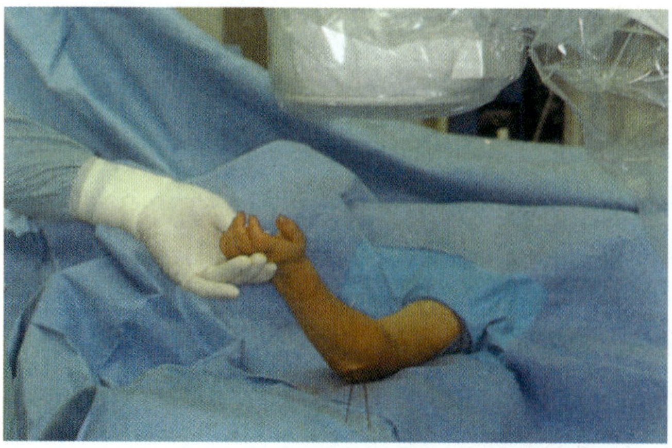

Figura 3-12. Uma vez que os dois fios-K estejam posicionados através da fratura em uma projeção lateral, o cotovelo pode ser seguramente estendido, e uma incidência AP pode ser obtida, para demonstrar a redução satisfatória e o posicionamento correto dos fios-K. Se a redução não está posicionada satisfatoriamente, a remoção do pino e a redução fechada devem ser refeitas.

O cirurgião agora pode triangular este terceiro fio-K sobre os pinos previamente colocados. O pino medial proporcionará maior estabilidade e evitará uma perda da redução durante a aplicação do aparelho gessado (18). Para as fraturas dos tipos I e II, utilizamos somente os dois pinos laterais paralelos ou divergentes. Isto faz com que se evite o risco ao nervo ulnar. Estes padrões de fratura inerentemente mais estáveis não necessitam de um pino medial. Os fios-K são cuidadosamente curvados até 90° fora da pele (Fig. 3-14). Deixamos 1 polegada do fio-K para fora da pele, para evi-

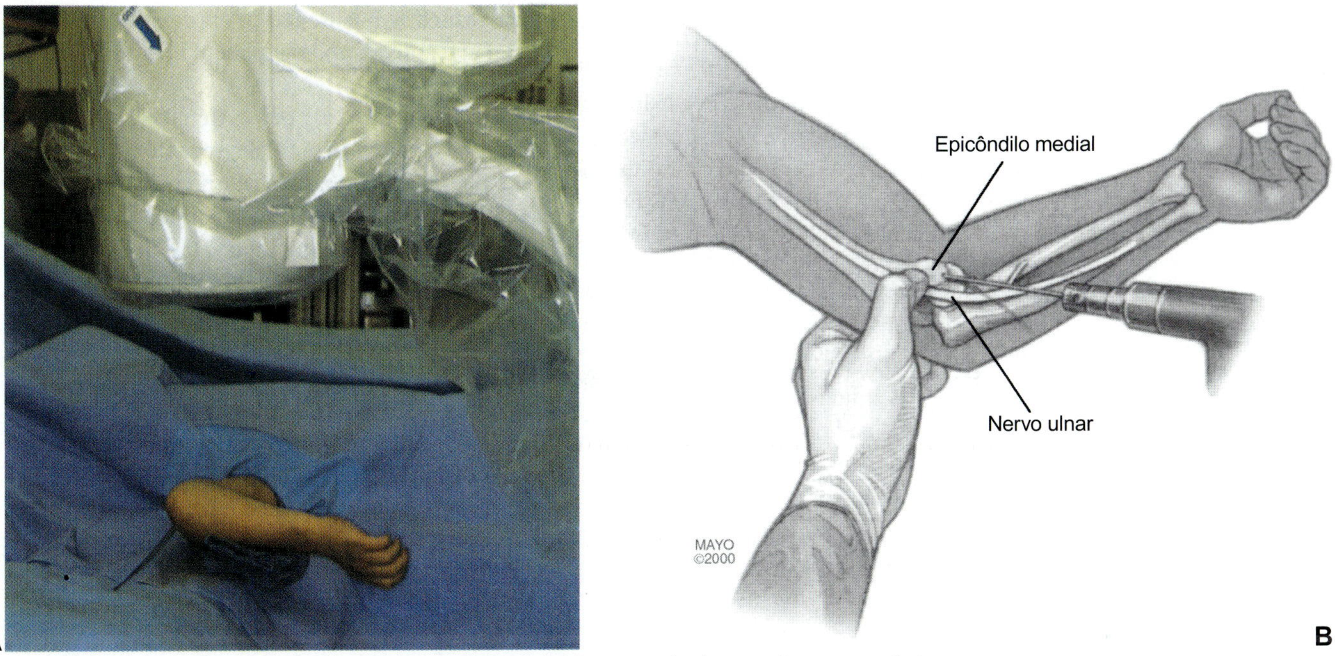

A B

Figura 3-13. Uma incidência lateral excelente pode ser obtida por meio da rotação externa do braço neste ponto (**A**). Um pino medial pode ser inserido para as fraturas supracondilianas tipo III. O cirurgião estende o cotovelo do paciente e insere o pino ao mesmo tempo em que protege o nervo ulnar com seu polegar (**B**). O cirurgião faz uma triangulação com os pinos laterais previamente colocados quando insere o terceiro fio-K. Este fio-K evitará uma perda de redução para estas fraturas mais instáveis. Nos casos de fraturas tipo II, utilizamos somente dois fios-K paralelos ou divergentes.

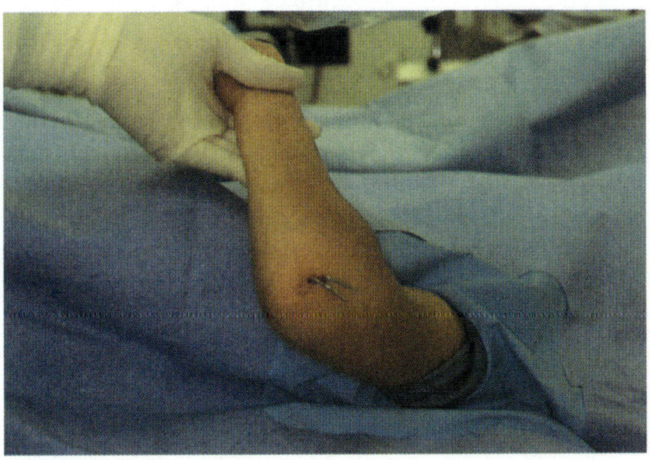

Figura 3-14. Os pinos são curvados em um ângulo de 90°, deixando 1 polegada externa para evitar a migração sob a pele. Um aparelho gessado tipo axilopalmar bem acolchoado é colocado. O paciente é observado no hospital durante 24 horas e reavaliado em uma semana, e os pinos serão removidos com a realização de radiografias sem o gesso em três semanas.

tar a migração do pino por sob a pele e para facilitar sua remoção em regime ambulatorial três semanas mais tarde.

Nos casos em que encontramos uma fratura angulada ou desviada do rádio distal, a redução fechada e fixação simples com pinos cruzados através da estilóide do rádio, antes da redução fechada e fixação com pinos da fratura supracondiliana, é a forma mais eficaz de tratamento em nossa experiência.

TRATAMENTO PÓS-OPERATÓRIO

Aplica-se um curativo bem acolchoado. As radiografias são obtidas antes da colocação do aparelho gessado. É confeccionado um aparelho gessado tipo axilopalmar, que é posicionado em aproximadamente 80° de flexão do cotovelo. O gesso é univalvado e afastado, e o paciente é observado durante uma noite, internado no hospital antes de receber alta.

Uma tipóia faz com que a criança não utilize a extremidade. Deixar o membro pendente com o cotovelo imobilizado nesta posição (*i. e.,* menos de 90° de flexão) pode resultar no movimento do aparelho gessado, que pode causar uma tração prematura sobre os pinos e perda da redução da fratura. Por este motivo, o paciente é visto uma semana após a alta hospitalar, para avaliação clínica e radiológica. Três semanas após a lesão, o gesso é removido para a realização de novas radiografias. Em quase todos os casos, já existe uma formação de calo ósseo suficiente para permitir a remoção do pino e uma suave movimentação do cotovelo. Um curativo leve é aplicado sobre os sítios dos pinos, e o paciente utiliza uma tipóia durante uma semana. Os banhos são permitidos a partir desta etapa, para encorajar a movimentação do cotovelo e evitar rigidez.

A criança é clinicamente reavaliada na sexta semana e em 6 e 12 meses para avaliação clínica e radiológica. Ocasionalmente, pode haver a lesão da placa de crescimento nestes tipos de fratura, e é importante o reconhecimento precoce deste problema. A fisioterapia não foi necessária em nenhum de nossos pacientes quando a mobilização foi iniciada três semanas após a lesão.

RESULTADOS

Em nossa instituição, todas as crianças com lesões tipo II e tipo III são tratadas por meio do protocolo aqui descrito. Os resultados têm sido extremamente satisfatórios, com uma redução próxima da anatômica em quase todos os casos e uma estada hospitalar inferior a 24 horas. A amplitude de movimentos retorna ao normal em 95% das crianças, dentro de um período de três meses. Uma deformidade em varo do cúbito raramente ocorreu e geralmente apresenta pequena magnitude. Somente uma criança originalmente tratada com este protocolo necessitou de uma osteotomia subseqüente em valgo.

COMPLICAÇÕES

As complicações iniciais e tardias da fratura supracondiliana do úmero distal são bastante conhecidas. O comprometimento vascular agudo com uma síndrome de compartimento subseqüente pode resultar na contratura de Volkmann, se não for tratado de modo apropriado. A complicação tardia mais comum é a consolidação viciosa da fratura, levando a uma deformidade cubital em varo.

Lesão Nervosa

A incidência de dano neurológico causado pela lesão propriamente dita é de cerca de 10% (5,12,17). O nervo mais comumente lesionado em uma fratura supracondiliana desviada é o ramo interósseo anterior do nervo mediano. Algumas séries reconhecem que esta lesão ocorre porque este nervo geralmente não é avaliado antes da cirurgia. Depois da lesão do nervo mediano, os nervos que apresentam maior probabilidade de lesão são, em ordem decrescente de freqüência, os nervos radial e ulnar. Por outro lado, em nossa experiência, a maioria das neuropatias ulnares é iatrogênica, secundária à colocação do pino. Além disso, em todos os nossos casos e nos casos encontrados na literatura, a neuropatia ulnar se resolve em um a seis meses após a remoção do pino (6,12,17). Se uma neuropatia ulnar é inicialmente detectada após a redução e a utilização da técnica dos três pinos, recomendamos a remoção imediata do pino medial. Com a técnica com dois pinos cruzados, não recomendamos a retirada do pino medial antes de três semanas após a lesão, para que não ocorra perda da redução.

Lesão Arterial

Em aproximadamente 10% dos casos de fratura supracondiliana com desvio, o pulso radial estará ausente na apresentação. Em mais de 90% dos casos (10,15), o pulso retornará com a redução fechada e fixação com pino da fratura sob anestesia geral.

Todos os autores que escrevem sobre este assunto concordam que a fratura deve ser reduzida e estabilizada com fixação percutânea com pinos ou, se necessário, mesmo uma redução aberta e fixação. Neste ponto, quase todos os autores recomendam, na presença de pulso radial ausente e com uma esquemia do antebraço e da mão, uma exploração da artéria no sítio da fratura. Shaw *et al.* exploraram três casos e documentaram lesões da íntima com trombos obstruindo o lúmen da artéria braquial. Em dois pacientes, o segmento lesionado foi excisado e substituído por um enxerto de veia safena; a fasciotomia profilática também foi realizada. Um paciente, que foi explorado, apresentava o aprisionamento da artéria braquial que foi tratado com a liberação apropriada. Schoenecker *et al.* recomendaram a exploração da artéria braquial se pulsos detectáveis por exame de Doppler não retornarem em 30 minutos após a redução da fratura (14). Deve-se solicitar a participação de um cirurgião vascular nessa exploração. Três entre sete pacientes explorados demonstraram um dano interluminal ou transecção e necessitaram de enxerto de veia safena. Quatro outros demonstraram uma artéria dobrada ou aprisionada no sítio da fratura, necessitando de uma mobilização do vaso com o restabelecimento dos pulsos. Garbuz *et al.* exploraram cinco artérias braquiais e encontraram uma proporção similar de dano ou laceração do lúmen e dobra das artérias braquiais (7). O único paciente que foi tratado com ligadura apresentou sintomas de claudicação a longo prazo. Oito entre 11 pacientes que, inicialmente, apresentavam um pulso ausente desenvolveram o retorno do pulso após a redução fechada. Em três crianças o pulso radial não retornou, mas nenhum tratamento adicional foi necessário, já que o antebraço permaneceu com cor rósea, sem nenhum déficit neurológico.

O grupo de estudo de Vancouver fez uma revisão de mãos róseas sem pulso em 13 pacientes, após a redução fechada e fixação percutânea com pinos da fratura supracondiliana (13). Eles recomendaram, como já foi dito anteriormente, o monitoramento segmentar da pressão, imagem *duplex* coloridas do fluxo e angiografia com ressonância magnética (ARM), como uma técnica não-invasiva e segura para a avaliação da competência da artéria braquial e circulação colateral ao redor do cotovelo. As lesões vasculares foram encontradas em todos os 13 pacientes estudados. Quatro pacientes apresentaram trombos e/ou ruptura da íntima. Estes pacientes foram submetidos a uma angioplastia com enxerto de veia. A infusão de uroquinase foi feita dentro das arteríolas em quatro pacientes, e a trombectomia aberta foi realizada em um paciente. Entretanto, em um estudo de acompanhamento com ARM, estes pacientes demonstraram um alto índice de reoclusão assintomática e estenose residual da artéria braquial. Assim, os autores levantaram a necessidade de uma reconstrução vascular das lesões da íntima, quando o paciente apresenta mão rósea, e a ARM ou outros estudos demonstram uma circulação colateral adequada. Eles recomendam que estes pacientes sejam observados por um cirurgião vascular.

Síndromes de Compartimento

As síndromes de compartimento tornaram-se uma complicação extremamente rara desde a popularização da redução fechada imediata e fixação percutânea com pinos, por Flynn *et al.* (6). Na revisão feita em nossa instituição, somente uma síndrome de compartimento foi encontrada, e esta foi reconhecida precocemente e tratada de modo apropriado por meio de uma fasciotomia do compartimento, no momento da redução e fixação com pinos (5).

Em qualquer paciente, se os compartimentos são palpados e considerados tensos, as pressões intracompartimentais devem ser obtidas para os compartimentos volar, dorsal e da mão (8). Se as pressões estão elevadas acima de 30 mmHg, a fasciotomia deve ser realizada. As artérias braquial, radial e ulnar devem ser exploradas no momento da descompressão.

Preferimos uma incisão curvilinear longitudinal única para a descompressão da região volar do antebraço. Esta incisão permite uma fácil abordagem para a fáscia antebraquial e ligamento carpal transversal, bem como para as estruturas neurovasculares do antebraço e coxim móvel. A incisão é quase idêntica à exposição combinada de McConnell dos troncos neurovasculares mediano e ulnar, descrita por Henry (9). Uma incisão longitudinal reta é utilizada para o compartimento dorsal do antebraço.

Infecção do Trato do Pino

A infecção do trato do pino raramente é um problema se os pinos são removidos em três semanas. Os antibióticos orais geralmente são utilizados, se houver uma drenagem ou granulação hipertrófica dos sítios dos pinos.

Cúbito Varo Pós-Traumático

O cúbito varo pós-traumático é extremamente raro após uma redução e fixação adequada da fratura supracondiliana do úmero. Quando ocorre, esta deformidade causa preocupações estéticas e pode resultar em fraturas secundárias e em paralisia tardia do nervo ulnar (1,3,11).

Recomendações do Autor

Se uma isquemia estiver presente com uma fratura supracondiliana desviada, o paciente deve ser levado imediatamente para a sala de cirurgia para uma redução fechada e fixação percutânea com pinos.

Depois da redução e estabilização da fratura, a circulação deve ser reavaliada. Se o antebraço e a mão estão isquêmicos, e não se observam pulsos palpáveis por Doppler, um cirurgião vascular deve ser contatado, e a exploração da artéria e da fratura realizadas, como já foi anteriormente descrito por diversos autores. Em quase um terço dos casos explorados, como documentado na literatura, a artéria está dobrada ao redor do sítio da fratura e pode ser liberada. Em geral, observa-se um espasmo que pode responder ao tratamento local. A maioria das patologias observadas nestes casos, entretanto, requer o reparo da artéria braquial, reparo do lúmen danificado, remoção de trombo e possível enxerto com veia safena. Todas as tentativas devem ser feitas para restaurar a circulação em vez da ligação da artéria braquial.

Se a mão está rósea e se um pulso detectável por Doppler está certamente presente, o paciente deve ser observado de perto e nenhuma exploração é recomendada. Na maioria dos casos, o pulso detectável por Doppler retornará nas primeiras 12 horas. Se o pulso não retorna e se não é observada uma lesão nervosa associada, devemos observar o paciente em vez de submetê-lo a outros estudos ou exploração. Entretanto, se houver uma lesão superposta do nervo mediano que possa mascarar a isquemia dos compartimentos da mão e do antebraço, devem ser considerados novos estudos vasculares não-invasivos, ARM e possível exploração da artéria braquial com o auxílio de um cirurgião vascular.

Em nosso centro, os cirurgiões especializados em reimplante de membros (geralmente cirurgiões de mão) são mais habilidosos na exploração e reparo da pequena artéria braquial encontrada em crianças. Nestes casos, após o reparo da artéria braquial, se o período de isquemia é superior a 4 horas, a fasciotomia profilática do antebraço deve ser considerada.

CASO ILUSTRATIVO

Um menino de sete anos de idade caiu de um brinquedo e sofreu uma fratura tipo III acentuadamente desviada. As radiografias demonstraram uma translação posterior e edema de tecidos moles (Fig. 3-15A). Utilizando a técnica anteriormente descrita, uma redução fechada e fixação percutânea com pinos foram realizadas, de modo bem-sucedido, com dois pinos laterais e um pino medial (Fig. 3-15B). Três semanas mais tarde, a manutenção da redução foi confirmada (Fig. 3-15C), e os pinos foram removidos.

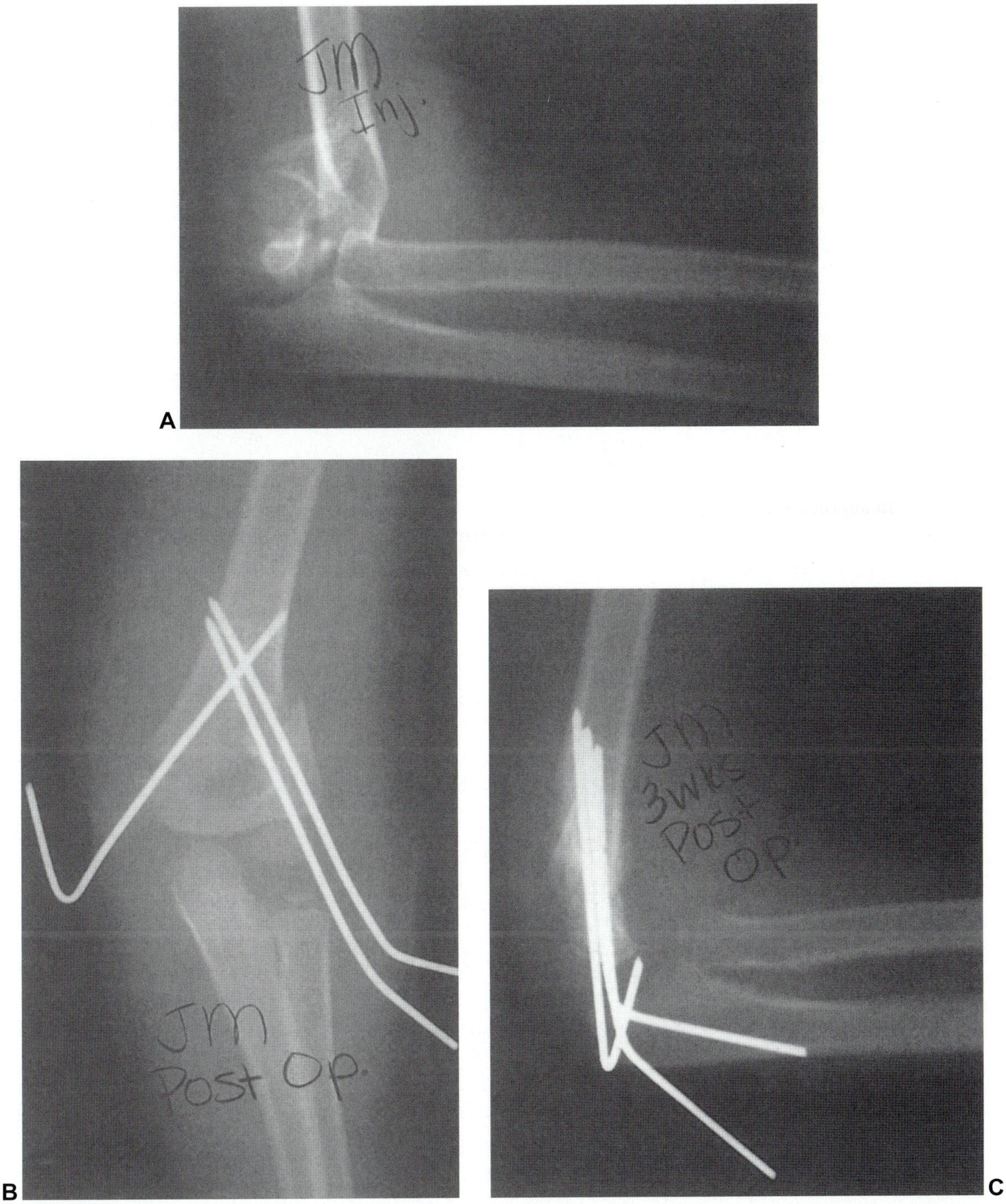

Figura 3-15. Fratura supracondiliana tipo III completamente desviada (**A**); incidências em AP (**B**) e lateral (**C**), depois que dois pinos laterais e um medial foram inseridos (no momento da remoção dos pinos, três semanas após a cirurgia).

LEITURAS RECOMENDADAS

1. Abe M, Ishizu T, Shirai H, et al. Tardy ulnar nerve palsy caused by cubitus varus deformity. *Surg [Am]* 1995;20:5–9.
2. Archibeck MJ, Scott SM, Peters CL. Brachialis muscle entrapment in displaced supracondylar humerus fractures: a technique of closed reduction and report of initial results. *J Pediatr Orthop* 1997;17:298–302.
3. Davids JR, Maguire MF, Mubarak SJ, et al. Lateral condylar fracture of the humerus following post-traumatic cubitus varus. *J Pediatr Orthop* 1994;14:466–470.

4. DeBoeck H, DeSmet P, Penders W, et al. Supracondylar elbow fractures with impaction of the medial condyle in children. *J Pediatr Orthop* 1995;15:444–448.
5. Farnsworth CL, Silva PD, Mubarak SJ. Etiology of supracondylar humerus fractures. *J Pediatr Orthop* 1998;18:38–42.
6. Flynn JL, Matthews JG, Benoit RL. Blind pinning of displaced supracondylar fractures of the humerus in children: sixteen years experience with long-term follow-up. *J Bone Joint Surg* 1974;56A:263–272.
7. Garbuz DS, Leitch K, Wright JG. The treatment of supracondylar fractures in children with an absent radial pulse. *J Pediatr Orthop* 1996;16:594–596.
8. Gelberman RH, Zakaib GS, Mubarak SJ, et al. Decompression of forearm compartment syndromes. *Clin Orthop* 1978;134:225.
9. Henry AK. *Extensile exposure,* 2nd ed. Edinburgh: Churchill Livingstone; 1973.
10. Millis MB, Singer IJ, Hall JE. Supracondylar fracture of the humerus in children: further experience with a study in orthopedic decision-making. *Clin Orthop* 1984;188:90–97.
11. Oppenheim WL, Clader TJ, Smith C, et al. Supracondylar humeral osteotomy for traumatic childhood cubitus varus deformity. *Clin Orthop* 1984;188:34–39.
12. Pirone AM, Graham HK, Krajbich JI. Management of displaced extension-type supracondylar fractures of the humerus in children. *J Bone Joint Surg* 1988;70A:641–649.
13. Sabharwal S, Tredwell SJ, Beauchamp RD, et al. Management of pulseless pink hand in pediatric supracondylar fractures of the humerus. *J Pediatr Orthop* 1997;17:303–310.
14. Schoenecker PL, Delgado E, Rotman M, et al. Pulseless arm in association with totally displaced supracondylar fracture. *J Pediatr Orthop* 1996;10:410–415.
15. Shaw BA, Kasser JR, Emans JB. Management of vascular injuries in displaced supracondylar humerus fractures without arteriography. *J Orthop Trauma* 1990;4:25–29.
16. Skaggs DL, Mirzayan R. The posterior fat pad sign in association with occult fracture of the elbow in children. *J Bone Joint Surg* 1999;81A:1429–1433.
17. Webb AJ, Sherman FC. Supracondylar fractures of the humerus in children. *J Pediatr Orthop* 1989;9:315–325.
18. Zionts LE, McKellop HA, Hathaway R. Torsional strength of pin configurations used to fix supracondylar fractures of the humerus in children. *J Bone Joint Surg* 1994;76A:253–256.

4

Tratamento Cirúrgico das Fraturas Intra-Articulares do Úmero Distal

Jesse B. Jupiter

As fraturas intra-articulares do úmero distal têm a reputação bem merecida de serem muito difíceis de tratar, com um prognóstico ruim. Porém, as técnicas que permitem uma fixação rígida melhoraram os resultados gerais do tratamento desta difícil fratura.

INDICAÇÕES/CONTRA-INDICAÇÕES

Já ficou evidente que, à medida que as técnicas e os implantes criados para a fixação estável melhoraram, a maioria das fraturas intra-articulares do úmero distal é mais bem tratada com a redução aberta e fixação interna. A redução cirúrgica cria a oportunidade de reduzir precisamente a tróclea rompida e de restaurar sua relação anatômica com o olécrano, assegurando, assim, a estabilidade intrínseca do relacionamento umeral/ulnar (1–8,10). Mesmo as fraturas mais complexas do úmero distal, como as fraturas associadas à cominuição, fraturas abertas ou fraturas ipsilaterais do membro, atualmente são tratadas de um modo igualmente eficaz, por meios cirúrgicos.

É conhecido que a anatomia cirúrgica do úmero distal pode-se mostrar traiçoeira, já que as frágeis articulações são suportadas por uma quantidade insuficiente de osso subcondral e praticamente nenhum tecido mole. Quando se encontra uma fratura como esta em um paciente idoso, a capacidade de o osso suportar uma fixação estável com parafusos e placas se torna problemática. Nestes casos, o cirurgião deve determinar sua capacidade de gerar uma estabilização estável ou considerar tratamentos alternativos, como uma artroplastia total do cotovelo.

PLANEJAMENTO PRÉ-OPERATÓRIO

Os problemas que comumente ocorrem nas intervenções cirúrgicas devem ser cuidadosamente considerados antes da cirurgia. Por causa da complexa arquitetura do úmero distal, as radiografias de rotina geralmente falharão na determinação da verdadeira extensão da fratura intra-articular.

J.B. Jupiter, M.D.: Department of Orthopaedic Surgery, Harvard Medical School; and Massachusetts General Hospital, Boston, Massachusetts.

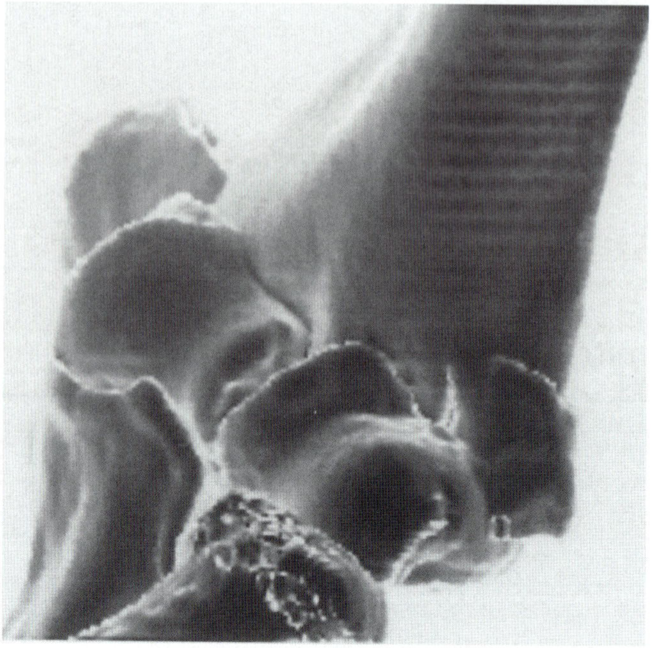

Figura 4-1. Uma fratura cominutiva distal baixa é demonstrada de modo mais preciso em uma reconstrução tridimensional de TC.

Uma radiografia ântero-posterior (AP), obtida com tração aplicada ao antebraço após a indução anestésica, revelará uma representação mais precisa da anatomia da fratura. Apesar de os exames-padrão de TC ou avaliações por RM terem valor questionável, as reconstruções tridimensionais da TC contribuíram substancialmente para a compreensão pré-operatória de algumas fraturas intra-articulares distais cominutivas (Fig. 4-1). A cominuição grave das colunas supracondilianas deve alertar o cirurgião para a possível necessidade de enxerto ósseo e, em pacientes idosos, a probabilidade de uma artroplastia total de cotovelo.

CIRURGIA

Como os procedimentos cirúrgicos podem ser demorados, na maioria dos casos, a anestesia geral endotraqueal é a preferida. O paciente é colocado na posição de decúbito lateral com o membro envolvido apoiado em coxins, mantendo-o afastado da parede torácica (Fig. 4-2). Uma posição de decúbito ventral com o braço pendente ao lado da mesa de cirurgia é um meio eficaz para ajudar na liberação da fratura. Ambas as posições permitem o pronto acesso à crista ilíaca, para enxertia de osso autógeno. Um torniquete pneumático estéril para braço cria um campo estéril mais amplo e a capacidade de reaplicação do torniquete conforme o necessário.

Técnica

Minha preferência é pela utilização da abordagem transolecraniana, particularmente para as fraturas cominutivas. A partir de uma incisão longitudinal reta na pele (Fig. 4-3), a osteotomia é feita em formato de V raso ou tipo Chevron, no centro do sulco do olécrano (Fig. 4-4). Esta área possui, de fato, a menor zona de cartilagem articular no olécrano. A localização será mais bem identificada pela elevação e afastamento do músculo ancôneo do olécrano, para permitir a observação direta da superfície articular. Uma compressa cirúrgica é colocada da posição lateral para a medial e utilizada como contratração, à medida que a osteotomia é criada com uma serra oscilante de lâmina fina (Fig. 4-5) e completada com um osteótomo de lâmina fina.

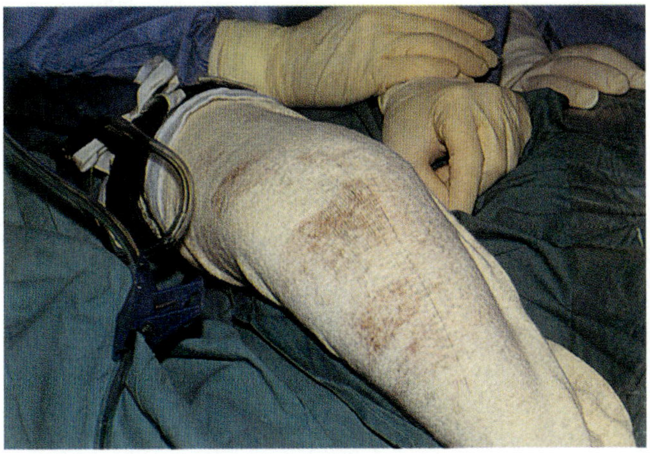

Figura 4-2. O paciente é colocado em decúbito lateral. Um torniquete pneumático estéril é colocado.

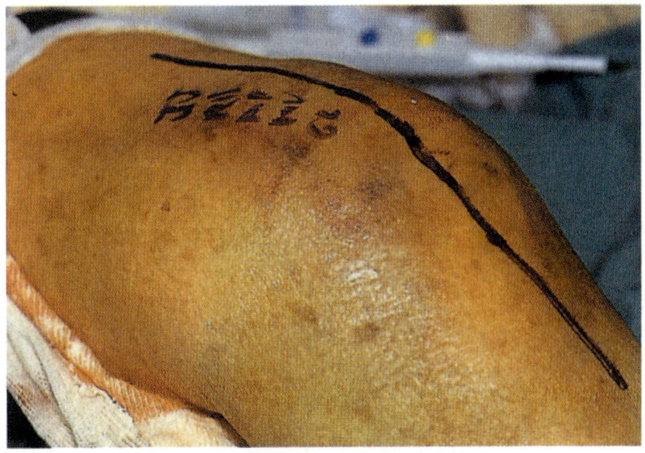

Figura 4-3. Uma incisão longitudinal reta é utilizada.

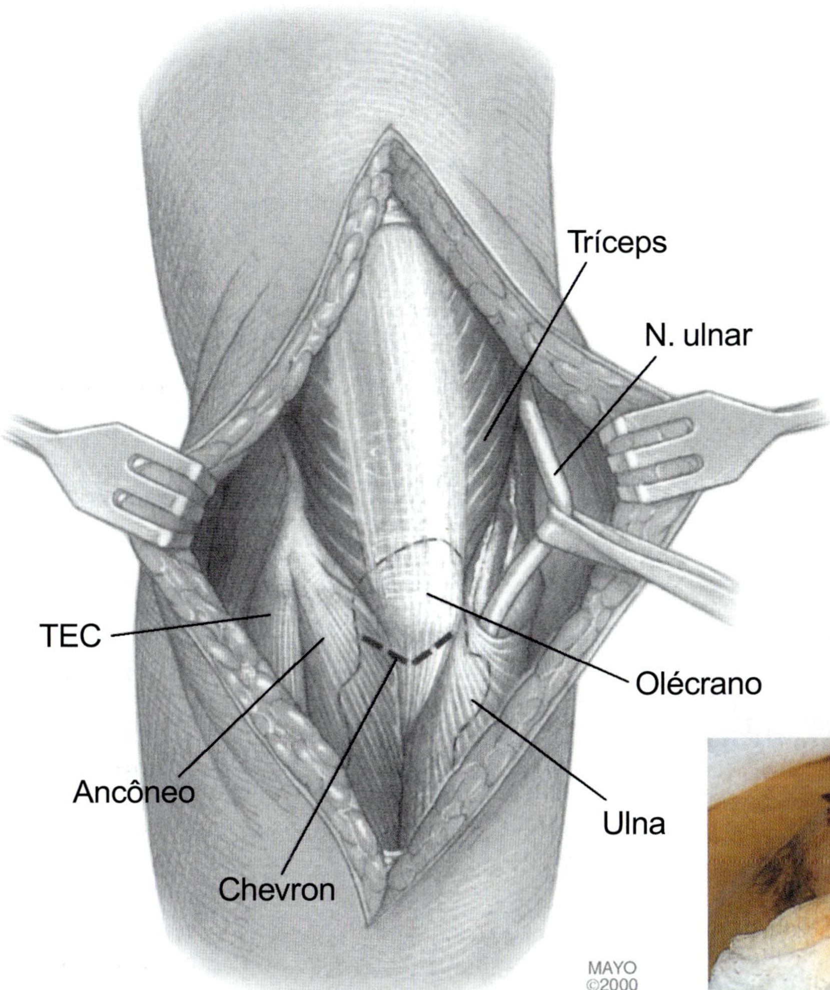

A

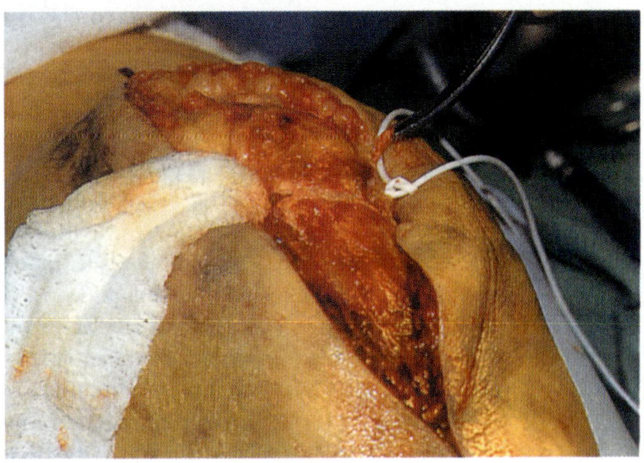

B

Figura 4-4. A: A osteotomia do olécrano é marcada com um formato de V raso ou Chevron. (TEC: tendão extensor comum.) **B:** O músculo ancôneo é elevado e afastado da face lateral, para permitir que uma compressa cirúrgica seja colocada para atuar na contratração.

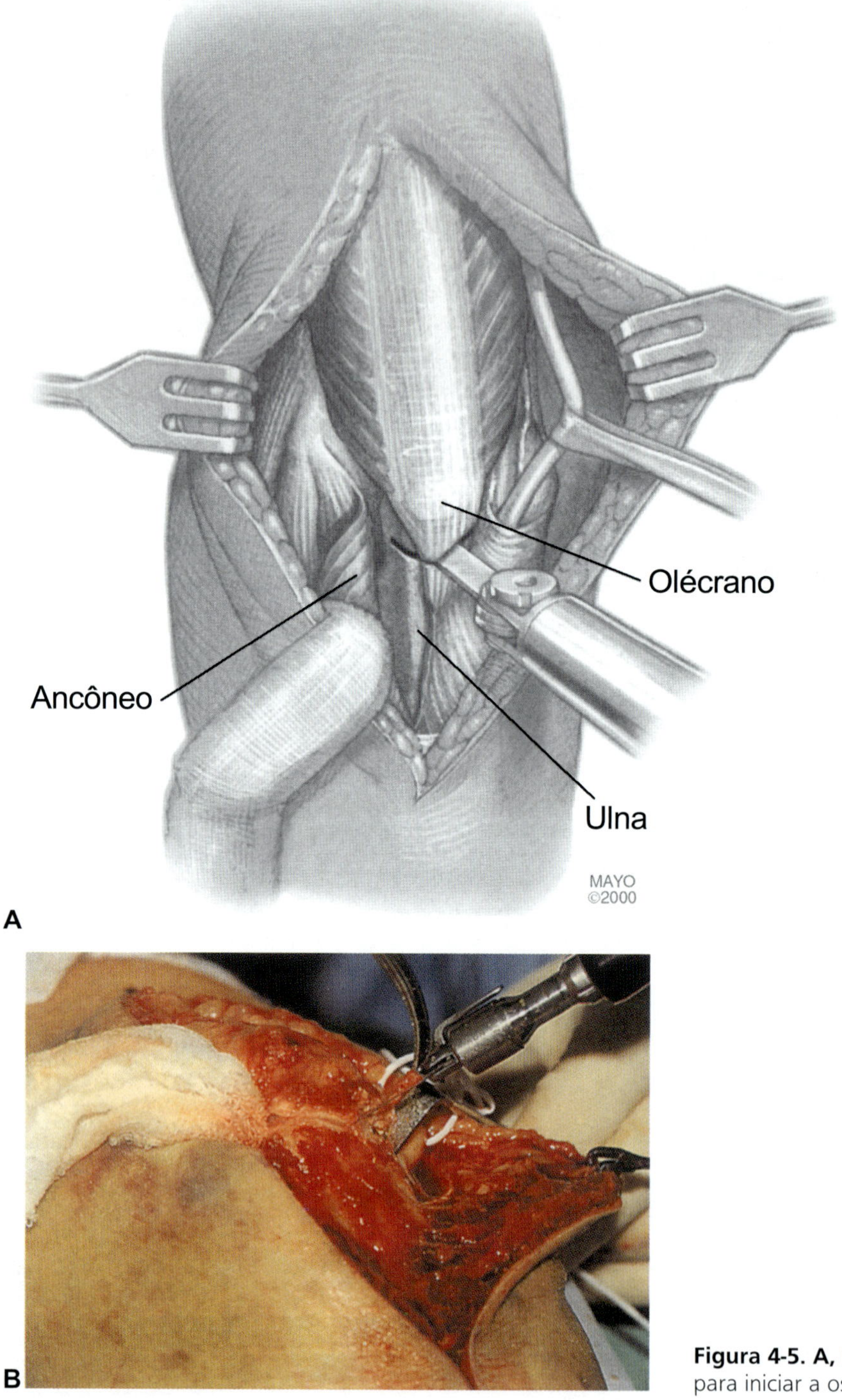

Figura 4-5. A, B: Uma serra oscilante de lâmina fina é utilizada para iniciar a osteotomia.

Antes da criação da osteotomia do olécrano, o nervo ulnar deve ser exposto. A fáscia sobre o flexor ulnar do carpo é dividida longitudinalmente por 6 cm, para aumentar a mobilidade do nervo. Com este procedimento, diminuem as chances de o nervo ficar circundado por fibrose no túnel cubital.

O fragmento osteotomizado do olécrano é elevado proximalmente, deixando uma margem do tendão do tríceps em cada lado, para que sejam suturadas no final da cirurgia (Fig. 4-6). A natureza exata do padrão da fratura intra-articular pode-se revelar somente neste momento. O hematoma da fratura deve ser removido cuidadosamente, utilizando uma sonda dentária pequena ou lavagem intermitente, já que os fragmentos podem não ter fixação a tecidos moles ou ósseos.

Uma vez que a anatomia da fratura seja confirmada, o objetivo é reduzir os fragmentos articulares às colunas ósseas do úmero distal, mantendo, inicialmente, a redução com fios de Kirschner provisórios (Fig. 4-7).

Em alguns casos, a fratura intra-articular da tróclea pode estar presente nos planos sagital e coronal (Fig. 4-8). Nestes casos, os parafusos de Herbert têm uso particular, já que as roscas podem ser encobertas pela superfície articular (Fig. 4-9). Uma alternativa para o parafuso de Herbert são os fios de Kirschner rosqueados e finos. Se houver um defeito no osso subcondral, deve-se planejar o suporte do fragmento articular com enxerto autógeno de osso esponjoso.

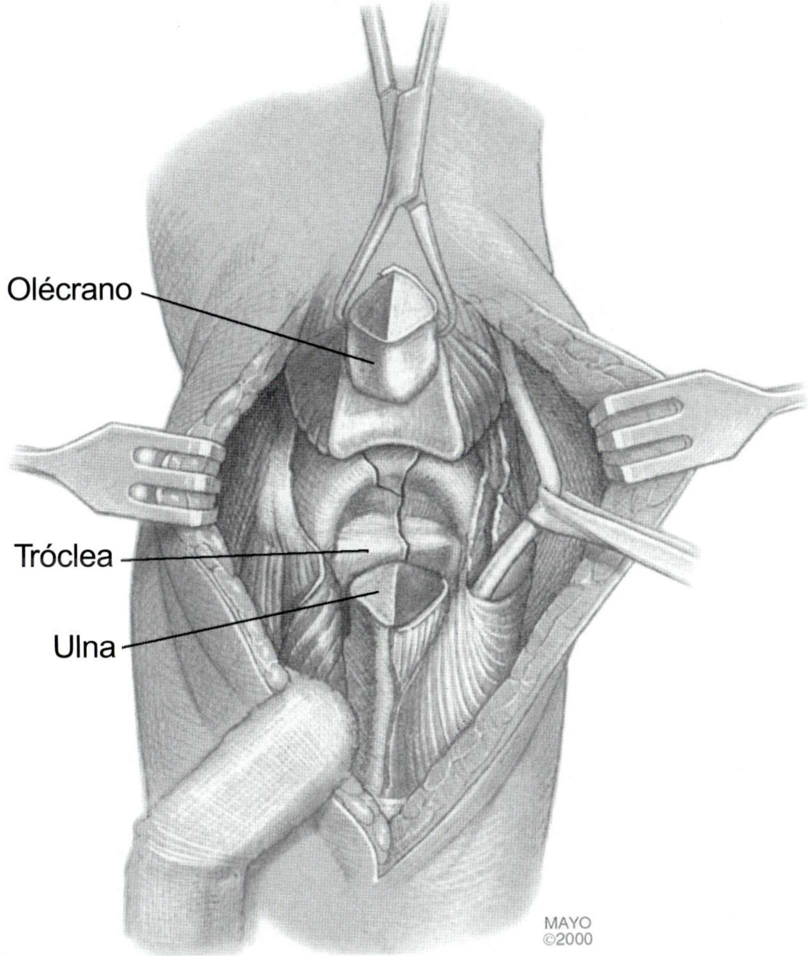

A

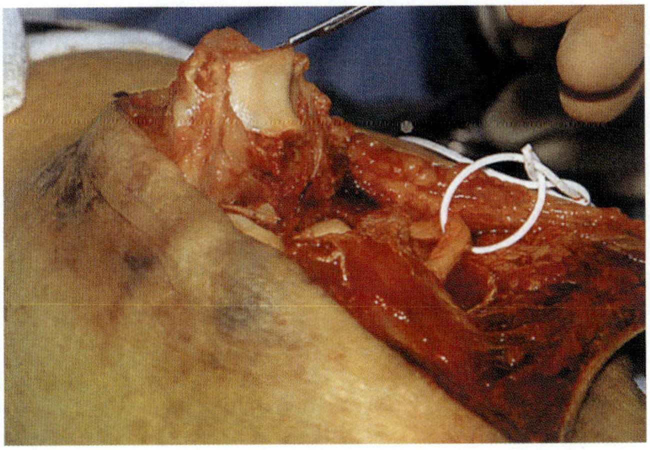

B

Figura 4-6. A, B: O fragmento proximal osteotomizado do olécrano é elevado proximalmente. Observe que o nervo ulnar foi isolado, mobilizado e protegido com o laço de borracha.

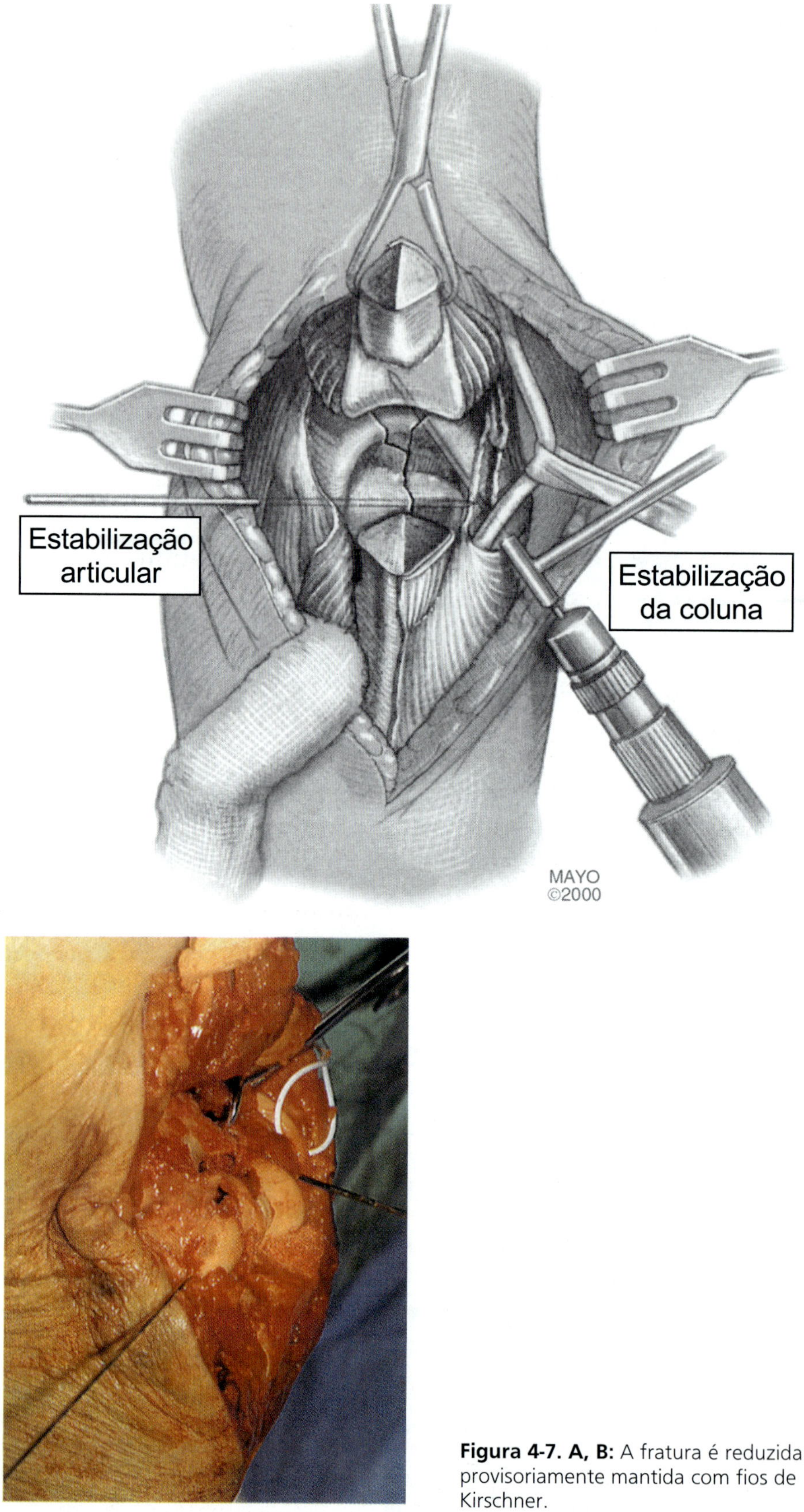

A

B

Figura 4-7. A, B: A fratura é reduzida e provisoriamente mantida com fios de Kirschner.

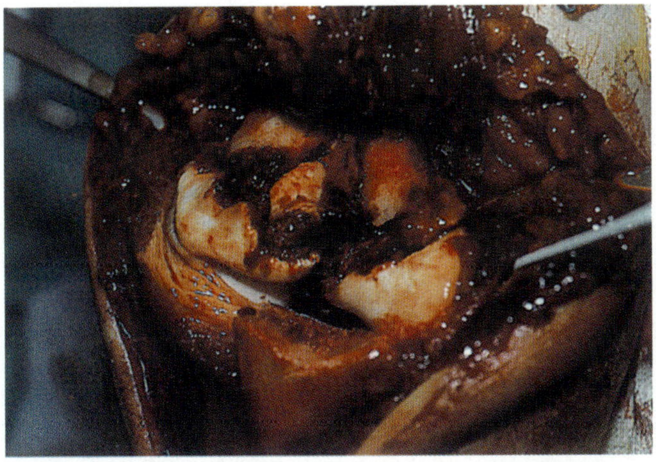

Figura 4-8. As fraturas intra-articulares da tróclea que ocorrem no plano coronal são especialmente difíceis de fixar.

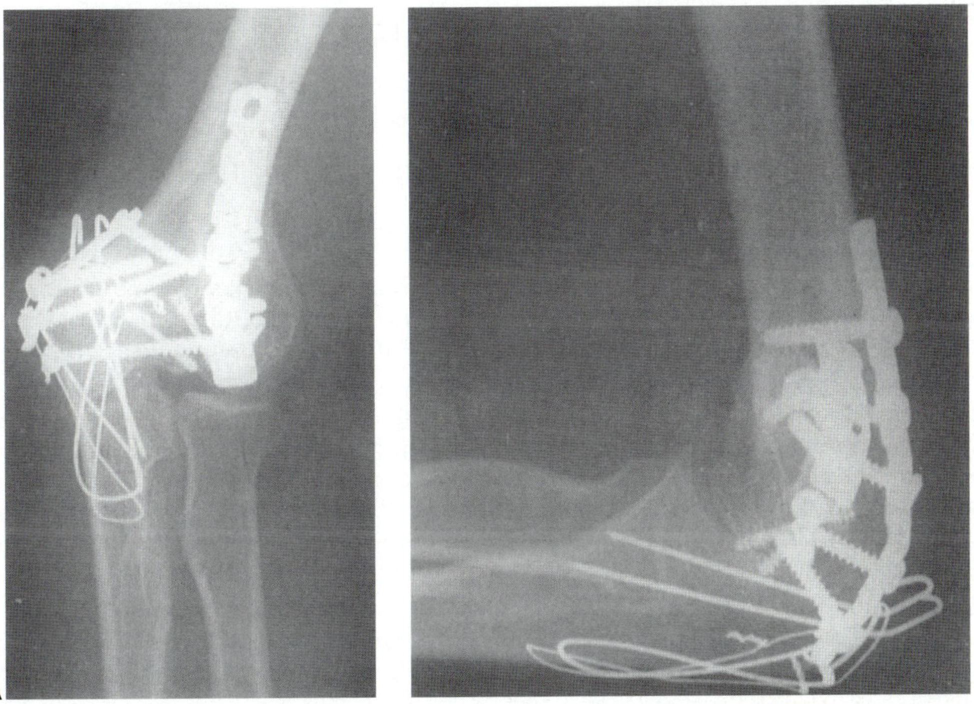

Figura 4-9. Fratura reduzida e fixada em projeções AP (**A**) e lateral (**B**). O parafuso de Herbert pode ser utilizado para os fragmentos articulares.

A fixação esquelética definitiva, na maioria destas fraturas, começa com a fixação do parafuso interfragmentar da fratura sagital da tróclea. Um ou dois parafusos corticais de 3,5 mm ou parafusos de esponjosa de 4,0 mm serão suficientes para gerar uma fixação firme dos fragmentos. Nos casos em que a cominuição está presente no plano sagital, estes parafusos não devem ser colocados como parafusos interfragmentares; em vez disso, eles devem ser colocados sem "perfuração excessiva" da cortical mais próxima, para evitar uma compressão excessiva dos fragmentos, que tenderá a estreitar a tróclea, ameaçando, assim, a estabilidade intrínseca da relação entre a tróclea e olécrano (Fig. 4-10). Com certos tipos de fratura, o cirurgião pode achar que a reconstrução articular pode ser facilitada pela fixação de um dos componentes articulares diretamente a uma das colunas ósseas do úmero distal. Esta fixação deve ser seguida pela restauração do elemento articular restante a esta unidade esquelética e articular estável.

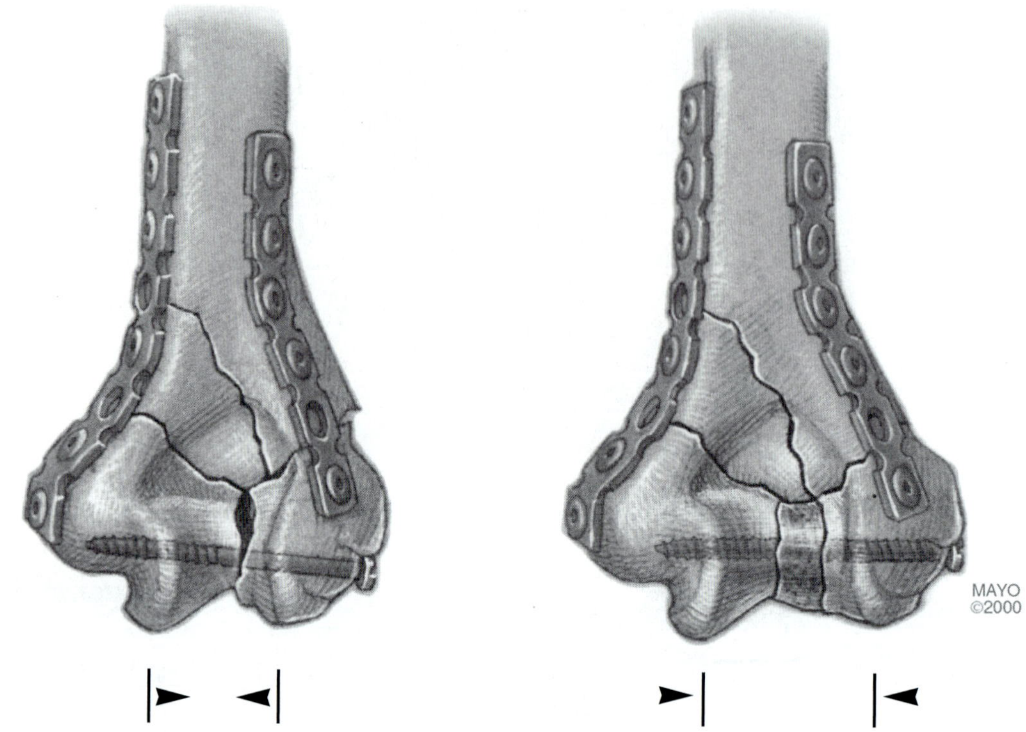

Figura 4-10. Nos casos de cominuição intra-articular, um parafuso totalmente rosqueado, não compressivo, é mais bem colocado sem comprimir os fragmentos.

Deve-se ter cuidado com a presença tanto da ponta ou da cabeça dos parafusos no túnel cubital. Nestes casos, o nervo ulnar é mais bem mobilizado pela liberação da parte distal do septo intermuscular medial, para permitir que o nervo se acomode mais livremente nos tecidos subcutâneos.

A fixação estável dos fragmentos articulares às colunas ósseas do úmero é preferencialmente realizada com placas estrategicamente colocadas. A resistência mecânica será aumentada por meio da colocação das placas e parafusos respectivos, o mais próximo possível de 90°, entre si. Para a maioria das fraturas em T ou Y, que dividem as colunas ósseas do úmero distal, proximalmente à fossa do olécrano, as placas podem ser aplicadas à crista medial da coluna medial e ao longo da face posterior da coluna lateral. A anatomia topográfica do úmero distal é mais adaptável a esta técnica de tratamento, já que a cartilagem articular do capitélio não se estende para a parte posterior do úmero distal (Fig. 4-11).

Existem ocasiões nas quais a fratura se localiza primariamente na parte mais distal das colunas ósseas, abaixo do nível do epicôndilo medial. Nestes casos, uma placa aplicada ao longo da crista da coluna óssea medial seria ineficaz para o suporte dos fragmentos articulares. Nestes casos, existem diversas opções para o cirurgião. Utilizando placas de reconstrução de 3,5 mm, a placa pode ser moldada de modo a se curvar e "envolver" o epicôndilo medial (Fig. 4-12). Os parafusos mais distais podem ser direcionados para o epicôndilo medial e angulados entre si, para gerar um relacionamento de "interbloqueio" entre os parafusos. Uma alternativa seria o direcionamento do parafuso distal, proximalmente, para prender a fixação na coluna lateral (Fig. 4-13).

Existe uma outra opção, a colocação de uma placa diretamente na face lateral da coluna (Fig. 4-14). Isto pode necessitar da elevação da origem do braquiorradial e dos músculos extensores do punho, que podem ser suturados de volta em seus devidos lugares. A colocação da placa neste local gera a oportunidade de obtenção de uma fixação adicional dos fragmentos da tróclea por meio de um parafuso colocado transversalmente do orifício do parafuso mais distal na direção da tróclea (Fig. 4-15). Os defeitos abaixo da placa devem ser reconstruídos com enxerto autógeno de crista ilíaca.

Neste momento, o cotovelo deve ser levado a uma variação completa de movimentos, de modo a controlar visualmente a estabilidade da fixação interna. Se for observado o movimento dos frag-

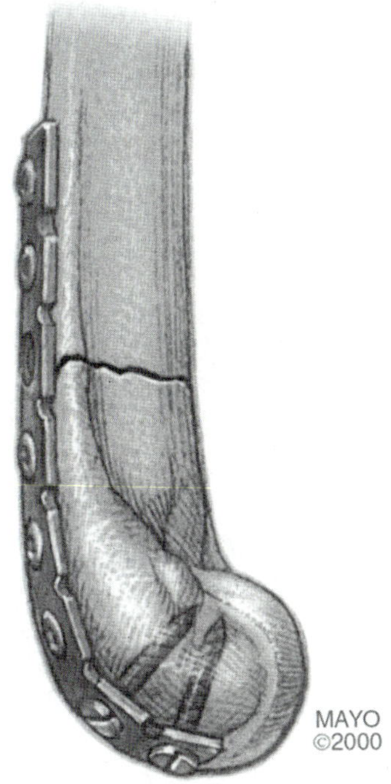

Lateral

Figura 4-11. A placa na coluna óssea lateral pode-se estender distalmente, já que a cartilagem articular do capitélio não se estende posteriormente.

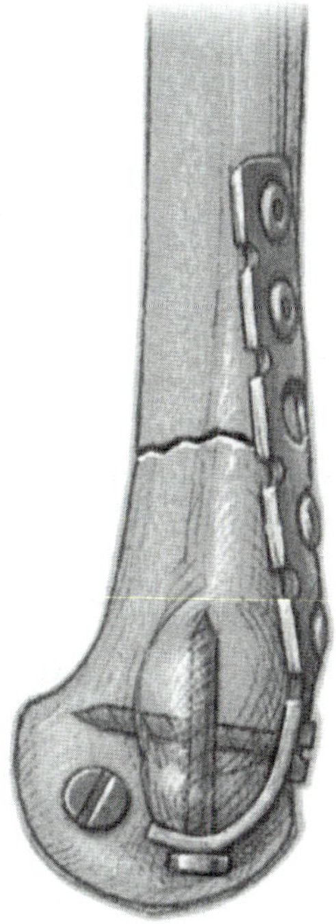

Medial

Figura 4-12. Com as fraturas complexas "baixas", uma placa pode ser construída, de modo a se curvar ao redor do epicôndilo medial, com os parafusos direcionados para o epicôndilo medial, a partir de direções diferentes, promovendo um "interbloqueio" entre os parafusos.

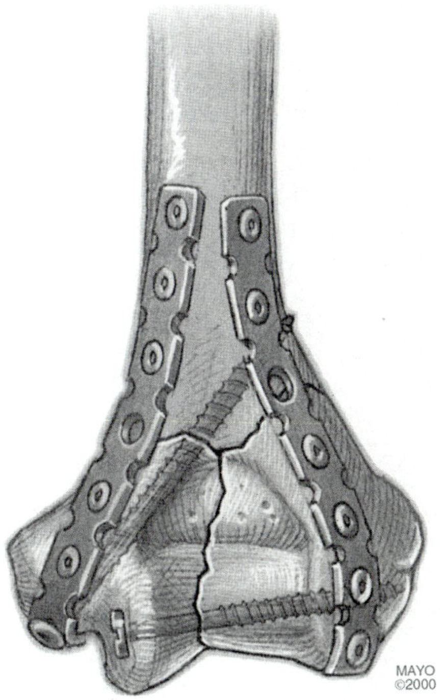

Figura 4-13. Uma alternativa com a placa moldada curvada ao redor do epicôndilo medial é passar um parafuso através da placa e pela coluna lateral.

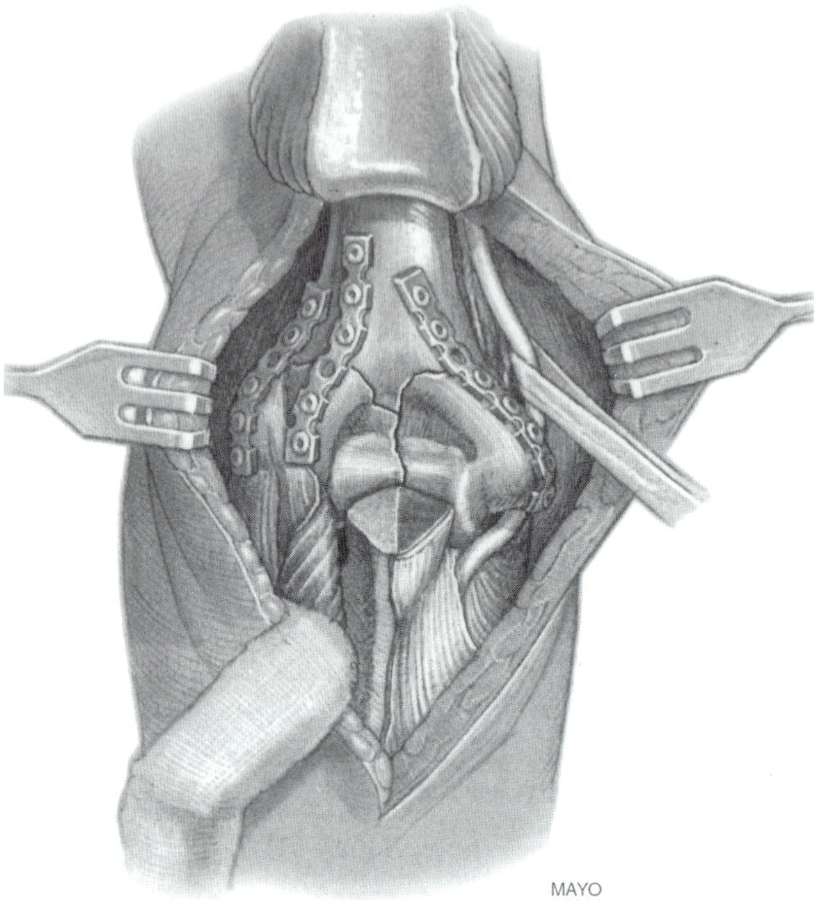

A

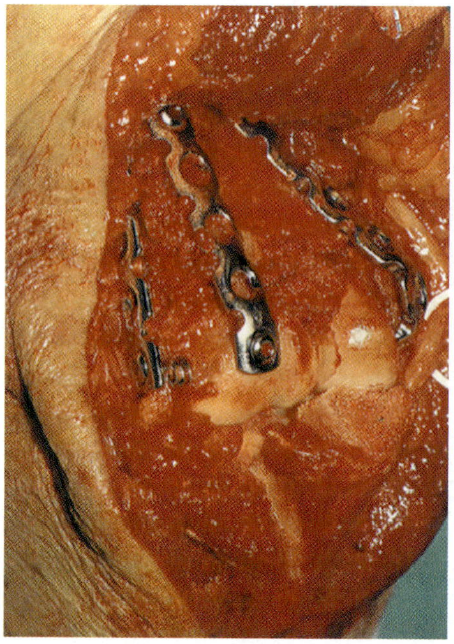

B

Figura 4-14. A, B: Outra opção é a colocação de três placas, com uma posicionada ao longo da coluna lateral, uma posterior à coluna lateral e uma curvada ao redor do epicôndilo medial.

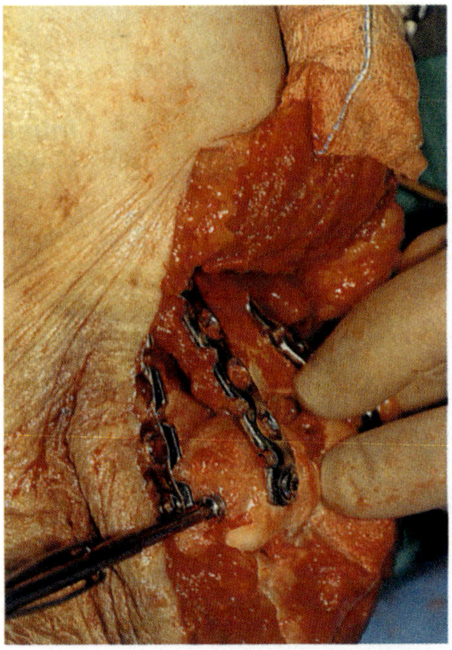

Figura 4-15. Um parafuso transversal é passado pela placa lateral e através dos fragmentos trocleares da fratura.

mentos da fratura, o melhor será revisar ou alterar a fixação neste ponto, utilizando a aplicação alternativa da placa descrita anteriormente.

A osteotomia do olécrano é reduzida sob observação direta. Minha preferência para a fixação interna continua sendo com os fios em banda de tensão, com dois fios de Kirschner passados obliquamente para gerar um controle rotacional (Fig. 4-16). Deve-se ter o cuidado de curvar as extremidades proximais dos fios de Kirschner e acomodá-los no olécrano proximal, tanto para evitar uma migração proximal como para evitar que a proeminência do fio interfira na movimentação completa do cotovelo (Fig. 4-17). No final da fixação, o cotovelo é novamente levado em uma completa variação de movimentos, para que seja testada a firmeza da fixação interna.

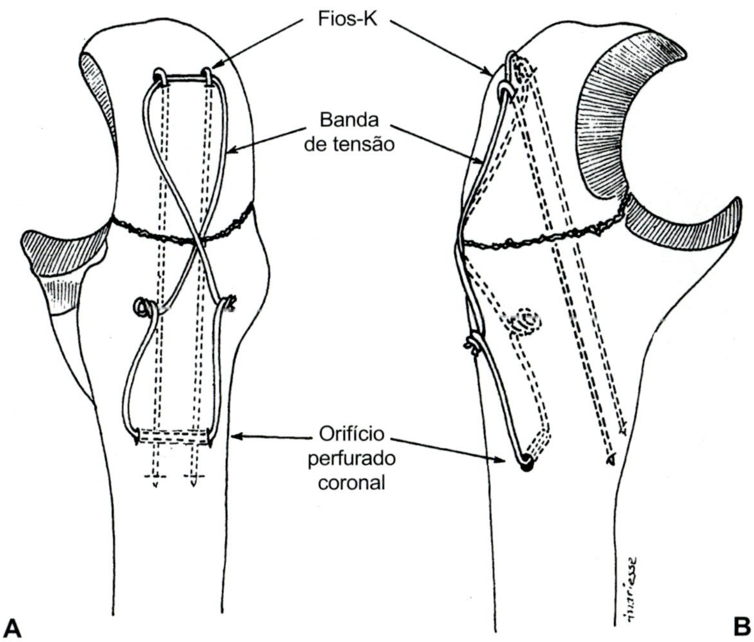

Figura 4-16. A, B: A osteotomia do olécrano é presa com fios de Kirschner oblíquos e um fio em banda de tensão.

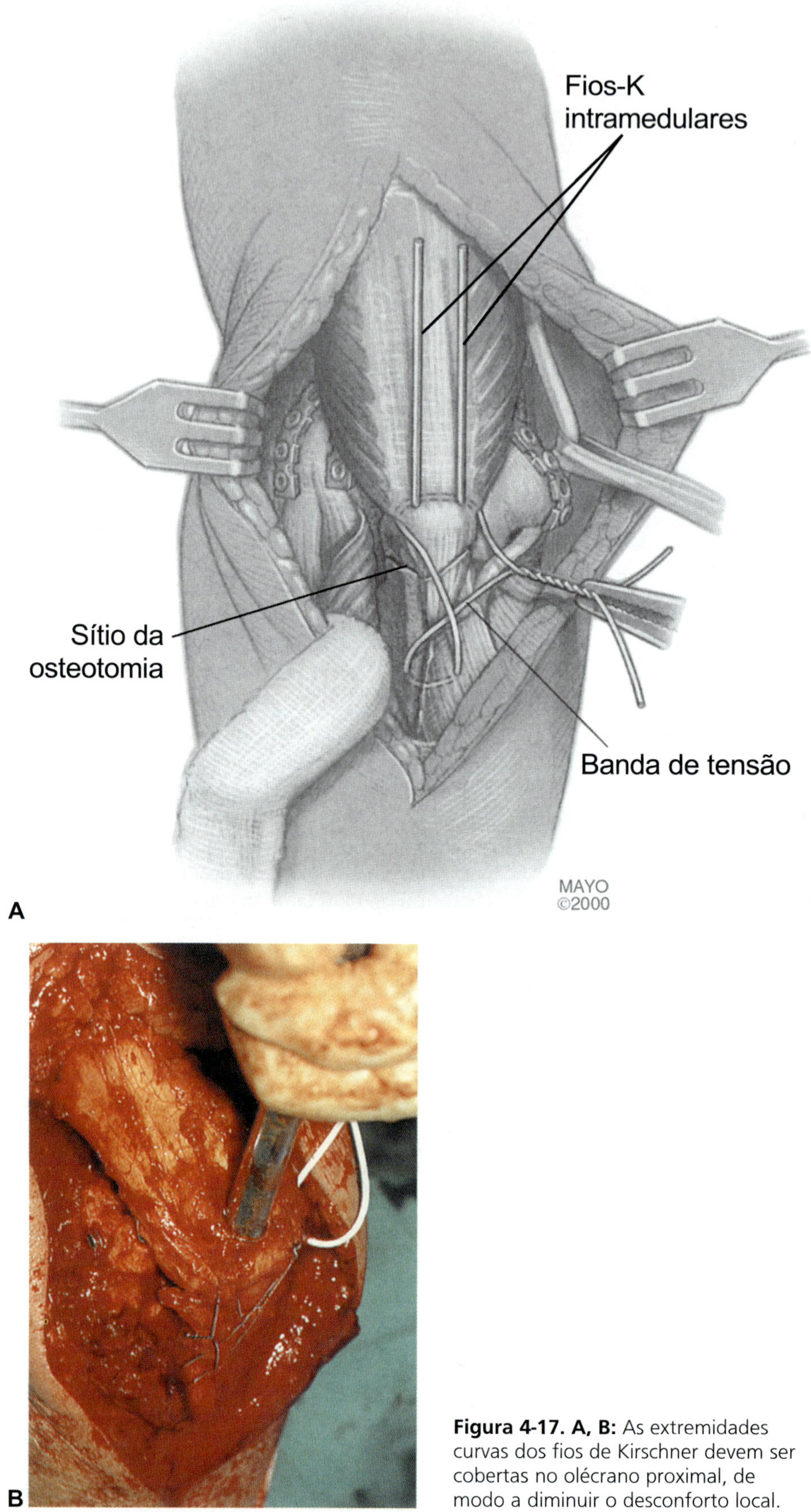

Figura 4-17. A, B: As extremidades curvas dos fios de Kirschner devem ser cobertas no olécrano proximal, de modo a diminuir o desconforto local.

O torniquete é liberado, e a hemostasia é cuidadosamente realizada. Sobre um grande dreno de sucção, a ferida é fechada em camadas. Coloca-se um curativo compressivo e uma imobilização gessada com o cotovelo em extensão total. A imobilização com o cotovelo em extensão para uso noturno ajuda a diminuir o problema da contratura em flexão.

As dificuldades mais comuns deste tipo de cirurgia se relacionam com a abordagem cirúrgica ao úmero distal: exposição inadequada, mobilização do nervo ulnar, cominuição articular não reconhecida, fraturas das colunas ósseas logo acima das superfícies articulares e fixação estável com placas.

Para lidar com estas dificuldades, enfatizo os diversos aspectos específicos da exposição e do procedimento: exposição prolongável por meio de uma osteotomia do olécrano, ampla mobilização do nervo ulnar, cuidadosa identificação e fixação provisória dos fragmentos articulares, a colocação adequada das placas em uma posição distal na face posterior da coluna óssea e curvatura ao redor do epicôndilo medial, direcionamento dos parafusos para o osso cortical das colunas ósseas e a cuidadosa fixação da osteotomia do olécrano. A adesão a estes conceitos faz a diferença entre um procedimento bem-sucedido e um malsucedido.

Em alguns casos, fraturas altamente cominutivas em pacientes idosos que não são mais ativos, são mais bem tratadas com uma artroplastia total primária do cotovelo (9) (veja Capítulo 18).

TRATAMENTO PÓS-OPERATÓRIO

A movimentação ativa é iniciada no primeiro dia de pós-operatório. O paciente é orientado a se deitar em decúbito dorsal e a fazer flexões frontais do ombro envolvido, para levar o cotovelo a uma posição acima da cabeça. Com o braço não lesionado, apoiando o antebraço envolvido, a gravidade é utilizada para auxiliar na flexão do cotovelo. Uma abordagem semelhante é utilizada para os exercícios de extensão do cotovelo, mas, neste caso, o paciente se senta e suavemente auxilia o antebraço até chegar à extensão (Fig. 4-18).

Os exercícios de flexão e extensão ativos e assistidos são mantidos durante as primeiras três a quatro semanas. Uma imobilização é aplicada somente durante as primeiras semanas e somente é utilizada à noite com o cotovelo estendido. As radiografias devem ser obtidas freqüentemente, para avaliar a estabilidade da fixação interna. É imperativo que o cirurgião monitore o paciente e coordene o processo de reabilitação. Um fisioterapeuta treinado pode ser útil para atuar similarmente como um monitor, mas as atividades passivas e os exercícios contra a resistência devem ser evitados.

Na sexta semana de pós-operatório, se uma consolidação radiológica estiver progredindo de modo satisfatório, o paciente pode começar a realizar exercícios leves contra a resistência para a restauração do tônus e da força muscular.

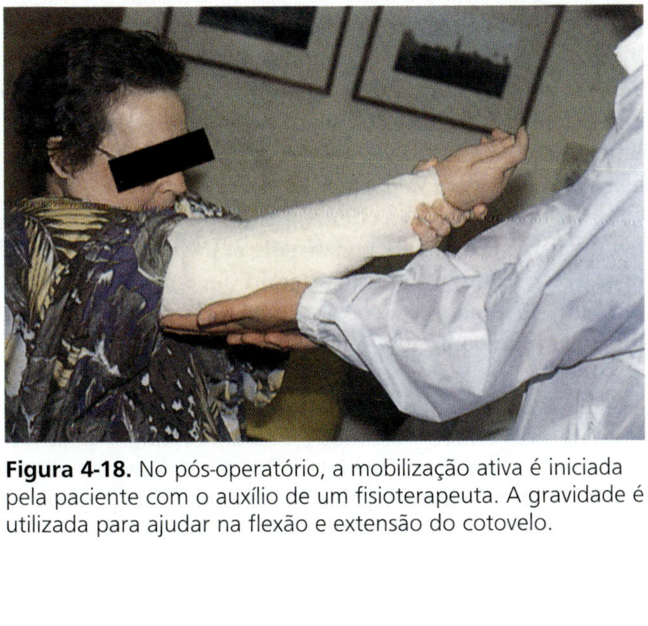

Figura 4-18. No pós-operatório, a mobilização ativa é iniciada pela paciente com o auxílio de um fisioterapeuta. A gravidade é utilizada para ajudar na flexão e extensão do cotovelo.

RESULTADOS

Como esperado, a natureza da lesão possivelmente exerce a maior influência sobre o resultado. Entretanto, a capacidade de aplicação dos princípios da fixação rígida e movimentação precoce também influenciarão no resultado final. A maioria das atividades do dia-a-dia pode ser realizada com uma amplitude de movimentos entre 30° e 130°. A perda da extensão completa é mais facilmente compensada do que a perda na flexão. Tipicamente, a pronação e a supinação não estão afetadas neste tipo de fratura. Com as técnicas atuais, aproximadamente 80% podem obter um arco de flexão adequado mesmo após fraturas graves (1–8).

REABILITAÇÃO

A reabilitação após as fraturas do úmero distal deve ser necessária entre 12 e 16 semanas *após* a consolidação da fratura. Esta realidade influenciou o editor (BFM) a ser mais favorável às artroplastias em pacientes mais idosos com cominuições graves. O fortalecimento e a resistência muscular formam a base de um programa de exercícios supervisionados. Tipicamente, a ausência de uma extensão completa existe, e geralmente trato este problema com imobilizações do tipo dinâmico e/ou estático. Assim que a consolidação da fratura esteja assegurada, as modalidades passivas de terapia podem ser iniciadas.

COMPLICAÇÕES

A falha da fixação ocorre em cerca de 5% dos casos e geralmente é resultante de uma fixação não segura dos implantes no momento da cirurgia. Clinicamente, a instabilidade da fixação é anunciada pela dor e pela limitação de movimentos, e, finalmente, é confirmada pela documentação radiológica do desprendimento do implante ou sua quebra. Se esta complicação for suspeitada dentro das primeiras seis semanas, deve ser considerada uma reoperação ou encaminhamento a um médico ou centro com extensa experiência no caso. A imobilização gessada é atraente, mas geralmente resulta em uma amplitude de movimentos extremamente limitada.

A pseudo-artrose está sendo vista de modo mais freqüente à medida que o tratamento cirúrgico destas fraturas está sendo mais amplamente aceito. O tratamento é difícil e inclui a fixação rígida com duas ou, mesmo, três placas, descompressão do nervo ulnar e liberação da cápsula anterior. Quando isso ocorre no paciente idoso, a incapacidade pode ser profunda. Neste paciente, Morrey registrou um procedimento de salvação confiável com a artroplastia de substituição articular (9).

A pseudo-artrose da osteotomia do olécrano ocorre em cerca de 5% dos pacientes e está associada à variedade de métodos de técnicas de fixação interna. Isto é, em parte, conseqüência de a osteotomia ter planos de fratura "lisos", sendo, assim, intrinsecamente instáveis. O uso de uma osteotomia tipo Chevron deve tornar mínimo este problema.

A infecção, apesar de ser incomum e mais comumente associada a fraturas abertas, pode ser catastrófica. Se uma infecção for suspeitada, o desbridamento extenso da ferida, lavagem e uso de antibióticos parenterais devem ser instituídos imediatamente. Se a fixação interna é estável e a infecção está sendo tratada de modo ativo, é aconselhável manter a fixação, já que a consolidação da fratura pode acontecer mesmo em face de uma infecção ativa.

A paralisia do nervo ulnar é um problema comum que pode ser evitado ou reduzido ao mínimo com a mobilização proximal e distal do nervo, no momento da cirurgia. Se for observada após a cirurgia e não responder ao repouso e a injeções de corticoesteróides, a exploração do nervo pode evitar a profunda incapacidade que é acompanhada com um déficit motor progressivo associado à isquemia do nervo ulnar.

CASO ILUSTRATIVO

Uma advogada de 85 anos de idade em atividade caiu sobre sua extremidade superior esquerda não dominante. As radiografias ântero-posterior e lateral revelaram uma fratura intra-articular baixa multifragmentada do úmero distal (Fig. 4-19). Por meio de uma osteotomia do olécrano, a superfície articular foi reduzida e fixada nas colunas ósseas do úmero distal com três placas estrategicamente colocadas. Foi utilizado enxerto autógeno de crista ilíaca (Fig. 4-20). Os fragmentos cominutivos extra-articulares foram presos sob as placas, com o cuidado na preservação das fixações aos tecidos moles. Radiografias ântero-posterior e lateral demonstraram consolidação óssea, juntamente com a manutenção da anatomia articular (Fig. 4-21). A paciente foi capaz de retornar às suas atividades funcionais seis semanas após a cirurgia (Fig. 4-22). Ela recuperou 110° de flexão do cotovelo e perdeu 40° da extensão do cotovelo.

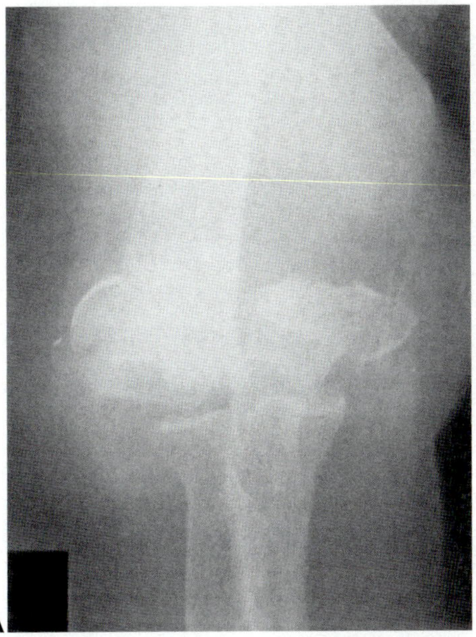
A

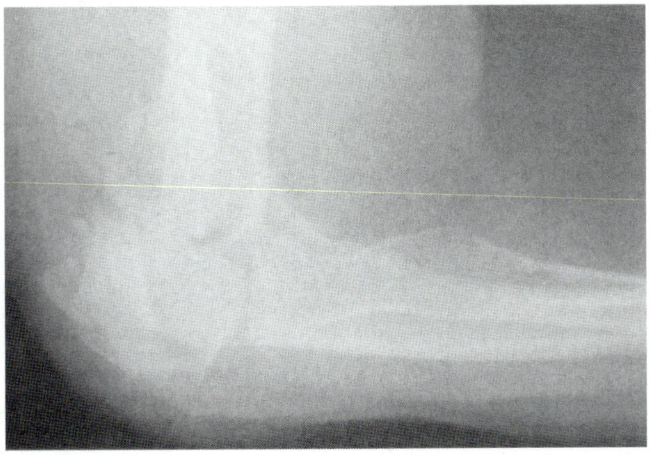
B

Figura 4-19. Fratura condilar cominutiva em Y em mulher idosa vista nas projeções AP (**A**) e lateral (**B**).

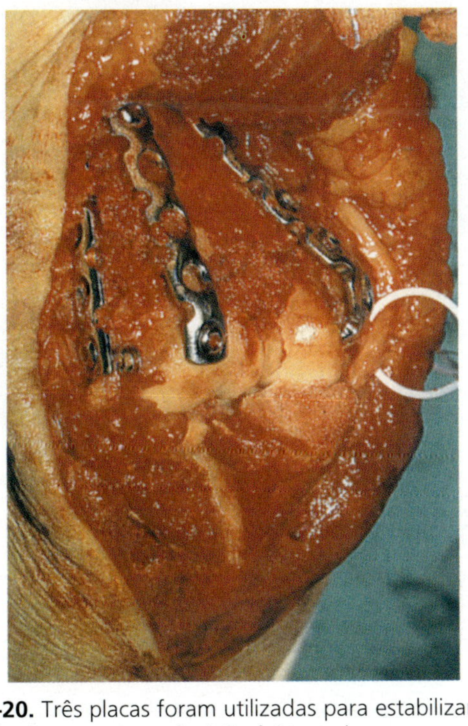

Figura 4-20. Três placas foram utilizadas para estabilizar a fratura distalmente. A cominuição foi tratada com enxerto autógeno de osso ilíaco.

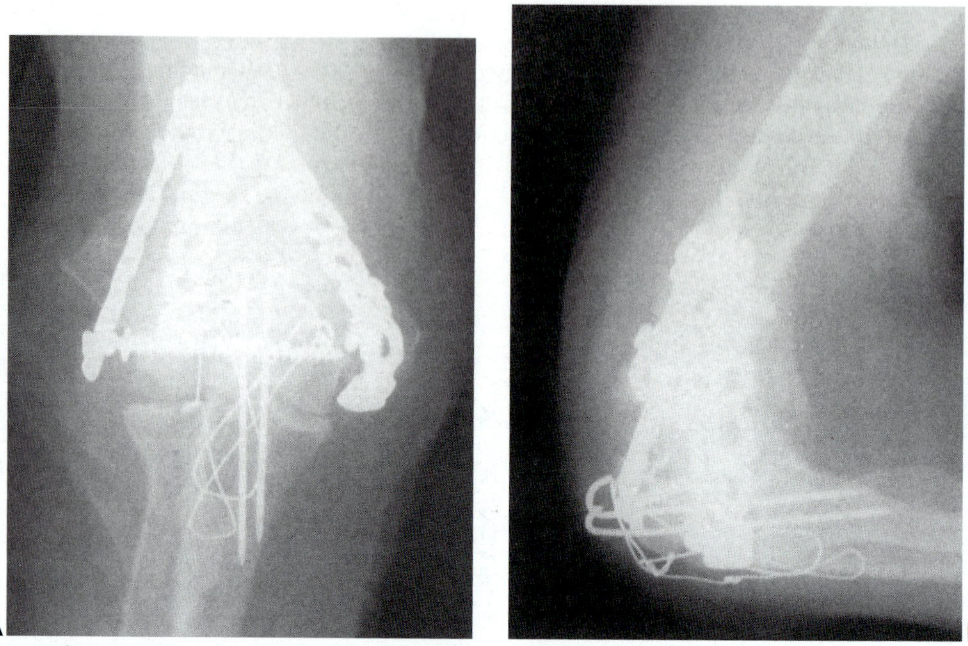

Figura 4-21. Restauração anatômica aproximada é vista nas projeções AP (**A**) e lateral (**B**).

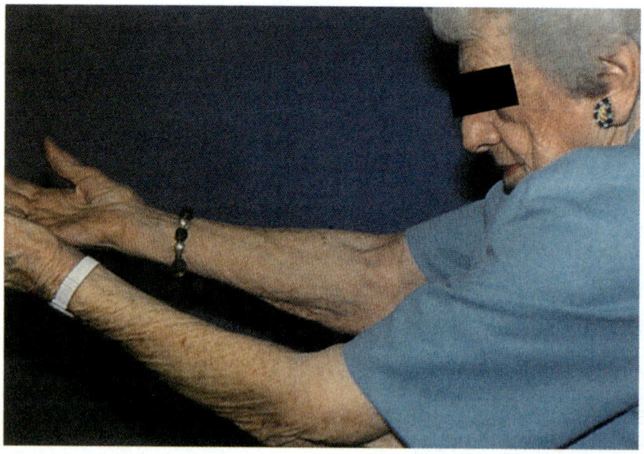

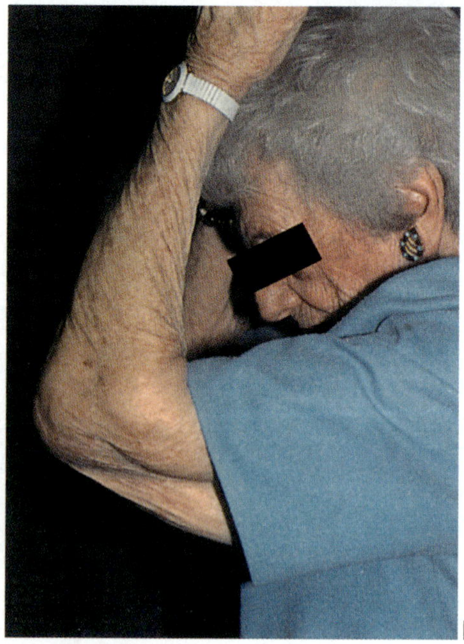

Figura 4-22. Um arco de movimento útil de 50° (**A**) a 105° (**B**) foi alcançado.

LEITURAS RECOMENDADAS

1. Aitken GK, Rorabeck CH. Distal humeral fractures in the adult. *Clin Orthop Rel Res* 1986;207:191–197.
2. Gabel GT, Hanson G, Bennett JB, et al. Intraarticular fractures of the distal humerus in the adult. *Clin Orthop Rel Res* 1987;216:99–107.
3. Helfet DL, Schmerling GJ. Bicondylar intra-articular fractures of the distal humerus in adults. *Clin Orthop* 1993;292:26–36.
4. John H, Rosso R, Neff U, et al. Operative treatment of distal humeral fractures in the elderly. *J Bone Joint Surg* 1994;76B:793–796.
5. Jupiter JB, Mehne DK. Fractures of the distal humerus. *Orthopaedics* 1992;15:825–833.

6. Jupiter JB, Morrey BF. Fractures of the distal humerus. In: Morrey BF, ed. *The elbow and its disorders,* 3rd ed. Philadelphia: WB Saunders; 2000.
7. Jupiter JB, Neff U, Holzach P, et al. Intercondylar fractures of the distal humerus. *J Bone Joint Surg* 1985;67A:226–239.
8. Mehne DD, Jupiter JB. Fractures of the distal humerus. In: Browner B, ed. *Skeletal trauma.* Philadelphia: WB Saunders; 1991:1146–1176.
9. Morrey BF, Adams RA. Semiconstrained joint replacement arthroplasty for distal humeral nonunion. *J Bone Joint Surg* 1995;77B:67–72.
10. Perry CR. Transcondylar fractures of the distal humerus. *J Orthop Trauma* 1989;3:98–106.

5

Fraturas da Cabeça Radial

Bernard F. Morrey

Nos últimos anos, com os avanços da técnica, o tratamento da fratura da cabeça radial por meio da fixação interna vem se tornando cada vez mais aceito (6). Como o procedimento atualmente é bem aceito, diversos materiais e estratégias de fixação podem ser utilizados (3,4,5,15). A principal carga sobre o cirurgião é a seleção do paciente, bem como a utilização meticulosa da técnica empregada.

Duas opções de tratamento serão discutidas neste capítulo, a osteossíntese e a substituição protética.

INDICAÇÕES/CONTRA-INDICAÇÕES

Três fatores são considerados importantes na definição do candidato ideal para a fixação da cabeça radial após uma fratura:

- **Tipo de fratura**. A melhor indicação para a redução aberta e a fixação interna é uma fratura da cabeça radial tipo II de Mason (4,9,11,14,15). Isto inclui uma fratura de menos de 30% da cabeça radial, ou a clássica "fratura em fatia", que está desviada em mais de 3 mm.
- **Lesão associada causando instabilidade** (8,11,13,17,19). Estas complicações incluem uma luxação associada do cotovelo, ruptura isolada do ligamento colateral medial e uma lesão de Essex-Lopresti. Este tópico é tratado com mais detalhes no Capítulo 7.
- **Idade**. Todas as fraturas da cabeça radial do tipo II podem ser consideradas tratáveis por meio da redução aberta e fixação interna para os pacientes abaixo dos 50 a 55 anos de idade. As fraturas do tipo II com instabilidade associada devem ser fixadas em praticamente qualquer idade (Capítulo 7).

A fratura da cabeça radial tipo I é mais bem tratada sem intervenção cirúrgica (8,10). A fixação interna também não deve ser utilizada em uma fratura que seja muito cominutiva (tipo III) (8,11). Este problema é mais bem tratado por meio de uma substituição com implante. Com o desenvolvimento de melhores implantes para cabeça radial e com uma melhor compreensão da "instabilidade complexa", incluímos a técnica para a substituição por implante protético mais adiante, neste capítulo.

B.F. Morrey, M.D.: Mayo Medical School and Department of Orthopaedics, Mayo Clinic and Mayo Foundation, Rochester, Minnesota.

PLANEJAMENTO PRÉ-OPERATÓRIO

Equipamento

O conjunto de pequenos fragmentos da AO é adequado para a maioria das fraturas (Fig. 5-1). O parafuso de Herbert está disponível e deve ser utilizado. Ele possui a vantagem de estabilizar a fratura antes da inserção do parafuso, mas é caro. Não é necessária a disponibilidade de ambos os sistemas.

Se a fratura é cominutiva ou envolve primariamente o colo radial, um sistema de miniplaca da AO deve estar disponível (10).

Lesão Associada

É de importância primordial determinar se ocorreu uma lesão ligamentar. O efeito da fixação da cabeça radial geralmente é adequado na maioria dos casos, de modo que o reparo ligamentar direto não é necessário. Se o cotovelo permanece instável após a fixação da cabeça radial, o cirurgião deve estar preparado para aplicação do equipamento de distração (veja Capítulo 8).

Em uma lesão de Essex-Lopresti, o estado do punho deve ser avaliado. Depois que a fratura da cabeça radial é tratada, a lesão do punho é tratada seja com fixação e imobilização em supinação total, pela fixação cruzada da ulna, ou pela sutura direta da fibrocartilagem triangular (20).

CIRURGIA

O paciente é submetido à anestesia geral, a extremidade é preparada, e os campos cirúrgicos são colocados com um torniquete não estéril. Uma mesa de M50 pode ser utilizada. Prefiro a posição descrita para outros procedimentos reconstrutivos, com o paciente em decúbito dorsal e o braço cruzado sobre o tórax.

Técnica

Para um reparo isolado, uma incisão clássica de Kocher ou "J distal" específica para o propósito é feita (Fig. 5-2), e o intervalo entre o ancôneo e o extensor ulnar do carpo é identificado e penetrado (Figs. 5-3 e 5-4). Uma porção do extensor ulnar do carpo é elevada suficientemente, para permitir a exposição do complexo do ligamento colateral lateral (Fig. 5-5). Se este complexo não tiver sido rompido pela lesão, uma incisão é feita na cápsula anterior ao complexo lateral, que se prende à ulna (Fig. 5-6). Se o cotovelo está estável, uma reflexão suficiente do tendão extensor comum é necessária para permitir uma exposição adequada da cabeça radial. Uma banda é utilizada para refletir o tendão extensor comum, e um pequeno afastador retrai a face inferior posterior da cápsula.

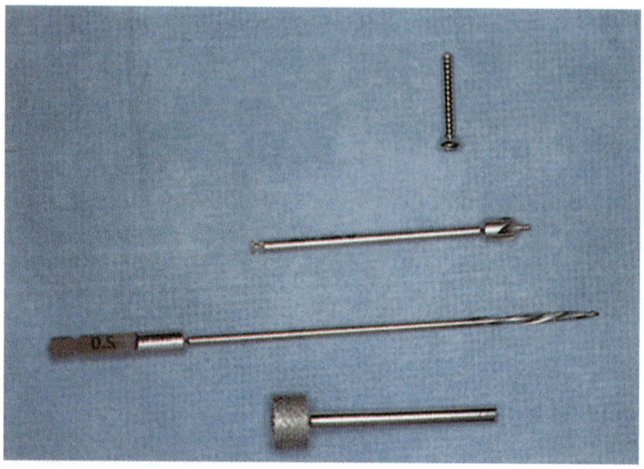

Figura 5-1. A maioria das fraturas é tratada com o sistema de miniparafusos de 2,7 mm, que inclui um escarificador para diminuir a probabilidade de proeminência da cabeça do parafuso.

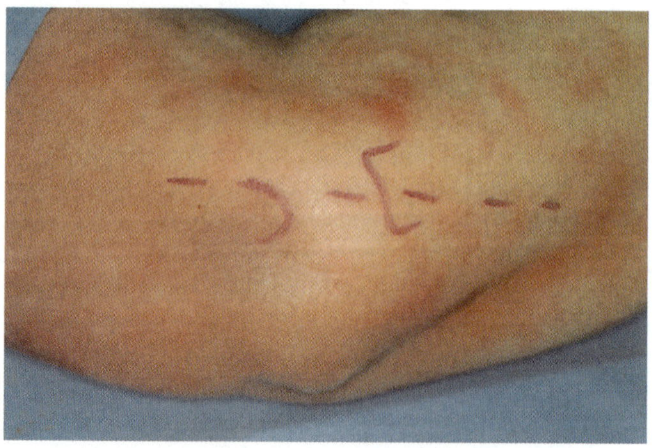

Figura 5-2. Com o paciente em decúbito dorsal e o braço cruzado sobre o tórax, a porção distal da incisão de Kocher é feita sobre a cabeça radial e sobre o epicôndilo lateral.

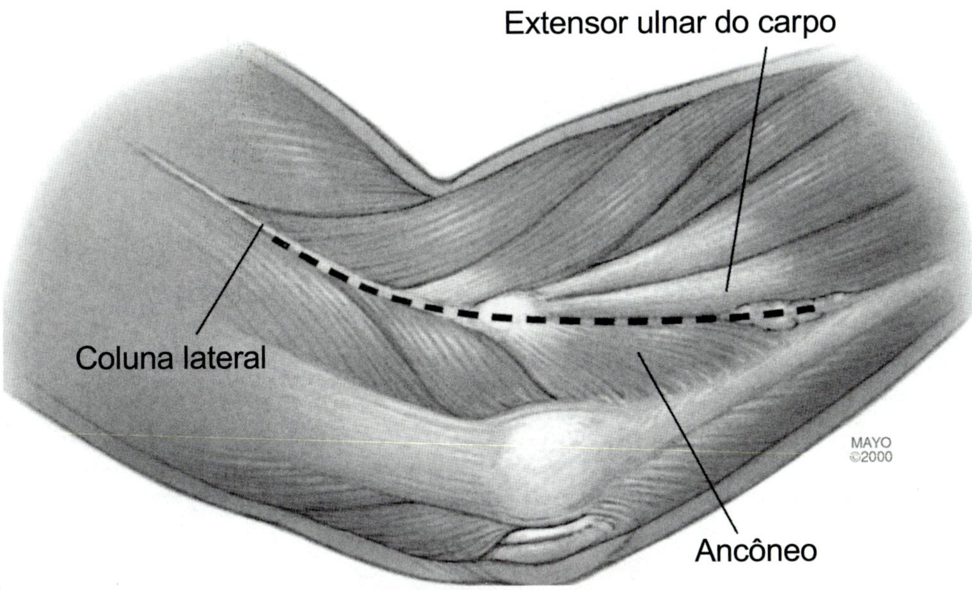

A

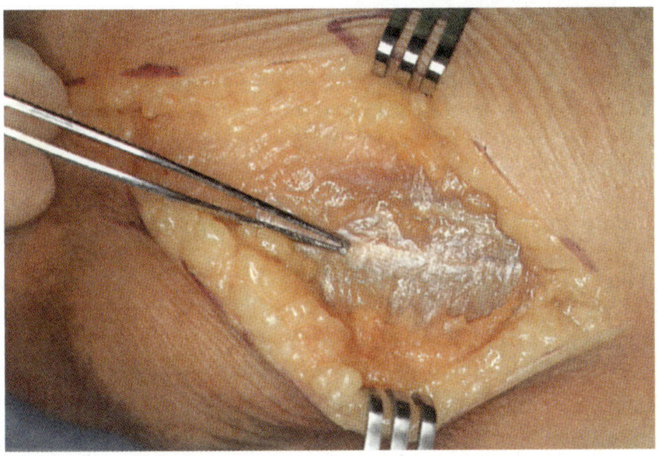

B

Figura 5-3. A, B: O intervalo entre o ancôneo e o extensor ulnar do carpo está bem visível aqui.

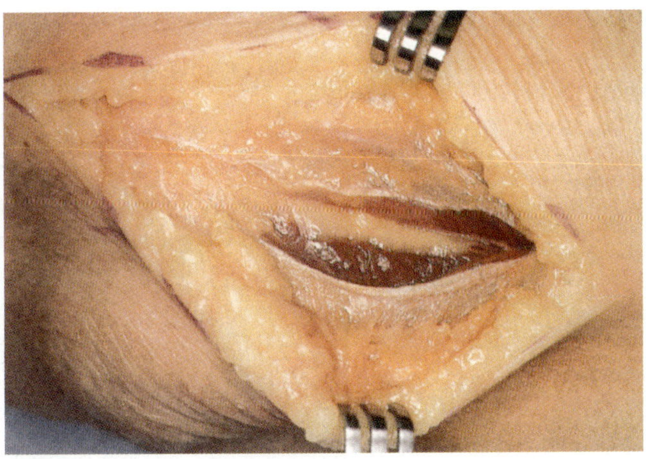

Figura 5-4. O intervalo é penetrado, e os músculos são afastados.

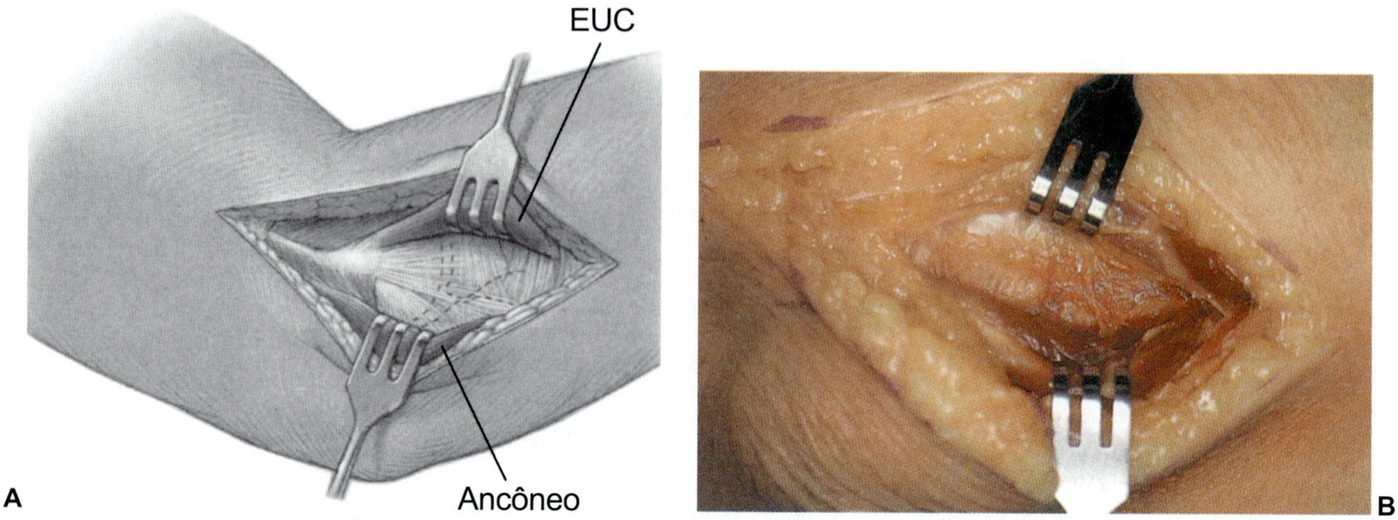

Figura 5-5. A, B: A dissecação romba do extensor ulnar do carpo e a mínima elevação do ancôneo com um elevador periostal revelam a cápsula lateral.

A ferida é limpa com relação ao hematoma da fratura. Se forem observados fragmentos soltos, sem tecido mole, eles podem ser removidos da ferida, e a superfície é limpa com um jato de água (Fig. 5-6). Se os tecidos moles permanecem em qualquer um dos fragmentos soltos, muito cuidado é tomado para manter esta fixação como uma fonte de suprimento sanguíneo para o fragmento. Nos casos de fratura com fragmento isolado, ele é prontamente fixado à porção restante da cabeça radial. A superfície articular é reduzida anatomicamente e mantida com uma pinça (Fig. 5-7). Os elementos corticais são reduzidos anatomicamente, da mesma forma. Deve ser observado que, assim como as fraturas do *plafond* tibial, pode haver uma deformidade plástica da superfície articular, de modo que a superfície articular e as margens corticais podem não parecer estar simultaneamente reduzidas. Nestes casos, a preferência é, naturalmente, dada para a redução anatômica da superfície articular. O fragmento reduzido da fratura é estabilizado com um único fio-K de 0.425. Este fio é passado através da metade anterior do fragmento (Fig. 5-7). O antebraço é, então, rodado para

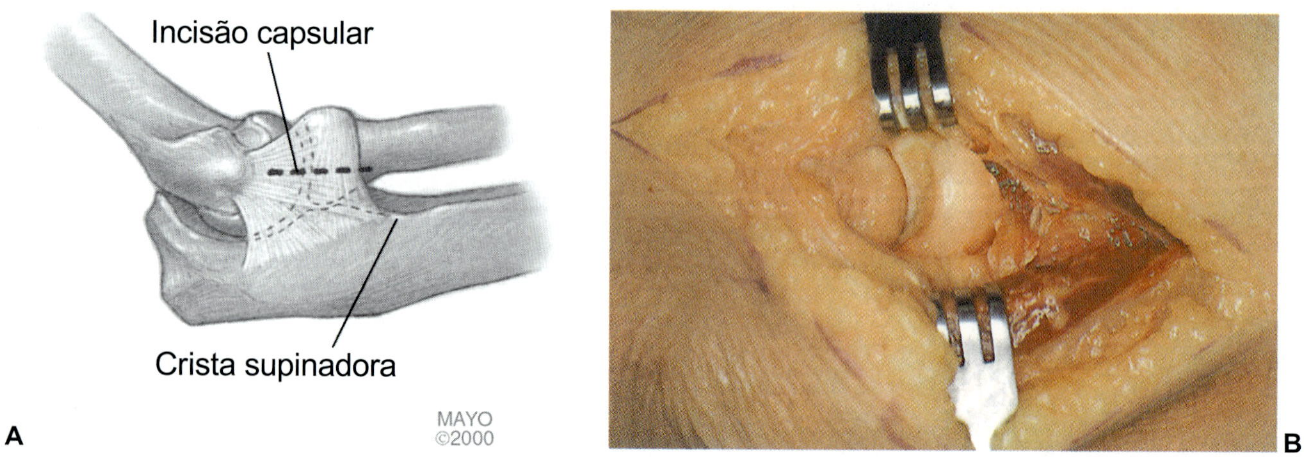

Figura 5-6. A cápsula lateral é aberta anteriormente ao complexo lateral, que se origina no úmero e se fixa à ulna (**A**). A fratura foi identificada e o hematoma é limpo com um jato de água (**B**).

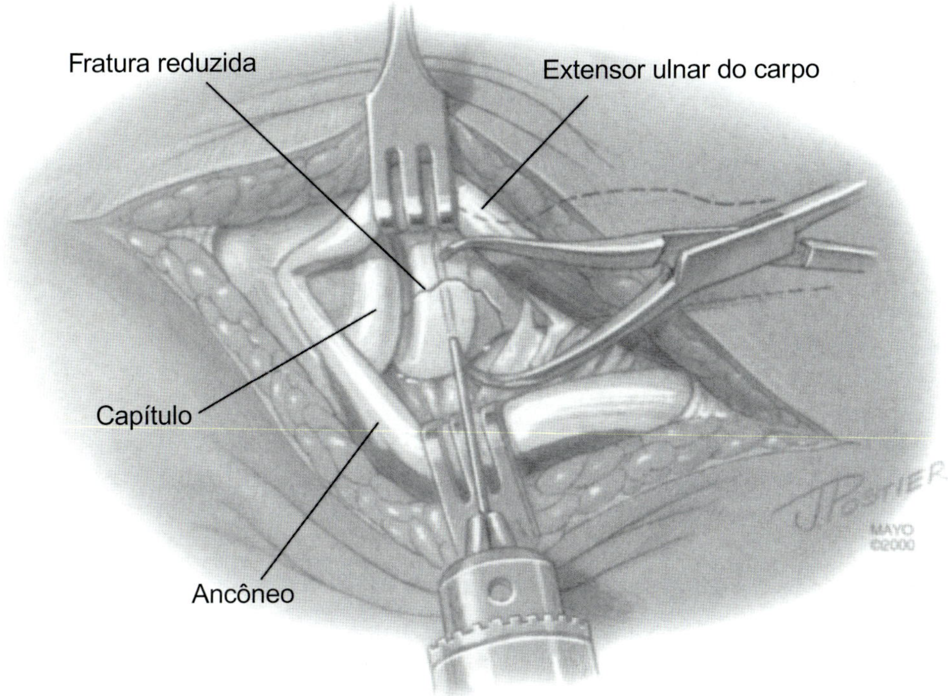

A

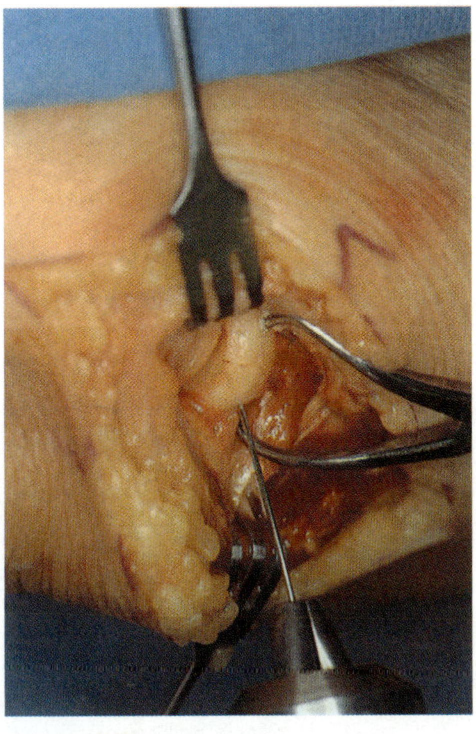

B

Figura 5-7. A, B: A fratura é reduzida. Um fio K é utilizado para segurar a fratura e é passado pela metade anterior do fragmento dela.

expor o restante do segmento fraturado. Um orifício de 2,0 mm é perfurado primeiro, utilizando um protetor de tecido (Fig. 5-8). A profundidade precisa do orifício do parafuso é determinada por um calibrador de profundidade, e o fragmento da fratura é, então, perfurado, novamente, com uma broca de 2,7 mm (Fig. 5-9). O orifício é fresado (Fig. 5-10) e escarificado com um instrumento manual (Fig. 5-11), e um parafuso de comprimento apropriado é inserido (Fig. 5-12). O antebraço é levemente supinado, o fio-K é removido e uma técnica idêntica é utilizada para inserir um segundo parafuso paralelamente ao primeiro na região do fio-K.

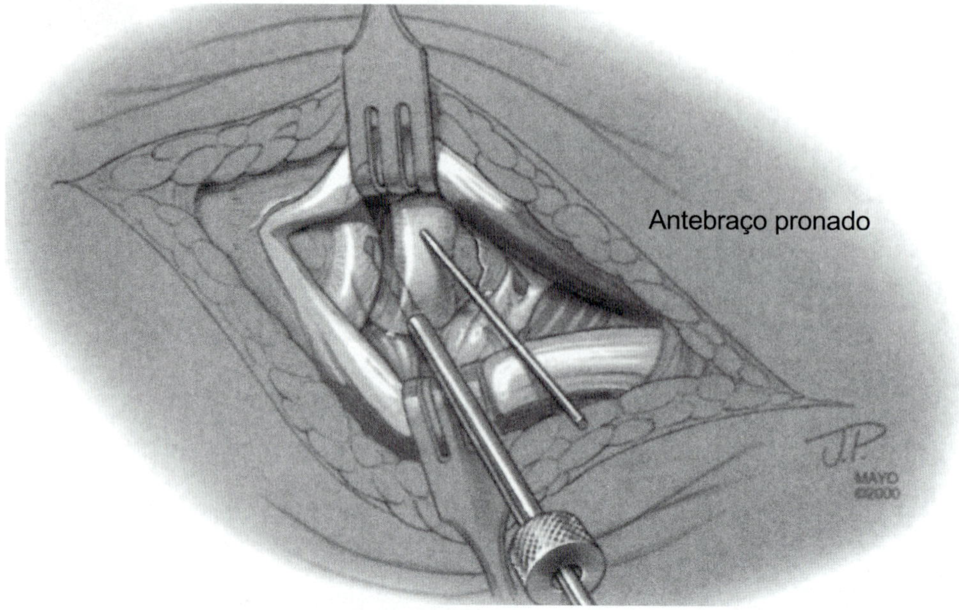

A

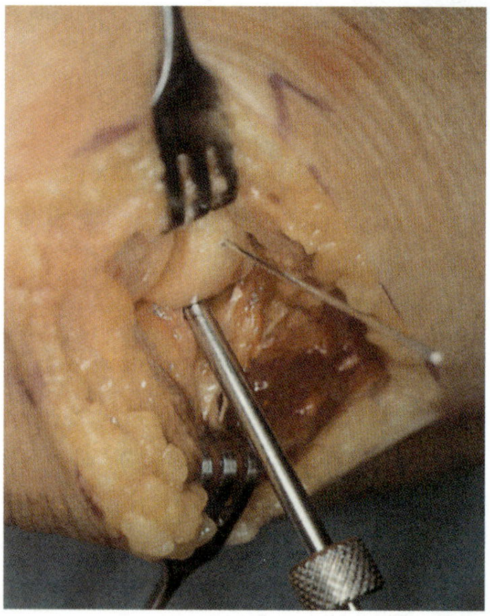

B

Figura 5-8. A, B: O antebraço é levemente pronado, expondo a metade posterior do fragmento da fratura. Um protetor de broca é utilizado, e uma broca de 2,0 mm é empregada.

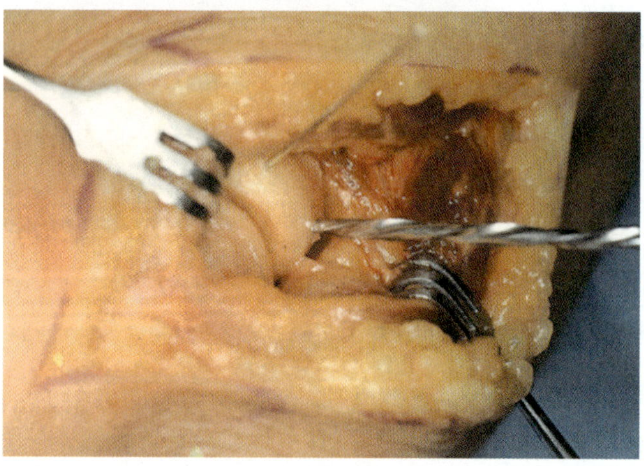

Figura 5-9. Uma broca de 2,7 mm é utilizada para perfurar o fragmento da fratura, para que ele receba o parafuso de 2,7 mm. Deve-se tomar cuidado para não dividir os pequenos fragmentos da fratura em pedaços, com o processo de perfuração.

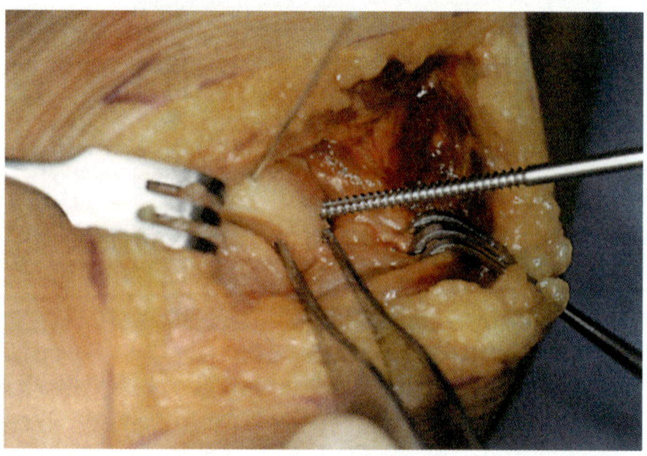

Figura 5-10. O orifício do parafuso é preparado para receber o parafuso de 2,7 mm.

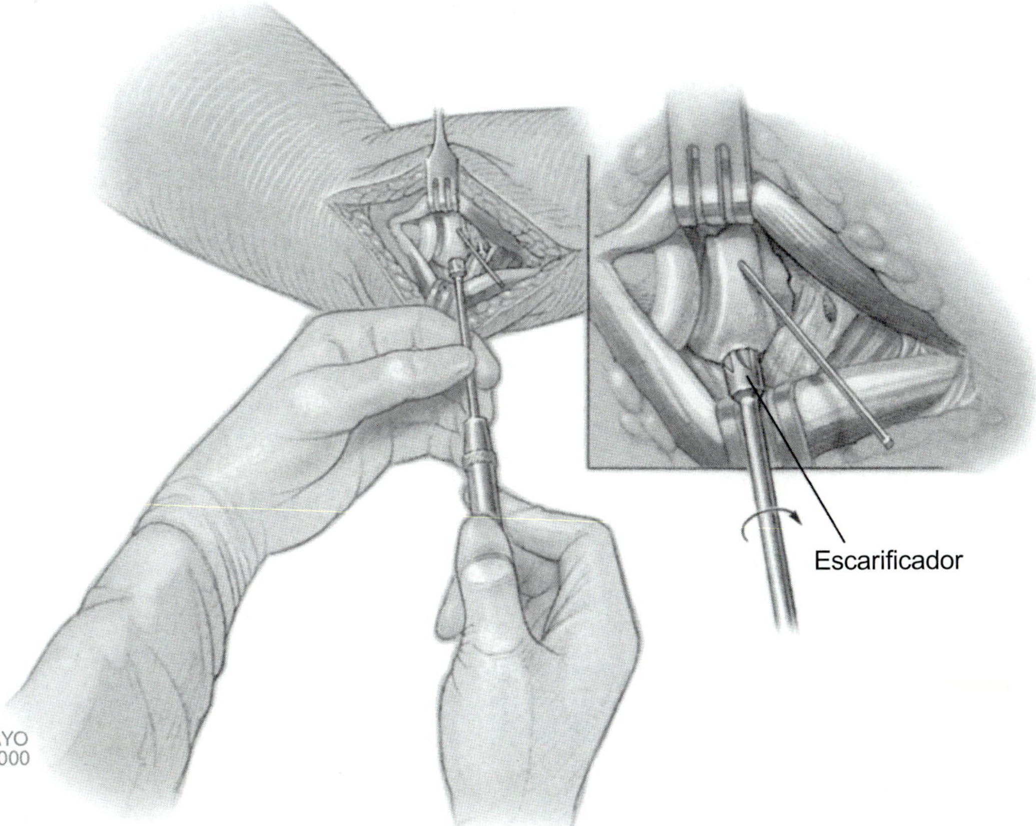

A

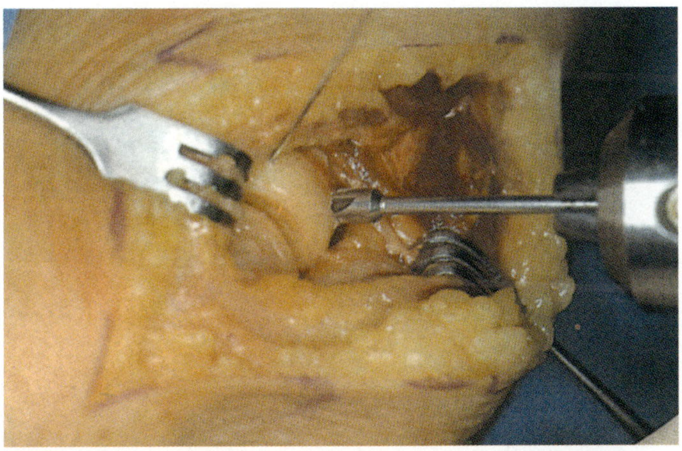

B

Figura 5-11. A, B: Um escarificador manual é utilizado, de modo que a cabeça do parafuso fique no mesmo nível da superfície do fragmento da fratura.

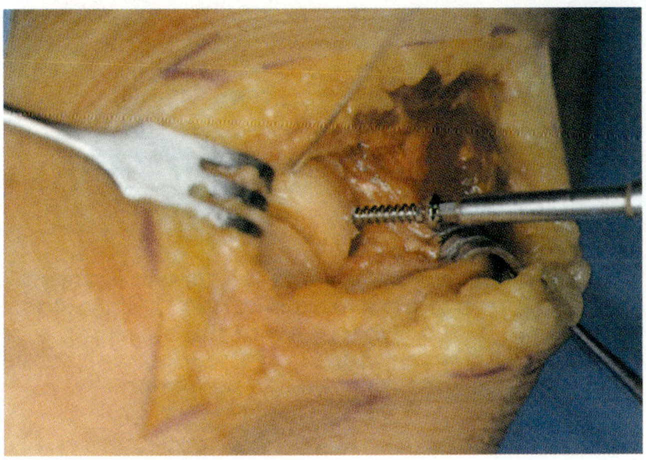

Figura 5-12. Um parafuso de 2,7 mm é inserido através do fragmento da fratura, preferivelmente em uma orientação perpendicular à superfície da fratura. Os erros relacionados com o comprimento do parafuso devem ser com o parafuso um pouco mais curto e não com um pouco mais longo. A antecipação de uma profundidade ligeiramente maior de inserção após a escarificação também deve ser levada em consideração.

Se a fratura é cominutiva, os pequenos fragmentos centrais são reduzidos, inicialmente, e estabilizados com relação ao fragmento maior. Esta redução pode ser estabilizada com um fio-K pequeno ou uma pinça óssea. Uma pinça fina para prender campos cirúrgicos também pode ser utilizada. Os miniparafusos AO são utilizados para comprimir os fragmentos da fratura à coluna estável. Deve-se tomar cuidado para evitar que o parafuso se estenda além da cortical no lado oposto.

Um cuidado especial é tomado durante o fechamento da fenda ou da incisão na cápsula lateral. O complexo do ligamento colateral ulnar lateral (LCUL) deve ser avaliado para assegurar sua competência. Incisões anteriores ao LCUL protegem esta estrutura se ela não for rompida no momento da fratura da cabeça radial. O fechamento final não deve ser rígido a ponto de causar restrição da pronação e supinação. Isto pode ser testado após o fechamento da cápsula para assegurar que não

A

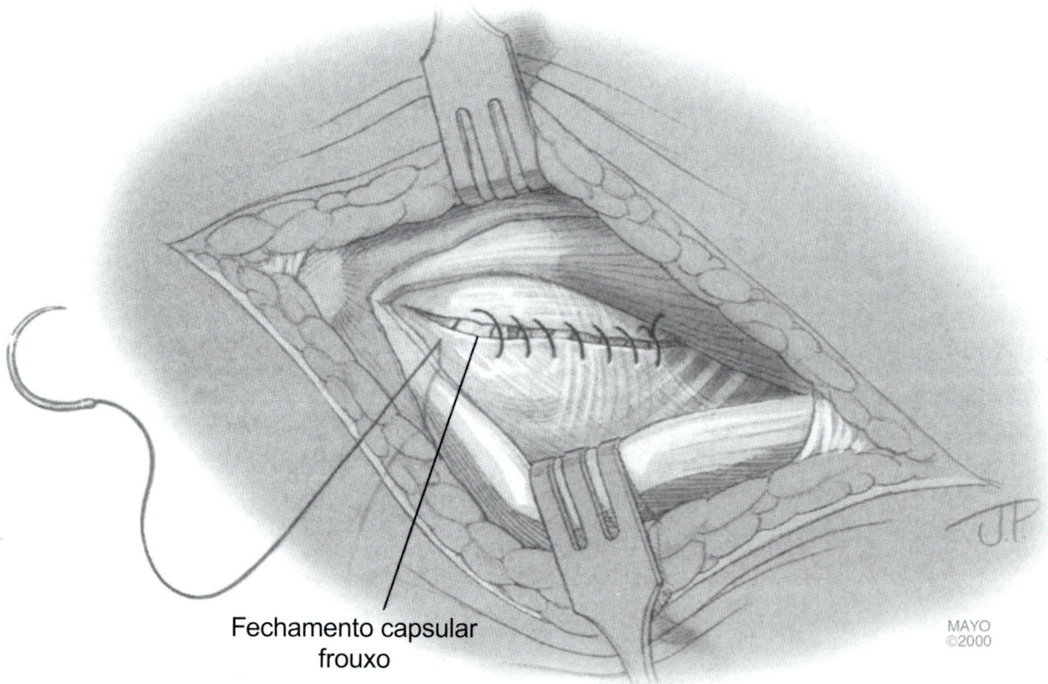

B

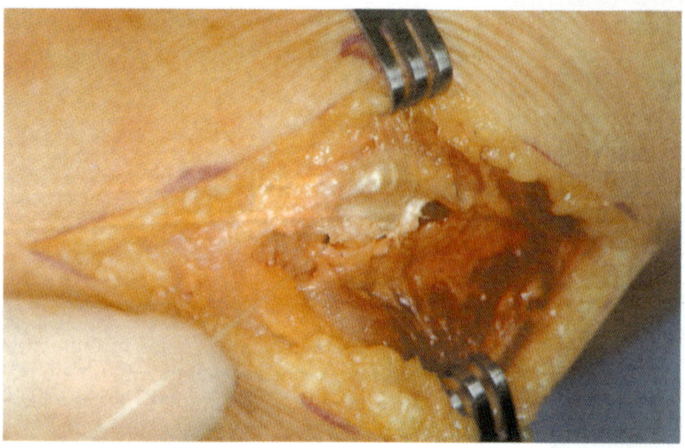

Figura 5-13. A, B: O ligamento anular é fechado de modo frouxo. Muito cuidado deve ser exercido para não superpor esta estrutura, já que pode ser fonte de irritação durante a pronação e supinação.

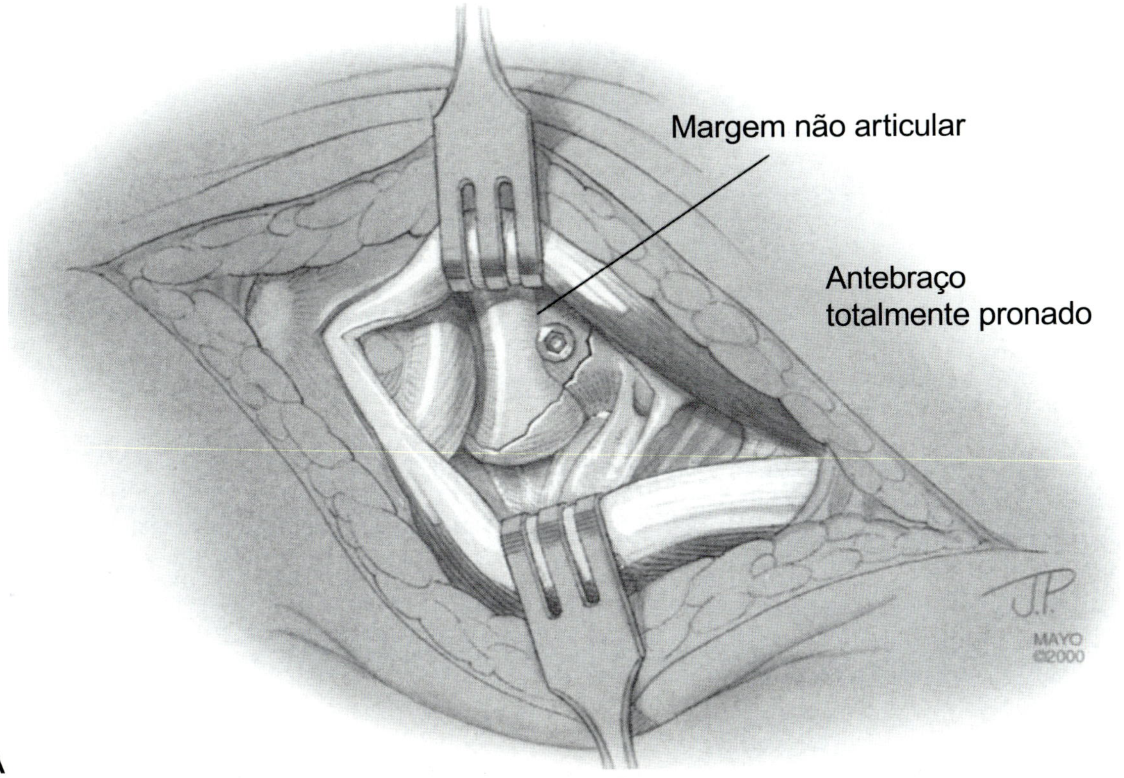

A

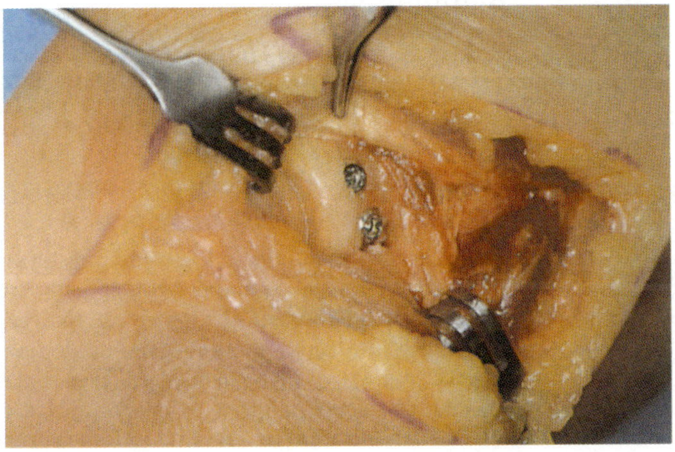

B

Figura 5-14. Observe o parafuso através da porção não articular da margem da cabeça radial, com a porção mais ampla se articulando com a incisura sigmóide menor, que aparece abaixo (**A**). Ambos os parafusos foram inseridos e estão no nível da superfície, não sendo fonte de irritação (**B**).

haja uma fricção excessiva ou compressão com a cabeça radial (Fig. 5-13). Um dreno intra-articular é colocado, e fios absorvíveis são utilizados para fechar o intervalo de Kocher. O tecido subcutâneo e a pele são fechados do modo rotineiro.

É válido destacar que a fratura em bizel ocorre com o antebraço parcialmente pronado. Assim, o bizel ocorre através da parte da cabeça radial que não se articula com a incisura sigmóide menor. As cabeças dos parafusos ficam fora da superfície articular (Fig. 5-14) e não se articulam com a ulna (Fig. 5-15).

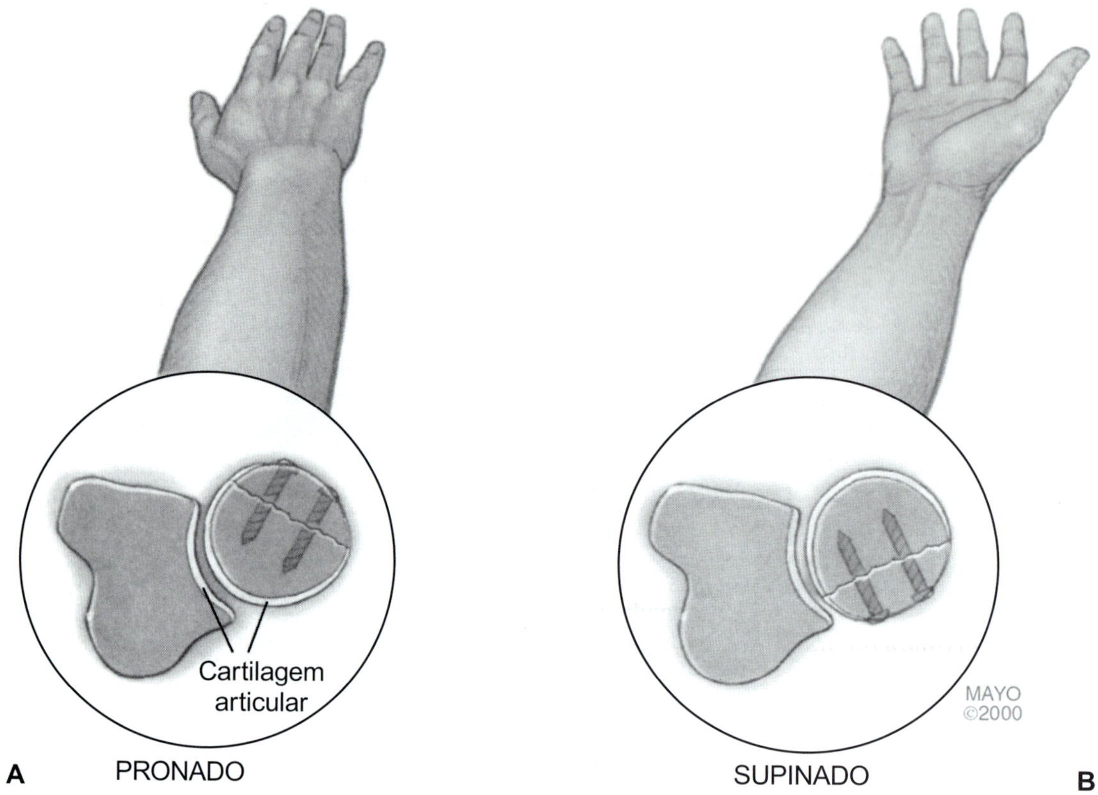

Figura 5-15. A fixação pode ser realizada através de uma margem da cabeça radial que não se articule com a ulna tanto em pronação completa (**A**) como em supinação completa (**B**).

TRATAMENTO PÓS-OPERATÓRIO

Se uma estabilização absoluta é obtida com o material de fixação, uma tala gessada posterior é aplicada durante três dias, e uma máquina de movimentação passiva contínua (MPC) pode ser utilizada por, aproximadamente, duas a três semanas. Os pacientes são advertidos para evitar a movimentação ativa, já que esta causa um aumento de pressão na articulação radioumeral. As radiografias são feitas na terceira semana. Se a fratura estiver estável, os movimentos ativo suave e ativo assistido são permitidos, e a pronação e supinação ativa são encorajadas, evitando a flexão em pronação, já que esta causa um aumento do estresse sobre a fratura (10). As radiografias são repetidas novamente após seis semanas. É esperado que uma consolidação óssea inicial seja observada neste momento. Um período de três meses geralmente é necessário para uma consolidação completa da fratura. A recuperação do movimento pode demorar de 6 a 12 meses após a lesão.

RESULTADOS

Existem diversas séries, mas nenhuma grande série com acompanhamento de longa duração após este procedimento (4,8,9,18). Para as fraturas do tipo II, aproximadamente 90% demonstram uma consolidação da fratura com um resultado satisfatório (14,15). Os resultados das fraturas tipo III da cabeça radial são registradas com menor freqüência (13). O sucesso varia desde resultados comparáveis à fratura em bizel até níveis abaixo de 30% a 33%. Um estudo recente em nosso laboratório demonstrou melhora do resultado funcional, com a força se aproximando do normal em uma fratura não complicada (2). A força do grupo tratado com redução aberta e fixação interna (RAFI) foi superior quando comparada ao grupo submetido à ressecção e ao grupo tratado sem cirurgia.

COMPLICAÇÕES

A complicação mais comum da fixação da cabeça radial é uma falha de fixação e perda de movimento do antebraço. Isto é observado particularmente nas fraturas com cominuição ou com insuficiência do ligamento colateral, que causam um aumento dos estresses sobre a consolidação dos fragmentos reparados da fratura. O tratamento para o desvio é uma ressecção da cabeça radial retardada (1). A ressecção não deve ocorrer nos primeiros cinco a sete dias após a lesão inicial, mas, se o desvio ocorre, a ressecção deve ser adiada, por três a quatro semanas.

Se a fratura não apresenta consolidação em oito a 12 semanas, a excisão é o tratamento preferido, em vez de tentativas adicionais de fixação.

Em alguns casos, particularmente se a fixação não foi o único procedimento, ou se a fixação se seguiu a tentativas de manipulação ou desbridamento, pode ocorrer a formação de ossificação ectópica. Poucas opções de tratamento estão disponíveis no estágio agudo. Tipicamente, o processo deve amadurecer e depois ser excisado em uma data futura. Este fato complica e compromete o resultado final do procedimento, e a prevenção é muito mais desejável do que o tratamento depois que ocorre a formação de osso ectópico.

CASO ILUSTRATIVO

Este paciente de 38 anos de idade sofreu uma lesão em valgo sobre o cotovelo, rompendo o ligamento colateral lateral e causando uma fratura de compressão do colo do rádio (Fig. 5-16). A técnica descrita anteriormente foi empregada para inserir uma miniplaca na margem da cabeça radial, depois que a fratura foi reduzida (Fig. 5-17). Um ano depois, a fratura estava consolidada (Fig. 5-18), e o paciente apresentava uma variação de movimentos de 10° a 145°, flexão de 70° e supinação de 80°. O paciente não se queixava de dor.

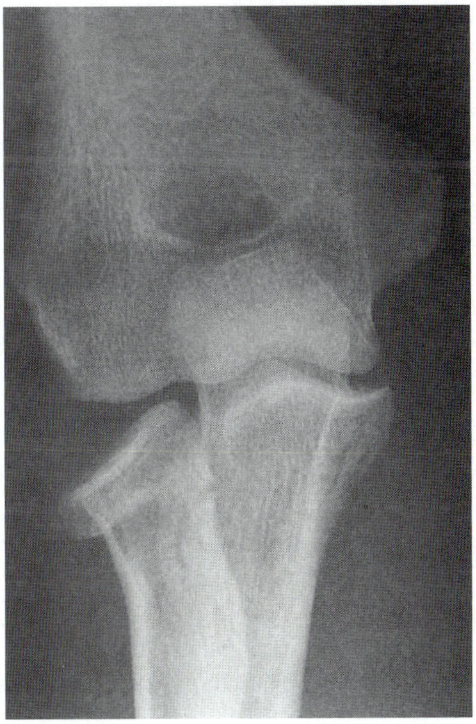

Figura 5-16. Uma fratura-luxação do colo/cabeça radial em um médico de 38 anos de idade.

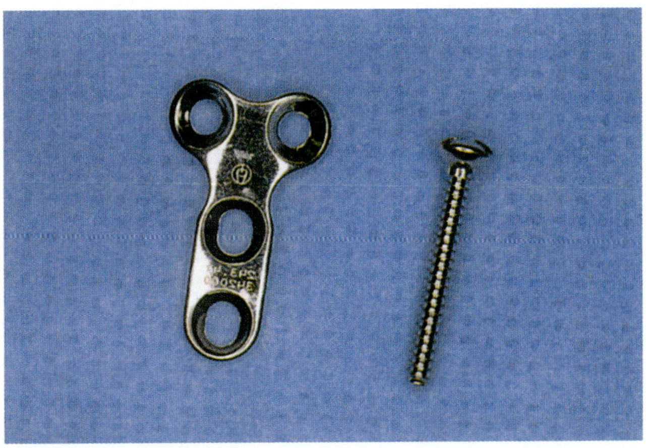

Figura 5-17. Na redução, a cabeça radial estava intacta, e uma miniplaca foi utilizada com emprego de parafusos corticais AO 1.0.

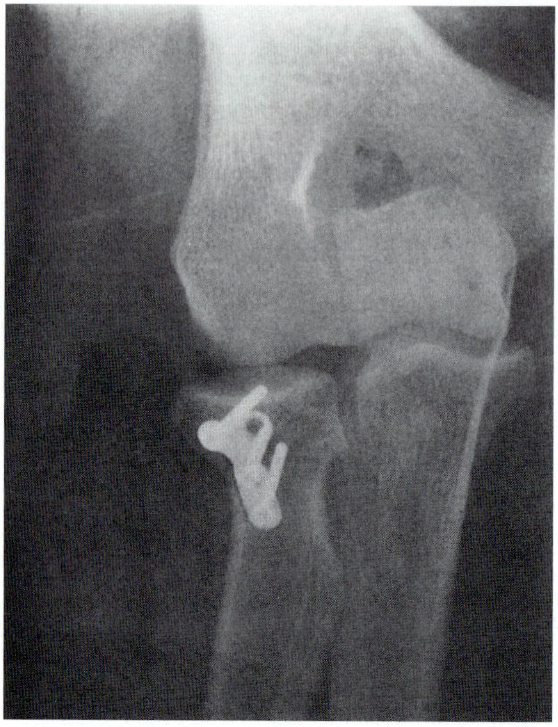

Figura 5-18. Um ano após o tratamento, a fratura do paciente estava consolidada com mínima depressão, e o paciente apresentava um arco de movimentos próximo do normal.

SUBSTITUIÇÃO DA CABEÇA RADIAL

A seguir, detalharemos nossas indicações e técnica atuais para um novo tipo de substituição modular da cabeça radial. Apesar de a técnica ser específica para a prótese Rhead da Avanta (San Diego, CA), os princípios são, em geral, válidos para outros modelos (7).

INDICAÇÕES/CONTRA-INDICAÇÕES

As seguintes condições indicam a substituição da cabeça radial:

A) Trauma agudo (6):
   1. Fratura cominutiva da cabeça radial, necessitando de ressecção associada à lesão ligamentar.
      a) Luxação do cotovelo (2).
      b) Lesão da articulação radioulnar distal (lesão de Essex-Lopresti) (20).
   2. Fratura cominutiva da cabeça radial, necessitando de ressecção com fratura(s) associada(s).
      a) Fratura do processo coronóide tipo II ou III (cominutiva ou não) (16).
      b) Fratura do olécrano tipo III (com desvio ou cominutiva e instável) (13).
   3. Após a excisão da cabeça radial com evidências de insuficiência do ligamento colateral medial (11) ou instabilidade umeroulnar.

B) Reconstrução:
   1. Com artroplastia de interposição se a cabeça radial for excisada e persistir uma instabilidade residual do cotovelo (12).
   2. Para a estabilização do antebraço e cotovelo após uma lesão de Essex-Lopresti (6,13).
   3. Falha de um implante de silicone da cabeça radial se for necessário para estabilidade.

Certas condições contra-indicam este procedimento ou necessitam de consideração especial:

A) Trauma agudo:
   1. Paciente idoso com uma fratura cominutiva da cabeça radial, que necessite de excisão, sem evidência de instabilidade de cotovelo ou outra lesão associada (idade superior a 65 anos).
   2. Fratura aberta da cabeça radial, olécrano ou luxação associada do cotovelo com grande risco de sepse.
   3. Fratura da cabeça radial tipo I ou II de Mason.
   4. Fratura da cabeça radial tipo III de Mason não associada à instabilidade de cotovelo ou antebraço (2,14).

B) Reconstrução (6,14):
   1. Nas reconstruções, se o rádio proximal está mal alinhado com relação ao capitélio.
   2. Fraturas da diáfise radial proximal associada à fratura cominutiva da cabeça radial.
   3. Doenças ou lesões do capitélio (*e. g.*, osteocondrose).

Contra-indicações absolutas da substituição da cabeça radial incluem:

1. Caso anterior de sepse ou preocupações com relação à contaminação da ferida.
2. Sensibilidade conhecida aos constituintes.
3. Imaturidade esquelética.
4. Tecidos moles insuficientes para proporcionar estabilidade lateral ou medial do cotovelo.
5. Para a reconstrução, se o rádio ressecado está mal alinhado com relação ao capitélio.

CIRURGIA

O posicionamento e a exposição capsular seguem as mesmas instruções descritas anteriormente para a fixação interna. A cápsula lateral é penetrada em uma posição levemente anterior ao ligamento colateral, e o ligamento anular e a cápsula são refletidos anterior e posteriormente para expor a cabeça radial. Uma porção do ligamento colateral lateral e da cápsula anterior podem ser refletidos do epicôndilo lateral e úmero anterior para expor o capitélio, se necessário. São feitos esforços para não separar o ligamento umeroulnar lateral, mas, se uma exposição maior for necessária, o ligamento é refletido de sua origem umeral. Se o ligamento estiver rompido, a exposição progride pelo sítio da ruptura, para expor a articulação radioumeral. O tendão extensor comum e a cápsula anterior são afastados, conforme o necessário, para uma exposição adequada (Fig. 5-19).

Um corte preciso do colo radial necessita de um guia de ressecção. O equipamento é inserido sobre o capitélio, com a haste de alinhamento do eixo orientada sobre a estilóide ulnar (Fig. 5-20). Este alinhamento replica o eixo anatômico da rotação do antebraço. Teste a rotação do antebraço com o guia de eixo posicionado, para assegurar uma colocação adequada. A aleta proximal do guia de eixo é colocada de encontro à superfície articular do capitélio, e o guia de corte é ajustado proximal ou distalmente para a extensão desejada da ressecção da cabeça radial.

Durante a ressecção da cabeça radial, o antebraço é pronado e supinado para criar uma ressecção perpendicular ao eixo de rotação definido pelo guia de ressecção (Fig. 5-21). Isto inclui uma ressecção suficiente para permitir que o equipamento se articule com a ulna na incisura sigmóide menor. A extensão distal da ressecção é a quantidade mínima compatível com a restauração determinada pela linha de fratura ou por uma ressecção anterior da cabeça radial, mas ainda compatível com a inserção do implante.

Um estresse em varo e a rotação do antebraço permitem a exposição do canal medular, especialmente se o cotovelo está instável. Se a estabilidade não permite a exposição do rádio proximal, a cuidadosa reflexão da origem do ligamento colateral lateral do epicôndilo lateral pode ser necessária, para permitir uma exposição adequada para o canal medular. O canal é penetrado com um perfurador, utilizando um movimento giratório. Com o antebraço em rotação média, o escopro curvo é introduzido pelo canal (Fig. 5-22).

Uma haste de teste de tamanho apropriado é inserida com rotação através do canal, com a ponta orientada em oposição à tuberosidade radial (Fig. 5-23). A cabeça radial de tamanho apropriado é aplicada (Fig. 5-24). A trilha da cabeça radial, tanto em flexão como em extensão e em rotação do antebraço, deve ser cuidadosamente avaliada. O mal alinhamento do corte da osteotomia radial causará uma trilha anormal durante a flexão/extensão e/ou pronação/supinação do antebraço.

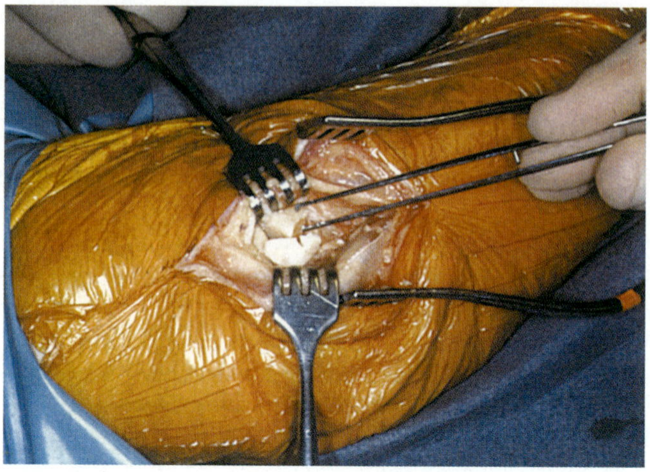

A

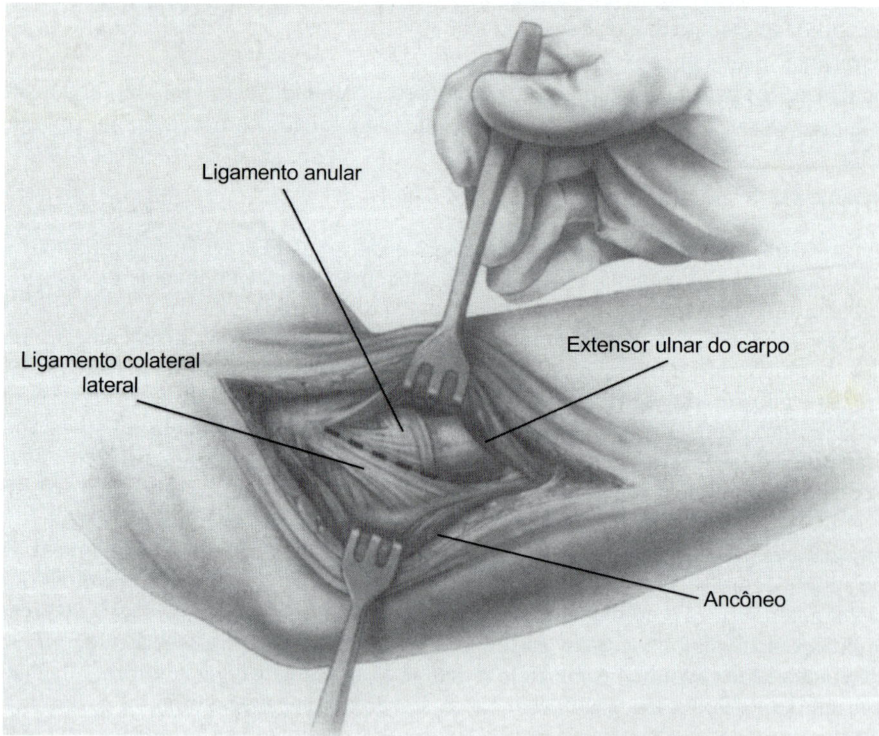

B

Figura 5-19. A, B: Após uma fratura da cabeça radial do tipo III, a articulação do cotovelo direito é exposta pelo intervalo de Kocher, e a fratura é identificada. Se o ligamento colateral está intacto, a reflexão a partir da fixação umeral a uma extensão variável pode ser necessária para a inserção do implante.

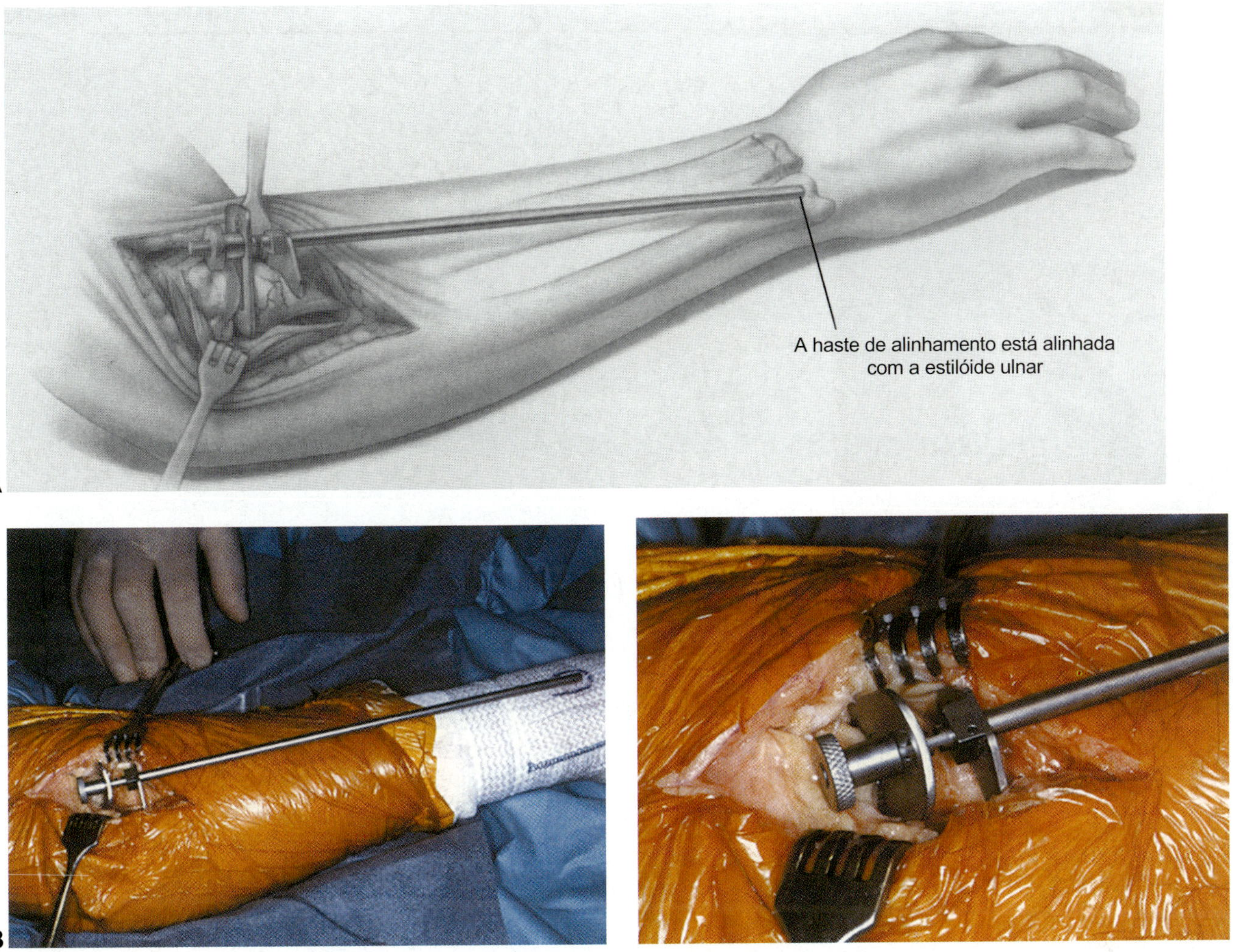

A

B

C

Figura 5-20. O equipamento de alinhamento é inserido através da articulação. A porção distal é colocada sobre a estilóide ulnar (**A, B**), e a porção proximal é apoiada sobre o capitélio (**C**).

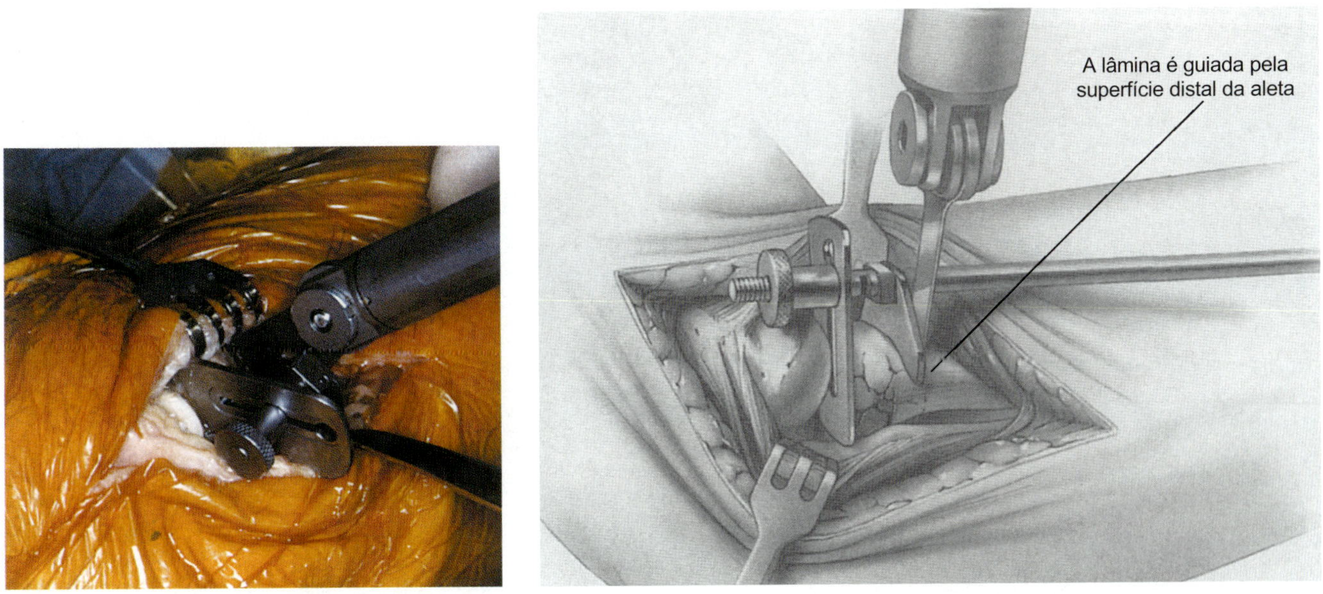

A

B

Figura 5-21. A, B: Uma serra oscilante é utilizada para ressecar o colo perpendicularmente ao eixo de rotação, utilizando o guia de ressecção e rodando o antebraço durante a ressecção.

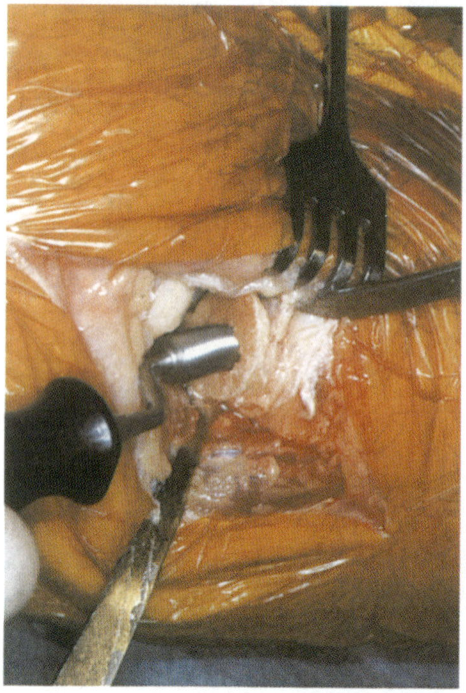

A

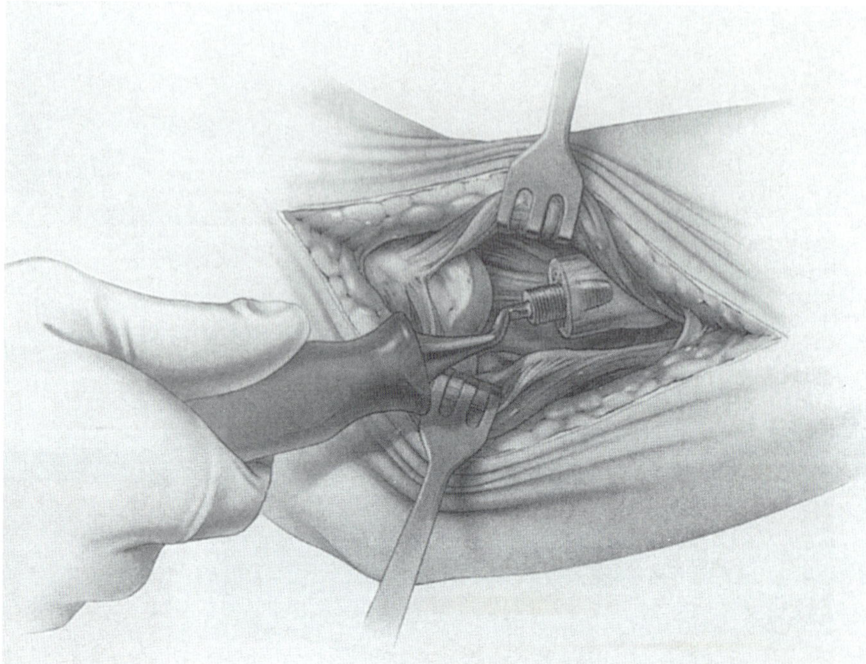

B

Figura 5-22. A, B: A inserção do escopro pelo canal é facilitada pela curvatura, que se combina com a haste do implante.

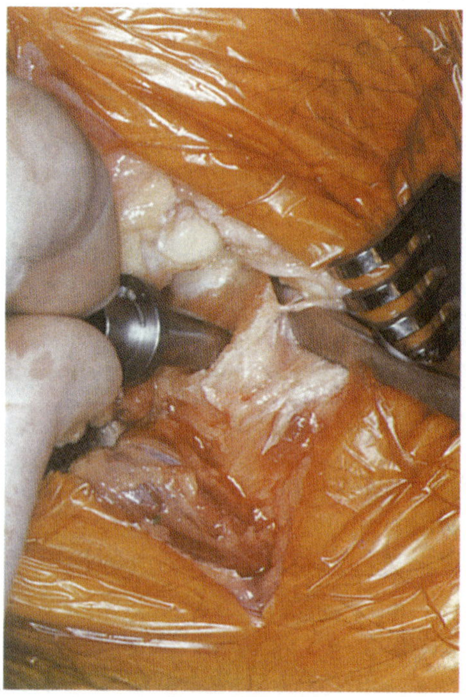

A

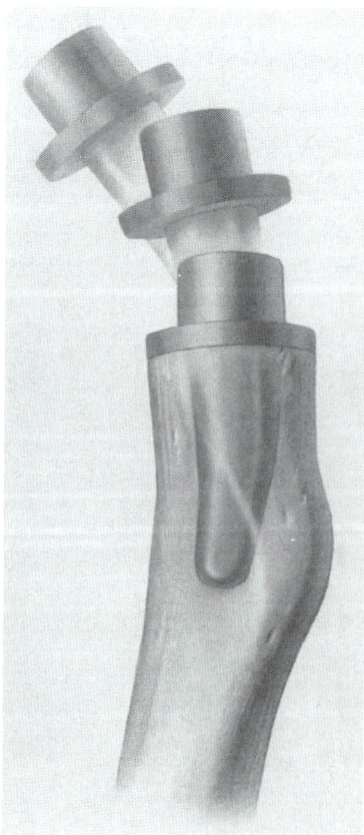

B

Figura 5-23. A, B: A haste curva de teste do implante é prontamente inserida através do canal.

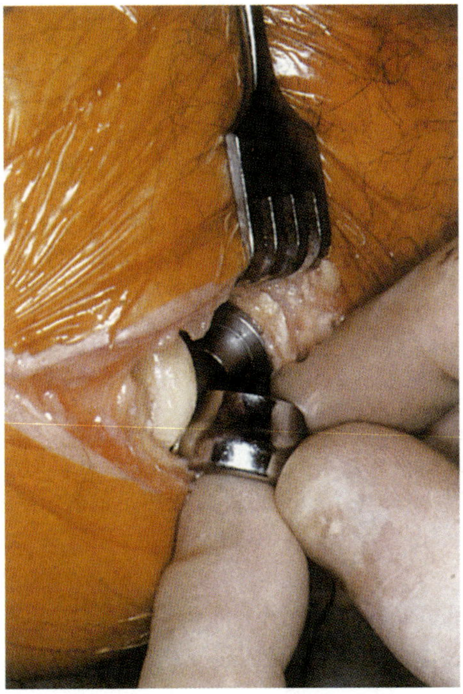

A

Figura 5-24. A, B: A cabeça de tamanho apropriado é inserida.

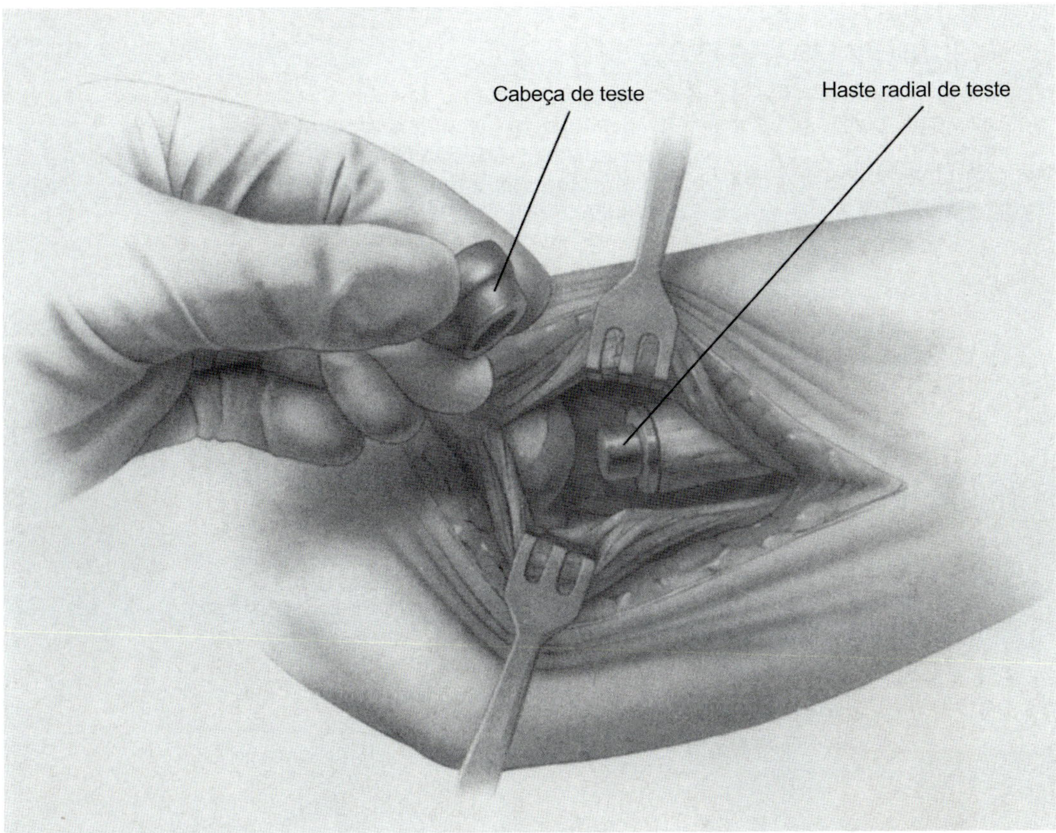

B

Assim que o tamanho, o alinhamento e o posicionamento adequados do implante tiverem sido determinados, a haste radial protética é inserida, com um movimento rotacional através do canal medular, e golpeada com um impactor, até que se posicione de modo adequado. Ocasionalmente, pode ser utilizado cimento ósseo (PMMA) nos casos em que uma fixação com encaixe não seja firme o suficiente. A cabeça modular é colocada, a seguir, sobre o cone, utilizando uma distração longitudinal e/ou estresse em varo, para distracionar a interface radiocapitelar de modo suficiente, para permitir que a cabeça radial seja inserida. O implante da cabeça radial é preso com o uso de um impactor. O alinhamento novamente é avaliado (Fig. 5-25).

Nota: Deve-se tomar o cuidado de proteger o cone de danos, incluindo, mas não limitados a arranhões e contato pelo cimento ósseo.

O fechamento para a fixação interna foi descrito anteriormente. Novamente, a reconstrução do LCUL é essencial. Se esta parecer inadequada, o reparo deve ser reforçado com um ponto de Bunnell ou Krachow com fio não absorvível nº 5.

TRATAMENTO PÓS-OPERATÓRIO

A flexão e a extensão passiva são permitidas no segundo dia, considerando que o cotovelo seja considerado estável. O objetivo da substituição da cabeça radial e do reparo dos tecidos moles é a obtenção de um cotovelo estável. Tanto o arco da flexão/extensão como o da pronação/supinação são permitidos sem restrições. A movimentação ativa pode se iniciar no 5° dia.

O tratamento a longo prazo necessita de vigilância, como qualquer substituição protética. Se o implante é assintomático e apresenta uma trilha adequada, a remoção de rotina não é necessária.

RESULTADOS

A despeito do interesse recente, existem poucos resultados detalhados dos implantes recentes na literatura revista (7). Em geral, se considera que estes implantes são utilizados nas circunstâncias clínicas mais difíceis (6). Portanto, um resultado de 80% de satisfação é bem aceitável com esta intervenção.

CASO ILUSTRATIVO

Este médico de 30 anos de idade sofreu uma fratura da cabeça radial e luxação do cotovelo. O esforço de fixação da cabeça radial não foi bem sucedido e o ligamento colateral ulnar medial não cicatrizou (Fig. 5-26). A reconstrução com um implante de cabeça radial e reconstrução com enxerto de tendão do LCM foram bem sucedidos, e o paciente apresentou um desconforto mínimo e não existiam evidências de instabilidade (Fig. 5-27).

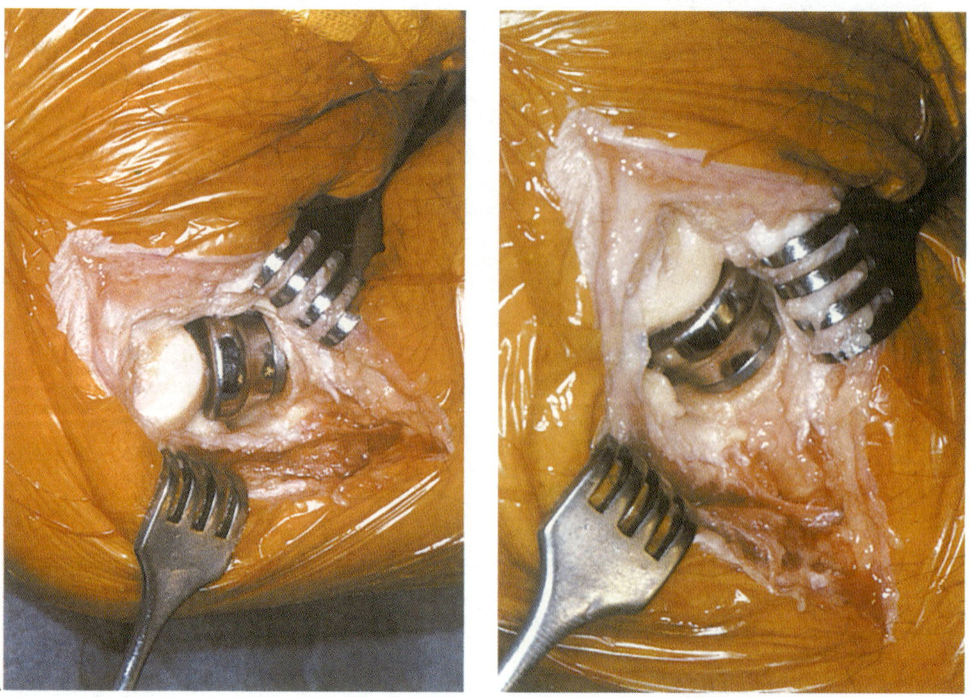

A B

Figura 5-25. A trilha apropriada é avaliada durante a flexão (**A**) e a extensão (**B**).

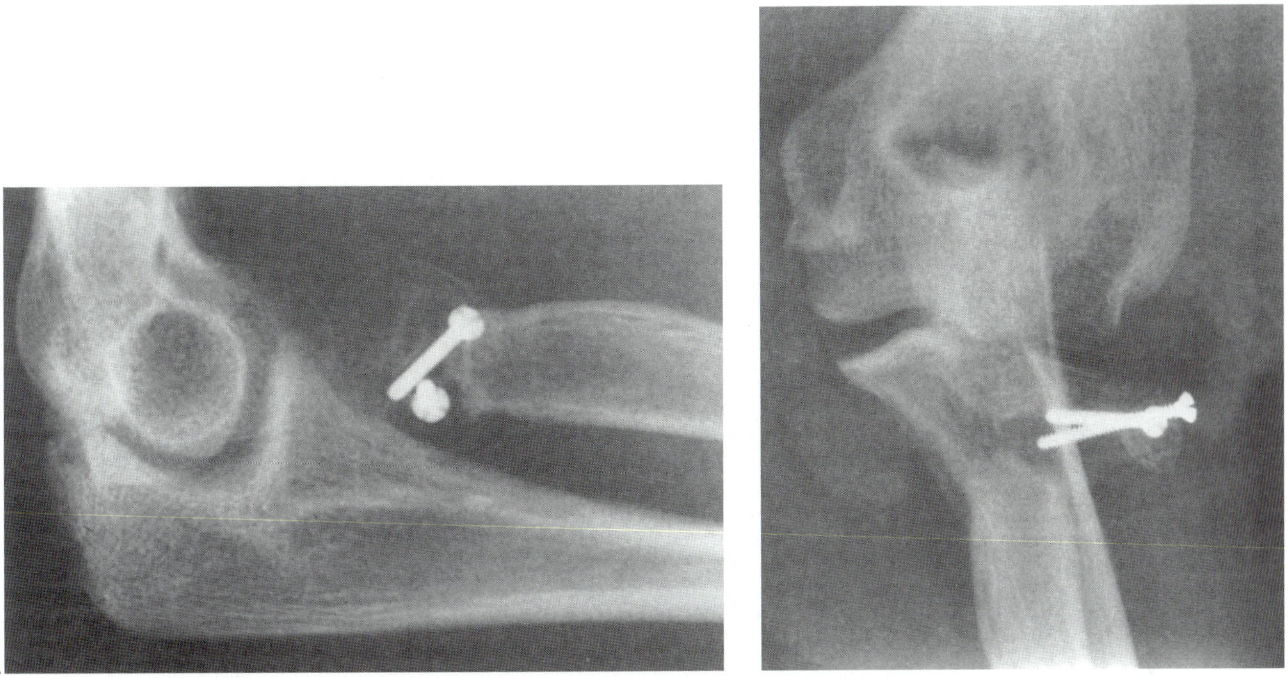

Figura 5-26. Um médico de 30 anos de idade é submetido à redução e fixação de uma fratura da cabeça radial tipo III com uma luxação concorrente do cotovelo. A fratura evoluiu para uma pseudo-artrose (**A**), e o ligamento colateral medial não cicatrizou (**B**).

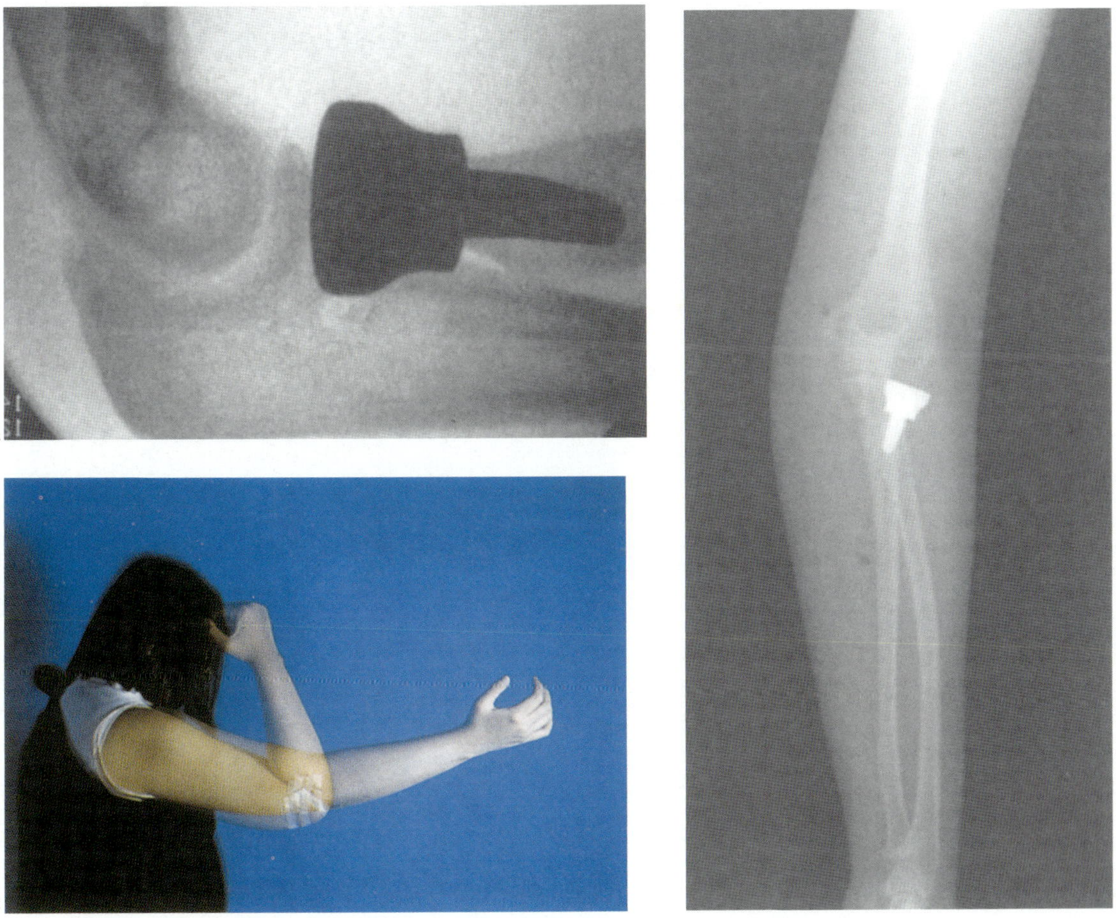

Figura 5-27. Tratamento com implante e reconstrução do LCM. O implante está bem posicionado, e o cotovelo estável (**A, B**). Em quatro semanas, o paciente apresentava excelente movimentação e estabilidade (**C**).

LEITURAS RECOMENDADAS

1. Broberg MA, Morrey BF. Results of delayed excision of the radial head fracture. *J Bone Joint Surg* 1986;68A:669–675.
2. Broberg MA, Morrey BF. Results of treatment of fracture dislocations of the elbow. *Clin Orthop* 1987;March(216):109–119.
3. Bunker TD, Newman JH. The Herbert differential pitch bone screw in displaced radial head fractures. *Injury* 1985;16:621.
4. Esser RD, David S, Taavao T. Fractures of the radial head treated by internal fixation: late results in 26 cases. *J Orthop Trauma* 1995;9:318.
5. Gupta GG, Lucas G, Hahn DL. Biomechanical and computer analysis of radial head prostheses. *J Shoulder Elbow Surg* 1997;6:37–48.
6. Hotchkiss RN. Displaced fractures of the radial head: internal fixation or excision? *J Am Acad Orthop Surg* 1997;5:1–10.
7. Judet T, Garreau de Loubresse C, Piriou P, Charnley G. A floating prosthesis for radial–head fractures. *J Bone Joint Surg* 1996;78B:244–249.
8. King GJW, Evans DC, Kellam FJ. Open reduction and internal fixation of radial head fractures. *J Orthop Trauma* 1991;5:21.
9. Konlic E, Perry CR. Indications and technique of open reduction and internal fixation of radial head fractures. *Orthopedics* l992;15:837–842.
10. *Leung KS, Tse PYT. A new method of fixing radial neck fracturs. Brief report. J Bone Joint Surg* 1989;71B:326.
11. Morrey BF, Tanaka S, An KN. Valgus stability of the elbow: a definition of primary and secondary constraints. *Clin Orthop* 1991;April(265):187–195.
12. Morrey BF. Current concepts in the treatment of fractures of the radial head, the olecranon, and the coronoid. *J Bone Joint Surg* 1995;77A:316–327.
13. Morrey BF. Complex instability of the elbow. *J Bone Joint Surg* 1997;79A:460–469.
14. Morrey BF. Radial head fracture. In: Morrey BF. *The elbow and its disorders,* 3rd ed., Philadelphia: WB Saunders; 2000.
15. Odenheimer K, Harvey JP Jr. Internal fixation of fractures of the head of the radius. *J Bone Joint Surg* 1979;61A:785.
16. Regan W, Morrey BF. Fractures of the coronoid process of the ulna. *J Bone Joint Surg* 1989;71A:1348.
17. Sanders RA, French HG. Open reduction and internal fixation of comminuted radial head fractures. *Am J Sports Med* 1986;14:130.
18. Shmueli G, Herold HZ. Compression screwing of displaced fractures of the head of the radius. *J Bone Joint Surg* 1981;63B:535.
19. Soler RR, Tarela JP, Minores JM. Internal fixation of fractures of the proximal end of the radius in adults. *Injury* 1979;10:268.
20. Trousdale RT, Amadio PC, Cooney WP, et al. Radioulnar dissociation: a review of twenty cases. *J Bone Joint Surg* 1992;74A:1486–1497.

6

Tratamento das Fraturas e da Pseudo-Artrose do Olécrano

Ralph W. Coonrad e Bernard F. Morrey

INDICAÇÕES/CONTRA-INDICAÇÕES

Como as fraturas de olécrano envolvem a superfície articular, dois objetivos devem ser atingidos se uma redução aberta e fixação interna forem necessárias:

1. A fixação deve ser estável o suficiente para permitir uma mobilização em cinco dias.
2. Uma redução anatômica ou uma superfície articular essencialmente normal (dentro de 1 mm) e um contorno normal da incisura sigmóide devem ser conseguidos.

Uma falha em atingir qualquer um destes objetivos levará a uma limitação de movimentos e a um mal resultado. Os resultados de todas as cirurgias do cotovelo baseiam-se na dor, movimentação, força e estabilidade.

As indicações para o tratamento das fraturas de cotovelo parecem se relacionar de modo mais apropriado com a seleção da fixação do que com a escolha entre uma cirurgia ou não. A escolha de uma entre diversas opções de tratamento para as fraturas do olécrano baseia-se no tipo da fratura. Diversas modificações da classificação original de Colton (3) para os tipos de fratura já foram descritas. A classificação de Morrey (12), baseada no desvio, cominuição e estabilidade, é mais factível nas mãos do autor (Fig. 6-1). Diversas opções de tratamento são descritas, dependendo do tipo de fratura.

Fraturas por Avulsão

As fraturas por avulsão são, essencialmente, rupturas do tendão do tríceps com grandes ou pequenos fragmentos presos e são discutidas em maior profundidade no contexto do mecanismo da insuficiência do tríceps (Capítulo 11).

Classificação das Fraturas

Achamos que a base do tratamento das fraturas do olécrano é determinada por variáveis, como o desvio, cominuição e estabilidade articular. Estas considerações são refletidas na classificação de Mayo para as fraturas do olécrano (Fig. 6-1).

R.W. Coonrad, M.D.: Division of Orthopedic Surgery, Duke University, Lenox Baker Childrens Hospital, Durham, North Carolina.
B.F. Morrey, M.D.: Mayo Medical School and Department of Orthopaedics, Mayo Clinic and Mayo Foundation, Rochester, Minnesota.

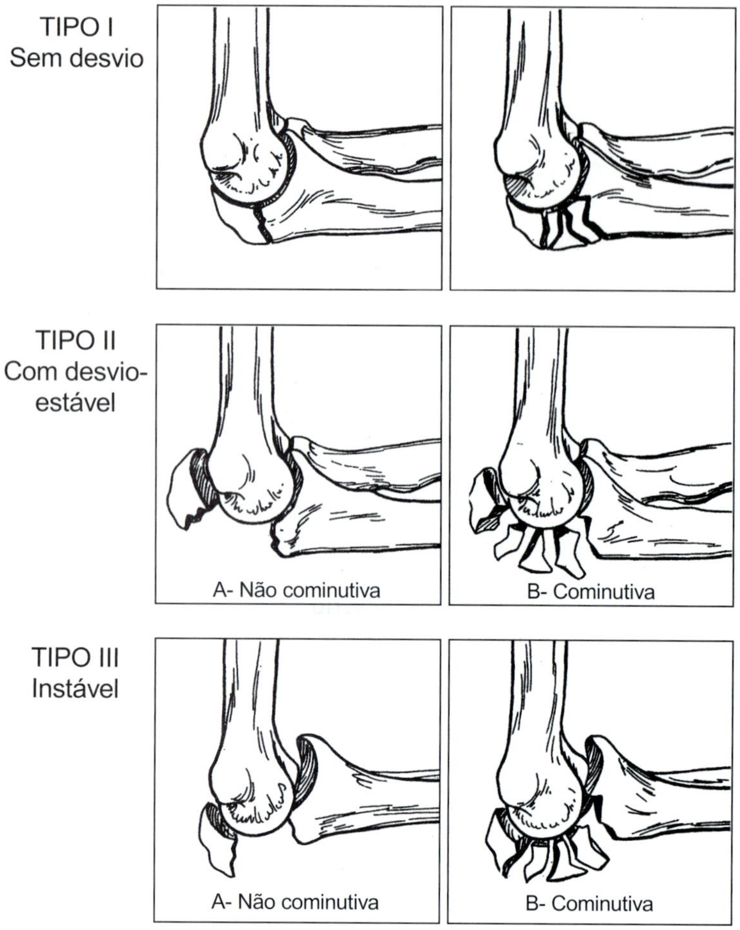

Figura 6-1. A classificação de Mayo para as fraturas do olécrano. (Com permissão, Mayo Foundation.)

Tipo I: Fraturas sem Desvio As fraturas sem desvio, que são essencialmente estáveis quando testadas durante a flexão e extensão do cotovelo, podem ser mobilizadas após três a cinco dias de imobilização para conforto (Fig. 6-2). Fraturas com estabilidade questionável, particularmente quando são cominutivas ou algumas com separação articular, mesmo inferior a 2 mm, podem necessitar de três a quatro semanas de imobilização em flexão média. Nestes casos, os autores consideram que a fixação interna rígida imediata, de modo a permitir uma mobilização em cinco dias, é preferível a aceitar uma limitação funcional, que geralmente acompanha as lesões de cotovelo após uma imobilização prolongada.

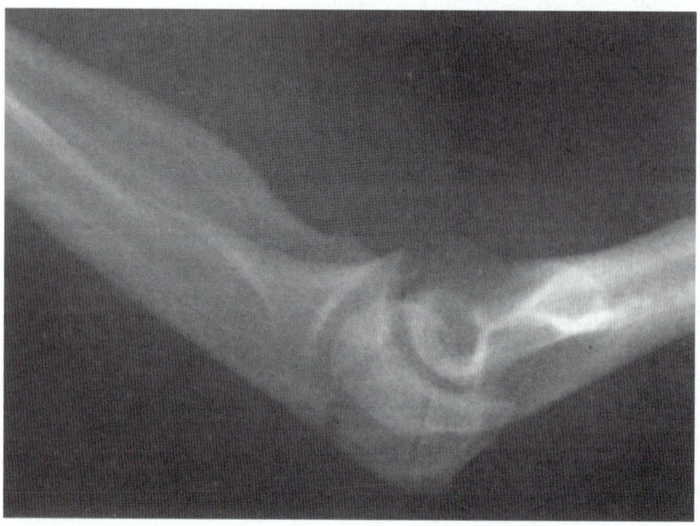

Figura 6-2. Fratura cominutiva, sem desvio e estável do olécrano em um homem de 26 anos, tratada de modo satisfatório com uma imobilização protetora durante três semanas, mas com exercícios para a amplitude de movimentos diários iniciados após cinco dias.

Tipo II: Fraturas Estáveis Desviadas Nas fraturas estáveis não cominutivas, os fragmentos da fratura que são transversais ou oblíquos, envolvendo menos de 50% da incisura sigmóide proximal, provavelmente devem ser excisados em pacientes mais idosos (5,9). Todos os outros casos com um estoque ósseo suficiente devem ser tratados por meio de fixação com parafuso intramedular ou fio de Kirschner com fixação em banda de tensão (9,13,19). Um grande parafuso intramedular com banda de tensão é igual em energia a uma falha com fixação que utiliza banda de tensão com dois fios de Kirschner pela técnica AO (18) e apresenta menos complicações em nossas mãos. A seguir, descrevemos exemplos da técnica antecessora e dois métodos alternativos de fixação que são amplamente aceitos para este tipo de fratura:

1. Fixação em banda de tensão com dois fios de Kirschner (9,13) (Fig. 6-3).
2. Um parafuso bicortical de esponjosa, passado obliquamente, ou um parafuso intramedular com ou sem fio em banda de tensão. O primeiro é mais bem utilizado com uma fratura oblíqua (Fig. 6-4).
3. Fratura estáveis não cominutivas envolvendo mais de 50% da incisura sigmóide são mais bem tratadas, nas mãos dos autores, com uma placa moldada que será descrita mais tarde (9,13) (Fig. 6-5).
4. Fraturas cominutivas estáveis do olécrano geralmente envolvem uma fragmentação central. Todos os fragmentos são salvos, se possível, e estabilizados com uma placa tubular de um terço DC de 3,5 mm AO, ou uma placa de reconstrução moldada (6,9,13), utilizando enxerto ósseo da crista ilíaca para preencher e atuar como contraforte em defeitos, juntamente com a fixação com um parafuso interfragmentar adicional. As fraturas cominutivas que envolvem menos de 50% da incisura sigmóide podem ser seguramente excisadas se a integridade ligamentar é assegurada e é o tratamento preferencial em pacientes idosos (1,5,11).

Tipo III: Fraturas Instáveis Desviadas As fraturas instáveis desviadas do olécrano são incomuns, geralmente cominutivas e instáveis, por causa da lesão do ligamento colateral que se insere na face medial do processo coronóide (16). O reconhecimento radiológico das fraturas desviadas do coronóide tipos II e III de Regan-Morrey (15) algumas vezes é difícil; entretanto, a importância da restauração de fraturas desviadas do processo coronóide, tanto para atuar como contraforte anterior para a articulação como para obter um efeito estabilizador da inserção do ligamento anterior oblíquo, não pode ser esquecida. Com as lesões instáveis do cotovelo, a excisão do fragmento é contraindicada. Os defeitos ósseos são preenchidos com enxertos de osso ilíaco.

Nas mãos do autor, uma placa da AO moldada (6,13) com fixação, utilizando parafuso interfragmentar mostrou-se uma estrutura estável (Fig. 6-6). Com uma fratura mais distal envolvendo a

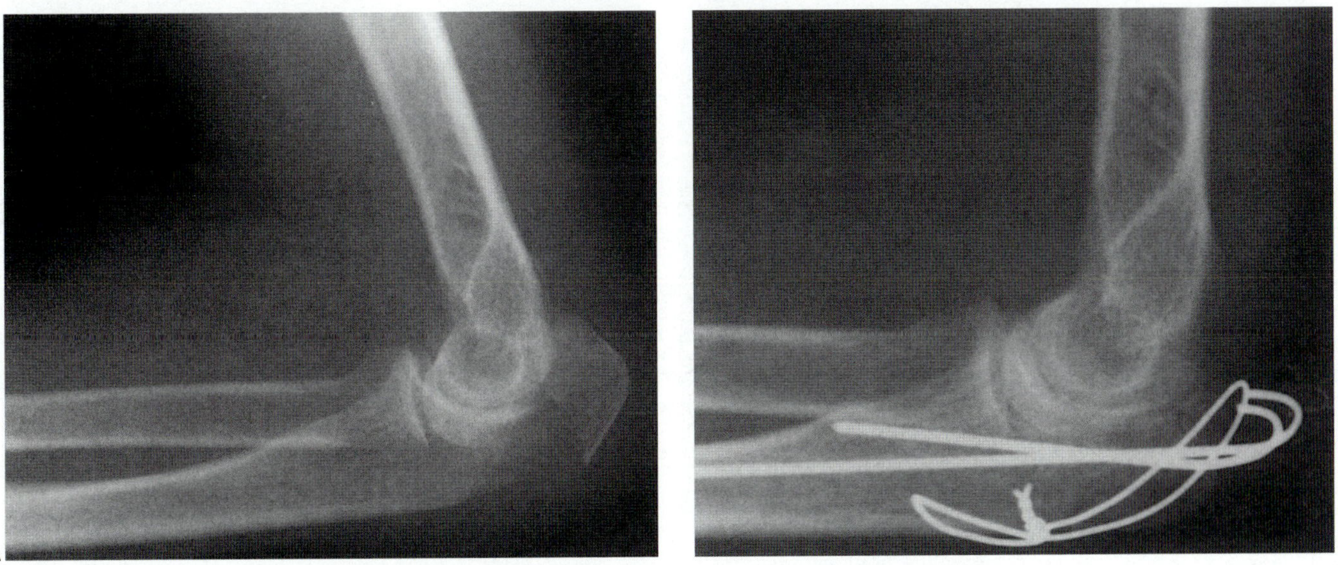

A B

Figura 6-3. Radiografias pré (**A**) e pós-operatórias (**B**) de uma fratura de olécrano tipo IIA de Morrey desviada e estável, tratada com fios de Kirschner e fio em banda de tensão, pela técnica AO e mobilização após o quinto dia com um resultado satisfatório, consolidando em três meses.

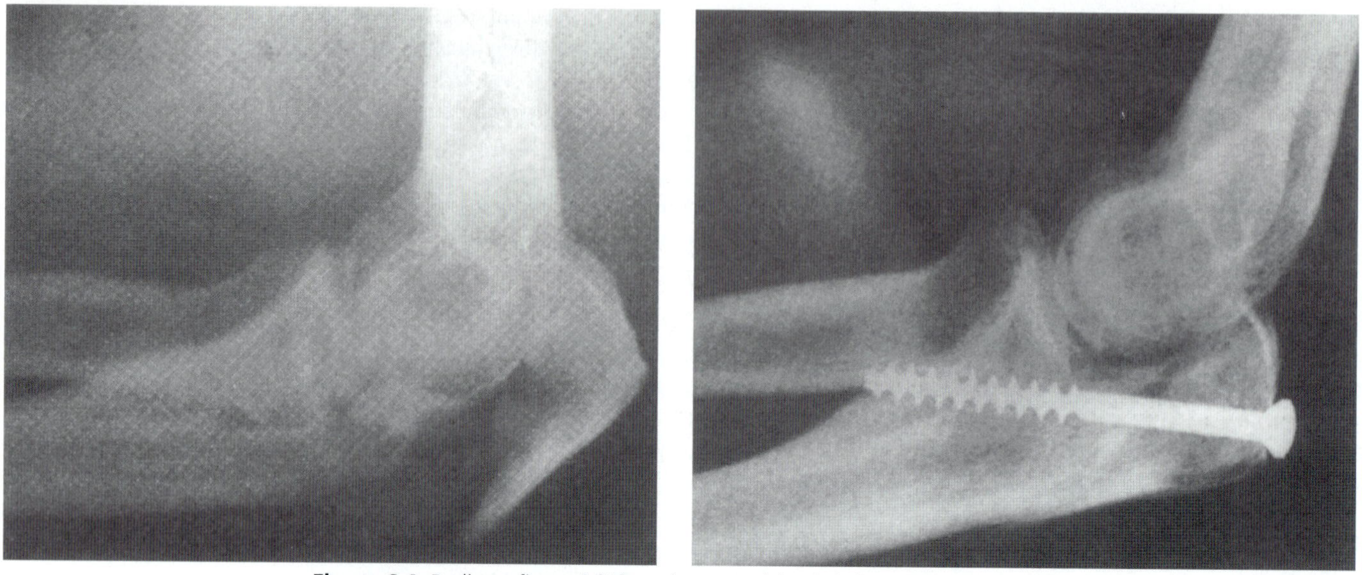

A B

Figura 6-4. Radiografias pré (**A**) e pós-operatórias (**B**) de uma fratura cominutiva de olécrano tipo IIA de Morrey desviada e estável, tratada com fixação oblíqua, utilizando parafuso bicortical com uma amplitude de movimento limitada somente em 5°. (De Wadsworth TG. Adult trauma. In: Wadsworth TG, ed. *The elbow*. New York: Churchill Livingstone; 1982.)

diáfise ulnar, uma placa mais longa é utilizada (2). Alternativamente, a combinação de uma placa AO aplicada dorsalmente e uma banda de tensão com fios-K ou parafuso intramedular pode ser utilizada.

Quando a fixação de fraturas instáveis é questionável, como nos casos de cominuição grave, um fixador externo ou um equipamento de distração deve ser aplicado para compensar a instabilidade potencial e ainda permitir a movimentação precoce. O leitor é aconselhado a ler o Capítulo 8 para mais detalhes sobre a aplicação e o uso do equipamento de distração. Nos casos de cominuição grave e instabilidade no paciente idoso, a ressecção de osso provavelmente será incapacitante e pode ser necessária a consideração sobre uma artroplastia total de cotovelo.

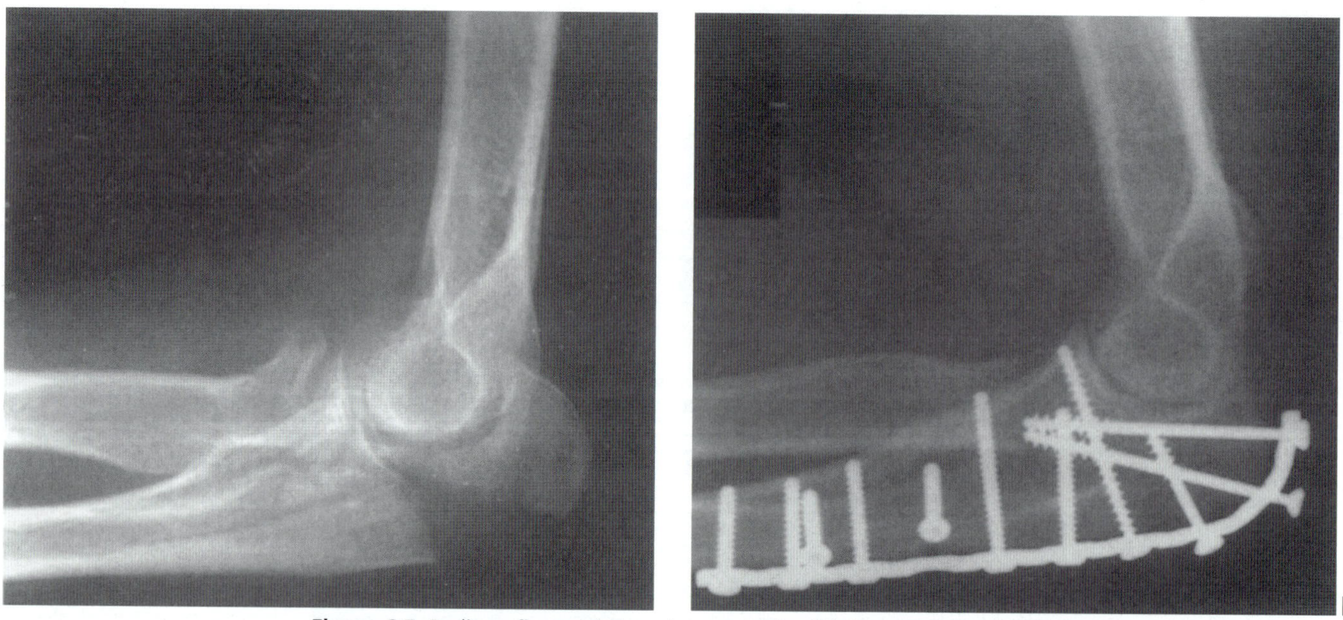

A B

Figura 6-5. Radiografias pré (**A**) e pós-operatórias (**B**) de uma fratura de olécrano tipo IIA de Morrey desviada e estável em um homem de 46 anos de idade, tratada com uma placa de reconstrução e parafusos interfragmentares, com a excisão da cabeça radial cominuta. O movimento recuperado variava de 10° a 135° com uma rotação completa.

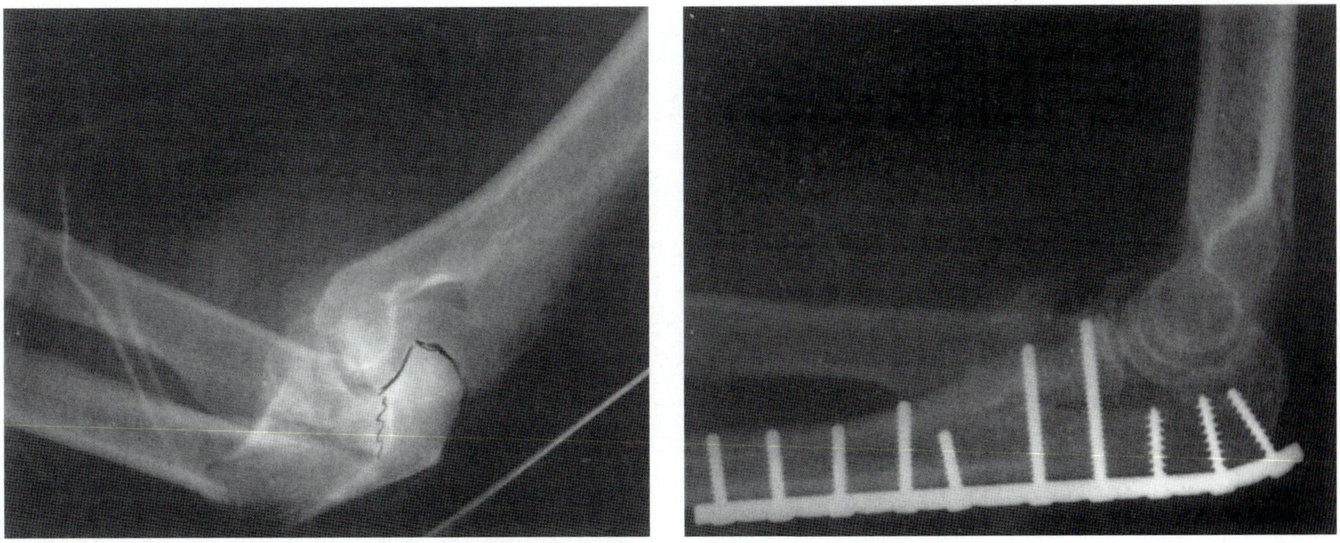

A B

Figura 6-6. Radiografia pré-operatória (**A**) de uma fratura de olécrano aberta, instável, desviada e cominutiva (tipo IIIB) em uma mulher de 42 anos de idade tratada com uma placa e que apresentou uma recuperação indolor do movimento ântero-posterior (AP) de 25° a 135° sem e 90° de pronação com 75° de supinação (**B**).

PLANEJAMENTO PRÉ-OPERATÓRIO

A ressecção, em vez de fixação interna, pode ser considerada e é preferível em pacientes idosos ou osteoporóticos com uma fratura estável cominutiva ou não-cominutiva, que envolve 50% ou menos do olécrano proximal (1,5,10,11). Em todos os outros casos, a fixação interna deve ser utilizada, com a escolha sendo determinada pelo tipo de fratura, do modo classificado anteriormente. Se uma instabilidade estiver presente, a lesão é considerada complexa e é tratada do modo descrito no Capítulo 7.

CIRURGIA

Antibióticos pré-operatórios são administrados, com a dose inicial dada no momento do procedimento cirúrgico. Um torniquete inflado até 100 mmHg acima da pressão sistólica é verificado antes, durante e no final do procedimento cirúrgico. (A calibração do torniquete é verificada a cada utilização.) A exsanguinação antes do enchimento do torniquete é feita por meio de uma elevação total da extremidade durante 60 segundos, em vez de ser utilizada uma bandagem de Esmarch, para tornar a observação das estruturas vasculares mais fácil.

Um campo de 10 × 10 (3M) é aplicado para isolar o torniquete de infiltrações da solução utilizada para a esterilização da pele por baixo do torniquete (queimaduras foram registradas). A preparação da pele é realizada com solução de betadine após uma escovação, durante 5 minutos.

O paciente é colocado em decúbito dorsal ou rodado lateralmente em um terço na direção oposta ao lado lesionado com o braço cruzado sobre o tórax (escolha do autor) ou em decúbito ventral com o braço posicionado sobre uma mesa acolchoada. O braço pode ser estendido a partir de qualquer uma das posições para uso da radioscopia com intensificador de imagem de arco.

Tipo I: Fraturas sem Desvio

Se a fixação interna é considerada aconselhável de modo a evitar mais de cinco a sete dias de imobilização, o tratamento é o mesmo utilizado para as fraturas estáveis desviadas do tipo II, descrito a seguir.

Tipo II: Fraturas Estáveis Desviadas

As fraturas estáveis desviadas e não-cominutivas com envolvimento de até 50% da incisura sigmóide são tratadas por um dos três métodos a seguir, listados na ordem de preferência do autor: parafuso intramedular, com técnica do fio; técnica da banda de tensão; fixação com parafuso bicortical.

Parafuso Intramedular, Técnica da Banda de Tensão A incisão da pele é feita na linha média sobre o olécrano (Fig. 6-7) e estendida proximal e distalmente, se necessário, incisio-

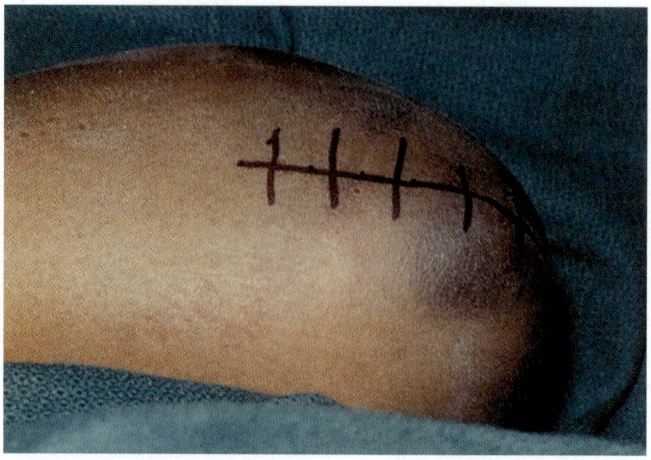

Figura 6-7. Abordagem para a ulna proximal e cabeça radial através de uma incisão posterior.

A

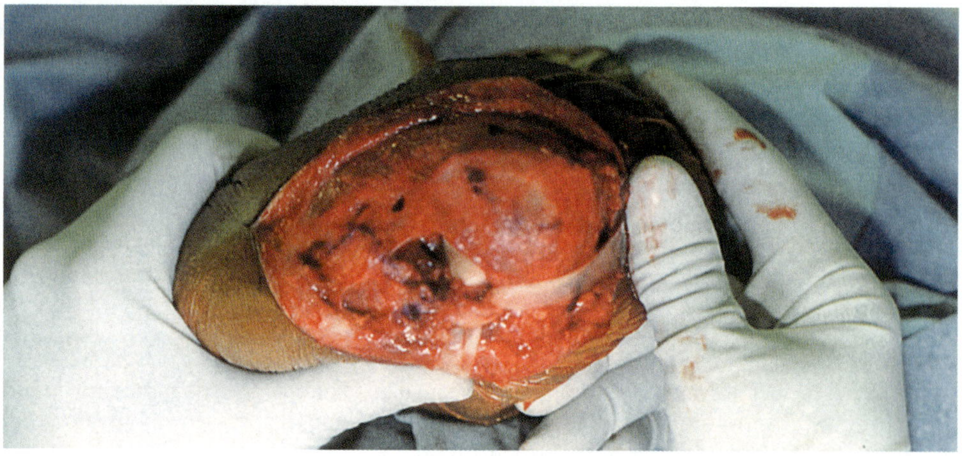

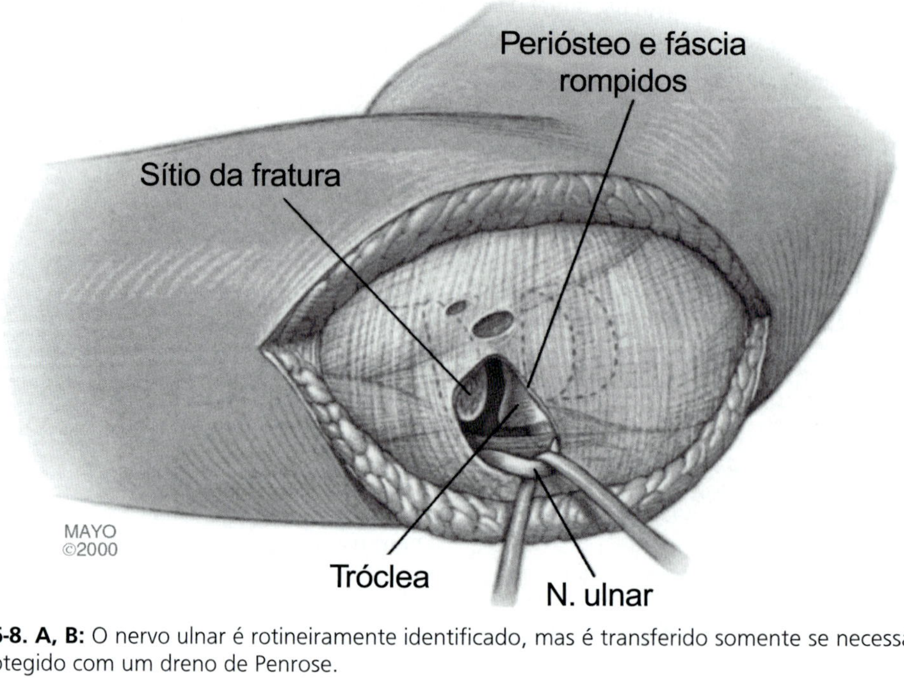

B

Figura 6-8. A, B: O nervo ulnar é rotineiramente identificado, mas é transferido somente se necessário. Ele é protegido com um dreno de Penrose.

nando a fáscia superficial e elevando o ancôneo da face lateral da ulna (17). Refletindo o fragmento proximal, uma visibilidade suficiente é conseguida para a realização da redução anatômica do fragmento (Fig. 6-8). Toma-se cuidado para preservar e/ou reparar o ligamento colateral radial ulnar. Alternativamente, se a cabeça radial, cápsula anterior e coronóide tiverem de ser observadas, a abordagem de Kocher é utilizada, abrindo o intervalo entre o ancôneo e o extensor ulnar do carpo, do modo descrito no Capítulo 1.

O nervo ulnar é rotineiramente identificado e protegido com um dreno de Penrose de 1/4 de polegada (úmido e unido) ao seu redor, transferindo o nervo subcutaneamente, se necessário (Fig. 6-8).

Uma língua de 5 mm do periósteo distal é levada com o principal fragmento proximal do olécrano, depois de identificar que a linha da fratura ainda não está separada, e os tecidos moles presos aos principais fragmentos são mobilizados o mínimo possível (Fig. 6-9). Lateral e medialmente, o retináculo do tríceps e o periósteo são incisionados e a(s) fratura(s) é(são) identificada(s) com a evacuação dos hematomas; os fragmentos são temporariamente reduzidos e mantidos nesta posição com uma pinça ou um fio-K (Fig. 6-10). A aproximação precisa das superfícies da fratura dor-

A

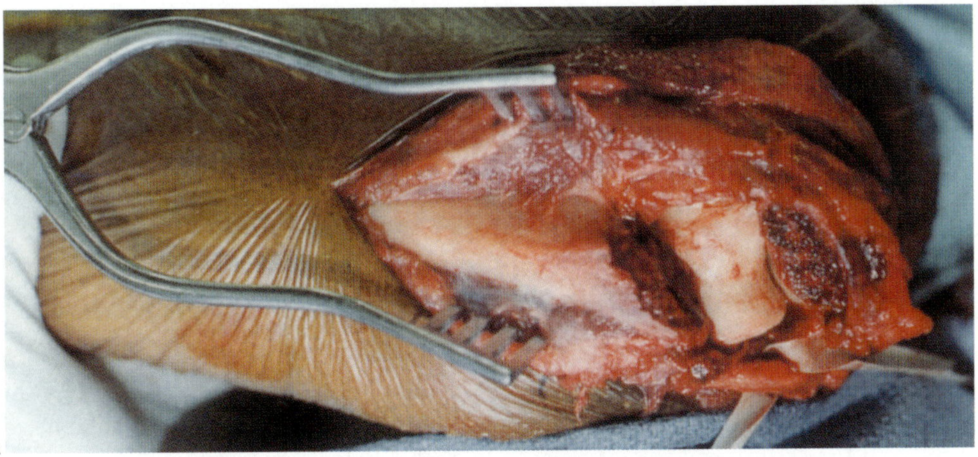

B

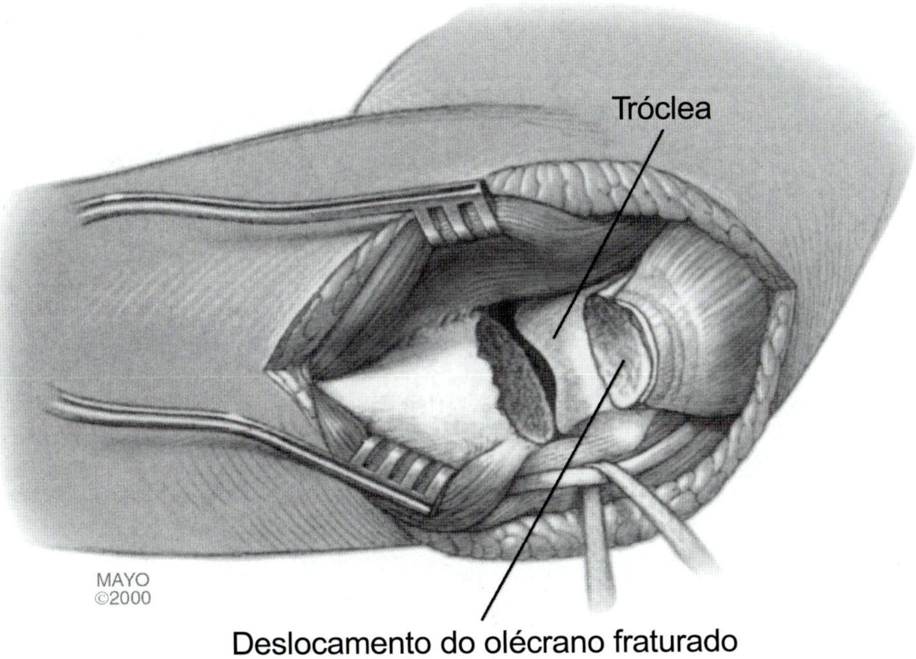

Figura 6-9: A, B: O fragmento fraturado é afastado pela sua liberação do periósteo, que geralmente é rompido pela fratura.

sal e lateralmente, e no nível da incisura sigmóide, é obtida e qualquer defeito de apoio de um fragmento central é realizado com enxerto ósseo de ilíaco.

Uma broca de 3,2 mm é utilizada como um guia para o parafuso intramedular, e um orifício no nível e alinhado ao canal medular é feito no fragmento proximal (Fig. 6-11). O orifício no fragmento proximal é dilatado por uma broca de 4,5 mm, e um rosqueador de 6,5 mm é utilizado na cortical do fragmento proximal e levado distalmente pelo canal medular do fragmento distal por uma distância de 7 cm a 10 cm. A exposição para o rosqueador e subseqüentemente para a colocação do parafuso é feita com uma incisão longitudinal de 1cm a 2 cm no tendão do tríceps, na linha média sobre a região posterior do olécrano (Fig. 6-12). Também realizo o controle radioscópico da posição e fixação da fratura.

Nota: Se a inserção no fragmento proximal não é adequada de modo a assegurar uma redução anatômica, ela pode ser aumentada, para permitir que a posição proximal do parafuso acomode o alinhamento distal. Além disso, o abaulamento ulnar, que ocorre a cerca de 7 cm distalmente à fratura, impede o uso de parafusos de tamanho superior a 10 cm a 12 cm.

A

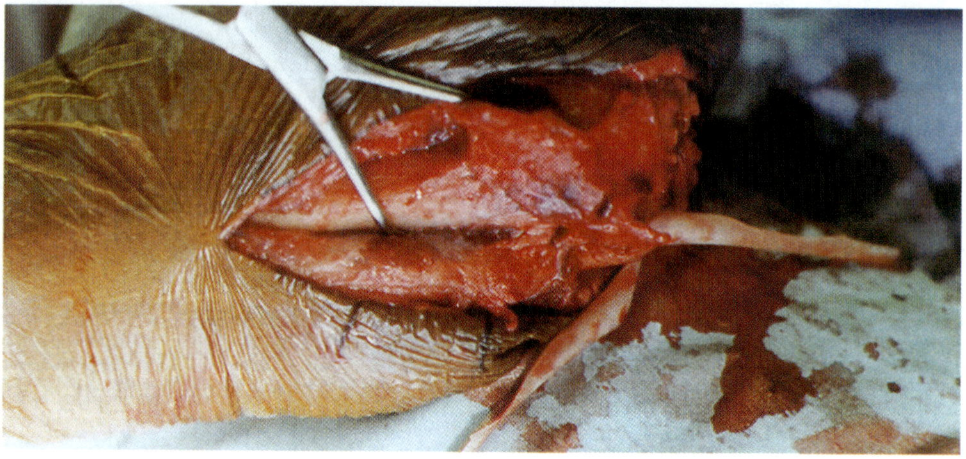

B

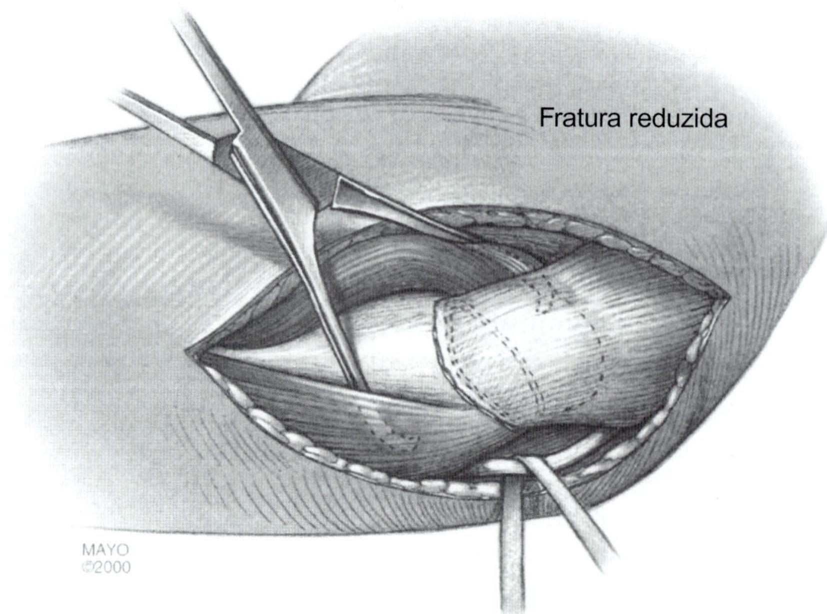

Figura 6-10. A, B: A fratura é reduzida e estabilizada com uma pinça óssea.

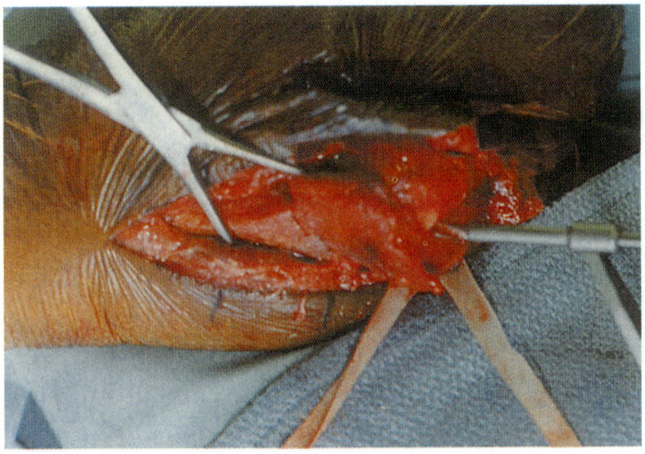

Figura 6-11. O orifício proximal é feito de modo cuidadoso para assegurar o alinhamento anatômico da fratura e corrigir a orientação com o fragmento distal da diáfise.

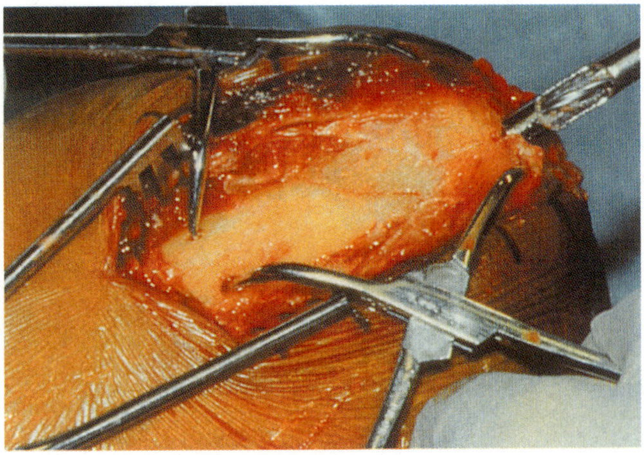

Figura 6-12. A fixação intramedular deve-se estender distalmente por aproximadamente 7 cm; o fragmento proximal é preparado com um rosqueador de 6,5 mm.

Dependendo do abaulamento ulnar, um parafuso AO de 6,5 mm com 10 cm a 12 cm (Fig. 6-13) (sem roscas proximais e com roscas distais de 32 mm) é inserido sobre a arruela e através do sítio reduzido da fratura, mas é incompletamente apertado (Fig. 6-14). As roscas do parafuso devem atingir uma firme fixação cortical no canal intramedular. É feita uma verificação com o uso de radioscopia.

Um orifício perfurado de 2 mm (para o fio em banda de tensão) é feito transversalmente através do fragmento distal 3 mm anterior à cortical distal e 3 cm a 4 cm distal à fratura, ou mais do que a distância igual àquela entre a ponta do olécrano até o sítio da fratura (Fig. 6-15). Um fio de tensão de tamanho 15 é passado por baixo do tendão do tríceps e sob a arruela e o parafuso. Esta etapa pode ser facilitada com o uso de uma agulha intracateter de grande calibre (Fig. 6-16), girada em formato de oito dorsalmente sobre a proteção periosteal do olécrano e rosqueada através do orifício transversal no fragmento distal. O fio então é girado para formar um anel em cada lado pelo método AO. Isto permitirá uma compressão mais uniforme à medida que o fio é apertado.

O parafuso intramedular é apertado até um nível de compressão, ao mesmo tempo em que se observa a incisura sigmóide, tomando cuidado para evitar qualquer colapso de seu contorno semicircular normal (Fig. 6-17).

Os fios em banda de tensão são apertados com um enrolador de fio em cada lado (Fig. 6-18). Eles são cortados em um comprimento de 4 mm e refletidos em direção volar na direção da ulna (Fig. 6-19). O controle radioscópico é feito.

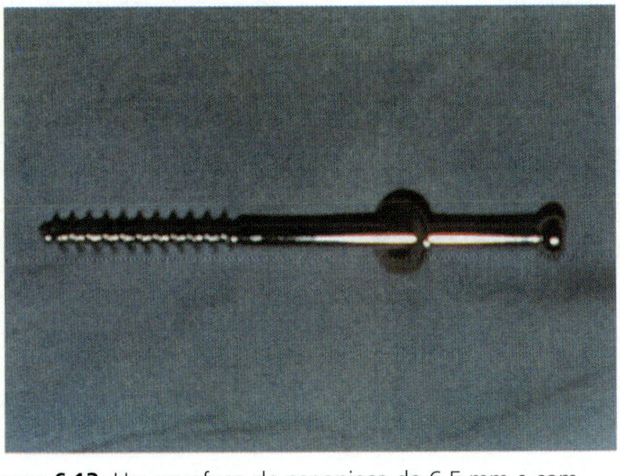

Figura 6-13. Um parafuso de esponjosa de 6,5 mm e com 10 cm a 12 cm de comprimento é introduzido pelo canal. Este parafuso deve cruzar o sítio da fratura em pelo menos 7 cm.

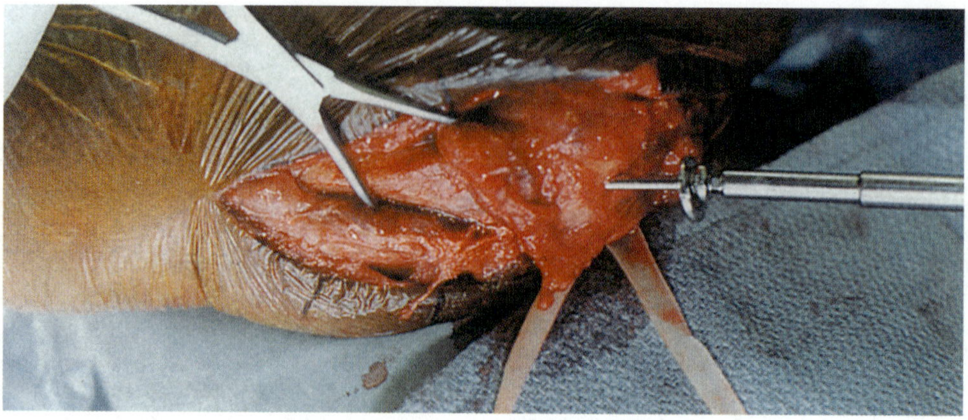

A

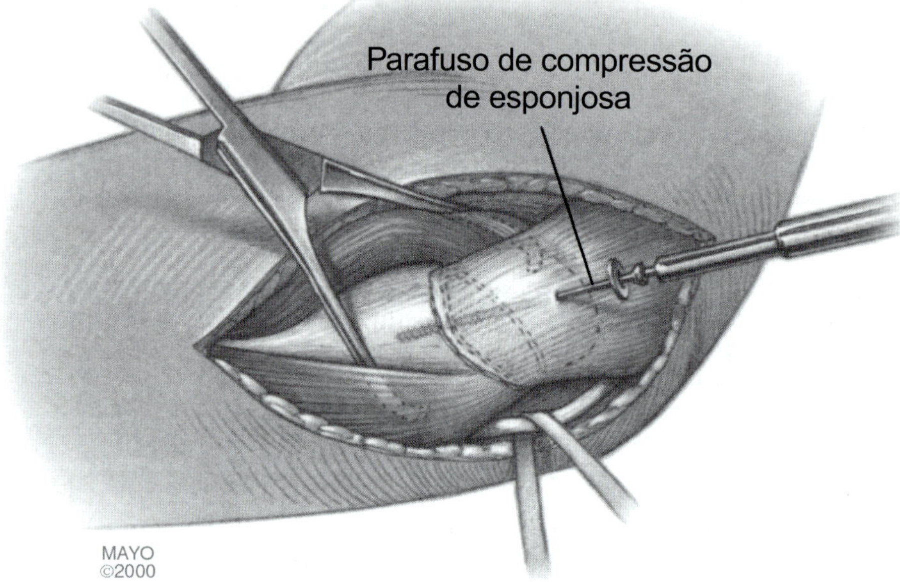

B

Figura 6-14. A, B: A exposição para a inserção da broca e do parafuso é mais prontamente obtida por meio de uma simples abertura do tríceps sobre a inserção no olécrano posterior.

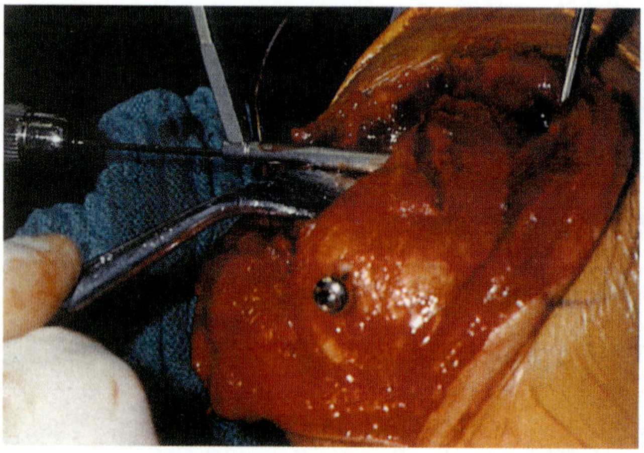

Figura 6-15. Um orifício transversal é perfurado a cerca de 3 mm anteriormente à cortical dorsal, 3 cm ou 4 cm distal à fratura.

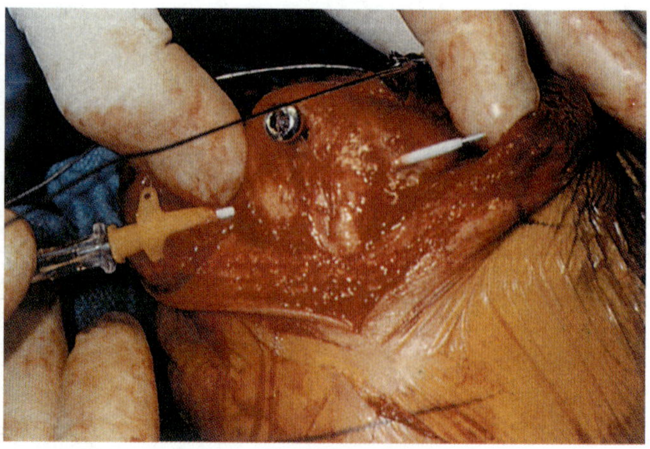

Figura 6-16. Uma banda de tensão é passada por baixo do tendão do tríceps. Esta passagem é facilitada com a utilização de uma agulha de grande calibre para atuar como uma cânula.

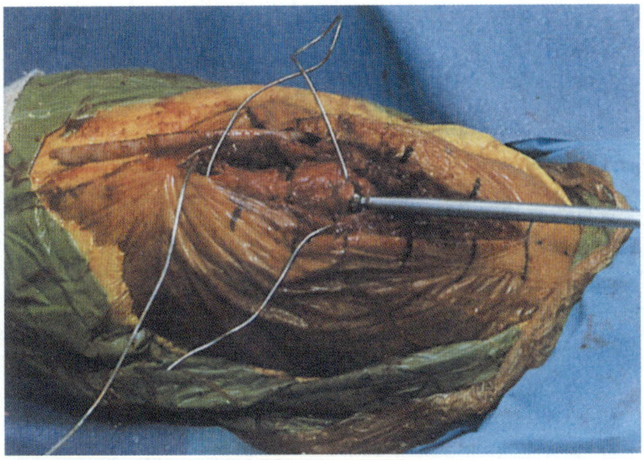

Figura 6-17. A distância entre a coronóide e a ponta do olécrano é observada diretamente, à medida que o parafuso é apertado. A distância não deve ser estreitada.

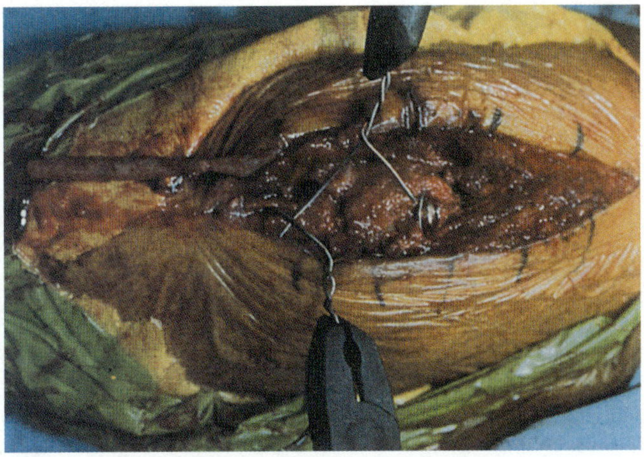

Figura 6-18. O tensionamento medial e lateral do sistema da banda de tensão é realizado de modo a aplicar uma compressão uniforme através do sítio da fratura.

O periósteo, a aponeurose do tríceps e a fáscia profunda em cada lado são reparados com suturas interrompidas com fio de Vicryl 0; o tecido subcutâneo é fechado com sutura interrompida com Vicryl 2-0 e a pele é fechada com sutura subcutânea contínua com Vicryl 4-0. Depois de utilizar Steri-strips para a aproximação da pele, um curativo seco e um adesivo de pele são aplicados, cobertos por seis camadas de espessura igual de algodão ortopédico e uma imobilização leve (dois rolos e material de fibra de vidro) com o cotovelo em extensão total.

A sensibilidade e a função neurológica são registradas na sala de cirurgia e na sala de recuperação, e o paciente é enviado para a sala de recuperação com a extremidade em 60° de elevação, mantida com travesseiros.

Apresentação de Caso Esta técnica foi útil para a fixação de uma fratura tipo I de Mayo em um paciente do sexo masculino de 45 anos de idade (Fig. 6-20). O paciente recuperou força e movimentação normais.

Técnica da Banda de Tensão Com a técnica da banda de tensão, a incisão e a exposição são idênticas às utilizadas para o parafuso intramedular e técnica da banda descrita anteriormente.

Após a observação e redução precisas da fratura medial, lateral e dorsalmente, e com qualquer impacção central da incisura sigmóide reduzida e amparada com osso autógeno do ilíaco ou epicôndilo lateral, dois fios de Kirschner paralelos de 2 mm, para resistir ao torque e forças de deslocamento, são inseridos sob controle radioscópico, de modo que se estendam da face dorsal posterior

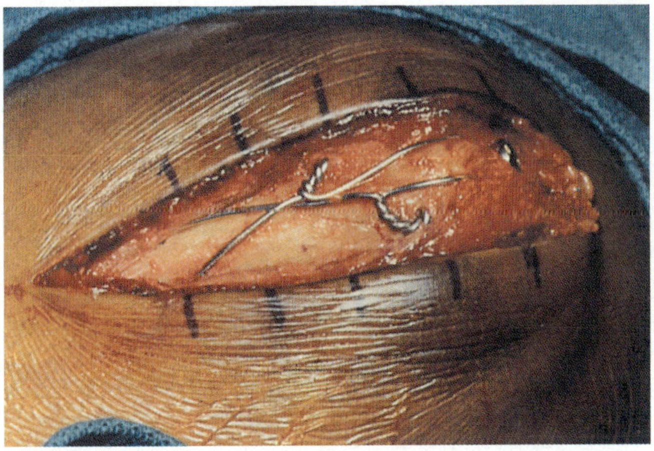

Figura 6-19. Os fios são cortados e curvados para evitar a irritação dos tecidos moles.

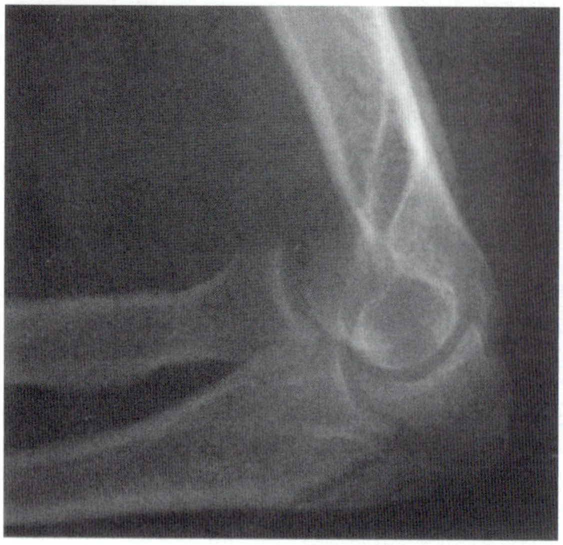

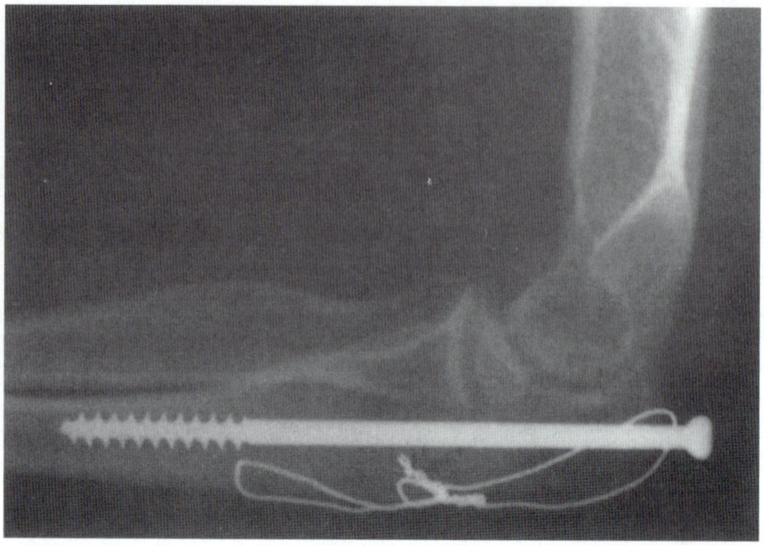

Figura 6-20. A, B: Parafuso intramedular e técnica de banda de tensão para uma fratura tipo IA de Morrey.

do olécrano, atravesse obliquamente o sítio da fratura e se estenda através da cortical ulnar anterior distal do processo coronóide (Fig. 6-21). Os fios são cortados e curvados na direção da ulna.

Um fio tamanho 18 para uma banda de tensão é passado por baixo do tendão do tríceps e ao redor dos dois fios de Kirschner, utilizando a técnica AO diretamente sobre o osso trazido distalmente para fora em uma disposição em formato de oito e rosqueado transversalmente através de um orifício perfurado de 2 mm através da ulna, conforme foi descrito anteriormente. As fixações das bandas de tensão ao osso e fios-K são inseridas dorsalmente ao eixo médio da ulna, e, com o cotovelo flexionado, servem para comprimir ainda mais o sítio da fratura. A verificação radiográfica da construção e da redução é feita.

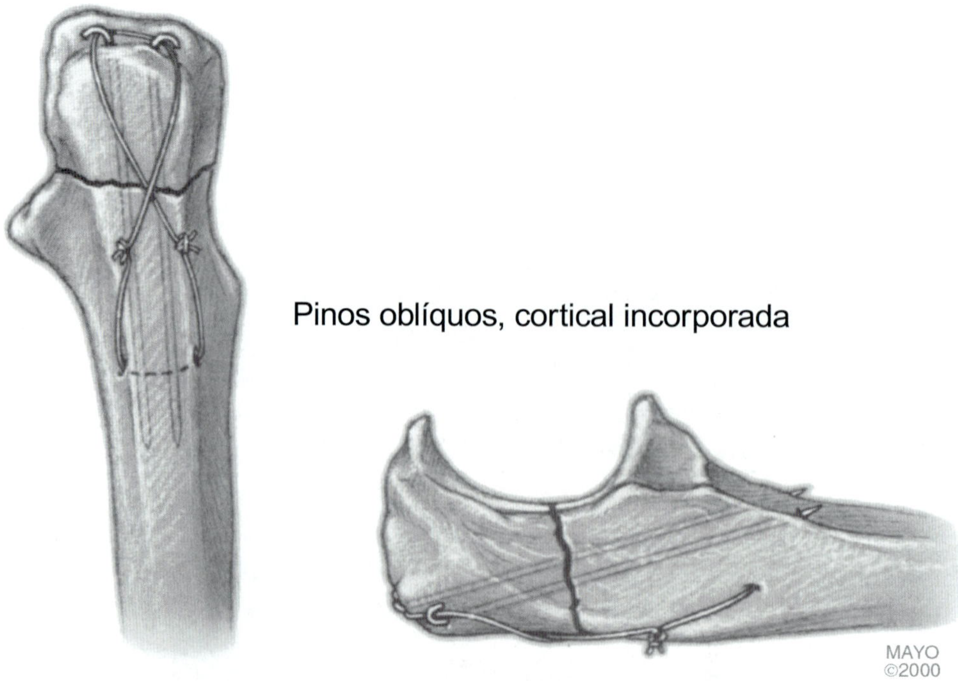

Figura 6-21. A técnica da banda de tensão na qual dois pinos são inseridos pelo eixo médio da ulna ou obliquamente, para incorporar a cortical anterior. A verificação radiológica é necessária para se assegurar que os pinos não violaram a incisura sigmóide.

Nota: A orientação oblíqua dos fios-K penetrando a cortical anterior eliminou, em grande parte, o problema de recuo do fio-K, que necessitava da sua remoção. Além disso, apesar de ser um tanto controverso, ainda não estamos convencidos de que os cabos ofereçam vantagem com relação a um único fio de calibre 18 (8).

Fixação com Parafuso Bicortical Quando se utiliza a fixação com parafuso bicortical, a incisão e a exposição são idênticas às descritas anteriormente.

Com a fratura temporariamente reduzida com um fio-K ou uma pinça de campo cirúrgico, a broca de 3,2 mm utilizada como guia é removida, e o orifício é dilatado até 4,5 mm no fragmento proximal. Um rosqueador de 6,5 mm é inserido através da cortical ulnar distal à coronóide, e um parafuso AO de 6,5 mm sobre uma arruela de tamanho apropriado, para que se obtenha uma compressão bicortical, é inserido e tensionado. A verificação radiológica da fixação e redução é realizada. Uma banda de tensão é desnecessária com a fixação bicortical oblíqua.

Tipos IIB e III

As fraturas cominutivas desviadas e estáveis (tipo IIB) e as fraturas desviadas, instáveis e não-cominutivas e cominutivas (tipos IIIA e B) são tratadas com a técnica da placa moldada, se possível. Um distractor é aplicado caso haja necessidade (Capítulo 7).

Técnica da Placa Moldada A incisão e a exposição são idênticas às anteriormente descritas.

Com a exposição dos principais fragmentos sob observação direta e controle radioscópico, a redução é conseguida e mantida com o uso temporário de fios de Kirschner e fixação com parafusos interfragmentares. A redução da fratura é vista na incisura sigmóide e dorsalmente.

Uma placa AO de compressão dinâmica de baixo contorno (LCDC) de 3,5 mm com oito orifícios (preferência do autor), uma placa DC de 3,5 mm ou uma placa de reconstrução é moldada para permitir a inserção de um parafuso a 90° na extremidade distal, na direção do centro do olécrano, com a placa colocada sobre a superfície dorsal (Fig. 6-22). A moldagem da placa é obtida com modeladores de placas e uma prensa. Os dois próximos parafusos são inseridos, se possível, em um padrão divergente e apontando anteriormente dentro do fragmento proximal. Os parafusos subseqüentes são colocados em modo de compressão, e qualquer fratura do processo coronóide é reduzida e fixada com um dos parafusos. A observação do processo coronóide geralmente pode ser feita através do sítio da fratura dos fragmentos separados do olécrano, antes da redução. A fixação com parafuso bicortical é utilizada para assegurar a direção e o comprimento dos parafusos. A vantagem da placa LCDC é que as cabeças do parafuso ficam no nível da placa e não ficam proeminentes o suficiente para que seja necessária sua retirada futura. Um equipamento de compressão normalmente não é necessário, já que a placa é reservada para fraturas cominutivas. Se um parafuso intramedular de 6,5 mm, ou maior, for utilizado na construção, o orifício proximal da placa LCDC de 3,5 mm deve ser alargado antes da cirurgia, ou uma placa de reconstrução de 4,5 mm deve ser utilizada. A placa LCDC possui menor probabilidade de se fraturar do que a placa tubular ou a placa de

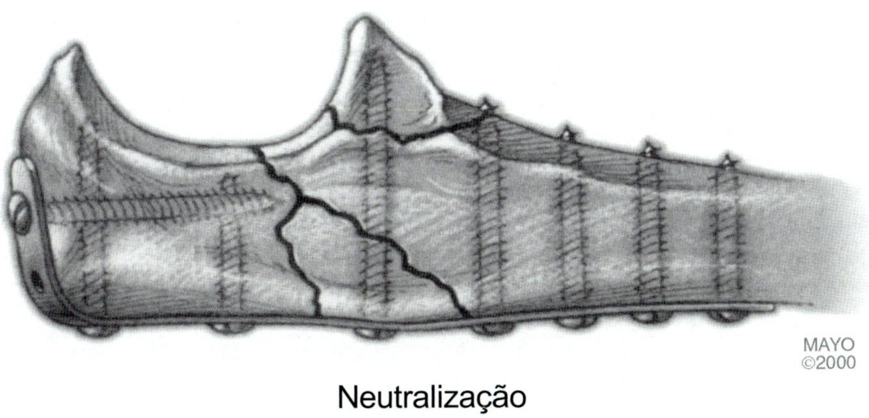

Figura 6-22. Placa AO LCDC de 3,5 mm com oito orifícios, moldada com três parafusos no fragmento proximal maior, utilizando fixação com parafuso bicortical onde possível, distal à incisura sigmóide.

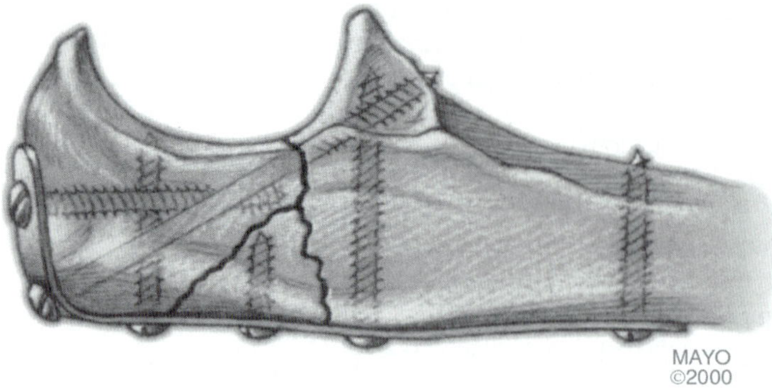

Figura 6-23. Placa de reconstrução de oito orifícios, moldada com fixação que utiliza parafusos bicorticais. A manutenção do contorno e da largura da incisura sigmóide maior é essencial.

reconstrução. Deve ser tomado muito cuidado para manter o contorno normal da incisura sigmóide (Fig. 6-23).

A instabilidade em valgo do cotovelo, presente nos testes de estresse após a estabilização da fratura do olécrano, indica a necessidade de reparo do ligamento colateral medial ou lateral (descrito no Capítulo 14), e, se o reparo for medial, ele é seguido da aplicação de um equipamento de distração durante quatro semanas, para evitar a subluxação e permitir a movimentação ativa (descrito no Capítulo 8).

TRATAMENTO PÓS-OPERATÓRIO

A extremidade é imobilizada em uma calha bem acolchoada, de fibra de vidro, em extensão total, durante cinco dias.

A extremidade superior é mantida em 60° graus de elevação total durante dois a três dias, com um apoio em travesseiro e com a mão mantida a 30 cm acima da altura da cabeça, 100% do tempo, estando o paciente deitado, sentado ou em pé.

A imobilização é removida em cinco dias. Uma elevação similar sobre a cabeça é encorajada por mais uma semana. Como o edema é mínimo neste momento, o cotovelo pode iniciar um programa de movimentação ativa assistida. O movimento é aumentado em sessões adicionais e em maior amplitude a cada dia.

Em duas semanas, os Steri-strips são removidos, e um curativo geralmente é desnecessário; os exercícios de movimentação ativa assistida são realizados em uma amplitude completa de movimentos pelo menos quatro a seis vezes por dia.

Radiografias ântero-posterior (AP) e lateral são repetidas em três dias, uma semana e quatro semanas após a cirurgia.

A fisioterapia de reabilitação não é necessária e é considerada contra-indicada pelos autores. O suporte de pesos é contra-indicado.

O paciente é encorajado a manter um programa regular para a amplitude de movimentos, com exercícios de fortalecimento específicos acrescentados quando a consolidação da fratura é evidente ou após 12 semanas.

RESULTADOS

A maioria das fraturas do olécrano, tratadas com redução aberta, apresenta bons resultados, (4,7) com um índice geral de satisfação de, pelo menos, 90% (12). Os resultados satisfatórios das fraturas não-desviadas são obtidos em 95% dos casos. Nas fraturas não-cominutivas desviadas e estáveis, um resultado satisfatório ocorre em 90% dos pacientes. Resultados insatisfatórios nas fraturas desviadas instáveis e cominutivas são esperados, mas os resultados estão melhorando com os conceitos atuais de tratamento (Capítulo 7).

O autor prefere não ressecar as fraturas cominutivas que envolvem os 50% proximais da incisura sigmóide, exceto em idosos, quando a excisão é preferível. Na maioria dos casos, uma placa moldada e fixação com parafuso estabilizará adequadamente a maioria das fraturas cominutivas do olécrano, e a retenção do fragmento é importante na opinião do autor, já que mesmo o olécrano proximal proporciona uma significativa estabilidade arquitetônica para a articulação.

COMPLICAÇÕES

As complicações não são incomuns com as fraturas cominutivas que envolvem mais de 60% da incisura sigmóide, com fraturas do processo coronóide, e com instabilidade. Este problema é discutido em detalhes no Capítulo 7. Os problemas incluem perda de movimento, pseudo-artrose, neuropatia ulnar, consolidação viciosa e artrose pós-traumática. Alguma perda de movimento ocorreu em 75% das fraturas em uma série da Mayo Clinic, com 50% apresentando uma perda de 20° a 60° e 20% apresentando perda de mais de 60°. Se uma fixação rígida é conseguida, a perda de movimento é quase proporcional ao período de imobilização e edema encontrado na articulação. Com a adesão a um regime pós-operatório de imobilização limitada a cinco dias, com o cotovelo em extensão total e elevação do cotovelo acima da altura do ombro durante duas semanas, a perda de movimento causada pelo edema pode ser significativamente reduzida. A neuropatia ulnar foi registrada entre 3% e 10% e pode ser tornada mínima ou evitada com uma proteção cuidadosa e manipulação do nervo, utilizando uma transposição subcutânea se necessário. A pseudo-artrose é, mais comumente, um resultado da fixação primária inadequada e foi registrada em até 5% dos pacientes. A perda do suprimento sangüíneo para os principais fragmentos e uma excessiva dissecação dos tecidos moles geralmente desempenham um importante papel na incidência da pseudo-artrose. A consolidação em posição viciosa é incomum após a redução aberta, mas pode ocorrer nas lesões abertas gravemente cominutivas, atrasando ou impedindo uma redução adequada. A artrose pós-traumática apresenta maior probabilidade de se desenvolver em fraturas cominutivas instáveis, com fraturas do processo coronóide e da cabeça radial ou com uma falha da fixação interna que necessite de uma reoperação (10). Em virtude do significativo impacto da pseudo-artrose, discutiremos este problema de modo mais detalhado.

PSEUDO-ARTROSE

Mesmo com cuidado e atenção aos princípios descritos anteriormente, a pseudo-artrose pode ocorrer com uma incidência registrada de até 5%. Existem dois tipos de pseudo-artrose do olécrano, com diferenças significativas no tratamento: com desvio e sem desvio. O tratamento das pseudo-artroses seguem os princípios do tratamento primário da fratura e, portanto, depende completamente do tipo classificado anteriormente. Apesar de o suprimento sangüíneo e a vascularidade do olécrano esponjoso serem consideradas suficientes sem enxertia óssea, quando a reconstrução para uma pseudoartrose é realizada, os autores rotineiramente utilizam o enxerto de osso ilíaco.

Os seguintes fatores determinam as opções de tratamento para a pseudoartrose do olécrano:

1. Quando a pseudoartrose ocorre nos 50% proximais do olécrano, a excisão é uma alternativa aceitável e é o tratamento preferencial no paciente idoso e osteoporótico.
2. Se não existe uma deformidade macroscópica, a técnica de enxerto de *plug* ósseo embutido é utilizada.
3. Para as deformidades macroscópicas, a fixação com placa de compressão dinâmica de baixo perfil rígida (LDCP), com ou sem um parafuso intramedular, mas sempre com um uma "placa óssea" corticoesponjosa, é a estratégia preferida (14).

Pseudo-Artrose Sintomática, sem Desvio

Enxerto com *Plug* de Osso Embutido Lateralmente Para as pseudo-artroses com desvios mínimos, esta técnica tem trabalhado bem. A incisão e a exposição são idênticas às utilizadas para a fratura aguda, com a exceção de que o paciente é posicionado em decúbito ventral, com o braço sobre um apoio de braço acolchoado, para permitir o uso da radioscopia. Esta posição é escolhida para permitir a fácil obtenção de um melhor enxerto corticoesponjoso da crista ilíaca posterior, em vez da anterior. Deve-se tomar cuidado para identificar e proteger o nervo ulnar (Fig. 6-24). Qualquer metal previamente colocado é removido, e a área de pseudo-artrose é identificada por meio do periósteo.

A pseudo-artrose é desbridada do tecido fibroso até atingir osso viável com uma rugina, cureta e broca motorizada, evitando a remoção de osso vascularizado (Fig. 6-25).

Utilizando um cortador circular de *plug* Cloward de 7/16 polegadas, *plugs* de osso corticoesponjosos (adicionais em casos de perda) são coletados na crista ilíaca posterior (Fig. 6-26), e uma peça adicional de osso esponjoso é cortada para se encaixar no defeito da pseudo-artrose no olécrano, no sítio da não-consolidação.

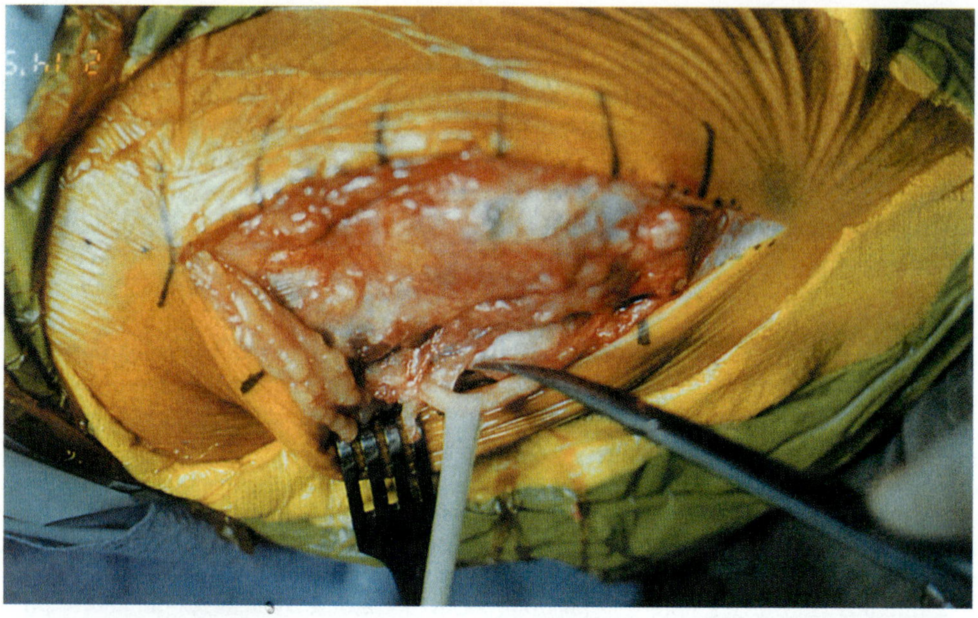

Figura 6-24. Como a exposição das pseudo-artroses tipicamente é mais difícil, deve ser tomado um cuidado especial para a identificação do nervo ulnar de modo a evitar sua lesão.

Uma fixação com parafuso intramedular grande da AO de 6,5 mm e fio em banda de tensão é realizada do modo descrito anteriormente. Deve-se tomar um cuidado, em particular, para evitar qualquer alteração no contorno normal da incisura sigmóide à medida que a compressão é exercida pelo parafuso de compressão.

Uma broca de corte circular Cloward de 7/16 polegadas é utilizada para fazer um orifício lateralmente no sítio da pseudo-artrose do olécrano (Fig. 6-27), e o *plug* de enxerto do ilíaco previamente coletado é inserido no orifício preparado (Fig. 6-28). Pequenos fragmentos adicionais do enxerto de osso esponjoso podem ser colocados em qualquer irregularidade no sítio da pseudo-artrose.

Os fios e o parafuso intramedular são apertados.

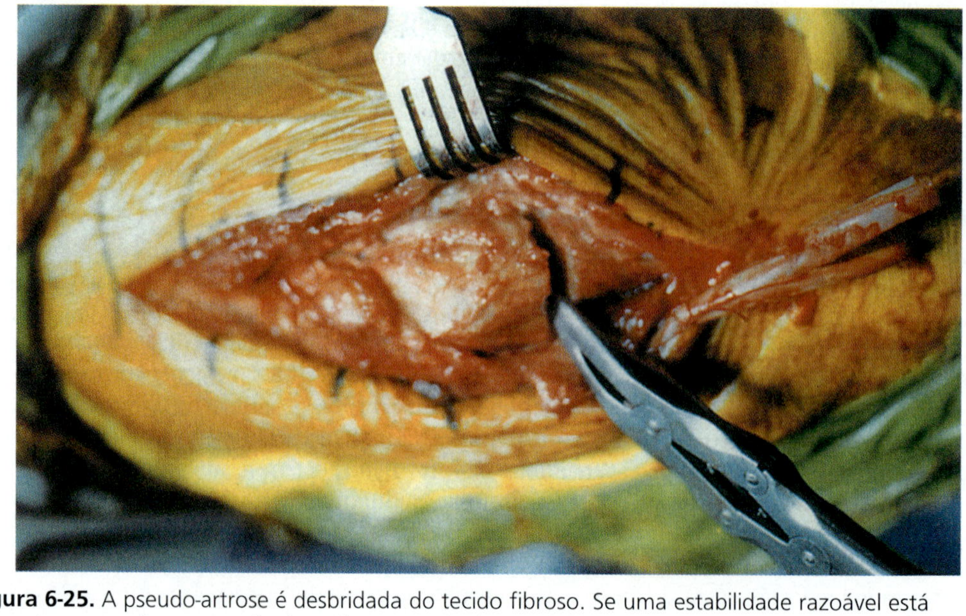

Figura 6-25. A pseudo-artrose é desbridada do tecido fibroso. Se uma estabilidade razoável está presente, a pseudo-artrose não é totalmente retirada. Se ela for macroscopicamente instável, ambas as superfícies devem ser novamente preparadas.

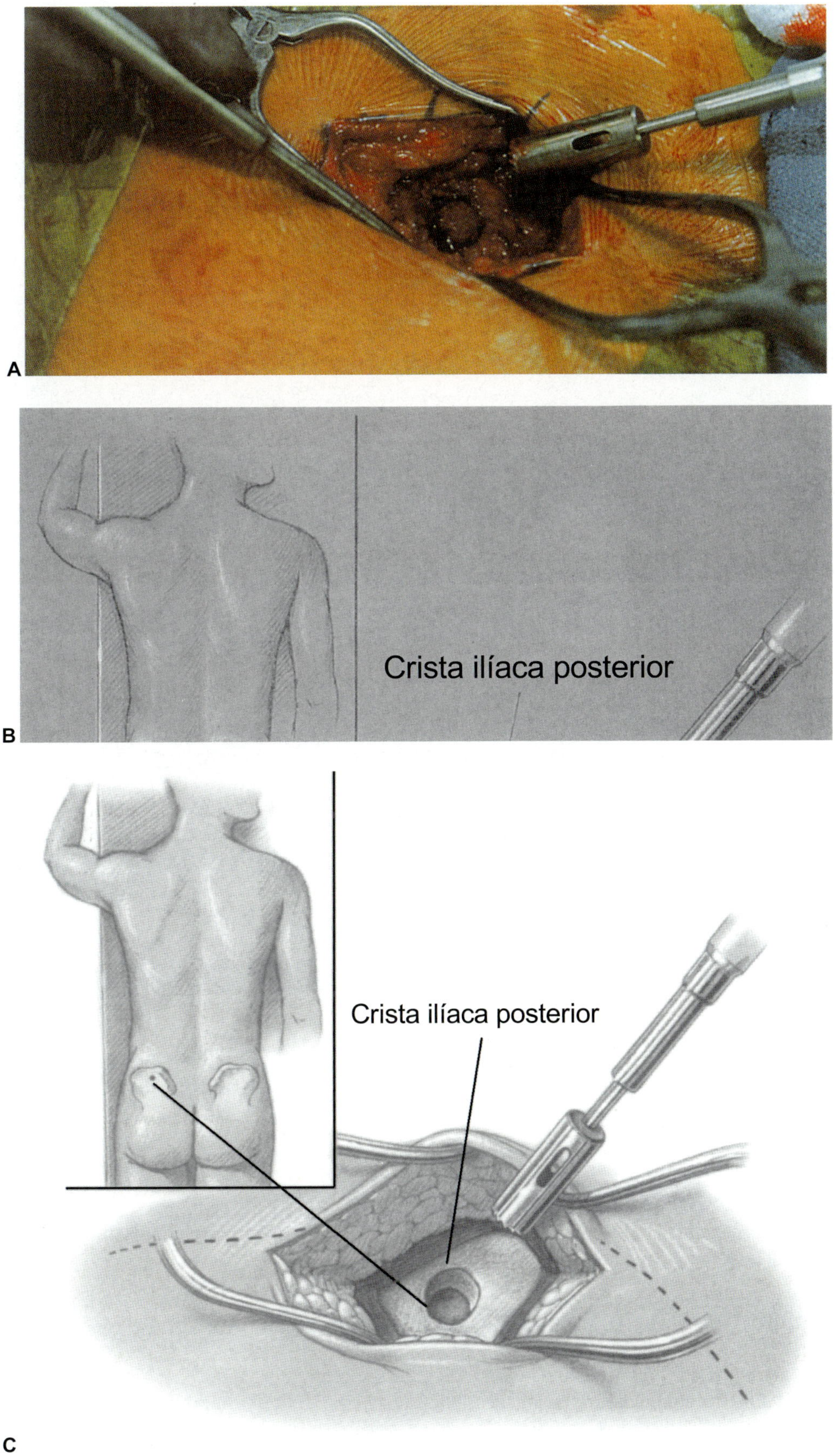

Figura 6-26. A, B: Uma trefina (Cloward) é utilizada para remover *plugs* ósseos da crista ilíaca posterior. Isto pode ser feito por meio da técnica percutânea. **C:** Diversos *plugs* podem ser removidos.

A

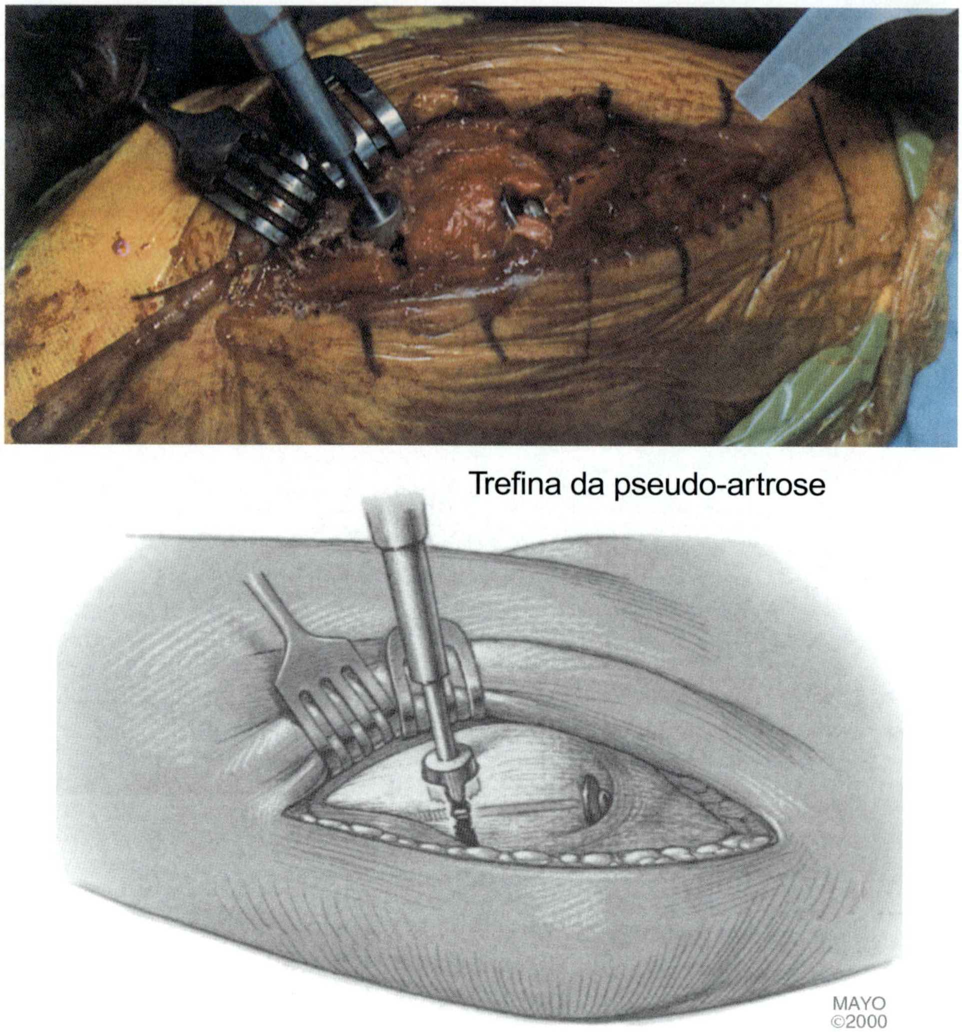

B

Figura 6-27. A, B: Uma trefina circular (Cloward) é, então, utilizada para remover um *plug* de osso no sítio da pseudo-artrose, criando um sítio efetivo para o enxerto ósseo na presença de um material de fixação intramedular.

Fraturas Desviadas

Se não for essencial para a estabilidade, resseque. Se a articulação umeroulnar restaurada é necessária para a função articular, mobilize, reduza e fixe.

Técnica

1. O nervo ulnar é identificado e protegido em todas as circunstâncias.
2. A fratura é mobilizada e reduzida, de modo a restaurar a função umeroulnar de acordo com os princípios descritos no Capítulo 7.
3. Para a enxertia óssea, um de nós (BFM) sempre emprega uma "placa óssea" corticoesponjosa coletada da crista ilíaca posterior (Fig. 6-29). Esta placa pode ser aplicada na face medial ou lateral da ulna. A placa é presa com parafusos ósseos, e as cabeças são embutidas para evitar irritação (Fig. 6-30).

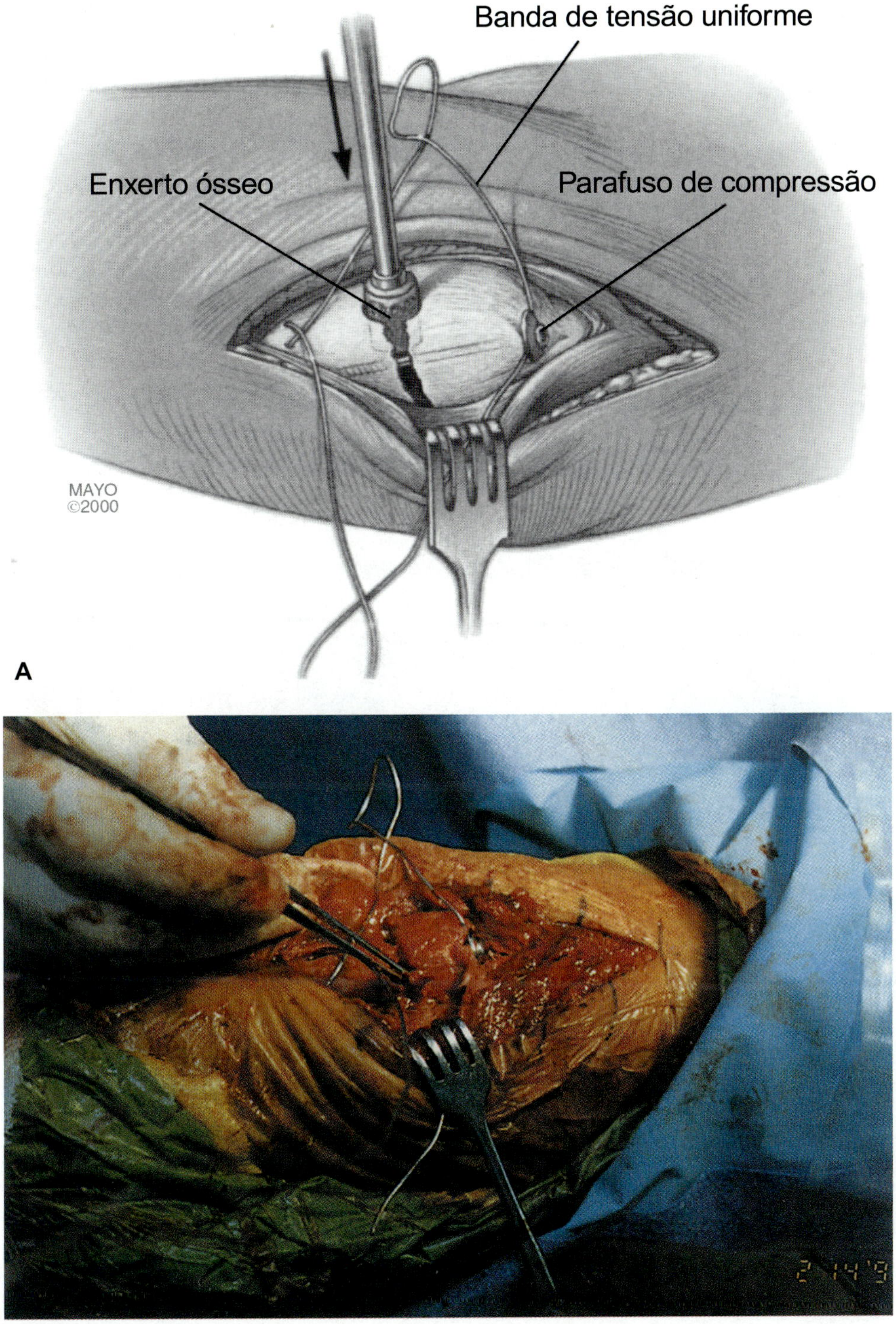

Figura 6-28. A, B: Os *plugs* ósseos são impactados dentro do defeito circular, criado no sítio da pseudo-artrose.

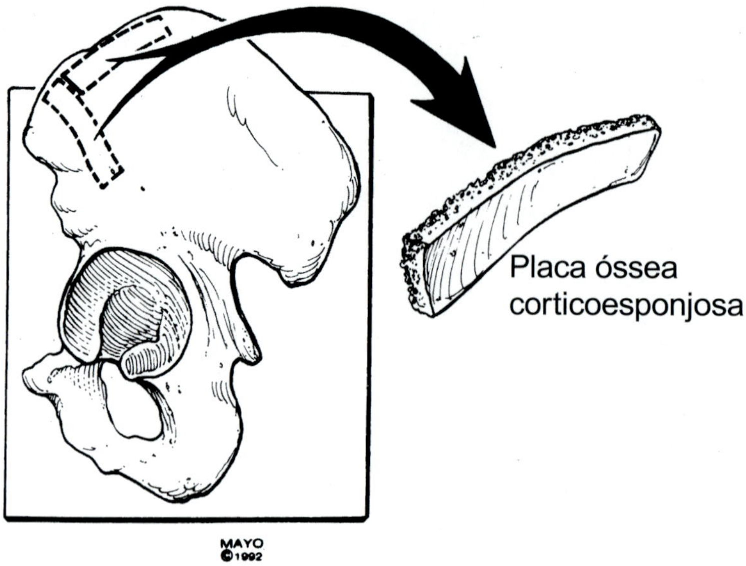

Figura 6-29. Em todos os casos de pseudo-artrose com desvio, um enxerto de 4 cm a 5 cm × 1,5 cm é coletado da crista ilíaca posterior.

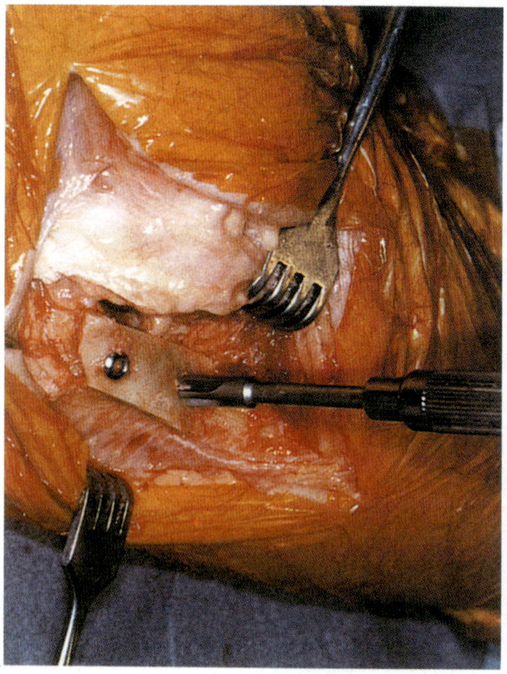

A

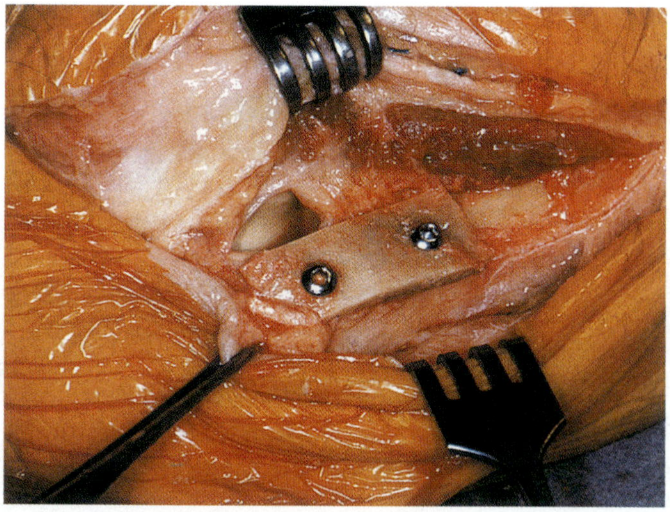

B

Figura 6-30. A placa de osso é presa com parafusos ósseos com as cabeças sepultadas (**A**). Pelo menos um parafuso é colocado em cada lado da pseudo-artrose (**B**).

4. Fixação:
   a) Compressão. Se um estoque adequado está presente, preferimos a fixação axial com um parafuso de esponjosa rosqueado da AO (Fig. 6-31).
   b) Neutralização. Se a fratura não permite uma compressão, uma placa LDCP é aplicada medial ou lateralmente, dependendo da posição de maior rigidez. Em todos os casos, o componente essencial é a coleta e aplicação de uma "placa" cortical/esponjosa de 4,5 cm × 1,5 cm, presa por parafusos à cortical ulnar oposta (Fig. 6-32) (14).

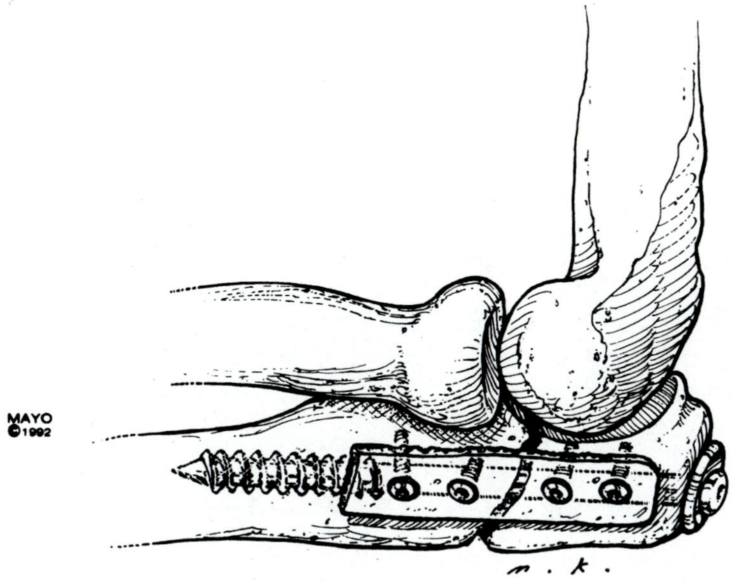

Figura 6-31. Com uma superfície óssea adequada, a fixação intramedular é um tratamento eficaz para a pseudo-artrose do olécrano, suplementado com uma "placa óssea" corticol esponjosa, aplicada com fixação de parafusos.

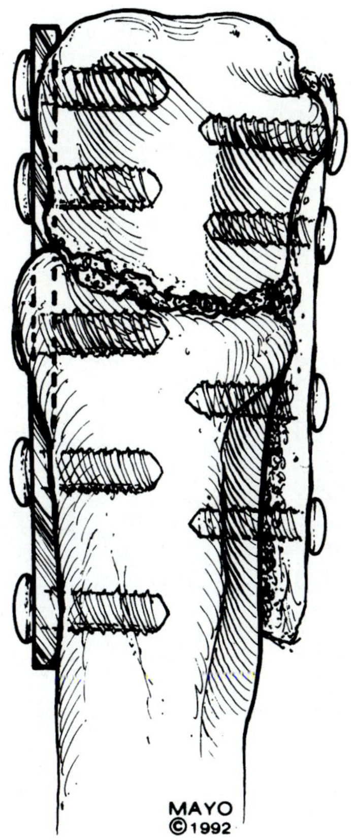

Figura 6-32. Com deficiência óssea, a fixação com placa de neutralização é aplicada com a "placa óssea" corticol esponjosa, posicionada na cortical oposta.

CASOS ILUSTRATIVOS

Caso 1

Uma osteotomia do olécrano foi utilizada para expor uma fratura umeral distal. Após nove meses, uma pseudo-artrose era evidente e estabelecida (Fig. 6-33A). A técnica que utiliza um *plug* ósseo e

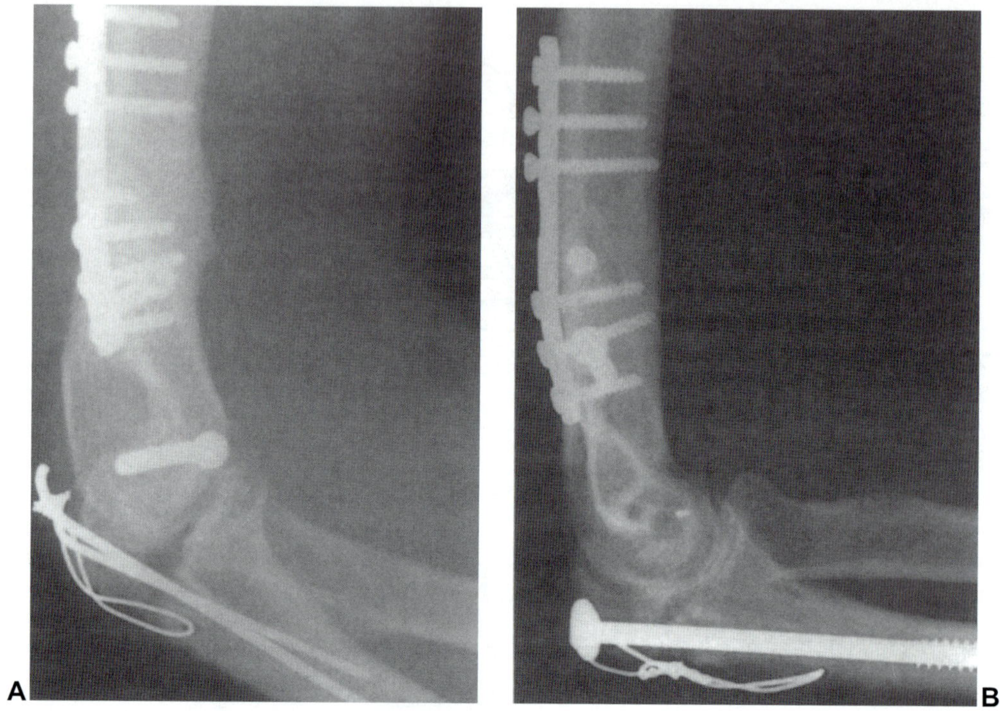

Figura 6-33. Radiografias pré (**A**) e pós-operatórias (**B**) de uma pseudo-artrose de olécrano, nove meses após uma osteotomia cirúrgica para reparar uma fratura umeral baixa e tratada com o uso de enxerto de *plugs* ósseos corticoesponjosos, oriundos das cristas ilíacas com a excisão da pseudo-artrose, enxertia esponjosa do defeito e fixação com um parafuso ósseo intramedular e fio em banda de tensão. A consolidação estava indolor e sólida após nove meses, com um movimento entre 35° a 120°.

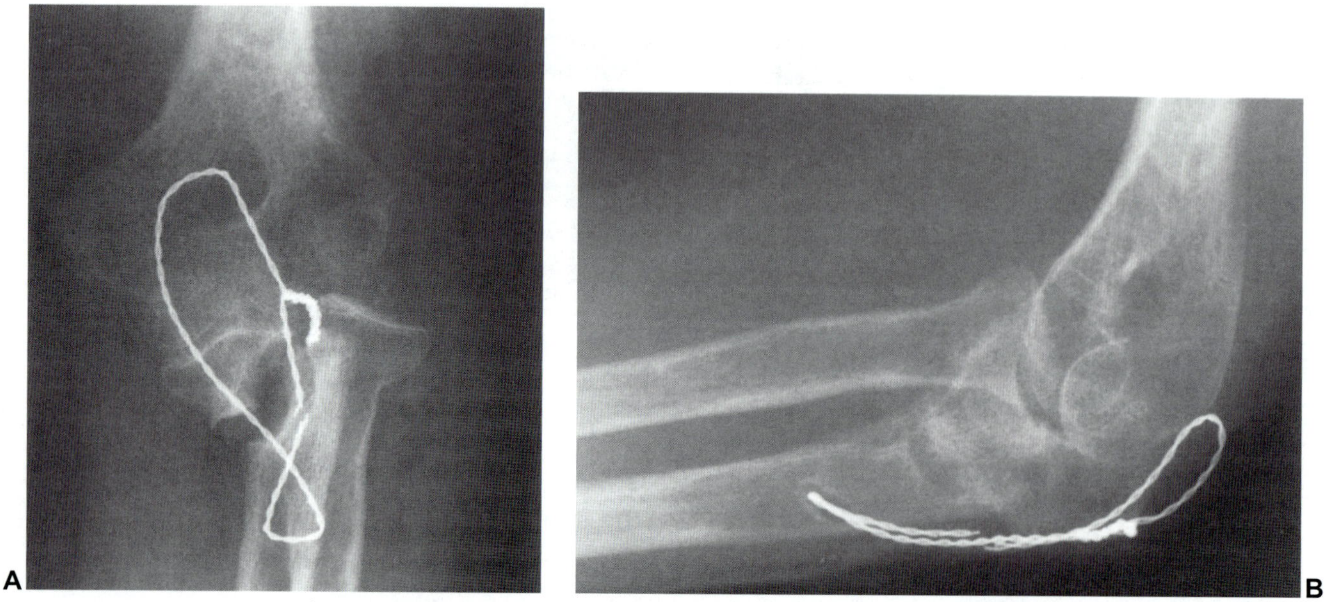

Figura 6-34. A, B: Pseudo-artrose estabelecida do olécrano com instabilidade da articulação.

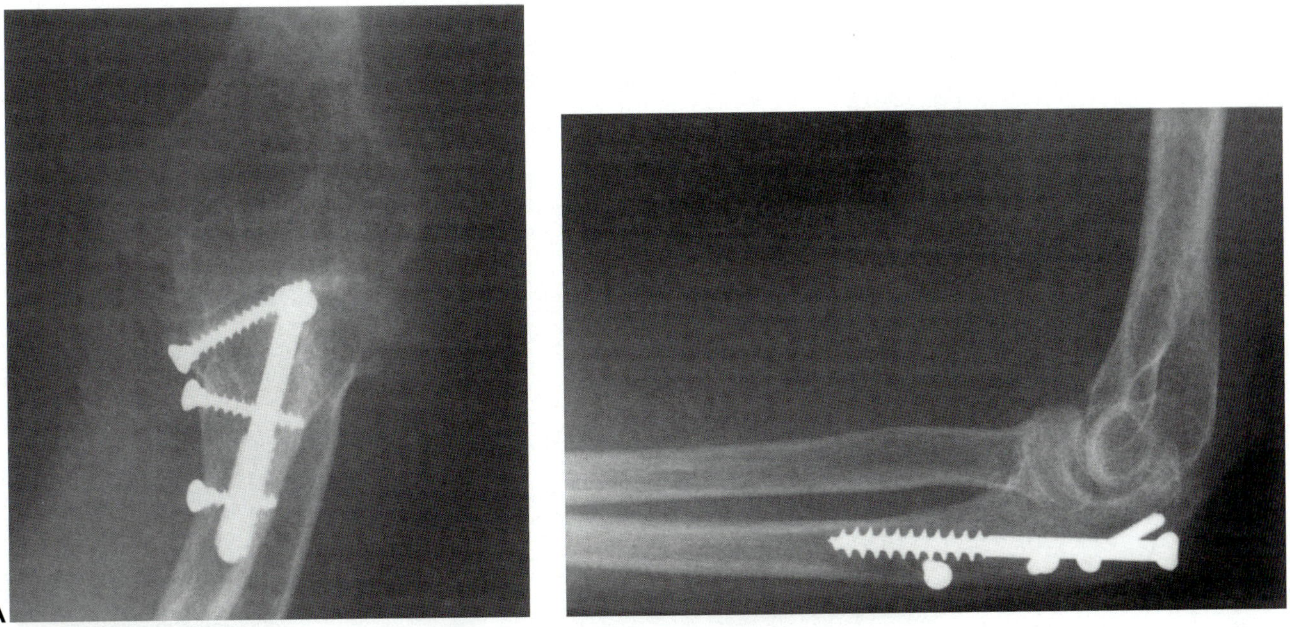

Figura 6-35. A, B: Excelente resultado com estabilidade axial provida por um parafuso de esponjosa AO e "placa óssea" aplicada com três parafusos.

compressão foi bem sucedida na obtenção da consolidação (Fig. 6-33) e um arco funcional de 35° a 120°.

Caso 2

A fixação com fio em banda de tensão falhou, e o antebraço ficou instável (Fig. 6-34). Pseudo-artrose desviada do olécrano dois anos após a lesão em uma mulher de 45 anos de idade. A mobilização do fragmento e fixação rígida com um parafuso intramedular e um enxerto com "placa óssea" resultaram na consolidação após seis meses, com um grau de flexão de 35° a 130° e mínima dor (Fig. 6-35).

LEITURAS RECOMENDADAS

1. Adler S, Fay GD, MacAusland WR Jr. Treatment of olecranon fractures: indications for excision of the olecranon fragment and repair of the triceps tendon. *J Trauma* 1962;2:597.
2. Beck C, Dabezies EJ. Monteggia fracture dislocation. *Orthopedics* 1984;7:329.
3. Colton CL. Fractures of the olecranon in adults: classification and management. *Injury* 1973;5:121.
4. Eriksson E, Sahlen O, Sandohl U. Late results of conservative and surgical treatment of fractures of the olecranon. *Acta Chir Scand* 1957;113:153.
5. Gartsman GM, Sculco TP, Otis JC. Operative treatment of olecranon fractures. *J Bone Joint Surg* 1981;63A:718.
6. Heim U, Pfeiffer KM. *Internal fixation of small fractures*, 3rd ed. Berlin: Springer-Verlag; 1988.
7. Kiviluoto O, Santavirta, S. Fractures of the olecranon: an analysis of 37 consecutive cases. *Acta Orthop Scand* 1978;49:28.
8. Kozin SH, Berglund LJ, Cooney WP, et al. Biomechanical analysis of tension band fixation for olecranon fracture treatment. *J Shoulder Elbow Surg* 1996;5:442–448.
9. MacAusland WR Jr, Wyman ET. Fractures of the adult elbow. *Instr Course Lect* 1975;24:169–181.
10. Maeko D, Szabo RM. Complications of tension-band wiring of olecranon fractures. *J Bone Joint Surg* 1985;67A:1396–1401.
11. McKeever FM, Buck RN. Fracture of the olecranon process of the ulna: treatment by excision of fragment and repair of triceps. *J Am Med Assoc* 1947;135:1.
12. Morrey BF. Current concepts in the treatment of fractures of the radial head, the olecranon, and the coronoid. *J Bone Joint Surg* 1995;77A:316–327.
13. Muller ME, Allgower M, Schneider R, et al. *Manual of internal fixation: techniques recommended by the AO Group*, 2nd ed. New York: Springer-Verlag; 1979.

14. Papagelopoulos PJ, Morrey BF. Treatment of olecranon fracture nonunions. *J Bone Joint Surg* 1994;76B:627–635.
15. Regan WM, Morrey BF. Fractures of the coronoid process of the ulna. *J Bone Joint Surg* 1989;71A:1348.
16. Schwab GH, et al. Biomechanics of elbow instability: the role of the medial collateral ligament. *Clin Orthop* 1980;146:42.
17. Taylor TKF, Scham SM. A posteromedial approach to the proximal end of the ulna for internal fixation of olecranon fractures. *J Trauma* 1969;9:594.
18. Wadsworth TG. Screw fixation of the olecranon after fracture or osteotomy. *Clin Orthop* 1976;119:197–201.
19. Murphy DF, Greene WB, Gilbert JA, et al. Displaced olecranon fractures in adults. Biomechanical analysis of fixation methods. *Clin Ortho Related Research* 1987;224:210–214.

7

Fraturas do Processo Coronóide e Instabilidades Complexas do Cotovelo

Bernard F. Morrey e Shawn W. O'Driscoll

A instabilidade complexa do cotovelo é definida como uma lesão que desestabiliza o cotovelo, em virtude de uma fratura intra-articular e da ruptura das estruturas ligamentares (2). Outros acrescentam o envolvimento dos tecidos moles, incluindo as lesões vasculares e nervosas, como essenciais para o diagnóstico das lesões complexas, mas estes problemas associados são incomuns (8).

Em termos gerais, os ligamentos colaterais proporcionam aproximadamente 50% da estabilidade em varo/valgo da articulação, e as superfícies articulares são responsáveis pelos outros 50% (4). A banda anterior do ligamento colateral medial e a parte ulnar do ligamento colateral lateral são os fatores de restrição primários à instabilidade em valgo e rotatória póstero-lateral, respectivamente. Tanto a parte ulnar como a radial do ligamento colateral lateral resiste contra o varo.

A importância de uma fratura do processo coronóide está se tornando mais clara. O tratamento de uma fratura do coronóide é um elemento essencial para o tratamento da instabilidade complexa do cotovelo. A quantidade de coronóide necessária para a estabilidade do cotovelo depende da integridade ligamentar e da cabeça radial, mas é, pelo menos 50% (Fig. 7-1). Isto se torna importante no planejamento pré-operatório e na abordagem cirúrgica, que são necessários para uma restauração eficaz e fixação das fraturas do processo coronóide.

A cabeça radial mostrou-se, e por este motivo é definida como, um estabilizador secundário do cotovelo (5). Quando os ligamentos medial e lateral estão intactos, ela não é necessária para a promoção da estabilidade. Se o ligamento colateral medial ou o coronóide estão danificados, a cabeça radial surge como um importante estabilizador secundário. Por este motivo, o valor da fixação da fratura, se possível, ou substituição da cabeça radial com uma prótese, é claro, em face destas específicas lesões associadas. Os procedimentos para o tratamento das fraturas da cabeça radial e do olécrano foram discutidos em detalhes nos Capítulos 5 e 6.

O princípio básico do tratamento nas fraturas da ulna proximal é a restauração da articulação umeroulnar. O princípio não pode ser deixado de lado (3,6).

B.F. Morrey, M.D.: Mayo Medical School and Department of Orthopaedics, Mayo Clinic and Mayo Foundation, Rochester, Minnesota.
S.W. O'Driscoll, M.D., PH.D.: Orthopaedic Surgery, Mayo Medical School, Mayo Foundation, Rochester, Minnesota.

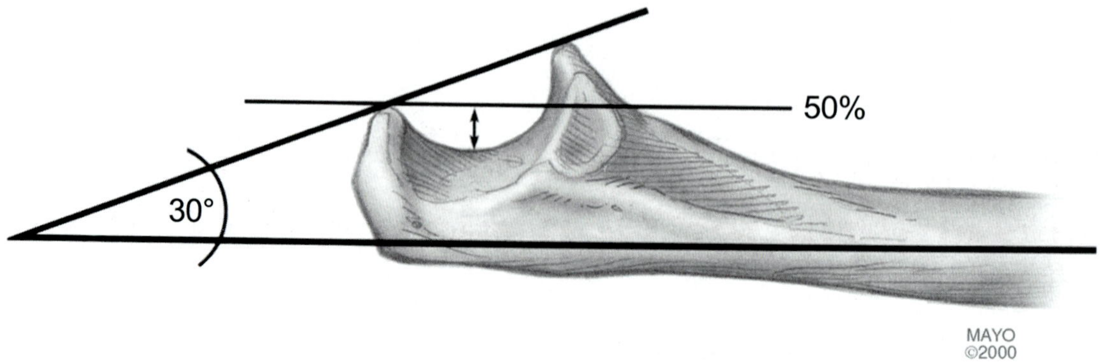

Figura 7-1. A regra dos 50% do coronóide. Uma linha traçada da ponta do olécrano e paralela à diáfise passa por 50% do coronóide.

A contribuição específica do olécrano na resistência de diversas configurações de carregamento é proporcional à quantidade de articulação olecraniana presente. A quantidade crítica necessária para a manutenção da estabilidade é de, pelo menos, 50%. Em alguns casos, o cotovelo está instável, com uma fratura de menos de 50% do olécrano por causa de uma fratura concomitante do coronóide. Por este motivo, cada cotovelo é avaliado individualmente com relação à instabilidade.

CLASSIFICAÇÃO

Regan e Morrey (7) descreveram três tipos de fraturas, dependendo da extensão da fratura (Fig. 7-2). Como mais experiência vem sendo obtida com estas fraturas, atualmente se reconhece que

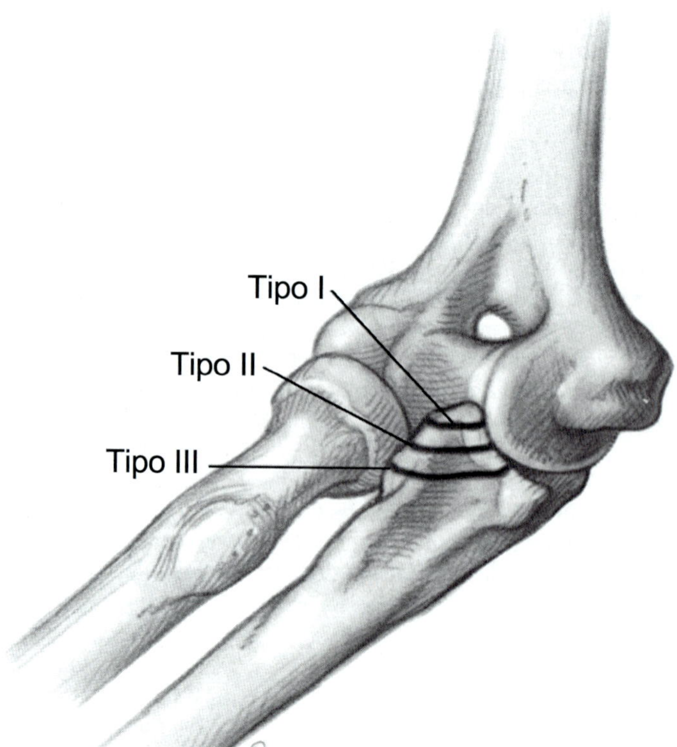

Figura 7-2. Classificação de Regan-Morrey das fraturas coronóides. Algumas das fraturas tipo II e todas tipo III são instáveis.

um momento em varo aplicado ao cotovelo em uma posição estendida pode criar uma fratura sagital da coronóide. Esta fratura geralmente inclui a fixação do ligamento colateral ulnar no tubérculo sublime (Fig. 7-3) e pode ser considerada do tipo IV ou uma fratura ântero-medial.

Fratura Tipo I

As fraturas do tipo I representam pequenas fraturas por cisalhamento da ponta do processo coronóide e atuam principalmente como um indicador de que o cotovelo sofreu uma luxação ou, pelo menos, se deslocou suficientemente para que tenha havido uma lesão dos ligamentos colaterais (7).

Fratura Tipo II

Nas fraturas do tipo II, cerca de 50% do coronóide estão envolvidos, e o cotovelo é considerado instável, a menos que ele mostre o contrário. Se um deslocamento posterior ocorre com menos de 40° a 45° de flexão, a articulação residual é considerada inadequada, e a articulação umeroulnar deve ser estabilizada. Se o fragmento da fratura é grande o suficiente para fixação, a osteossíntese através da cápsula anterior é realizada. Se o fragmento é muito pequeno para ser fixado, então um fio grosso número 5 é passado sobre o fragmento (ou fragmentos), que é trazido para a posição anatômica e amarrado através de orifícios perfurados na ulna. Um pino de Steinmann rosqueado, de 0.045 ou 0.062, pode ser passado através da ulna, na direção do fragmento, para servir de apoio. Na última situação, ou mesmo se a osteossíntese foi realizada, mas ainda existem preocupações sobre a estabilidade e rigidez da fixação, o sistema é neutralizado pela aplicação de um fixador externo articulado. O fixador externo elimina ou neutraliza as forças direcionadas posteriormente, que são aplicadas ao sítio da fratura pelos músculos que flexionam e estendem a articulação do cotovelo (Fig. 7-4). O equipamento permite a movimentação da articulação umeroulnar ao mesmo tempo em que exerce uma força de distração sobre a ulna, protegendo, assim, a articulação. O equipamento de distração é mantido por três a seis semanas, dependendo da natureza da lesão (1) (veja Capítulo 8).

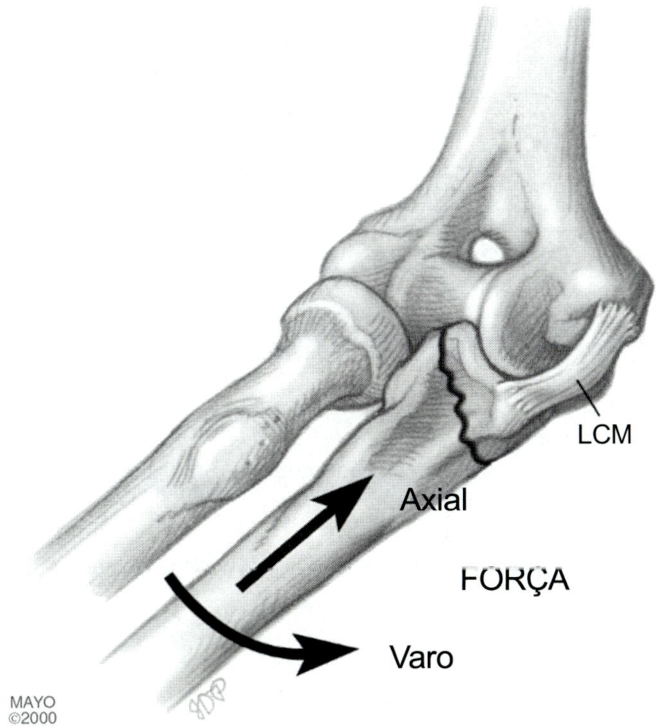

Figura 7-3. Uma fratura sagital ocorre em virtude de uma carga axial em varo com ou sem cominuição e geralmente envolve a fixação do ligamento colateral medial anterior.

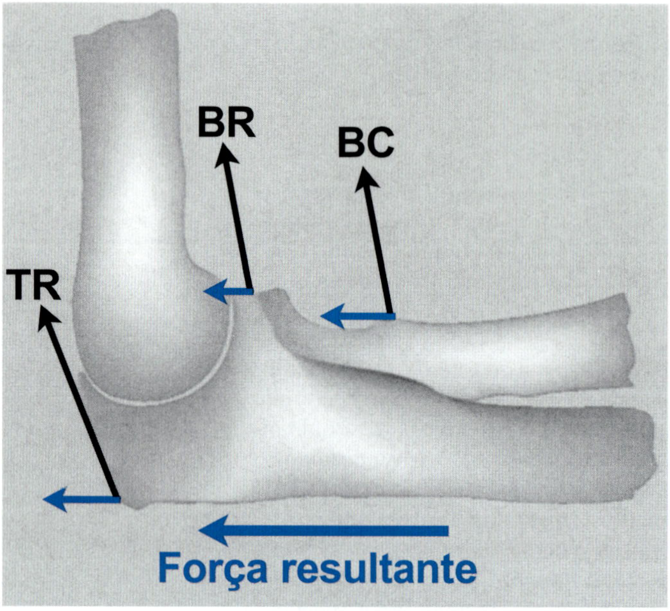

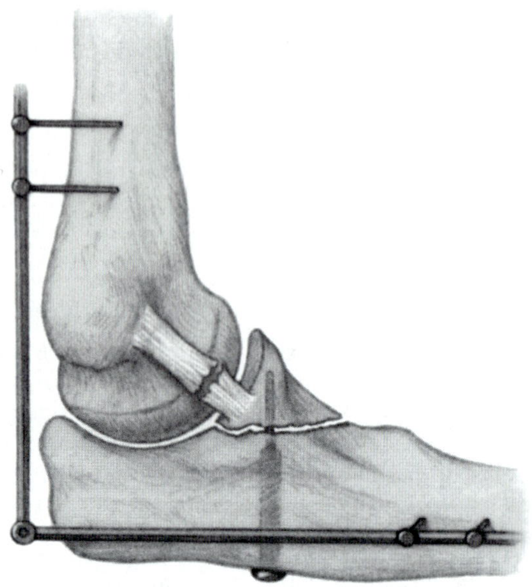

Figura 7-4. Instabilidade complexa do cotovelo. Forças direcionadas posteriormente ocorrem da tração em direção posterior do bíceps, braquial e tríceps (**A**). Se a fixação for inadequada, a neutralização da fixação coronóide é feita com um fixador externo (**B**).

Fratura Tipo III

As fraturas tipo III são as de tratamento mais difícil, já que, por definição, a articulação umeroulnar está macroscopicamente instável. Se o coronóide é um fragmento grande e não é cominuto, ele pode ser fixado com um parafuso ou placa, e a articulação ficará estável.

INDICAÇÕES/CONTRA-INDICAÇÕES

Indicações para a Fixação da Fratura (2,3,6)

1. Fraturas tipo II com uma cabeça radial intacta e nas quais o cotovelo está macroscopicamente instável quando é fletido a menos de 50° ou 60°.
2. Fraturas tipo II do coronóide, nas quais a cabeça radial está fraturada e o cotovelo sofreu uma luxação (a lesão da "tríade terrível").
3. Todas as fraturas tipo III.
4. Fraturas isoladas do coronóide ântero-medial, devidas à propensão para uma leve incongruência articular e subluxação.

Contra-Indicações Relativas

Por causa do receio de formação de osso ectópico, evite a exposição cirúrgica do processo coronóide, se esta for ocorrer a mais de cinco ou seis dias após a lesão, mas somente se a articulação umeroulnar estiver reduzida. Uma articulação persistentemente instável com incongruência articular apresenta menor probabilidade de sucesso se for tratada mais tarde em um cotovelo com ossificação heterotópica.

PLANEJAMENTO PRÉ-OPERATÓRIO

Avalie a extensão da fratura. Se menos de 50% do coronóide estão envolvidos, uma linha indo da ponta do olécrano através da base da fratura é paralela ou faz interseção com a linha do eixo da ulna posterior ao olécrano. Se mais de 50% estão fraturados, esta linha faz interseção com o eixo longo, distalmente.

A preparação para a cirurgia inclui diversas considerações. A incisão na região posterior da pele permite uma exposição profunda medial ou lateral. Se uma fratura da cabeça radial necessita de sua remoção, uma abordagem lateral profunda pode ser adequada. Se a cabeça radial está intacta ou o nervo ulnar é sintomático, a abordagem medial profunda é utilizada. Geralmente, o ligamento colateral lateral (LCL) está rompido, de modo que é cuidadosamente reparado juntamente com a fixação do coronóide.

Finalmente, se a fixação é tênue, um fixador externo é aplicado (veja Capítulo 8).

CIRURGIA

Exposição: Coluna Medial

Posição O paciente é colocado em decúbito dorsal, uma mesa de cotovelo é utilizada e o braço é deixado livre de campos cirúrgicos com uma técnica estéril.

Incisão

Com o braço inicialmente posicionado sobre o tórax, preferimos uma incisão posterior para permitir a exposição medial da fratura, bem como uma exposição lateral do ligamento colateral lateral, se esta for necessária. Uma incisão posterior de 12 cm é feita em uma posição imediatamente medial à ponta do olécrano (Fig. 7-5). Um retalho subcutâneo é elevado medialmente, expondo o nervo ulnar posterior ao septo intermuscular. O septo intermuscular é identificado e preservado ou liberado do epicôndilo medial, se o transporte do nervo ulnar é esperado (Fig. 7-6). Os tecidos moles são elevados da face posterior do septo, e um elevador periostal eleva o braquial da cortical

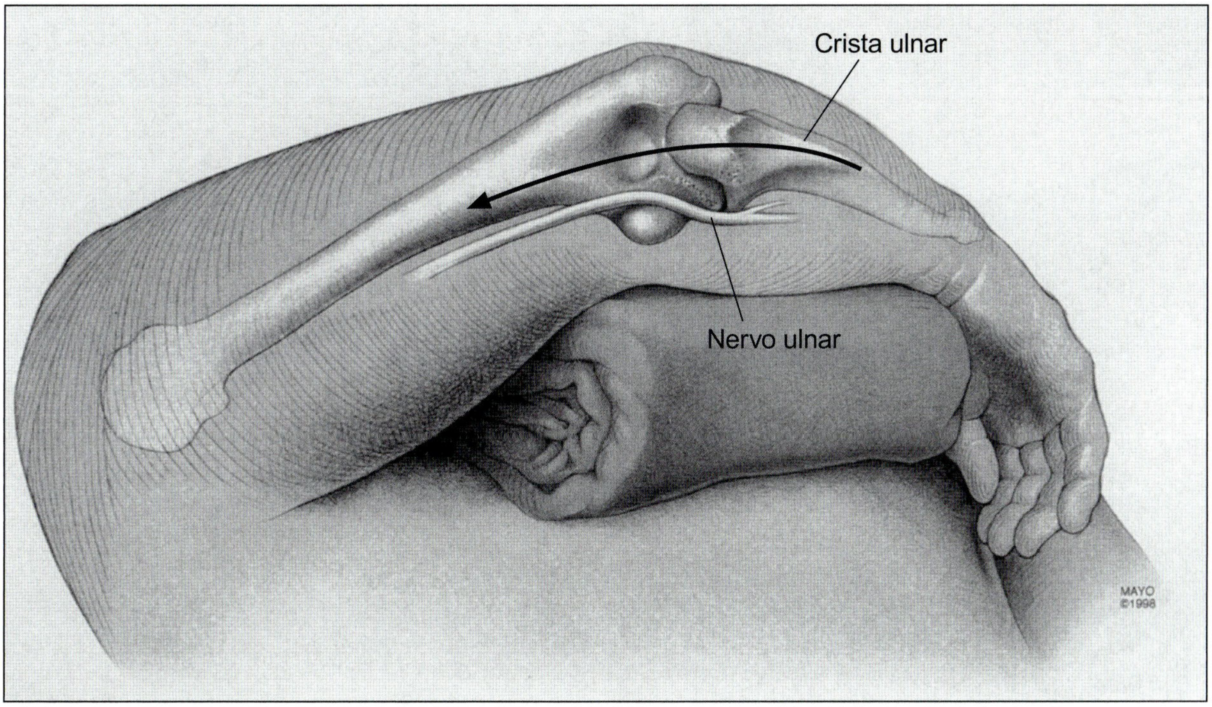

Figura 7-5. Uma incisão posterior é a preferida na exposição coronóide a partir da coluna medial.

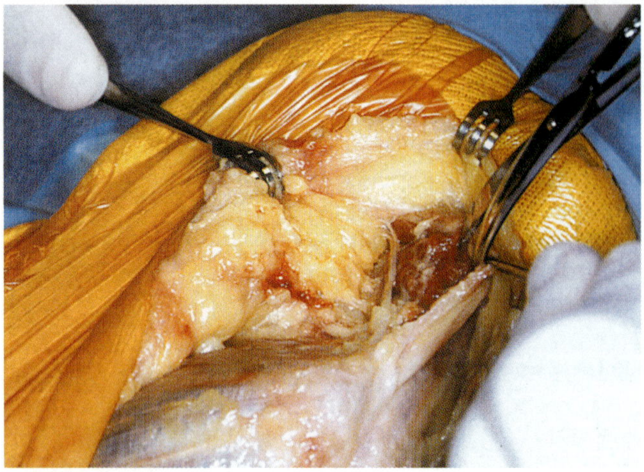

Figura 7-6. O septo intermuscular é identificado. Neste caso, o nervo ulnar é identificado e protegido.

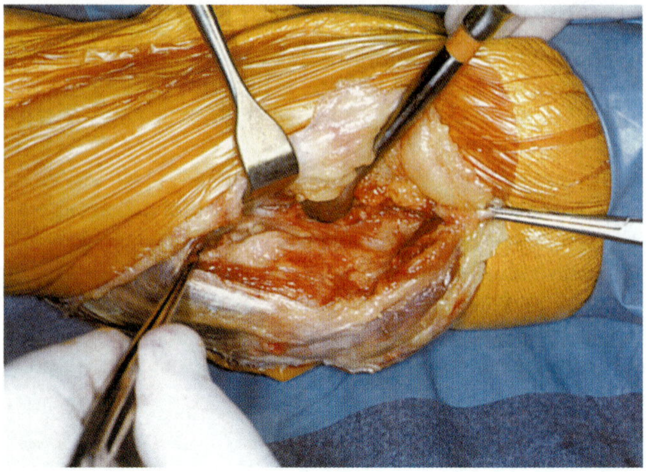

Figura 7-7. O braquial e o pronador redondo foram elevados da cápsula anterior.

A

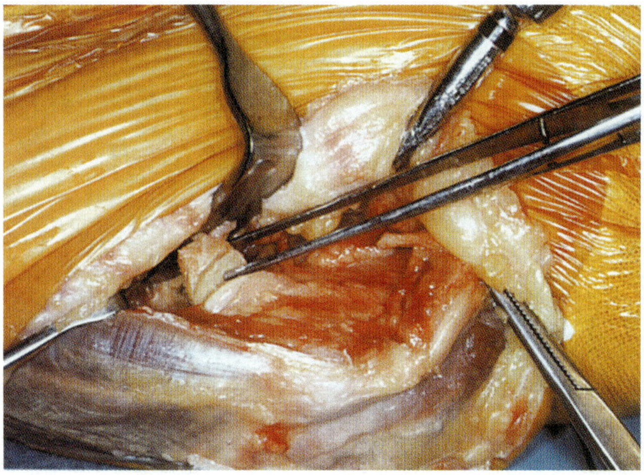

Figura 7-8. A, B: A cápsula anterior é exposta e penetrada, revelando uma fratura coronóide tipo II.

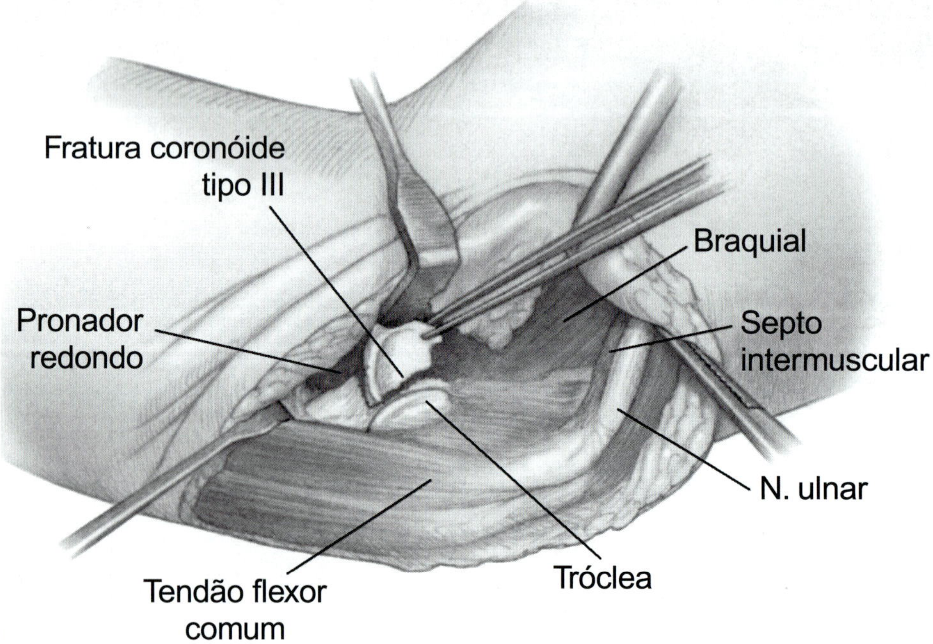

B

anterior do úmero distal. O pronador é elevado, deixando uma porção do flexor ulnar do carpo (FUC) como um manguito para reinserção durante o fechamento. Tome cuidado em preservar o ligamento colateral medial. O retalho muscular é elevado da cápsula (Fig. 7-7). As fibras do braquial são afastadas da cápsula anterior, que é dividida para a exposição da superfície articular com uma incisão longitudinal. A fratura é identificada (Fig. 7-8) e reduzida com uma tentacânula pontiaguda. Um fio-K de 0.045 ou 0.062 estabiliza a fratura (Fig. 7-9). Para algumas fraturas (tipo II), a fixação com um parafuso de 2,7 mm é adequada (Figs. 7-10 e 7-11). Com as fraturas cominutivas do tipo II ou III não-tratáveis com fixação com parafusos ou sutura, uma placa cuidadosamente moldada pode ser utilizada para atuar como contraforte na construção da fixação. Tome cuidado quando passar os parafusos através dos fragmentos, pois eles podem-se fracionar.

Técnica da Sutura

Se a fratura é relativamente pequena ou cominutiva, um ou dois fios n° 2 ou n° 5 são passados sobre o fragmento ou através de orifícios perfurados, se possível, e através da cápsula que está presa ao fragmento. Se possível, um ponto de Krachow é passado pelo tendão braquial em sua inser-

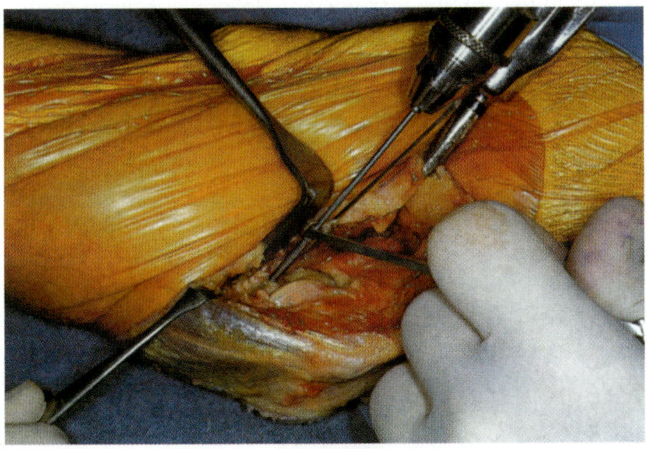

A

Figura 7-9 A, B: A fratura é estabilizada com um fio-K, e uma broca 2.0 é utilizada para perfurar o fragmento coronóide. O fragmento geralmente é muito pequeno para permitir uma perfuração excessiva.

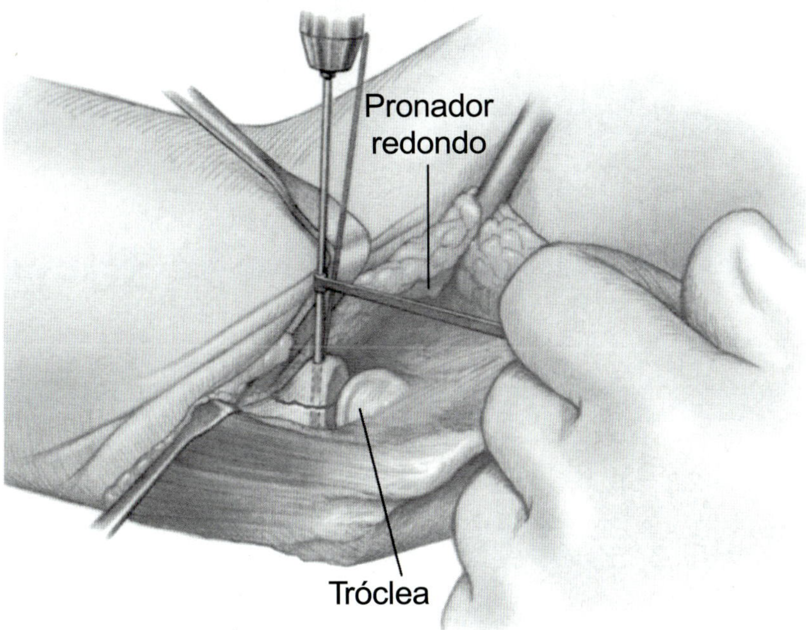

B

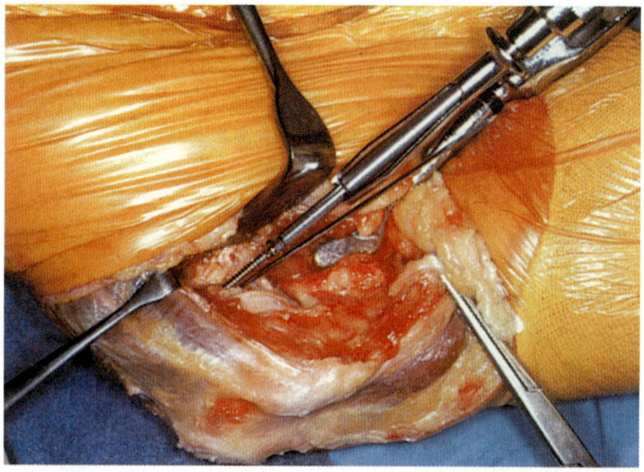

Figura 7-10. A fratura é fixada com um parafuso de 2,7 mm.

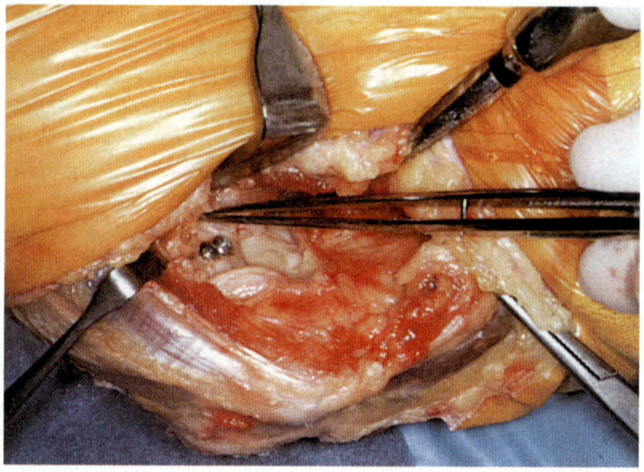

Figura 7-11. Se existir um fragmento grande o suficiente, dois parafusos são preferíveis.

ção (Fig. 7-12). Dois ou três orifícios são feitos em uma orientação retrógrada, a partir do bordo subcutâneo da ulna, na direção da base da fratura e próximos da superfície articular (Fig. 7-13). Toma-se cuidado de assegurar que os fragmentos sejam puxados para seu lugar, de modo que o(s) fragmento(s) ósseo(s) seja(m) colocado(s) próximo(s) à superfície articular. Os fios são, então, passados pelos orifícios com um passador de fio. O fragmento é reduzido, e os fios são amarrados (Fig. 7-14).

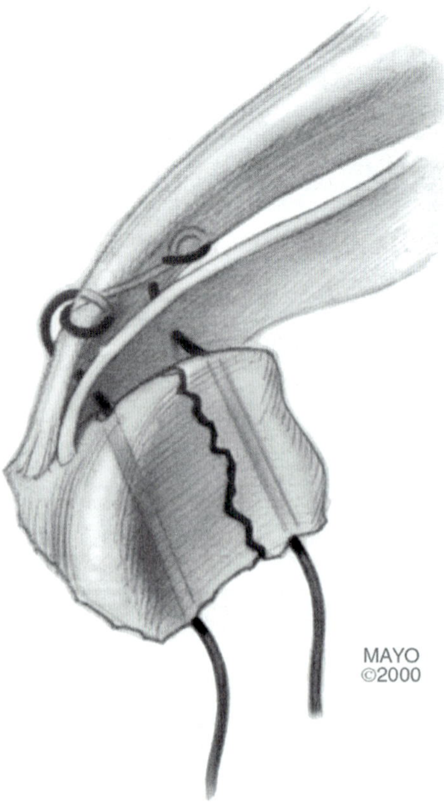

Figura 7-12. Técnica da sutura. Aqui, um ponto de Krachow é utilizado para fixar o músculo braquial, cápsula e fragmentos fraturados.

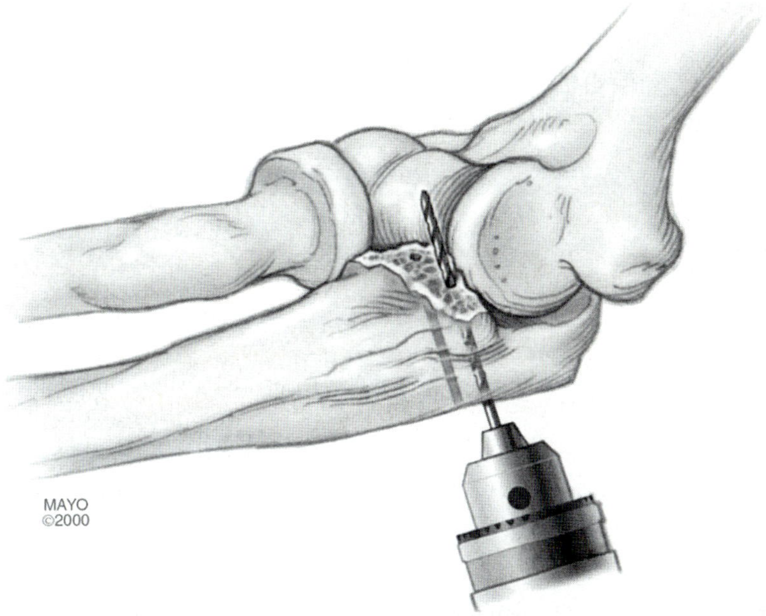

Figura 7-13. A broca é direcionada em orientação retrógrada, a partir da face dorsal da ulna, na direção do leito coronóide fraturado.

Reparo do Ligamento Colateral Ulnar Lateral

Nota: Em todos os casos, as fraturas do coronóide são fechadas pelo reparo dos ligamentos rompidos. A aplicação de um fixador externo articulado pode ser indicada e, também, necessária (veja Capítulo 8).

Uma fratura do coronóide quase sempre envolve a ruptura do ligamento colateral lateral e pode envolver a lesão do ligamento colateral medial (LCM) também. A maioria das fraturas está associada à fratura da cabeça radial. A combinação das luxações de cotovelo e fraturas do coronóide e da cabeça radial foi batizada como a *"tríade terrível"*. Com esta lesão, fazemos o tratamento da coronóide, cabeça radial e um cuidadoso reparo ligamentar como descrito no Capítulo 5.

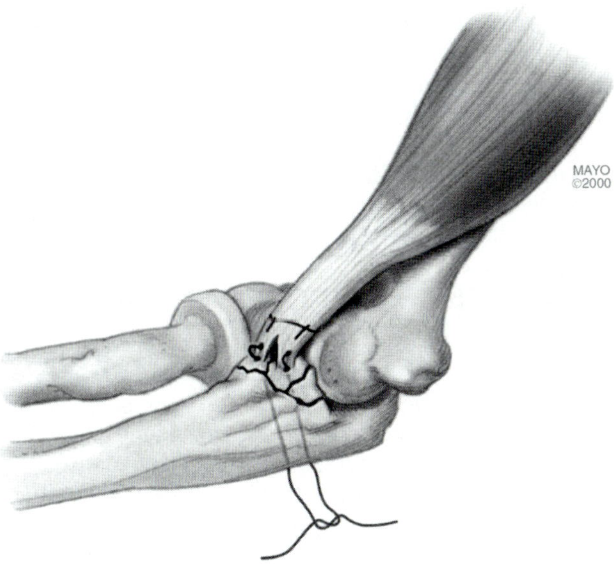

Figura 7-14. O fio é amarrado com o cotovelo em 90° de flexão.

A
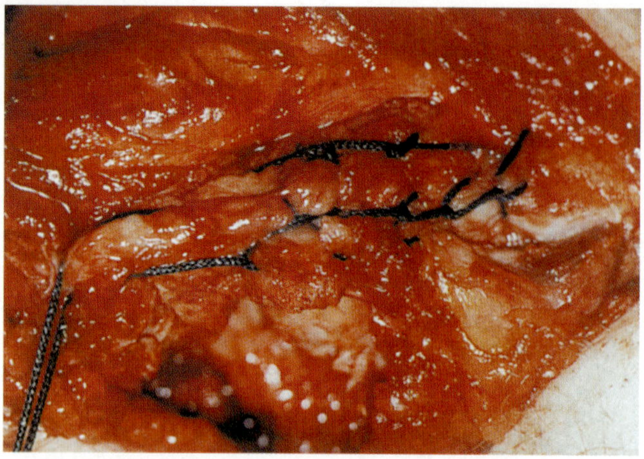

Figura 7-15. A, B: Um ligamento colateral ulnar lateral rompido é estabilizado com um ponto corrido bloqueado (Krachow), que é preso ao úmero através de orifícios perfurados.

B
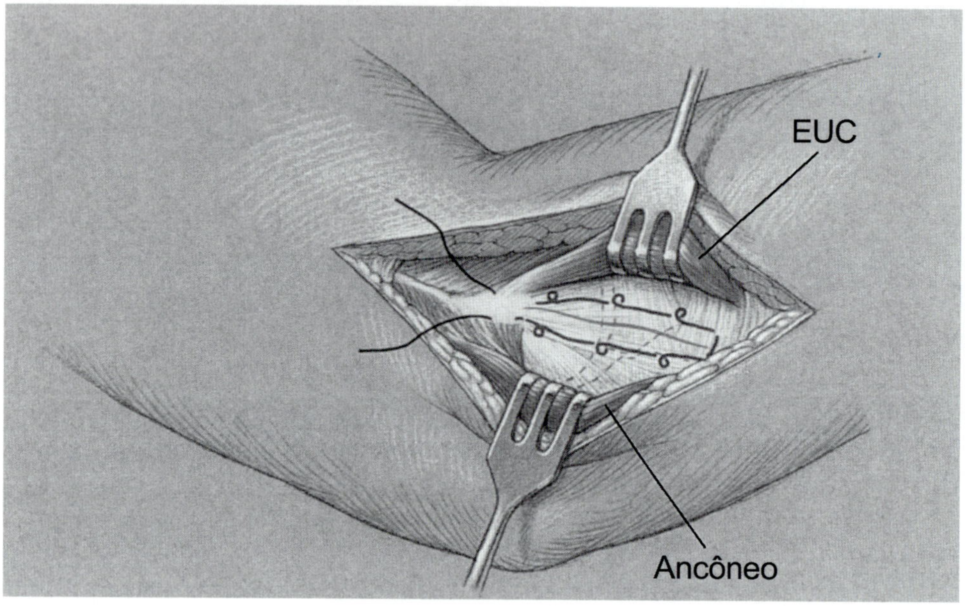

Nos casos de tríade terrível, é tomado um cuidado especial ao complexo do ligamento colateral lateral. Um fio não-absorvível grosso é passado através de um orifício perfurado, saindo na origem anatômica do LCUL no úmero (Fig. 7-15). Utilizando um ponto de Krachow, o fio passa ao longo do comprimento do ligamento, incluindo a inserção ulnar do ligamento no tubérculo da crista supinadora. O ponto prossegue proximalmente e, novamente, passa através da origem umeral e é amarrado com o cotovelo reduzido; o antebraço é posicionado em rotação neutra, e o cotovelo é flexionado em 45°–90°. Medialmente, a mesma técnica é utilizada se o ligamento colateral medial estiver rompido.

TRATAMENTO PÓS-OPERATÓRIO

Se os fragmentos da fratura estão estáveis, o paciente é orientado a iniciar exercícios para amplitude de movimentos com a eliminação gravitacional do estresse em varo (*i. e.*, no plano vertical, que também pode ser realizado acima da cabeça em decúbito dorsal). O autor prefere uma movimentação passiva contínua (MPC) para esta lesão. As radiografias são repetidas após sete a dez dias e após seis semanas, para assegurar a manutenção da redução. Se uma contratura de 30° ou mais está presente em seis semanas, um programa ajustável de imobilização estática é iniciado (veja Capítulo 9). Se um fixador externo for aplicado, a mobilização completa é permitida e encorajada com o uso de uma máquina MPC durante 21 horas por dia, por três ou quatro semanas. A movimentação ativa é permitida, conforme o tolerado, quando o paciente estiver fora da MPC e enquanto o fixador estiver sendo utilizado. O fixador é removido em quatro a seis semanas.

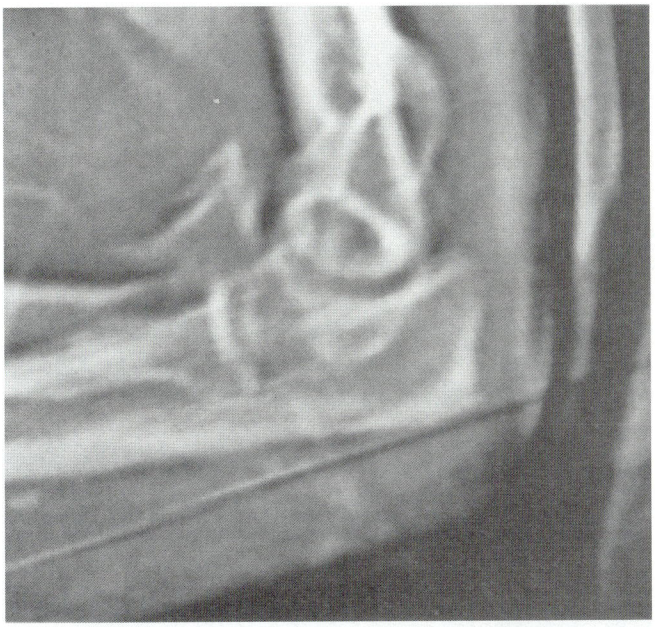

Figura 7-16. Este cirurgião torácico de 48 anos de idade sofreu uma fratura coronóide tipo III após uma queda de bicicleta.

CASO ILUSTRATIVO

Um cirurgião de 48 anos de idade caiu de uma bicicleta e sofreu uma fratura/luxação do cotovelo esquerdo. Uma fratura do coronóide tipo III foi observada (Fig. 7-16). Esta fratura foi reduzida e fixada com dois parafusos AO de 3,0 mm, aplicados com a técnica de compressão. Um fixador externo DJD II foi aplicado (Fig. 7-17). Em oito semanas, ele apresentava um arco de movimentos de 40° a 130° (Fig. 7-18). Ele retornou ao seu trabalho como cirurgião em dez semanas.

A 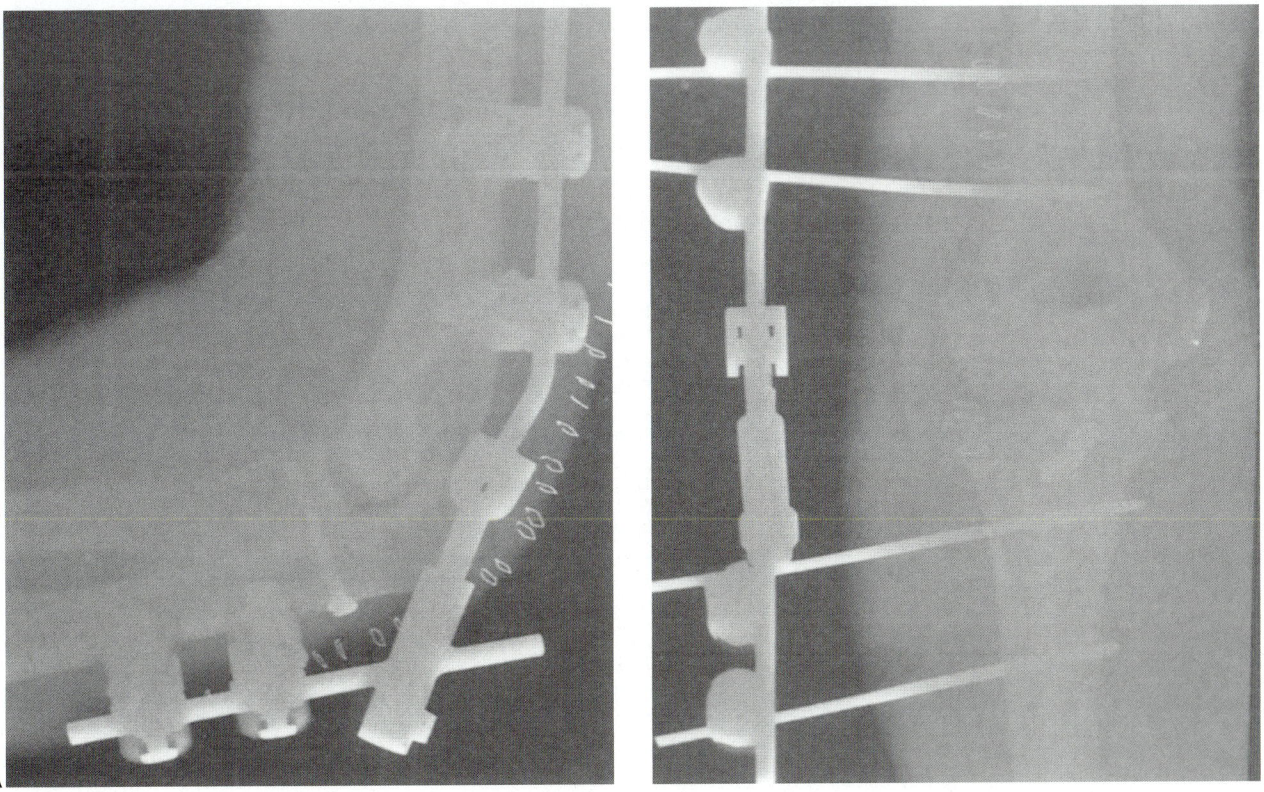 B

Figura 7-17. A, B: A fratura foi bem fixada com dois parafusos e estabilizada com a configuração de meio pino do DJD II.

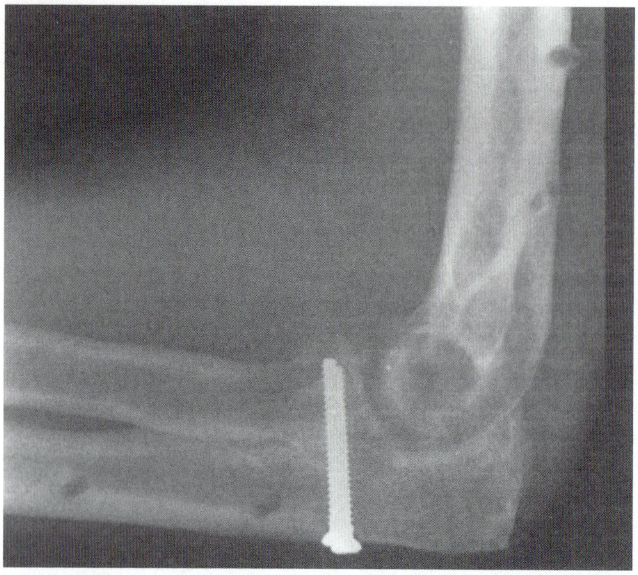

A

Figura 7-18. A-C: Uma função excelente foi restaurada em dez semanas.

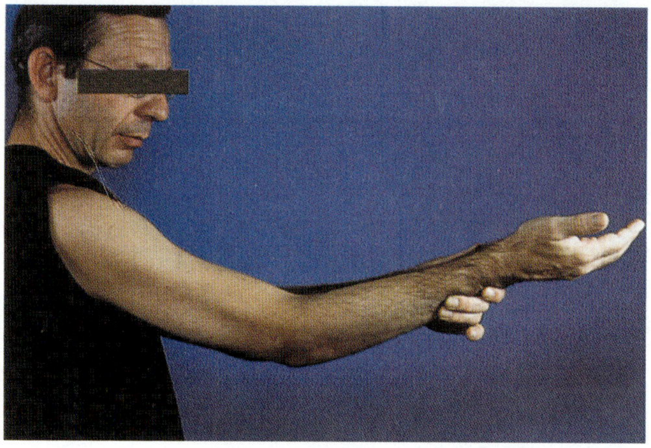

B

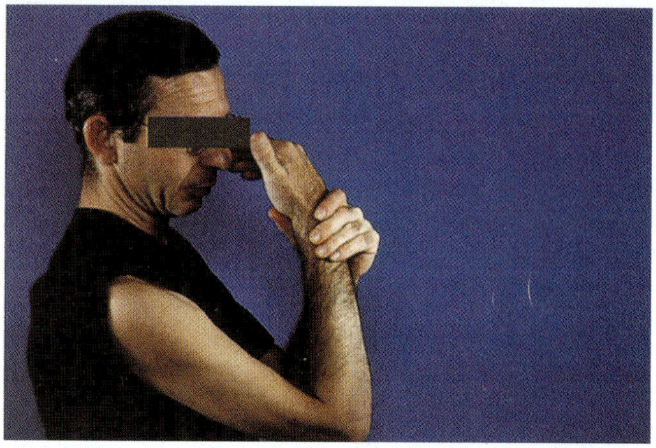

C

LEITURAS RECOMENDADAS

1. Cobb TK, Morrey BF. Use of distraction arthroplasty in unstable fracture dislocations of the elbow. *Clin Orthop* 1995;312:201–210.
2. Morrey BF. Complex instability of the elbow. *J Bone Joint Surg* 1997;79A:460.
3. Morrey BF. Current concepts in the treatment of fractures of the radial head, the olecranon, and the coronoid. *J Bone Joint Surg* 1995;77A:316–327.
4. Morrey BF. Fracture of the radial head. In: Morrey BF, ed. *The elbow and its disorders,* 2nd ed. Philadelphia: WB Saunders; 1993:383–404.
5. Morrey BF, Tanaka S, An K-N. Valgus stability of the elbow: a definition of primary and secondary constraints. *Clin Orthop* 1991;265:187–195.
6. O'Driscoll SW, Jupiter JB, King GJW, et al. The unstable elbow. *J Bone Joint Surg* 2000;82A:724–738.
7. Regan W, Morrey BF. Fracture of the coronoid process of the ulna. *J Bone Joint Surg* 1989;71–A:1348–1354.
8. Regel G, Seekamp A, Blauth M, et al. Complex injury of the elbow joint. *Unfallchirurg* 1996;99:92–99.

8

Fixadores Externos Articulados

Bernard F. Morrey e Robert N. Hotchkiss

Os dois objetivos principais, simultaneamente perseguidos com o uso do fixador externo articulado são: (a) permitir a movimentação ativa ou passiva, (b) proteger a superfície articular e os ligamentos colaterais.

■ INDICAÇÕES/CONTRA-INDICAÇÕES

A proteção da superfície articular é necessária nas seguintes situações:

1. Fratura coronóide com ou sem fixação.
2. Fratura do olécrano com uma fixação tênue.
3. Fraturas articulares do úmero distal.
4. Articulação umeroulnar instável após uma ruptura aguda do ligamento colateral.
5. Combinação de instabilidade com qualquer das fraturas precedentes (instabilidade complexa).

Reconstrução

Como um adjunto para indivíduos submetidos à liberação para um cotovelo rígido.

Esta é a mais comum na condição pós-traumática, mas ocasionalmente é utilizada nos processos de rigidez inflamatória. O uso da distração geralmente é indicado nestas circunstâncias.

1. Houve uma quantidade significativa de dissecação, sugerindo que a manutenção da movimentação intra-operatória será difícil.
2. Se a patologia modificou o contorno articular, requerendo uma reformatação da superfície articular, com ou sem uma membrana de interposição.
3. Quando um procedimento de interposição é realizado.

B.F. Morrey, M.D.: Mayo Medical School and Department of Orthopaedics, Mayo Clinic and Mayo Foundation, Rochester, Minnesota

R.N. Hotchkiss, M.D.: Hand Service, Hospital for Special Surgery; and Clinical Surgery (Orthopaedics), Weill Medical College, New York, New York.

4. Se o ligamento colateral foi reconstruído ou reparado em um processo associado à liberação.

Na maioria dos casos, as seguintes condições são contra-indicações relativas:

1. A falta de experiência com o uso de materiais de fixação externa é considerada uma contra-indicação relativa. A aplicação deste material é tecnicamente trabalhosa e necessita da colocação precisa dos pinos esqueléticos.
2. Se existir uma incerteza com relação à localização anatômica das estruturas neurovasculares, causada pela destruição pós-traumática da articulação, o equipamento de distração deve ser utilizado somente com extremo cuidado. (Os pinos, sob estas circunstâncias, devem ser inseridos sob observação direta).
3. A sepse local é uma contra-indicação relativa à aplicação deste material.
4. A presença de algum material de fixação de fratura no úmero distal ou ulna proximal.
5. Condição médica impeditiva (*e. g.*, osteoporose grave).

Planejamento Pré-Operatório

A identificação confiável do eixo de rotação e a fixação esquelética rígida podem ser obtidas com o uso de um material articular que replique o eixo de rotação.

A fixação esquelética da ulna com um Distractor Articular Dinâmico (*Dynamic Joint Distractor*) (DJD) II permite a proteção ou neutralização da superfície articular em diversas situações clínicas.

O movimento em flexão/extensão é permitido sem dificuldades, particularmente na superfície articular e ligamentos colaterais.

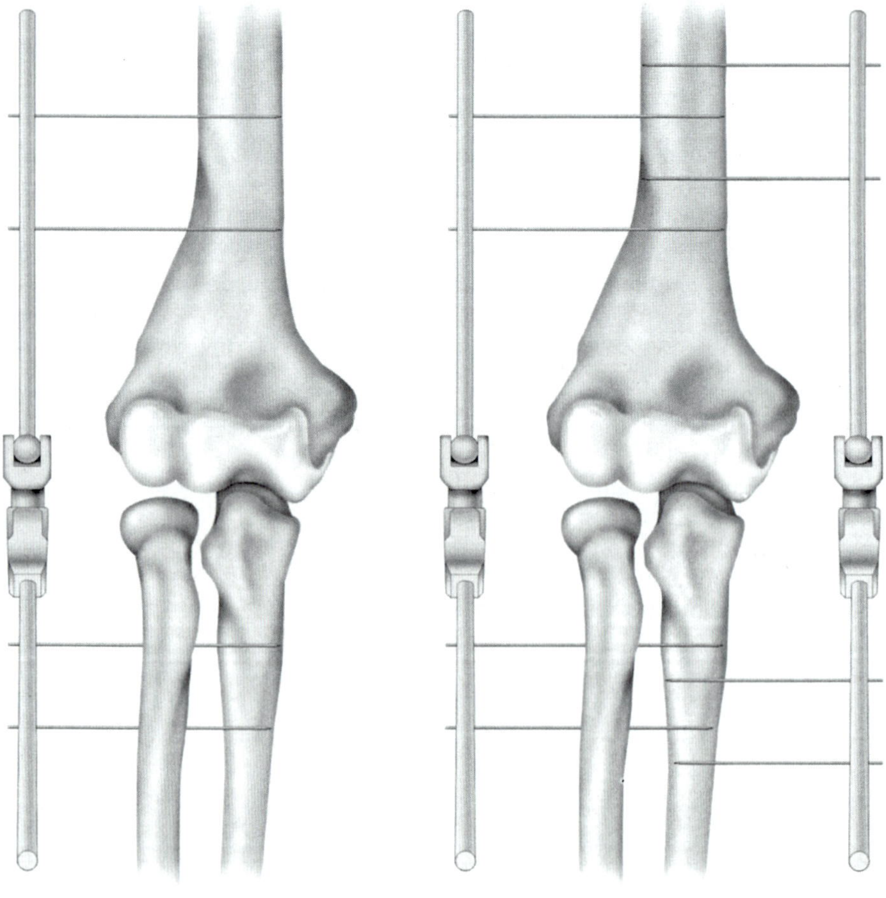

Figura 8-1. Fixação com meios-pinos e pinos completos com aplicações de estruturas uni e bilaterais oferecem uma significativa flexibilidade de aplicações e usos clínicos para o DJD II.

Opções: O DJD II pode ser utilizado em configuração monolateral ou bilateral. Isto permite um grau elevado de flexibilidade de uso e indicações (Fig. 8-1).

CIRURGIA

O paciente é colocado em decúbito dorsal com um coxim sob a escápula. Os campos cirúrgicos são colocados deixando o braço livre com um torniquete não estéril e passado sobre o tórax (Fig. 8-2). O cotovelo é exposto de acordo com a patologia presente. A despeito da exposição ou da patologia, os marcos anatômicos essenciais para a colocação do pino-eixo são importantes.

Na face lateral do capitélio, um tubérculo está presente no sítio de origem do ligamento colateral lateral. O tubérculo também representa o centro geométrico de curvatura do capitélio, que é o sítio do eixo de flexão do cotovelo e é o ponto através do qual um pino de referência umeral Apex de 3 mm passará (Fig. 8-3).

Na face medial do úmero distal, o eixo de rotação se localiza anterior e inferiormente ao epicôndilo medial. O pino-eixo é colocado nesta região ou levemente anterior e proximal à esta localização (Fig. 8-3). Isto representa uma zona de segurança com relação ao nervo ulnar.

Por este motivo, dois locais são utilizados para posicionar o pino-guia de referência umeral (eixo) (Fig. 8-3). Para uma aplicação de estrutura lateral, um pino de referência umeral Apex de 3 mm é perfurado ou rosqueado 10 mm a 20 mm no úmero distal. Se existe uma distorção macroscópica, o centro da tróclea é a localização desejada para o pino, já que a ulna roda sobre o úmero e a rotação sobre o capitélio é uma característica secundária. Se uma estrutura medial for aplicada, o nervo ulnar é identificado e protegido no momento da inserção de um pino de referência umeral Apex de 3 mm.

Fratura Articular A fratura articular é abordada de acordo com a preferência do cirurgião, com a patologia específica e os objetivos do tratamento (veja Capítulo 1). As fraturas do olécrano são facilmente expostas e o fixador é prontamente aplicado (Capítulo 6). As fraturas que envolvem o processo coronóide necessitam de exposições mais extensas, como será descrito adiante para a liberação do cotovelo rígido (Capítulo 7). As fraturas do úmero distal podem ser tratadas por meio da exposição com osteotomia do olécrano ou uma técnica de reflexão do tríceps (Capítulos 1 e 4). Se o(s) material(is) de fixação da(s) fratura(s) ou a reinserção do ligamento colateral impedem a introdução de um pino-eixo de 3 mm, um pequeno fio de Kirschner é inserido de modo a replicar o eixo de rotação.

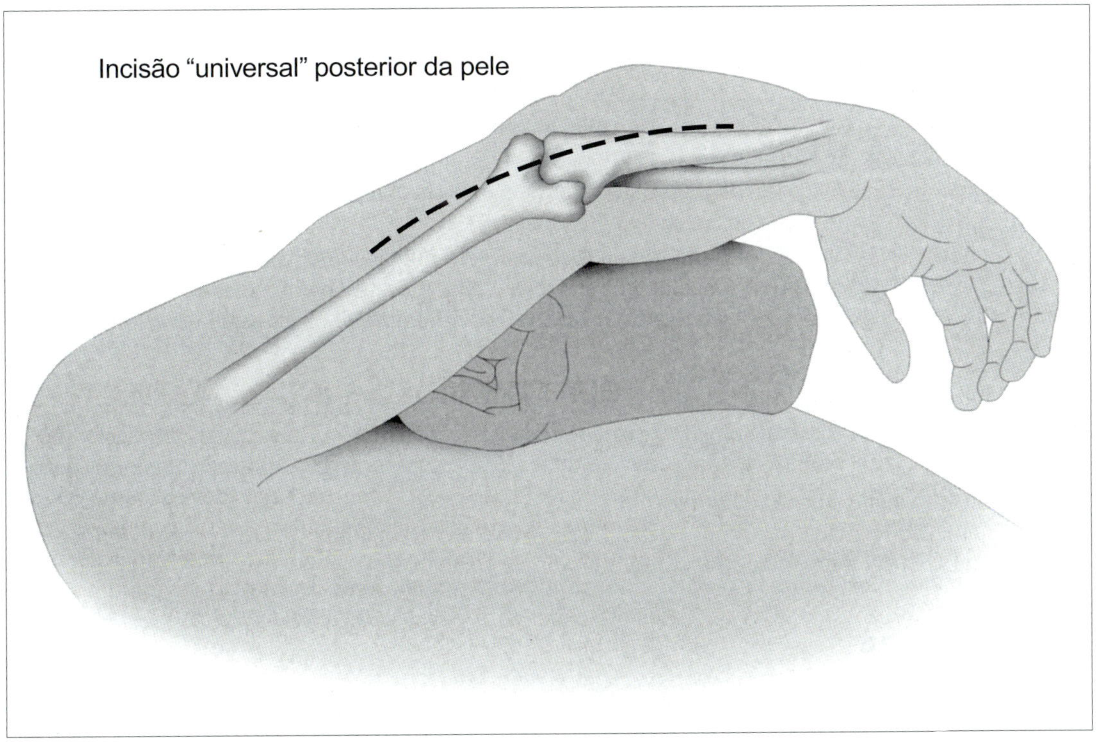

Figura 8-2. O paciente é colocado em decúbito dorsal, o braço é passado sobre o tórax, e, mais comumente, uma incisão posterior na pele é utilizada.

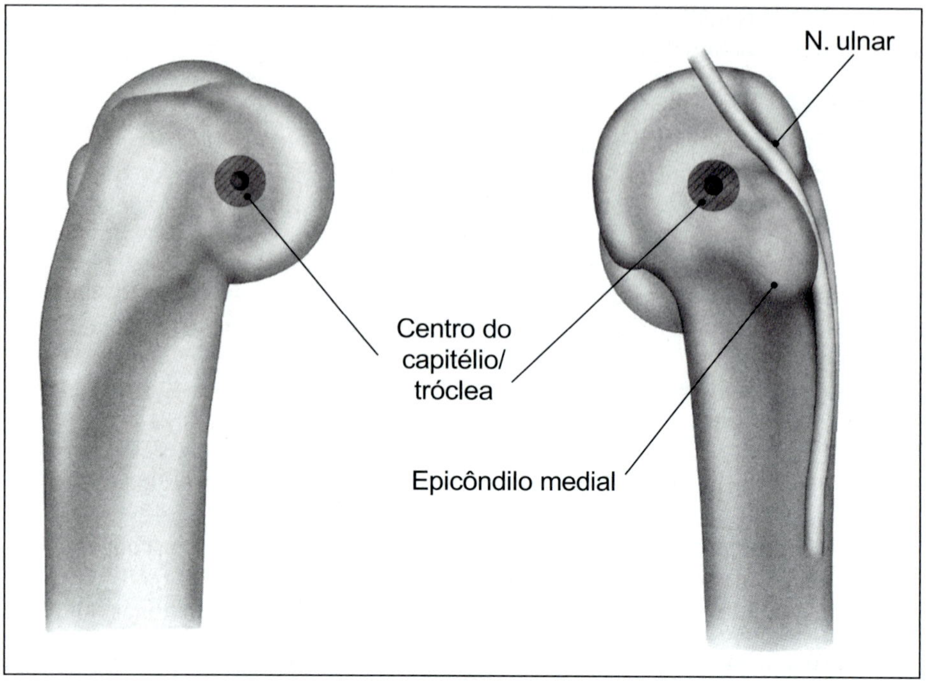

Figura 8-3. O marco anatômico do eixo no úmero distal, lateralmente, é o eixo do centro projetado do capitélio. Medialmente, o eixo está na face anterior do epicôndilo medial.

Cotovelo Rígido Se o cotovelo está sendo tratado com relação à uma rigidez, a incisão anterior é penetrada e uma liberação articular lateral prolongável tipo-Kocher é utilizada.

Tipicamente, o tríceps é refletido da ponta do olécrano (Kocher modificada por Mayo). Entretanto, em alguns casos, como nos casos em que a flexão do cotovelo é normal, o tríceps pode ser mantido intacto. A cápsula é exposta pela liberação do tendão extensor comum. Se a patologia é extrínseca à articulação, a cápsula anterior é excisada, mas o ligamento colateral lateral é preservado. Se a articulação é anormal e deve ser alterada, como nos casos de artroplastia de interposição, o ligamento colateral lateral é elevado como um retalho de tecido de sua origem no côndilo lateral. Este retalho é marcado e refletido distalmente, gerando uma exposição extensa (Fig. 8-4), mas deve ser reparado e fechado durante o fechamento.

Quando a patologia envolve uma superfície articular que necessita de uma dissecação extensa, a identificação e a proteção do nervo ulnar são necessárias. Idealmente, uma única incisão posterior é utilizada, e uma dissecação subcutânea é realizada até a face medial do tríceps. Se uma incisão de Kocher foi anteriormente feita lateralmente na pele, a exposição do nervo ulnar é feita por uma incisão medial suplementar. Em qualquer caso, o nervo ulnar é identificado, mas geralmente não é translocado anteriormente. Em vez disso, ele é simplesmente protegido, inicialmente durante a dissecação capsular e depois no momento da colocação do pino-eixo. Se estiverem presentes sintomas relacionados com o nervo ulnar, o nervo é descomprimido com um tratamento definitivo, de acordo com o que for determinado pela patologia.

Com o pino de referência umeral Apex de 3 mm no local, orifícios de 2 mm são feitos distal e proximalmente ao sítio do eixo para a reinserção do ligamento colateral lateral (Fig. 8-5). Suturas de Bunnell ou Krachow são feitas através do ligamento colateral ulnar (lateral) e dos orifícios perfurados através da coluna lateral ao redor do pino de fixação.

TÉCNICA

Para montar a estrutura, siga estas etapas:

1. *Eixo de rotação.* Determine o eixo dos marcos anatômicos da rotação externa e coloque o pino-guia de referência umeral (eixo) em linha com o eixo de rotação. A ponta do guia geralmente

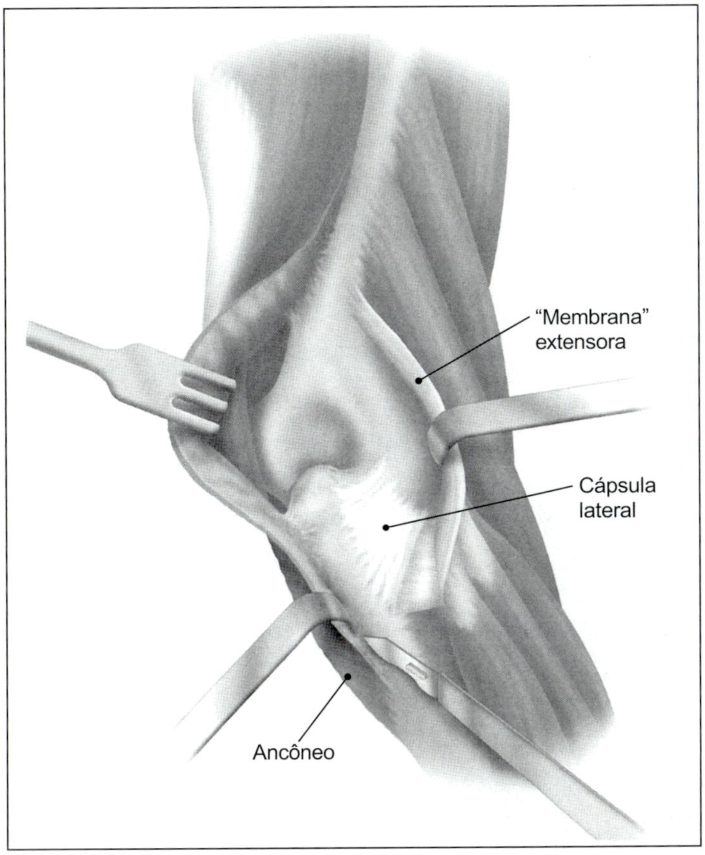

Figura 8-4. Uma abordagem cirúrgica extendida tipicamente envolve a elevação da proteção dos músculos extensores e liberação do ligamento colateral lateral.

é colocada na face medial, enquanto o pino-guia está na face lateral à medida que o pino-eixo entra lateralmente. (Fig. 8-6).

2. *Pino de referência que atua como um guia durante a construção da estrutura.* Insira lateralmente o pino Apex autoperfurante/auto-rosqueante de 3 mm, através do pino-guia de referência umeral (eixo) no eixo de rotação. Para uma construção de estrutura monolateral, insira o pino a uma profundidade de 15 mm a 20 mm. Para estruturas bilaterais, é recomendada a substituição do pino de referência umeral Apex de 3 mm por um pino transfixante Apex liso de 3 mm, que é inserido através do úmero distal (veja "Opção de Estrutura Bilateral").

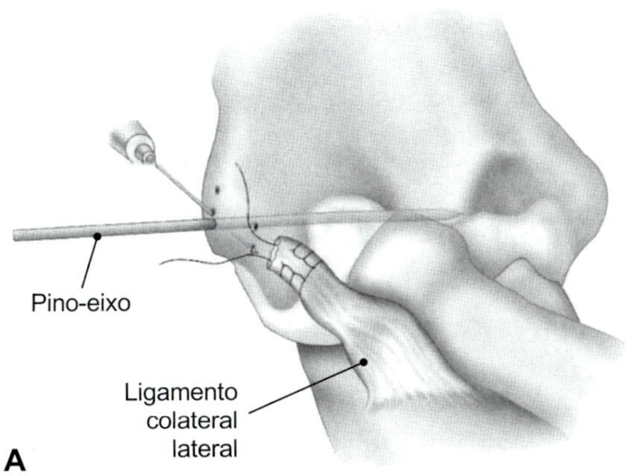

A

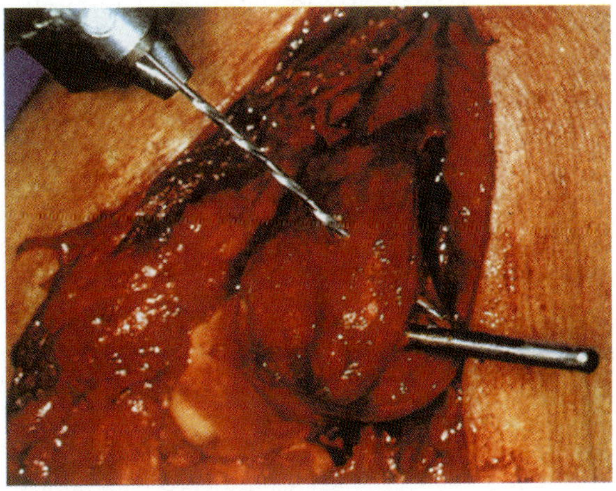

B

Figura 8-5. A, B: Orifícios que são feitos ao redor do eixo de rotação permitem que o ligamento seja reinserido com uma fixação óssea.

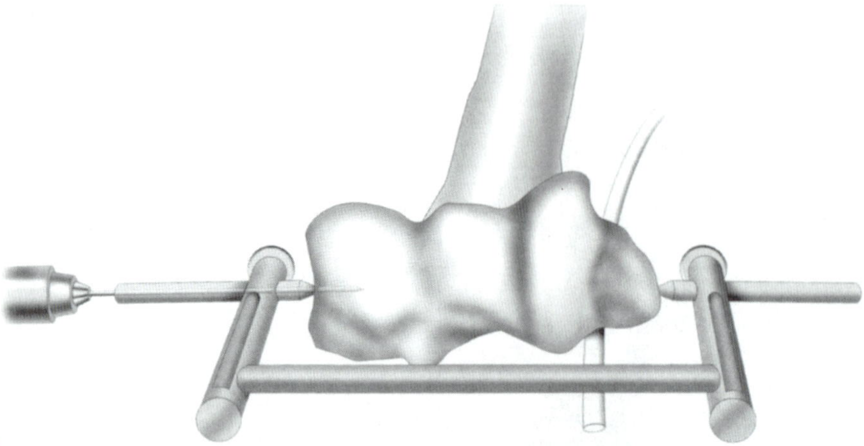

A

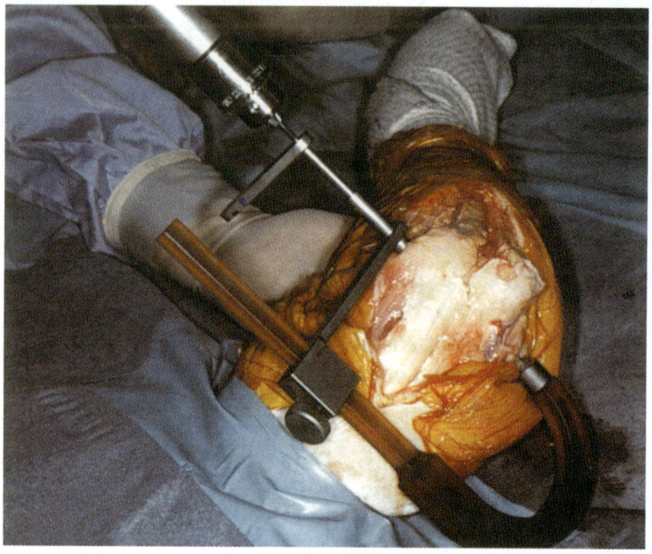

B

Figura 8-6. A, B: O guia-C com a extremidade pontiaguda colocada medialmente sob observação direta permite a orientação precisa do pino do eixo de referência, mesmo quando colocado parcialmente através da articulação.

Nota: O pino de 3 mm é um pino de referência e é a referência essencial necessária para a montagem precisa da estrutura DJD II e para que sejam apropriadamente inseridos os pinos umeral e ulnar. Ele será removido após a construção da estrutura.

3. *Remova o pino-guia de referência umeral (eixo).*
4. *Colocação da estrutura DJD II no pino de referência.* A dobradiça *hollow-bored* do DJD II é colocada sobre o pino de referência, de modo que a dobradiça se posicione exatamente no mesmo eixo de rotação natural do cotovelo. Verifique que o equipamento de distração esteja completamente comprimido antes da construção da estrutura.
5. *Inserção do pino.* Neste estágio, dependendo da preferência do cirurgião ou características do caso, podem ser inseridos pinos umerais ou ulnares. A inserção de um pino umeral é a preferência do autor.
6. *Inserções do pino umeral:*
   a) Aplique o guia de perfuração de 3 mm ou 4 mm sobre a haste umeral, de modo que o pino-guia fique alinhado com o úmero lateral (Fig. 8-7).
   Nota: A haste umeral de 5 mm é alinhada com a cortical anterior do úmero (INSERT).
   b) O pino umeral proximal autoperfurante/auto-rosqueante Apex de 4 mm (ou 3 mm) é inserido na cortical lateral do úmero através do pino-guia e incorpora a cortical oposta.
   c) O pino-guia é removido.
   d) O pino proximal é fixado na haste umeral com uma conexão pino-haste Hoffmann II Compact, que é tensionada com uma chave Hoffmann II Compact (Fig. 8-8).
   Nota: A conexão haste-pino Hoffmann II Compact aceita pinos de 3 mm e 4 mm de diâmetro.

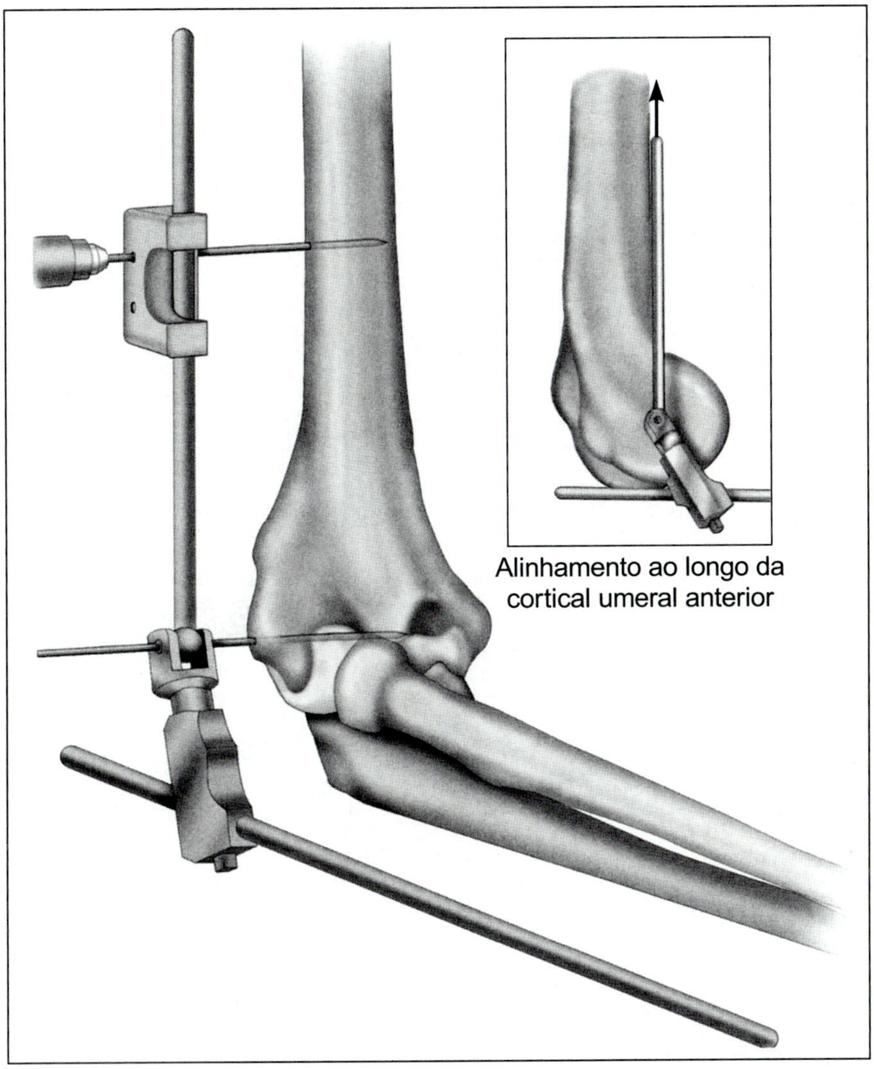

Figura 8-7. O fixador é colocado sobre o pino de referência, e utilizando o guia de alinhamento um meio-pino proximal é colocado através das corticais umerais medial e lateral. O braço umeral do fixador fica alinhado com a cortical anterior do úmero (INSERT).

e) Coloque o pino-guia sobre a haste umeral mais distalmente (próximo à dobradiça).

f) O segundo pino autoperfurante/auto-rosqueante Apex de 4 mm (ou 3 mm) é agora inserido através do pino-guia (Fig. 8-9).

Nota: Os pinos não precisam estar paralelos. Se uma angulação diferente da inserção do pino é necessária para o acesso de uma área mais desejável no úmero, rode levemente (5°) o pino-guia sobre a haste umeral, até que se atinja esta área de inserção do pino. Assegurando uma distância apropriada pino/haste, o sistema permite uma colocação independente do pino, que não é coplanar (INSERT).

g) O pino-guia é removido da haste umeral.

h) O pino distal é fixado à haste umeral com uma conexão pino-haste Hoffmann II Compact, que é tensionada com uma chave Hoffmann II Compact.

7. *Inserções do pino ulnar:*

a) De acordo com o diâmetro do pino (3 mm ou 4 mm), coloque o pino-guia apropriado sobre a haste ulnar, para ter acesso à face lateral da ulna.

Nota: Os pinos de 3 mm geralmente são os preferidos, já que o diâmetro ulnar é menor.

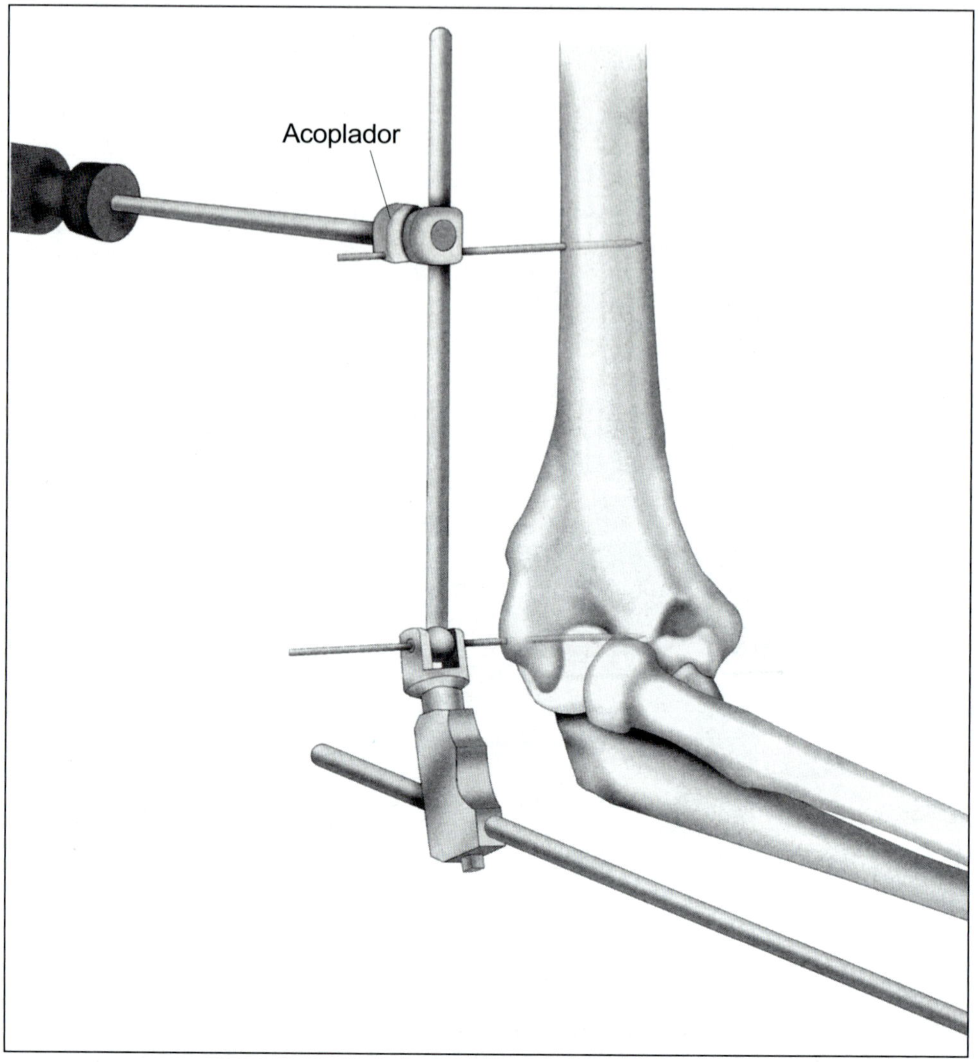

Figura 8-8. O pino proximal é fixado à haste umeral com o mecanismo de acoplamento H2C.

b) O pino ulnar distal autoperfurante/auto-rosqueante Apex de 3 mm (ou 4 mm) é inserido na cortical lateral através do pino-guia, atravessando a cortical ulnar medial (Fig. 8-10).
c) O pino-guia é removido.
d) O pino distal é fixado à haste ulnar com uma conexão pino-haste Hoffmann II Compact, que é tensionada com uma chave Hoffmann Compact.
e) Coloque o pino-guia sobre a haste ulnar mais proximalmente (*i. e.,* entre o mecanismo de distração e o pino distal).
f) O pino proximal autoperfurante/auto-rosqueante Apex pode ser inserido agora através do pino-guia (Fig. 8-11).

Nota: Assim como no úmero, os pinos não devem ser necessariamente paralelos. Se uma angulação diferente do pino for necessária para que se chegue a uma área de inserção mais adequada para o pino, rode levemente o pino-guia sobre a haste ulnar, até que a área da inserção do pino ulnar seja alcançada. O sistema permite uma colocação independente dos pinos (Fig. 8-9).

g) O pino-guia ulnar é removido.
h) O pino proximal é fixado na haste ulnar, com uma conexão pino-haste Hoffmann II Compact e tensionada com uma chave Hoffmann Compact.
i) Se a indicação necessita do uso de um pino ulnar proximal no olécrano, ele pode ser inserido através do pino-guia. Este pino será novamente preso à haste ulnar, com uma conexão pino-haste Hoffmann II Compact, que é, então, tensionada.

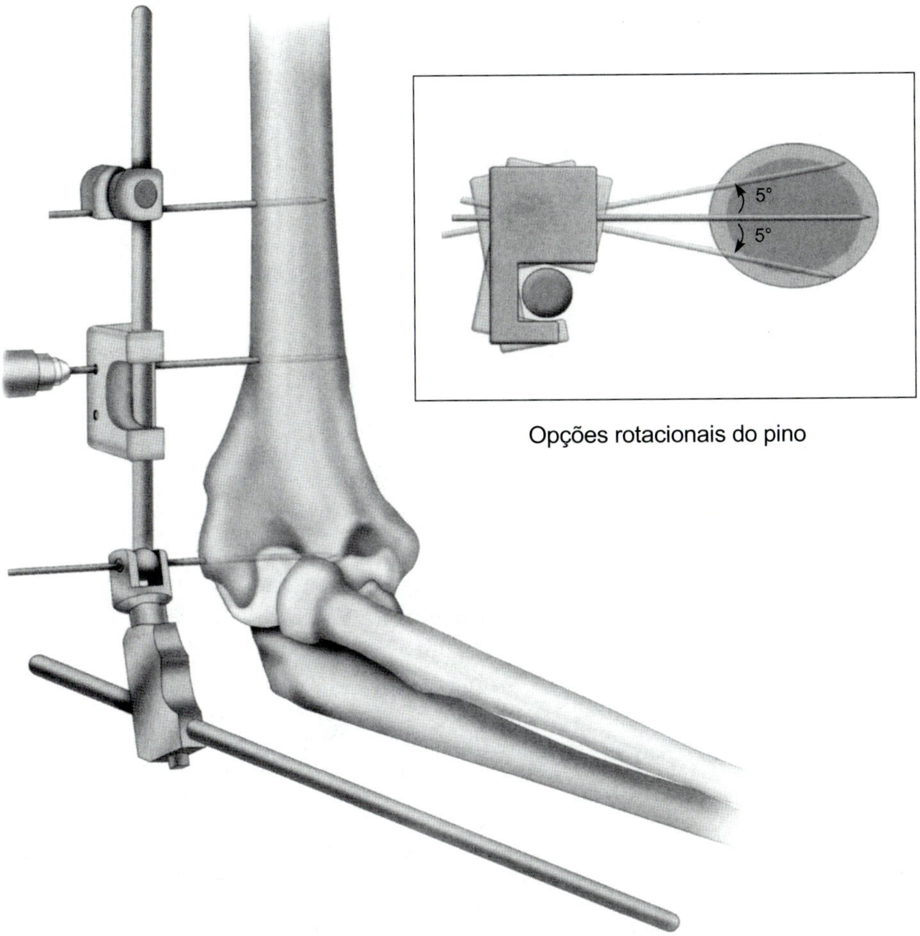

A

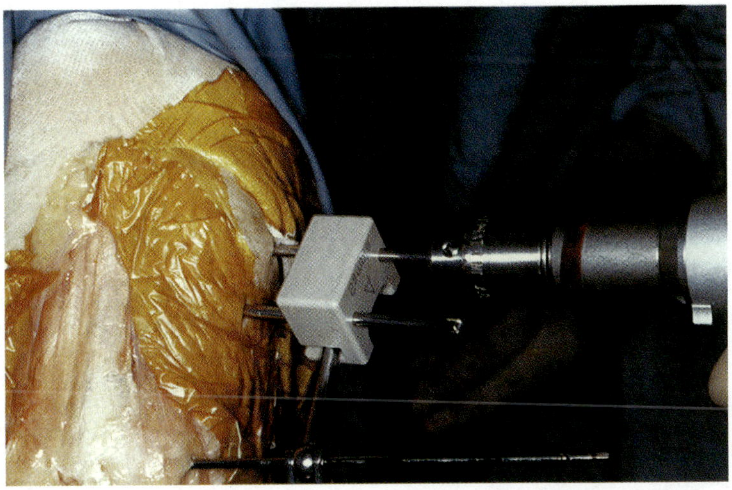

B

Figura 8-9. A, B: Utilizando o pino-guia, um segundo pino-guia é passado pelo úmero proximal, distalmente ao primeiro pino. Se necessário, uma rotação positiva ou negativa de 5° para fora do plano pode ser feita, para que se obtenha um melhor alvo, bem como para evitar lesões aos tecidos moles (INSERT).

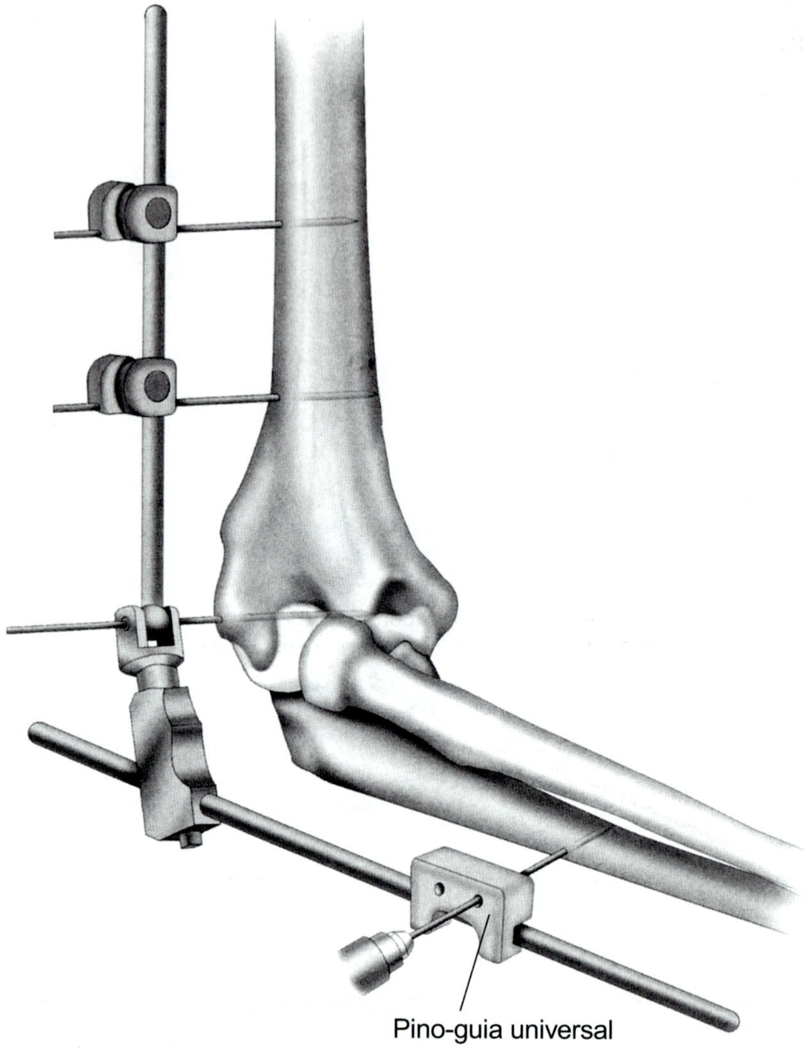

Figura 8-10. Um meio-pino é aplicado na ulna distal, com o uso do pino-guia. Tipicamente, o guia de 3 mm é utilizado.

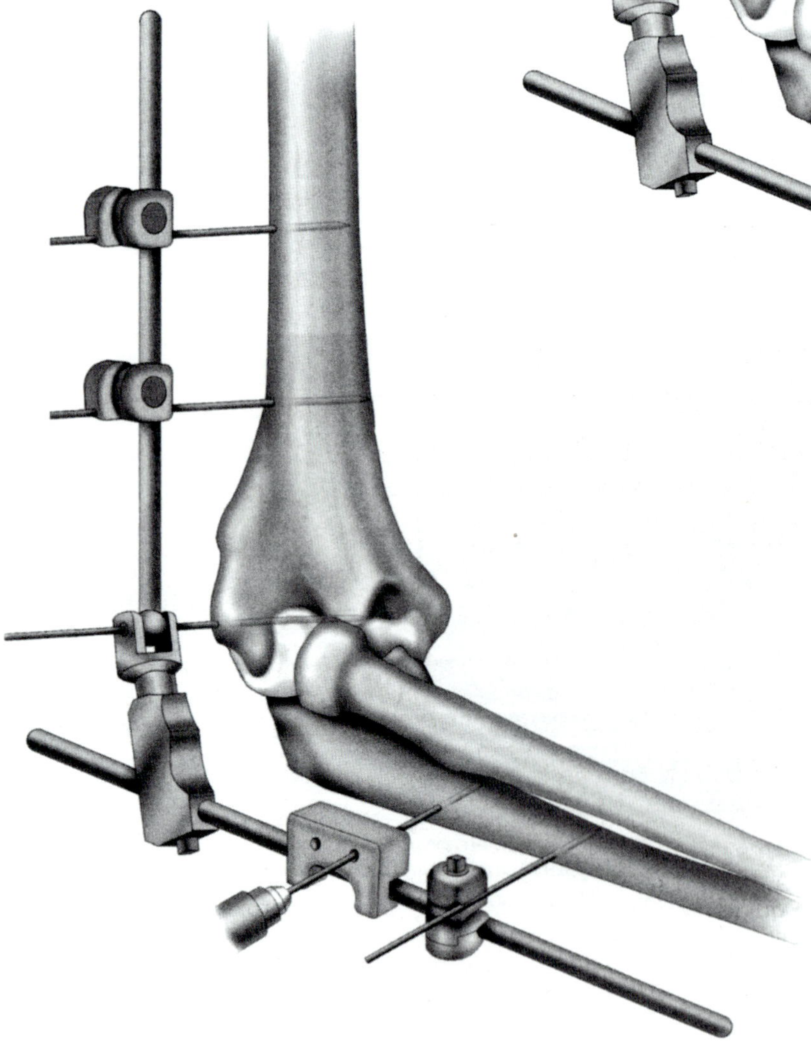

Figura 8-11. Depois que o pino distal é conectado com a haste ulnar, um segundo pino é colocado, utilizando o pino-guia.

8. *Remoção do pino de referência.* O pino de referência umeral Apex de 3 mm é removido (Fig. 8-12).
9. *Distração.* A ulna é separada do úmero, girando o parafuso de distração e utilizando a chave Hoffmann II Compact. Mais comumente, 2 mm a 3 mm de distração é o suficiente para que se atinjam os objetivos do procedimento (Fig. 8-13). O fechamento da pele geralmente só é feito depois que a distração é aplicada.

Opção de Estrutura Bilateral

Se maior estabilidade do fixador é desejada, a segunda metade da estrutura é aplicada sobre o fio Apex transfixante liso, colocado na face medial. Meios-pinos independentes são, então, aplicados tanto no úmero como na ulna, do modo descrito nas etapas 6 e 7 (Fig. 8-1).

Aplicação Medial

Exposição da Articulação – Articulação Rígida, Anquilosada ou Pós-Traumática

A exposição da "coluna medial" do cotovelo é a mais comumente utilizada, especialmente se sintomas relacionados com o nervo ulnar estão presentes. A face medial do tríceps é identificada juntamente com o nervo ulnar. O nervo não é necessariamente transposto, a menos que seja apropriado para o caso. O septo intermuscular é identificado proximal ao epicôndilo e seguido anteriormente até o úmero. Os tecidos moles são elevados do úmero distal, e a fixação do pronador é liberada da face ântero-superior do epicôndilo medial. A elevação da cobertura dos tecidos moles permite a exposição da cápsula ântero-medial (Fig. 8-14).

A
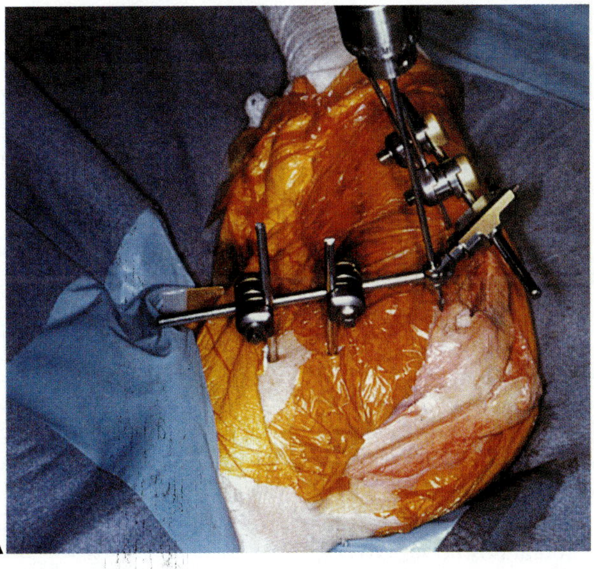

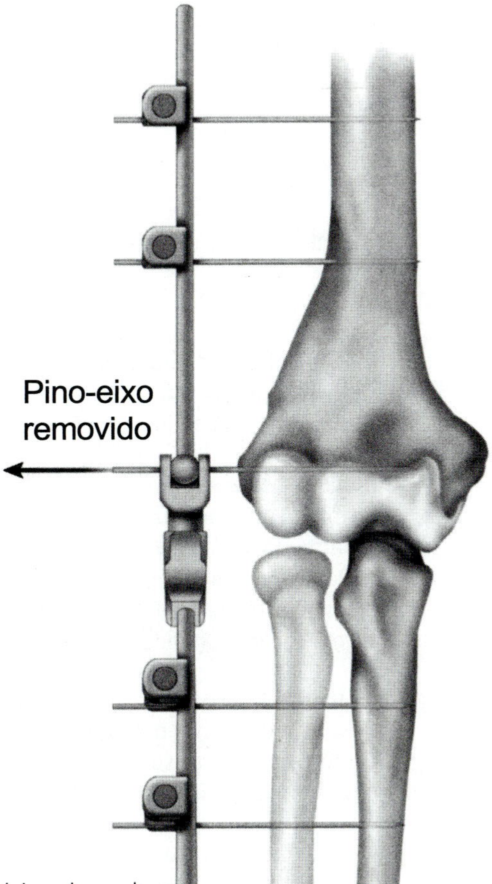

B

Figura 8-12. A, B: O pino de referência (eixo) é removido, não deixando qualquer material fixador em posição intra-articular.

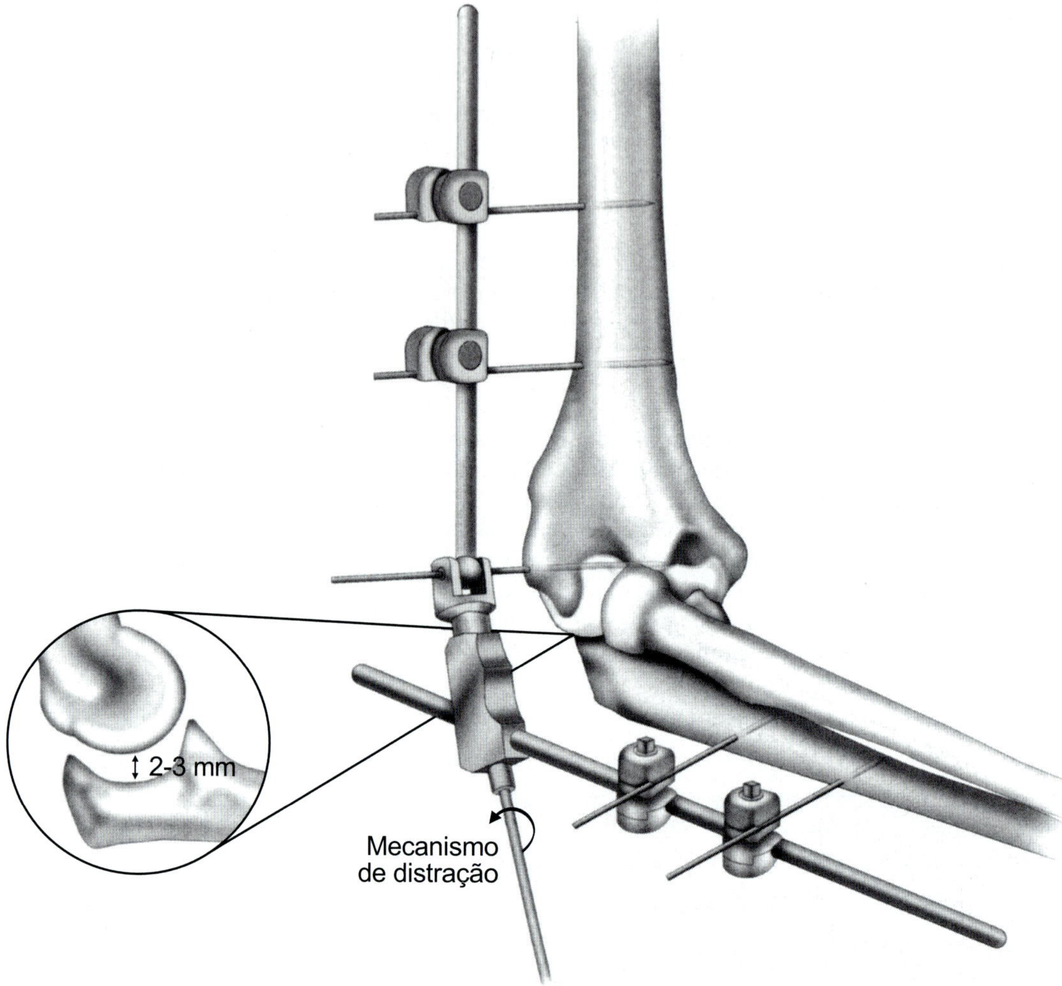

Figura 8-13. Utilizando a chave de mão, o equipamento de distração é avançado por 2 mm a 3 mm ou até que o arco de flexão ocorra sem evidências de contato articular.

Para aplicar o fixador DJD II, coloque o pino-guia de referência umeral (eixo) em linha com o eixo de rotação. O estilo do guia é colocado medialmente, e o ponto é colocado lateralmente no sítio do eixo localizado no tubérculo lateral. Insira medialmente o pino de referência umeral Apex de 3 mm (Fig. 8-15). A aplicação prossegue da mesma forma descrita para a aplicação lateral. Entretanto, deve-se tomar cuidado para observar e proteger o nervo ulnar e tronco neurovascular anterior, no momento da inserção do pino umeral. Isto é mais bem realizado por meio da observação direta do sítio de entrada dos pinos percutâneos no úmero (Fig. 8-16).

Para algumas fraturas agudas ou subagudas em que o cotovelo está instável, existe a tendência de subluxação posterior da ulna. Nestes casos, o DJD II pode ser aplicado para neutralizar esta tendência. As características típicas da aplicação sob estas circunstâncias incluem:

- O uso da radioscopia, de modo que os pinos possam ser inseridos por via percutânea.
- Inserção dos pinos distalmente ao processo coronóide, para evitar qualquer tipo de fixação da fratura que possa estar presente, mas também para aplicar o vetor de desvio distal correto, para auxiliar na redução da articulação do cotovelo.

Os campos cirúrgicos são colocados e a extremidade é deixada livre de campos, e uma unidade de radioscopia com braço em C é preparada com campos cirúrgicos estéreis. Pode ser difícil a palpação do epicôndilo lateral se houver uma quantidade significativa de edema. Assim, a

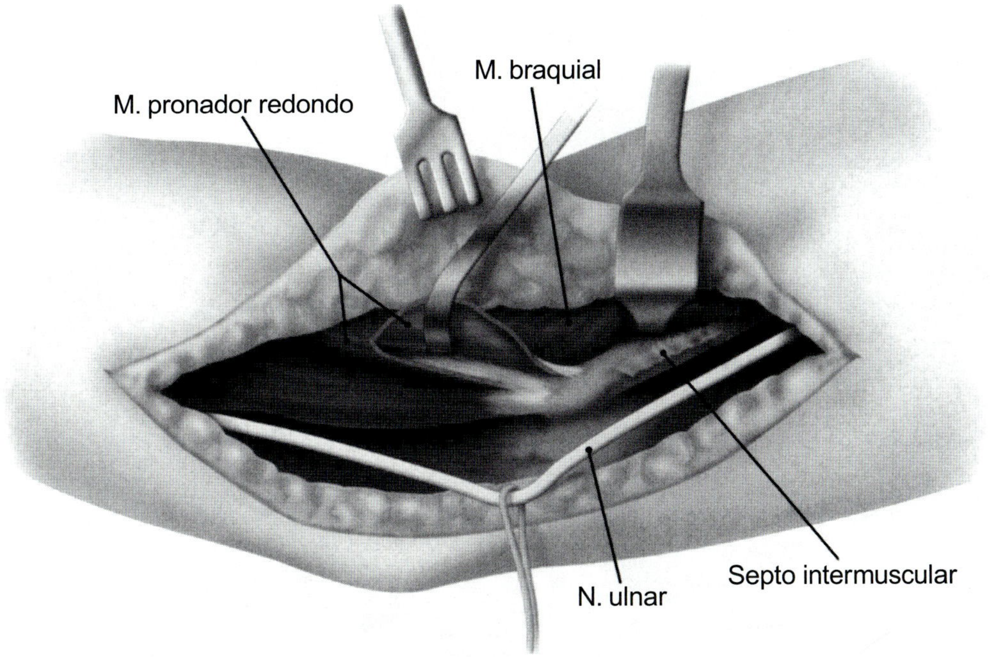

Figura 8-14. Após a identificação do septo intermuscular medial, as origens do pronador e do braquial são descoladas a partir da face anterior do úmero distal.

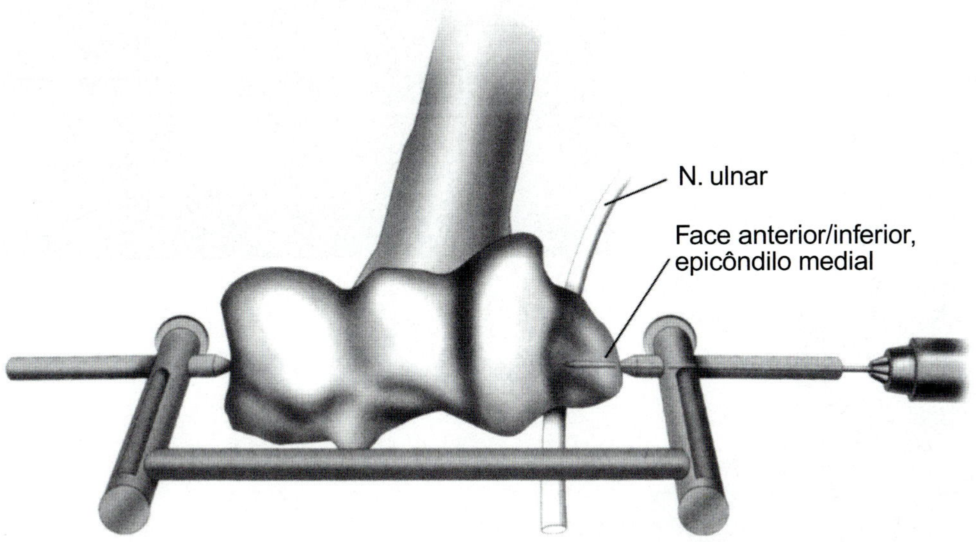

Figura 8-15. O pino-eixo é passado pelo eixo de rotação, da posição medial para a lateral, utilizando o guia de alinhamento e a área-alvo do eixo medial além da face inferior do epicôndilo medial.

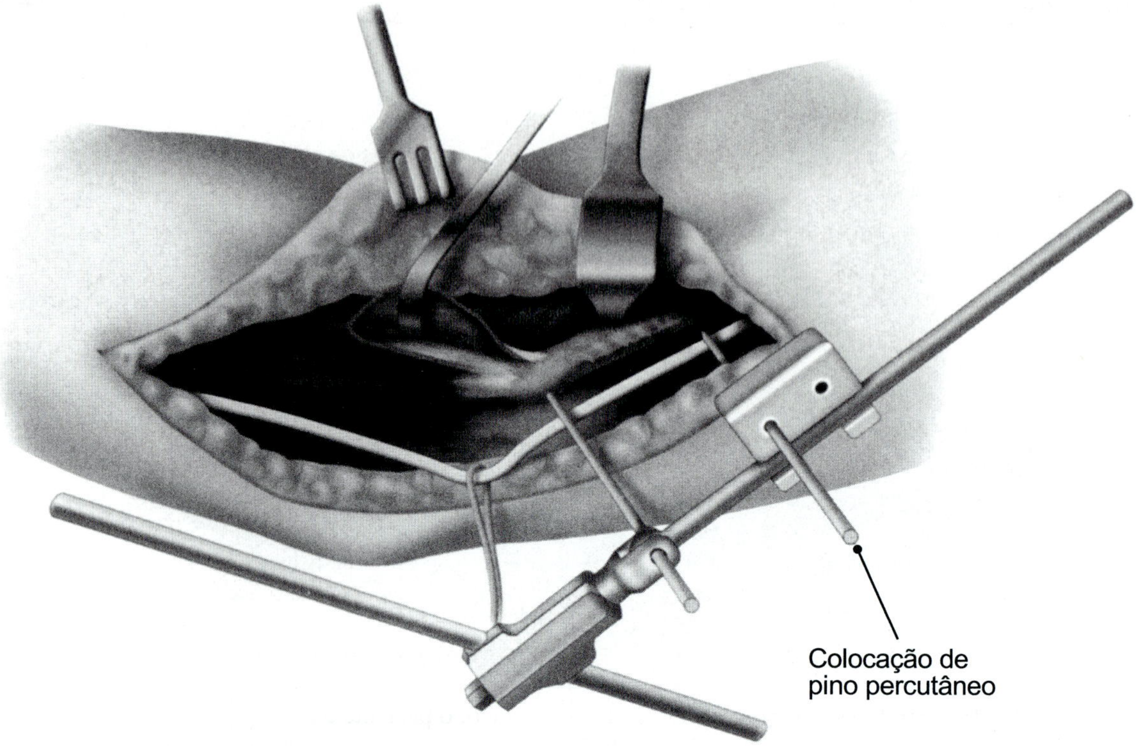

Figura 8-16. Os pinos umerais mediais são colocados de modo mais seguro por via percutânea sob observação direta.

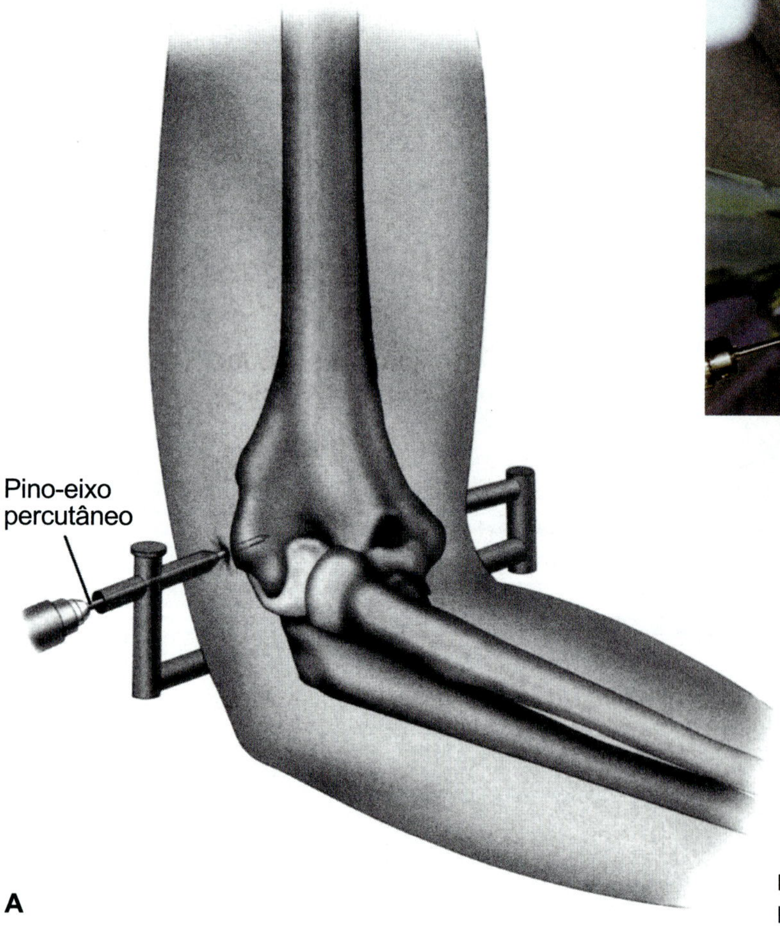

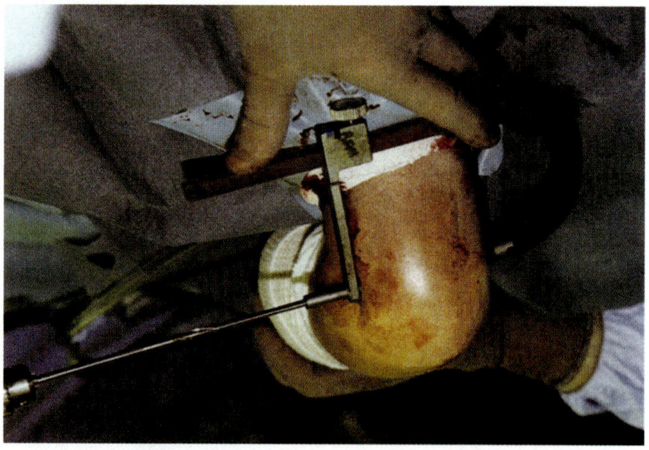

Figura 8-17. A, B: A aplicação percutânea direciona o pino-eixo do epicôndilo lateral para o epicôndilo medial.

localização no ponto médio do epicôndilo lateral é identificada pelas projeções em AP e lateral, utilizando uma agulha hipodérmica ou pino de Steinmann para identificar o ponto de inserção.

Um pino Apex de 3 mm utilizado como pino de referência é colocado lateralmente e direcionado para o ponto identificado no epicôndilo medial (Fig. 8-17). O DJD II é, então, aplicado sobre o pino de referência, e os meios-pinos umerais são inseridos por via percutânea, utilizando o pino-guia apropriado (veja o passo 6 do procedimento anteriormente descrito) (Fig. 8-18). Conexões pino-haste Hoffmann II Compact são utilizadas para prender os pinos umerais à haste umeral do DJD II. A articulação é reduzida, e os pinos ulnares são aplicados com os pinos-guia apropriados. Os pinos ulnares são, então, presos à haste ulnar com conexões pino-haste Hoffmann II Compact.

Nota: A articulação é reduzida antes da estrutura ser fixada; entretanto, pequenos ajustes no alinhamento podem ser feitos por meio do avanço do mecanismo de distração (Fig. 8-19).

Dobradiça Compass

Para utilizar a dobradiça Compass, a estrutura é montada primeiro. Na maioria dos casos, o anel com 150 mm é o melhor. O componente montado é sempre medial; o botão é sempre posterior (Fig. 8-20).

Quando a estrutura for colocada e apropriadamente montada e ajustada, ela irá deslizar ao longo do pino-eixo, sem um impacto ou resistência significativa (Fig. 8-21). O cirurgião deve se assegurar de que haja espaço para acomodar o edema pós-operatório, permitindo um espaço de, pelo menos, 2 cm entre a pele e a dobradiça no momento da cirurgia.

Para a liberação de contraturas e a remoção de osso heterotópico, o paciente é colocado em decúbito dorsal, com o braço sobre uma mesa radiolucente. Se o paciente inicialmente necessita de uma exposição mais extensa do úmero distal, em virtude de uma fratura ou procedimento reconstrutivo, pode ser útil o início da cirurgia com o braço colocado sobre o tórax, utilizando uma ou mais abordagens posteriores padronizadas ao cotovelo, seja uma osteotomia de olécrano ou uma exposição que preserve o tríceps nos casos de liberação de Bryan/Morrey ou uma liberação de Ko-

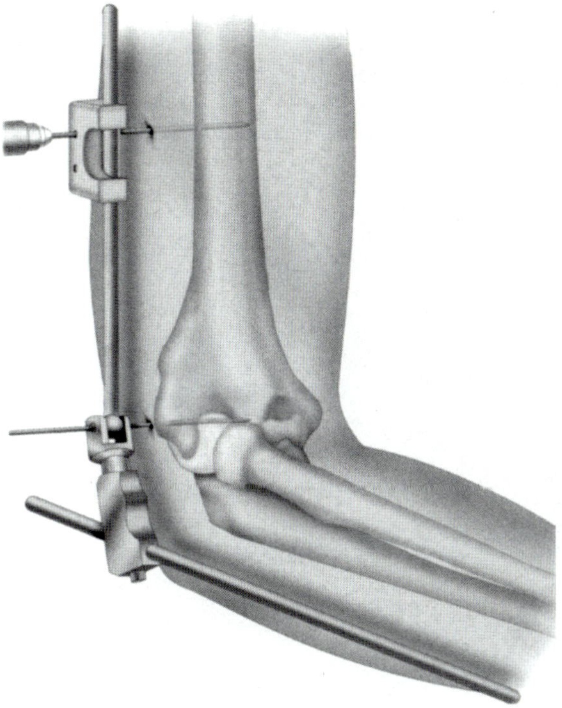

Figura 8-18. O meio-pino proximal é inserido percutaneamente (no braço direito). A radioscopia é recomendada para auxiliar conforme a necessidade.

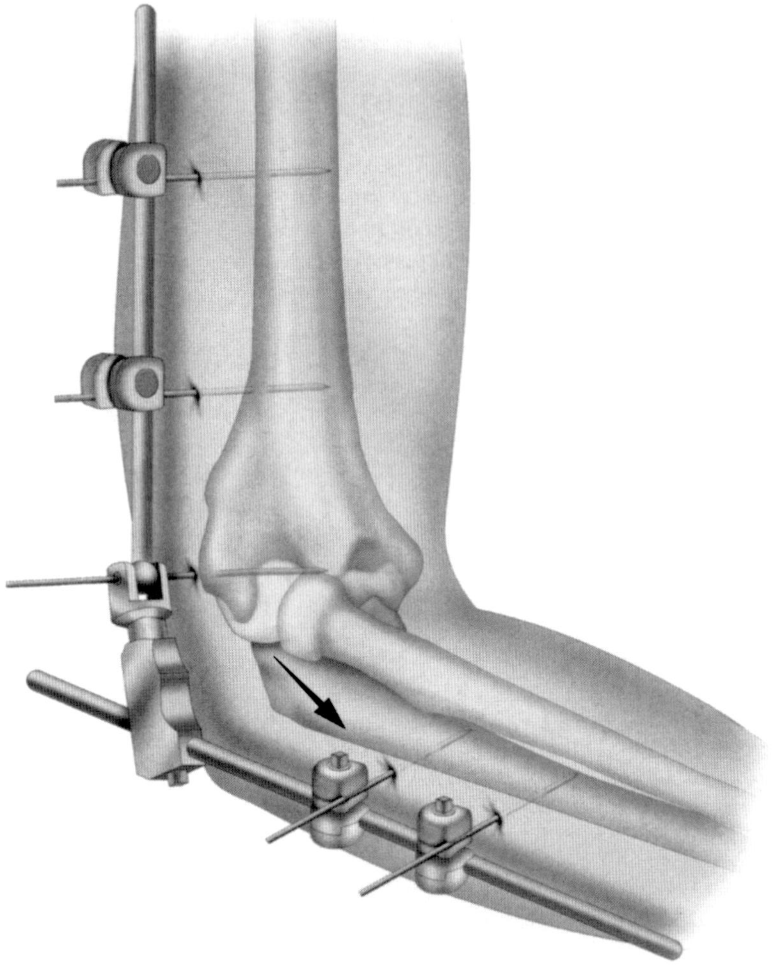

Figura 8-19. Após a aplicação do aparato, a articulação é distracionada de acordo com as necessidades da patologia.

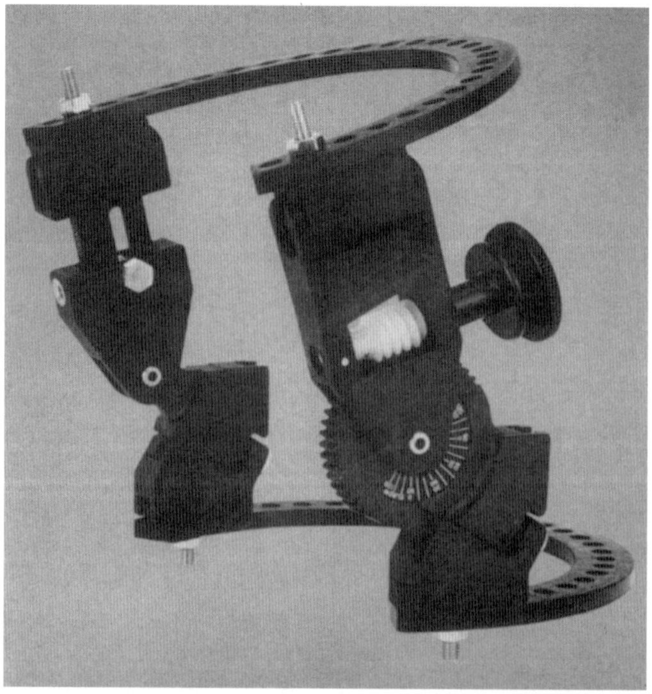

Figura 8-20. A dobradiça Compass emprega meios-anéis e um mecanismo de engrenagens que permitem a livre movimentação sobre a força aplicada através do mecanismo.

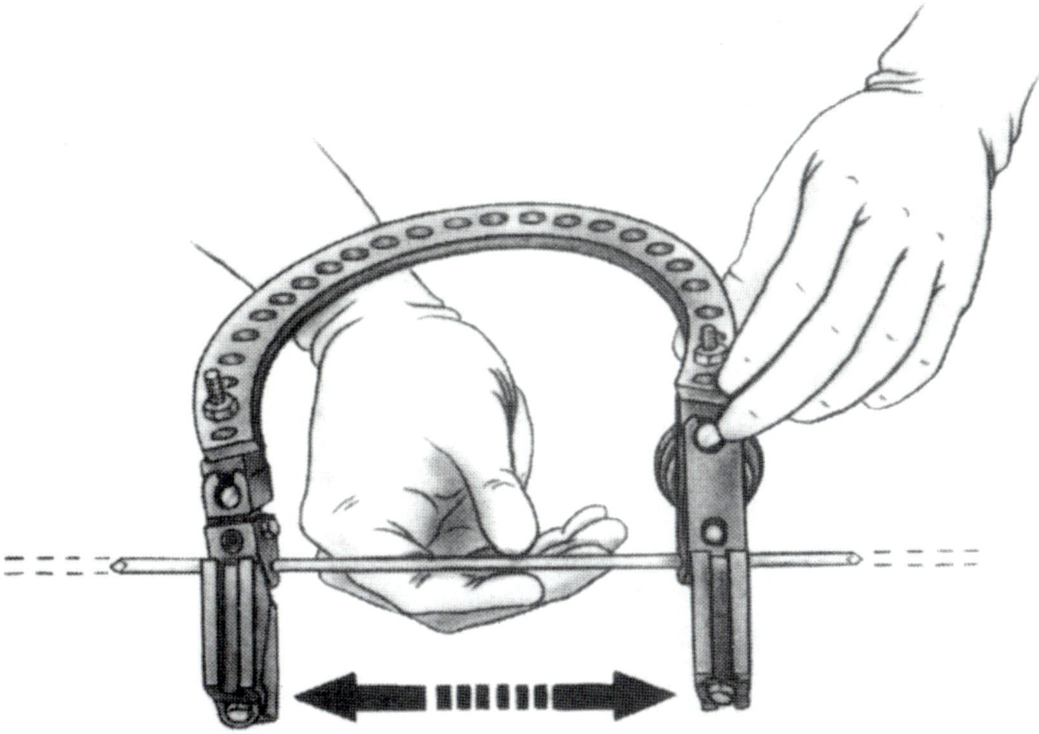

Figura 8-21. A estrutura pré-construída permite o livre deslizamento do pino-eixo.

cher modificada de Mayo (veja Capítulo 1). Nos casos de instabilidade macroscópica, a posição em decúbito ventral pode ser utilizada; entretanto, a exposição do coronóide é bastante difícil nesta posição.

Assim como no DJD, um único pino-eixo temporário pode ser passado pela articulação, ou dois meios-pinos podem ser inseridos, um a partir da face medial e outro da face lateral da articulação. O alinhamento do eixo é crucial. É importante gastar o tempo necessário para que se obtenha uma perfeita colocação deste pino e haja o alinhamento da dobradiça Compass no cotovelo. Radiografias ântero-posterior e lateral asseguram uma colocação adequada. Uma vez que os dois pinos estejam coincidindo, a estrutura ainda deve deslizar facilmente da posição medial para a lateral, e da frente para trás, antes de se prender o pino-eixo a partir da face medial (Fig. 8-22).

O princípio da colocação do pino umeral é o de prender o úmero em dois planos, sem a empalação de grandes unidades musculotendíneas ou risco a qualquer estrutura neurovascular. É útil se estar familiarizado com os sistemas de meios-pinos. Se uma fixação interna estiver presente, a colocação do pino pode ser ajustada de modo a evitar as placas por meio de uma montagem sob medida da estrutura. Em geral, dois meios-pinos de 0,5 mm, medial e lateral, são necessários. Em cotovelos maiores, ou em casos nos quais a fixação interna impede o uso dos sítios descritos, um terceiro pino umeral pode ser utilizado, em geral colocado lateralmente, superior ao sulco espiral.

O pino medial geralmente é colocado primeiro por meio de um cubo Rancho de dois orifícios na superfície inferior do anel superior. Ambas as corticais devem ser incorporadas.

O pino lateral geralmente é colocado com a utilização de um cubo Rancho de orifício único (Fig. 8-23). A dilatação lateral do úmero é utilizado para a colocação. O guia da broca é apoiado na crista supracondilar, direcionada anterior e distalmente. O nervo radial a este nível está localizado anteriormente ao pino. A fixação e o alinhamento umeral do eixo da dobradiça devem ser atingidos antes da fixação da ulna.

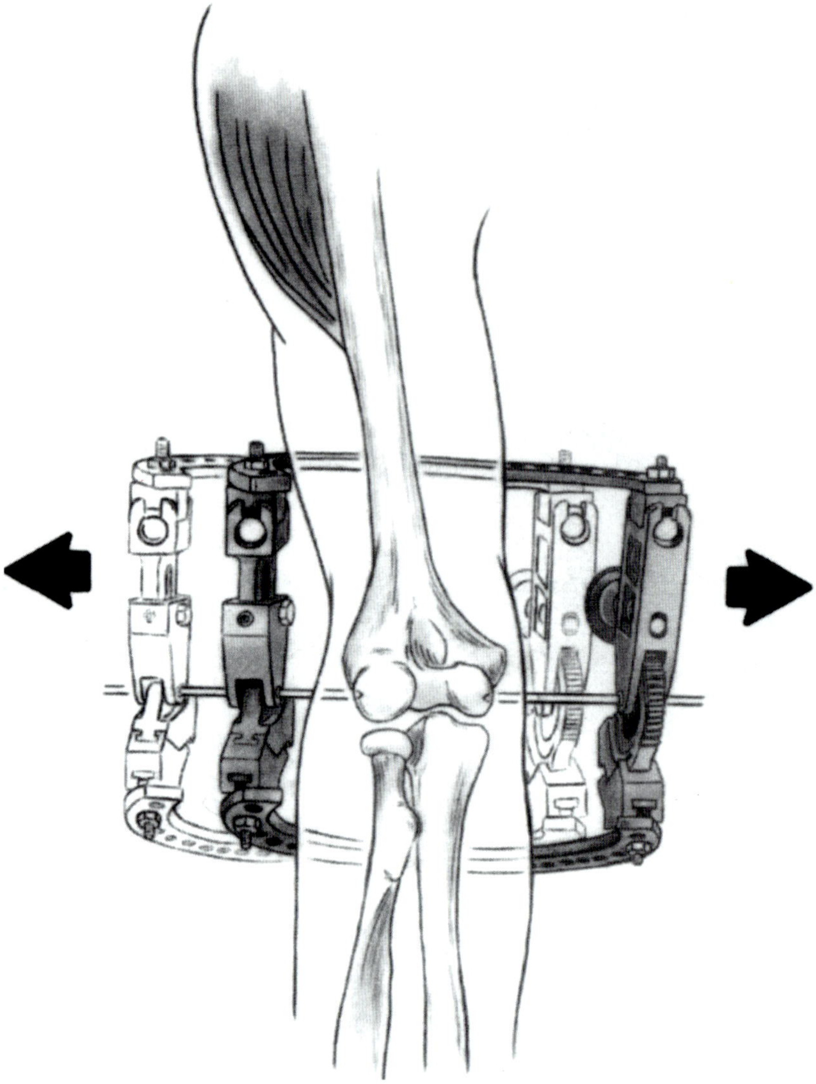

Figura 8-22. Uma vez aplicada, a estrutura deve deslizar livremente, da posição medial para a lateral.

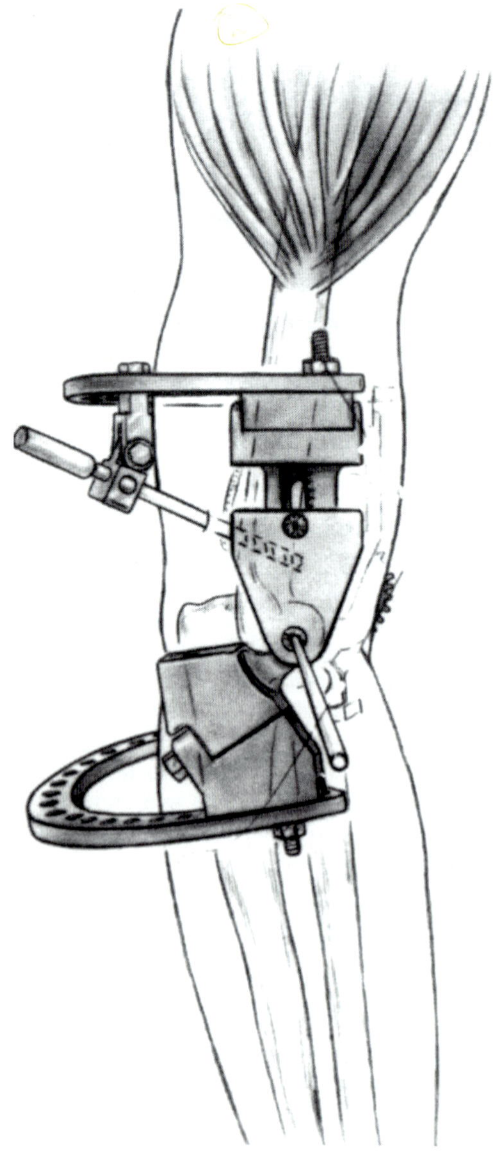

Figura 8-23. A fixação inicial ocorre com um meio-pino lateral, comumente desviado medialmente na dilatação lateral umeral.

Um pino de 5 mm ou dois pinos de 4 mm são utilizados na ulna. O pino mais proximal (5 mm) gera o controle ideal da articulação e é colocado a partir da superfície dorsal por meio do processo coronóide (Fig. 8-24). Os pinos menores (4 mm) são utilizados mais distalmente na ulna, novamente a partir da superfície dorsal. Se o cotovelo está macroscopicamente instável, é muito importante reduzir o cotovelo, colocando-o em aproximadamente 90° de flexão, enquanto se aplica a fixação ulnar. Uma vez que a articulação esteja reduzida e mantida em posição, os dois primeiros pinos ulnares proximais podem ser colocados. Assim que os dois primeiros pinos estejam colocados, a verificação do movimento do cotovelo em toda a amplitude de extensão e flexão, assegurando a redução da articulação, é importante. Se houver uma tendência de o cotovelo subluxar, o alinhamento não foi atingido e os parafusos devem ser afrouxados, e a redução obtida.

Se a articulação estiver reduzida e todos os pinos já tiverem sido aplicados, a distração pode ser aplicada ao sistema por meio do mecanismo de distração. A distração é conseguida com a manipulação dos parafusos localizados nos blocos de fixação do anel ulnar (Fig. 8-25). Ambos os lados da dobradiça devem ser distracionados em quantidades iguais. O uso e a extensão da distração devem ser feitos ao critério do cirurgião.

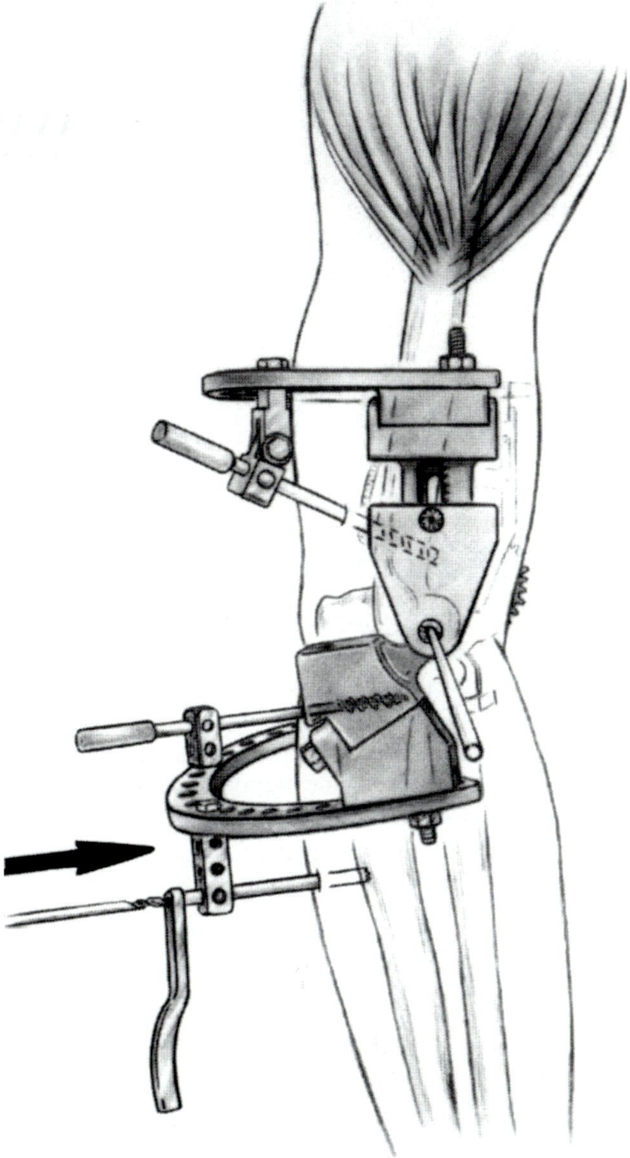

Figura 8-24. Os pinos ulnares proximal e distal são utilizados para estabilizar a estrutura à ulna.

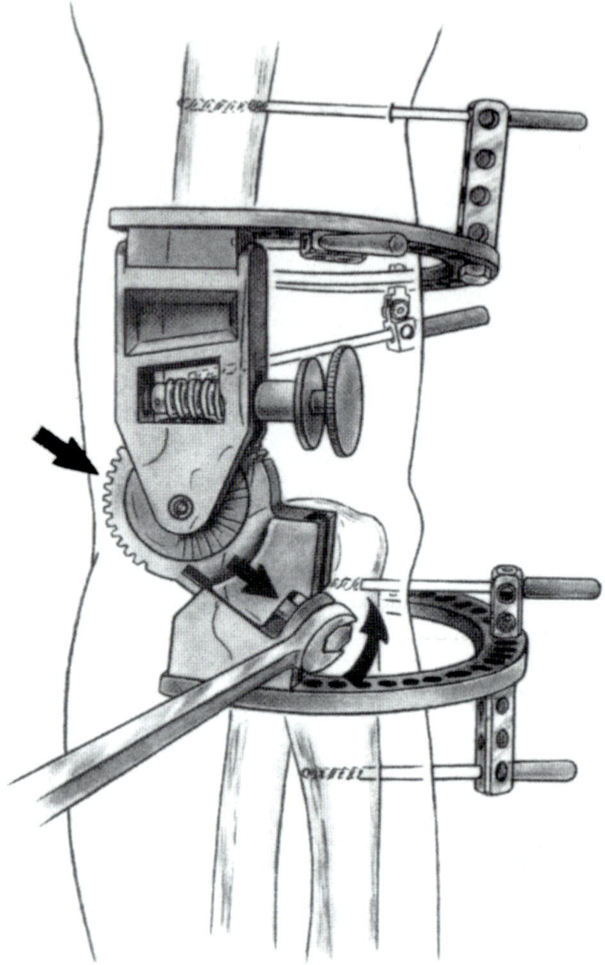

Figura 8-25. A distração é conseguida por meio da rotação dos parafusos próximos aos blocos de fixação do anel ulnar.

TRATAMENTO PÓS-OPERATÓRIO

Os seguintes passos gerais são empregados no pós-operatório, mas este plano é individualizado de acordo com as necessidades específicas do caso.

- O paciente é avaliado na sala de recuperação para se assegurar a competência neurovascular.
- Para evitar um movimento articular indesejado durante as primeiras 24 horas, o fixador externo pode ser bloqueado pelo mecanismo específico de cada equipamento. Uma haste Hoffmann II Compact é colocada entre a haste umeral proximal e a haste ulnar distal do DJD II. A dobradiça Compass também pode ser bloqueada na distração, se desejado.
- Se o procedimento necessita de uma movimentação precoce e um completo alívio da dor, a analgesia apropriada deve ser prescrita para que se atinja este objetivo. Geralmente empregamos um cateter de plexo braquial para este propósito.
- O paciente é encorajado a começar uma variação de movimentos passivos durante as primeiras 24–48 h.
- Uma cuidadosa inspeção do cotovelo é feita para avaliação do edema e para assegurar que o fixador não está exercendo pressão sobre a pele.
- O cuidado apropriado com o sítio do pino é necessário para reduzir o risco de infecção do trato do pino.
- Se não existem evidências de infecção e é observado um progresso adequado, o paciente recebe alta a critério do cirurgião, com instruções para exercícios ativos e passivos para a amplitude de movimentos.

Tabela 8-1

Tratamento pós-operatório	*Período de tempo*
Bloqueio axilar MPC	Sala de recuperação até 48 horas Dia 1–4: Hospital depois Dia 4–21: Rigidez Dia 4–42: Fratura
Remoção do distractor	3 semanas, tecido mole 6 semanas, fratura
Programa de imobilização em flexão ou extensão	12 semanas 21 h/d, 3 semanas 18 h/d, 3 semanas 15 h/d, 6 semanas
Imobilizações de longa permanência	Manutenção (noite) 3 meses (ou mais, se necessário)

- Aproximadamente três semanas após o procedimento cirúrgico para rigidez e seis semanas após o tratamento de fraturas, antes que o fixador seja completamente removido, o cotovelo é examinado com relação à estabilidade. Toma-se o cuidado para não manipular o cotovelo de modo forçado. Se o cotovelo é considerado instável com o DJD II, a haste é novamente fixada aos pinos ulnares. Se o cotovelo estiver estável, o fixador pode ser removido, assim como os pinos ulnar e umeral.

Radiografias ântero-posterior e lateral são realizadas para assegurar que o cotovelo está adequadamente reduzido e estável. O paciente então é tratado com imobilizadores em flexão ou extensão, de acordo com as necessidades do caso (Tabela 8-1).

CASO ILUSTRATIVO

Um homem de 28 anos de idade sofreu uma fratura-luxação do cotovelo, com uma fratura da cabeça radial do tipo III. A subluxação persistiu durante três semanas antes do tratamento (Fig. 8-26A).

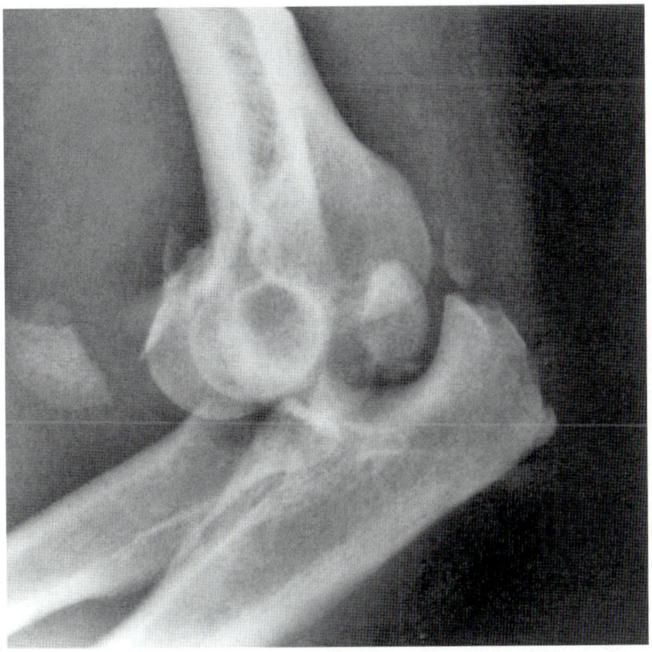

A

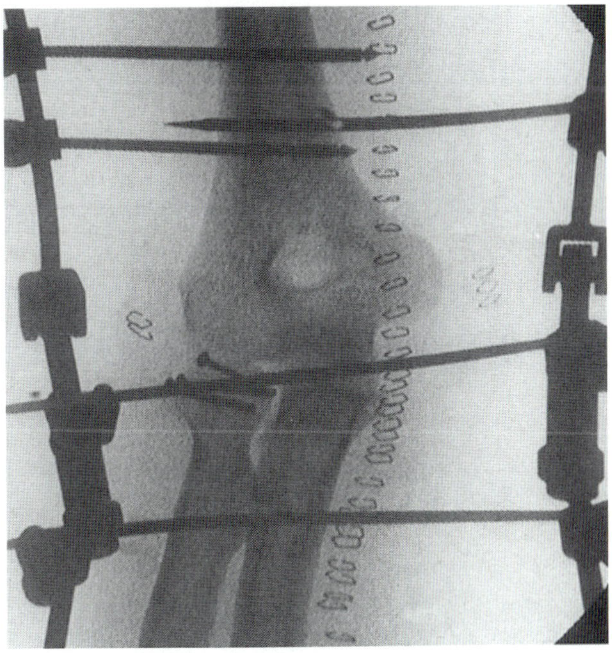

B

Figura 8-26. Luxação complexa com uma fratura-luxação da cabeça radial tipo III de Mason (**A**). A fratura está fixada com uma osteossíntese de compressão, e a construção é estabilizada pelo fixador externo DJD II (**B**). (*Continua*).

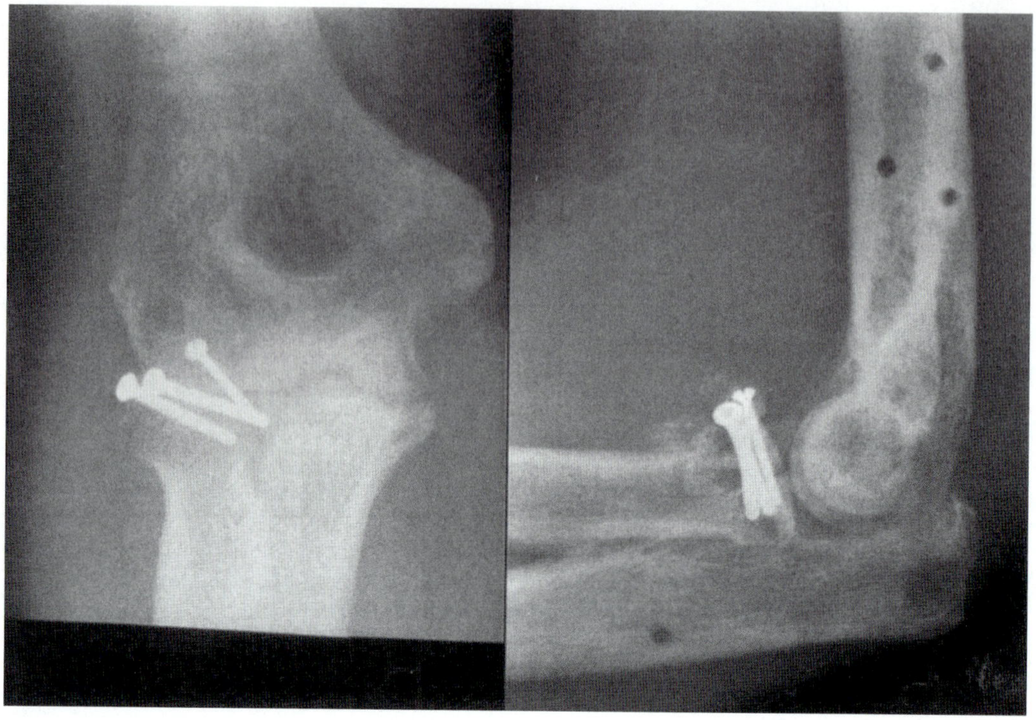

C

Figura 8-26. *Continuação.* A fratura consolidou com um arco de 20° a 140° de flexão e ausência de dor (**C**).

A fratura foi tratada com uma osteossíntese (Fig. 8-26B). A construção foi protegida ou "neutralizada" pelo DJD II (Fig. 8-26C).

LEITURAS RECOMENDADAS

1. Cobb TK, Morrey BF. Use of distraction arthroplasty in unstable fracture dislocations of the elbow. *Clin Orthop* 1995;312:201.
2. Kasparayan NG, Hotchkiss RN. Dynamic skeletal fixation in the upper extremity. *Hand Clin* 1997;13:643.
3. Morrey BF. Distraction arthroplasty: clinical applications. *Clin Orthop* 1993;293:46.
4. Morrey BF. Post-traumatic contracture of thy elbow: operative treatment including distraction arthroplasty. *J Bone Joint Surg* 1990;72A:601.
5. Morrey BF, Chao EY. Passive motion of the elbow joint. *J Bone Joint Surg* 1976;58A:501.
6. Morrey BF, Hotchkiss RN. External fixators of the elbow. In: Morrey BF, ed. *The elbow and its disorders,* 3rd ed. Philadelphia: WB Saunders; 2000.
7. Shiba R, Sorbie C, Sin DW, et al. Geometry of the humeroulnar joint. *J Orthop* 1988;6:897–906.
8. Tomaino MM, Sotereanos DG, Plakseychuk A. Technique for ensuring ulnohumeral reduction during application of the Richards compass elbow hinge. *Am J Orthop* 1997;26:646.

9

Suplementos no Tratamento Pós-Operatório

Bernard F. Morrey e Shawn W. O'Driscoll

Como o cotovelo está propenso a uma rigidez pós-traumática e pós-cirúrgica, a movimentação passiva contínua (MPC) é útil para a manutenção do movimento e na prevenção da rigidez.

Com base em uma compreensão de que a rigidez se desenvolve em virtude do sangramento e edema que ocorrem alguns minutos após a cirurgia ou trauma, e como o movimento já demonstrou que pode impedir estas alterações (4,9), este tratamento deve-se iniciar o mais rápido possível após a cirurgia, de modo ideal, na sala de recuperação anestésica (2,4). Entretanto, isto nem sempre é possível.

INDICAÇÕES/CONTRA-INDICAÇÕES

A MPC é indicada para evitar rigidez e para manter a movimentação obtida no momento da cirurgia após a fixação de fraturas intra-articulares, liberação de contraturas, sinovectomia e excisão de ossificações heterotópicas. Ela também pode ser útil após a substituição de articulações artríticas que eram rígidas antes da cirurgia ou em qualquer situação na qual o edema e a restrição de movimentos sejam esperados.

O uso da MPC está relativamente contra-indicado na presença de insuficiência ligamentar, se o cotovelo está instável ou se a fixação da fratura não é rígida, ou é tênue. As contra-indicações mais comuns são a má qualidade dos tecidos moles e preocupações relacionadas com deiscência da ferida.

PLANEJAMENTO PRÉ-OPERATÓRIO

O uso eficiente necessita que várias considerações sejam atendidas.

1. Acesso a um equipamento eficientemente projetado para uso em ambiente hospitalar e domiciliar (Figs. 9-1 e 9-2).
2. O conhecimento da equipe de enfermagem sobre o uso e aplicações da MPC.

B.F. Morrey, M.D.: Mayo Medical School and Department of Orthopaedics, Mayo Clinic and Mayo Foundation, Rochester, Minnesota.
S.W. O'Driscoll, M.D., PH.D.: Orthopaedic Surgery, Mayo Medical School, Mayo Foundation, Rochester, Minnesota.

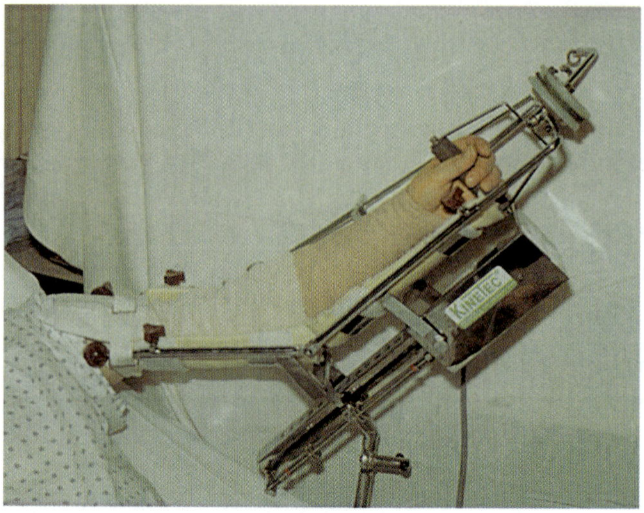

Figura 9-1. Máquina de MPC instalada no leito.

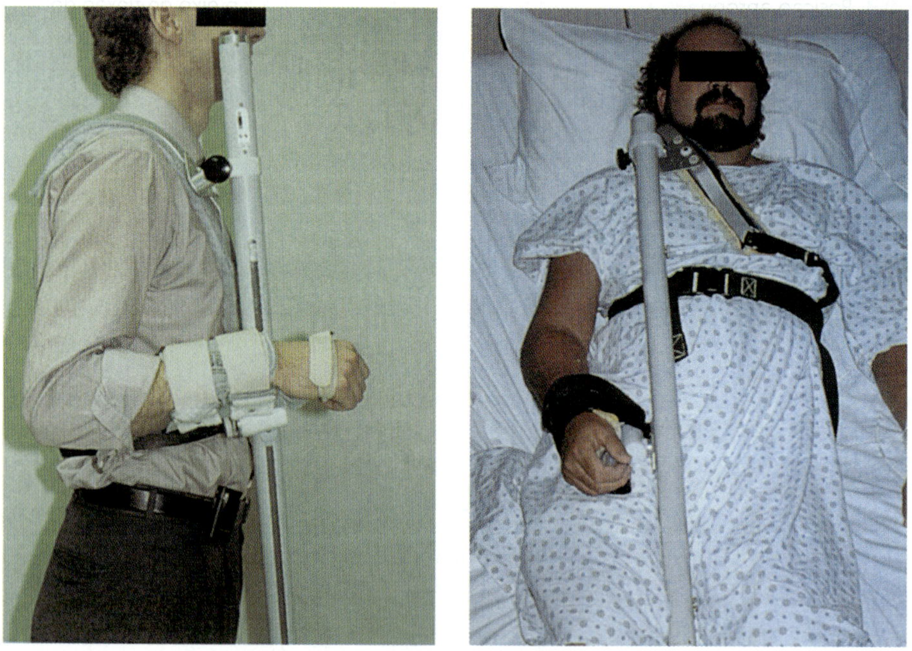

A B

Figura 9-2. A, B: Unidade de MPC portátil.

3. Um paciente cooperativo.
4. O compromisso e a compreensão do médico, além da comunicação com o paciente e equipe de enfermagem.

CIRURGIA

1. Até que o movimento seja iniciado, é preferível elevar o membro com o cotovelo em extensão total e imobilizado em um curativo compressivo tipo Jones, para tornar mínimo o edema.
2. Um dreno geralmente é útil para evitar o acúmulo periarticular de sangue.
3. Antes de iniciar a MPC, todos os curativos circunferenciais (Jones, enfaixamentos etc.) devem ser removidos e substituídos por uma proteção elástica.

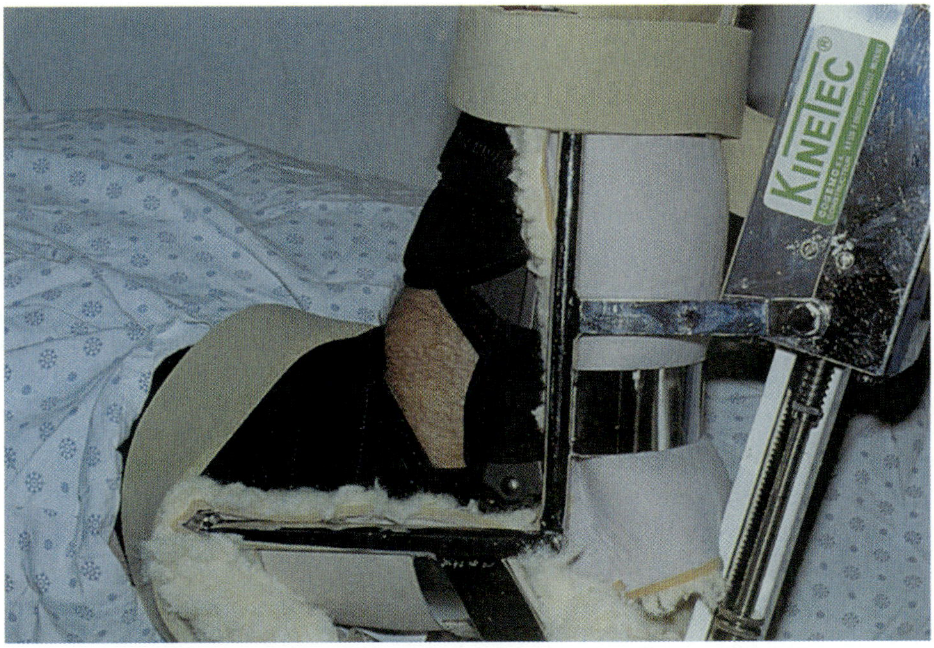

Figura 9-3. Posição apropriada com a coincidência do eixo do cotovelo e o eixo de flexão do equipamento. Neste caso, o cotovelo também está protegido com uma órtese.

4. O braço é cuidadosamente posicionado no equipamento de MPC e o eixo de flexão do cotovelo, ou da órtese articulada, alinhado com o eixo de flexão do equipamento (Fig. 9-3).
5. A mão e o antebraço são presos em suportes bem acolchoados (Fig. 9-4), especialmente se um bloqueio de plexo braquial está sendo utilizado.
6. A ferida é examinada de modo a assegurar que sua integridade não está comprometida durante a flexão do cotovelo.

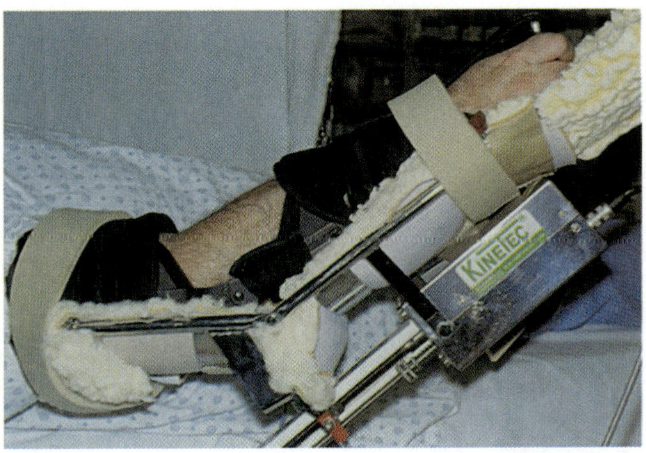

Figura 9-4. A mão e o antebraço são presos e cuidadosamente acolchoados, se existirem alterações sensitivas devidas ao bloqueio do plexo braquial.

Escolha e Ajuste o Equipamento

Mais comumente, uma unidade estacionária é utilizada no período pós-operatório. Uma vez que a MPC é iniciada, é necessário que toda a amplitude de movimentos seja utilizada (Fig. 9-5). Os tecidos estão sendo "apertados" em flexão e extensão, enquanto a MPC causa uma oscilação sinusoidal na pressão intra-articular. Isto não somente liberta a articulação e os tecidos dos excesso de sangue e líquidos, mas também previne contra o acúmulo do edema (4). Nas primeiras 24 horas, o edema pode-se desenvolver em minutos (como o resultado do sangramento), de modo que a MPC deve ser aplicada logo e ser contínua. Somente o uso do toalete é permitido.

Nota: Este tratamento necessita de supervisão intensiva por alguém habilitado com seu uso, de modo que é mandatório que o paciente e seus familiares sejam envolvidos e educados desde o início sobre os princípios de uso e como monitorar o membro. A verificação freqüente e leves ajustes de posição previnem contra problemas relacionados com a pressão. O braço tende a escorregar para fora da máquina, de modo que deve ser freqüentemente reajustado. Se um arco de flexão completo não pode ser atingido imediatamente, o médico deve aumentar os ajustes do modo mais rapidamente tolerável pelos tecidos moles.

À medida que os dias se passam, a quantidade de tempo necessário para que o edema se desenvolva aumenta, de modo que são permitidos períodos mais longos fora da máquina.

Como destacado anteriormente, equipamentos portáteis estão disponíveis, apesar de não serem tão eficientes (Fig. 9-2). O tratamento de MPC domiciliar deve ser utilizado por tempo suficiente durante um período durante o qual o paciente ainda é incapaz de atingir uma amplitude de movimentos independente de auxílio. Este período pode levar de dias a semanas, geralmente um mês.

Controle da Dor

Nos estágios iniciais após a cirurgia, um cateter de demora para uma anestesia de bloqueio contínuo do plexo braquial é utilizado (5). Isto permite uma variação desde a analgesia até a anestesia com a variação da dose de bupivacaína, um anestésico local de longa atuação. Em muitos casos, a dose empregada inicialmente é suficiente para causar um bloqueio motor e sensorial completo ou quase completo. O bloqueio motor necessita da imobilização do punho para sua proteção. A anestesia moderada ou completa, ao contrário da analgesia com anestesia mínima, necessita de uma cuidadosa atenção ao estado geral do membro, já que a resposta protetora da dor do paciente não está mais presente e complicações iminentes como uma síndrome do compartimento podem não ser detectadas.

O cateter geralmente é mantido por três dias no hospital e depois é removido. Neste momento, o paciente geralmente é capaz de manter a mesma amplitude de movimento, utilizando analgésicos orais. O objetivo é que o paciente deixe o hospital capacitado para movimentar o cotovelo de 10° a 135° de modo ativo.

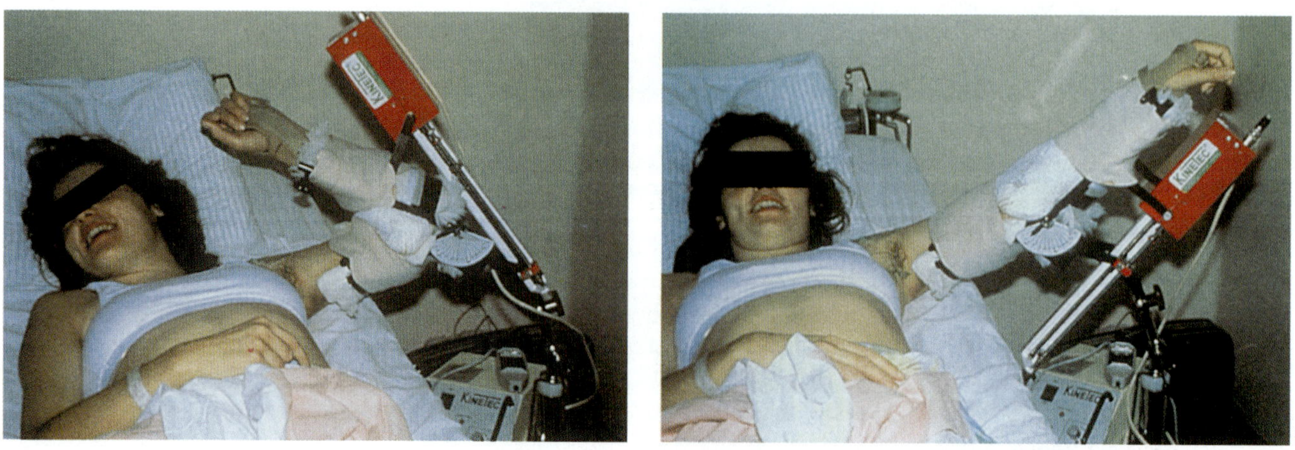

A B

Figura 9-5. A, B: A amplitude de movimentos na MPC deve ser completa. Isto permite que os tecidos sejam "espremidos" de modo alternado em flexão e extensão.

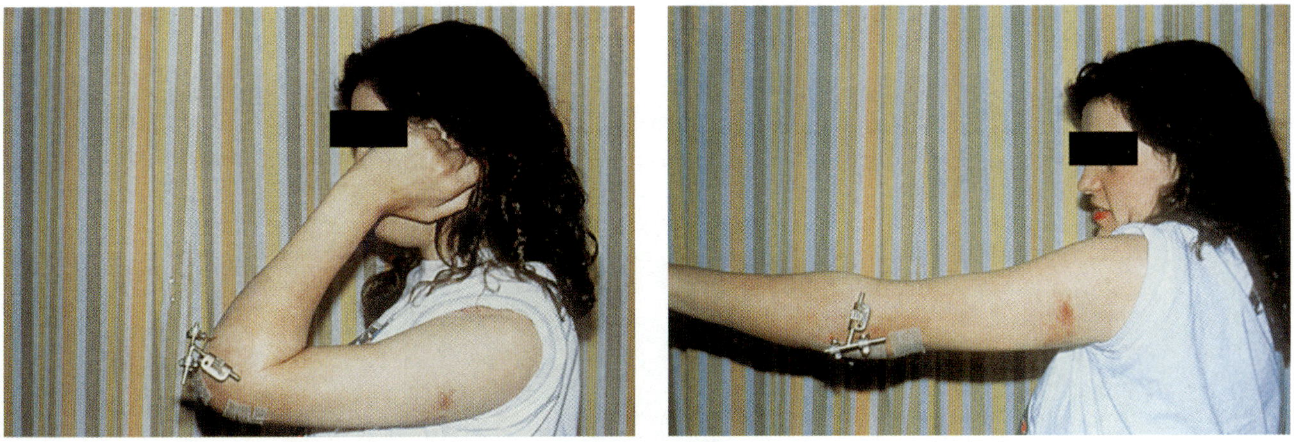

A B

Figura 9-6. A, B: Amplitude de movimentos típica observada três semanas após uma artroplastia de interposição de distração, tratada pós-operatoriamente com o uso da movimentação passiva contínua.

A bomba de ACP (analgesia controlada pelo paciente) com morfina também tem sido utilizada com eficiência, se um bloqueio do plexo braquial é contra-indicado, se não é bem sucedido, ou não está disponível.

COMPLICAÇÕES

O sangramento pode aumentar, mas raramente em uma quantidade suficiente que necessite de uma transfusão. Uma pressão excessiva sobre a ferida ou incisão, quando o paciente está em extensão completa, é a maior preocupação. A incisão deve estar localizada em uma posição visível para o cirurgião nos primeiros estágios do tratamento com MPC. Se ocorrer comprometimento da ferida, a MPC é suspensa. Uma pressão excessiva causada por um equipamento colocado de modo inapropriado ou mal acolchoado é particularmente possível em membros que sejam artríticos pela disfunção braquial. Os hematomas são drenados cirurgicamente.

RESULTADOS

A despeito do uso disseminado da MPC no joelho e das bases científicas para sua utilidade, existem poucas evidências clínicas que documentem, de modo claro, sua eficácia em comparação com uma população-controle (3). Porém, na opinião dos autores, compartilhada por outros, esta é uma modalidade valiosa em pacientes selecionados (1) (Fig. 9-6).

IMOBILIZAÇÕES

A complicação mais comum da lesão do cotovelo e de algumas condições artríticas é a rigidez. O princípio aceito para evitar esta complicação após uma fratura é a fixação rígida. A mobilização precoce também é utilizada para diminuir as seqüelas após as fraturas e lesões do cotovelo (veja seção anterior, "Movimentação Passiva Contínua"). A despeito destas medidas, por causa das limitações impostas pela lesão ou na execução do tratamento ideal e em virtude da biologia inerente e resposta à lesão, a rigidez do cotovelo é um problema comum (7). Infelizmente, a fisioterapia agressiva para o tratamento da rigidez pós-traumática nem sempre é bem sucedida e, de fato, pode contribuir para que esta contratura piore.

A anquilose desenvolve-se a partir de tecido cicatricial contraído como uma resposta à lesão. O objetivo do tratamento com imobilização é o de alongar os tecidos moles, mantendo, assim, o com-

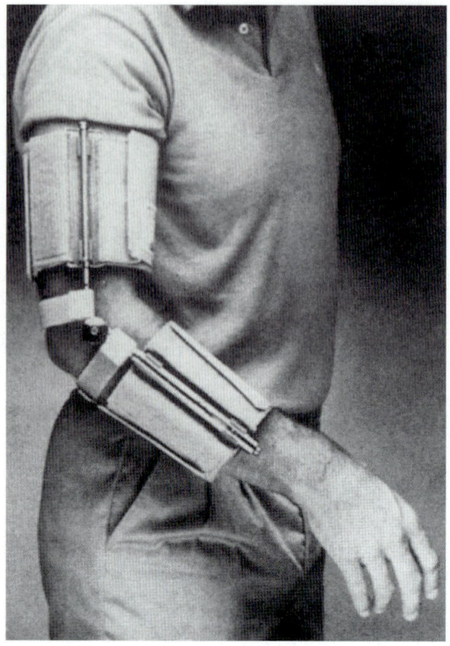

Figura 9-7. Imobilizador dinâmico disponível comercialmente. A tensão e a excursão podem ser ajustadas pelo paciente.

comprimento da cápsula e ligamentos. A questão surge, então, sobre qual seria o melhor método de gerar uma força para alongar os tecidos moles periarticulares: imobilização dinâmica ou estática ajustável. A escolha de um programa com relação ao outro é dependente da filosofia e interpretação dos conceitos e objetivos do uso da imobilização (8–10).

Imobilização Dinâmica

A imobilização dinâmica provavelmente é o meio mais popular no tratamento de uma rigidez iminente ou em desenvolvimento, provavelmente porque os imobilizadores dinâmicos são prontamente avaliáveis (Fig. 9-7). A análise racional da imobilização dinâmica baseia-se na consideração de que a cápsula do cotovelo é um tecido viscoelástico. A resposta deste tecido a uma força

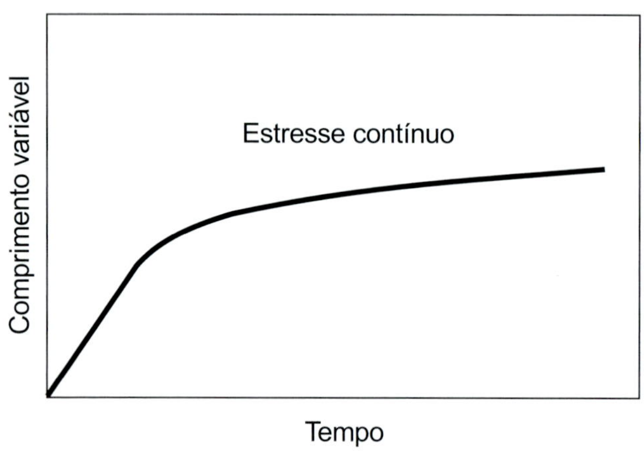

Figura 9-8. Resposta viscoelástica do tecido a uma força constante, resultando em uma distensão gradual dos tecidos. Entretanto, o potencial para inflamação não é demonstrado por esta curva, mas é possível se a força estiver presente de modo constante, o que é o caso no carregamento dinâmico.

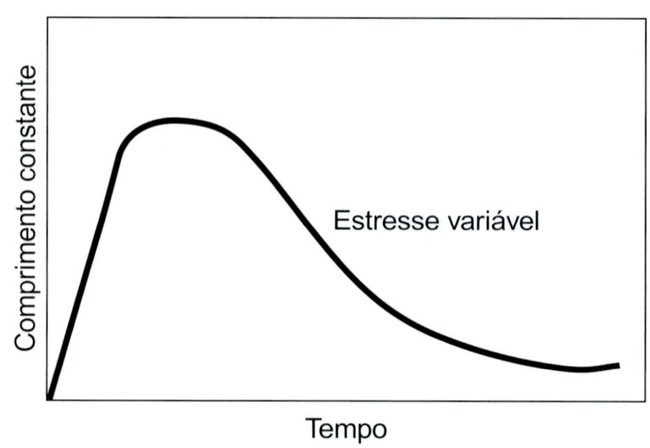

Figura 9-9. A resposta tecidual a uma força única discreta resulta em um relaxamento do estresse do tecido viscoelástico com o passar do tempo.

constante é mostrada na Fig. 9-8. A resposta nos tecidos moles a uma força persistente é uma deformação, que é chamada deslizamento (10). Entretanto, a força constante pode causar a irritação dos tecidos moles; por este motivo, a inflamação comumente está associada à imobilização dinâmica. Porém, este tipo de imobilização permanece sendo comumente empregado (8).

Imobilização Estática Ajustável

Com a imobilização estática ajustável, uma força específica é aplicada ao cotovelo, o que resulta em um discreto estresse gerado sobre o tecido. Entretanto, como a posição do imobilizador não é mais alterada, os tecidos moles passam por um processo, chamado relaxamento do estresse, que ocorre durante um período de tempo em resposta à posição fixa (Fig. 9-9). Acredita-se que o relaxamento do estresse diminui a probabilidade de irritação e inflamação dos tecidos. Assim, o cotovelo é mais adaptável a este tipo de aplicação de carga e filosofia de imobilização, já que é a inflamação que promove um edema e cicatrização adicionais.

INDICAÇÕES/CONTRA-INDICAÇÕES

A indicação para a terapia de imobilização ajustável do cotovelo é a presença de uma contratura em flexão ou extensão que seja tratável por meio da deformação pelo estresse. Dados experimentais (6) e experiências clínicas sugerem que o tecido é adaptável a este tipo de terapia em três estágios descritos a seguir (9): I, início a três meses após a lesão, altamente eficaz; II, três a seis meses, moderadamente bem-sucedido; III, seis a 12 meses, eficácia variável. Uma articulação estável e a superfície articular conseqüente é um pré-requisito para que a terapia com imobilização seja eficaz em qualquer um destes estágios.

As contra-indicações incluem uma pele de má qualidade que não tolera as forças constantes geradas pela imobilização. Um edema excessivo ou crescente também pode causar o desenvolvimento de sintomas neurológicos que necessitem da suspensão do uso da imobilização ou alteração do programa da seguinte forma: sensorial – alterar os pontos de pressão; motora – alterar ou suspender o programa básico.

Imobilizações Estáticas Ajustáveis

Atualmente, uma única órtese é utilizada para obter a extensão total e flexão de até 100° (Figs. 9-10 e 9-11). Para uma flexão além dos 100°, uma segunda órtese de "hiperflexão" é utilizada na tentativa de obter maior flexão (Fig. 9-12). Com os tradicionais suportes com base umeral, os tecidos moles tendem a "se amontoar" na órtese em flexão, e esta tendência limita uma flexão maior. A órtese de hiperflexão é estabilizada no ombro, e o cotovelo é flexionado por meio de um mecanismo aplicado ao punho com uma faixa ajustável.

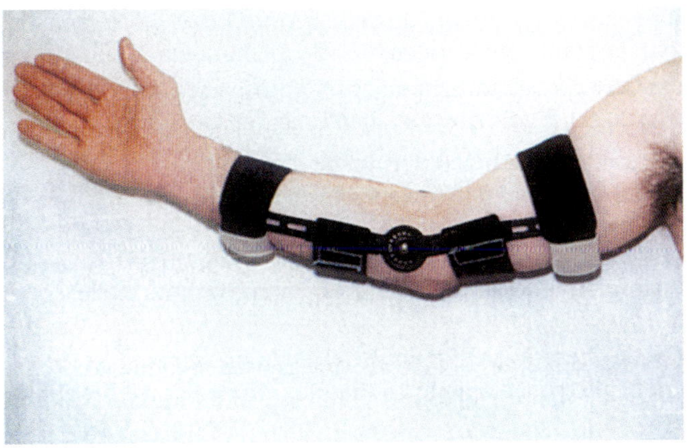

Figura 9-10. Uma imobilização ajustável atualmente utilizada pelo autor, na qual a força é diretamente aplicada ao eixo de rotação.

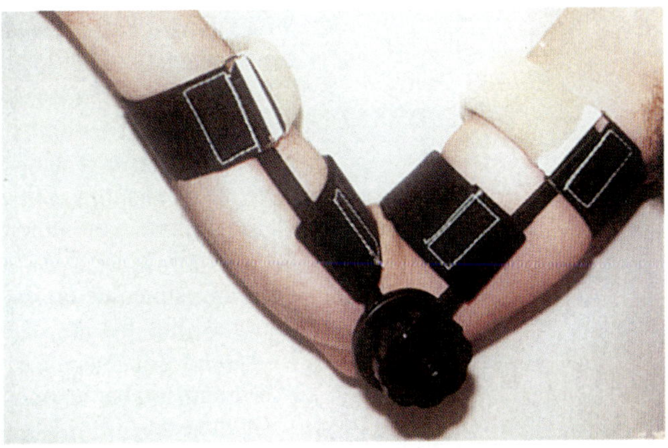

Figura 9-11. A mesma imobilização mostrada na Figura 9-10, mas no modo invertido de flexão. Por este motivo, a imobilização é chamada de imobilizador universal em nossa prática.

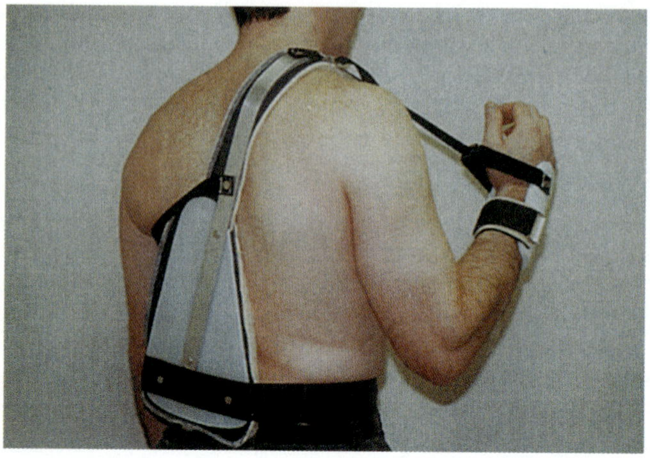

Figura 9-12. Para evitar o impacto sobre os tecidos moles, associado às faixas que suportam as órteses ao nível do cotovelo, uma imobilização em hiperflexão que libere o cotovelo de qualquer empecilho é baseado no ombro, e a flexão do cotovelo é feita pela movimentação do punho.

A órtese de extensão é aplicada com a articulação alinhada com o eixo de flexão do cotovelo. A órtese deve ter superfícies amplas para a aplicação de força sobre o punho e antebraço, e o suporte do braço não deve causar constrição dos tecidos moles. O uso preciso é descrito adiante, em um formato criado para ser individualizado e dado ao paciente.

Em todos os casos, o paciente assume a responsabilidade pelo uso da órtese.

Instruções Gerais para o Uso do Imobilizador Estático Ajustável

As linhas gerais a seguir para o uso do imobilizador estático ajustável pode ser modificada, dependendo das necessidades e progresso do indivíduo.

1. *Objetivos gerais.* Para a obtenção de melhor mobilização do cotovelo, a inflamação deve ser evitada. Isto é feito com o uso de agentes antiinflamatórios, calor ou gelo, e educação do paciente com relação aos sinais de inflamação.
2. *Sinais cardeais de inflamação.* Dor excessiva, aumento do desconforto com o uso, edema ou, comumente, uma perda progressiva da movimentação, em vez de melhora dia-a-dia.
3. *Tratamento da inflamação.* Evite o fator causador. Seja menos vigoroso com o imobilizador estático ajustável, utilize o programa de calor/gelo e utilize agentes antiinflamatórios do modo prescrito. Se parecer inadequado, o programa deve ser modificado. Verifique com seu médico.
4. *Direção da melhora.* Em geral, tanto a melhora da flexão como da extensão são os objetivos. Quase sempre, o movimento que mais é necessário é feito à noite, bem como durante o dia. O movimento oposto é encorajado durante o dia.
5. Programa típico de imobilização (programa de 20 horas, 0 a 3 semanas a partir da lesão ou cirurgia) (Fig. 9-13).
   a) *Manhã.* Pela manhã, a imobilização é removida. Flexione e estenda suavemente o cotovelo durante um banho quente, durante aproximadamente 15 minutos. Tome um agente antiinflamatório.
   b) Coloque o imobilizador na direção oposta à qual ele foi utilizado pela noite. Aplique-o até o ponto predeterminado, mas sem que a dor seja extrema ou intolerável.
   c) *Meio do Dia.* O imobilizador pode ser removido durante 1 hora pela manhã, 1 hora à tarde e 1 hora à noite. Recoloque o imobilizador na direção oposta, após estes períodos de repouso.

PERÍODOS DE TEMPO								
IV	**I**		**II**		**III**		**IV**	
Sono	**Café da manhã**	**8–12 h**	**Almoço**	**13–18 h**	**Jantar**	**18–22 h**	**Noite**	**Sono**
Flexão*	Fora:	Flexão	Fora:	Extensão	Fora:	Flexão	Fora:	Flexão
Extensão	1 h	Extensão	1 h	Extensão	1 h	Extensão	1 h	Extensão

Figura 9-13. Tabela visual da imobilização em flexão e extensão (20 horas e três semanas). As horas são mudadas para o programa de 6 horas da fase II. *Direção do círculo de imobilização: extensão ou flexão: escreva a duração da imobilização. Um exemplo de programa diário de "20 horas" dado para um paciente no momento da prescrição da imobilização. Uma descrição visual do programa de utilização do imobilizador é dada para os pacientes submetidos à terapia com imobilizador.

d) *Tarde.* Utilize o cotovelo quando estiver fora do imobilizador, conforme o possível durante este períodos e durante a tarde. Se o cotovelo, durante estes períodos fora da imobilização, estiver doloroso ou parecer inflamado, aplique gelo durante 15 minutos antes de se deitar. Se não estiver inflamado, mas estiver rígido, aplique calor durante 15 minutos, trabalhando suavemente a articulação em flexão ou extensão.

e) *Noite.* Antes de ir para cama, à noite, aplique o imobilizador na direção mais necessária. A aplicação deve ser suficiente, de modo a perceber que o cotovelo está sofrendo carga, e a pessoa deve ser capaz de dormir de modo confortável durante 6 horas sem ser acordada por causa de uma dor no cotovelo.

Se o uso do imobilizador causar parestesias e torpor que desaparece quando a imobilização é removida, é aceitável a continuação do programa, mas ele deve ser alterado para tornar mínimo os sintomas nervosos. Se o torpor não diminui ou aparecem sintomas motores, suspenda o uso da imobilização e avise seu médico.

Após ler estas instruções, entre em contato com seu médico, se você tiver qualquer dúvida específica.

TRATAMENTO PÓS-OPERATÓRIO

O paciente é reavaliado em três semanas, e o programa é modificado conforme as necessidades. A fase II típica é a seguinte:

Fase II: Programa de 12 a 14 Horas

A duração da fase II é de três a seis semanas a seis a dez semanas.

1. Durma com o imobilizador na posição mais necessária.
2. Pela manhã, faça um aquecimento de 15 minutos. Tome os antiinflamatórios; use a extremidade conforme o tolerado durante 2 horas. Depois, aplique o imobilizador na direção oposta à utilizada durante a noite.
3. No meio do dia, remova a imobilização por 2 horas. Reaplique a mesma imobilização utilizada pela noite.
4. Na hora do jantar, remova o imobilizador durante 2 horas. Recoloque na direção oposta à utilizada de noite.
5. De noite, aplique gelo se a articulação estiver sensível ou inflamada. Aplique calor se estiver rígida. Remova o imobilizador durante 1 hora antes de se deitar, depois aplique-o na direção na qual o movimento é mais necessário.
6. Reavalie após três semanas. Altere o programa se necessário.

RESULTADOS

Durante o período de 1984 a 1997, prescrevemos aproximadamente 360 órteses para pacientes com vários tipos de rigidez de cotovelo. Estimamos um índice geral de sucesso do programa de imobilização de cerca de 80%. Ou seja, o imobilizador foi considerado um suplemento benéfico. Nossa experiência resultou no programa que é utilizado atualmente. Estas imobilizações atualmente estão disponíveis comercialmente (Prosthetic Laboratories of Rochester, Inc.; 201 1st Ave. S.W.; Rochester, MN 55902). Esta experiência também proporcionou um maior desenvolvimento de imobilizadores eficientes pela Air Cast e outros fabricantes.

Um grande período de tempo é gasto com o paciente para explicar o motivo do tratamento com a órtese, discutindo, especificamente, o programa com base nos objetivos do tratamento.

LEITURAS RECOMENDADAS

1. Breen TF, Gelberman RH, Ackerman GN. Elbow flexion contractures: treatment by anterior release and continuous passive motion. *J Hand Surg* 1988;13B:286–287.
2. O'Driscoll SW, Kumar A, Salter RB. The effect of continuous passive motion on the clearance of a hemarthrosis from a synovial joint: an experimental investigation in the rabbit. *Clin Orthop* 1983;176:305–311.
3. Pop RO, Corcoran S, McCaul K, et al. Continuous passive motion after primary total knee arthroplasty. *J Bone Joint Surg* 1997;79B:914.
4. Salter RB. Motion vs. rest. Why immobilize joints? *J Bone Joint Surg* 1982;64B:251–254.
5. Stinson LJ, Lennon R, Adams R, et al. The technique and efficacy of axillary catheter analgesia as an adjunct to distraction elbow arthroplasty: a prospective study. *J Shoulder Elbow Surg* 1993;2:182–189.
6. Billingham RE, Russell PS. Studies on wound healing, with special reference to the phenomenon of contracture in experimental wounds in rabbits' skin. *Ann Surg* 1956;144:961–981.
7. Broberg MA, Morrey BF. Results of treatment of fracture dislocations of the elbow. *Clin Orthop* 1987;March(216):109–119.
8. Kottke FJ, Pauley DL, Ptak RA. The rationale for prolonged stretching for correction of shortening of connective tissue. *Arch Phys Med Rehabil* 1966;47:345–352.
9. Morrey BF. The use of splints with the stiff elbow. In: Heckman JD, ed. *Perspectives in orthopedic surgery,* Vol. I, No. 1. St. Louis: Quality Medical Publishing; 1990:141–144.
10. Richard R, Shanesy CP, Miller SF. Dynamic versus static splints: a prospective case for sustained stress. *J Burn Care Rehabil* 1995;16:284–287.

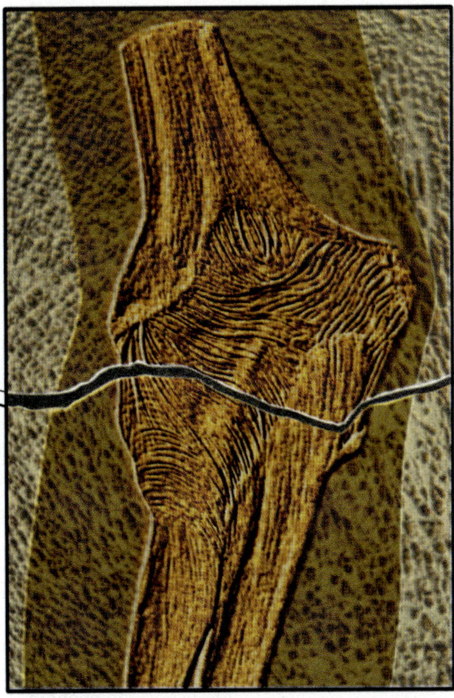

PARTE III

Lesão dos Tecidos Moles

10

Ruptura do Tendão Distal do Bíceps

Bernard F. Morrey

Apesar de esta ser considerada uma lesão incomum, a maioria dos cirurgiões atualmente vem encontrando as rupturas do tendão distal do bíceps com uma freqüência crescente. Desde a primeira edição, uma preocupação maior sobre a formação de osso ectópico e um crescente interesse nas âncoras para sutura emergiu. Um diagnóstico precoce é importante, já que o prognóstico com a reinserção imediata é excelente.

INDICAÇÕES/CONTRA-INDICAÇÕES

Indicações

Existem poucos questionamentos sobre a necessidade da reinserção de uma ruptura aguda do tendão distal do bíceps na tuberosidade radial, o mais rapidamente possível (1,2,11–13). A média de idade dos pacientes é de aproximadamente 55 anos e praticamente todos os registros na literatura relatam a ocorrência em homens. Na nossa prática no Mayo, tratamos duas mulheres entre 70 pacientes com este diagnóstico, ambas com rupturas parciais. Geralmente, o paciente é envolvido em uma atividade ou trabalho pesado, o que enfatiza ainda mais a necessidade de um tratamento definitivo precoce.

O tendão quase sempre falha pela avulsão completa de sua inserção na tuberosidade radial (12). Os procedimentos cirúrgicos foram descritos com a utilização de uma abordagem de Henry modificada (6,11) ou por meio de uma abordagem com duas incisões, descrita por Boyd e Anderson (4). A vantagem da abordagem anterior de Henry é que ela possui uma probabilidade menor de formação de osso ectópico. A desvantagem é que ela põe em risco o nervo radial (6,11,13).

Entretanto, deve ser enfatizado que a abordagem de duas incisões utilizada atualmente *não* é a descrita por Boyd e Anderson. A vantagem da técnica das duas incisões é que ela diminui e praticamente elimina a probabilidade de lesão do nervo radial (12). A abordagem original de Boyd-Anderson expõe a ulna e, por este motivo, pode estar associada à formação de osso ectópico (7). Com o passar dos anos, empregamos a modificação de Mayo para a abordagem de Boyd-Anderson, que *não* expõe a ulna e, por este motivo, está associada a uma menor formação de osso ectópico (9).

B.F. Morrey, M.D.: Mayo Medical School and Department of Orthopaedics, Mayo Clinic and Mayo Foundation, Rochester, Minnesota.

A reinserção tardia é difícil por causa da retração do tendão. Se isto tiver ocorrido, a reinserção ou o sepultamento do tendão do bíceps no braquial é fácil, mas raramente é aceitável nos dias atuais.

Contra-Indicações

A reinserção é contra-indicada em pacientes sem um dano funcional significativo. Isto pode ser observado no paciente sedentário, mas raramente esta lesão ocorre em um indivíduo destes. Uma tentativa de reinserção deste tendão, se existe um atraso de mais de três semanas, necessita de uma cuidadosa consideração, já que o tendão tipicamente está retraído na direção do músculo bicipital e não possui comprimento adequado para alcançar a tuberosidade radial (12). Além disso, o trato do tendão até a tuberosidade já terá cicatrizado e estará obliterado, o que tornará a cirurgia muito mais difícil.

A

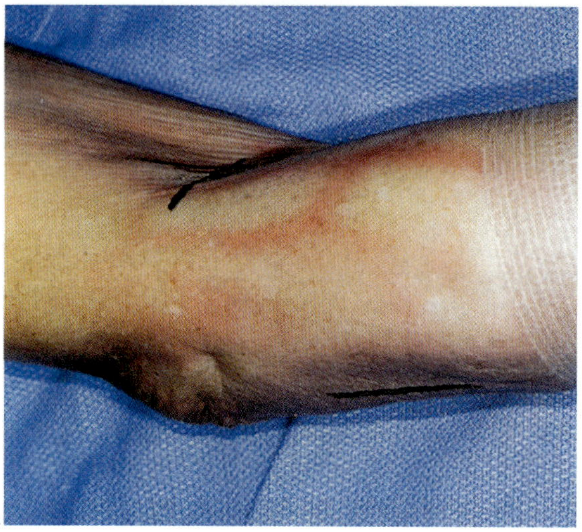

Figura 10-1. A, B: A técnica de duas incisões emprega uma incisão transversal simples de 4 cm no espaço antecubital e uma incisão de 5 cm a 7 cm sobre a face posterior do antebraço proximal.

B

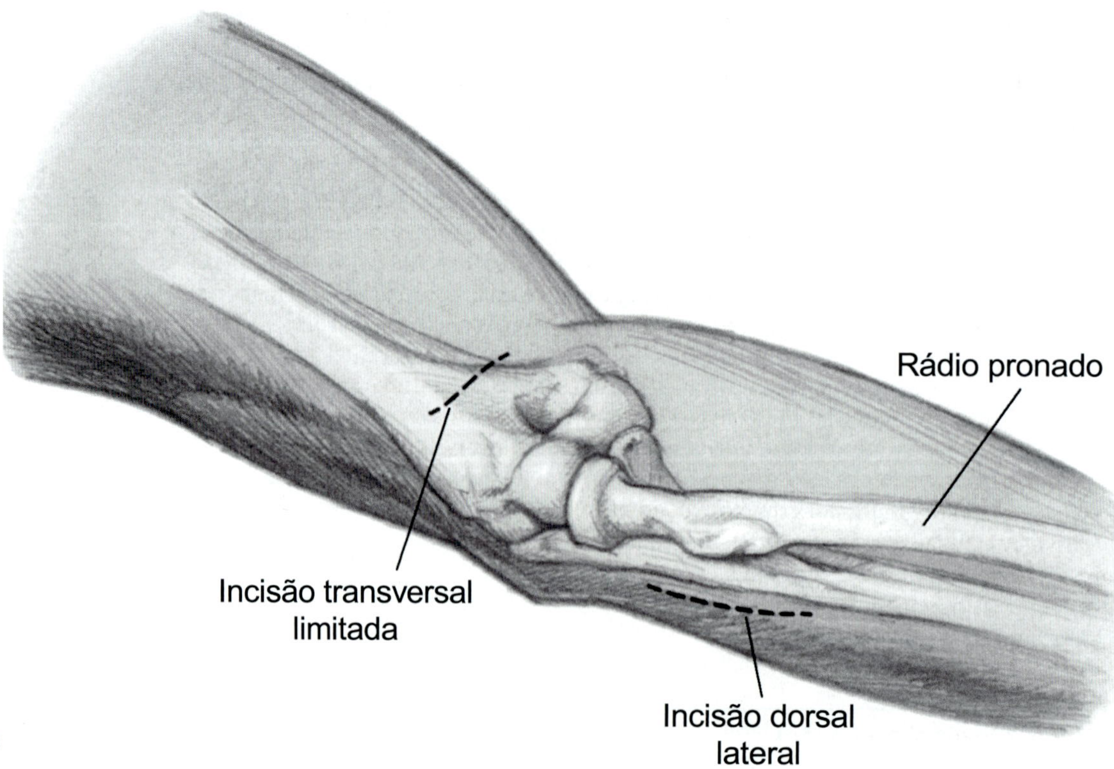

A reconstrução tardia é um difícil procedimento cirúrgico (8) e tipicamente é encaminhada para aqueles que tenham experiência com este procedimento. O autor prefere o uso de um aloenxerto de tendão de Aquiles para este procedimento que será descrito adiante.

PLANEJAMENTO PRÉ-OPERATÓRIO

Se já se passaram mais de quatro semanas desde o episódio que desencadeou a lesão, esteja preparado para realizar uma dissecação mais detalhada no espaço antecubital. Se o tendão se retraiu, a restauração do comprimento com um aloenxerto utilizando o tendão de Aquiles é o preferido. O paciente deve estar preparado para estas eventualidades.

CIRURGIA

Reinserção Imediata

Incisão O braço é preparado, e os campos cirúrgicos são aplicados com o paciente posicionado em decúbito dorsal. Um coxim pode ser colocado em baixo do ombro, para permitir que o braço seja passado sobre tórax de modo confortável. Sob anestesia geral, uma incisão transversal única de 4 cm na prega antecubital é realizada (Fig. 10-1).

Preparação do Tendão Por meio de palpação digital ou dissecação limitada, o tendão é identificado, dissecado dos tecidos moles e liberado da ferida (Fig. 10-2). A extremidade do tendão tende a estar bulbosa e é aparada para permitir que ela se encaixe bem na tuberosidade. Depois que o tendão é aparado, dois fios Mersilene n° 5 são passados pela porção rompida, entrando na extremidade do tendão. Uma sutura em X (Bunnell) ou ponto de bloqueio (Krachow) é utilizada (Fig. 10-3). Uma pinça curva é introduzida, então, no túnel previamente ocupado pelo tendão do bíceps (Fig. 10-4). Ele é direcionado por meio de palpação até a tuberosidade entre o rádio e a ulna. A rotação do antebraço confirma a posição apropriada do instrumento na face ulnar do rádio. Uma pinça hemostática curva é avançada até que ela faça uma proeminência no músculo e tecidos subcutâneos na face dorsal do antebraço (Fig. 10-4). Uma incisão é feita sobre o local da proeminência, dividindo os músculos extensor comum e supinador (Fig. 10-5). Com uma rotação total do antebraço, a tuberosidade é identificada e liberada de tecidos moles.

Preparação para a Reinserção Uma broca de alta velocidade é utilizada para escavar o osso esponjoso, a partir da porção média da tuberosidade (Fig. 10-6). Depois que um orifício adequado de 10 mm a 12 mm × 7 mm a 8 mm é feito para receber o tendão, três orifícios são perfurados na face radial da tuberosidade (Fig. 10-7). Isto é simplificado quando se permite que o antebraço faça uma leve supinação para trazer esta margem da tuberosidade radial para um melhor alinhamen-

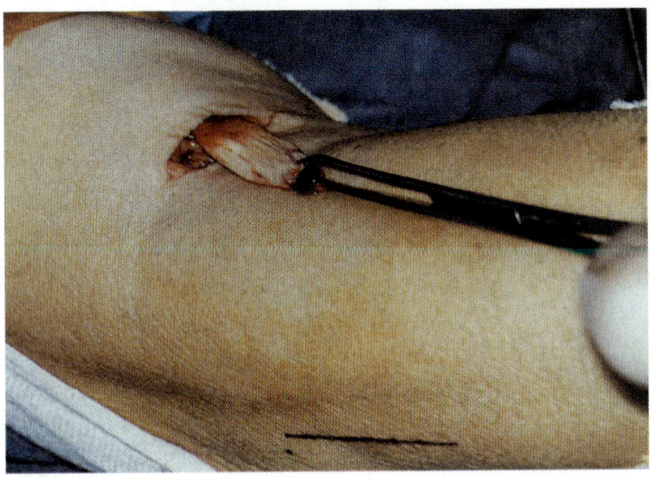

Figura 10-2. O tendão é identificado por palpação digital e liberado através da incisão na pele, revelando um processo degenerativo bulboso no sítio da incisão.

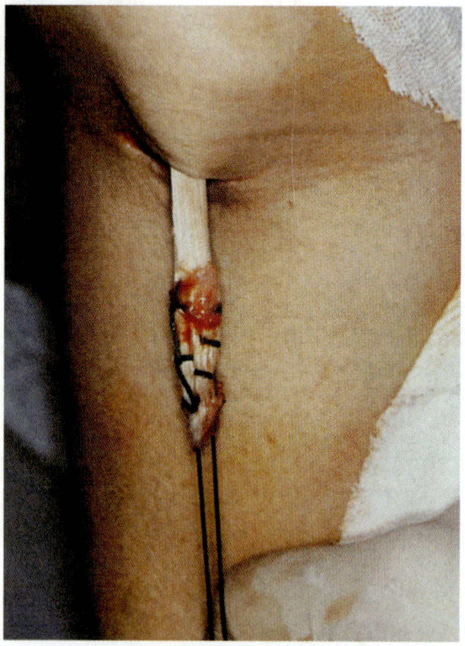

A

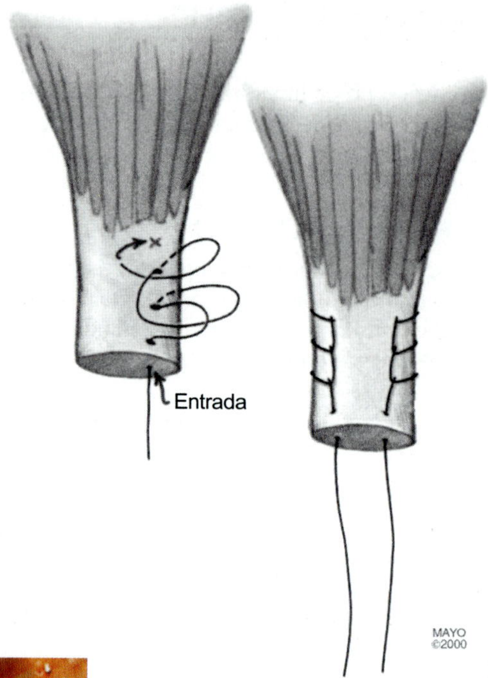

B

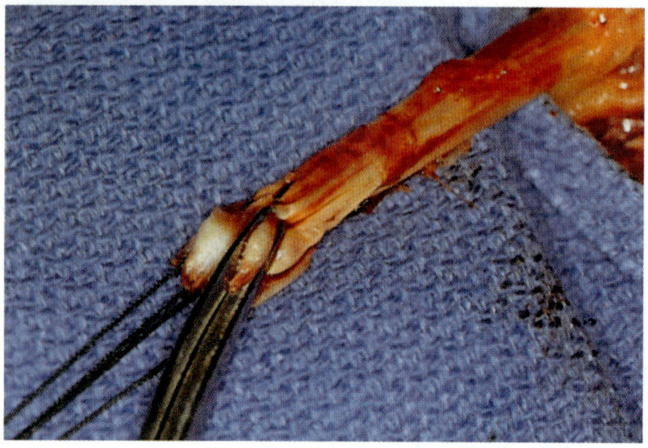

C

Figura 10-3. A-C: Dois fios não absorvíveis nº 5 são inseridos por meio da técnica cruzada de Bunnel ou da técnica de bloqueio de Krachow.

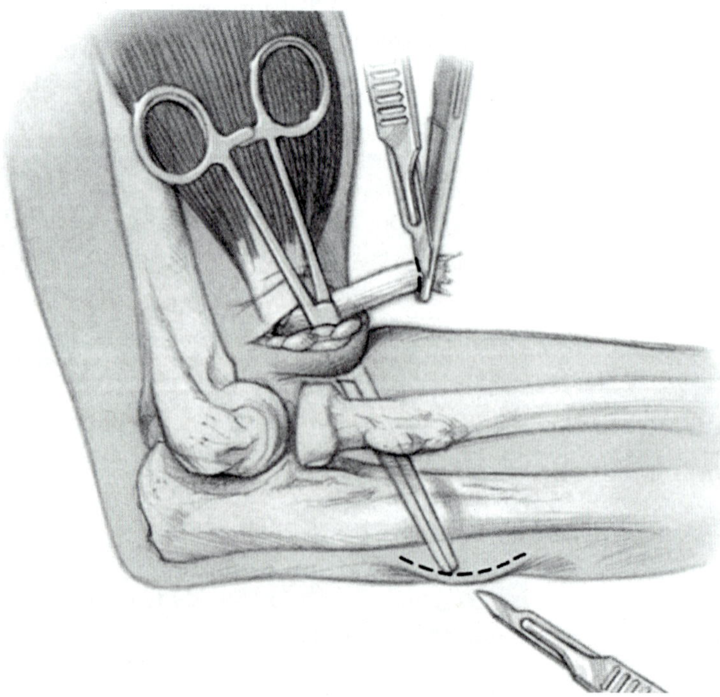

Figura 10-4. A pinça hemostática curva é passada entre a tuberosidade radial e a ulna, para emergir através da massa extensora comum e fazer um abaulamento na pele na face póstero-lateral proximal do antebraço.

A
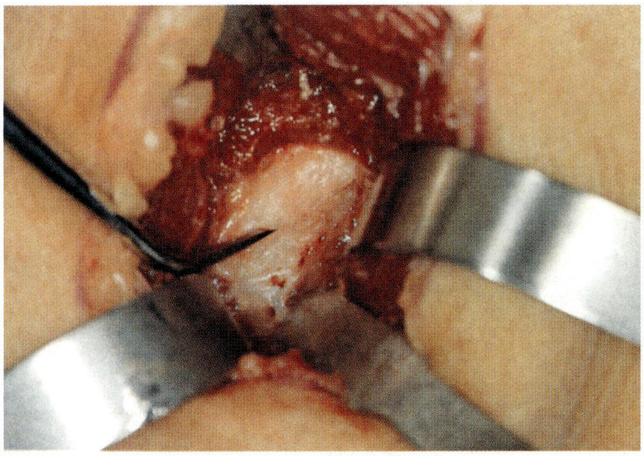

Figura 10-5. A, B: Uma incisão é feita sobre esta proeminência, o músculo é dividido, e o antebraço é completamente pronado com a exposição da tuberosidade.

B
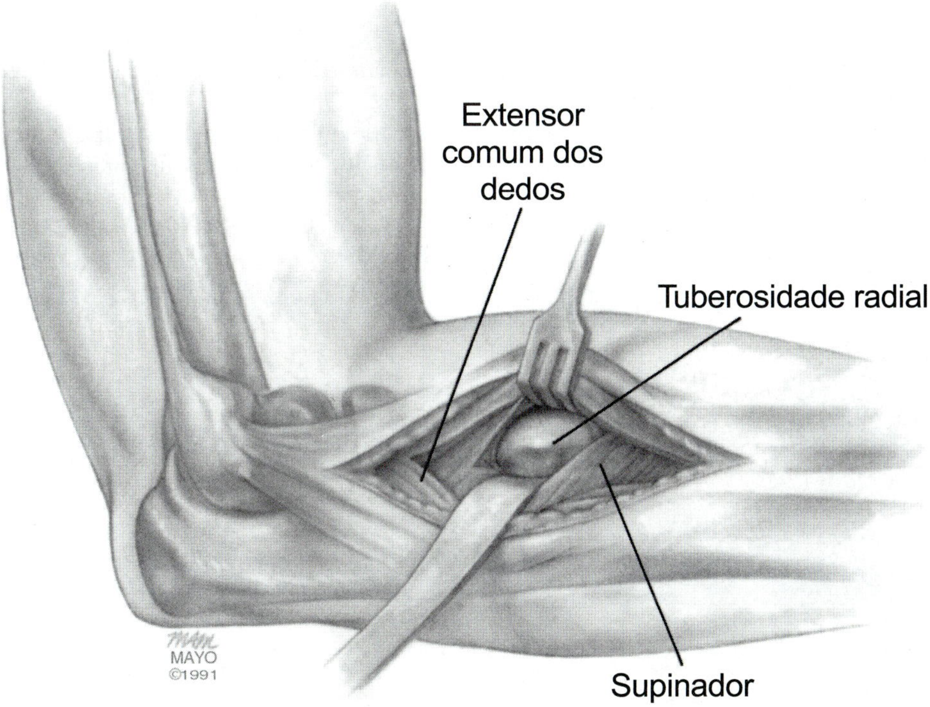

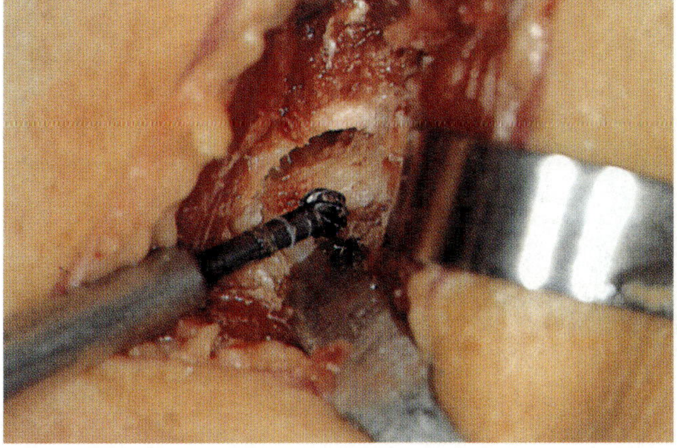

Figura 10-6. A tuberosidade maior é escavada com uma broca de alta velocidade, de modo a receber o tendão distal do bíceps.

A

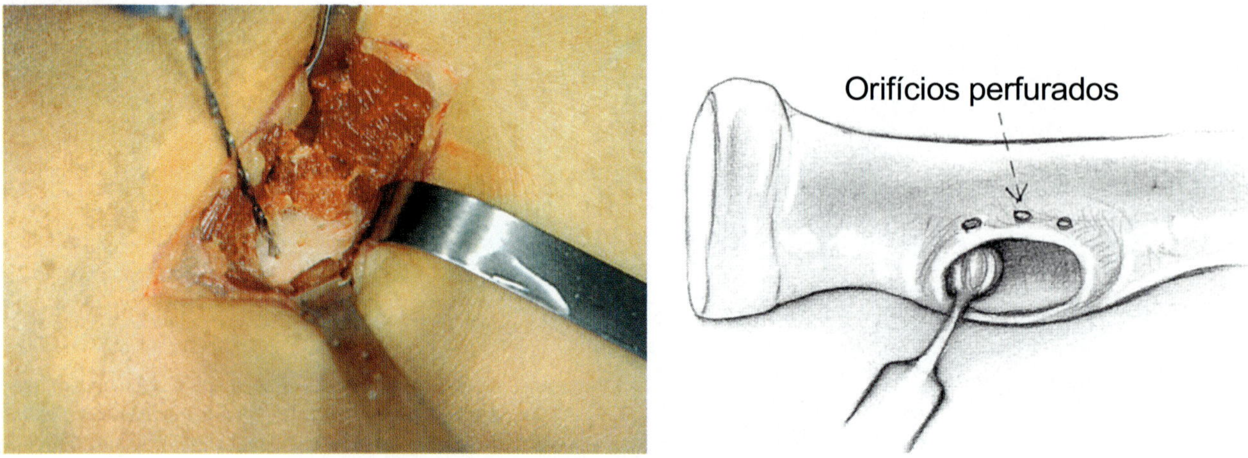

B

Figura 10-7. A, B: Três orifícios são perfurados na face radial da tuberosidade.

to. Os orifícios devem ser feitos de modo a preservar uma quantidade de osso suficiente, para evitar uma ruptura óssea ou tensão das suturas (Fig. 10-8).

Reinserção do Tendão O tendão do bíceps é recuperado a partir da incisão antecubital, e os fios são pinçados pela pinça hemostática curva. O instrumento novamente é direcionado através do túnel e pela segunda incisão (Fig. 10-9). O tendão é, então, passado pelo túnel a partir do espaço antecubital e levado além da face radial da tuberosidade (Fig. 10-10). Os fios são passados por dentro de cada orifício na margem ulnar da tuberosidade. Uma extremidade do fio é passada pelo orifí-

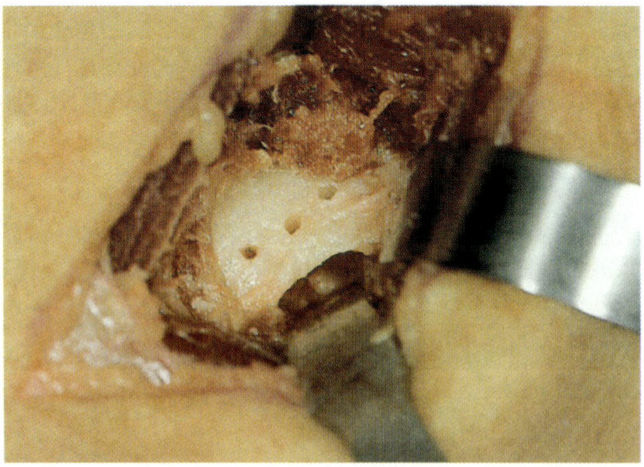

A

Figura 10-8. A, B: Toma-se o cuidado de se gerar espaço suficiente entre os orifícios, para que se tenha uma fixação segura no osso.

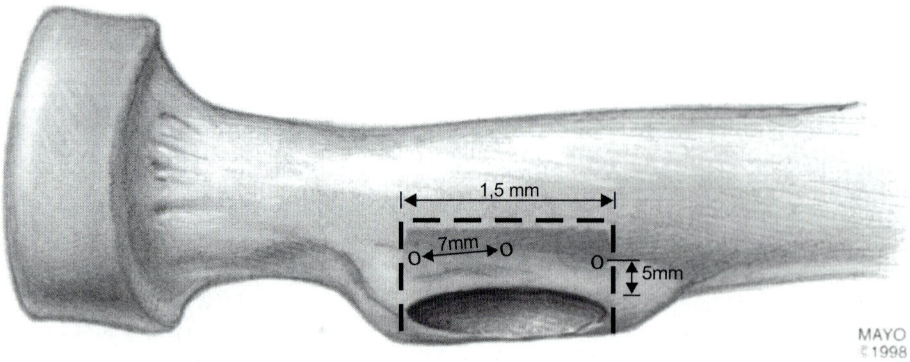

B

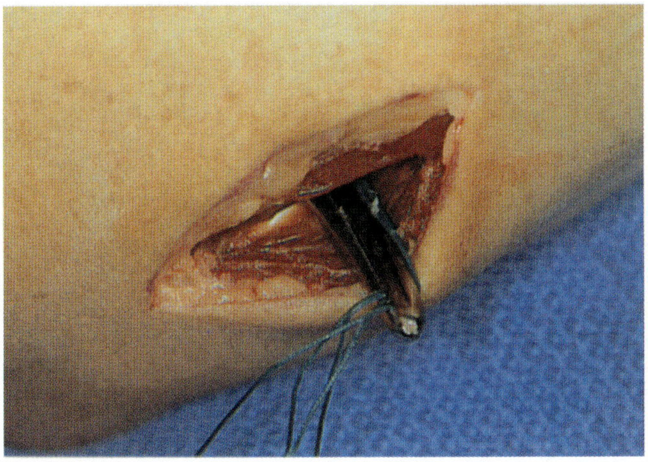

Figura 10-9. Os fios são capturados novamente com uma pinça hemostática curva e introduzidos através do túnel do tendão do bíceps, para emergir através da incisão no antebraço.

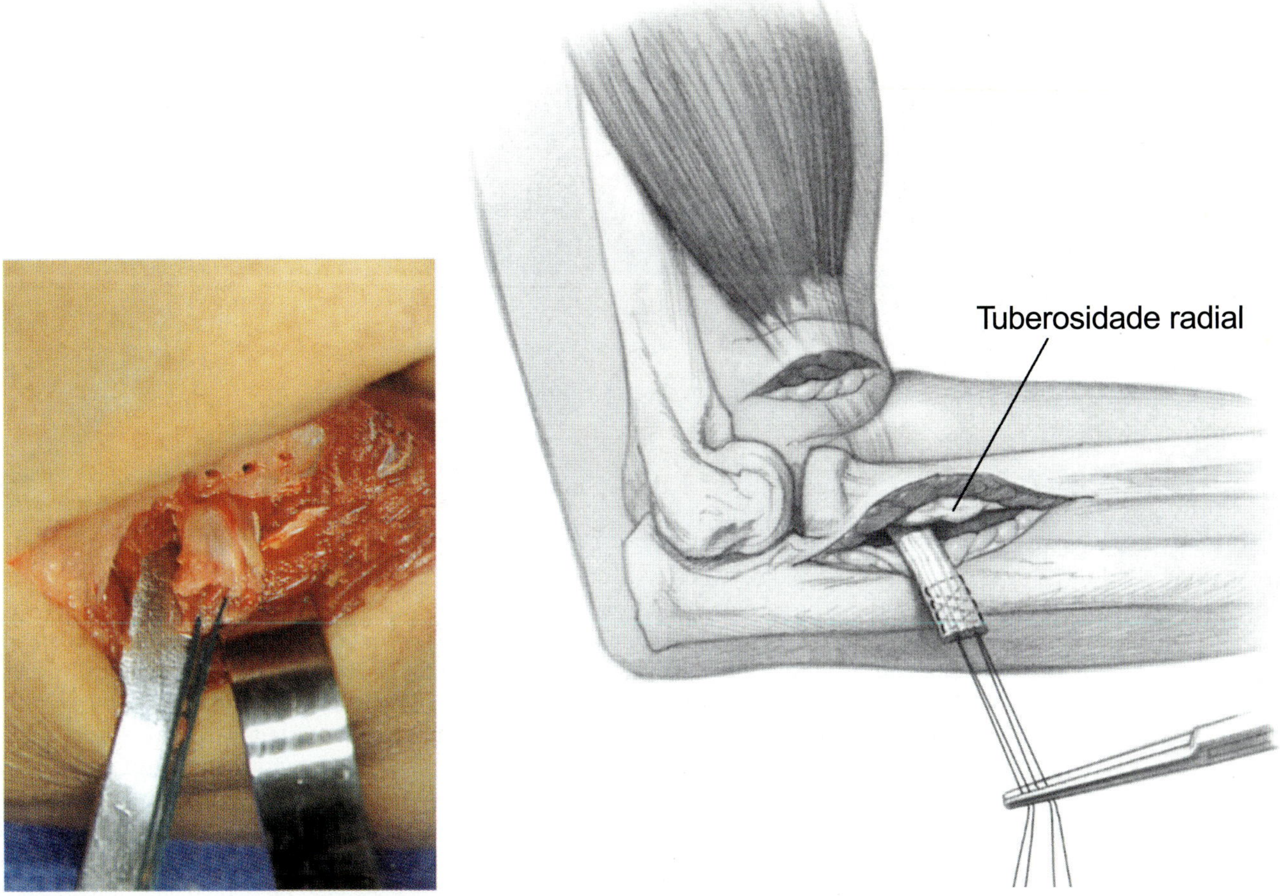

A B

Figura 10-10. A, B: O tendão é, então, puxado através da incisão no antebraço.

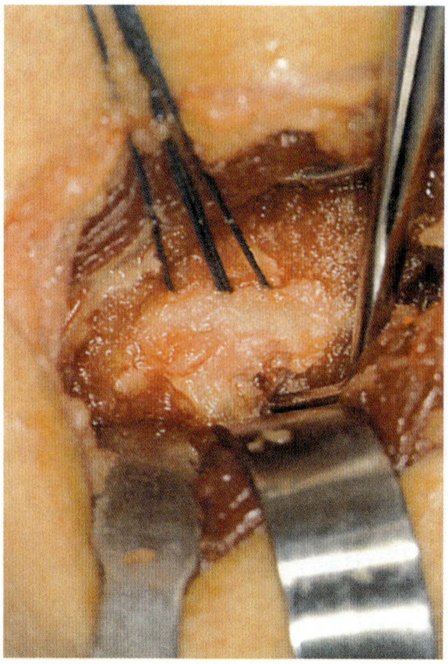

Figura 10-11. A face distal do tendão do bíceps é fixada na porção escavada da tuberosidade radial. Os fios são passados pelos três orifícios, com o orifício central utilizado por uma das extremidades de cada um dos fios.

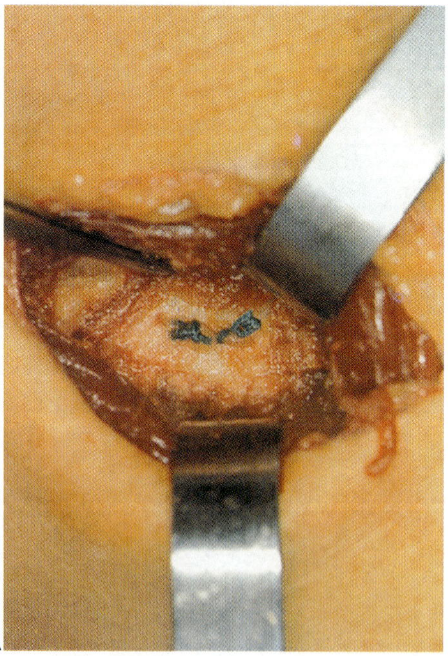

A

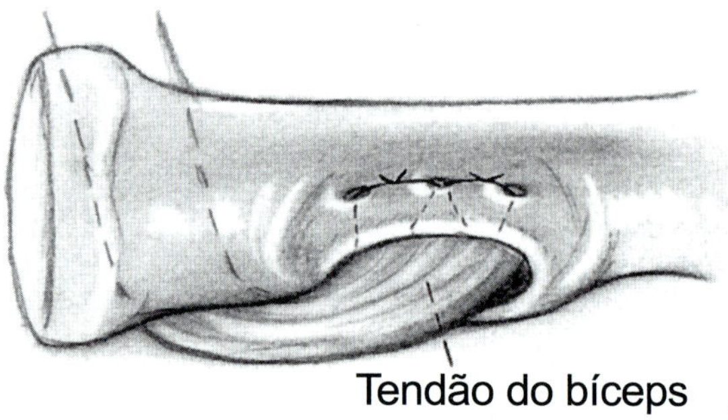

B

Figura 10-12. A, B: Os fios são amarrados, permitindo que o antebraço faça uma leve supinação, para facilitar este processo.

cio proximal e a outra pelo orifício central. O segundo fio é trazido através do orifício médio comum e sua outra extremidade é passada pelo orifício distal (Fig. 10-11). O tendão do bíceps é enfiado na tuberosidade; novamente, isto é facilitado pela leve supinação do antebraço. Com o braço permanecendo em pronação completa, os fios são amarrados (Fig. 10-12).

Fechamento A pronação e a supinação são suavemente testadas para assegurar que não existe um impacto com a ulna. A extensão é avaliada para se assegurar que um encurtamento excessivo não ocorreu. As incisões são, então, fechadas do modo rotineiro. No antebraço proximal, a fáscia sobre o músculo dividido é fechada com um fio absorvível 2-0, e o fechamento dos tecidos subcutâneos e da pele ocorre de acordo com a preferência do cirurgião. No espaço antecubital, permite-se que os tecidos retornem à posição inicial, um dreno é deixado no espaço antecubital, e o restante da ferida é fechado em camadas, do modo desejado.

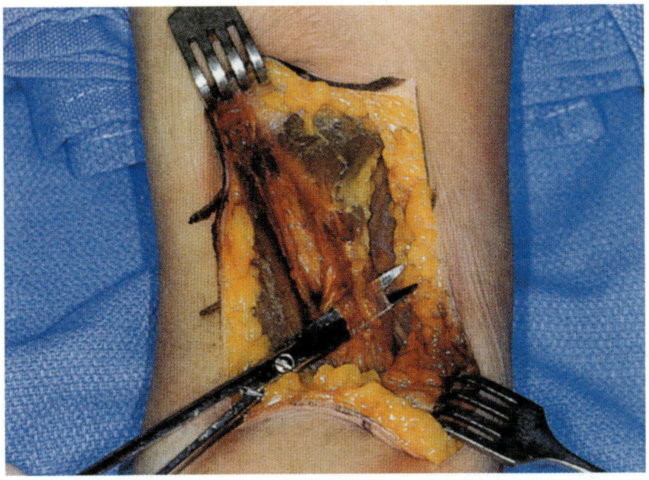

Figura 10-13. Uma exposição posterior de Henry identifica o tendão e o *lacertus fibrosis*.

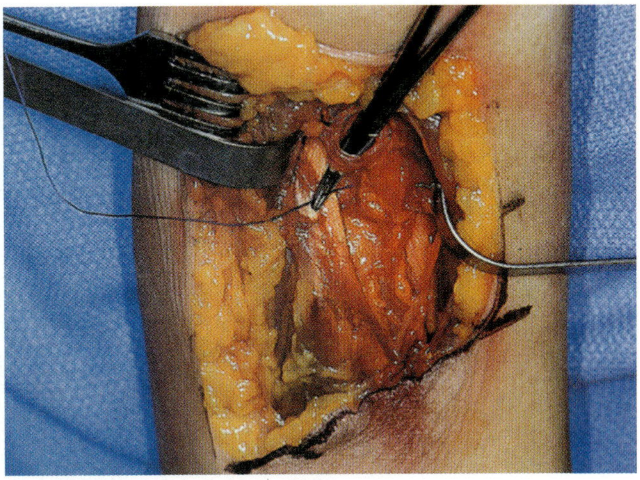

Figura 10-14. O nervo radial é identificado, emergindo a partir do intervalo entre o braquiorradial e a face lateral do bíceps (acima do afastador). A artéria radial recorrente é identificada e ligada.

ABORDAGEM ANTERIOR/ÂNCORAS PARA SUTURA

Técnica: Âncora para Sutura

As âncoras para sutura empregam uma incisão de pele de Henry ou Henry modificada (Fig. 10-13). O nervo radial é identificado na margem lateral da musculatura do bíceps e seguido distalmente até os músculos supinadores (Fig. 10-14). A fáscia é dividida, e a artéria radial recorrente é ligada, permitindo a exposição da tuberosidade (Fig. 10-15).

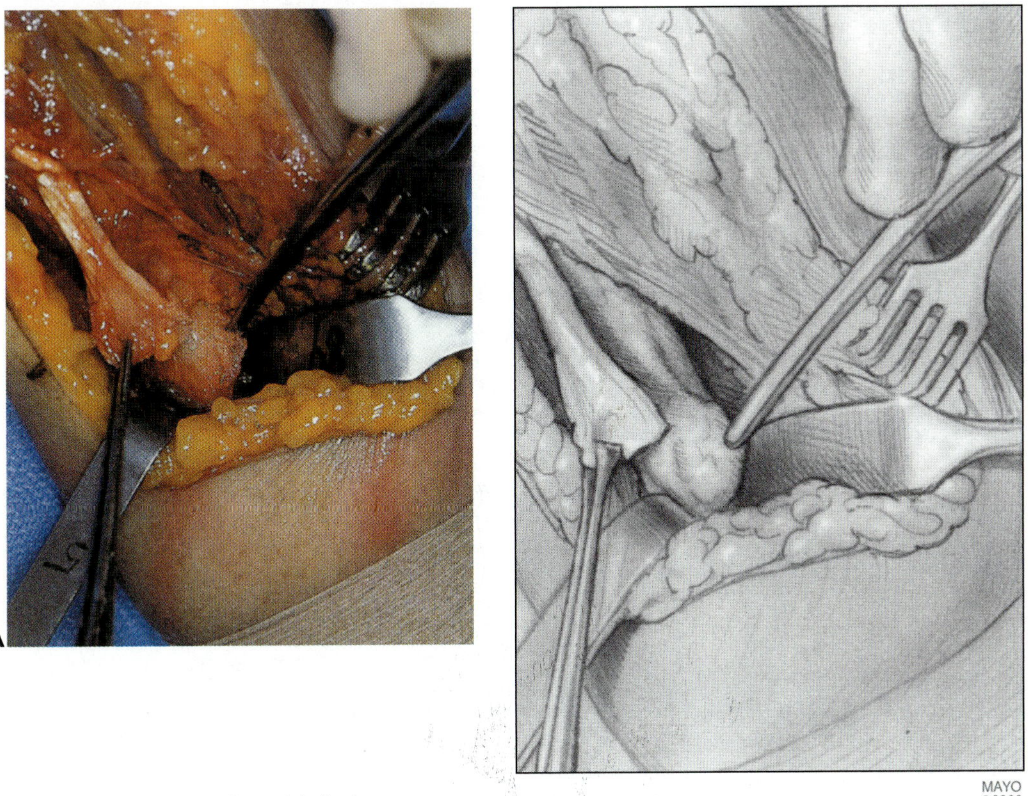

Figura 10-15. A, B: A tuberosidade é exposta.

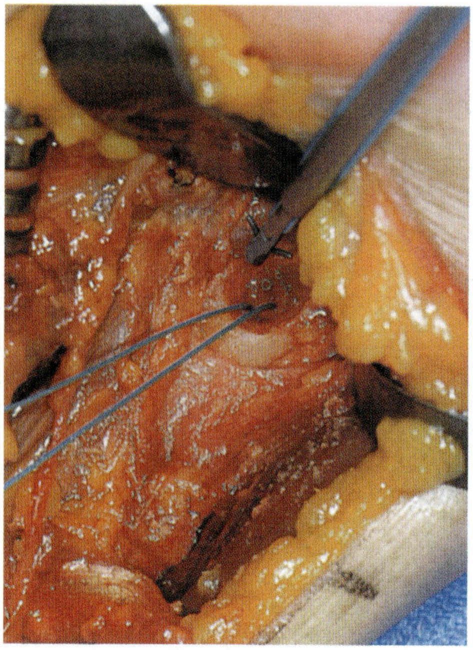
A

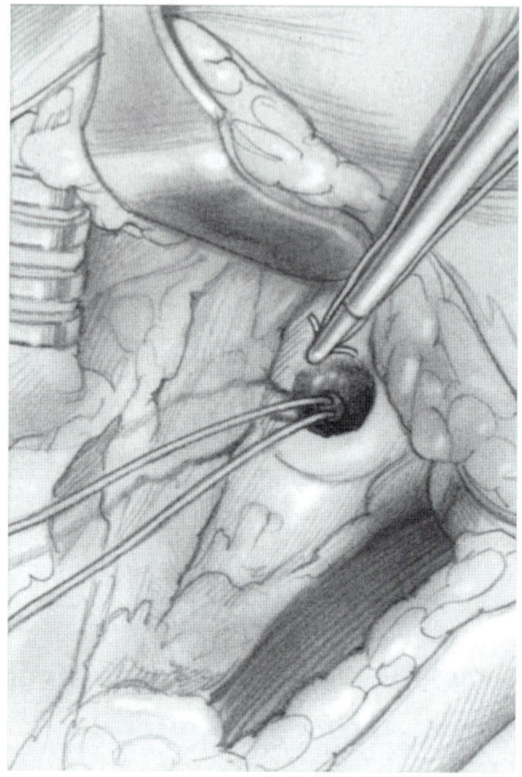
B

Figura 10-16. A, B: A tuberosidade é escavada e duas âncoras de sutura são embutidas na tuberosidade.

Se uma âncora para sutura é escolhida, a tuberosidade é escavada e duas âncoras são sepultadas na base do osso escavado (Fig. 10-16).

A suturas são passadas pelo final do tendão e enroladas proximalmente, enquanto o tendão é trazido distalmente na direção do leito preparado na tuberosidade (Fig. 10-17). Os fios são amarrados com o antebraço em posição de rotação neutra.

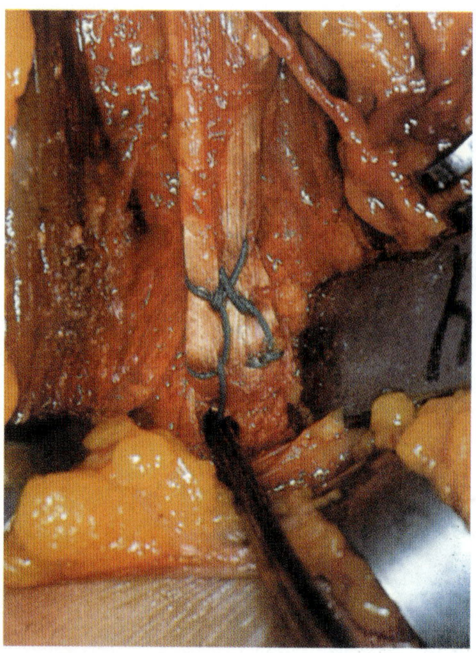
A

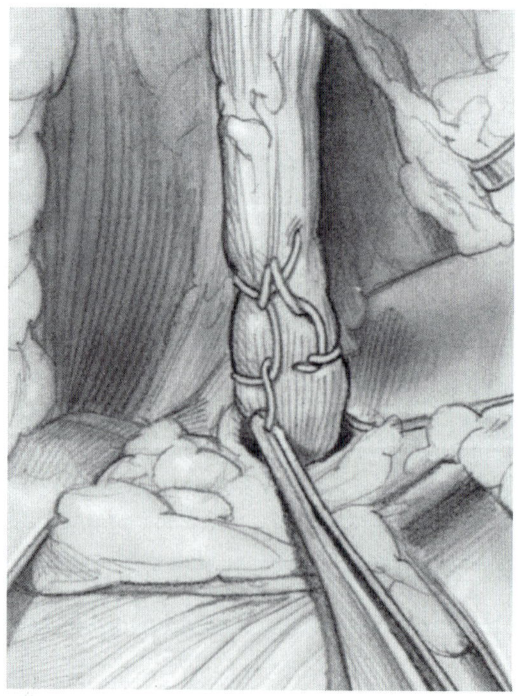
B

Figura 10-17. Um ponto cruzado de Krachow é utilizado para prender o tendão, que é, então, avançado na direção da tuberosidade (**A, B**) conforme demonstrado radiograficamente (**C, D**). *(Continua.)*

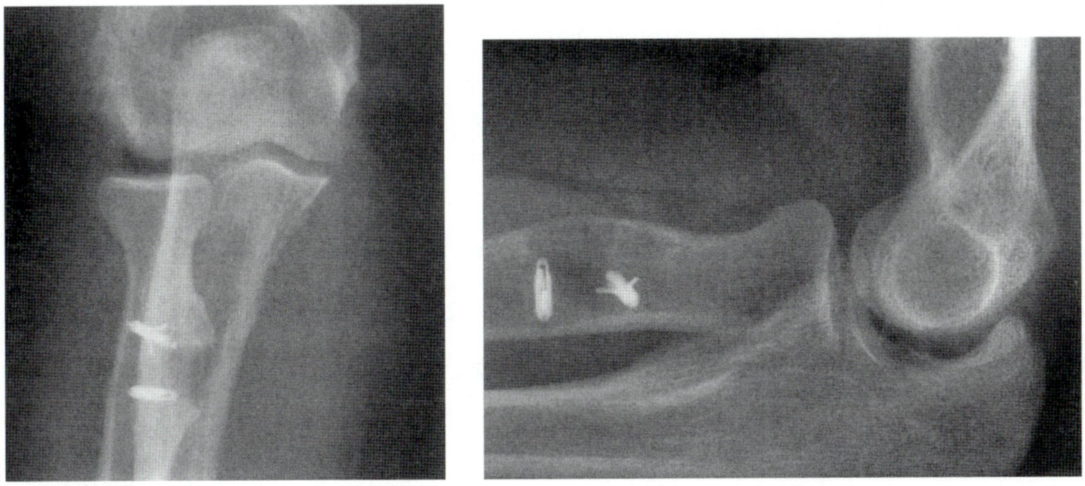

Figura 10-17. *Continuação.*

RECONSTRUÇÃO TARDIA

Quando o tendão se retrai ao ponto que não pode ser reinserido diretamente na tuberosidade, o alongamento com aloenxerto de tendão de Aquiles é nossa técnica preferencial.

Técnica: Aloenxerto de Tendão de Aquiles

Com o aloenxerto de tendão de Aquiles, a exposição é mais extensa, já que a musculatura do bíceps deve ser exposta (Fig. 10-18). Depois de se determinar que o tendão do bíceps é inadequado para a reinserção (Fig. 10-19), a tuberosidade é exposta por meio de dissecação anatômica, e uma pinça hemostática curva identifica o sítio da incisão no antebraço (Fig. 10-20). A tuberosida-

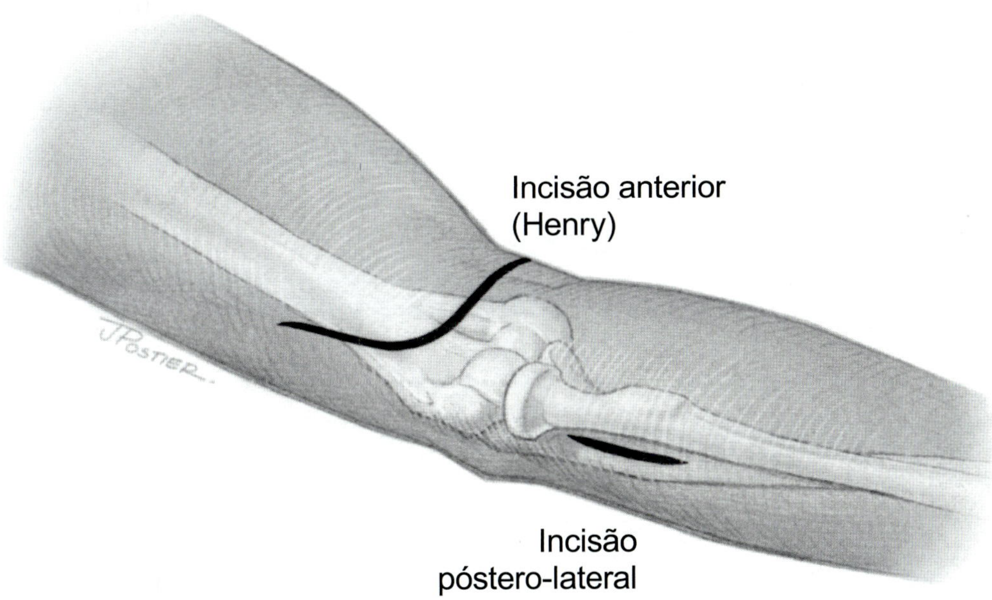

Figura 10-18. A técnica de duas incisões é utilizada e emprega uma incisão tipo Henry no espaço antecubital e uma incisão de 4 cm sobre a face póstero-lateral do antebraço proximal. A incisão anterior é prolongada, conforme o necessário, para expor o bíceps.

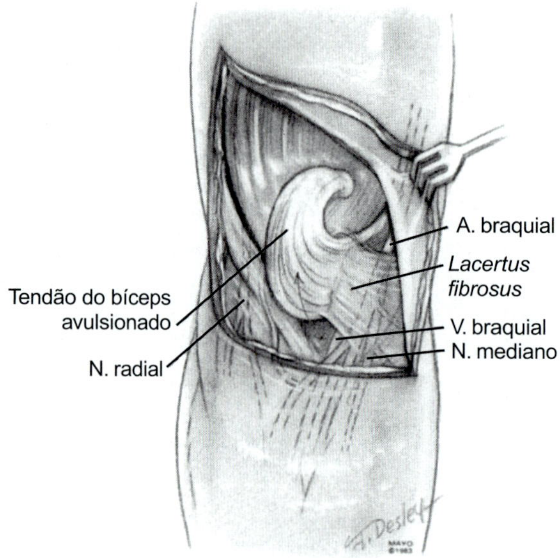

Figura 10-19. O tendão geralmente está retraído e possui comprimento variável, mas o coto do bíceps é adequado para receber o aloenxerto de tendão.

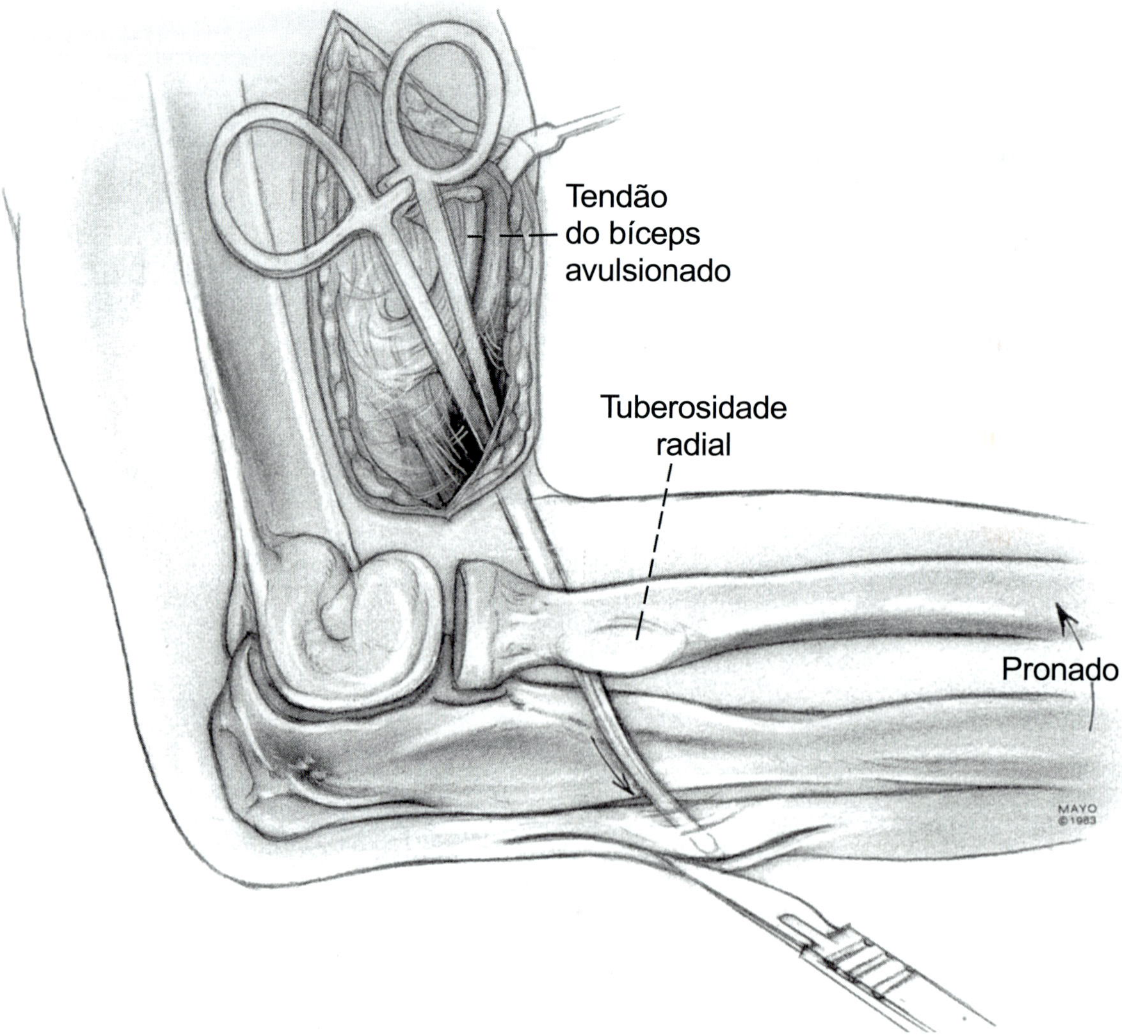

Figura 10-20. Uma pinça hemostática curva é passada entre a tuberosidade radial e a ulna, para emergir através da massa muscular extensora comum e abaular a pele na face póstero-lateral proximal do antebraço.

de é exposta e escavada do modo descrito anteriormente (Fig. 10-21). A porção calcânea do aloenxerto composto de Aquiles é cuidadosamente preparada, para permitir sua inserção na tuberosidade, mas tomando cuidado para manter uma porção de osso da inserção do tendão ao calcâneo (Fig. 10-22). Um fio não-absorvível nº 5 é passado no aloenxerto através de orifícios perfurados no pequeno pedaço do calcâneo, utilizando um ponto Krachow. O tendão é, então, inserido a partir da exposição anterior na incisão no antebraço (Fig. 10-23). Este é inserido na tuberosidade e preso através dos orifícios na tuberosidade (Fig. 10-24). Com o cotovelo em 45° de flexão, a fáscia do tendão de Aquiles é fixada ao redor de sua margem à musculatura do bíceps, que foi afastado distalmente, o máximo possível, para desenvolver uma tensão de repouso apropriada (Fig. 10-25).

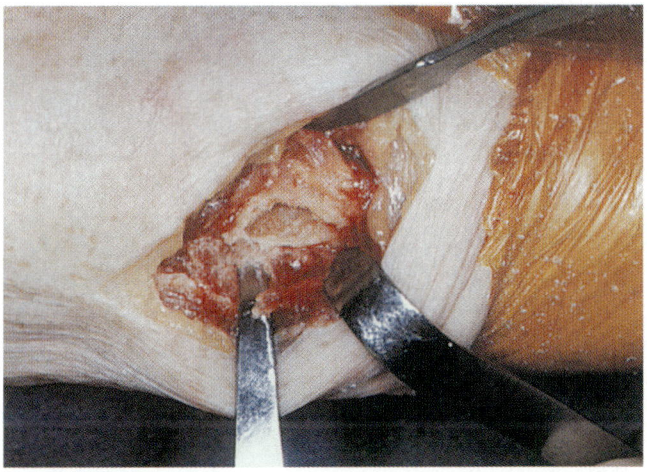

Figura 10-21. A exposição e a preparação da tuberosidade, conforme descrito anteriormente.

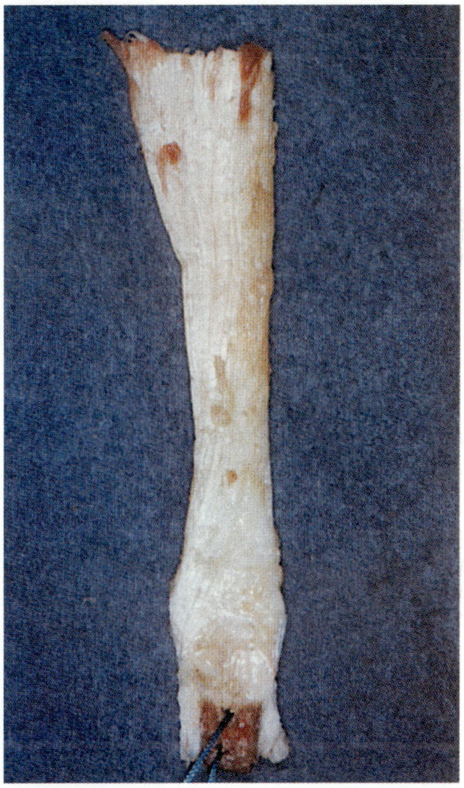

Figura 10-22. O enxerto é preparado de modo que a inserção calcânea esteja intacta e suficientemente pequena para se encaixar na cavidade preparada na tuberosidade.

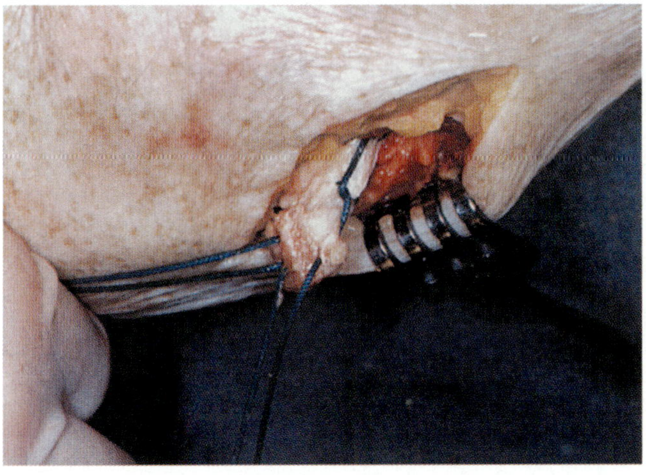

Figura 10-23. O ponto passa por um orifício no calcâneo, e um ponto de Krachow é utilizado para segurar o tendão.

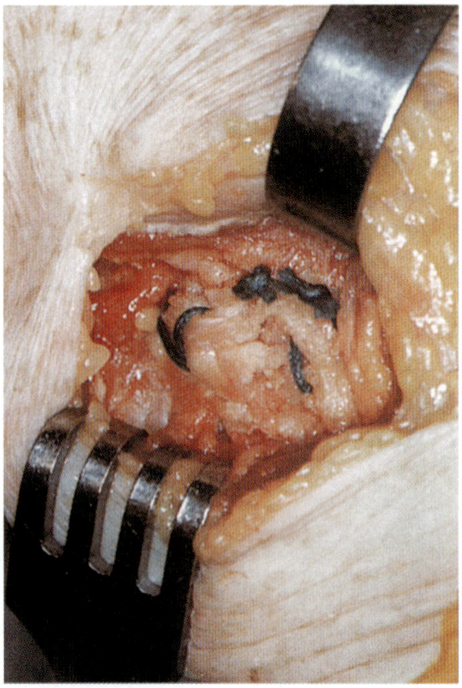

A

Figura 10-24. A, B: O pedaço de osso é inserido na tuberosidade e preso com fios passados pela margem da tuberosidade, do modo demonstrado anteriormente.

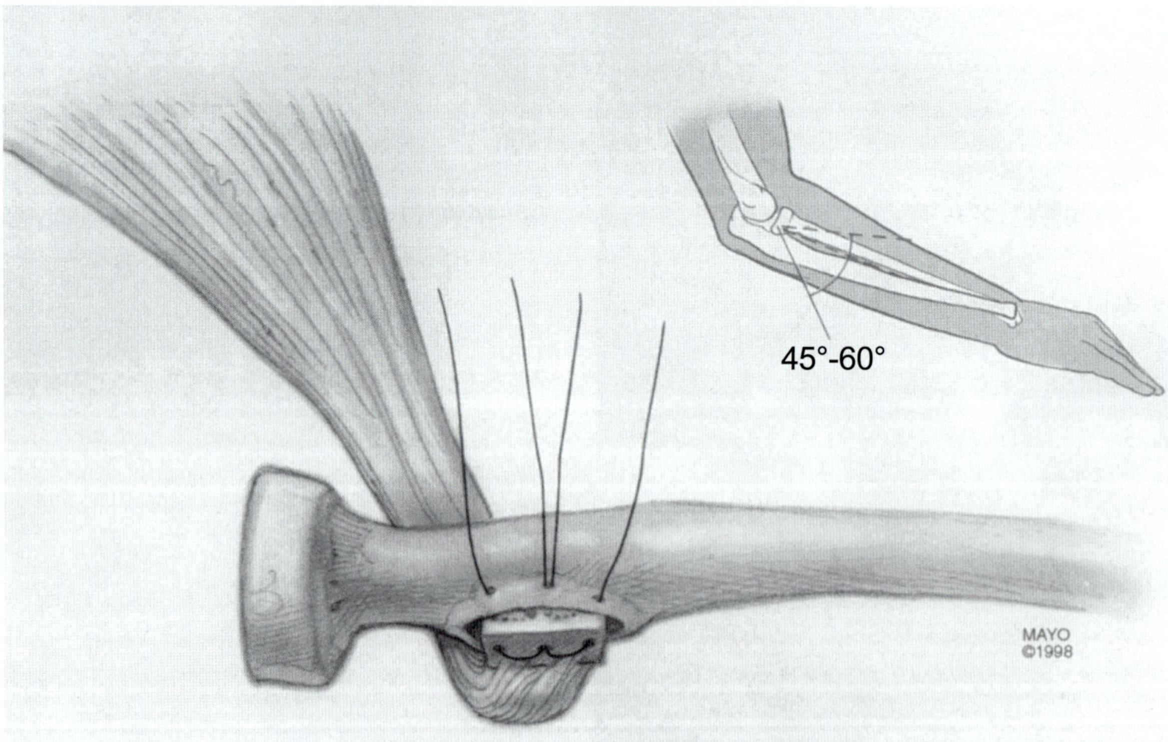

B

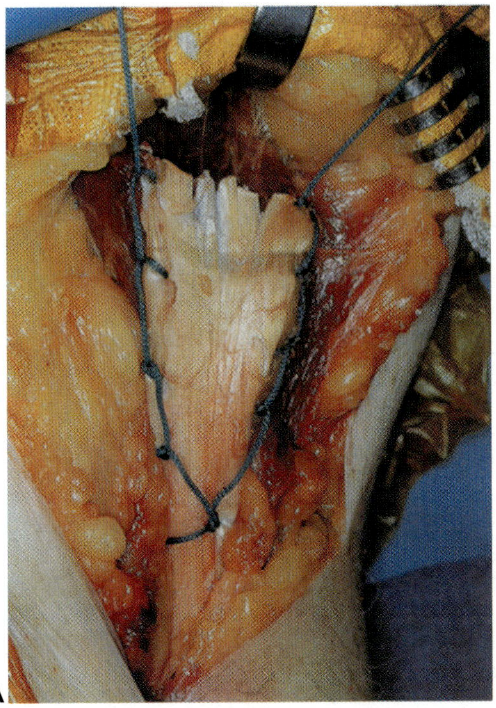

A

Figura 10-25. A, B: Com o cotovelo posicionado em cerca de 60° de flexão, o bíceps é "envolvido" com a fáscia do tendão de Aquiles.

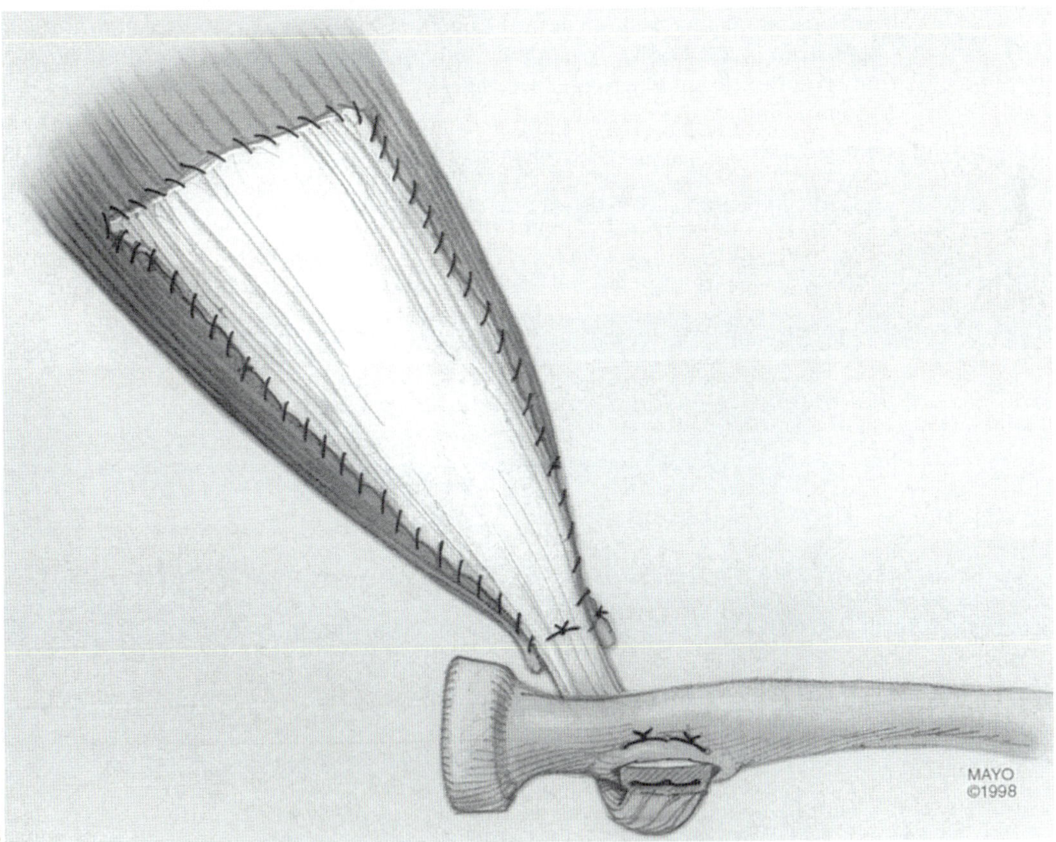

B

TRATAMENTO PÓS-OPERATÓRIO

Reparo Precoce

Coloca-se uma tala posterior no paciente, com o cotovelo mantido em 90° de flexão e o antebraço em rotação neutra. Esta imobilização é mantida por três a sete dias.

Com uma semana ou menos, a calha posterior é removida, e uma flexão passiva suave é permitida. A extensão ativa em 30° é permitida e encorajada a partir da primeira semana após a cirurgia. A extensão completa é permitida conforme o tolerado e geralmente é obtida na terceira semana. Quatro semanas após a cirurgia, o paciente é liberado para flexionar e estender contra a gravidade conforme o tolerado. Após seis semanas, um suave programa de fortalecimento da flexão é permitido, começando com pesos de 1 kg. A atividade, conforme o tolerado, é permitida após três meses. A atividade total sem restrição é liberada seis meses após a cirurgia.

Reconstrução com Aloenxerto

O programa é adiado um pouco quando um aloenxerto é utilizado. O paciente é colocado em MPC e protegido durante três semanas. O movimento passivo assistido é iniciado em três semanas e mantido até seis semanas. A extensão total é evitada até a sexta semana. A movimentação ativa para atividades do dia-a-dia é permitida em seis a 12 semanas. A atividade progride conforme o tolerado, do terceiro ao sexto mês.

RESULTADOS

A despeito da técnica, os resultados da reinserção imediata do tendão são muito bons. Estudos demonstraram uma melhora de praticamente 100% com relação à restauração da força de flexão e supinação (1,2,8,11,12). A perda de movimento não é observada; observamos, somente, uma nova ruptura de um reparo precoce. Apesar de popular, a experiência clínica com as âncoras para sutura é limitada. Até os dias atuais, 23 casos não registraram problemas em várias fontes combinadas (5,10,14,15,16). Entretanto, os estudos laboratoriais ainda não registrados na literatura revelam uma força inicial estatisticamente significativa ($p < 0{,}01$) com os orifícios intra-ósseos, quando comparados com as âncoras para sutura.

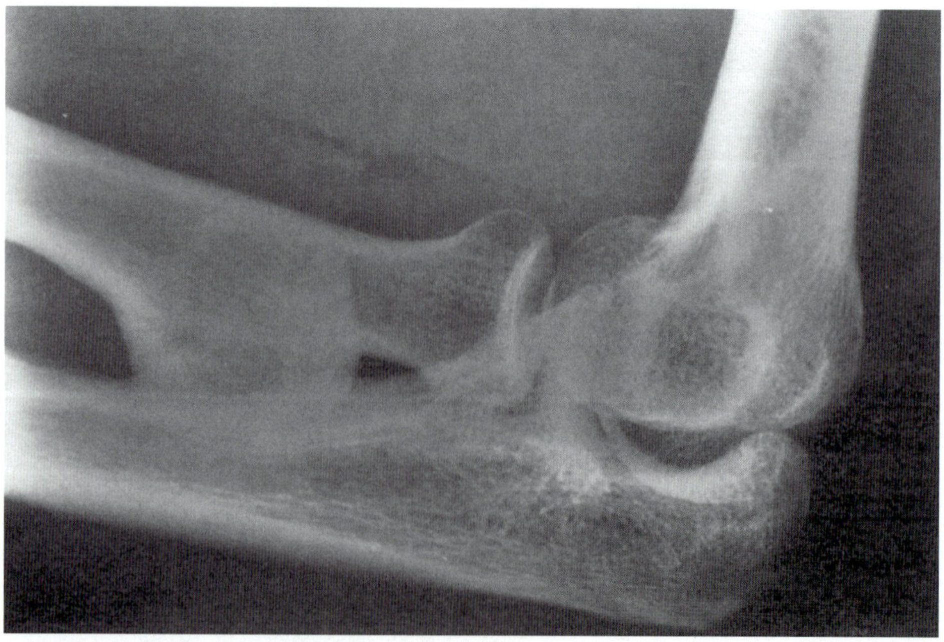

Figura 10-26. Osso ectópico unindo a ulna e o rádio proximal. A exposição da tuberosidade radial foi feita através da superfície periostal da ulna.

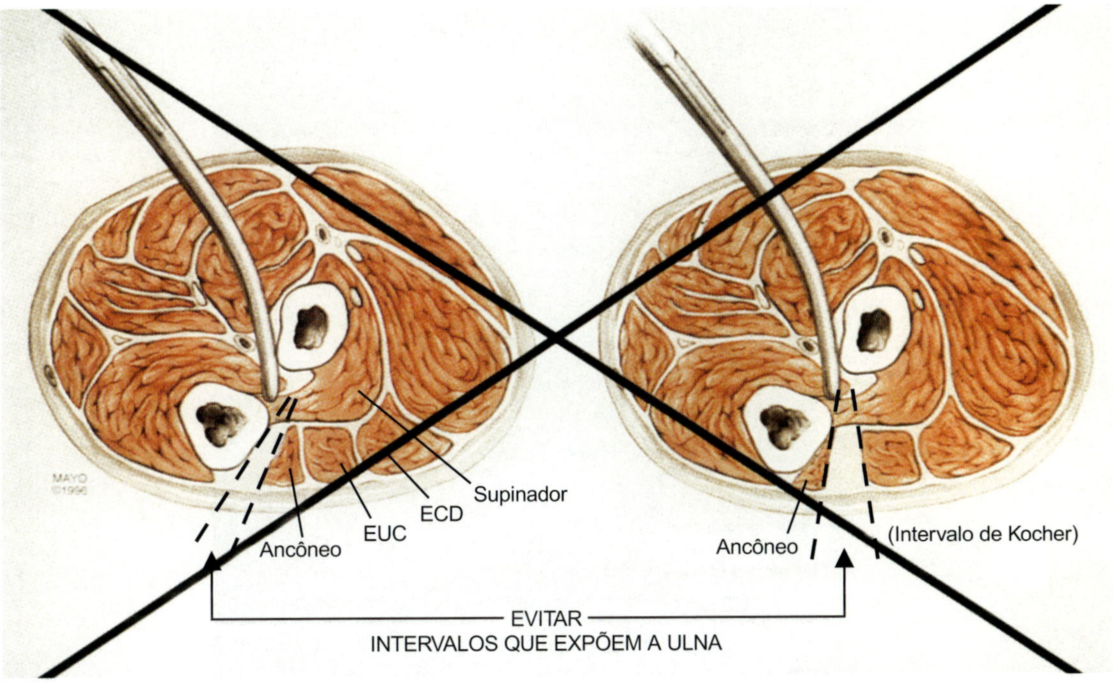

Figura 10-27. A incisão no antebraço **NÃO** deve ser através do intervalo de Kocher ou expor a superfície periostal da ulna proximal.

■ COMPLICAÇÕES

Duas grandes complicações estão associadas a este procedimento. A lesão do nervo radial foi registrada e pode ser vista em cerca de 5% dos casos, após uma reinserção do tendão distal do bíceps por meio de uma abordagem anterior de Henry modificada (4,8). A formação de osso ectópico é uma complicação reconhecida da técnica de duas incisões e une o rádio à ulna (Fig. 10-26). Entretanto, isto pode ser reduzido ou evitado, não expondo a superfície periosteal da ulna com a incisão no antebraço (Fig. 10-27) e pela divulsão das fibras musculares durante a exposição da tuberosidade (Fig. 10-28) (6).

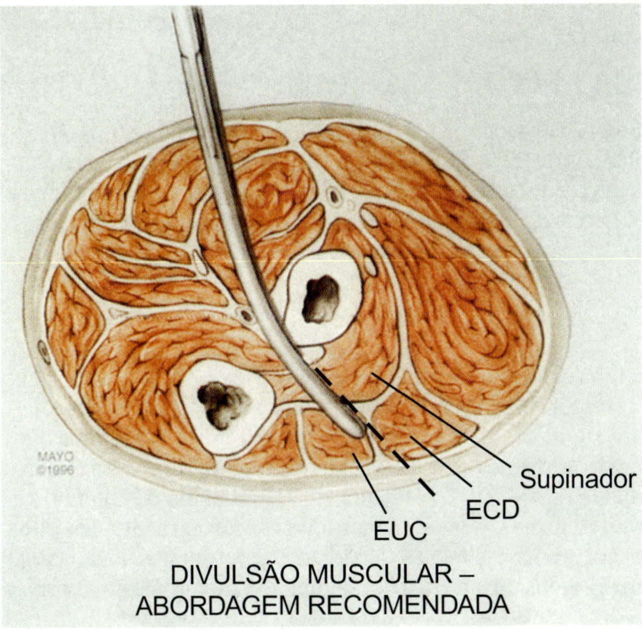

Figura 10-28. A incisão no antebraço é uma abordagem de divulsão muscular.

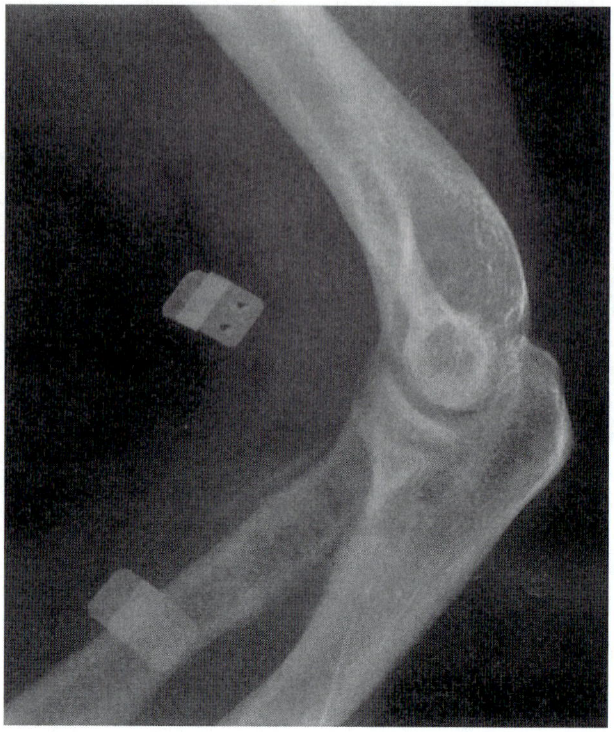

Figura 10-29. A remoção do osso ectópico restaura a rotação funcional do antebraço na maioria dos pacientes. Neste caso, a inserção do tendão foi envolvida e necessitou de reinserção.

Se a sinostose ocorre, ela limita significativamente a função. Após, pelo menos, seis meses ou quando as radiografias demonstram uma maturidade, a barra óssea pode ser ressecada. A exposição geralmente ocorre através da incisão previamente utilizada no antebraço. Deve-se tomar cuidado durante a exposição, para evitar uma retração excessiva do músculo supinador, que pode lesionar o nervo interósseo posterior. Ocasionalmente, o tendão reinserido do bíceps propriamente dito está envolvido pelo osso ectópico. Neste caso, o tendão pode ser liberado durante a remoção do osso ectópico (Fig. 10-29) e depois é reinserido no final da excisão.

EXPERIÊNCIA NA CLÍNICA MAYO

A experiência da clínica Mayo, com 88 procedimentos, foi recentemente publicada por Kelly *et al.* Um índice de satisfação geral foi de mais de 90%. Uma nova ruptura ocorreu em um paciente que necessitou ser transferido de uma cadeira de rodas. Não houve sinostoses após 74 abordagens de duas incisões modificadas de Mayo. Digno de nota é que o índice de complicações duplica ($p <$ 0,05), se ocorre um retardo de mais de 21 dias antes da cirurgia (9).

CASO ILUSTRATIVO

Este homem de 55 anos de idade sofreu uma extensão forçada do cotovelo flexionado, quando tentava levantar um congelador. Ele se apresentou com uma retração óbvia da face distal da musculatura bicipital do braço dominante, quando tentava flexionar o braço (Fig. 10-30A). Após uma discussão sobre os riscos e benefícios, um procedimento cirúrgico foi realizado, e o bíceps foi encontrado avulsionado da tuberosidade radial (Fig. 10-30B). A técnica de sutura dupla de Bunnell na tuberosidade através de duas incisões foi realizada. Três semanas após o procedimento descrito, ele passou a utilizar uma órtese de flexão. Após seis meses, o paciente apresentava flexão (Fig. 10-30C) e extensão (Fig. 10-30D) normais. Após um ano, a força de flexão e de supinação retornaram ao normal.

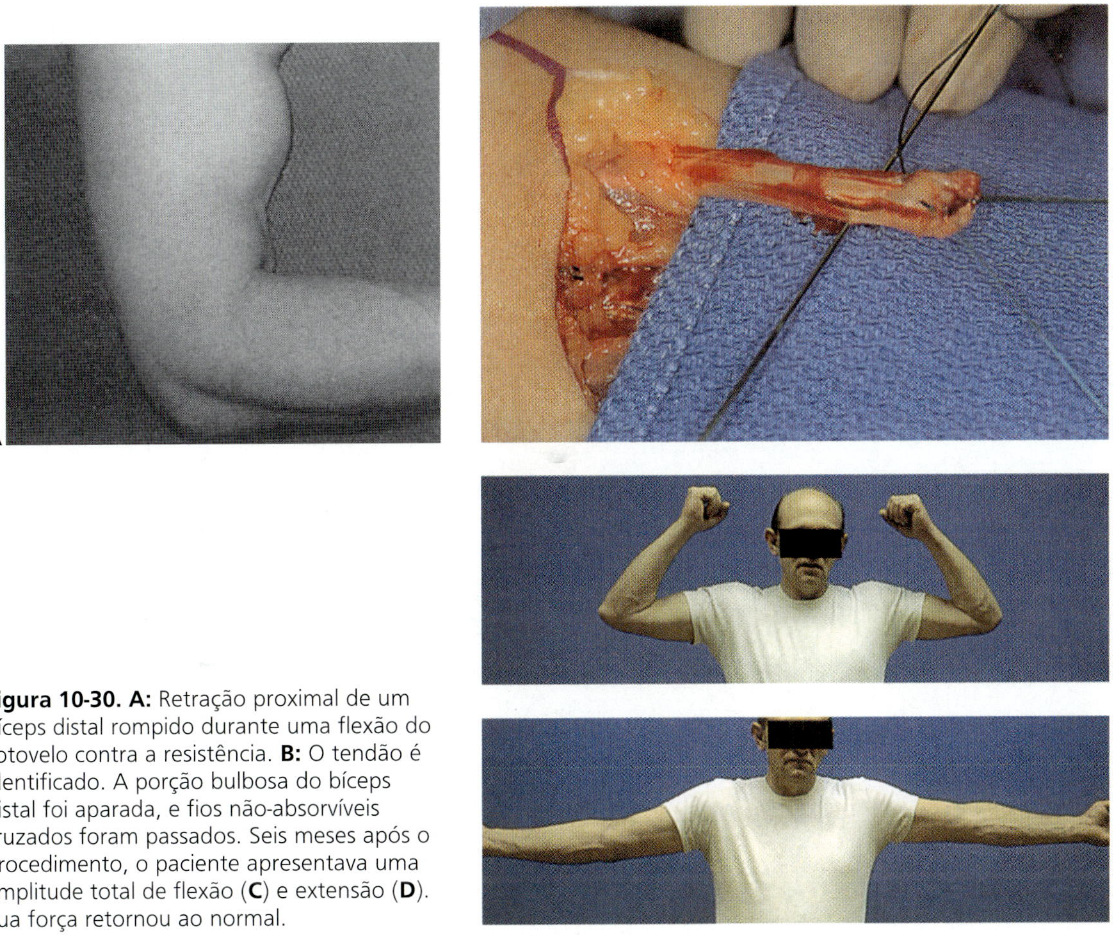

Figura 10-30. A: Retração proximal de um bíceps distal rompido durante uma flexão do cotovelo contra a resistência. **B:** O tendão é identificado. A porção bulbosa do bíceps distal foi aparada, e fios não-absorvíveis cruzados foram passados. Seis meses após o procedimento, o paciente apresentava uma amplitude total de flexão (**C**) e extensão (**D**). Sua força retornou ao normal.

LEITURAS RECOMENDADAS

1. Agins HJ, Chess JL, Hoekstra DV, et al. Rupture of the distal insertion of the biceps brachii tendon. *Clin Orthop* 1988;Sep(234):34.
2. Baker BE, Bierwagen D. Rupture of the distal tendon of the biceps brachii. *J Bone Joint Surg* 1985;67A:414.
3. Bourne MH, Morrey BF. Partial rupture of the distal biceps tendon. *Clin Orthop* 1991;Oct(271):143.
4. Boyd HB, Anderson MD. A method for reinsertion of the distal biceps brachii tendon. *J Bone Joint Surg* 1961;43A:1041.
5. Brunner F, Gelpke H, Hotz T, et al. Distal biceps tendon ruptures-experiences with soft tissue preserving reinsertion by bone anchors. *Swiss Surg* 1999;5:186–190.
6. Dobbie RP. Avulsion of the lower biceps brachii tendon'analysis of 51 previously reported cases. *Am J Surg* 1941;51:661.
7. Failla JM, Amadio PC, Morrey BF, et al. Proximal radioulnar synostosis after repair of distal biceps brachii rupture by the two-incision technique'report of four cases. *Clin Orthop* 1990;Apr(253):133.
8. Hovelius L, Josefsson G. Rupture of the distal biceps tendon. *Acta Orthop Scand* 1977;48:280.
9. Kelly E, O'Driscoll S, Morrey BF. Complications associated with distal biceps tendon reattachment. *J Bone Joint Surg* 2000;82A:1575–1581.
10. Lintner S, Fischer T. Repair of the distal biceps tendon using suture anchors and an anterior approach. *Clin Orthop* 1996;Jan(322):116–119.
11. Louis DS, Hankin FM, Eckenrode JF, et al. Distal biceps brachii tendon avulsion'a simplified method of operative repair. *Am J Sports Med* 1986;14:234.
12. Morrey BF, Askew LJ, An KN, et al. Rupture of the distal biceps tendon'biomechanical assessment of different treatment options. *J Bone Joint Surg* 1985;67A:418.
13. Norman WH. Repair of avulsion of insertion of biceps brachii tendon. *Clin Orthop* 1985;Mar(193):189.
14. Strauch RJ, Michelson H, Rosenwasser MP. Repair of rupture of the distal tendon of the biceps brachii. Review of the literature and report of three cases treated with a single anterior incision and suture anchors. *Am J Orthop* 1997;26:151–156.
15. Verhaven E, Huylebroek J, Van Nieuwenhuysen W, et al. Surgical treatment of acute biceps tendon ruptures with a suture anchor. *Acta Orthop Belgica* 1993;59:426–429.
16. Woods DA, Hoy G, Shimmin A. A safe technique for distal biceps repair using a suture anchor and a limited anterior approach. *Injury* 1999;30:233–237.

11

Reparo e Reconstrução do Tendão do Tríceps

Bernard F. Morrey

O tratamento da insuficiência do tríceps pode ser necessário tanto em situações agudas como crônicas e é diferente para cada situação; assim, o método de tratamento para ambas as condições será apresentado.

INDICAÇÕES/CONTRA-INDICAÇÕES

O reparo do tendão do tríceps é indicado na ruptura aguda, quando o paciente possui uma fraqueza funcional da extensão, fadiga, ou dor e quando necessita da força da extensão. (Isto inclui quase todos os pacientes.)

Ele também é indicado quando o paciente não consegue recuperar a força de extensão após várias semanas de tratamento conservador.

Existem poucas contra-indicações se o paciente está sintomático e se o diagnóstico for confirmado.

Se o paciente está relutante com a reabilitação, ou se uma entesopatia e morbidade em formação ou generalizada estão presentes de modo que não possam ser tratadas por meio da reconstrução do tríceps, outros métodos podem ser necessários.

No caso da reconstrução, a cirurgia é indicada se uma fraqueza se tornou a principal limitação das atividades diárias do indivíduo, se não houve melhora durante os últimos três meses, ou se a dor raramente é um fator preponderante.

A reconstrução é contra-indicada se o paciente possui expectativas inatingíveis com a reconstrução ou se ele é incapaz ou é relutante em participar do programa pós-operatório, ou em aceitar o período de recuperação pós-operatória.

PLANEJAMENTO PÓS-OPERATÓRIO

A necessidade de reparo do tendão do tríceps geralmente é observada em fisiculturistas ou homens de meia-idade ou inversamente, em estado debilitante (1,6,7,9). A extremidade dominante é envolvida em somente 33% dos casos em nossa experiência. Aproximadamente 80% apresentam alguma extensão residual ativa.

B.F. Morrey, M.D.: Mayo Medical School and Department of Orthopaedics, Mayo Clinic and Mayo Foundation, Rochester, Minnesota.

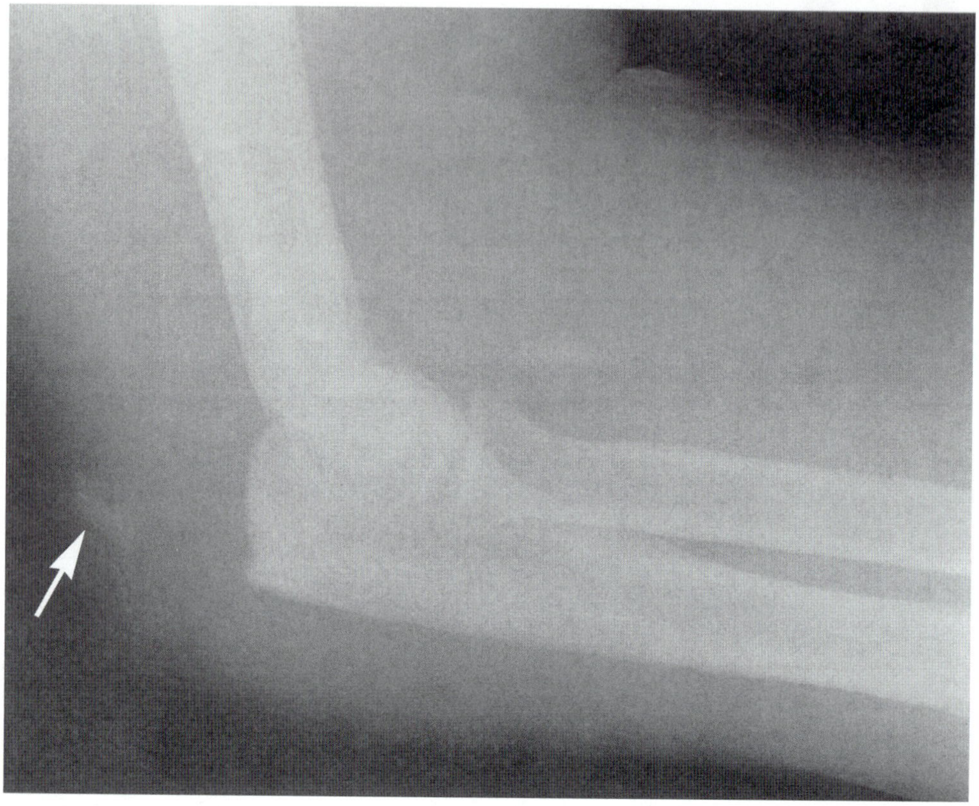

Figura 11-1. Uma radiografia com um fragmento ósseo significando uma avulsão do tríceps é um achado útil, mas incomum.

Um defeito palpável está presente em cerca de 67%. Alguma fraqueza está presente em todos os casos, mas a perda completa da extensão é observada em menos de 20% dos casos, se não for tratada. A avulsão aguda com um fragmento de osso é observada em somente cerca de 15% (3,4). A dor diminui após 10 a 14 dias, deixando uma fraqueza residual e dor relacionada com a fadiga, como os principais achados.

Procure por fragmentos ósseos na radiografia lateral (Fig. 11-1). Um exame de RM não é geralmente necessário para a realização do diagnóstico. Pode haver alguma vantagem na localização da ruptura, que geralmente é o sítio de fixação do deslizamento central (11). O defeito é palpável em cerca de dois terços dos casos.

Avalie cuidadosamente o defeito. Palpe o músculo ancôneo à medida que o paciente estende o antebraço contra a resistência. Geralmente, a expansão do ancôneo está intacta, de modo que alguma extensão é possível. Esta é uma importante determinação, já que o músculo pode ser utilizado para a reconstrução rotacional nos casos crônicos.

CIRURGIA

Reparo Agudo

O paciente é colocado em decúbito dorsal na mesa de cirurgia. O braço é preparado, e os campos são colocados, mas o torniquete não é inflado. Uma incisão posterior reta na pele é feita e centralizada medialmente à ponta do olécrano (Fig. 11-2). A dissecação é feita através da fáscia do tríceps, e o defeito é identificado. Na maioria dos casos, a avulsão ocorre na fixação central no olécrano. Orifícios perfurados em uma orientação cruzada são feitos na ulna proximal (Fig. 11-3). Um fio de Mersilene nº 5 é introduzido da região distal para a proximal. A ruptura do tríceps é mobilizada e penetrada lateralmente pelo fio de sutura. Um ponto tipo Krachow é feito com três ou quatro passadas em cada lado da região tendinosa média do tríceps. Os fios são, então, trazidos de volta, através do orifício cruzado oposto (Fig. 11-4). Isto resulta em reparo firme e bastante adequado, mas

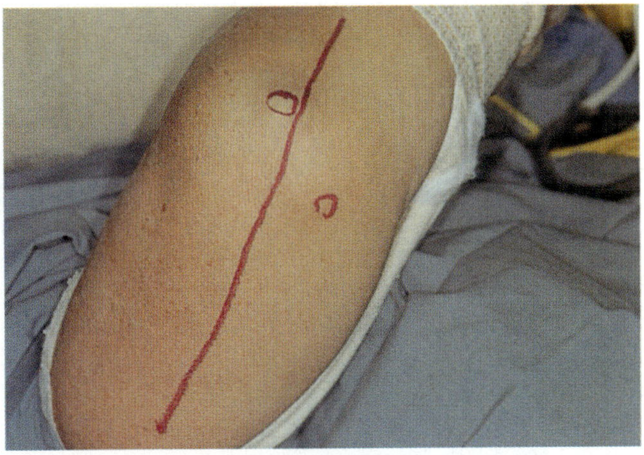

Figura 11-2. Incisão na linha média demonstrando a ponta do olécrano e o epicôndilo medial.

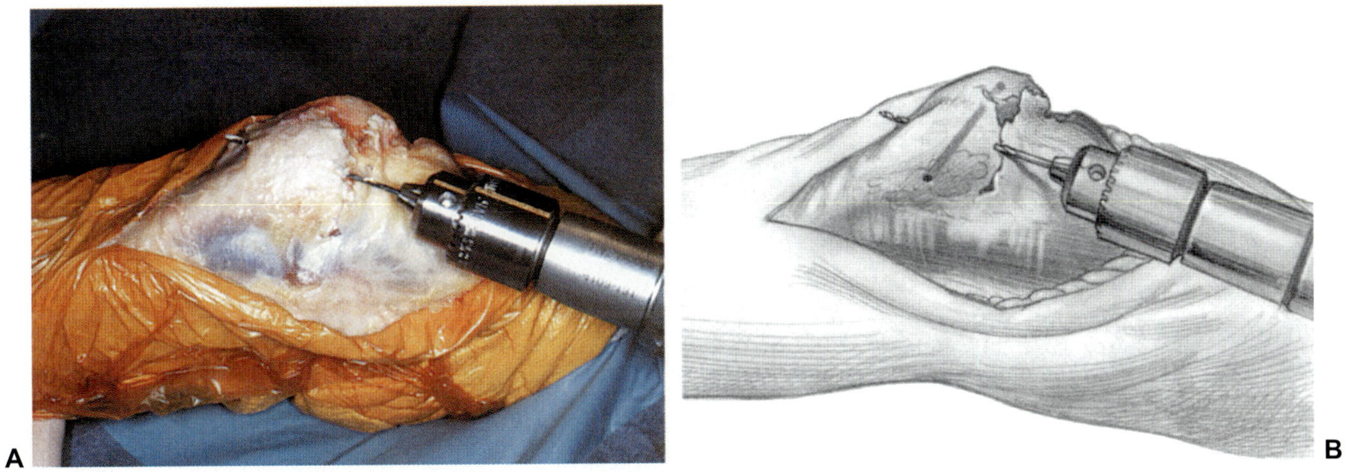

Figura 11-3. A, B: Orifícios são perfurados no olécrano em uma orientação cruzada.

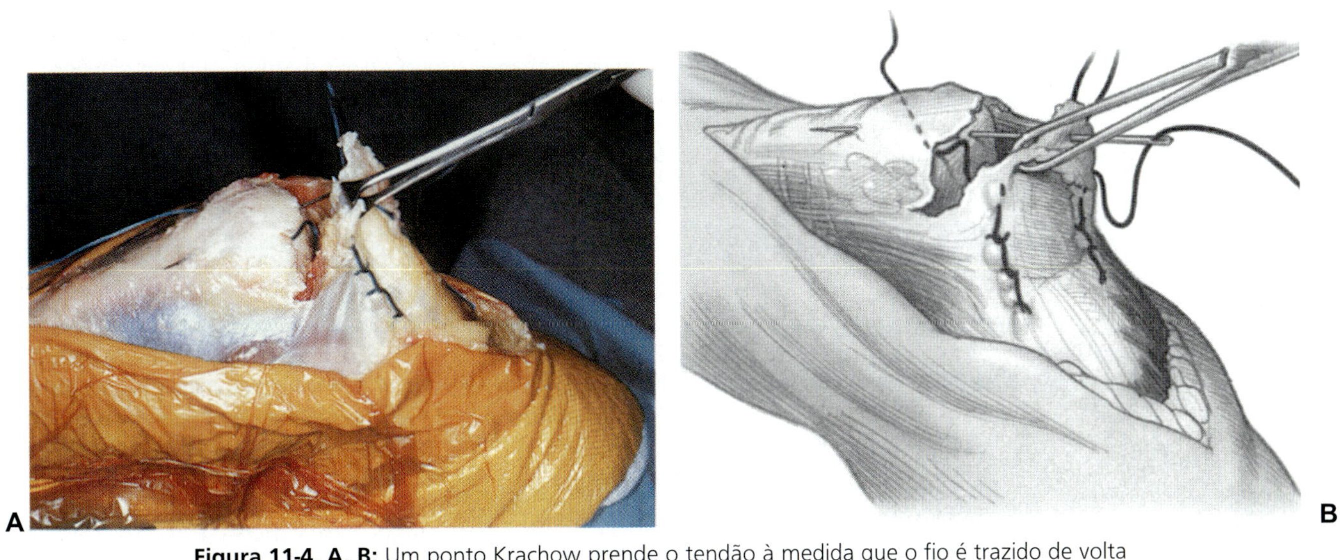

Figura 11-4. A, B: Um ponto Krachow prende o tendão à medida que o fio é trazido de volta através do olécrano. *Nota*: O tecido é manipulado com uma pinça Allis, para evitar seu esmagamento.

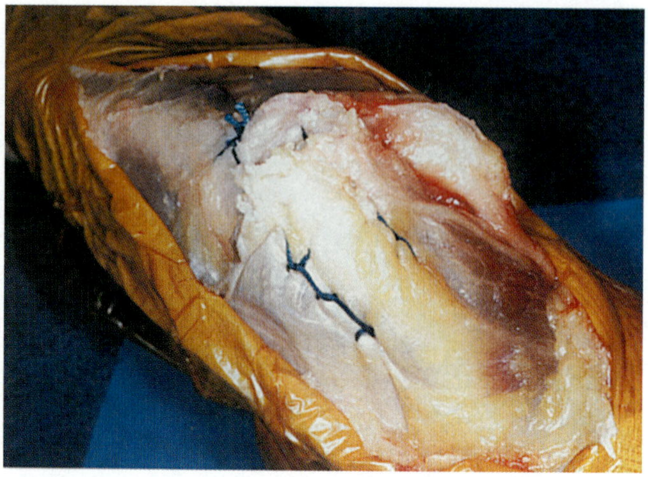

Figura 11-5. O reparo terminado é bastante seguro. Toma-se o cuidado de amarrar o nó fora do bordo subcutâneo, para evitar irritação.

um segundo fio transversal pode ser colocado se houver qualquer dúvida em relação a firmeza da fixação. O sítio preciso da ruptura é escareado com uma rugina para aumentar a cicatrização. Os fios são amarrados na margem do bordo subcutâneo da ulna com o cotovelo em aproximadamente 45° de extensão (Fig. 11-5).

O braço é elevado, e uma calha posterior é aplicada com o cotovelo em aproximadamente 40° de flexão.

TRATAMENTO PÓS-OPERATÓRIO

O cotovelo é colocado em uma tala posterior após o primeiro ou segundo dia de pós-operatório. Esta tala é mantida por aproximadamente quatro a cinco dias, quando passam a ser permitidos suaves movimentos passivos assistidos. A flexão é limitada a 90° durante as três primeiras semanas. No final das três semanas, a flexão além dos 90° é encorajada e permitida, com uma assistência ativa. A extensão passivamente assistida ocorre com a gravidade e com a extremidade oposta. Após quatro a seis semanas, a flexão e extensão ativas são permitidas, mas nenhuma extensão forçada é permitida por mais quatro semanas. Em dez semanas, as atividades diárias rotineiras são permitidas, mas nenhuma força de extensão acima de 10 a 15 libras é permitida. Após três meses, se não existe dor, o paciente pode retornar gradualmente às atividades diárias regulares. Durante os três meses seguintes, a força de extensão total é permitida.

RECONSTRUÇÃO

CIRURGIA

A preparação, colocação dos campos cirúrgicos e a incisão inicial da pele para a reconstrução rotacional do ancôneo são iguais às descritas anteriormente. Se o tendão residual está contraído e não pode ser avançado até o osso (Fig. 11-6), mas o ancôneo está presente, o intervalo de Kocher é penetrado e o ancôneo é mobilizado (Fig. 11-7). Preferencialmente, o músculo translocado é mantido intacto distalmente, e a fixação fascial proximal é preservada. O músculo é elevado da ulna e rodado medialmente (Fig. 11-8). A ulna proximal é preparada com orifícios perfurados em uma orientação cruzada. Com o cotovelo em 30° de flexão, um fio não absorvível nº 5 é utilizado para segurar o mecanismo ancôneo/tríceps rodado. Fios adicionais são colocados conforme o necessário, e o defeito original é fechado, se possível (Fig. 11-9).

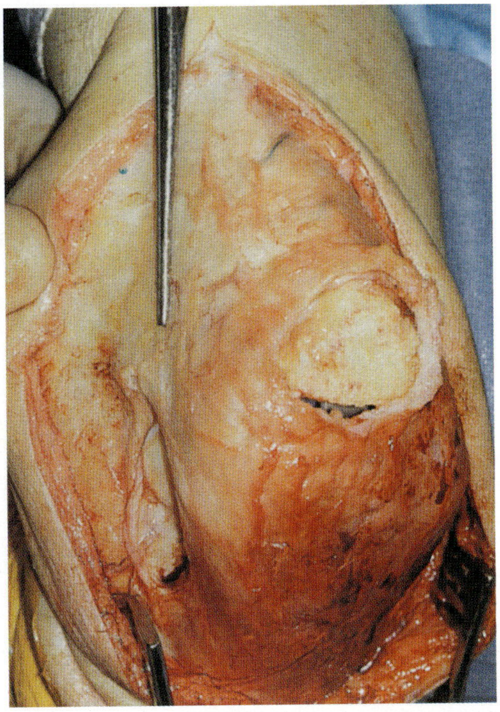

Figura 11-6. Um grande defeito na fixação central do tríceps em um paciente com artroplastia total de cotovelo.

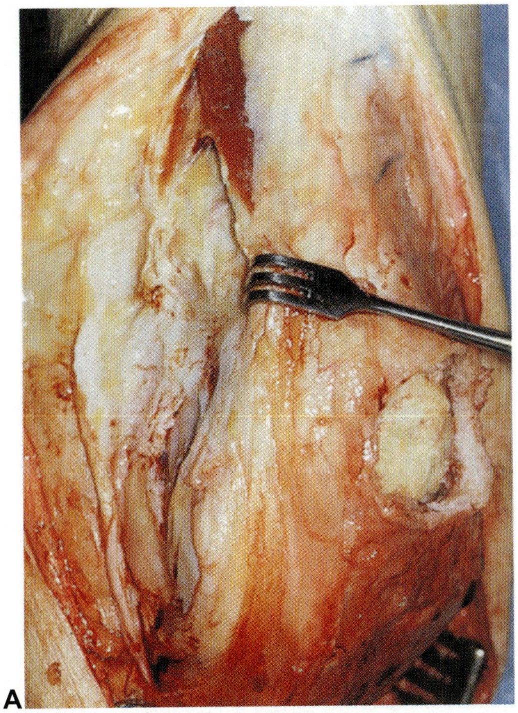

A

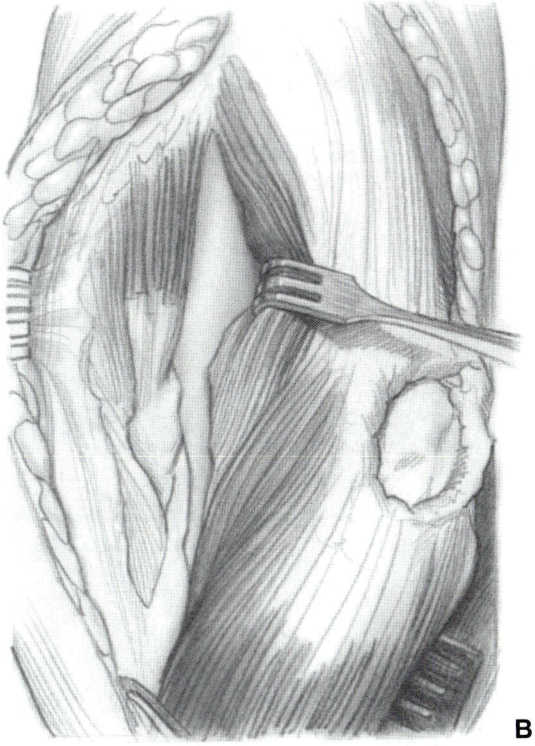

B

Figura 11-7. A, B: O ancôneo é identificado e separado do extensor ulnar do carpo, no intervalo de Kocher.

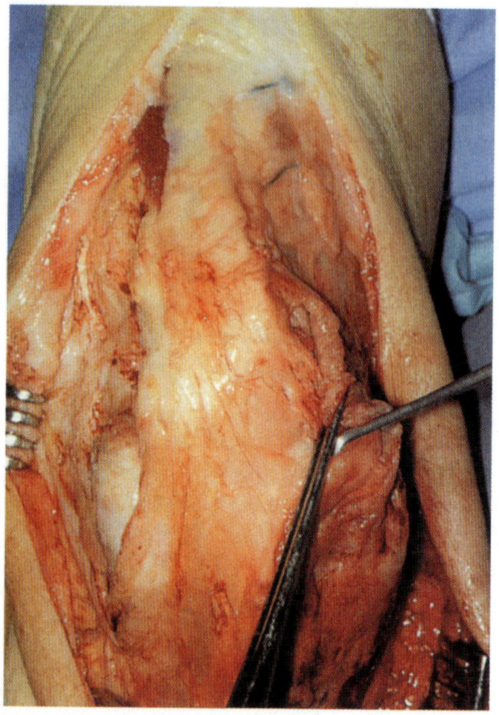

Figura 11-8. O ancôneo é mobilizado para cobrir a ulna proximal, deixando sua fixação distal intacta.

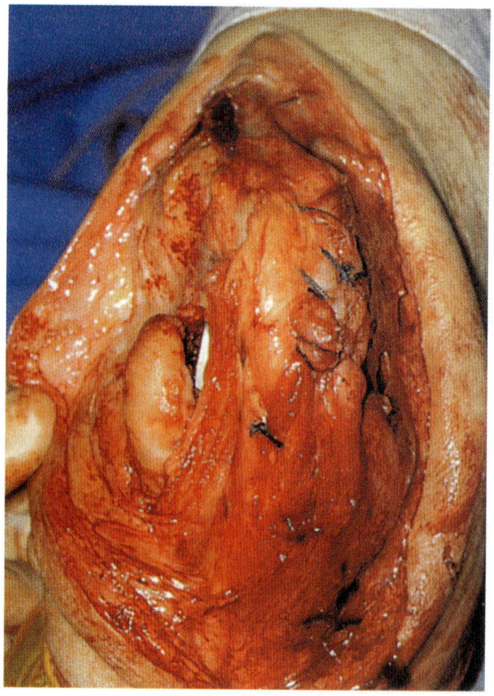

A

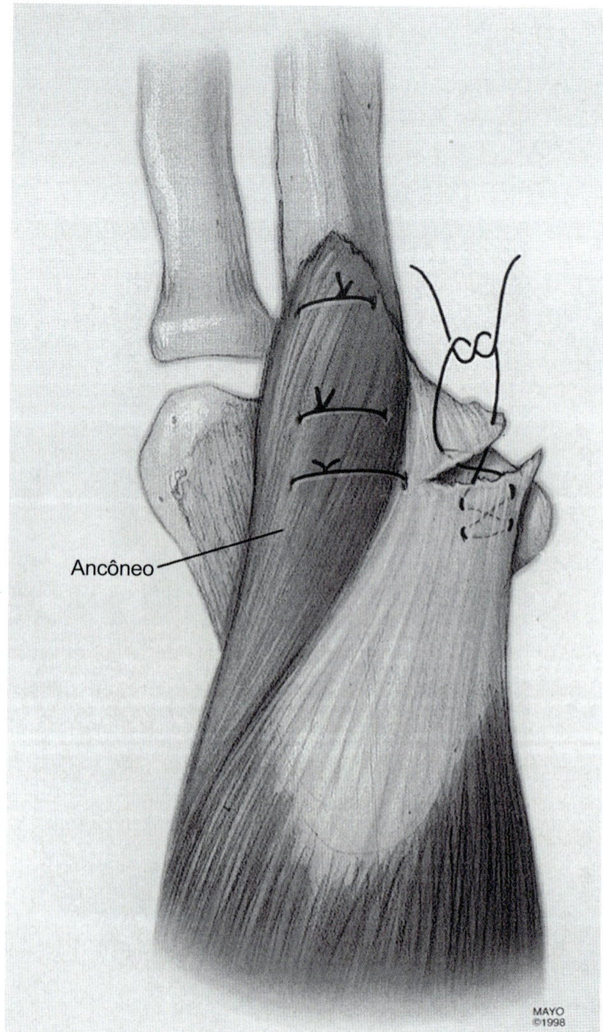

B

Figura 11-9. A, B: O ancôneo é suturado ao osso com um ponto cruzado. O defeito é costurado a si mesmo.

Aloenxerto com Tendão de Aquiles

Se o defeito é grande, o ancôneo é inadequado, ou se a fixação do tríceps foi violada, uma reconstrução com aloenxerto com tendão de Aquiles é empregada (Fig. 11-10). Nesta situação, um corte em chertran é feito na ponta do olécrano (Fig. 11-11). A fixação do tendão de Aquiles no calcâneo é, então, moldada com o mesmo ângulo (Fig. 11-12). Toma-se o cuidado para dissecar o tendão de modo suficiente para identificar seu sítio de inserção preciso no calcâneo, de modo que o corte em Chevron no calcâneo seja posicionado de maneira precisa. O aloenxerto de Aquiles é, então, encaixado dentro do leito em formato de V do olécrano. Uma vez que a posição apropriada tenha sido obtida, ela é presa com um único parafuso de esponjosa da AO (Fig. 11-13). Um fio adicional é passado por um orifício transversal feito através da ulna proximal, e um ponto de Krachow é empregado para estabilizar, ainda mais, o aloenxerto de tendão ao olécrano hospedeiro.

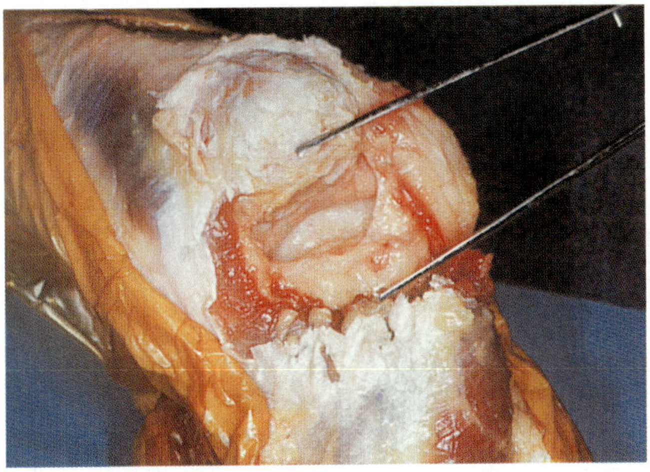

Figura 11-10. Grande defeito no tríceps não permite o reparo direto ao osso. A violação da fixação do ancôneo impede que a rotação do ancôneo seja utilizada como solução.

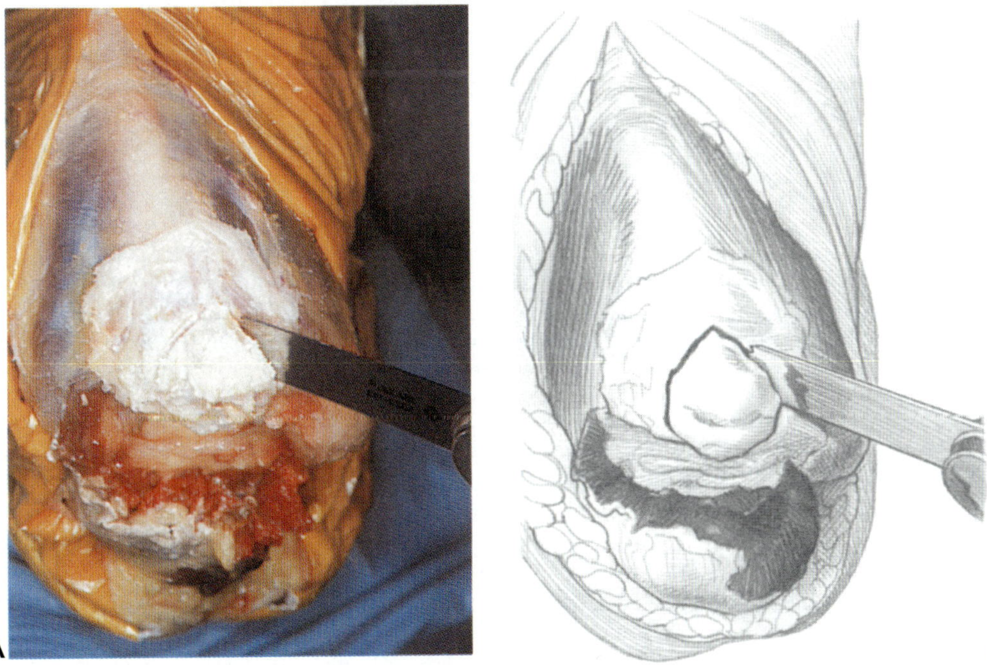

A B

Figura 11-11. A, B: Um corte em Chevron é feito no olécrano, para receber o enxerto de Aquiles.

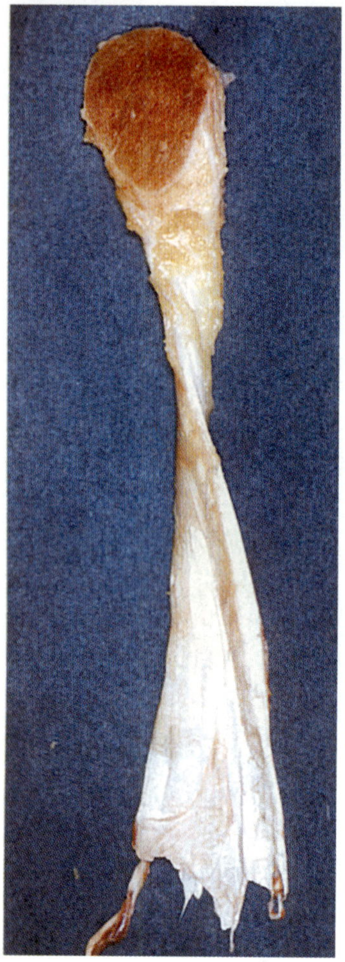

A

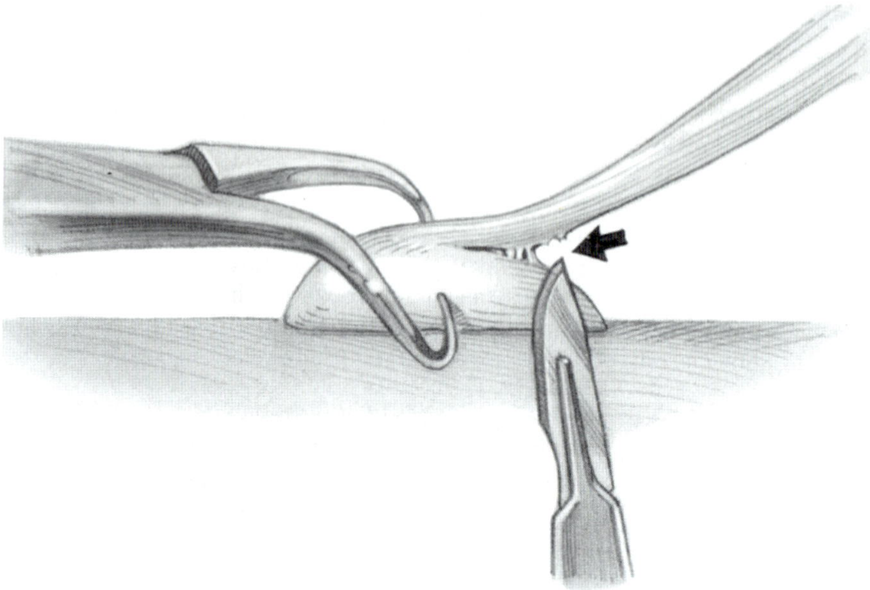

B

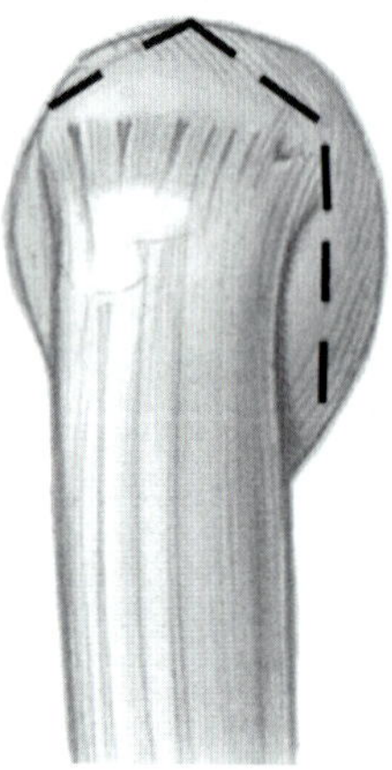

C

Figura 11-12. Aloenxerto de tendão de Aquiles preso a um pedaço de calcâneo (**A**). A preparação para a fixação ao olécrano necessita de dissecação, de modo que a fixação tenha aproximadamente o comprimento do olécrano ressecado (**B**). O corte em chevron calcâneo combina-se com o do olécrano (**C**).

Depois que a fixação distal for presa, o tríceps é mobilizado o mais distalmente possível, de acordo com o que a patologia determinar. A porção central do tríceps, que contém o tendão do tríceps, é presa com um ponto Krachow, e o tríceps é fixado ao enxerto de tendão, o mais distalmente possível, com o cotovelo em cerca de 30° de extensão (Fig. 11-14). Uma vez que esteja preso, o restante do enxerto de Aquiles é utilizado para envolver a musculatura do tríceps (Fig. 11-15). Um fio absorvível nº 0 é utilizado para prender o aloenxerto sobre a musculatura do tríceps.

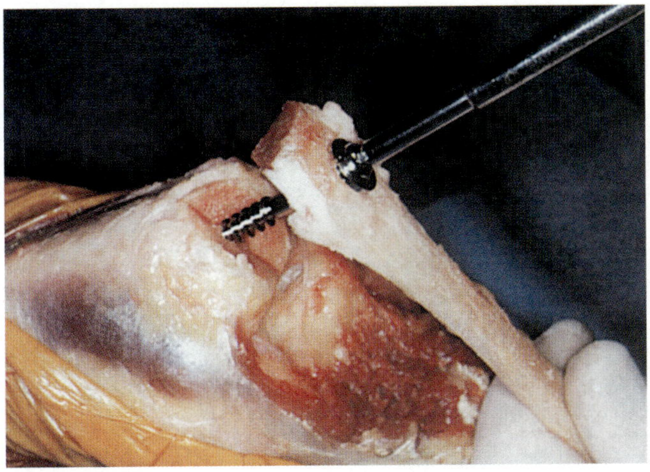

Figura 11-13. O calcâneo do enxerto é preso com um parafuso AO ao olécrano.

A

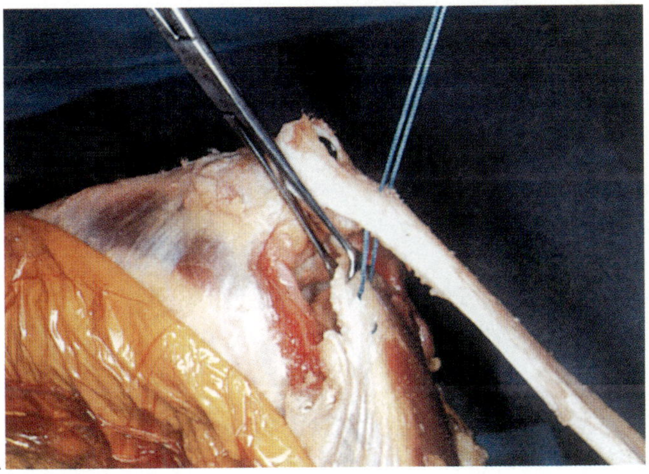

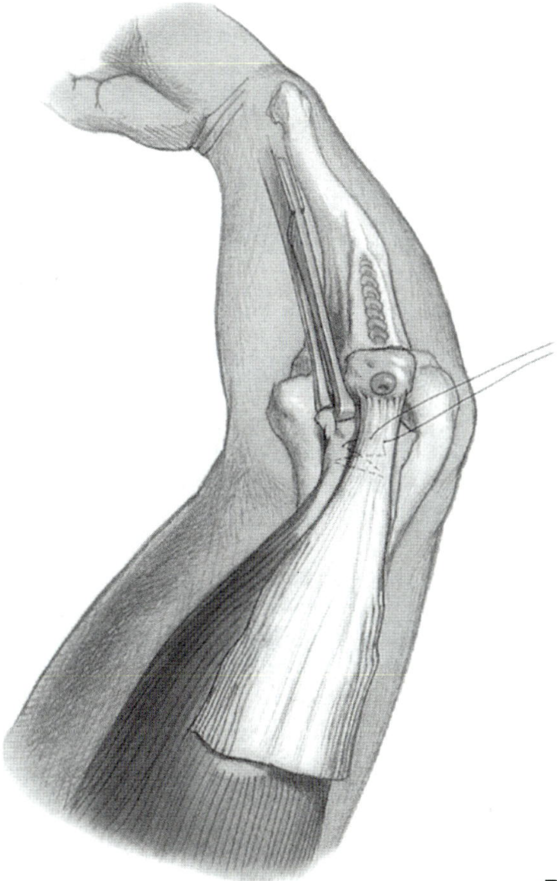

B

Figura 11-14. A, B: O tríceps é mobilizado e firmemente preso ao aloenxerto com um fio não absorvível nº 5 e amarrado com o cotovelo em cerca de 30° de flexão.

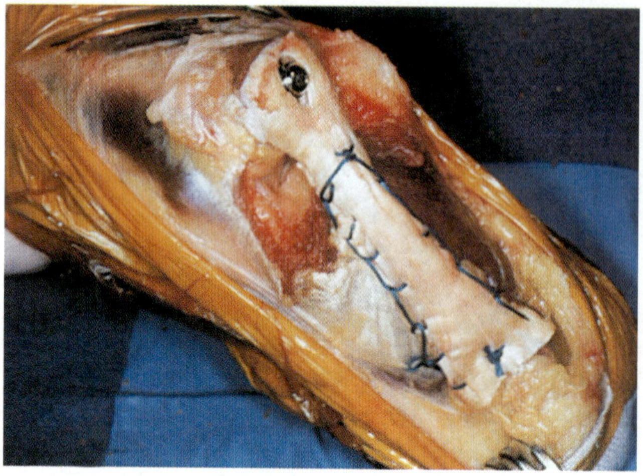
A

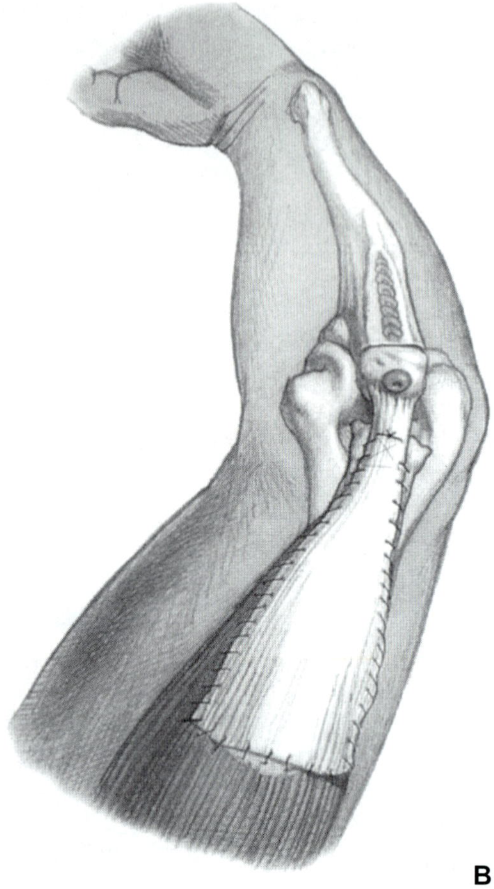
B

Figura 11-15. A, B: O tríceps é envolvido com o restante do enxerto de Aquiles.

TRATAMENTO PÓS-OPERATÓRIO

O tratamento pós-operatório é similar ao utilizado para as fraturas recentes.

RESULTADOS

Existem poucos resultados publicados, relacionados com a intervenção cirúrgica para a deficiência do tríceps. A maioria dos comunicados são registros de casos. Se a avulsão inclui uma porção de osso, o método de fixação em banda de tensão da AO geralmente permite uma função praticamente normal (1,2,5,8,10).

Recentemente, fizemos uma revisão em nossa experiência, com 16 procedimentos. Um reparo agudo foi realizado em oito e um procedimento reconstrutivo foi feito nos outros oito (4). Dos pacientes submetidos a reparo, a força retornou dentro de uma média de 90% da "normalidade" encontrada na extremidade oposta. Nos pacientes submetidos à reconstrução, a recuperação média da força foi de cerca de 85% do normal. Subjetivamente, todos os oito reparos e sete entre oito reconstruções foram consideradas satisfatórias com relação ao resultado, e somente um apresentava dor leve. Quatro entre oito foram considerados resultados excelentes nos casos agudos, e dois entre oito obtiveram este resultado no grupo submetido à reconstrução. O tempo para a recuperação foi algo prolongado, entretanto, sendo, em média, de seis meses, com algumas reconstruções ainda demonstrando melhora um ano após a cirurgia.

COMPLICAÇÕES

Na experiência de Mayo, com 16 procedimentos, um paciente apresentou uma paralisia transitória do nervo ulnar, um paciente desenvolveu uma nova ruptura, e um paciente relatou persistência da fraqueza e do desconforto.

Nota: Estes pacientes levam mais tempo para retornar às suas funções do que os pacientes com reparos do tendão do bíceps. Em nossa experiência, raramente encontra-se melhora da força significativa antes de seis meses, e a melhora continua por até um ano.

CASO ILUSTRATIVO

Uma mulher de 38 anos de idade desenvolveu um defeito da fixação central do tríceps ao olécrano após uma redução aberta com fixação interna de uma fratura do olécrano tipo II, tratada por meio de fios em banda de tensão. O tecido do tríceps estava fibrosado e contraído, não permitindo um reparo com sutura direta (Fig. 11-16). Como o ancôneo estava intacto, o mecanismo extensor foi

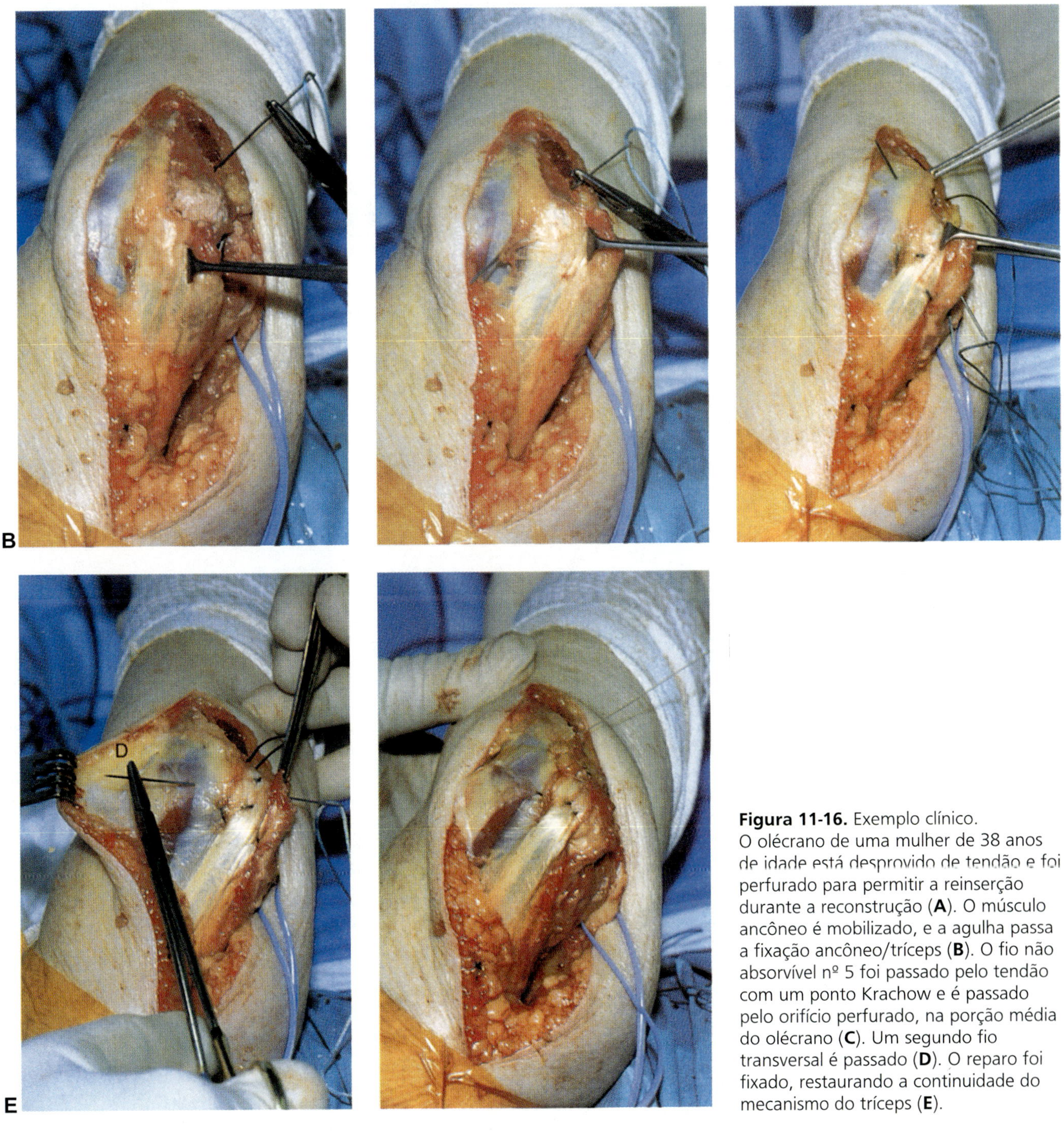

A, B C

D, E

Figura 11-16. Exemplo clínico. O olécrano de uma mulher de 38 anos de idade está desprovido de tendão e foi perfurado para permitir a reinserção durante a reconstrução (**A**). O músculo ancôneo é mobilizado, e a agulha passa a fixação ancôneo/tríceps (**B**). O fio não absorvível nº 5 foi passado pelo tendão com um ponto Krachow e é passado pelo orifício perfurado, na porção média do olécrano (**C**). Um segundo fio transversal é passado (**D**). O reparo foi fixado, restaurando a continuidade do mecanismo do tríceps (**E**).

reconstruído com um retalho rotacional do ancôneo. A reconstrução permitiu uma excelente restauração do mecanismo do tríceps. A qualidade do tecido e do reparo é bem demonstrada na ilustração.

LEITURAS RECOMENDADAS

1. Bach BR, Warren RF. Triceps rupture: a case report and literature review. *Am J Sports Med* 1987;15:285–289.
2. Clayton ML, Thirupathi RG. Rupture of the triceps tendon with olecranon bursitis: a case report with a new method of repair. *Clin Orthop* 1984;184:183–185.
3. Farrar EL, Lippert FG. Avulsion of the triceps tendon. *Clin Orthop* 1981;161:242–246.
4. Ho E, Morrey BF. Repair and reconstruction for triceps deficiency. Orlando, FL: AAOS, February 2000.
5. Inhofe PD, Moneim MS. Late presentation of triceps rupture: a case report and review of the literature. *Am J Orthop* 1996;25:790–792.
6. Louis DS, Peck, D. Triceps avulsion fracture in a weightlifter. *Orthopedics* 1992;15:207–208.
7. O'Driscoll SW. Intramuscular triceps rupture. *Can J Surg* 1992;35:203–207.
8. Pantazopoulos TH, Exarchou E, Stavrou Z, et al. Avulsion of the triceps tendon. *J Trauma* 1975;15:827–829.
9. Sherman OH, Snyder SJ, Fox JM. Triceps tendon avulsion in a professional body builder. *Am J Sports Med* 1984;12:328–329.
10. Tarnsey FF. Rupture and avulsion of the triceps. *Clin Orthop* 1972;83:177–183.
11. Zionts LE, Vachon LA. Demonstration of avulsion of the triceps tendon in an adolescent by magnetic resonance imaging. *Am J Orthop* 1997;26:489–490.

12

Epicondilite Lateral (Tendinose)

Robert P. Nirschl

A epicondilite (tendinose) ocorre na face lateral da articulação em uma incidência aproximadamente cinco vezes maior do que na face medial da articulação. Os fatores de seleção que determinam os candidatos para a cirurgia são semelhantes para ambos os processos, ainda que existam algumas características distintas com relação à técnica cirúrgica. Assim, a epicondilite medial é tratada no Capítulo 13.

INDICAÇÕES/CONTRA-INDICAÇÕES

A dor é a principal indicação para a cirurgia da epicondilite lateral. Existem três amplas indicações e uma quarta a ser considerada (7).

1. A dor é de intensidade significativa de modo a limitar a função e interferir nas atividades do dia-a-dia ou ocupação.
2. A localização é precisamente no epicôndilo lateral e na origem do ECRC e ECD no epicôndilo.
3. Um período legitimado de tratamento conservador foi tentado. Este período tipicamente inclui, pelo menos, seis meses de modificação das atividades, uso de uma banda no antebraço, agentes antiinflamatórios e um programa de reabilitação de qualidade.
4. A falha do tratamento com injeções de cortisona não é mais considerada uma necessidade absoluta antes de se optar pelo tratamento cirúrgico. Entretanto, se as injeções foram utilizadas e o paciente não está mais se beneficiando, ou não tenha se beneficiado de seu uso, o paciente é candidato a um procedimento cirúrgico.

As contra-indicações para a intervenção cirúrgica incluem um programa conservador inadequado (10) e pacientes que tenham demonstrado uma falta de cooperação com as recomendações, particularmente com relação às modificações de atividade. Indivíduos que recebem benefícios previdenciários, em virtude da incapacidade, devem ser avaliados diversas vezes, para que se assegure que as indicações acima citadas foram atingidas.

R.P. Nirschl, M.D.: Director Nirschl Orthopedics Sports Medicine Clinic/Virginia Hospital Center Sports Medicine Fellowship Program, Arlington, Virginia. Associate Clinical Professor, Georgetown University Medical School Washington, D.C.

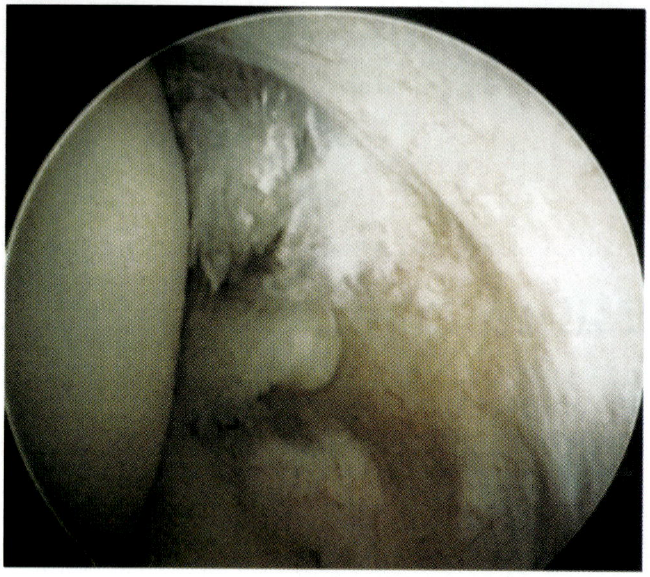
A

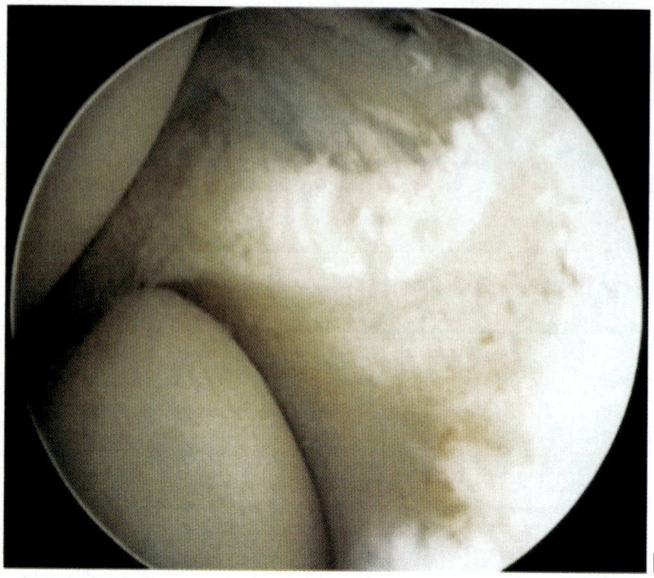
B

Figura 12-1. Identificação artroscópica da patologia intra-articular (**A**) foi tratada por via artroscópica com o alívio dos sintomas de epicondilite lateral (**B**).

PLANEJAMENTO PRÉ-OPERATÓRIO

Os achados físicos incluem dor local à palpação sobre a origem do tendão no epicôndilo. Testes provocativos da dor, com a extensão do punho contra a resistência para o envolvimento lateral, são invariavelmente positivos, especialmente com o cotovelo em extensão completa (5). Em alguns casos, os sintomas podem ser agravados com a realização do teste com o cotovelo em extensão. Se a dor no antebraço é um componente, examine a procura de uma irritação do nervo interósseo posterior. O teste mais sensível é a dor durante a supinação contra a resistência (13).

O tecido mais comumente envolvido, o processo patológico e os princípios da intervenção devem ser revistos, antes de ser realizado o procedimento cirúrgico (7,8,9,11).

Os marcos de uma boa indicação e técnica cirúrgica incluem a precisa identificação do tecido patológico, ressecção de toda a patologia envolvida, manutenção das fixações de tecido normal, aumento do suprimento sangüíneo, firme reparo do sítio operado e a qualidade da reabilitação pós-operatória.

O extensor curto radial do carpo e o extensor comum (bordo anterior) são os tecidos mais envolvidos lateralmente (100% e 35%, respectivamente) (1,2,3,4,9). Histologicamente, o tecido patológico não apresenta células inflamatórias, mas possui um padrão característico de fibroblastos e elementos vasculares (6,12). Evidências recentes da microscopia eletrônica revelaram uma falta de "cross-linkage" extracelular (6). Além disto, aproximadamente 20% dos casos cirúrgicos apresentavam alguma forma de exostose óssea no epicôndilo lateral. Alterações patológicas menos comuns incluem a calcificação nos elementos de tecidos moles (extensor comum e ligamento colateral radial). Alterações intra-articulares, incluindo sinovite e anormalidades do ligamento orbicular, estão sendo detectadas com uma freqüência crescente, com o advento da artroscopia do cotovelo como uma ferramenta terapêutica (Fig. 12-1).

CIRURGIA

Epicondilite lateral

A técnica descrita e as ilustrações aplicam-se para a grande maioria dos casos. Entretanto, deve ser observado que variações individuais podem ocorrer e ocorrem. Nestes casos, as variações patológicas são tratadas conforme são identificadas.

Artroscopia

As informações sobre o desbridamento artroscópico são incompletas, neste momento, para que se trace uma conclusão ou recomendação para este tipo de tratamento. O tópico é tratado no Capítulo 2.

Técnica

Após a anestesia (geral ou bloqueio do braço), os campos cirúrgicos são colocados deixando o braço livre com um torniquete não-estéril e colocado em uma mesa para braço (Fig. 12-2).

A incisão estende-se por 1 cm a 2 cm proximal e ântero-medial ao epicôndilo lateral, até o nível da articulação (*i. e.,* 1 cm distal ao epicôndilo) (Fig. 12-3). O tecido subcutâneo e a fáscia superficial são incisionados e afastados, localizando a interface entre o músculo extensor longo e o firme bordo anterior da aponeurose extensora. Uma fenda palpável está presente nesta interface já

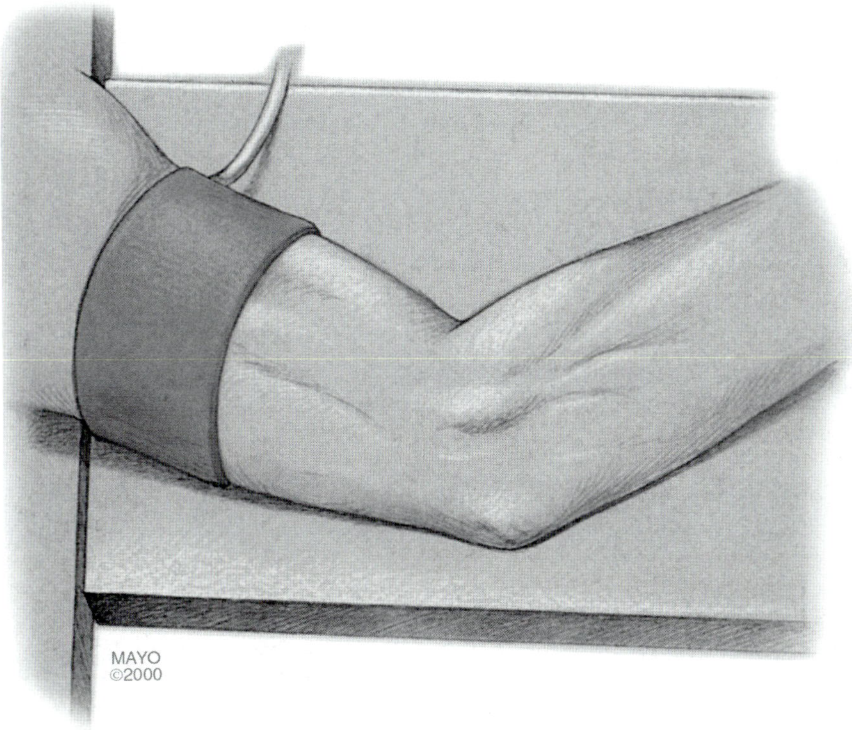

Figura 12-2. Todas as ilustrações são de um cotovelo direito. O braço é preparado com um torniquete não-estéril e colocado em uma mesa para braço.

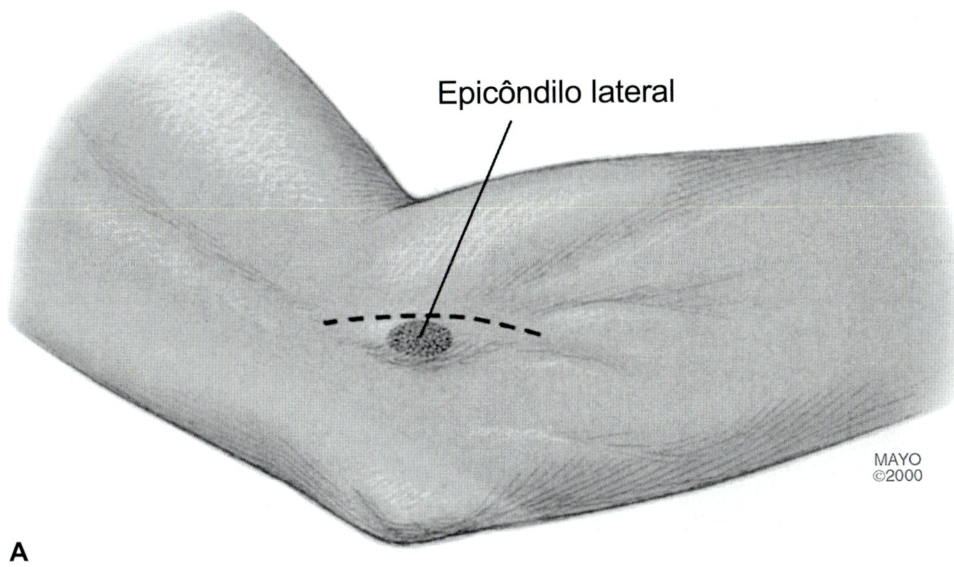

Figura 12-3. A incisão na pele estende-se de 1 cm a 2 cm proximal e anterior ao epicôndilo lateral distalmente por 1 cm, até o nível da articulação do cotovelo (**A**). *(Continua.)*

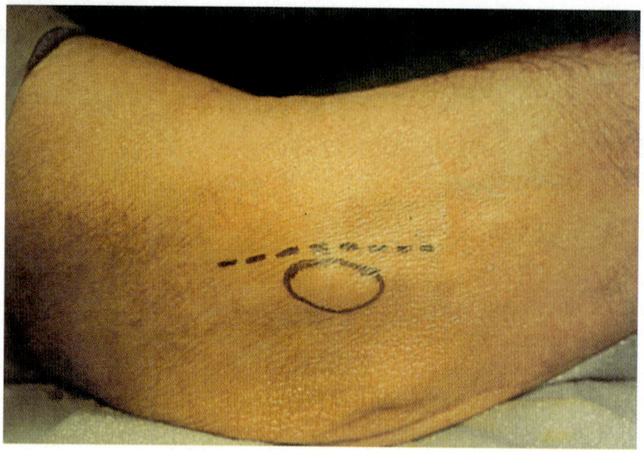

B

Figura 12-3. *Continuação.* A área demarcada com o círculo identifica o epicôndilo lateral (**B**).

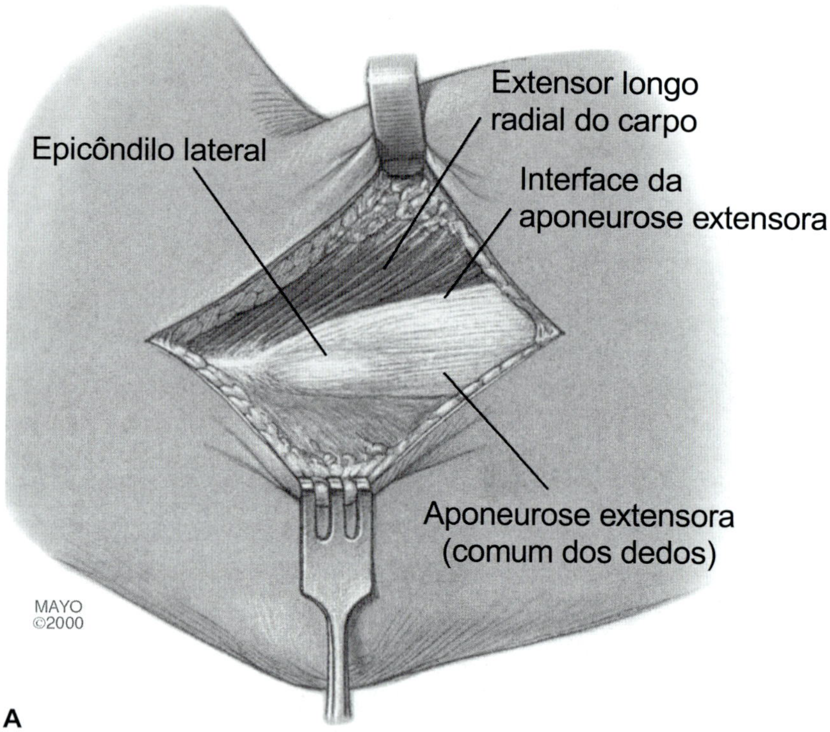

A

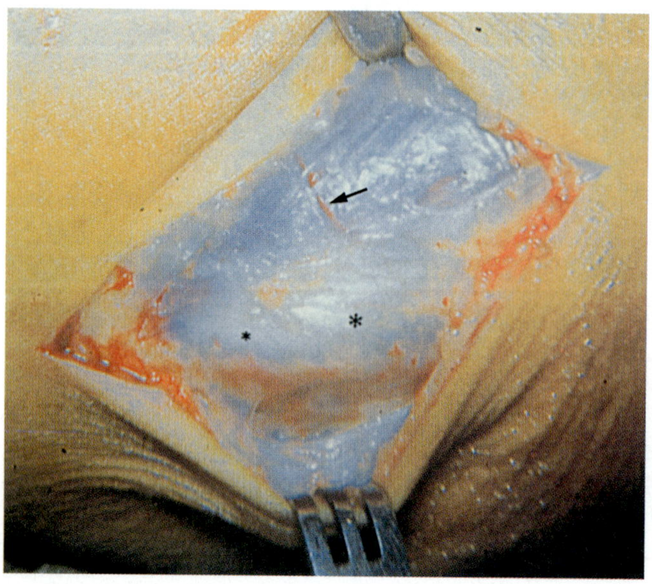

B

Figura 12-4. Identificação dos tendões. A exposição do epicôndilo lateral e da interface entre o extensor longo e a aponeurose extensora (**A**). Observe que o extensor curto não é visível já que está escondido sob o extensor longo (**B**). *Asterisco pequeno*, epicôndilo lateral; *asterisco grande*, aponeurose extensora; *seta*, extensor longo.

que a fáscia sobre o extensor longo é fina e o bordo anterior da aponeurose é firme e espesso (Fig. 12-4). Uma incisão de 2 mm a 3 mm de profundidade é feita entre o extensor longo e a aponeurose extensora, na interface identificada, estendendo-se de 1 cm a 2 cm proximal ao epicôndilo lateral, distalmente até o nível da linha articular. O extensor longo é liberado pela dissecação com bisturi e afastado ântero-medialmente de 2 cm a 3 cm. Este afastamento coloca o extensor curto sob observação direta (Fig. 12-5).

Nota técnica: Um erro comum na incisão na interface do extensor longo é a penetração muito profunda através da dissecação vertical. Como observado, o extensor longo tem uma espessura somente de 2 mm a 3 mm neste nível. Uma vez que uma profundidade de 2 mm a 3 mm seja atingida, a dissecação se torna primariamente horizontal, progredindo medialmente. Este requinte técnico é importante para evitar uma distorção iatrogênica, bem como para se desviar do corpo do tendão do extensor curto. Esta distorção iatrogênica pode, facilmente, complicar a identificação das regiões patológicas.

Com uma escolha apropriada do paciente e a exposição adequada, toda a origem do extensor curto será facilmente identificada. A aparência macroscópica da alteração patológica é a de um

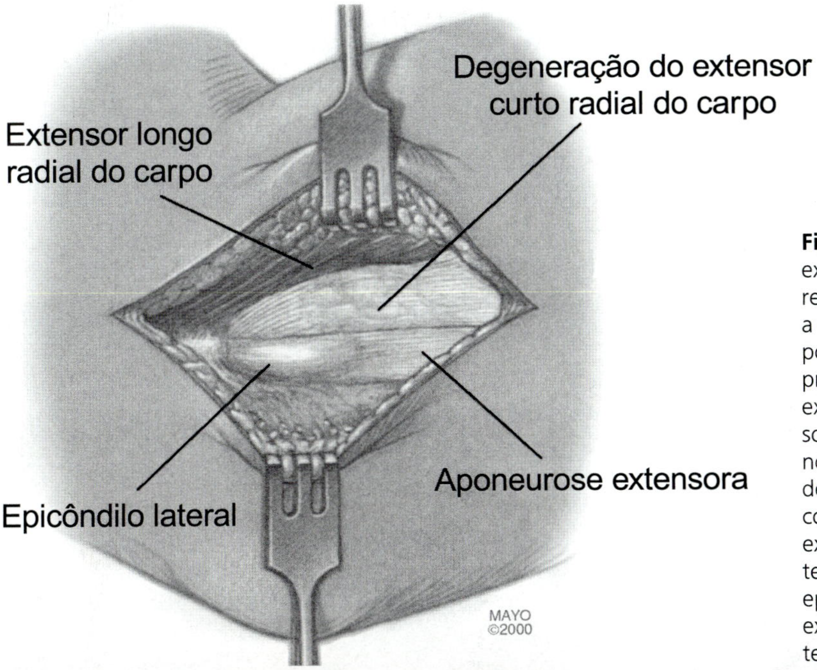

A

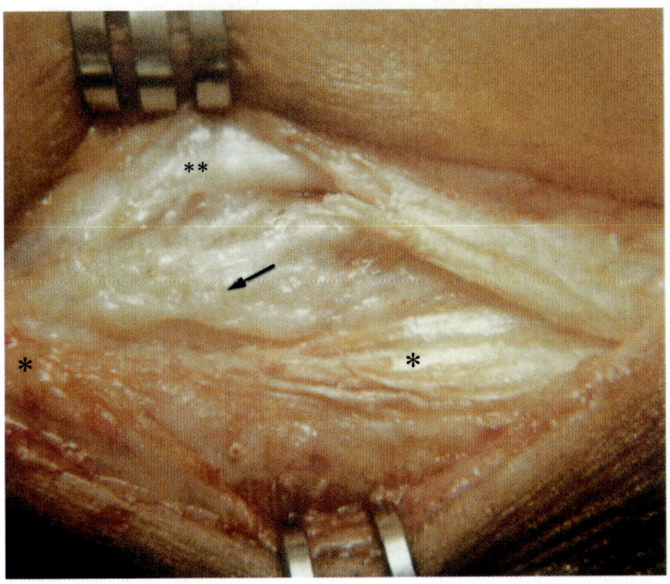

B

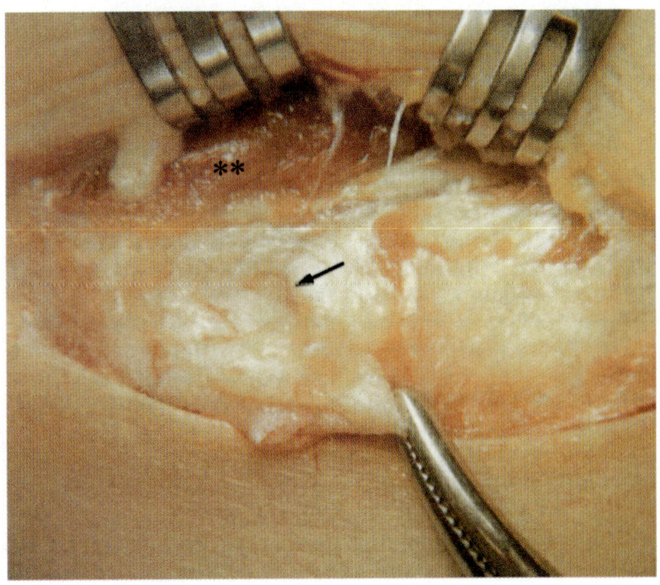

C

Figura 12-5. Uma incisão na interface entre o extensor longo/aponeurose extensora, com a retração ântero-medial do extensor longo, expõe a origem patológica do extensor curto (**A**). Um ponto técnico-chave é não incisionar muito profundamente, mas mais medialmente, já que o extensor longo possui uma profundidade de somente 2 mm a 3 mm neste nível. As variações no dano anatomopatológico incluem a degeneração da origem do extensor curto (**B**) e a completa ruptura em avulsão da origem do extensor curto, como demonstrado em uma tenista profissional (**C**). Asterisco pequeno, epicôndilo lateral; asterisco grande, aponeurose extensora; *asteriscos duplos*, extensor longo; *seta*, tendinose do extensor curto.

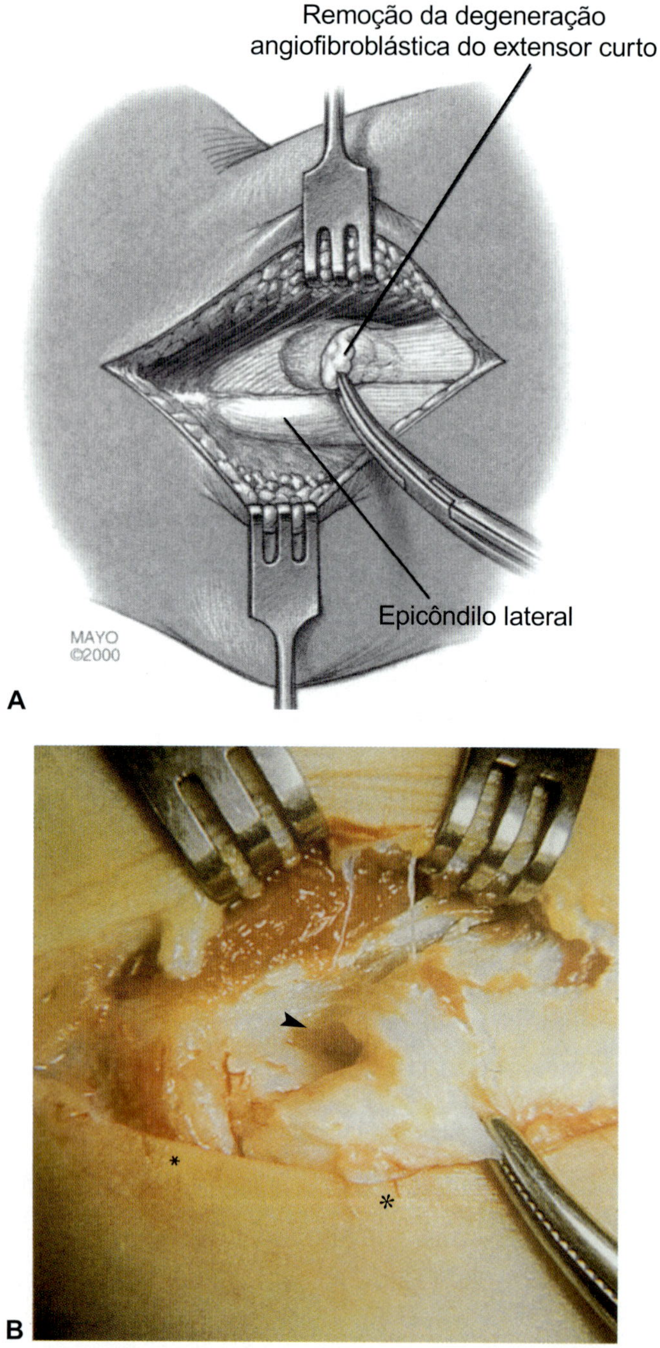

Figura 12-6. Ressecção do tecido patológico. Ressecção de cortes patológicos (histologicamente denominados *tendinose angiofibroblástica*) da origem do extensor curto. Neste caso, 100% da origem está envolvida, e uma ruptura parcial é observada (**A**). Em nenhuma circunstância a aponeurose extensora é completamente liberada do epicôndilo. A fotografia cirúrgica da ressecção da origem patológica do extensor curto (**B**) demonstra uma grande tendinose com uma ruptura no lado inferior. Observe a pequena faixa de tendão normal no bordo do extensor longo. A alteração patológica restante apresenta uma aparência macroscópica de cor cinza clara, típica da tendinose angiofibroblástica. (*Asterisco pequeno,* epicôndilo lateral; abaixo da pele; *asterisco grande,* aponeurose extensora; *seta*, ruptura.)

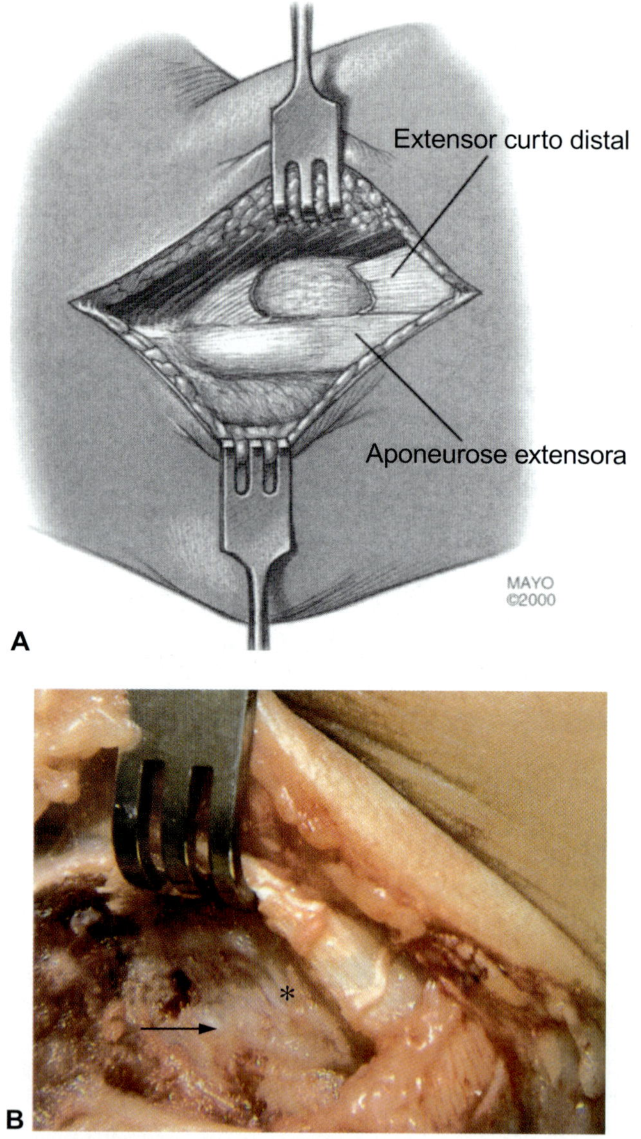

Figura 12-7. Ressecção completa do tecido patológico. Corte patológico ressecado de todo o tendão extensor curto (**A**). A fotografia cirúrgica demonstra o término da ressecção da origem degenerada do extensor curto (**B**). *Seta*, defeito após a ressecção do extensor curto; *asterisco*, fáscia saudável sobre o extensor longo afastado.

tecido acinzentado claro, geralmente edemaciado e friável, e ocasionalmente rompido (Fig. 12-5). O tecido normal, em contraste, é brilhante, firme e possui uma coloração levemente branco-amarelada. O tecido patológico geralmente envolve toda a origem do extensor curto, e, em nossas séries, 10% do bordo anterior da aponeurose extensora está anormal em 35% dos casos.

A excisão de todo o tecido patológico na origem do extensor curto é realizada em bloco. Este bloco de tecido tem um formato levemente triangular com a base distal (Fig. 12-6). O tamanho típico do tecido é de 2 cm × 1 cm (Fig. 12-6). Deve ser observado que a origem do extensor curto é liberada do epicôndilo lateral e do bordo anterior da aponeurose extensora. Se a aponeurose anterior possui alterações patológicas, o tecido patológico também é removido (mas não o tendão normal).

O tecido patológico é facilmente identificado por sua aparência e é confirmado pelo "teste do arranhão de Nirschl". Este teste faz uso da friabilidade do tecido patológico, que facilmente se solta por meio de um movimento de arranhadura com a ponta do bisturi. Quando o tecido saudável é atingido, ele não se solta mais com o movimento de arranhadura. Esta técnica é especialmente útil quando se removem alterações patológicas no bordo anterior da aponeurose.

Nos 20% dos casos que se apresentam com uma exostose ou proeminência do epicôndilo lateral, o bordo proximal da aponeurose é temporariamente descolado do epicôndilo, para uma exposição adequada, e a exostose é removida com uma rugina, e o local é suavizado com uma lima.

Uma vez que a patologia tenha sido adequadamente ressecada, um defeito se apresenta na área anteriormente ocupada pela origem do tendão extensor curto. A porção mais distal do extensor curto ainda está presa ao ligamento orbicular, aponeurose anterior distal e a face inferior do extensor longo (Fig. 12-7). O extensor curto portanto não se retrai distalmente, mantendo, assim, um comprimento de trabalho normal da unidade musculotendínea de todo o extensor curto (*i. e.,* do cotovelo ao punho). Se um segmento do bordo anterior da aponeurose extensora ou uma exostose óssea está presente no epicôndilo lateral, estas anormalidades são ressecadas neste momento. O firme reparo da aponeurose sempre é feito nestas circunstâncias. O objetivo da cirurgia é a ressecção de todo o tecido patológico, sem liberação do tendão.

Uma pequena abertura sinovial pode ser feita neste momento, para inspecionar o compartimento ântero-lateral da articulação. A menos que o paciente se apresente com sinais e sintomas intra-articulares claros antes da cirurgia, é incomum se encontrarem alterações intra-articulares significativas.

Para aumentar o suprimento vascular, dois a três orifícios de 5/64 polegadas são perfurados através do osso cortical na área ressecada. Teoricamente, esta técnica encoraja a rápida substituição da lacuna triangular de tecido, com tecido fibrotendinoso saudável (Fig. 12-8).

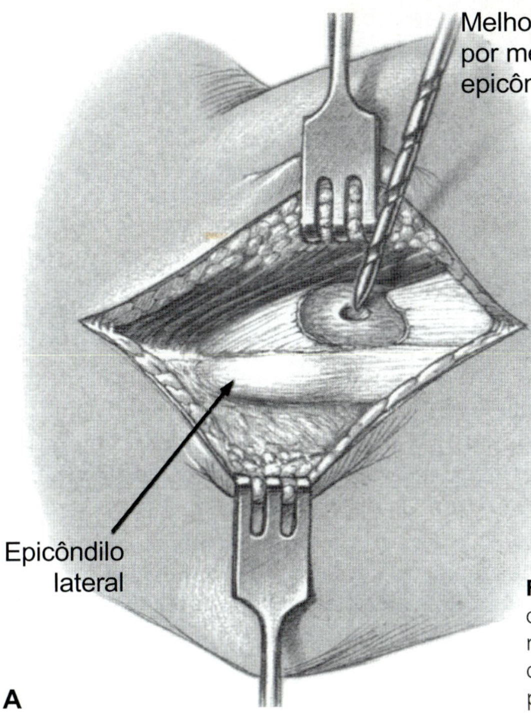

A

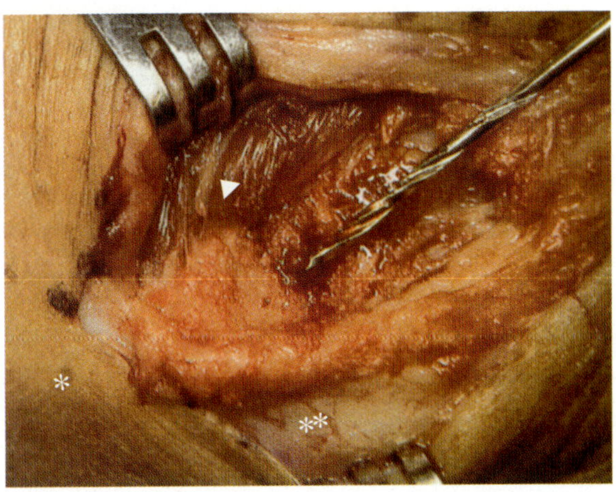

B

Figura 12-8. A, B: Aumento da revascularização por meio da perfuração cortical. O osso cortical é perfurado com uma broca de 5/64 polegadas, para aumentar a revascularização da área. (*Asterisco*, epicôndilo lateral.) *Nota:* não perfure a ponta da área do epicôndilo lateral, pois o distúrbio ósseo, aqui, causa grande dor no pós-operatório.

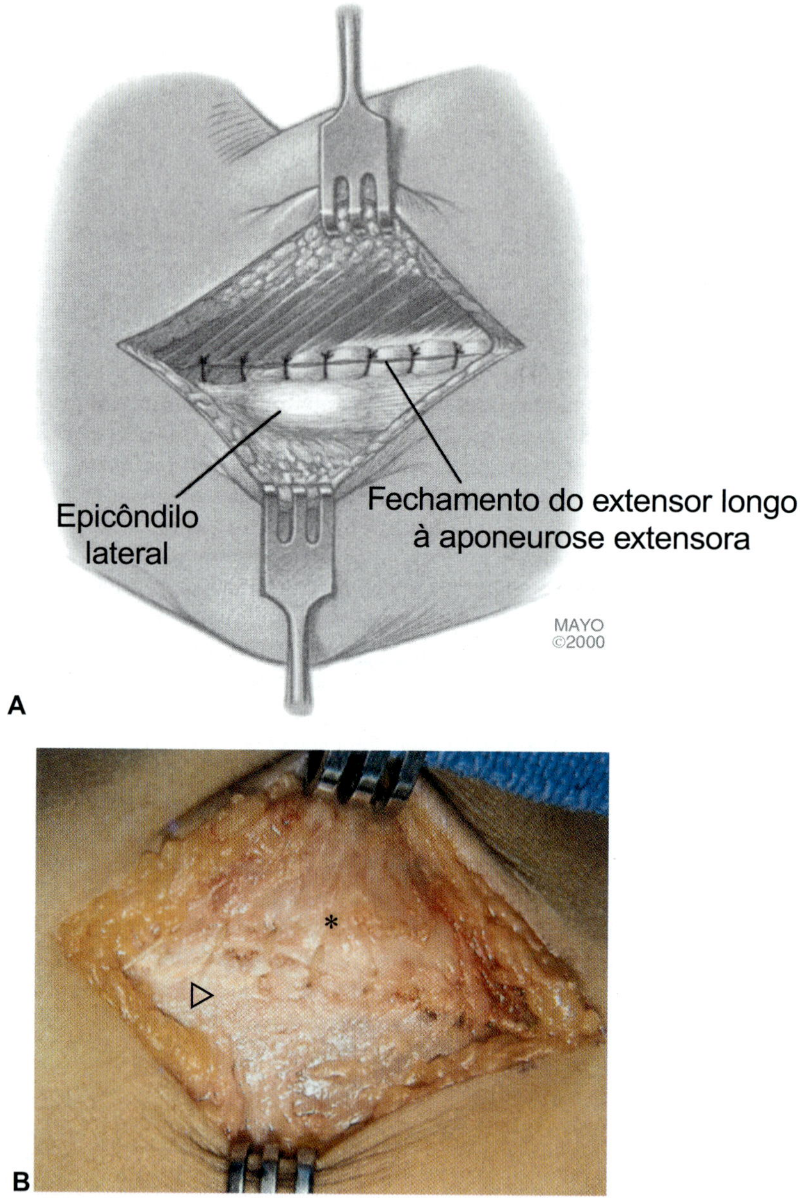

Figura 12-9. A, B: Reparo da interface do tendão. Em todos os casos, a interface entre o extensor longo e a aponeurose do extensor é firmemente fechada. Teoricamente, o coágulo de sangue, que se forma na região, se transforma em tecido fibroso saudável (indolor) que preenche o defeito proximal da região ressecada do tendão, reforçando, ainda mais, a segurança da origem do extensor curto. *Seta*, epicôndilo lateral; *asterisco*, extensor longo.

A interface entre o bordo posterior do extensor longo e o restante do bordo anterior da aponeurose extensora são firmemente fechados (Fig. 12-9). Utilizo um ponto contínuo simples com PDS nº 1. É desnecessária a sutura do extensor curto distal, já que uma firme fixação é mantida ao ligamento orbicular, aponeurose distal e ao lado inferior do extensor longo, distalmente. A aponeurose extensora é firmemente reparada anteriormente, e sua fixação proximal não é perturbada; assim, a rápida mobilização no pós-operatório é possível e encorajada. A pele é fechada com fio categute 3-0, a região subcutânea, com fio Prolene 3-0, e a pele é aproximada com Steri-strips.

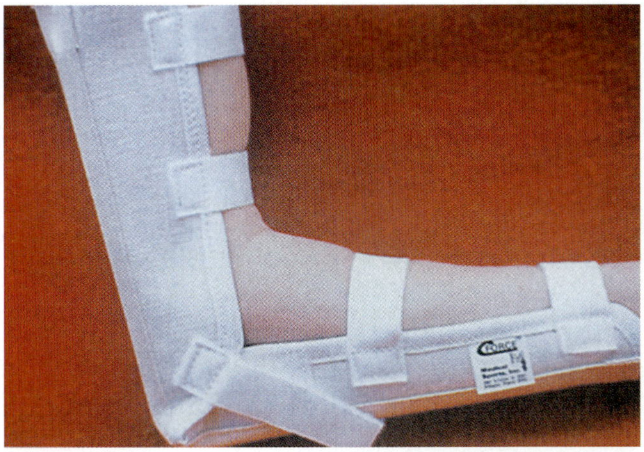

Figura 12-10. Um imobilizador de cotovelo leve com faixas de Velcro proporciona um apoio confortável no período pós-operatório imediato. Os exercícios de movimentação geralmente são iniciados em 48 horas, mas a proteção intermitente com o imobilizador geralmente é mantida por cinco a seis dias. (Cortesia de Medical Sports, Inc., Arlington, VA.)

TRATAMENTO PÓS-OPERATÓRIO

O braço é colocado em um imobilizador de cotovelo com faixas de Velcro (Fig. 12-10). A articulação é posicionada em 90° de flexão, o antebraço em posição neutra, e a mão livre. Utilizo uma imobilização total durante dois dias. Os exercícios de movimentação geralmente são iniciados 48 horas após a cirurgia (cirurgia em tendão e/ou cirurgia em tendão e nervo, quando uma cirurgia combinada medial e lateral é realizada).

Uma proteção intermitente com imobilizador geralmente é mantida durante cinco a seis dias, tempo em que as atividades normais do dia-a-dia são reassumidas. Um suporte de contra-força (banda de antebraço) proporciona uma função de apoio e é utilizada a partir deste momento, até que a força completa do antebraço retorne (geralmente entre três a seis meses). A órtese é utilizada durante os exercícios de reabilitação para o antebraço e ombro, e durante as atividades mais vigorosas do antebraço, como atividades domésticas mais pesadas. Um retorno gradual à prática de esportes, como o tênis e golfe, geralmente é iniciado entre oito a dez semanas com a proteção de uma órtese ou faixa.

RESULTADOS

Após a cirurgia lateral, 85% a 90% dos pacientes podem esperar um retorno completo às suas atividades anteriores (1,2,9). Nos pacientes restantes, uma melhora geralmente é observada, mas não é adequada para permitir que a pessoa retorne a todos os níveis de atividade desportiva. Em menos de 5% não se observam melhoras, e em raras circunstâncias a condição do paciente se deteriora. Assim, menos de 5% dos pacientes são considerados insucessos.

COMPLICAÇÕES

A complicação mais freqüente após uma cirurgia para o tratamento do cotovelo de tenista é uma dor residual de grau variável. Isto não é comum em nossa experiência e ocorre em menos de 10% dos pacientes. Quando uma dor está presente após a cirurgia, uma análise lógica é conduzida, e as seguintes determinações devem ser consideradas (7,11):

1. Houve tempo suficiente e/ou reabilitação apropriada para permitir uma cicatrização adequada?
2. O diagnóstico foi apropriadamente realizado antes da cirurgia?
3. Algo ocorreu no momento da cirurgia, de modo a causar sintomas iatrogênicos?
4. A verdadeira anatopatologia foi tratada?

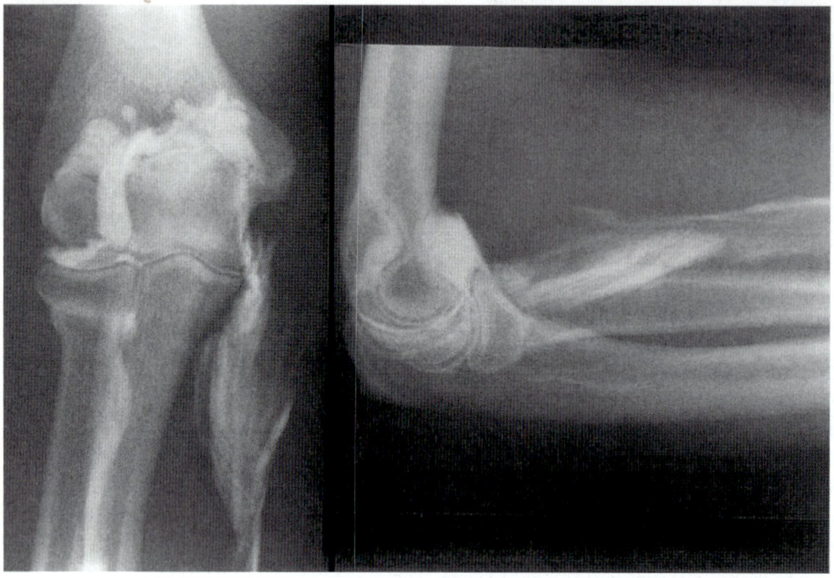

Figura 12-11. A artrografia revela o extravasamento do material de contraste na musculatura do antebraço, após uma cirurgia inadequada para tratamento de cotovelo de tenista.

Uma excisão cirúrgica inadequada, deixando parte do tecido patológico, está comumente implicada como a causa do insucesso. Neste caso, um segundo procedimento cirúrgico deve ser considerado (7,11). O fato de o indivíduo estar recebendo benefícios previdenciários, emvirtude desta patologia, pode afetar a sua motivação e deve ser considerada durante a fase de reabilitação.

Uma liberação agressiva do tendão comum, a partir do epicôndilo lateral ou medial, pode resultar em uma liberação do ligamento colateral e em instabilidade articular (7,11). Ocasionalmente, a instabilidade se manifesta como uma dor residual, mas não como frouxidão. Este problema é diagnosticado por meio de radiografias de estresse e, ocasionalmente, por uma artrografia (Fig. 12-11). O tratamento é o reparo ou a reconstrução do ligamento colateral.

CASO ILUSTRATIVO

Uma tenista profissional apresentou quadro de epicondilite lateral durante seis meses. Ela não respondeu às tentativas de modificação de atividade ou uso de órtese. Na cirurgia, uma ruptura completa da origem degenerada do tendão do extensor curto foi identificada e ressecada (Fig. 12-12). Seu desempenho foi levemente alterado, mas foi bom o suficiente para que a tenista chegasse às

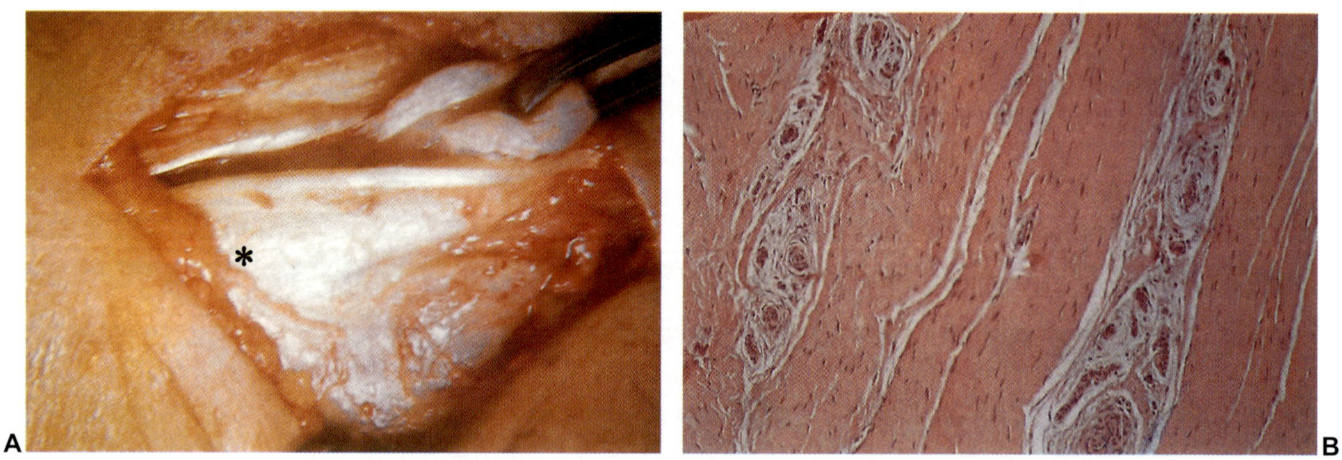

Figura 12-12. A ruptura completa do tendão extensor curto em uma jogadora profissional de tênis (**A**). O exame histológico confirmou que este era um processo degenerativo, e não inflamatório (**B**). *Asterisco*, epicôndilo lateral.

quartas de finais do *U.S. Open*, nove meses após a cirurgia, e a uma posição entre as dez melhores no *ranking*.

LEITURAS RECOMENDADAS

1. Boyd HB, McLeod AC. Tennis elbow. *J Bone Joint Surg* 1973;55A:1183.
2. Coonrad RW, Hooper WR. Tennis elbow: its course, natural history, conservative and surgical management. *J Bone Joint Surg* 1973;55A:1177.
3. Cryiax JH. The pathology and treatment of tennis elbow. *J Bone Joint Surg* 1936;18:921.
4. Goldie I. Epicondylitis lateralis humeri (epicondylalgia or tennis elbow): a pathogenetical study. *Acta Chir Scand Suppl* 1964;339.
5. Kraushaar BS, Nirschl RP. Pearls: handshake lends epicondylitis cures. *Phys Sportsmed* 1996;24:15.
6. Kraushaar B., Nirschl R.: Tendinosis of the Elbow (Tennis Elbow) Clinical Features and Findings of Histological Immunohostochemical and Electron Microscopy Studies. *J Bone Joint Surg Vol* 81-A(2)1999:259–278.
7. Morrey BF. Reoperation for failed surgical treatment of refractory lateral epicondylitis. *J Shoulder Elbow Surg* 1992;1:47–55.
8. Nirschl RP. Sports and overuse injuries to the elbow. Muscle and tendon trauma; medial and lateral tennis elbow. In: Morrey BF, ed. *The elbow and its disorders,* 3rd ed. Philadelphia: WB Saunders; 2000.
9. Nirschl RP, Pettrone F. Tennis elbow: the surgical treatment of lateral epicondylitis. *J Bone Joint Surg* 1970;61A:832.
10. Nirschl RP, Sobel J. Conservative treatment of tennis elbow. *Phys Sports Med* 1981;9:42.
11. Organ S., Nirschl R., Kraushaar B., Guidi E.: Salvage Surgery for Lateral Tennis Elbow. *Am J Sports Med* 1997;25:746–750.
12. Regan W, Wold LE, Coonrad R, Morrey BF. Microscopic histopathology of lateral epicondylitis. *Am J Sports Med* 1992;20:746–749.
13. Werner CO. Lateral elbow pain and posterior interosseous nerve entrapment. *Acta Orthop Scand Suppl* 1979;174:1.

13

Epicondilite Medial

Gerard T. Gabel e Robert P. Nirschl

A epicondilite medial é conseqüência de cargas agudas ou crônicas aplicadas à massa flexora-pronadora do antebraço, resultando em dor na região medial e no antebraço proximal, relacionada com a atividade (6). Ela é quatro vezes menos comum do que a epicondilite lateral e possui um perfil demográfico similar. A presença concomitante de neuropatia ulnar no cotovelo é observada em 30% a 50% dos pacientes e pode ser a preocupação primária de tratamento (3,5,9). O exame físico revela uma dor epicondilar direta e dor indireta com a pronação contra a resistência. O exame do nervo ulnar pode demonstrar um sinal de Tinel, teste de flexão do cotovelo ou teste de compressão nervosa positivos. O exame do estresse em valgo é essencial para avaliar a instabilidade medial, tanto como preocupação associada quanto como o processo principal. A subluxação da cabeça medial do tríceps e a neuropatia cutânea antebraquial medial também devem ser evitadas (1,7).

As radiografias simples são necessárias para avaliar os diagnósticos adicionais, mais comumente uma artrite degenerativa (que pode necessitar da injeção diagnóstica de xilocaína do cotovelo, para diferenciar uma fonte de sintomas intra-articulares de sintomas extra-articulares). As radiografias de estresse em valgo devem ser obtidas, se necessário. As imagens de ressonância magnética geralmente não são necessárias, já que este diagnóstico é primariamente clínico.

A epicondilite medial é classificada com a epicondilite combinada e sistema de classificação de neuropatia ulnar (3). Para simplificar a classificação original, o tipo I é uma epicondilite medial isolada e o tipo II é uma epicondilite medial com uma neuropatia ulnar associada. Esta pode ser adicionalmente classificada como de gravidade moderada ou mínima.

O tratamento inicial da epicondilite medial do tipo I é similar ao da epicondilite lateral, incluindo a injeção de corticoesteróides, órtese de contraforça, imobilização do punho e um programa de condicionamento. As injeções devem ser administradas na face anterior do epicôndilo com o cotovelo em extensão para evitar o nervo ulnar (8), bem como o ligamento oblíquo anterior. Os casos de epicondilite tipo I que falham em responder ao tratamento e todas as epicondilites mediais do tipo II são indicações para a intervenção cirúrgica.

G.T. Gabel, M.D.: Department of Orthopedic Surgery, Baylor College of Medicine, Houston, Texas.
R.P. Nirschl, M.D.: Department of Orthopedic Surgery, Georgetown University Medical School, Washington, D.C.; and Arlington Hospital/Nirschl Orthopedic Sports Medicine Clinic, Arlington, Virginia.

INDICAÇÕES/CONTRA-INDICAÇÕES

Assim como na epicondilite lateral, as indicações para a cirurgia são dores que limitem às atividades do dia-a-dia ou que venham a interromper o sono do paciente. A duração do tratamento conservador é de, no mínimo, seis a nove meses e, de modo ideal, pelo menos, 12 meses. Todas as medidas conservadoras devem ser tentadas. Pelo menos uma injeção de cortisona é útil para isolar a lesão, e uma falha desta terapia reforça as indicações para a cirurgia.

A contra-indicação mais significativa é uma história e exame que não coincida precisamente com o que se espera de uma epicondilite medial. Uma fraca motivação, pacientes recebendo benefícios previdenciários e expectativas não realistas também são pontos de preocupação e devem ser considerados antes da intervenção cirúrgica. Indivíduos que não estejam melhorando ou que apresentem sintomas por um período inferior a 6 meses geralmente não são considerados candidatos para a cirurgia.

PLANEJAMENTO PRÉ-OPERATÓRIO

O procedimento cirúrgico preferencial relaciona-se com a classificação da epicondilite medial. O tratamento cirúrgico da epicondilite medial do tipo I envolve somente o desbridamento do epicôndilo medial. A epicondilite do tipo II pode necessitar da descompressão do nervo ulnar, incluindo a liberação do túnel cubital, se os sintomas forem leves (A), ou o desbridamento epicondilar medial e transposição do nervo ulnar, se os sintomas nervosos predominarem (B). A epicondilectomia medial deve ser evitada, já que a remoção epicondilar anterior (para a epicondilite medial) e a remoção epicondilar posterior (para o nervo ulnar) podem resultar no compromisso da origem do ligamento oblíquo anterior. Quando o desbridamento do epicôndilo medial é realizado, a massa flexora-pronadora já está violada, de modo que a translocação submuscular é lógica.

A instabilidade em valgo, se presente, pode ser tratada por via cirúrgica, na mesma situação, com a reconstrução do ligamento oblíquo anterior (4) em associação com uma transposição submuscular do nervo ulnar e desbridamento do epicôndilo medial. A preocupação óbvia da elevação do estabilizador medial ativo do cotovelo (a massa flexora-pronadora), ao mesmo tempo em que uma restrição ligamentar passiva (o ligamento oblíquo anterior), pode ser impedida pelo reparo formal da origem flexora-pronadora, além da reconstrução do ligamento oblíquo anterior (LOA).

O tendão conjunto medial (TCM) é o foco anatômico primário na epicondilite medial. O TCM é o septo orientado perpendicularmente, que se origina na face anterior do epicôndilo medial e separa as origens do flexor comum e do pronador redondo (Fig. 13-1). Ele se localiza imediatamente anterior ao ligamento oblíquo anterior sem, na maioria dos casos, nenhum intervalo identificado entre estas duas estruturas. O TCM serve como uma origem intermuscular do tendão para a massa da musculatura pronadora, incluindo o flexor ulnar do carpo, o pronador redondo, o palmar longo e o flexor sublime dos dedos. No nível do epicôndilo medial o tendão é completamente conjunto e permanece desta forma pelos primeiros 2 cm, ponto em que o TCM se divide em dois septos separados pelo ventre muscular do flexor radial do carpo. O ligamento oblíquo anterior permanece ao longo do bordo posterior do TCM por todo seu curso. O tendão medial conjunto estende-se distalmente por 10 cm a 12 cm pelo antebraço. Um envolvimento patológico macroscópico do tendão é visto dentro dos 2 cm a 3 cm proximais do tendão, o nível onde ele é conjunto. É neste nível que o desbridamento cirúrgico na epicondilite medial é conduzido.

CIRURGIA

Epicondilite Medial do Tipo I

Após a indução da anestesia geral, o braço é preparado e os campos são colocados da maneira habitual. Uma incisão é realizada começando 1 cm anterior à margem proximal do epicôndilo medial e estendida distalmente por 3 cm ou 4 cm (Fig. 13-2). Uma dissecação subcutânea anatômica é realizada para permitir a identificação e proteção do ramo posterior do nervo cutâneo antebraquial medial (Fig. 13-3). A fáscia flexora-pronadora é discretamente exposta a partir da margem proximal da origem do pronador redondo na face superior do epicôndilo medial, estenden-

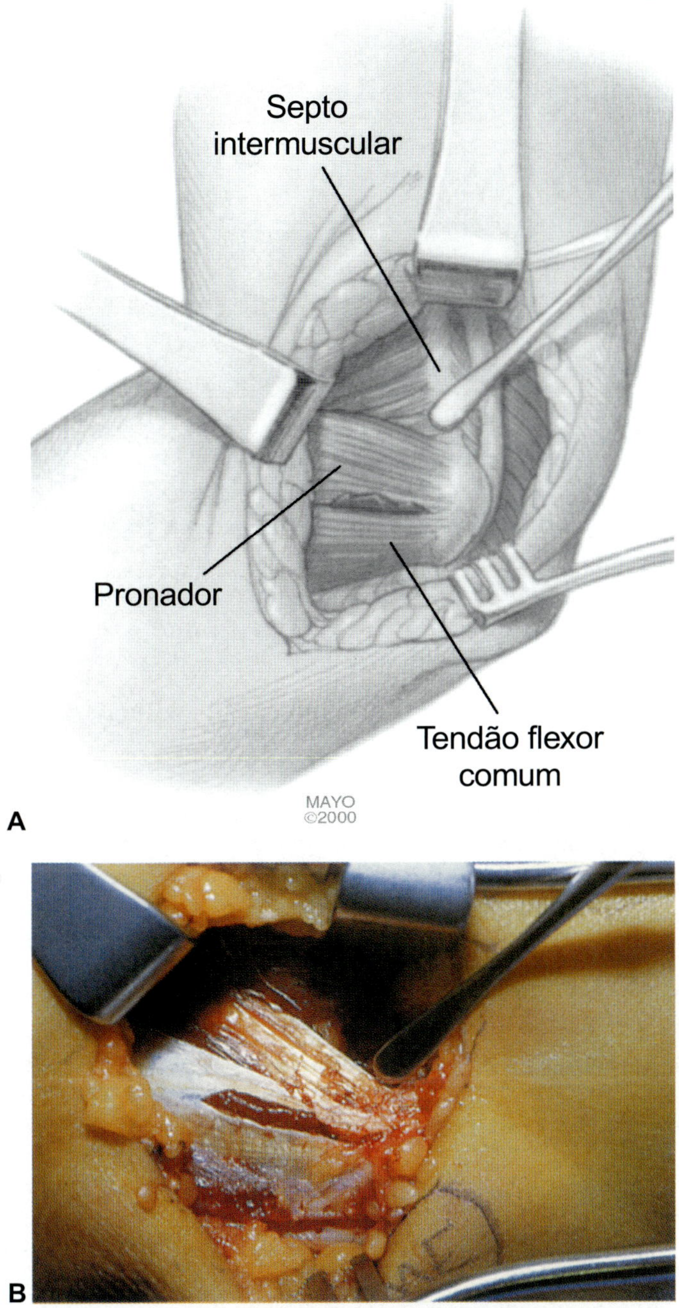

Figura 13-1. A, B: O tendão conjunto medial dentro da massa flexora pronadora. Esta é a origem tendinosa do flexor radial do carpo, pronador redondo, palmar longo e flexor superficial dos dedos. Ele se localiza imediatamente anterior ao ligamento oblíquo anterior.

do-se distalmente até um nível aproximadamente 3 cm distal à face inferior do epicôndilo medial. A fáscia superficial da massa flexora-pronadora é incisionada, começando em seu bordo proximal (pronador redondo), deixando um bordo de 3 mm a 4 mm preso ao epicôndilo. Isto inicialmente envolve a elevação da musculatura do pronador redondo da face anterior do epicôndilo medial, mas, à medida que a dissecação se estende distalmente para a margem anterior inferior do epicôndilo, o bordo proximal do tendão conjunto medial é encontrado. A fáscia superficial da massa flexora-pronadora é incisionada longitudinalmente ao longo do bordo anterior do tendão conjunto

A

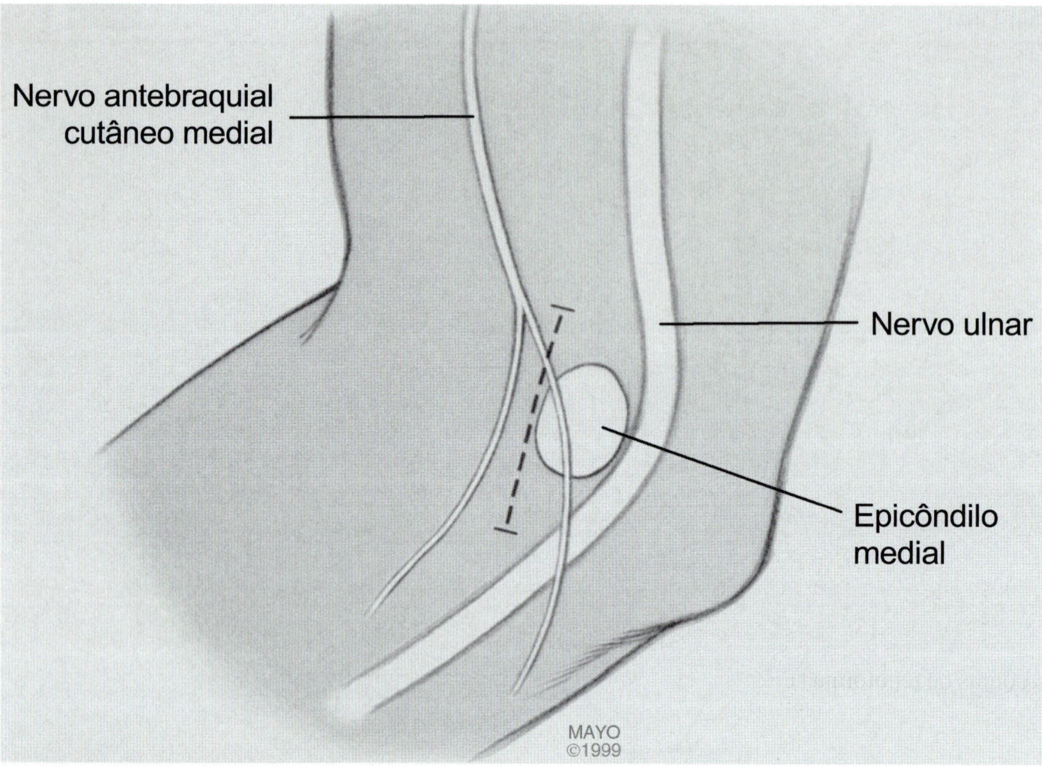

B

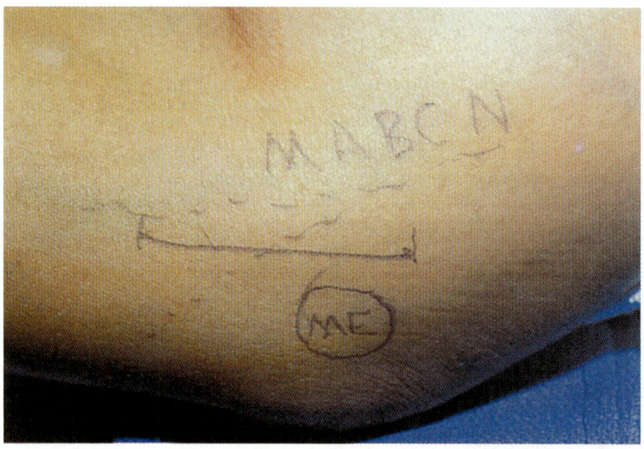

Figura 13-2. A, B: Incisão para o desbridamento epicondilar medial com ou sem liberação do túnel cubital. Esta incisão pode ser estendida proximal e distalmente, para a conversão para um procedimento de transposição, se necessário.

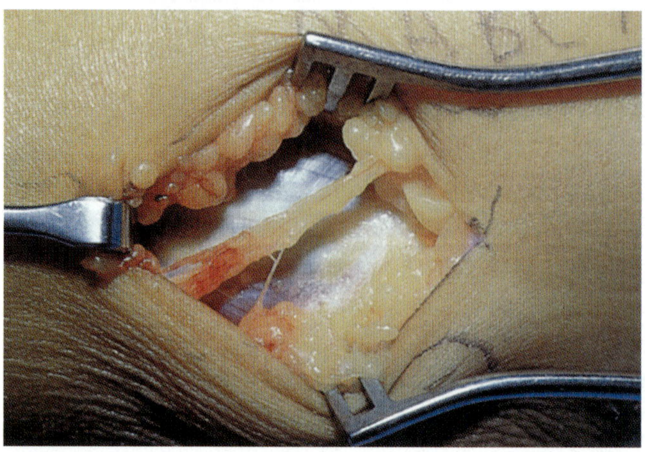

Figura 13-3. Exposição da massa flexora-pronadora. Observe o ramo posterior do nervo antebraquial cutâneo medial, que pode ser facilmente identificado e protegido.

medial. A elevação do pronador redondo continua em uma orientação proximal para distal, para fora da margem anterior do tendão conjunto medial, com tesouras de tenotomia, para expor discretamente os 2 cm a 3 cm proximais do tendão conjunto medial. O tendão conjunto medial geralmente possui 3 mm de espessura do bordo anterior para o posterior, e a margem posterior pode ser prontamente identificada com um elevador Freer ou tesouras de tenotomia para expor esta margem posterior (Fig. 13-4).

Grandes lesões são imediatamente evidentes neste sítio (Fig. 13-5). Se um *nidus* degenerativo está presente, ele geralmente é visto na face proximal do tendão conjunto medial, ao longo de sua margem anterior, se estendendo, algumas vezes, até a face posterior do tendão. O ligamento oblíquo anterior pode ser visto e palpado com um elevador Freer colocado em uma posição imediatamente posterior ao tendão conjunto medial (Fig. 13-6). O intervalo entre estas duas estruturas pode ser aberto com a passagem do elevador Freer ao longo da margem posterior do tendão conjunto medial, criando um intervalo no canto formado pelo ligamento oblíquo anterior e o tendão conjunto medial. Uma vez que o ligamento oblíquo anterior é identificado, o desbridamento do tendão conjunto medial pode ser segura e completamente realizado. Tesouras de tenotomia ou uma escápula são utilizados para elevar a origem do tendão conjunto medial da face anterior do epicôndilo, conservando o ligamento oblíquo anterior. O tendão é elevado em relação ao epicôndilo, no nível do ligamento oblíquo anterior, e a elevação continua distalmente, novamente no nível do ligamento, por 2 cm a 3 cm. Neste ponto, os 2 cm a 3 cm proximais do tendão conjunto medial foram isolados e são excisados com tesouras de tenotomia (Fig. 13-7). O ligamento oblíquo anterior pode ser

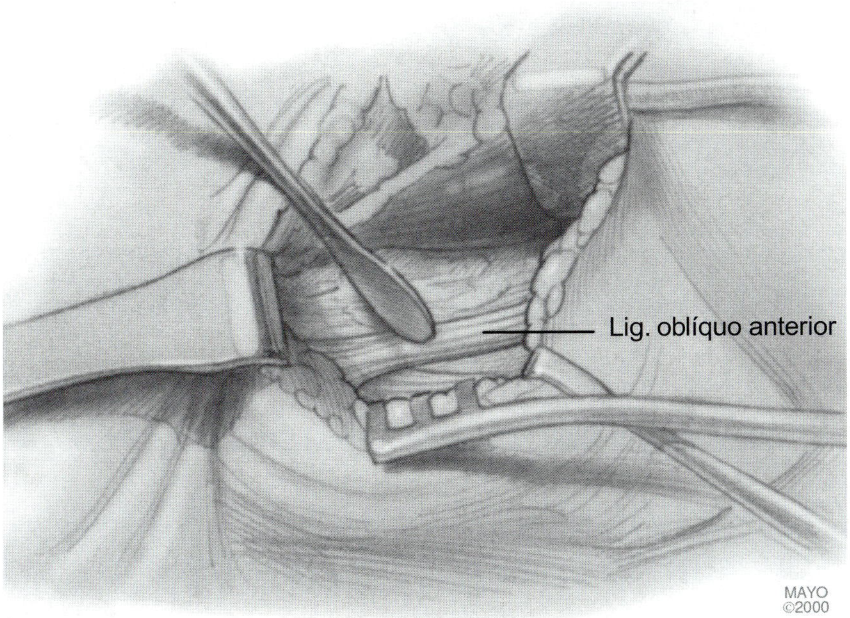

A

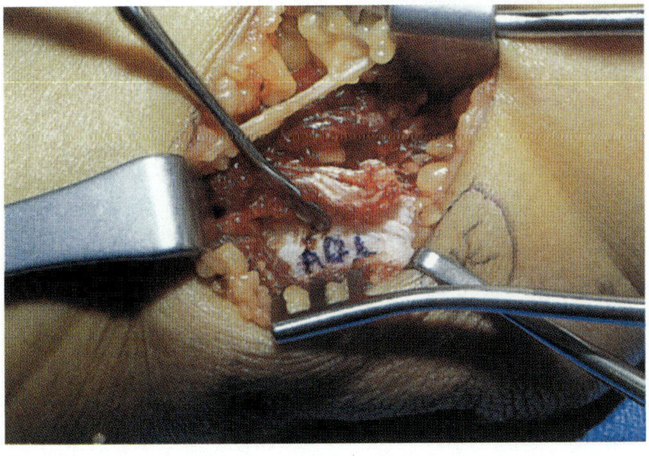

B

Figura 13-4. A, B: Elevação do músculo pronador redondo, da face anterior do epicôndilo medial e da face anterior do tendão conjunto medial. A sonda marca a margem anterior proximal do tendão conjunto medial.

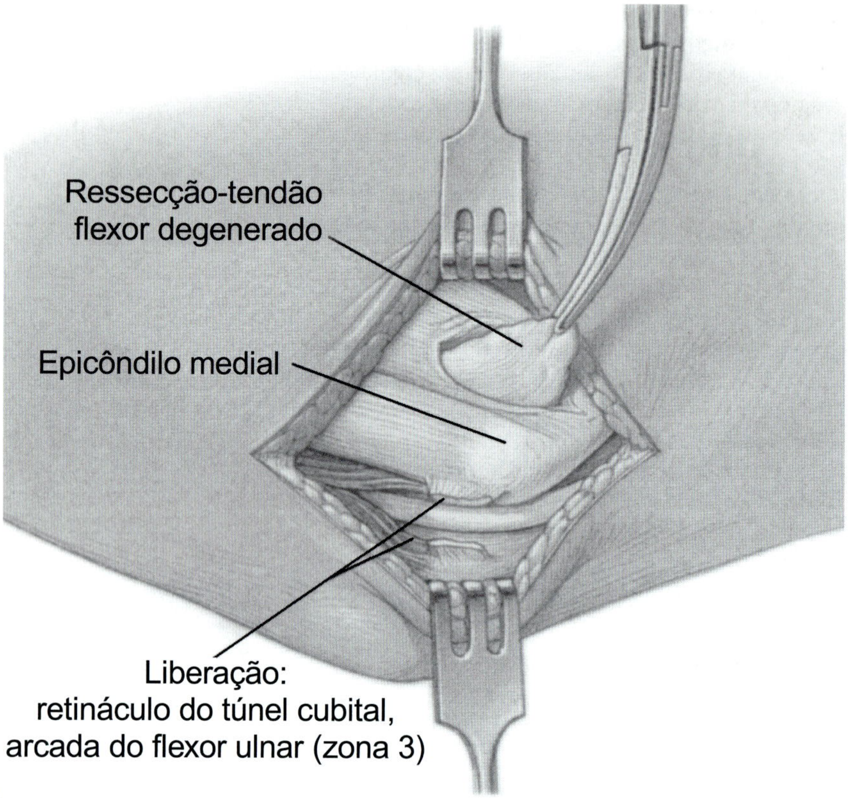

A

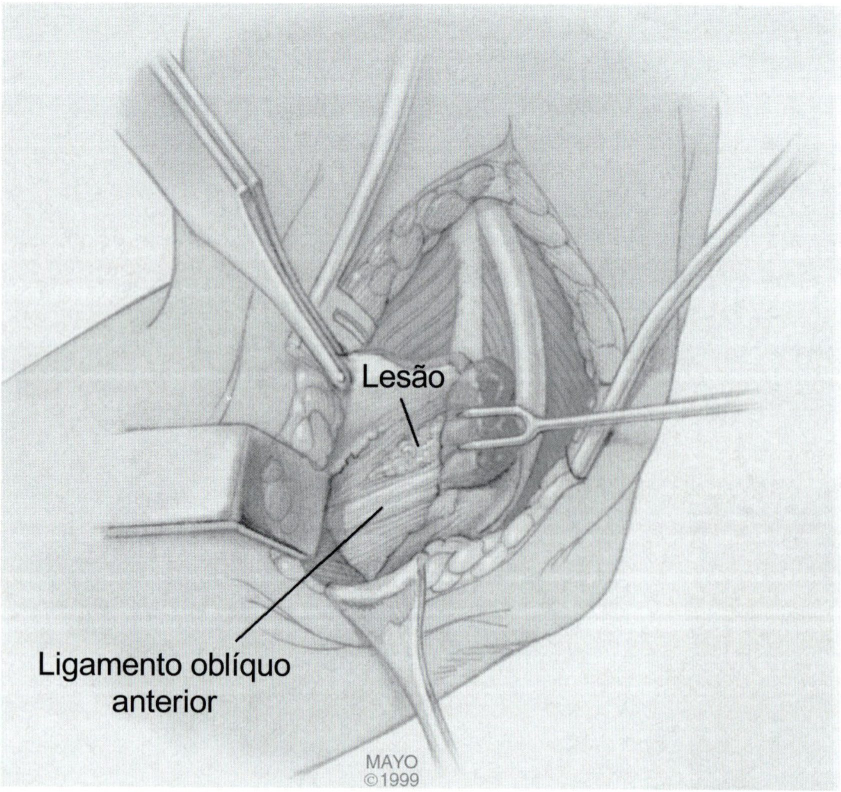

B

Figura 13-5. A, B: Extensa lesão degenerativa e ruptura da origem flexora-pronadora comum no tendão conjunto medial.

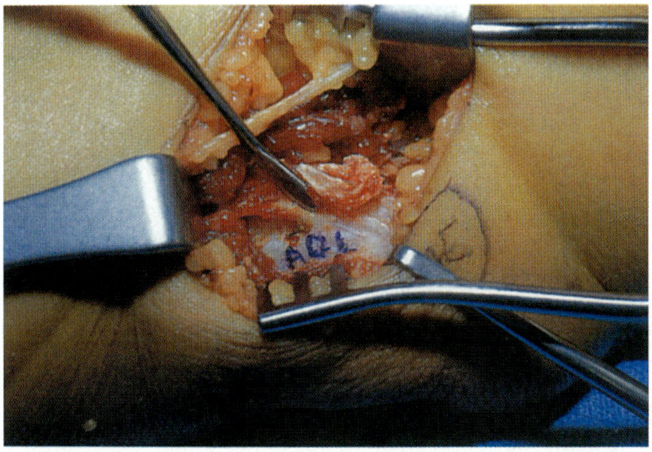

Figura 13-6. Dissecação posterior ao longo do tendão conjunto medial expõe o ligamento oblíquo anterior, contiguamente ao longo do bordo posterior do tendão conjunto medial. Geralmente, não existe um intervalo anatômico, mas um intervalo cirúrgico pode ser identificado (no nível da sonda), para permitir a excisão.

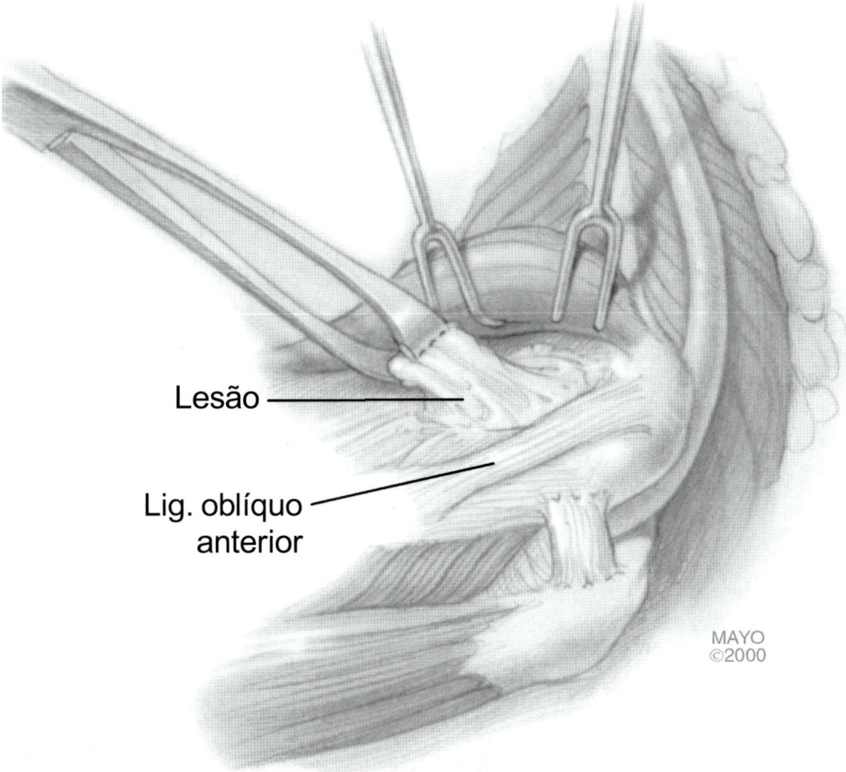

A

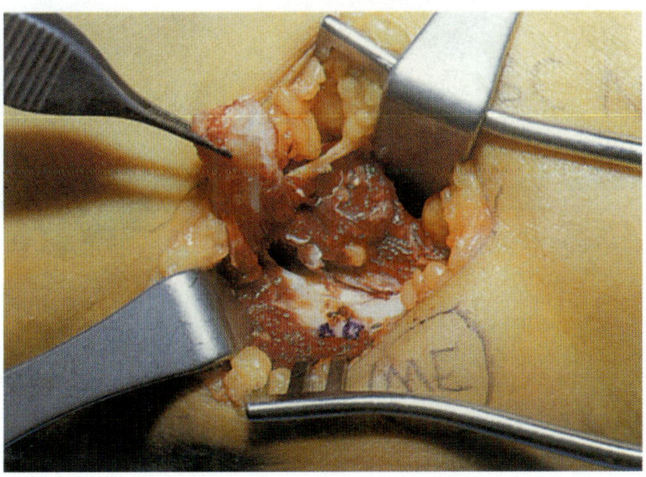

B

Figura 13-7. A, B: Isolamento e excisão do tendão conjunto medial. O tendão é elevado diretamente do epicôndilo medial com um bisturi girando em direção distal, imediatamente superficial ao ligamento oblíquo anterior. Os 2 cm a 3 cm proximais do tendão conjunto medial devem ser excisados. A fáscia superficial da massa flexora-pronadora é fechada anatomicamente.

inspecionado, mas, geralmente, é macroscopicamente normal, exceto nas situações de carregamento crônico em valgo. (Isto geralmente é realizado antes da cirurgia durante o exame físico).

Neste momento, a face anterior do epicôndilo pode ser "refrescada" com uma rugina, e a fáscia superficial da fáscia flexora-pronadora é fechada com uma sutura lado a lado com fio de vicryl 2-0 ao resquício preso ao epicôndilo. O fechamento da pele é completado, e um curativo compressivo é aplicado, seguido pela aplicação de uma imobilização com o punho e cotovelo em posição neutra.

Epicondilite Medial Tipo II

Nos casos associados a uma leve neuropatia ulnar (IIA), o lado mais comum de impacto é a também chamada zona 3 de Nirschl. A liberação do túnel cubital pode ser realizada nesta situação ou pode ser escolhida a transposição submuscular. A liberação do túnel cubital somente é aceitável quando o estojo onde o nervo se situa está preservado (*i. e.*, sem trauma anterior, bom deslizamento nervoso sem cicatrizes, e sem subluxação com a flexão, tanto antes como depois da liberação do túnel cubital). O procedimento de desbridamento do tendão conjunto medial é idêntico ao descrito anteriormente, mas é realizado depois que o estado do nervo é avaliado, e se uma transposição submuscular é considerada necessária, o desbridamento ocorre com a liberação da origem do tendão. A incisão inicial na pele é a mesma utilizada para o desbridamento isolado do epicôndilo medial. A atenção é direcionada posteriormente para o túnel cubital, antes de violar a fáscia pronadora-flexora. A margem posterior do epicôndilo medial é identificada, e a fáscia do flexor ulnar do carpo é exposta (Fig. 13-8). A fáscia sobre o nervo é aberta com tesouras de tenotomia no canto posterior/inferior do epicôndilo medial. A fáscia é, então, incisionada por 4 cm a 5 cm, expondo as duas cabeças do músculo flexor ulnar do carpo. Estas duas cabeças são separadas com dissecação anatômica, expondo a fáscia profunda do flexor ulnar do carpo, que se localiza diretamente sobre o nervo ulnar (Fig. 13-9). Esta camada de fáscia deve ser liberada para completar a liberação do túnel cubital.

O nervo ulnar é, então, examinado, sem perturbar seu leito. Se houver qualquer anormalidade estrutural do túnel cubital (*e. g.*, aderências, exostoses), a conversão para uma transposição submuscular é iniciada.

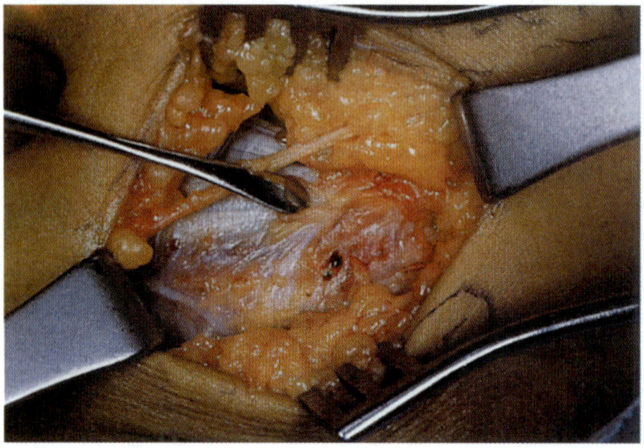

Figura 13-8. Dissecação posterior para expor a região do túnel cubital. Identifique o canto póstero-inferior do epicôndilo medial.

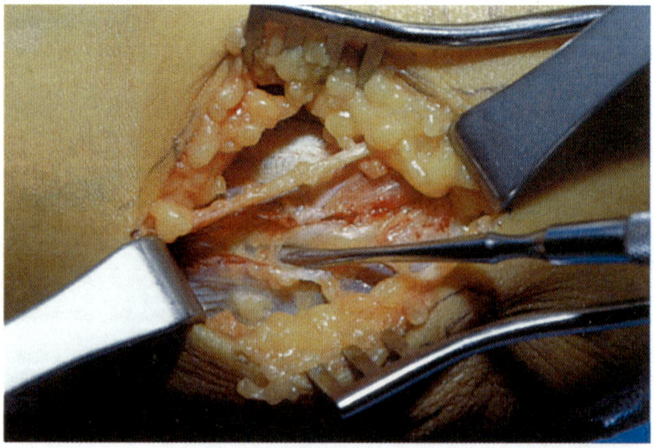

Figura 13-9. A liberação do túnel cubital é realizada, começando no canto posterior inferior do epicôndilo medial, incisionando a arcada do flexor ulnar do carpo, criando, com dissecação anatômica, um intervalo entre as duas cabeças do músculo flexor ulnar do carpo e liberando a fáscia profunda do flexor ulnar do carpo imediatamente superficial ao nervo ulnar. Se o exame do nervo revela qualquer anormalidade significativa, a conversão para uma transposição submuscular é escolhida.

Para o desbridamento do epicôndilo medial e translocação submuscular, uma incisão de 12 cm a 15 cm sobre o curso do nervo ulnar é realizada. O nervo cutâneo antebraquial medial é identificado e protegido distalmente na ferida. A atenção é direcionada proximalmente, incisionando a fáscia braquial que se superpõe ao nervo posterior ao septo intermuscular medial, proximal ao epicôndilo medial. A fáscia é incisionada proximalmente, liberando a arcada de Struthers, neste processo. Com o cotovelo em extensão relativa para relaxar o nervo, a fáscia é incisionada distalmente, se estendendo, finalmente, para a fáscia do flexor ulnar do carpo. A aponeurose profunda flexora-pronadora dentro da massa flexora-pronadora é descomprimida com dissecação anatômica, com o uso de tesouras de metzenbaum, com as pontas para cima, sobre o nervo ulnar, e suavemente avançando imediatamente superficial ao nervo e profundamente à aponeurose flexora-pronadora. Isto completa a descompressão.

A mobilização do nervo é realizada, preservando a vascularidade longitudinal conforme descrito no Capítulo 16. O primeiro ramo motor, para a cabeça ulnar do flexor ulnar do carpo, é mobilizada com a realização de uma neurólise intramuscular, para ganhar 1 cm a 2 cm de comprimento e permitir que o nervo ulnar seja transposto anteriormente sem se dobrar.

Uma vez que o nervo tenha sido mobilizado, a massa flexora-pronadora é elevada, deixando um tôfo de 2 mm a 3 mm de fáscia preso ao epicôndilo (Fig. 13-10). O *lacertus fibrosus* é incisionado para liberar a margem proximal do pronador redondo. O flexor pronador é elevado distalmente, expondo o tendão conjunto medial dentro da massa muscular. O tendão conjunto medial é isolado por 3 cm a 4 cm proximais (Fig. 13-11) e incisionado ao longo da margem do ligamento oblíquo anterior (similar ao desbridamento isolado). Este é, então, incisionado, para desbridar a origem do tendão, mas também para evitar a compressão fascial do nervo com o reparo da massa flexora-pronadora. A elevação da massa flexora-pronadora continua posteriormente ao TCM, novamente com cuidado para não violar o ligamento oblíquo anterior. A fáscia posterior da cabeça umeral do flexor ulnar do carpo é incisionada para permitir a reentrada do nervo ulnar na massa flexora-pronadora, sem o impacto sobre esta estrutura fascial.

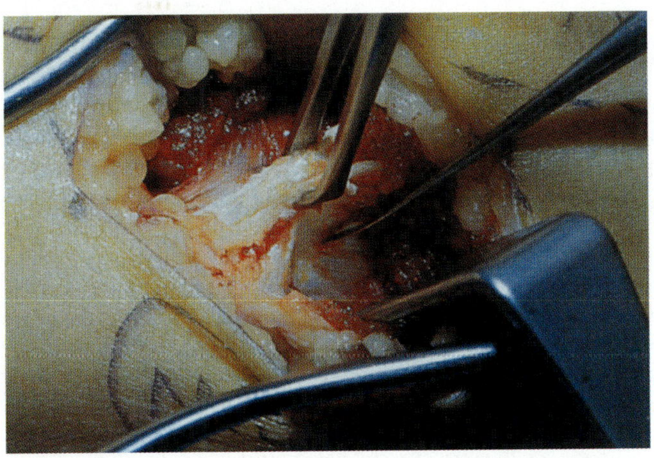

Figura 13-10. A transposição submuscular envolve a descompressão-padrão e a mobilização do nervo, como na neuropatia ulnar pura. A elevação da massa flexora-pronadora consiste na avaliação do pronador redondo e isolamento do tendão conjunto medial.

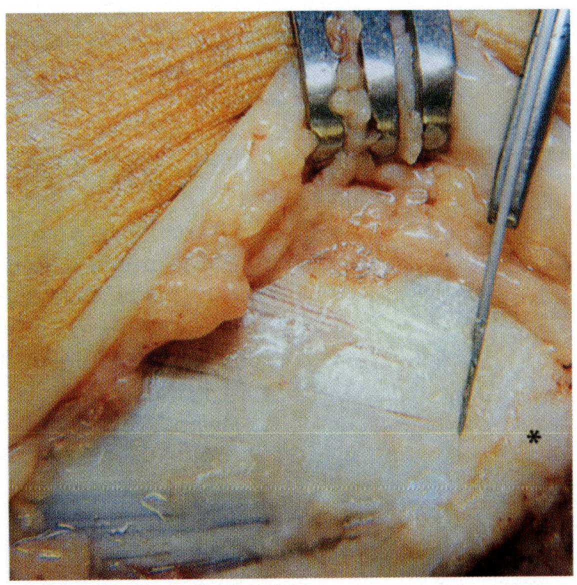

Figura 13-11. Uma vez isolados, os 2 cm a 3 cm proximais são elevados, tomando cuidado para evitar o ligamento oblíquo anterior. Esta porção do tendão é ressecada para o tratamento da epicondilite medial, bem como para permitir a colocação do nervo ulnar profundamente à massa flexora pronadora, sem uma compressão secundária.

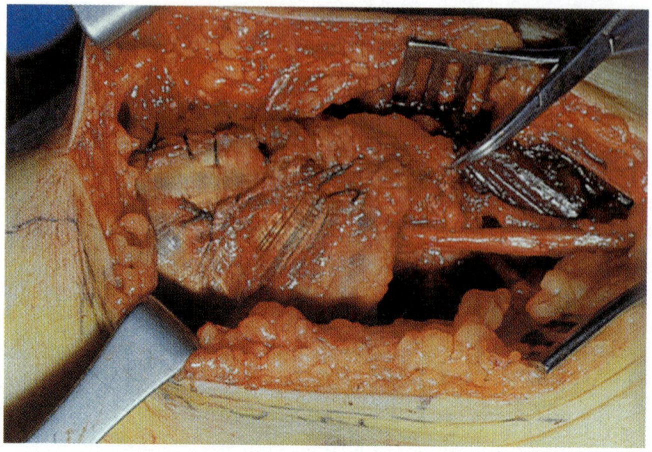

Figura 13-12. A massa flexora pronadora é reparada com aproximadamente 1 cm de alongamento, para proporcionar mais espaço para o nervo ulnar, bem como alongar funcionalmente o grupamento muscular (a pinça está localizada na margem proximal original da massa FP). A fáscia superficial é reparada na arcada do flexor ulnar do carpo, bem como no nível do tendão conjunto.

O nervo ulnar então é trazido por baixo da massa flexora-pronadora, e o alinhamento é avaliado proximal e distalmente, para novos níveis de compressão ou angulação aguda. Uma liberação adicional é realizada conforme o necessário, para evitar novos níveis de compressão na posição recentemente transportada do nervo. A fáscia flexora-pronadora é reparada em uma orientação alongada, reparando a fáscia 1 cm distal à sua posição anatômica. Isto gera um maior espaço abaixo da massa flexora-pronadora para o nervo ulnar e torna mínimo o risco de impacto recorrente. O fechamento fascial inclui a arcada do flexor ulnar do carpo (FUC), já que o nervo agora está localizado profundamente à esta camada e o reparo permite o ajuste mais firme da fáscia, gerando uma maior cobertura do nervo (Fig. 13-12). O fechamento da pele é completado, e o braço é colocado em uma imobilização posterior bem acolchoada, para evitar a irritação da ferida pelo imobilizador.

TRATAMENTO PÓS-OPERATÓRIO

Assim como os procedimentos para tipos I e IIA, o braço é colocado em um imobilizador de cotovelo em 90° de flexão, o antebraço em rotação neutra e o punho e mão livres. Após dois dias, exercícios ativos assistidos suaves são iniciados (cirurgia de tendão e/ou tendão com nervo). A proteção intermitente com o imobilizador geralmente é mantida por seis a sete dias, tempo em que as atividades normais do dia-a-dia são reassumidas. Um suporte de contra-força para a proteção é utilizado, até que a força do antebraço retorne (geralmente três a seis meses). O *brace*, ou órtese de apoio, é utilizado durante os exercícios de reabilitação e durante as atividades mais vigorosas do antebraço, como as atividades domésticas mais pesadas. Um retorno gradual aos esportes geralmente é iniciado oito a dez semanas após a cirurgia com o uso da órtese. Para o procedimento IIB, as suturas são removidas em dez dias, e um imobilizador de Muenster é aplicado por mais duas semanas em todos os casos, exceto se um desbridamento epicondilar lateral concomitante foi realizado (caso no qual uma imobilização de punho é aplicada e um programa de exercícios para a amplitude de movimentos não compostos do cotovelo é iniciado, para evitar uma rigidez de cotovelo). O gesso é removido e durante mais duas semanas os exercícios não compostos para a amplitude de movimentos são realizados, progredindo para movimentos compostos na 5ª ou 6ª semana. O fortalecimento é iniciado em seis semanas, se tolerado, e um programa flexor-pronador é mantido, até que a força simétrica e livre de dor seja recuperada. Uma órtese de contraforça é mantida até a restauração da força total e que um estado de atividade regular esteja presente ao mesmo tempo. Isto leva, no mínimo, de três a seis meses, na média.

RESULTADOS

Um conjunto crescente de evidências vem esclarecendo as expectativas da cirurgia para a epicondilite medial. Três artigos recentes revelam mais de 90% de satisfação com esta cirurgia (3,6,9). Entretanto, Gabel e Morrey, Kurvers e Verlan enfatizam o prognóstico ruim associado ao envolvimento do nervo ulnar. O resultado final é avaliado em seis meses, na maioria dos pacientes, mas pode levar mais de um ano para que haja uma completa recuperação.

COMPLICAÇÕES E FALHAS CIRÚRGICAS

A complicação mais freqüente após a cirurgia do cotovelo de tenista é dor residual. Isto não é comum na experiência de Mayo ou Jobe e ocorre em menos de 10% dos pacientes. Entretanto, Kurvers *et al.*, registram um prognóstico significativamente pior com a epicondilite medial do que com a epicondilite lateral.

As complicações relacionam-se com o nervo, bem como com preocupações com a massa flexora-pronadora. A neuropatia antebraquial cutânea medial (NABCM) pode resultar da avulsão, tração ou transecção do nervo. Se for reconhecida durante a cirurgia, o nervo deve ser mobilizado proximalmente e transposto para o ventre muscular do braquial. Se a neuropatia for identificada após a cirurgia, um programa de dessensibilização, bem como o uso de medicação para dor neurogênica, como o nortriptyline™ ou neurontin™, é iniciado. Uma injeção de corticoesteróides no ponto máximo do sinal de Tinel pode ser útil se uma dor neuropática persistir. Uma dor de mediação simpática pode resultar da lesão do NABCM, mas não é sinônima. Se outros marcos de um processo de dor de mediação simpática forem identificados, a avaliação por um especialista em dor é indicada.

A exacerbação transitória dos sintomas de neuropatia ulnar não é incomum, especialmente se uma transposição foi realizada. Uma perda incompleta objetiva da função do nervo ulnar é incomum, mas geralmente se resolve de modo espontâneo. A completa perda da função nervosa é bastante rara e pode indicar a compressão por um hematoma, banda fibrosa ou angulação aguda. A perda completa da função requer a reexploração precoce, mas pode não estar associada a nenhum nível objetivo de compressão, indicando um possível evento intraneural. A recuperação geralmente é observada nestes casos, mas é tipicamente incompleta.

A lesão do ligamento colateral medial pode ocorrer e resultar em instabilidade medial do cotovelo. Se isso ocorrer, a reconstrução do ligamento oblíquo anterior pode-se mostrar necessária para o alívio dos sintomas.

Sintomas persistentes de epicondilite medial podem indicar uma recuperação prolongada, em vez de uma falha do procedimento. Os sintomas, que recorrem ou continuam após seis meses, devem ser tratados de modo similar ao programa pré-operatório. Se as infiltrações são utilizadas após um procedimento de transposição, elas devem se manter medialmente ao epicôndilo, para evitar uma injeção intraneural no nervo ulnar. Sintomas epicondilares significativos que persistem além de 18 a 24 meses podem necessitar de revisão, mas este é o caso em menos de 2% a 3% dos casos de epicondilite medial. Sintomas persistentes do nervo ulnar são mais comuns, mas raramente necessitam de revisão, especialmente após uma transposição submuscular. A liberação do túnel cubital pode estar associada a sintomas persistentes ou aumentados com relação ao nervo ulnar e podem ser revisados para uma transposição submuscular (2), se indicado.

CASO ILUSTRATIVO

Um tenista amador apresentou-se com sintomas crônicos com evolução de um ano sem resposta ao tratamento conservador. A irritação do nervo ulnar estava presente com a palpação na zona 3. Na cirurgia, a patologia foi identificada no intervalo entre o flexor radial do carpo e a origem do músculo pronador redondo (Fig. 13-13). O nervo ulnar foi descomprimido, e o paciente apresentou recuperação completa.

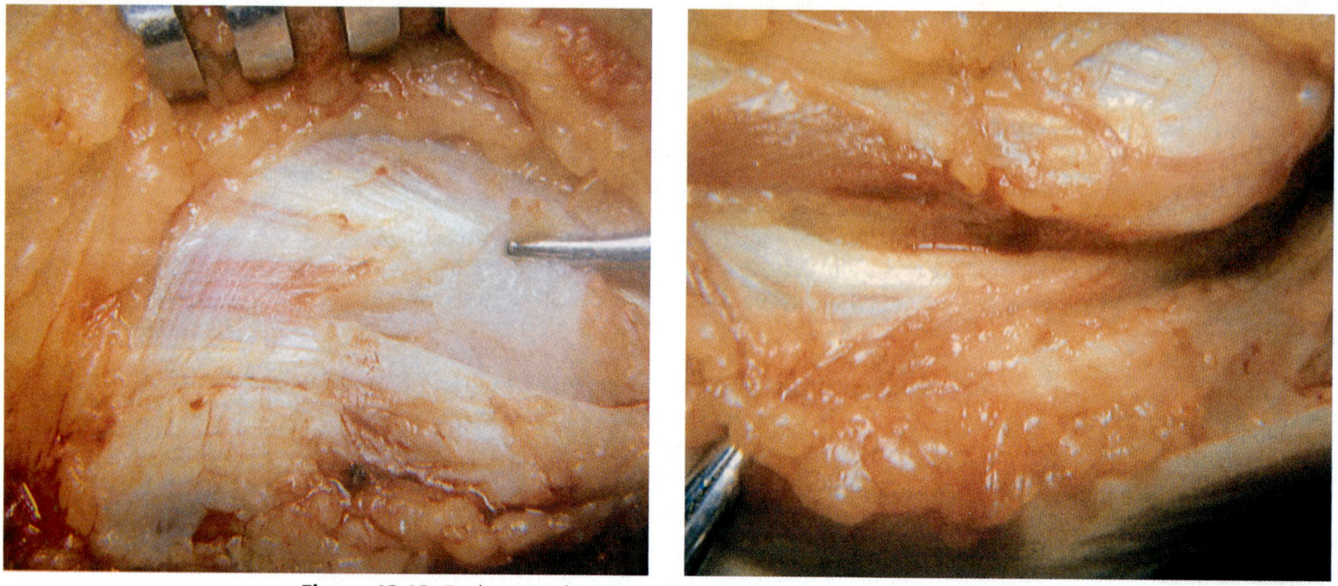

A B

Figura 13-13. Exploração da origem flexora-pronadora revelando tecido amorfo no tendão conjunto medial, no intervalo entre o flexor radial do carpo e a origem do pronador (**A**). Como os sintomas do nervo ulnar estavam presentes, o nervo foi descomprimido distalmente (**B**).

LEITURAS RECOMENDADAS

1. Baumgard SH, Schwartz DR. Percutaneous release of the epicondylar muscles for humeral epicondylitis. *Am J Sports Med* 1982;10;233–236.
2. Gabel GT, Amadio PC. Reoperative for failed decompression of the ulnar nerve in the region of the elbow. *J Bone Joint Surg* 1990;72A:213–219.
3. Gabel GT, Morrey BF. Operative treatment of medial epicondylitis: influence of concomitant ulnar neuropathy at the elbow. *J Bone Joint Surg* 1995;77A:1065–1069.
4. Jobe FW, Stark H, Lombardo SJ. Reconstruction of the ulnar collateral ligament in athletes. *J Bone Joint Surg* 1986;68A:1158–1163.
5. Kurvers H, Verhaar J. The results of operative treatment of medial epicondylitis. *J Bone Joint Surg* 1995;77A:1374–1379.
6. Ollivierre CO, Nirschl RP, Pettrone FA. Resection and repair for medial tennis elbow: a prospective analysis. *Am J Sports Med* 1995;23:214–221.
7. Spinner RJ, Goldner RD. Surgery of the medial head of the triceps and recurrent dislocation of the ulnar nerve: anatomical and dynamic factors. *J Bone Joint Surg* 1998;80A:239.
8. Stahl S, Kaufman T. Ulnar nerve injury at the elbow after steroid injection for medial epicondylitis. *J Hand Surg* 1997;21B:69–70.
9. Vangsness T, Jobe F. The surgical treatment of medial epicondylitis. *J Bone Joint Surg* 1991;73B:409–411.

14

Tratamento das Lesões do Ligamento Colateral Ulnar em Atletas

Neal S. ElAttrache e Frank W. Jobe

O feixe anterior do ligamento colateral ulnar é a estrutura de restrição primária contra o estresse em valgo no cotovelo (Fig. 14-1) (7,11). O mais interessante é que o trauma a este ligamento raramente leva a uma instabilidade sintomática do cotovelo, na maioria dos lesionados (5,11). Entretanto, atletas que participam de esportes que necessitam do arremesso por cima da cabeça exercem um repetitivo estresse em valgo sobre a face medial da articulação do cotovelo (9). Isto pode resultar em uma instabilidade em valgo sintomática, devida à lesão do ligamento colateral ulnar, ocasionalmente necessitando de tratamento cirúrgico para a restauração da função atlética, caracterizada por movimentos acima da cabeça.

INDICAÇÕES/CONTRA-INDICAÇÕES

Uma história de dor após atividades repetitivas de arremesso por cima da cabeça é a apresentação mais comum. A dor é localizada na face medial do cotovelo, especialmente durante o final da preparação do movimento ou na fase de aceleração do movimento de arremesso (Fig. 14-2). Uma lesão significativa que necessite de intervenção pode se seguir a um entre três cenários: a experiência de um "estalido" agudo ou dor aguda na face medial do cotovelo, causando incapacidade para arremessar, o início gradual de dor na face medial do cotovelo, após longos períodos arremessando, ou dor após um episódio de arremesso forte com incapacidade em tentativas sucessivas de arremessar acima de 50% a 75% da função total. O paciente pode relatar dor recorrente associada ou parestesia irradiando para a face ulnar do antebraço, mão e quarto e quinto quirodáctilos, especialmente enquanto arremessa.

A estabilidade em valgo do cotovelo é mais bem examinada com o paciente sentado e a mão e punho seguramente presos entre o antebraço e o tronco do examinador (Fig. 14-3). O cotovelo do paciente é flexionado além dos 25° para destrancar o olécrano de sua fossa e para tornar mínima a contribuição óssea para a estabilidade articular. O ligamento colateral ulnar é palpado enquanto simultaneamente se aplica um estresse em valgo. Dor local, sensibilidade e frouxidão no ponto ter-

N.S. ElAttrache, M.D.: Department of Orthopaedic Surgery, University of Southern California School of Medicine, Kerlan-Jobe Orthopaedic Clinic, Los Angeles, California.
F.W. Jobe, M.D.: Department of Orthopaedic Surgery, University of Southern California School of Medicine, Los Angeles, California.

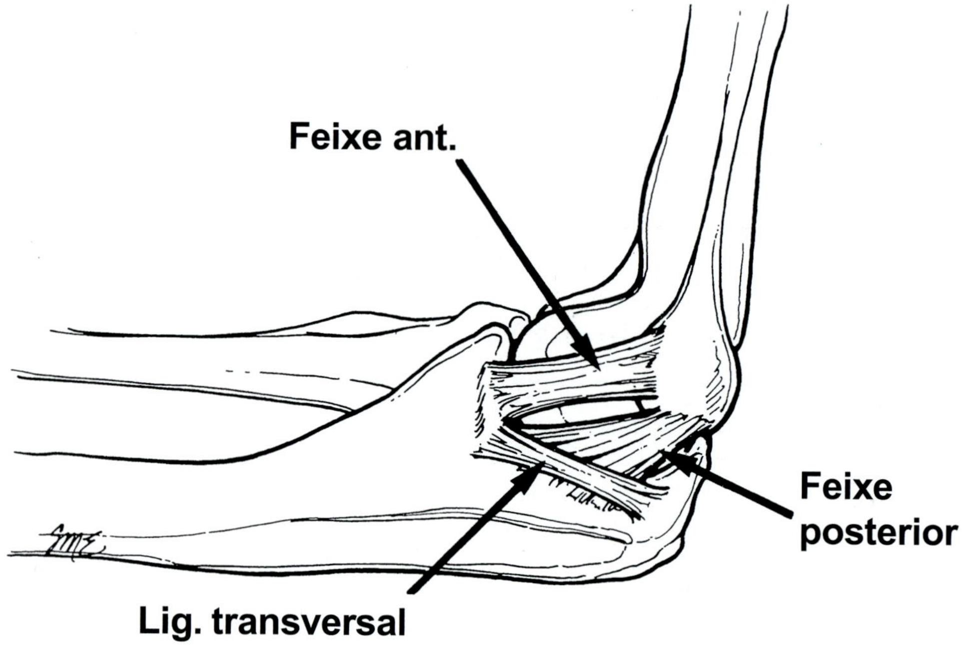

Figura 14-1. Complexo do ligamento colateral ulnar medial, braço direito. O feixe anterior possui uma localização anormal através da região medial da articulação. Ele se prende no tubérculo coronóide e na base do epicôndilo medial.

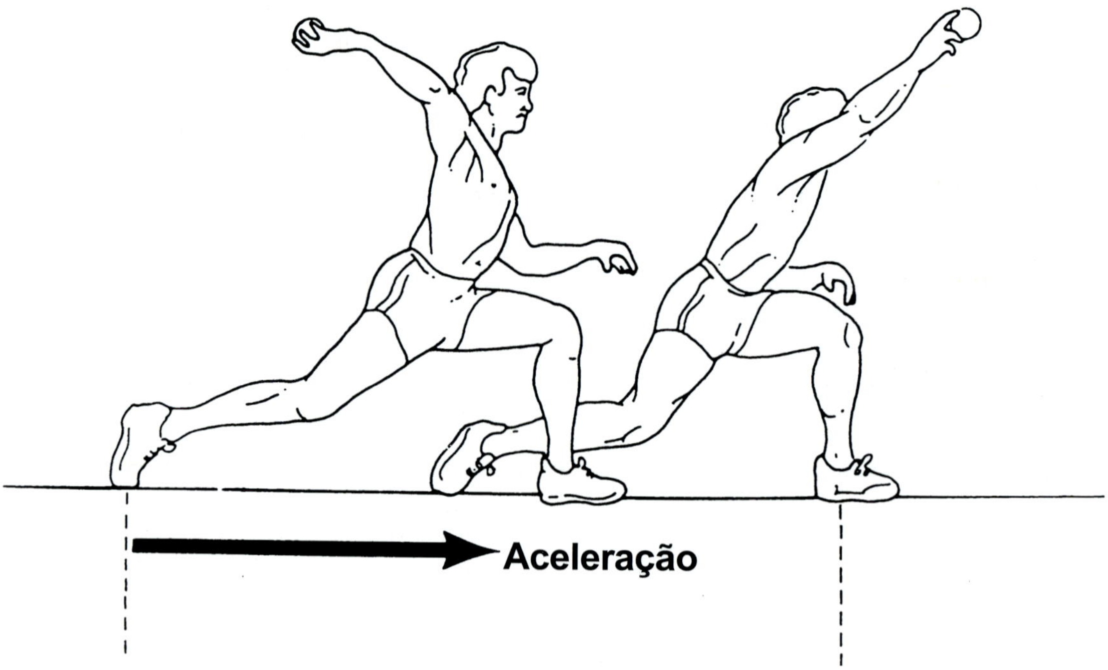

Figura 14-2. Posição do braço e do cotovelo durante a fase da aceleração do arremesso, resultando em alta força em valgo.

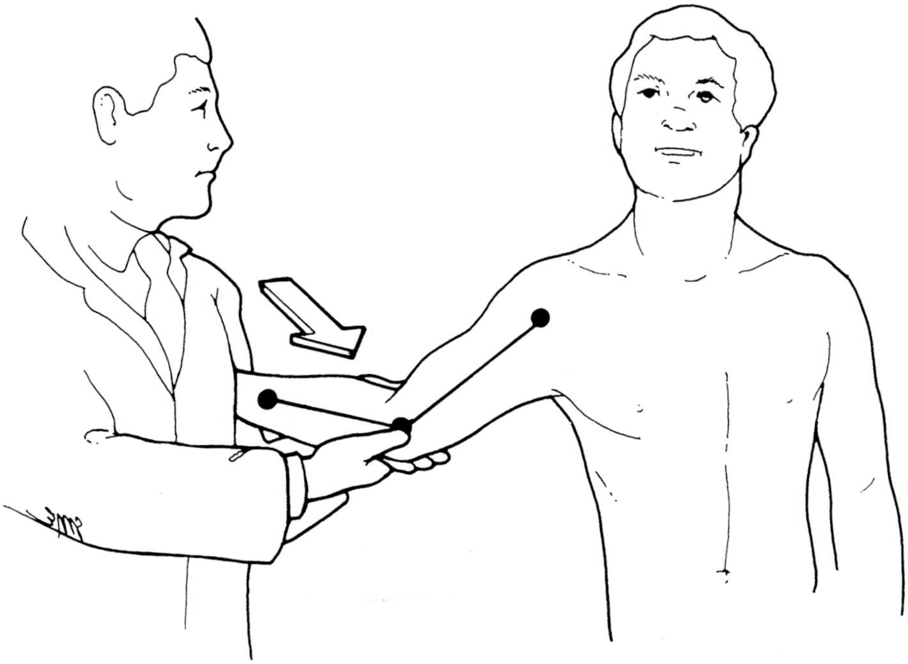

Figura 14-3. Teste de estresse em valgo produz dor e sensibilidade sobre o ligamento colateral ulnar.

minal são caracterizados com esta manobra. O "teste do leiteiro" é um teste sensível para o dano ao ligamento colateral ulnar e é realizado com o cotovelo entre 70° a 90° de flexão (Fig. 14-4). Quando uma instabilidade em valgo leva a uma artrite degenerativa ou traumática, com formação de osteófitos ou corpos livres em localizações posterior ou medial, a intervenção cirúrgica é apropriada (6).

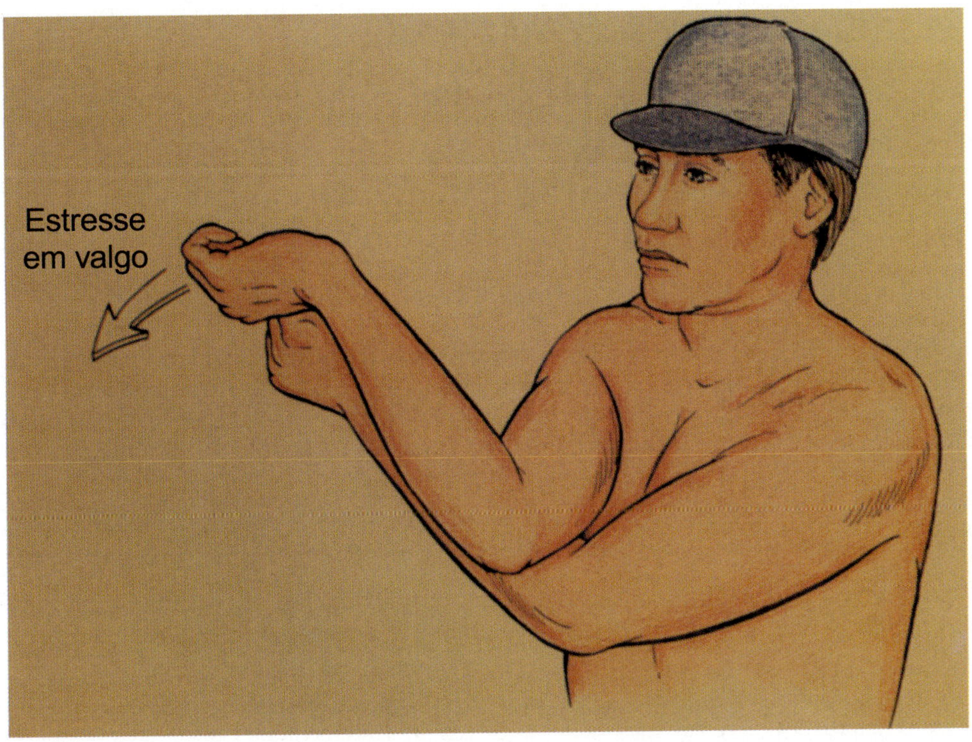

Figura 14-4. O "teste do leiteiro" de O'Brien. O cotovelo é flexionado entre 70° e 90°, e uma tração é aplicada a partir do polegar, em direção radial, gerando uma força em valgo sobre o cotovelo.

O repouso e o tratamento conservador, incluindo antiinflamatórios não esteroidais, alternância de gelo e calor, e outras modalidades de fisioterapia aplicadas no período sintomático inicial, podem interromper a progressão da instabilidade e permitir o retorno à função total, sem cirurgia (1). Não consideramos a infiltração com corticóides útil. Os períodos de repouso com reabilitação por até três meses devem ser tentados e repetidos pelo menos uma vez, especialmente em pacientes que não experimentaram uma ruptura aguda.

Se a estabilidade articular e o alívio da dor são os principais objetivos, o tratamento conservador geralmente é suficiente. Entretanto, se o paciente deseja retornar a atividades desportivas de arremesso em nível altamente competitivo e não melhorou com o tratamento conservador, a intervenção cirúrgica é indicada.

O tratamento cirúrgico consiste em dois tipos: o reparo do ligamento e a reconstrução com um enxerto de tendão. Em nossa experiência, as indicações para o reparo do ligamento colateral ulnar são limitadas. Esta técnica está reservada para os pacientes com uma avulsão proximal aguda do ligamento colateral ulnar de sua fixação umeral. O ligamento avulsionado deve ter boa qualidade e não apresentar calcificações. Neste caso, o reparo pode ser tentado. Entretanto, esta apresentação raramente ocorre (2).

Os sintomas de lesão ao nervo ulnar também justificam a estabilização. Estes sintomas se apresentam em mais de 40% dos pacientes com insuficiência do ligamento colateral ulnar (2). Os sintomas da neuropatia ulnar também podem ser causados por tração, fricção e compressão do nervo (3,4). A instabilidade da articulação medial sob um carregamento em valgo e a deformidade em cúbito valgo causam lesão por tração do nervo, enquanto que as lesões por fricção resultam da subluxação recorrente do nervo ou da abrasão causada por osteófitos póstero-mediais. As deformidades em flexão do cotovelo geralmente são encontradas, mas não costumam afetar a performance de modo adverso, já que o movimento de arremesso envolve posições do cotovelo entre 120° e 20° de flexão (8). As calcificações dentro do ligamento lesionado também são comuns, mas somente sua presença não é uma justificativa para a cirurgia.

Em circunstâncias ocupacionais e não competitivas, a reconstrução não deve ser realizada até que uma tentativa de modificação das atividades laborativas seja realizada.

PLANEJAMENTO PRÉ-OPERATÓRIO

Uma história e exame físico detalhados são a chave para a realização de um diagnóstico certo da insuficiência do ligamento colateral ulnar. É importante registrar as lesões e os tratamentos anteriores no cotovelo.

O exame físico pode revelar dor à palpação sobre o complexo do ligamento colateral ulnar, dependendo do grau da inflamação no momento do exame. Esta inflamação deve irritar ou comprimir localmente o nervo ulnar durante seu curso através do túnel cubital (3). Um sinal de Tinel positivo ao longo do túnel cubital é uma indicação desta irritabilidade focal do nervo ulnar. Um cuidadoso exame neurológico da extremidade superior deve ser realizado.

Os testes radiológicos são úteis, se positivos, mas um estudo negativo não deve afastar o diagnóstico de insuficiência do ligamento colateral ulnar. A importância das radiografias é a de assegurar que não existe uma patologia associada que possa necessitar ser tratada no momento da cirurgia. As radiografias-padrão podem identificar calcificações dentro do ligamento colateral ulnar, corpos livres no compartimento posterior, osteófitos marginais nas articulações radiocarpal ou umeroulnar, hipertrofia do côndilo e do olécrano, ou lesões osteocondróticas do capitélio. As radiografias de estresse podem demonstrar uma abertura excessiva da linha articular medial, indicando uma frouxidão ligamentar (Fig. 14-5).

Consideramos a RM útil na demonstração tanto da lesão aguda como da crônica do ligamento colateral ulnar. A injeção intra-articular de contraste pode aumentar a sensibilidade do teste (Fig. 14-6).

A freqüência dos sintomas pós-operatórios relacionados com o nervo ulnar tem sido similar após as reconstruções ou reparos, e os tempos de reabilitação recomendados são os mesmos (2). Portanto, a reconstrução do ligamento colateral ulnar com um enxerto livre de tendão autólogo é nosso tratamento cirúrgico preferencial.

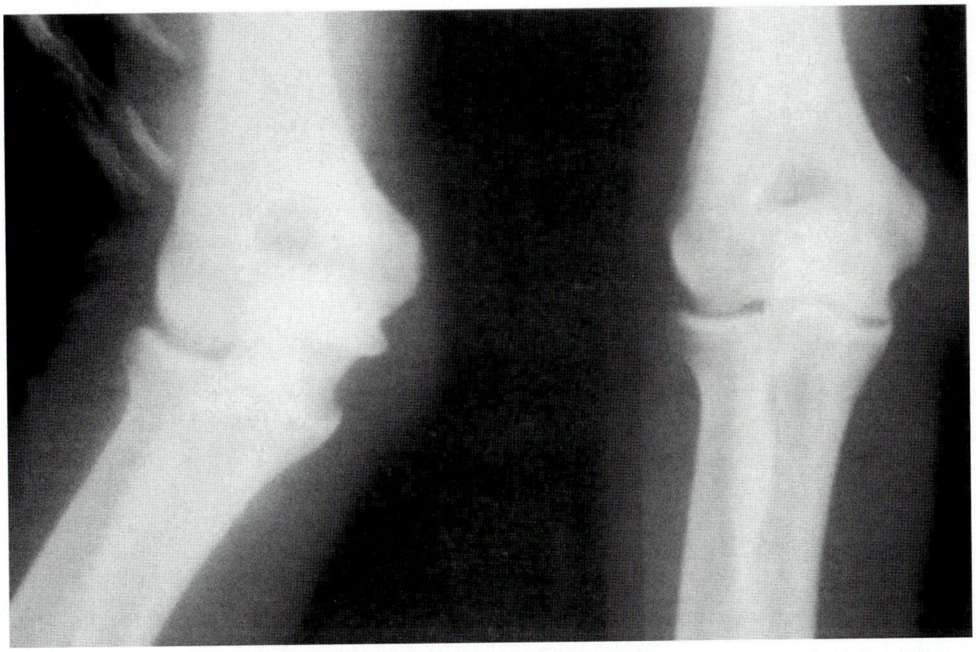

Figura 14-5. Radiografia de estresse em valgo demonstrando uma frouxidão medial grosseira. Este grau de abertura articular freqüentemente está ausente.

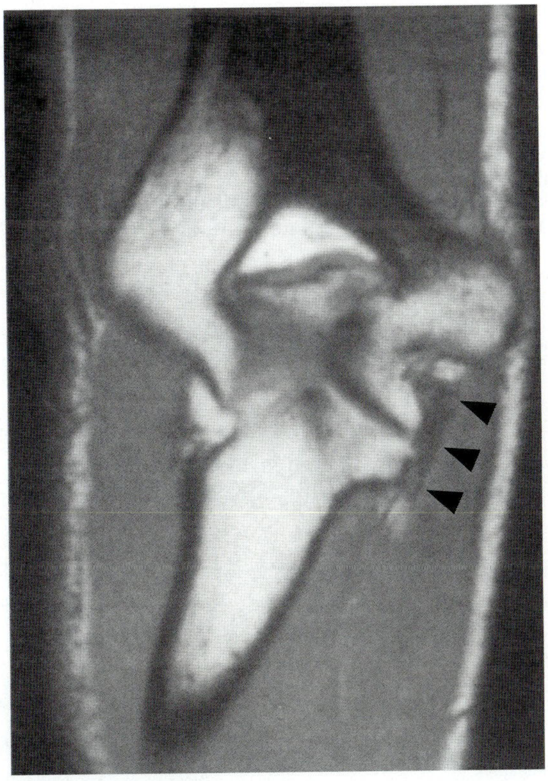

Figura 14-6. Imagem de ressonância magnética (IRM) demonstrando edema e lesão das fibras no ligamento colateral ulnar *(pontas de seta).*

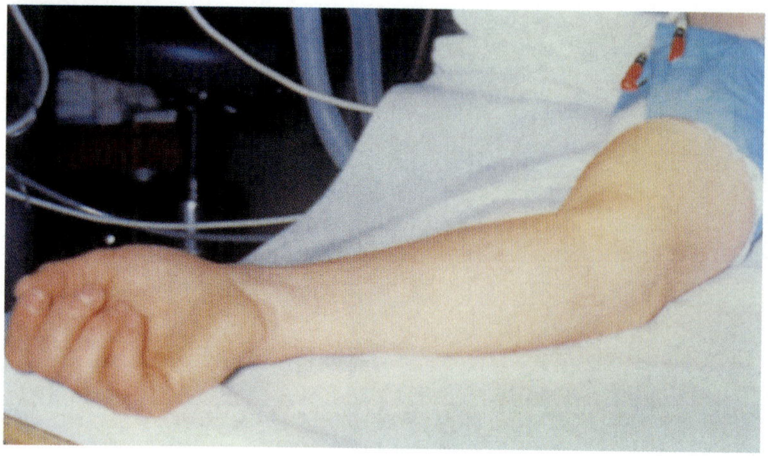

Figura 14-7. O braço é colocado em uma mesa de braço, com o ombro em rotação externa, de modo a expor a face medial do cotovelo.

CIRURGIA

Desde 1987 realizamos uma reconstrução, utilizando um enxerto de tendão autólogo livre em todos os pacientes com insuficiência do ligamento colateral ulnar que apresentem uma instabilidade em valgo sintomática que não responde ao tratamento conservador.

Com um torniquete pneumático colocado na parte superior do braço, o paciente recebe anestesia geral e é posicionado em decúbito dorsal com o braço abduzido sobre uma mesa de braço Parker (Fig. 14-7).

Técnica

Uma incisão de 12 cm centralizada sobre o epicôndilo medial é utilizada para expor a miofáscia e a aponeurose da massa muscular flexora-pronadora, o epicôndilo medial e o septo intermuscular medial do braço (Fig. 14-8). Toma-se o cuidado de proteger o nervo antebraquial cutâneo medial, durante seu curso pela face medial do antebraço, através do campo cirúrgico (Fig. 14-9). Se houve uma transposição prévia do nervo ulnar, o nervo deve ser identificado e protegido antes da exposição do ligamento colateral ulnar. Para esta exposição, é feita uma divisão longitudinal na miofáscia, aponeurose flexora-pronadora subjacente e massa muscular, em sua origem mais anterior a partir do epicôndilo medial. A retração da massa flexora para ambos os lados promove o acesso e a exposição da porção anterior do ligamento colateral ulnar (Fig. 14-10).

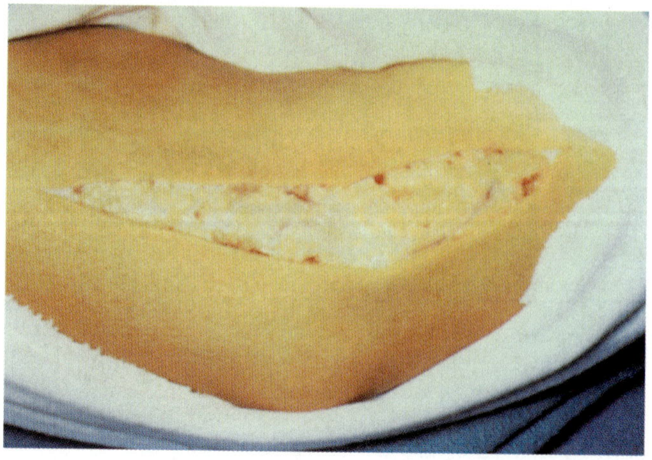

Figura 14-8. Uma incisão de 12 cm é centralizada sobre a face distal do epicôndilo medial, anteriormente a ele.

Uma incisão longitudinal é feita no ligamento propriamente dito, para inspecionar a face medial da articulação do cotovelo. O cotovelo é flexionado entre 20° a 30°, e um estresse em valgo é aplicado. Com a insuficiência do ligamento colateral medial, a face medial da articulação deve abrir facilmente por vários milímetros (Fig. 14-11).

Um reparo primário pode ser realizado em alguns poucos pacientes com um tecido ligamentar adequado, após o desbridamento de depósitos calcificados do ligamento, ou naqueles com uma lesão aguda que causa uma avulsão do ligamento do epicôndilo medial. Entretanto, achamos que esta é a exceção e não a regra, especialmente em atletas que arremessam por sobre a cabeça. Geralmente é necessário reconstruir o ligamento.

Se o ligamento permite um reparo primário, ele deve ser desbridado e reinserido ao periósteo do epicôndilo medial ou qualquer reminiscência considerável do tecido ligamentar. Folgas no ligamento podem ser imbricadas e tensionadas com o uso de uma sutura em formato de oito, em ambos os lados da divisão longitudinal, e, depois, unindo as duas metades do ligamento com uma sutura. Uma avulsão do ligamento de sua fixação no epicôndilo medial pode ser reparada com a realização

A

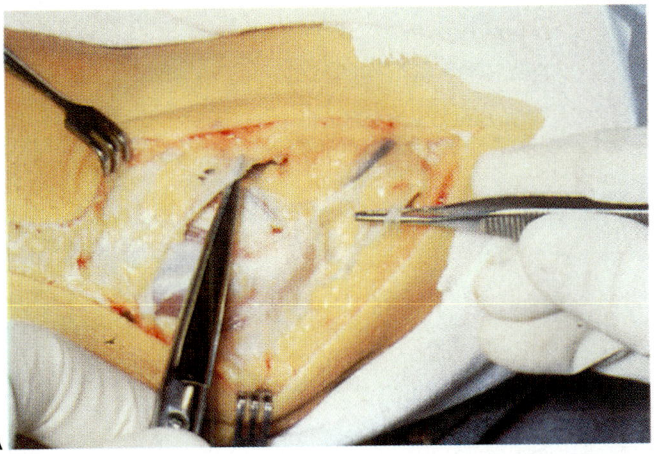

Figura 14-9. A, B: O nervo antebraquial cutâneo medial é identificado e protegido em seu curso pelo campo cirúrgico. O tendão flexor-pronador comum é observado diretamente abaixo do nervo.

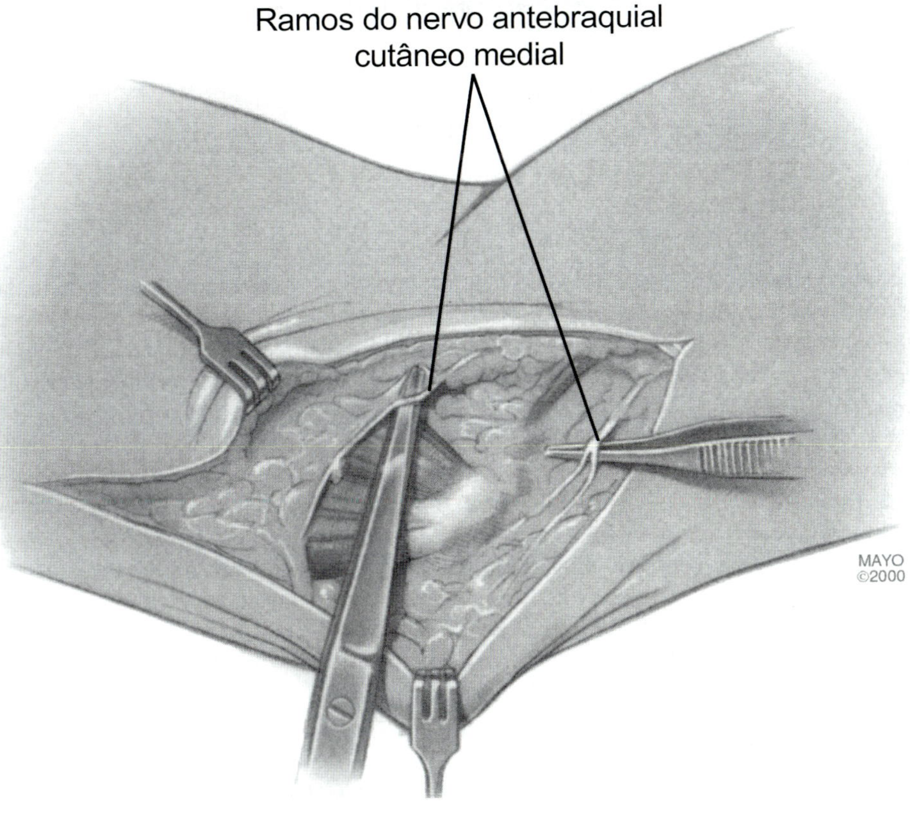

B

A
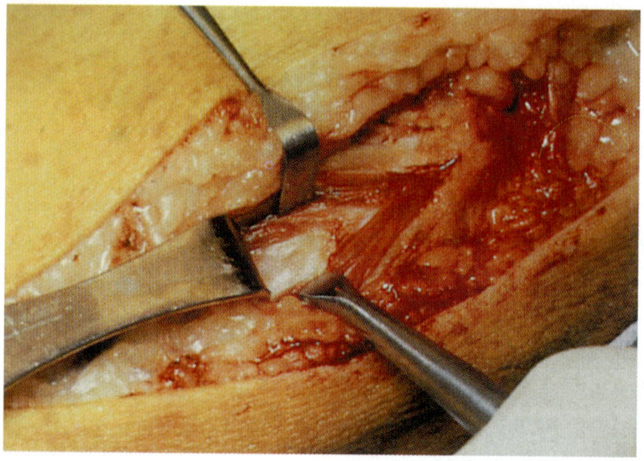

Figura 14-10. A, B: O ligamento colateral ulnar é exposto por uma divisão longitudinal na massa muscular flexora, na base do epicôndilo medial.

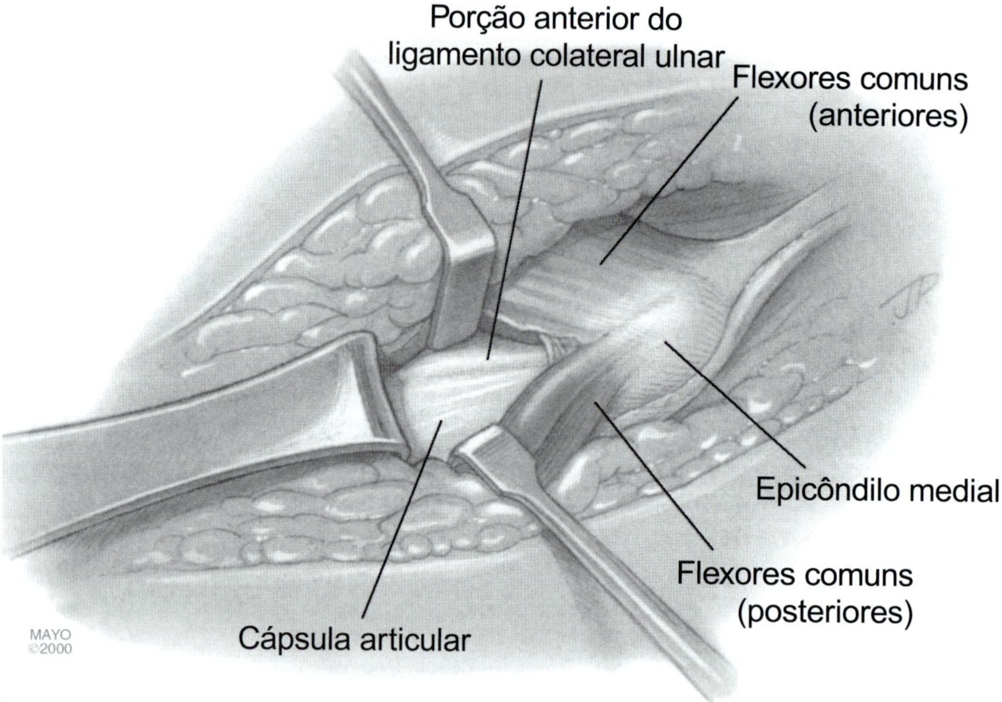

B

de um ponto tipo Bunnell através do corpo do ligamento e, depois, passando as duas extremidades livres do fio através de orifícios perfurados no epicôndilo medial. O sítio de reinserção deve ser bem preparado com uma rugina para promover uma boa base para a cicatrização. Os fios são, então, amarrados firmemente na face posterior do epicôndilo medial, com cuidado em proteger o nervo ulnar.

Na maioria dos pacientes, a reconstrução do ligamento é necessária. Em pacientes com uma neuropatia motora ulnar pré-operatória ou evidências que sugerem osteófitos no compartimento posterior ou corpos livres, a preparação é feita para transpor o nervo ulnar anteriormente. A origem tendinosa do tronco muscular flexor-pronador é transeccionada 1 cm distal à fixação da aponeurose no epicôndilo medial, deixando um coto de tendão para a reinserção. O tendão e o músculo são refletidos distalmente, deixando uma fina camada de fibras musculares presas a seu leito de origem no ligamento colateral ulnar propriamente dito. Isto promove uma excelente exposição de todo o ligamento colateral ulnar propriamente dito, bem como de sua fixação ao tubérculo na face medial do processo coronóide. Qualquer calcificação dentro do resto do ligamento e dos tecidos moles é removida.

O nervo ulnar é localizado proximalmente e liberado do túnel cubital. A arcada fascial de Struthers, passando sobre o nervo ulnar da cabeça medial do tríceps para o septo intermuscular medial, é identificada e liberada. O nervo é dissecado e cuidadosamente mobilizado, proximalmen-

A

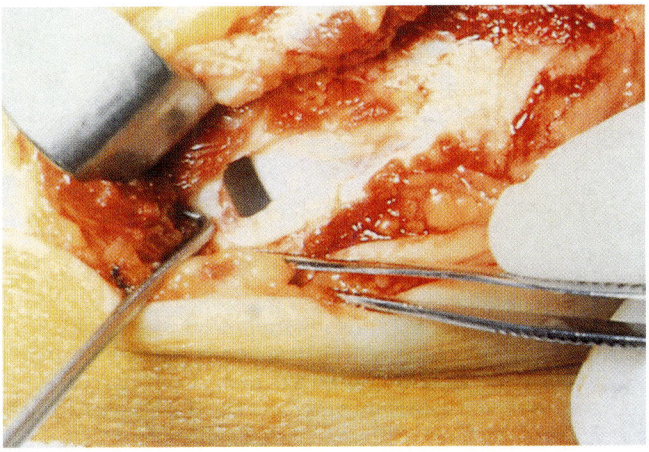

Figura 14-11. A, B: Incisão longitudinal no ligamento colateral ulnar, revelando a abertura medial da articulação com um estresse em valgo.

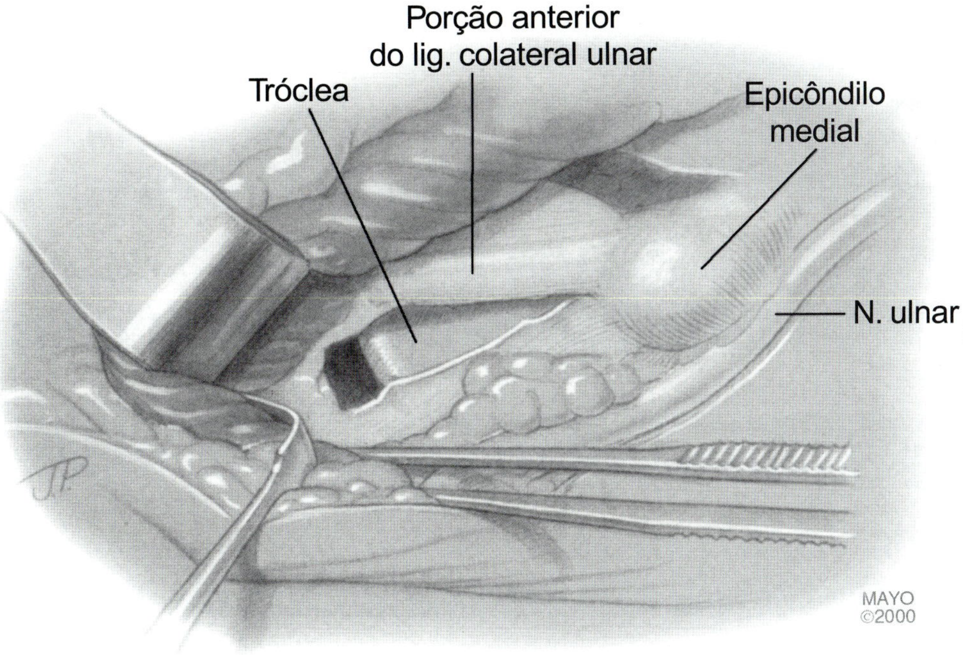

B

te a partir do nível da arcada de Struthers e distalmente até o intervalo entre as duas cabeças do flexor ulnar do carpo. Um laço formado com dreno de Penrose de 6,4 mm é passado ao redor do nervo, para sua proteção e manipulação durante a mobilização (Fig. 14-12). Toma-se cuidado para preservar qualquer vaso sangüíneo que cursem intimamente com o nervo e o máximo de tributárias possíveis para tornar mínima a desvascularização segmentar do nervo (8). Os ramos articulares do nervo são sacrificados, mas seus ramos motores para o músculo flexor ulnar do carpo são preservados. Uma porção do septo intermuscular medial no braço é excisada de modo suficiente, permitindo que o nervo transposto curse anteriormente ao epicôndilo, sem entrar em contato com nenhum dos bordos pontiagudos do septo. Com o nervo transposto anteriormente, o compartimento posterior do cotovelo é facilmente acessado através de um fino veio de tecido capsular, e qualquer corpo livre ou osteófito localizado na margem póstero-medial do olécrano pode ser removido.

Orifícios divergentes de 3,2 mm são perfurados no epicôndilo medial, criando túneis ósseos através dos quais o enxerto será passado. Um único orifício de entrada é feito anteriormente próximo à base do epicôndilo. Os orifícios perfurados divergem e saem separadamente no túnel cubital posteriormente (Fig. 14-13).

Orifícios convergentes de 3,2 mm são feitos na ulna localizada no nível do tubérculo na face medial do processo coronóide. Estes orifícios são separados em aproximadamente 1 cm (Fig. 14-13).

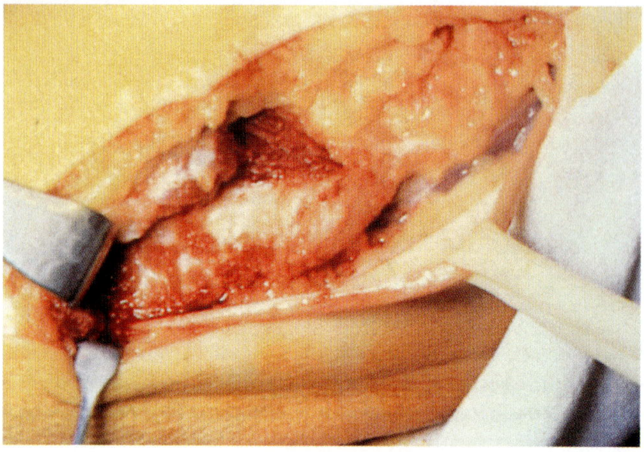

A

Figura 14-12. A, B: Tendão flexor-pronador conjunto, transeccionado 1 cm distal à fixação epicondilar e refletido distalmente. As fibras musculares podem ser vistas, se originando do ligamento propriamente dito. O nervo ulnar está afastado do túnel cubital com um dreno de Penrose.

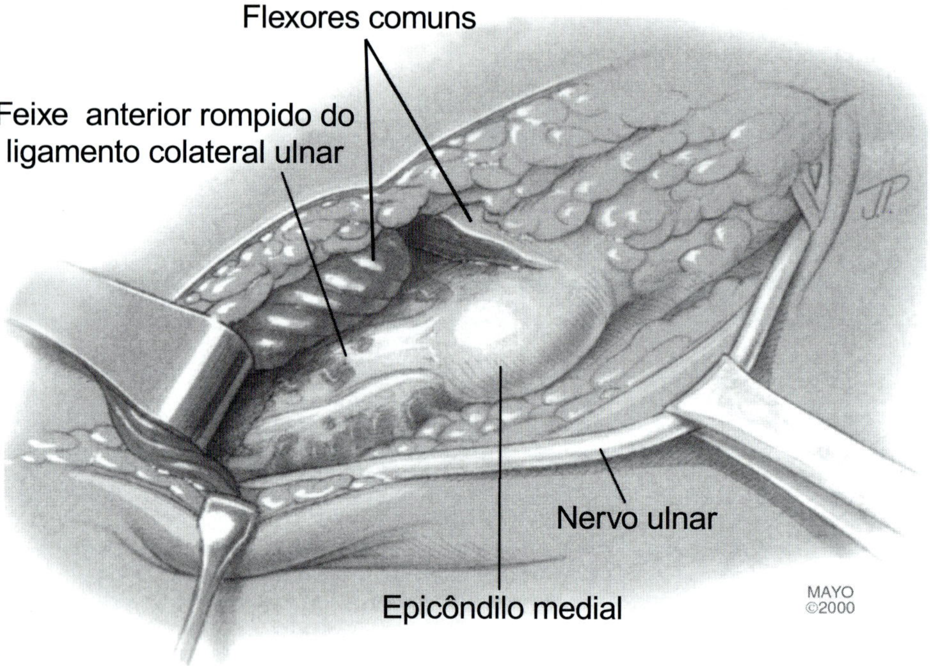

B

Neste ponto, a atenção é voltada para a coleta de um tendão adaptável para ser utilizado como tecido de enxerto. Preferimos utilizar o tendão do palmar longo ipsilateral para o enxerto livre, se disponível; entretanto, o tendão contralateral, o tendão plantar, uma faixa medial de 3 mm a 5 mm do tendão de Aquiles ou um tendão do extensor do dedo mínimo podem ser utilizados. O tendão do palmar longo demonstrou falha, quando submetido a altas cargas com quase quatro vezes a resistência final, quando comparado com a banda anterior do ligamento colateral ulnar (10). Em nossa experiência, a remoção do palmar longo para a reconstrução do ligamento colateral ulnar causa uma morbidade mínima, com resultados gerais superiores, quando comparados com o reparo do ligamento colateral ulnar. A presença do tendão palmar longo deve ser documentada antes da cirurgia. Se estiver ausente, um tecido de enxerto autólogo alternativo pode ser utilizado, como já foi anteriormente mencionado.

O tendão palmar longo é colhido inicialmente, criando uma incisão transversal na pele de 2 cm no nível da prega flexora distal do punho. O nervo mediano e seu ramo cutâneo são protegidos pelo isolamento do tendão e pela identificação da inserção tendinosa na fáscia palmar. Uma segunda incisão transversa é feita 10 cm proximal ao punho no nível da junção musculotendínea do palmar longo. O tendão é, então, transeccionado distalmente e trazido para fora através da incisão proximal. Ele é dividido na junção musculotendínea, gerando um enxerto autógeno livre de aproximadamente 15 cm de comprimento (Fig. 14-14). As incisões são irrigadas e fechadas do modo rotineiro.

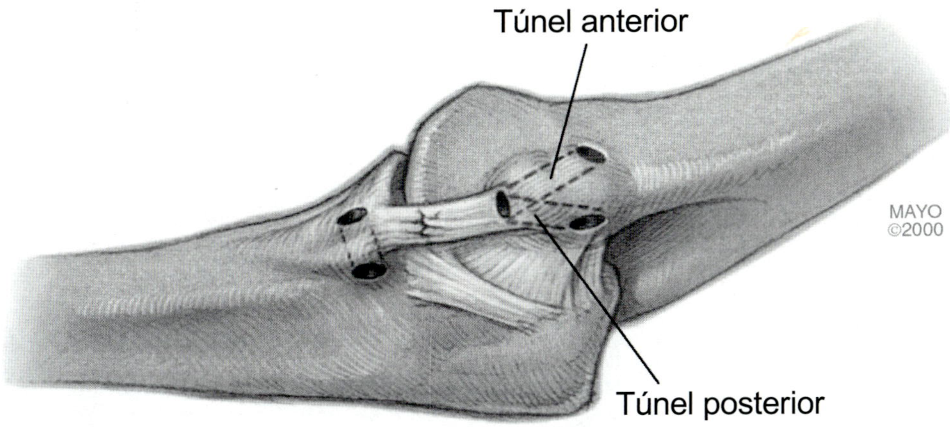

Figura 14-13. Orientação do orifício perfurado no tubérculo coronóide distalmente e epicôndilo proximalmente.

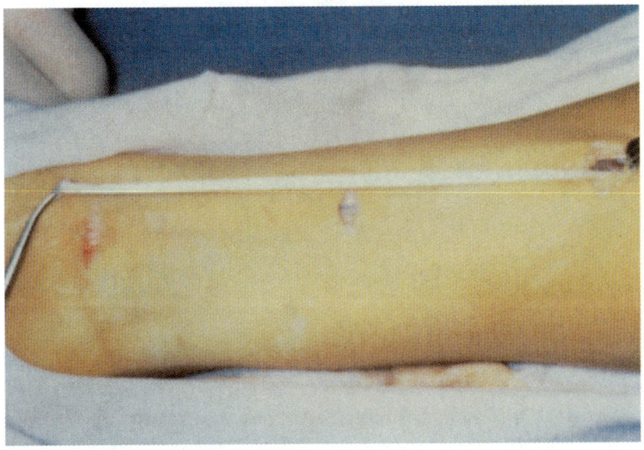

Figura 14-14. Um segmento de 15 cm a 20 cm do tendão do palmar longo é coletado por meio de três pequenas incisões.

Um fio trançado não absorvível n° 1 é passado por uma das extremidades do enxerto, e um passador de fio flexível é utilizado para introduzir o tendão através de túneis ósseos em um formato de oito. Com o cotovelo mantido em 45° de flexão e em posição neutra em relação ao varo/valgo, o enxerto é tensionado e suturado a si mesmo (Fig. 14-15). O enxerto também é suturado ao tecido firme do septo intermuscular próximo do epicôndilo e a qualquer reminiscência do ligamento colateral ulnar. O cotovelo é, então, levado a uma completa variação de movimentos passivos, para verificar a isometricidade e abrasão do enxerto sobre a linha articular. Um suave estresse em valgo é aplicado com o cotovelo em 30° e 70° de flexão, para testar a estabilidade. Uma reconstrução estável evitará que a linha articular se abra.

O grupo muscular flexor-pronador é reinserido ao epicôndilo medial superficial ao nervo ulnar transposto anteriormente (Fig. 14-16). Um dreno cirúrgico também é colocado abaixo da massa flexora-pronadora.

Em pacientes sem neuropatia ulnar, osteófitos posteriores ou corpos livres, o nervo ulnar não é transposto. Isto evita o risco de dano peroperatório ao nervo, causado pela desvascularização segmentar, tração intra-operatória ou compressão na posição transposta. Além disso, a origem da aponeurose flexora-pronadora no epicôndilo medial pode ser preservada.

Métodos alternativos de reconstrução do colateral ulnar em estudo atualmente tentam facilitar um tensionamento e fixação mais fácil do enxerto (Figs. 14-17 e 14-18).

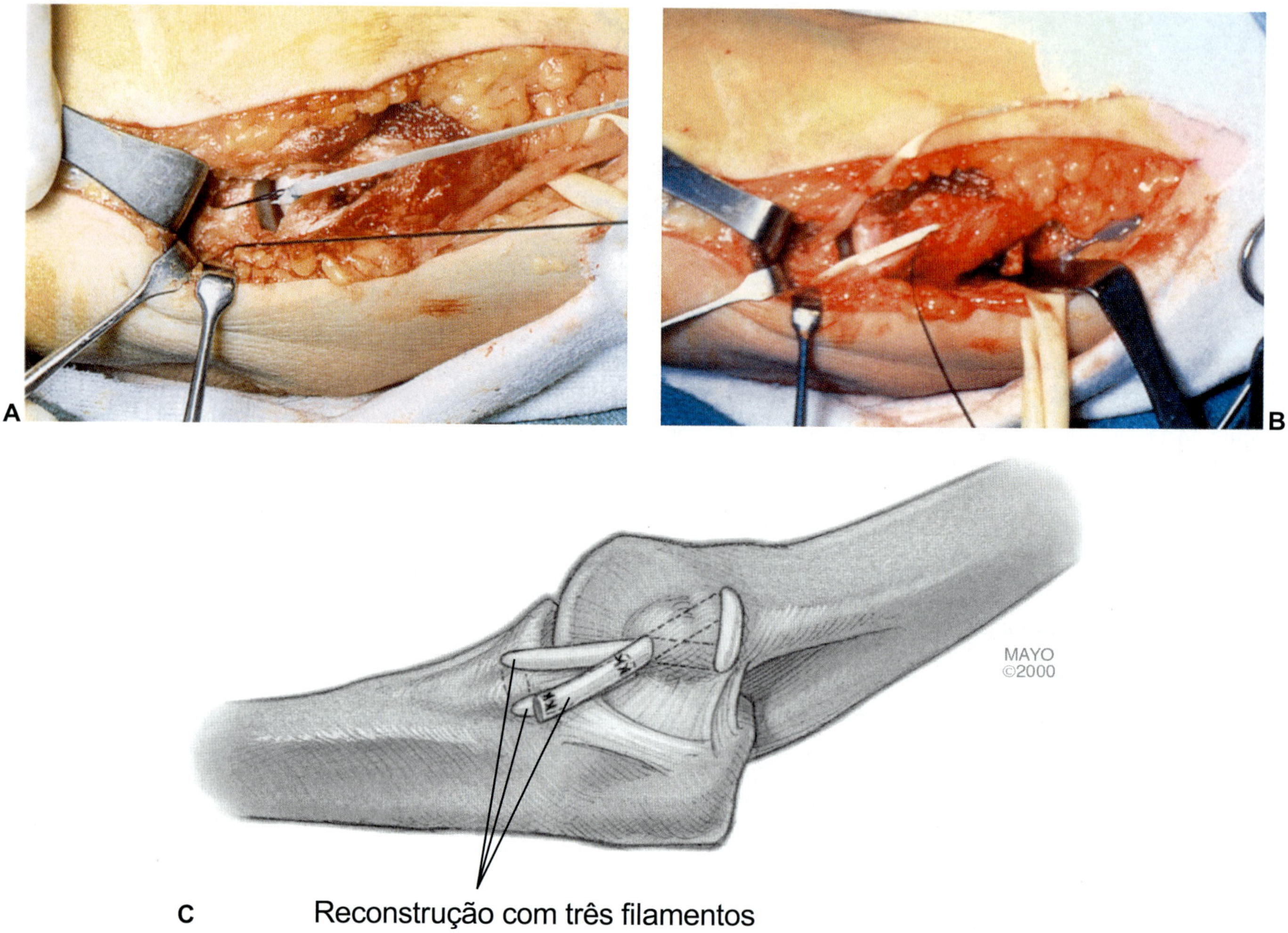

Figura 14-15. A, B: O enxerto é preso em uma das extremidades com um fio não absorvível e puxado através de túneis ósseos com um passador de fio (**C**). O enxerto é passado em uma orientação no formato de oito e suturado a si próprio. Ele também pode ser reforçado por meio de sua sutura ao tecido mole, ao redor do epicôndilo.

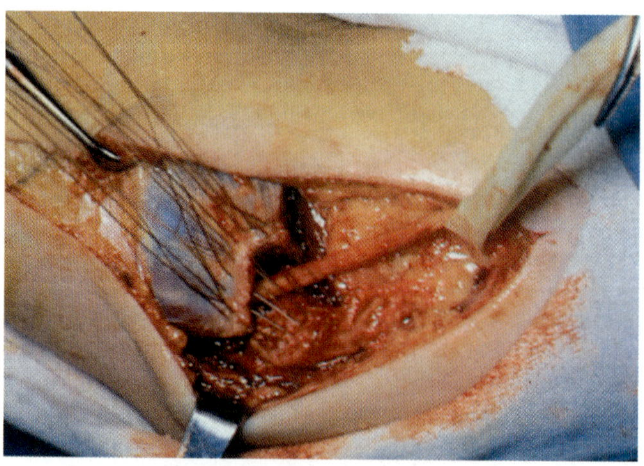

Figura 14-16. O tendão conjunto é reparado com um manguito de tendão de 1 cm no epicôndilo, com o nervo ulnar transposto anteriormente na posição submuscular, quando indicado (veja texto).

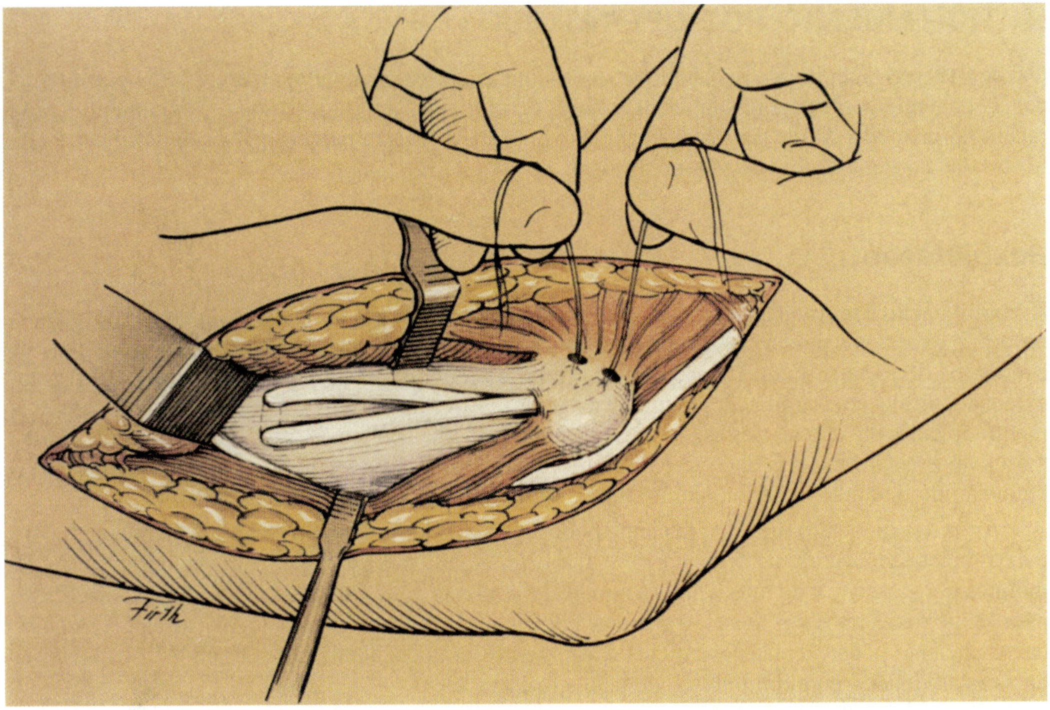

Figura 14-17. O "procedimento de ancoragem" Um enxerto com dois ou três filamentos é passado através de orifícios perfurados, anterior e posteriormente ao tubérculo ulnar. Depois, as extremidades proximais são "ancoradas" no orifício epicondilar com os fios presos ao tendão, tensionados e amarrados sobre uma ponte óssea no osso epicondilar proximal.

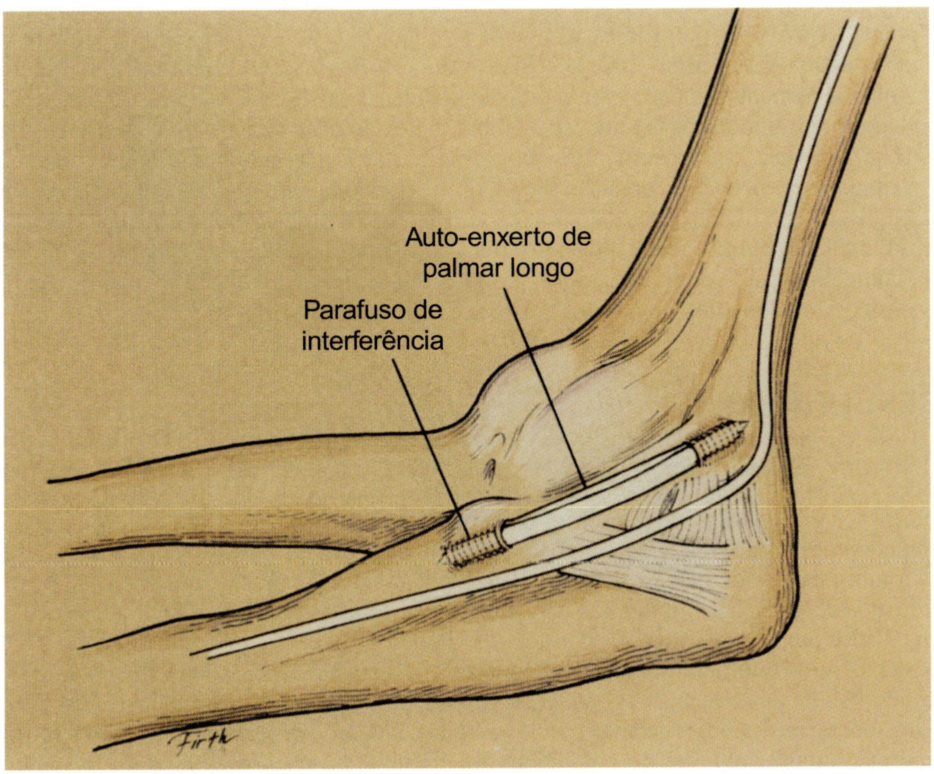

Figura 14-18. Reconstrução de interferência anatômica. Um enxerto com três ou quatro filamentos é inserido e fixado distalmente em um orifício perfurado de 4,0, com um parafuso de interferência. Depois, ele é tensionado e fixado proximalmente no epicôndilo, com um segundo parafuso.

TRATAMENTO PÓS-OPERATÓRIO

Os regimes pós-operatórios para o reparo e a reconstrução do ligamento colateral ulnar são idênticos. O paciente começa com suaves exercícios de preensão, apertando uma esponja ou uma bola macia no primeiro dia de pós-operatório, assim que o conforto permitir. O paciente recebe alta hospitalar no segundo dia de pós-operatório.

Reabilitação

A imobilização é retirada em dez dias, quando são iniciados exercícios ativos para o cotovelo e o ombro, e exercícios para a amplitude de movimentos do punho. Após quatro a seis semanas, os exercícios de fortalecimento muscular do punho e antebraço são iniciados, incluindo a flexão, extensão, pronação e supinação da mão e do punho. Em seis semanas, os exercícios de fortalecimento do cotovelo são iniciados, ao mesmo tempo em que se evita estresses em valgo até quatro meses após a cirurgia. Os exercícios de ombro, incluindo aqueles para o fortalecimento e manutenção do manguito rotador, são mantidos durante todo o período de reabilitação.

Após três ou quatro meses, o paciente pode jogar uma bola, sem o movimento para sutura com pontos bloqueados, por uma distância de 9 m a 12 m, duas a três vezes por semana, durante 10 a 15 minutos por sessão. Cinco meses após a cirurgia, o paciente pode aumentar a distância do arremesso para 18 metros, e, após seis meses, o paciente pode realizar um movimento de rotação suave. A partir daí, o paciente pode executar exercícios e arremessos em dias alternados. O gelo é utilizado após todas as atividades, para diminuir o edema e a inflamação.

Após sete meses, um programa graduado de exercícios para a amplitude de movimentos e para o fortalecimento, bem como um condicionamento corporal total, é iniciado. Os arremessadores são cuidadosamente supervisionados, limitando o arremesso à metade da velocidade total, ao mesmo tempo em que se aumenta gradualmente a duração de suas sessões para 25 a 30 minutos. Os arremessadores são liberados a retornar ao campo de jogo e avançar para 70% da velocidade máxima durante o oitavo e o nono mêses.

Durante os próximos dois meses, a atenção é voltada para a mecânica corporal do arremesso, incluindo as extremidades inferiores e as costas. A duração das sessões de arremesso e a velocidade são lentamente aumentadas para eventualmente simular uma situação de jogo. O arremesso em competições é permitido após um ano, se o ombro, cotovelo e antebraço estiverem livres de dores durante o arremesso e se já tiverem retornado a um nível de força e amplitude de movimentos normais. O ritmo, propriocepção e precisão são as últimas habilidades a serem recuperadas em atletas que arremessam por sobre a cabeça, após a reconstrução do ligamento colateral ulnar do cotovelo. Em um arremessador profissional, pode levar mais de 18 meses para que se recupere a capacidade e o nível competitivo pré-operatórios, com períodos relativamente mais curtos para jogadores de outras posições ou que pratiquem outras atividades desportivas acima da cabeça (4).

RESULTADOS

A reconstrução do ligamento colateral ulnar em atletas que arremessam por sobre a cabeça, incapacitados em virtude de uma instabilidade em valgo do cotovelo, foi bem sucedida com o retorno da maioria dos pacientes ao nível anterior de participação em esportes (2,4). Das 70 cirurgias em 68 pacientes com instabilidade em valgo do cotovelo, tratados na *Kerlan-Jobe Orthopaedic Clinic*, 14 foram submetidos a reparo direto, e 56 foram submetidos a uma reconstrução do ligamento rompido ou incompetente, utilizando um enxerto de tendão livre (2). Estes pacientes foram acompanhados por 6,3 anos no pós-operatório. Cinqüenta por cento do grupo reparado e 68% do grupo reconstruído retornaram a seu nível competitivo anterior. A média de tempo para o retorno às competições foi de nove meses no grupo reparado e 12 meses no grupo reconstruído. Doze entre 16 jogadores profissionais de beisebol dos Estados Unidos, que foram submetidos à reconstrução sem uma cirurgia anterior no cotovelo, voltaram a jogar nas grandes ligas. Dois entre sete jogadores da *Major League*, que foram submetidos a um reparo direto com procedimento primário, retornaram ao nível pré-operatório. As cirurgias anteriores no cotovelo diminuem as chances de retorno a seu nível pré-lesão de participação em esportes.

Se a participação em esportes específicos e a posição do jogador são consideradas, parece que os arremessadores de beisebol são os pacientes que apresentam maior dificuldade de retornar a seus níveis competitivos anteriores, com 62% demonstrando resultados excelentes no grupo submetido a reconstrução.

A duração de tempo desde o início dos sintomas até a cirurgia, o modo de início dos sintomas (agudo *versus* insidioso) e o tipo de lesão ligamentar (avulsão *versus* atenuação) não afetaram o resultado pós-operatório. Além disso, as deformidades em flexão do cotovelo no pós-operatório, de até 25°, não diminuíram a capacidade dos arremessadores, especialmente se esta já estava presente antes da cirurgia.

COMPLICAÇÕES

Os problemas pós-operatórios que envolvem os nervos cutâneos ou o nervo ulnar constituem a complicação mais comum após o reparo ou reconstrução do ligamento colateral ulnar, em conjunção com a transposição nervosa, e pode ocorrer em até 25% dos pacientes (2). A dissecação subcutânea cuidadosa pode evitar uma transecção inadvertida dos nervos cutâneos, causando parestesia local ou a formação de um neuroma doloroso. Além disso, a hemostasia meticulosa e a colocação de drenos cirúrgicos ajudam a evitar a compressão do nervo ulnar, secundária à formação de hematomas. A desvascularização segmentar do nervo ulnar transposto pode desempenhar um papel primordial na ocorrência de paralisia de nervo ulnar pós-operatória (8,12). Portanto, em pacientes que necessitem da transposição do nervo ulnar, a manipulação suave do nervo ulnar e a preservação da maior parte do suprimento vascular possível podem limitar a incidência deste problema. Para lidar com a incidência de problemas com o nervo ulnar pós-operatórios, a dissecação e transposição anterior do nervo atualmente são realizadas somente quando os sintomas de neuropatia ulnar estão presentes, ou quando a patologia no compartimento posterior requer a exposição através do túnel cubital. A ruptura ou a distensão da reconstrução é possível, mas é incomum, se três faixas do enxerto cruzam a articulação. Se a articulação se torna disfuncional, a reoperação é indicada, e um novo enxerto autógeno é utilizado para construir o ligamento deficiente.

CASO ILUSTRATIVO

Um atleta profissional apresentou-se com insuficiência medial, mas sem sintomas relacionados com o nervo ulnar. A abordagem e a exposição do tendão conjunto flexor-pronador são as mesmas descritas anteriormente. O tendão conjunto e as fibras musculares do grupo flexor-pronador são divididos longitudinalmente e afastados para expor o ligamento colateral ulnar. O nervo ulnar não é exposto e é mantido em sua posição no túnel cubital. A origem do tendão flexor-pronador também é mantida intacta, sem sua transecção no epicôndilo. Orifícios são feitos no tubérculo coronóide da ulna e moldados do modo descrito anteriormente. Entretanto, deve-se tomar cuidado para proteger o nervo ulnar e seus ramos musculares no nível do tubérculo coronóide, durante seu curso dentro das fibras musculares na face inferior e medial da exposição. O nervo pode ser visto neste nível (Fig. 14-19). O orifício inicial na fixação epicondilar umeral do ligamento é feito e angulado mais superior e anteriormente do que no procedimento anteriormente descrito. Dois orifícios são, então, perfurados na superfície superior e anterior do epicôndilo, a uma distância aproximada de 1 cm entre si, com ambos os orifícios feitos anteriormente ao septo intermuscular. Eles são angulados de modo a se comunicarem entre si e com o orifício de entrada inicial dentro da substância do epicôndilo (Fig 14-20). Desta forma, o túnel cubital não é penetrado e o nervo ulnar não é perturbado. O enxerto do tendão é coletado e passado através dos túneis ósseos, do modo descrito anteriormente (Figs. 14-21 e 14-22).

O enxerto é tensionado e suturado a si mesmo com as extremidades sepultadas dentro de túneis ósseos. A divisão longitudinal da massa flexora-pronadora pode, então, ser reparada, se desejado, simplesmente através do fechamento da miofáscia superficial, com um fio absorvível.

O torniquete é, então, liberado, a hemostasia é obtida com um eletrocautério, e a ferida é fechada do modo rotineiro (Fig. 14-23). Uma calha gessada posterior axilopalmar é utilizada para imobilizar o cotovelo em 90° de flexão e rotação neutra, deixando o punho e a mão livres.

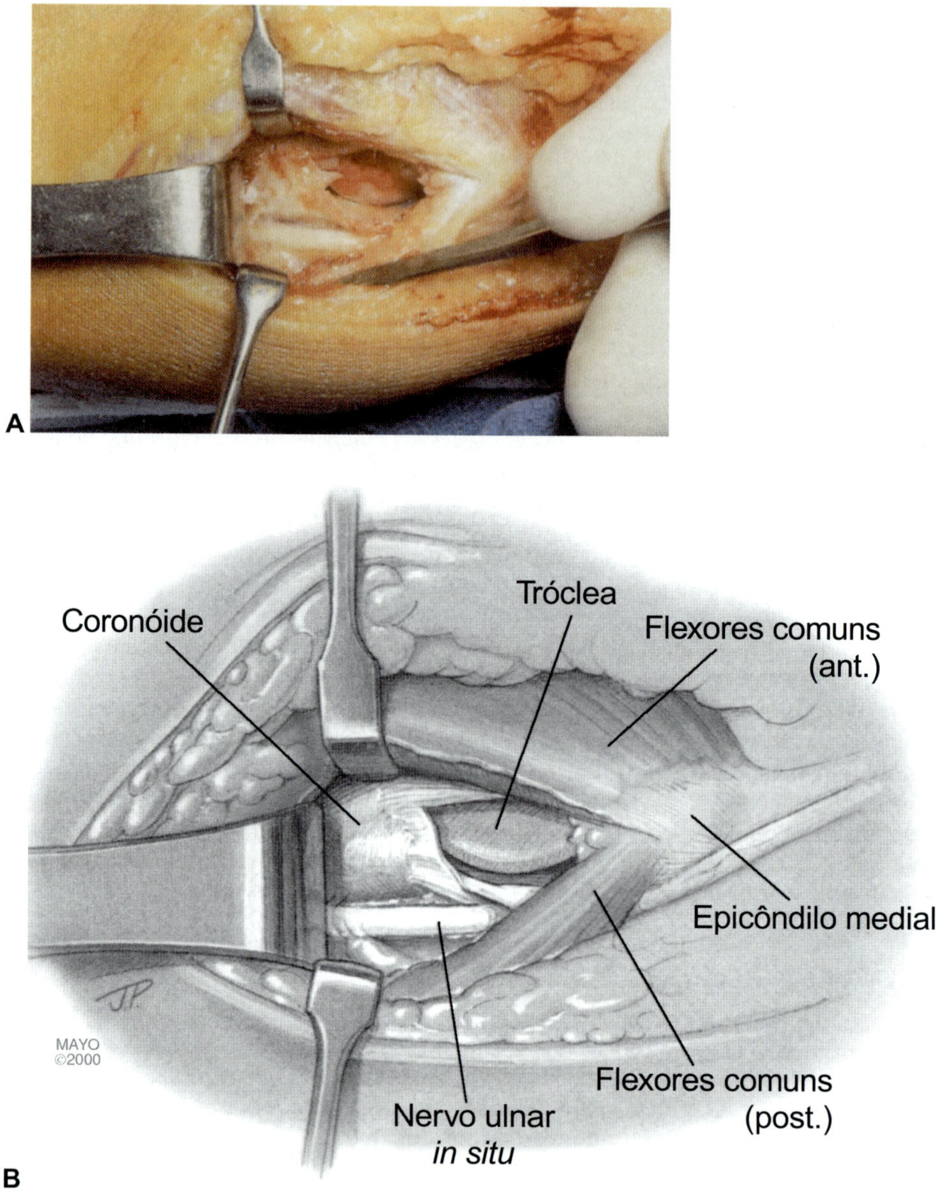

Figura 14-19. A, B: Quando a transposição do nervo ulnar não é necessária, o procedimento é realizado por meio de uma incisão longitudinal no tendão conjunto e músculo e não por meio da transecção da fixação epicondilar. Acima, o ligamento calcificado que teve de ser desbridado no tubérculo coronóide é exposto para perfuração. Observe o nervo ulnar na face inferior do tubérculo exposto.

A

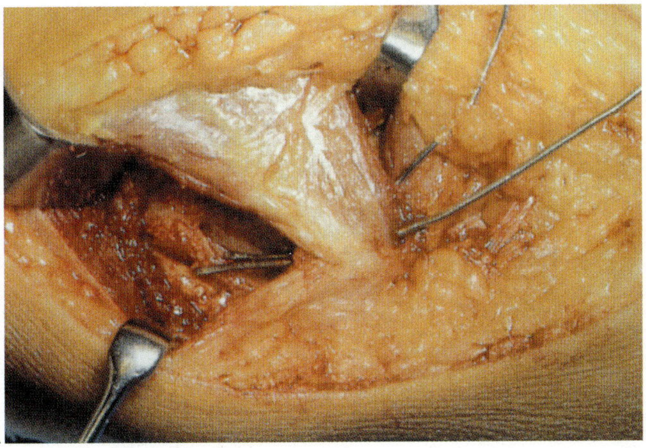

B

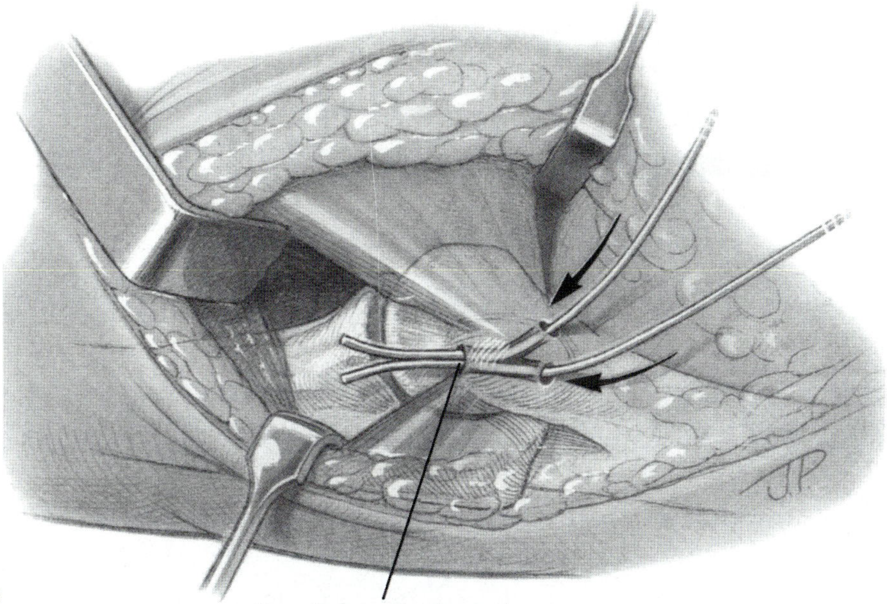

Figura 14-20. A, B: Orifícios epicondilares orientados anterior e superiormente com relação ao septo intermuscular. Os orifícios são mostrados acima, com sondas passadas através deles.

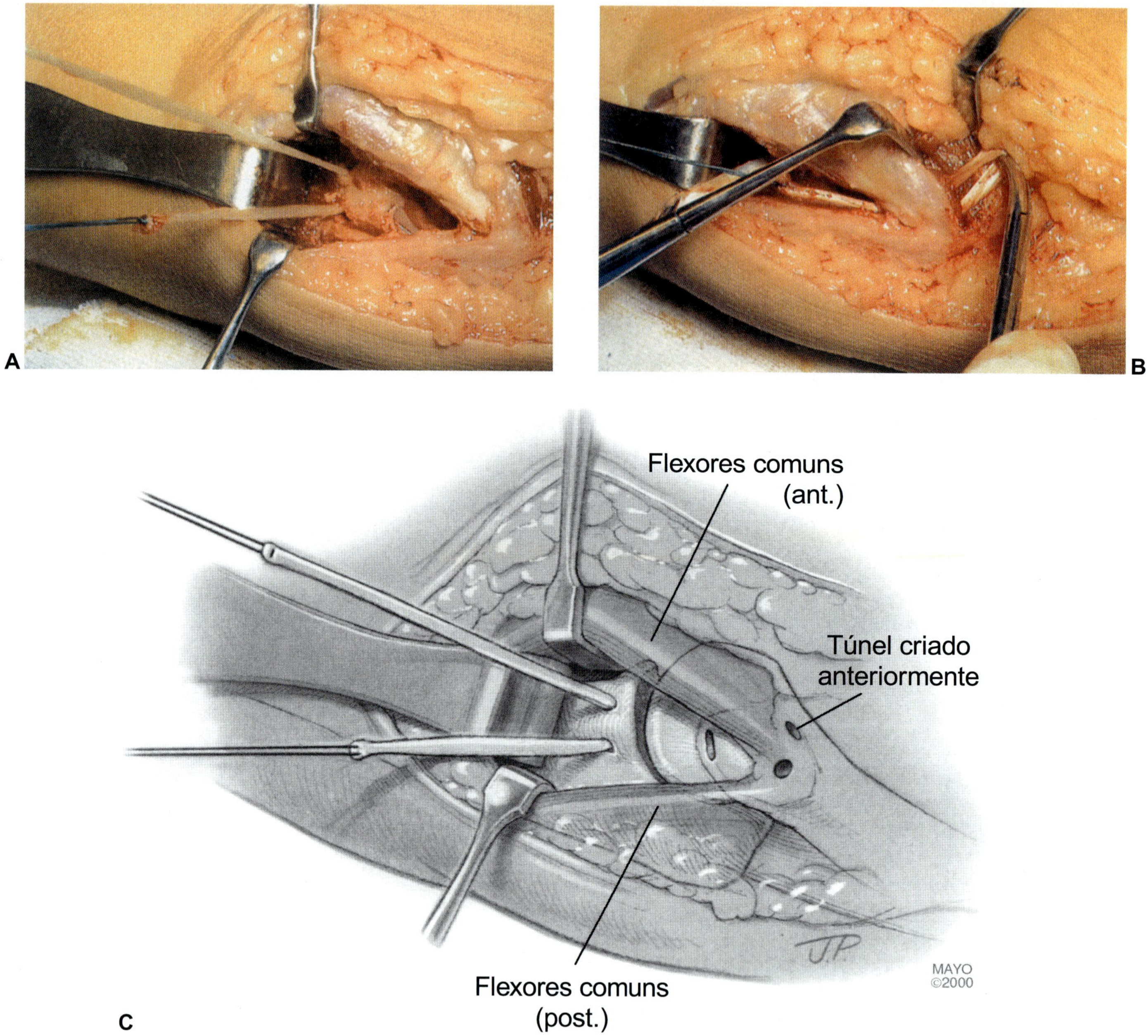

Figura 14-21. A-C: O enxerto é colocado e tensionado do modo descrito no texto.

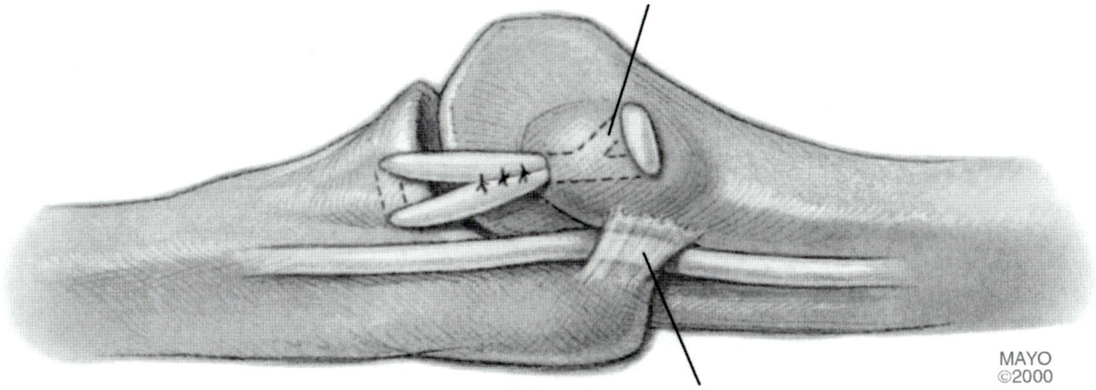

Figura 14-22. Os orifícios epicondilares estão posicionados anteriormente ao septo intermuscular, com o nervo ulnar mantido em posição no túnel cubital.

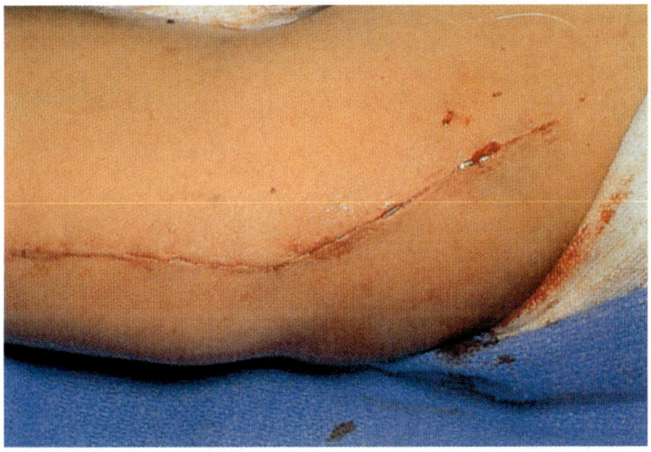

Figura 14-23. Fechamento da pele.

LEITURAS RECOMENDADAS

1. Barnes PA, Tullos HS. An analysis of 100 symptomatic baseball players. *Am J Sports Med* 1978;6:63.
2. Conway JE, Jobe FW, Glousman RE, Pink, M. Medial instability of the elbow in throwing athletes: surgical treatment by ulnar collateral ligament repair or reconstruction. *J Bone Joint Surg* 1992;74:67–83.
3. Jobe FW, Kvitne RS. Elbow instability in the athlete. *Instr Course Lect* 1991;40:17.
4. Jobe FW, Start H, Lombardo SF. Reconstruction of the ulnar collateral ligament in athletes. *J Bone Joint Surg* 1986;68A:1158.
5. Josefsson PO, Johnell O, Gentz CF. Long term sequelae of simple dislocations of the elbow. *J Bone Joint Surg* 1984;66A:927.
6. King JW, Brelsford HJ, Tullois HS. Analysis of the pitching arm of the professional baseball pitcher. *Clin Orthop* 1969;67:116.
7. Morrey BF, An KN. Articular and ligamentous contributions to the stability of the elbow joint. *Am J Sports Med* 1983;11:315.
8. Ogata K, Naito M. Blood flow of peripheral nerve effects of dissection, stretching, and compression. *J Hand Surg* 1986;11B:10.
9. Pappas AM, Zawacki RM, Sullivan TJ. Biomechanics of baseball pitching: a preliminary report. *Am J Sports Med* 1985;13:216.
10. Regan WD, Korinek SF, Morrey BF, et al. Biomechanical study of ligaments around the elbow joint. *Clin Orthop* 1991;271:170–179.
11. Schwab GH, Bennet JB, Woods GW, et al. Biomechanics of elbow instability: the role of the medial collateral ligament. *Clin Orthop* 1980;146:42.
12. Starkweather RJ, Nevaiser RJ, Adams JP, et al. The effect of devascularization on the regeneration of lacerated peripheral nerves: an experimental study. *J Hand Surg* 1978;3:163.

15

Reconstrução Cirúrgica do Ligamento Colateral Lateral

Shawn W. O'Driscoll e Bernard F. Morrey

Atualmente, se sabe que a mecânica da luxação do cotovelo envolve uma via comum que começa como uma subluxação póstero-lateral. Em quase todos os casos de luxação completa, a lesão essencial é a ruptura da parte ulnar do ligamento colateral lateral (6,8–10). O ligamento colateral medial pode estar intacto. O ligamento anular permanece inafetado. Este padrão de instabilidade envolve uma subluxação umeroulnar rotatória, acompanhada por uma subluxação ou luxação póstero-lateral da articulação radioumeral, com a ulna e o rádio rodando para fora do úmero, juntas como uma unidade (Fig. 15-1). Atualmente, reconhecemos que, possivelmente, a expressão clínica mais comum da deficiência do ligamento colateral ulnar lateral (LCUL) se relaciona com a exposição e o tratamento de patologias da cabeça radial, associadas à distração do cotovelo.

■ INDICAÇÕES/CONTRA-INDICAÇÕES

A cirurgia é indicada em pacientes com instabilidade sintomática. Não temos ciência de nenhum meio conservador para tratar esta condição, assim que esteja estabelecida, exceto o uso permanente de um *brace* de cotovelo. Esta opção é incômoda e nem sempre eficaz, especialmente em pacientes obesos. Osborne e Cotterill (11) sugeriram que os tecidos frouxos ao redor dos cotovelos de crianças novas, com instabilidade, devem-se tensionar com o crescimento e evitar recorrências da sua instabilidade. Não temos informações para substanciar este conceito, apesar de ser uma proposição atraente.

Não conhecemos nenhuma contra-indicação absoluta para a reconstrução. Existem várias contra-indicações relativas. Crianças com placas epifisárias abertas não devem ter seus ligamentos reconstruídos com enxertos de tendão que cruzem as epífises. Em vez disso, os tecidos do ligamento colateral lateral (LCL) existentes são imbricados e reinseridos ao osso de maneira isométrica. Nossa paciente mais jovem, que tinha quatro anos de idade no momento da cirurgia, era vítima de maus tratos pelos pais e lesionou-se de modo repetido, após as quedas. Seu reparo falhou e seus pais foram avisados de que ela não poderia ser reoperada até que seu desenvolvimento mental e as circunstâncias familiares melhorassem. A ausência de uma cabeça radial afeta de modo adverso o prognóstico, mas não é uma contra-indicação para a cirurgia.

S.W. O'Driscoll, M.D., PH.D.: Orthopedic Surgery, Mayo Medical School, Mayo Foundation, Rochester, Minnesota.
B.F. Morrey, M.D.: Mayo Medical School and Department of Orthopaedics, Mayo Clinic and Mayo Foundation, Rochester, Minnesota.

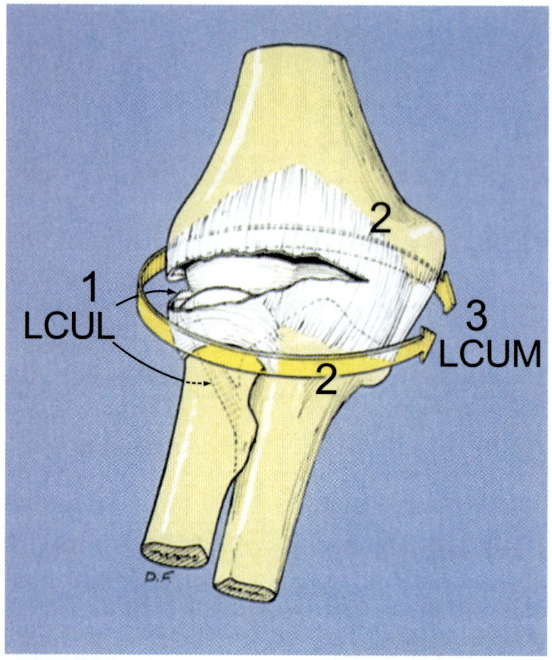

Figura 15-1. Atualmente temos que reconhecer que o espectro da ruptura do ligamento/cápsula do cotovelo é imitado pela descrição do LCL

PLANEJAMENTO PRÉ-OPERATÓRIO

O planejamento pré-operatório para a reconstrução cirúrgica do ligamento lateral do cotovelo envolve a avaliação dos achados na história e exame físico, mas baseia-se, primeiro, no pré-requisito da compreensão da anatomia funcional, bem como da anatomopatologia e da etiologia da instabilidade do cotovelo.

Como esta condição ainda não é completamente compreendida, uma explicação sobre a anatomia e patologia é apropriada aqui. Na face lateral do cotovelo, uma inserção tem sido variavelmente ilustrada na literatura anatômica (1,3–5,7,14). Identificamos este ligamento como parte do complexo capsuloligamentar em 17 entre 17 cotovelos de cadáveres recém-congelados (Fig. 15-2) (9). A falta de conhecimento no passado provavelmente é devida ao fato de que ele se funde com as fibras do complexo colateral lateral, onde é indistinguível (7). Ele se origina no epicôndilo lateral. Durante seu curso superficial sobre o ligamento anular, funde-se com ele e depois se curva posteriormente e na direção da ulna, para se inserir no tubérculo da crista supinadora da mesma (4,14). Suas fibras são distintas em sua inserção, mas estão escondidas por baixo da fáscia que cobre os músculos supinador e extensor ulnar do carpo. Ele pode ser palpado em sua inserção, com a aplicação de um movimento em varo ou em supinação ao cotovelo.

A instabilidade rotatória póstero-lateral do cotovelo geralmente é pós-traumática, com cerca da metade dos pacientes apresentando uma história de luxação documentada que necessita de redução (6). O restante dos casos pós-traumáticos experimentou lesões como "distensões" ou fraturas da cabeça radial ou do processo coronóide. Finalmente, esta condição pode ser iatrogênica, causada pela violação da parte ulnar do LCL, durante a liberação lateral para o tratamento da epicondilite lateral ou a excisão da cabeça radial (6,8). Deve ser observado que a parte ulnar do LCL passa ao redor da cabeça radial, o que aumenta a tensão sobre o ligamento (7). A remoção da cabeça radial pode causar uma leve frouxidão.

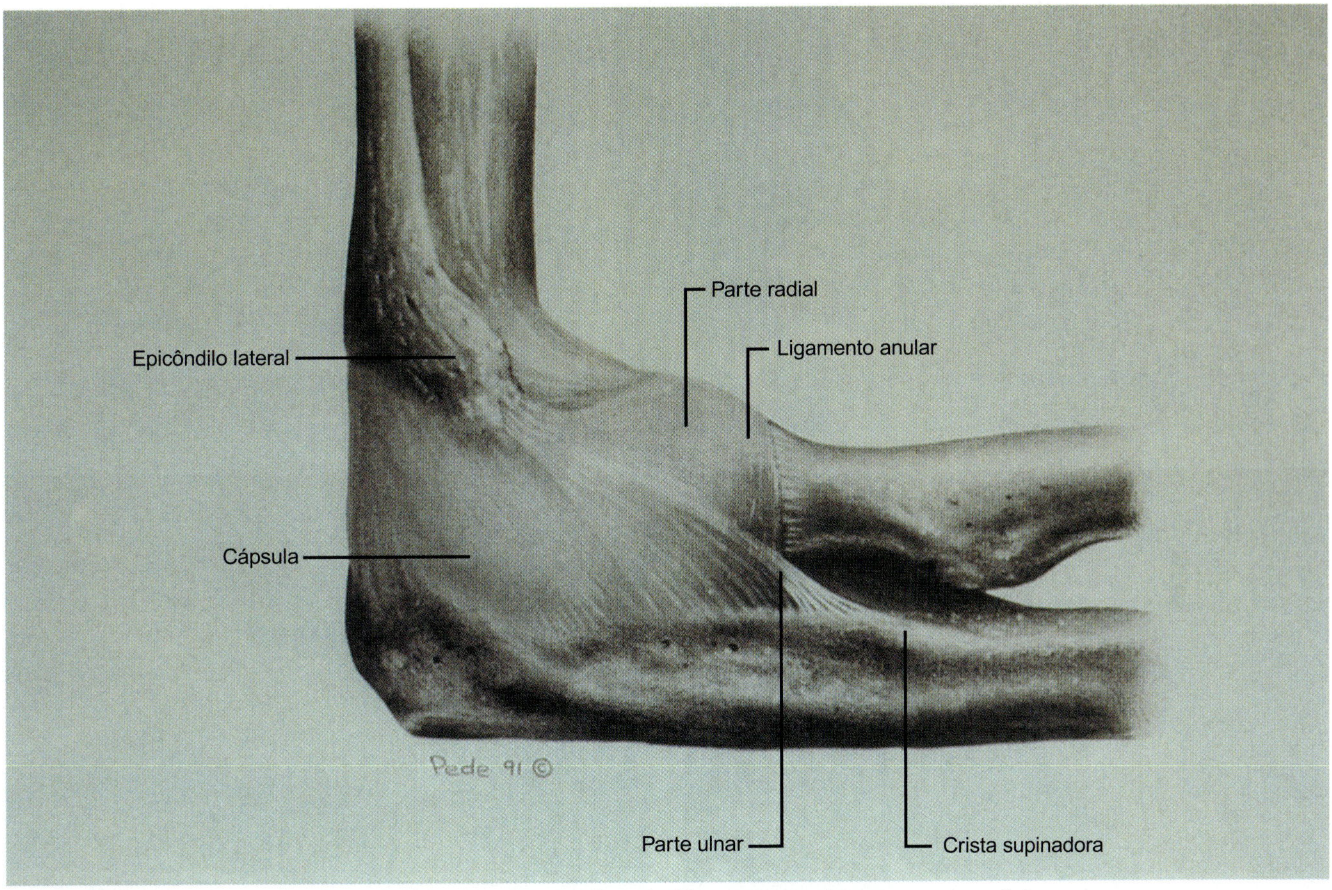

Figura 15-2. O ligamento colateral lateral (LCL) é um complexo de fibras que consistem na parte radial, parte ulnar e ligamento anular, todos se fundindo. A parte ulnar é indistinta em sua origem no epicôndilo lateral. De fato, a origem extensora comum também se funde com esta, mas foi excisada para os propósitos desta ilustração. A parte ulnar do LCL arqueia-se sobre o ligamento anular, com o qual está intimamente integrada. Ela é mais distinta ao longo de seu bordo anterior, durante sua inserção no tubérculo da crista supinadora. Existe uma inserção adicional em formato de leque posterior a esta crista, ao longo da base do ligamento anular, proximal a ela. Esta gradualmente se afina até que permaneça somente a cápsula. (Reimpresso de O'Driscoll SW, Horii E, Morrey BF, et al. Anatomy of the ulnar part of the lateral collateral ligament of the elbow. *Clin Anat* 1992; 5:296-303, *com permissão*.)

Diagnóstico

Os pacientes tipicamente apresentam uma história de apreensão ou bloqueio recorrente do cotovelo. Uma investigação cuidadosa revela que isto ocorre no meio da extensão do arco de movimento com o antebraço em supinação. O exame físico pode não apresentar alterações. O estresse em valgo pode demonstrar algum grau de frouxidão. Entretanto, o achado clínico clássico é o encontrado em uma manobra positiva de desvio de eixo (8) (Fig. 15-3). O cotovelo é supinado por meio da aplicação de torque no punho, e um movimento em valgo é aplicado ao cotovelo durante a flexão. Isto resulta em uma resposta de apreensão típica, com a reprodução dos sintomas do paciente e uma sensação de que o cotovelo está prestes a luxar. A reprodução da verdadeira subluxação e do estalido que ocorre com a redução geralmente pode ser obtida somente com o paciente sob anestesia geral ou, ocasionalmente, após a injeção de anestésico local na articulação do cotovelo. O teste de desvio de eixo lateral, realizado desta forma, resulta na subluxação do rádio e ulna em relação ao úmero, o que causa uma proeminência póstero-lateral sobre a cabeça radial e uma depressão na pele entre a cabeça radial e o capitélio. À medida que o cotovelo é flexionado além de

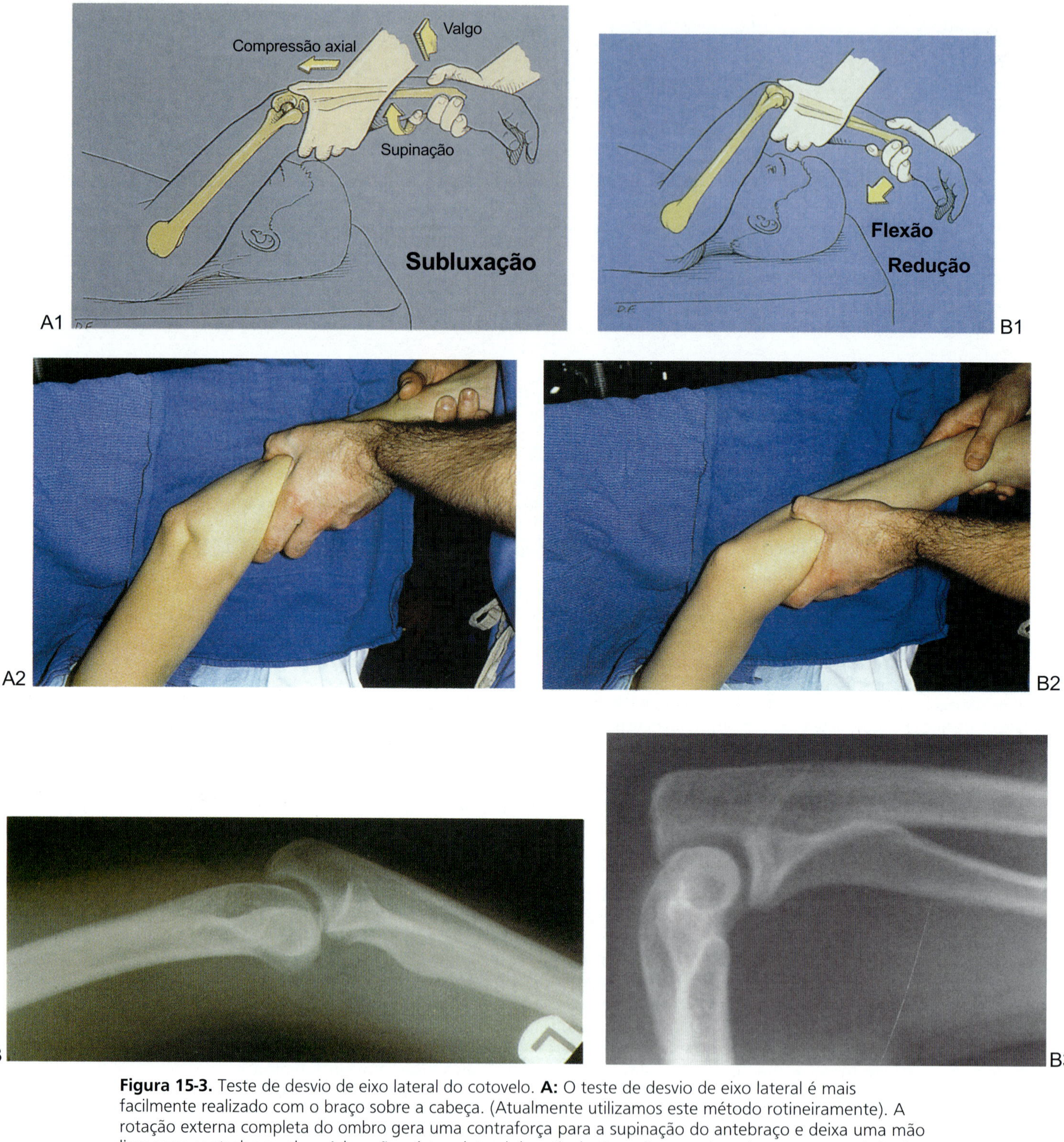

Figura 15-3. Teste de desvio de eixo lateral do cotovelo. **A:** O teste de desvio de eixo lateral é mais facilmente realizado com o braço sobre a cabeça. (Atualmente utilizamos este método rotineiramente). A rotação externa completa do ombro gera uma contraforça para a supinação do antebraço e deixa uma mão livre para controlar o valgo. A luxação póstero-lateral da articulação radioumeral produz uma proeminência óssea e uma prega visível, onde a pele é "enfiada para dentro", proximalmente à cabeça radial deslocada. Na radiografia lateral, a articulação radioumeral está luxada póstero-lateralmente e observa-se uma subluxação rotatória da articulação umeroulnar; a incisura semilunar da ulna é rodada para fora da tróclea. **B:** A redução ocorre com a flexão do cotovelo ou algumas vezes simplesmente com a pronação do antebraço. A prega desaparece lateralmente e a radiografia lateral é normal.

40° a 60°, a redução da ulna e do rádio, em conjunto com relação ao úmero, ocorre subitamente com um estalido palpável e visível. É a redução que é aparente. Deve ser enfatizado que o teste de desvio de eixo lateral para a instabilidade rotatória póstero-lateral não é facilmente aprendida ou ensinada, e é prontamente demonstrável somente em casos extremos.

A artroscopia também pode ser útil em alguns casos. Em alguns, uma sutil instabilidade é insuficiente para que seja demonstrada com o teste de desvio de eixo. Nestes pacientes com sintomas fortemente sugestivos de subluxação recorrente, a artroscopia revela um grau excessivo de alargamento da articulação umeroulnar com a supinação forçada ou o alargamento das articulações umeroulnares laterais.

CIRURGIA

O paciente é colocado em decúbito dorsal, com o membro afetado preparado com a colocação do torniquete na extremidade superior do braço até a mão. Se o palmar longo não está presente, a perna é preparada de modo a permitir o acesso do paciente à região do joelho, para a obtenção do tendão semitendíneo. O cotovelo é operado com o braço cruzado sobre o tórax.

A correção cirúrgica é realizada por meio da reinserção do ligamento colateral ulnar lateral avulsionado ou sua reconstrução com um enxerto de tendão. A avulsão tem sido observada em crianças e em alguns casos de fraturas-subluxações agudas do cotovelo. O reparo do complexo lateral deve ser meticulosamente realizado durante o fechamento da cápsula, após o tratamento da cabeça radial em uma fratura-luxação. Em geral, pode-se considerar, seguramente, que em casos crônicos, o ligamento danificado estará frouxo e necessitará ser substituído por um enxerto. Nossa primeira escolha é o palmar longo ipsilateral, que é obtido por meio de uma incisão transversal de 1 cm na prega do punho, utilizando um extrator longo de tendão. Pelo menos um comprimento de 20 cm é necessário para a reconstrução com o tendão. Se o paciente não possui o palmar longo, o semitendíneo ou o plantar podem ser utilizados. Os tendões maiores podem ser divididos para reconstruir tanto o ligamento medial como o lateral, quando necessário.

Em muitos casos, a articulação radioumeral está sendo tratada cirurgicamente para uma variedade de estados patológicos de extensão variável, quando o ligamento colateral lateral é liberado. Isso geralmente ocorre pela reflexão a partir do úmero. O reparo inadequado ou inconsistente desta estrutura é um dos motivos mais comuns para a insuficiência do ligamento colateral lateral, o que freqüentemente leva a uma apresentação clínica sutil de instabilidade rotatória póstero-lateral.

Nos casos em que existe uma quantidade de tecidos moles adequada, um orifício é feito na porção média do epicôndilo lateral, que é o centro da curvatura projetada do capitélio e é coincidente com a origem do ligamento colateral lateral. Um fio de Mersilene nº 2 ou 5 é empregado para sutura com pontos bloqueados distalmente ao tubérculo da crista supinadora. A fixação na ulna se dá através de um orifício feito no sítio ou através do restante de ligamento em sua inserção no tubérculo. O fio é, então, levado proximalmente através de um segundo orifício feito novamente na origem anatômica do ligamento colateral lateral (Fig. 15-4). O antebraço é pronado e imobilizado entre 60° e 90° de flexão.

Técnica

Uma incisão na pele de 10 cm tipo-Kocher é utilizada, passando entre o epicôndilo e o olécrano (Fig. 15-5). A fáscia profunda é incisionada ao longo da crista supracondilar e distalmente entre os músculos ancôneo e extensor ulnar do carpo (Fig. 15-6). O tríceps é refletido da face póstero-lateral do úmero distal em continuidade com o ancôneo, que é refletido da face lateral da ulna e da cápsula (Fig. 15-7). A origem extensora comum é parcialmente refletida para expor a cápsula. A insuficiência capsuloligamentar é avaliada, e a frouxidão, confirmada. Esta frouxidão geralmente é proximal ao ligamento anular, e a frouxidão capsular é mais bem observada após um estresse em varo ou a realização de uma manobra de desvio de eixo.

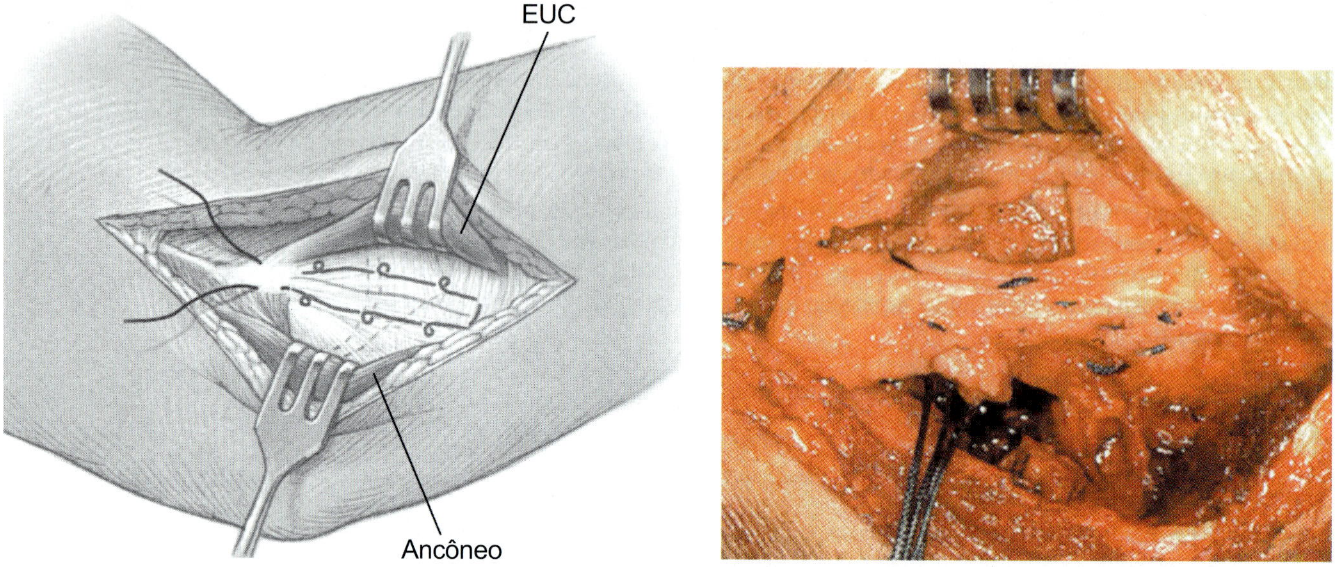

Figura 15-4. LCUL insuficiente é reparado com uma sutura feita através de um túnel ósseo no epicôndilo lateral. Um ponto bloqueado (Krachow) é utilizado para reparar/reconstruir esta deficiência. A sutura proximal também é feita através de um orifício no osso.

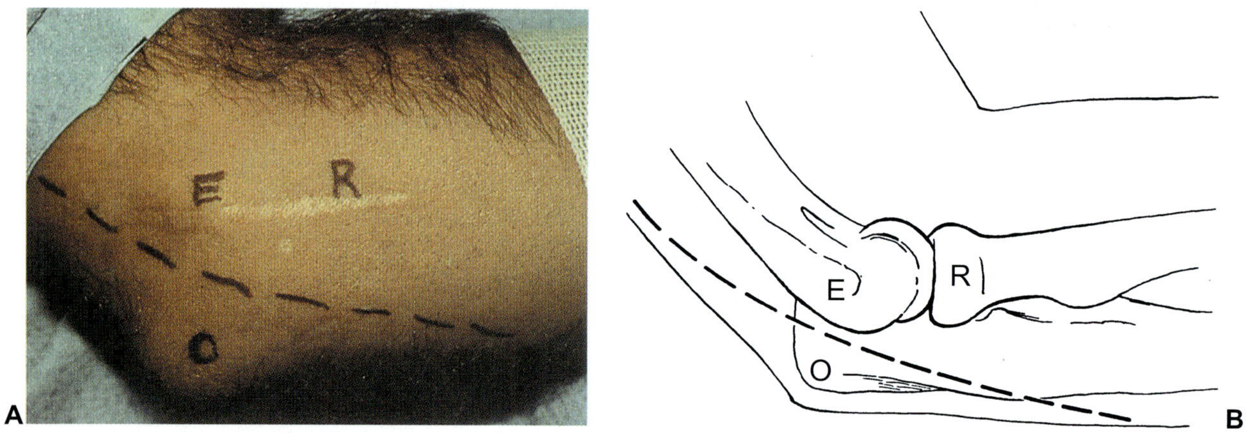

Figura 15-5. A, B: Uma incisão de pele de 10 cm tipo Kocher é utilizada, passando entre o epicôndilo e o olécrano.

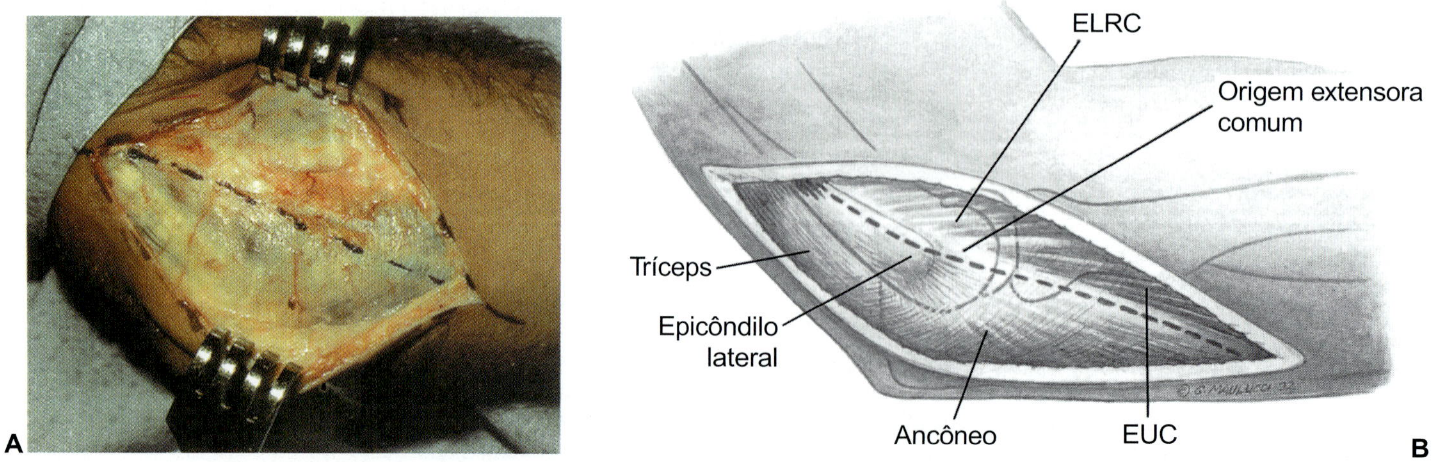

Figura 15-6. A, B: A fáscia profunda é incisionada ao longo da crista supracondilar e distalmente entre os músculos ancôneo e extensor ulnar do carpo. O intervalo é mais bem identificado pela palpação.

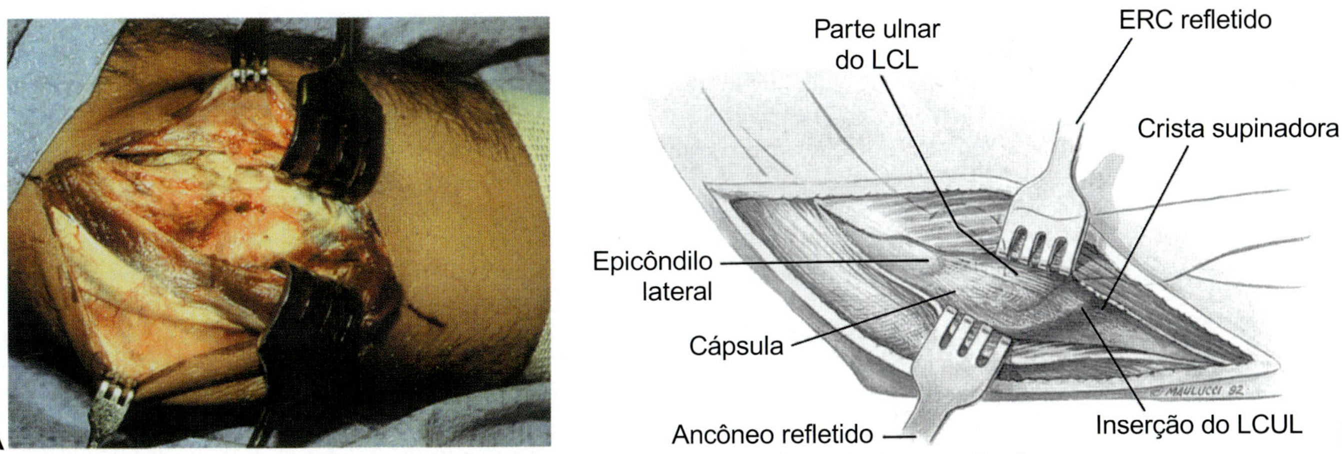

A B

Figura 15-7. A, B: O tríceps e o ancôneo são refletidos em continuidade para longe do úmero e cápsula posterior, expondo a face lateral da ulna. A origem extensora comum é parcialmente refletida, para expor a cápsula. A insuficiência capsuloligamentar é avaliada, e a frouxidão, confirmada.

A cápsula é aberta ao longo do capitélio em arco, para permitir a inspeção da articulação e a imbricação da cápsula, mais adiante, durante o procedimento (Fig. 15-8). Uma alternativa é a abertura da cápsula posterior ou anterior, para estar em linha com o fluxo do ligamento. O sítio de inserção para o enxerto do tendão é preparado com a criação de orifícios de 3 mm a 4 mm na ulna, um

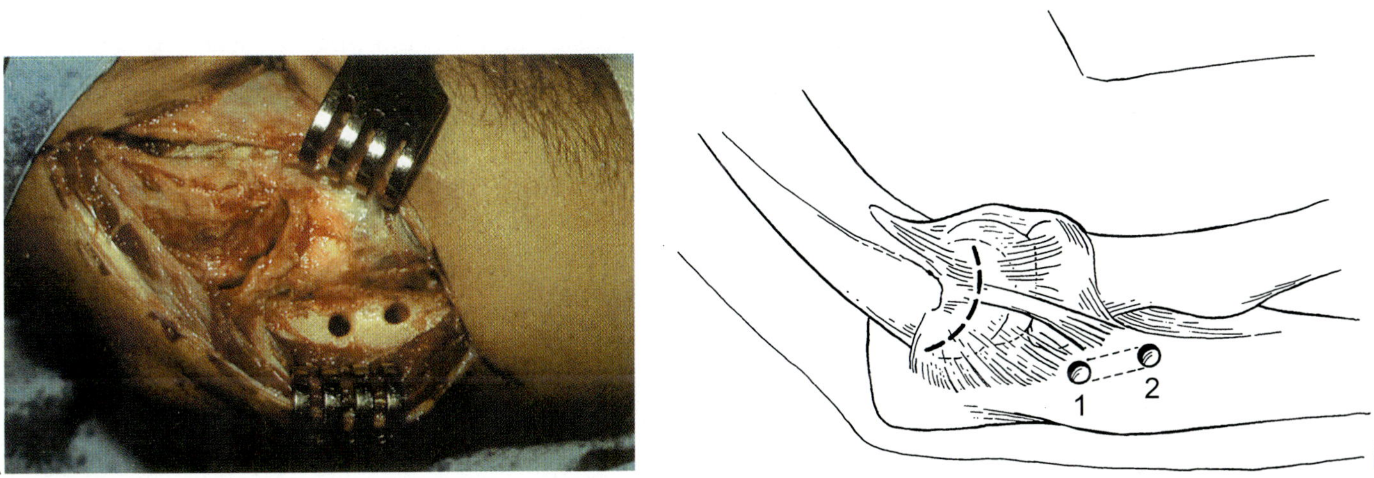

A B

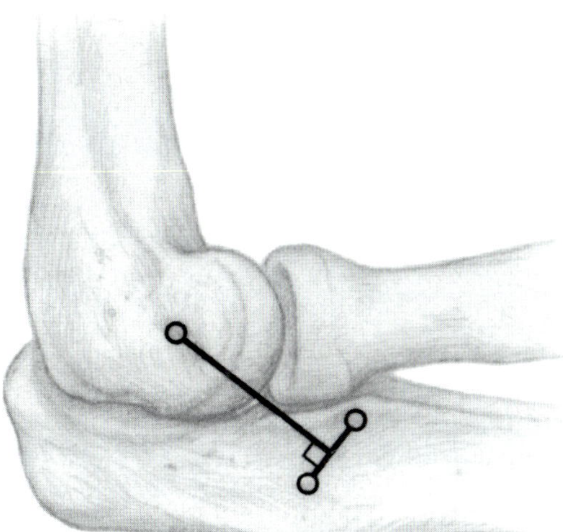

C

Figura 15-8. A, B: A cápsula é aberta ao longo do capitélio, em um arco, de modo a permitir a inspeção da articulação e a imbricação da cápsula mais tarde. Uma abordagem alternativa dá-se pela abertura da cápsula, obliquamente a partir do epicôndilo até uma posição imediatamente posterior ao ligamento anular. O sítio da inserção para o enxerto do tendão é, então, preparado por meio da criação de dois orifícios na ulna, um próximo ao tubérculo na crista supinadora (o qual é sentido pelo movimento em varo do cotovelo ou supinação) e o outro 1,25 cm, proximalmente na base do ligamento anular. O osso subjacente é canulado com um perfurador curvo do conjunto de instrumentos de Bankart. **C:** Os orifícios ulnares algumas vezes são feitos de modo que a linha que conecta estes orifícios tem uma orientação perpendicular à linha do ligamento colateral.

próximo do tubérculo na crista supinadora, que é facilmente palpada distalmente à fixação do ligamento anular na ulna. O outro é feito a 1 cm posterior/proximal ao primeiro, em uma linha perpendicular à linha do enxerto (Fig. 15-8C). O osso subjacente é canulado com um perfurador curvo ou uma cureta.

O ponto isométrico da fixação do LCL é no centro do capitélio (visto a partir da face lateral). Um fio nº 1 é passado por estes dois orifícios e preso com uma pinça hemostática no centro de rotação isométrico, estimado do cotovelo (Fig. 15-9). A origem isométrica do ligamento é, então, determinada por meio da flexão e extensão do cotovelo, para observar se o fio se move. Não existirá movimento se o fio e a pinça estiverem no ponto isométrico. O sítio de entrada para o enxerto, orifício nº 3, é, então, perfurado no úmero neste ponto. Dois pontos técnicos são dignos de nota. Primeiro, como a instabilidade é mais notada durante a extensão, o ligamento deve estar tenso durante a extensão. Por este motivo, se houver qualquer dúvida, o orifício é perfurado mais anteriormente do que o esperado. Finalmente, uma vez que o ponto inicial é identificado, ele deve ser expandido até 5 mm a 6 mm. Esta dilatação ocorreu uma direção superior/anterior e *não* posterior/distal (Fig. 15-10). Um sítio de saída, o orifício nº 4, é criado com a broca em uma posição imediatamente posterior à crista supracondilar, cerca de 1,5 cm proximalmente, e um túnel é criado entre os dois com perfuradores curvos ou curetas (Fig. 15-10). Um sítio de reentrada, orifício nº 5, é criado com a brocadistalmente, de modo que uma ponte de osso, de 1,25 cm, se estenda entre os dois orifícios, e um túnel é criado deste sítio até o sítio original de entrada no epicôndilo, onde o tendão irá novamente sair.

O enxerto de tendão é, então, levado através dos dois primeiros orifícios na ulna, orifícios nº 1 e nº 2 e suturado a si mesmo (Fig. 15-9). Ele é passado, então, pelo sítio de entrada, orifício nº 3, no epicôndilo lateral, que representa a origem isométrica do ligamento que está sendo reconstruído, sai pelo sítio de saída, o orifício nº 4, proximalmente pela superfície posterior do úmero distal, é levado de volta ao osso através do sítio de reentrada, orifício nº 5, para emergir na origem isométrica no orifício nº 3 (Fig. 15-11). Ele é tensionado (Fig. 15-12) e suturado a si mesmo, com o cotovelo em 30° a 40° de flexão e pronação forçada (Fig. 15-13). A reconstrução pode ser reforçada com a passagem de um fio não absorvível nº 2 (Dexon) através do mesmo curso do enxerto de tendão (Fig. 15-14). Se a cápsula foi aberta longitudinalmente, o fio deve ser trançado através da cápsula em um

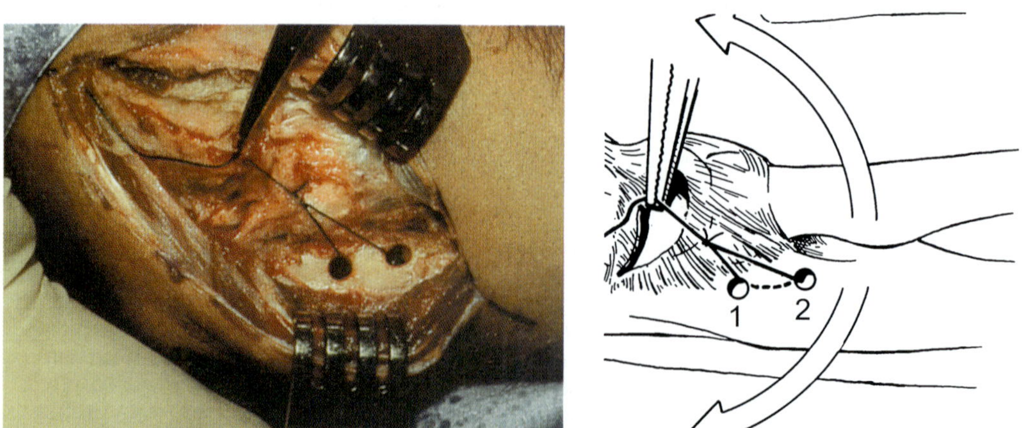

A B

Figura 15-9. A, B: Um fio nº 1 é passado por estes orifícios e mantidos com uma pinça hemostática no centro isométrico de rotação estimado do cotovelo. A inserção isométrica do ligamento é, então, determinada pela flexão e extensão do cotovelo, para ver se o fio se move. Não existe movimento se o fio e a pinça estiverem no ponto isométrico. Este ponto geralmente é mais anterior do que se poderia imaginar.

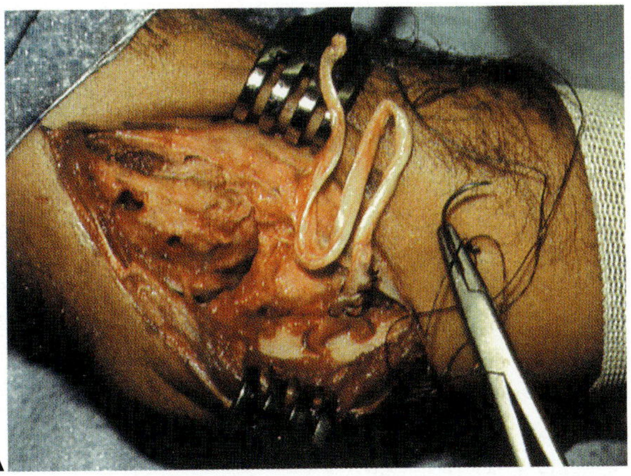
A

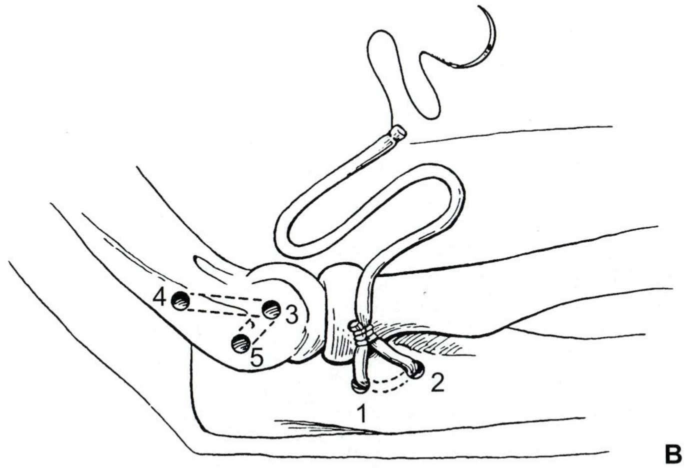

B

Figura 15-10. A, B: Um sítio de entrada para o enxerto, o orifício nº 3, é feito no úmero neste ponto. Como o orifício é maior do que a ponta da pinça hemostática, deve-se fazer o orifício posterior e proximalmente à ponta da pinça (Fig. 15-8B destaque). Se ele for feito distal ou posteriormente, o enxerto de tendão estará frouxo em extensão e tenso em flexão, ou vice-versa. Um sítio de saída, orifício nº 4, é criado com a broca posicionada posteriormente à crista supracondilar a cerca de 1,5 cm proximalmente, e um túnel é criado entre os dois, com perfuradores curvo e reto. Um sítio de reentrada, orifício nº 5, é criado com a broca distalmente, de modo que uma ponte de osso, de 1,25 cm, se estenda entre os dois orifícios, e um túnel é criado deste sítio até o sítio de entrada original no epicôndilo, onde o tendão irá sair novamente (orifício nº 3). O enxerto de tendão é, então, trazido através dos dois primeiros orifícios na ulna, orifícios 1 e 2, e suturado a si mesmo.

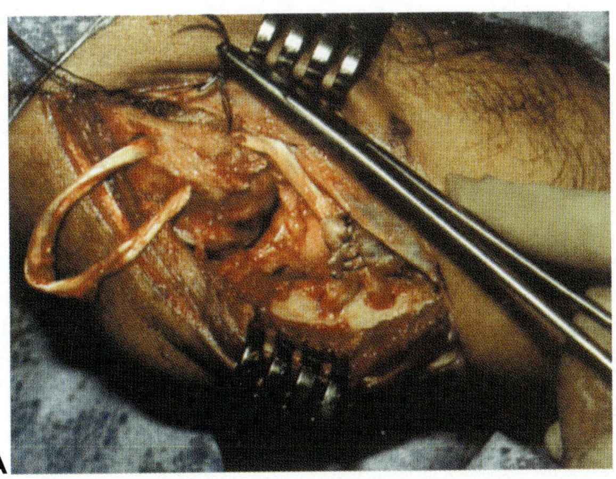
A

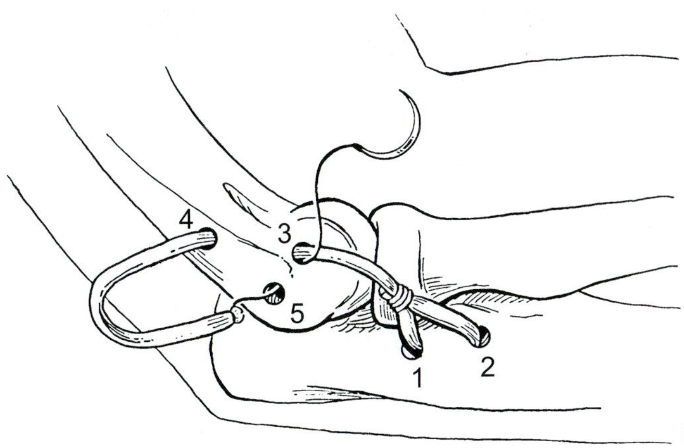

B

Figura 15-11. A, B: O enxerto é, então, passado pelo sítio de entrada, orifício 3, no epicôndilo lateral, que representa a origem isométrica do ligamento que está sendo reconstruído, passa pelo sítio de saída, orifício 4, proximalmente, pela superfície posterior do úmero distal, e volta ao osso através do sítio de reentrada, orifício 5, para emergir na origem isométrica no orifício 3.

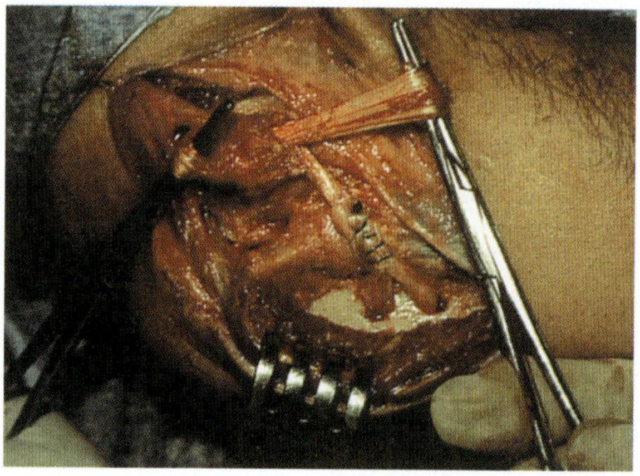
A

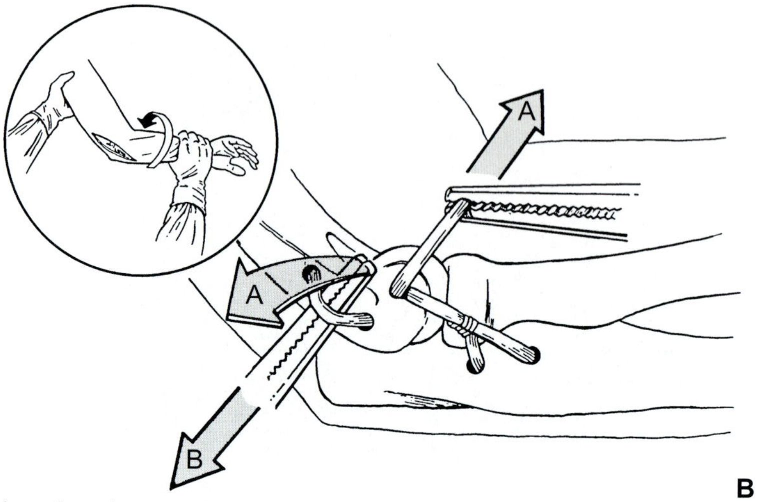

B

Figura 15-12. A, B: O enxerto é tensionado por meio da tração sobre o anel proximal com uma pinça hemostática, ao mesmo tempo em que se puxa a extremidade livre.

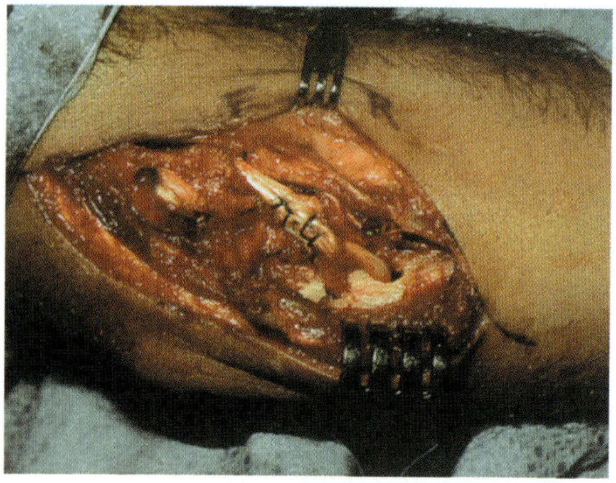
A

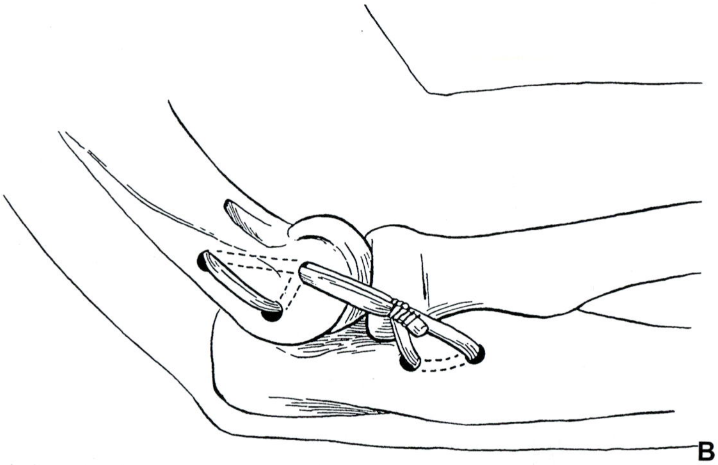
B

Figura 15-13. A, B: A extremidade livre é suturada ao restante do enxerto, com o cotovelo posicionado em 40° de flexão e em pronação forçada.

arco e não pode cair profundamente na cápsula, pois irá entrar em atrito com o lado do capitélio e cabeça radial. A cápsula é fechada e plicada, e o arco original da parte ulnar do LCL é restaurado, tracionando o enxerto anteriormente, suturando-o na cápsula (Fig. 15-15). Isto também evita que o enxerto escorregue posteriormente na direção da cabeça radial e permite uma avaliação ideal. A cápsula deve ser fechada sob o enxerto, para evitar que ela entre em atrito com a cabeça radial ou capitélio. Se uma tensão adicional é desejável, esta pode ser conseguida pelo fechamento do espaço triangular entre os dois membros do enxerto (Fig. 15-16).

Modificações Subseqüentes

A modificação do procedimento que realizamos em alguns pacientes é a execução de uma pequena artrotomia em linha, com a parte ulnar do LCL mais próximo ao epicôndiso. Isso proporciona o acesso à origem do LCL, onde o enxerto deve estar fixo ao úmero, mas reduz a dissecação e a artrotomia. O resto do procedimento é o mesmo, exceto que a cápsula é plicada somente da posição anterior para posterior, e não distal para proximal. A vantagem desta modificação é que ela melhora a tediosa tarefa do fechamento da cápsula em baixo do enxerto e é mais rápida. Primeiro, é necessária; para evitar que o enxerto entre em atrito com as margens da articulação ou deslize posteriormente na direção da cabeça radial.

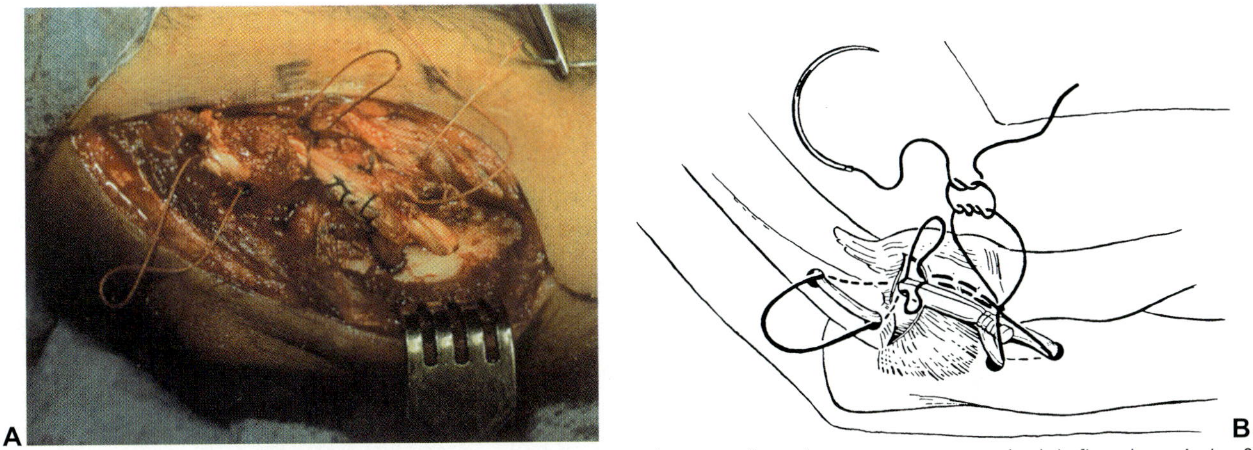

Figura 15-14. A, B: A reconstrução pode ser melhorada com a passagem de dois fios absorvíveis nº 2 (Dexon) através do mesmo curso do enxerto de tendão. Se isto for feito, o fio deve ser trançado através da cápsula em um arco e não se deve permitir que ele se posicione profundamente na cápsula. Isto é particularmente importante quando uma artrotomia longitudinal é utilizada, pois o tendão irá entrar em atrito com o capitélio e cabeça radial.

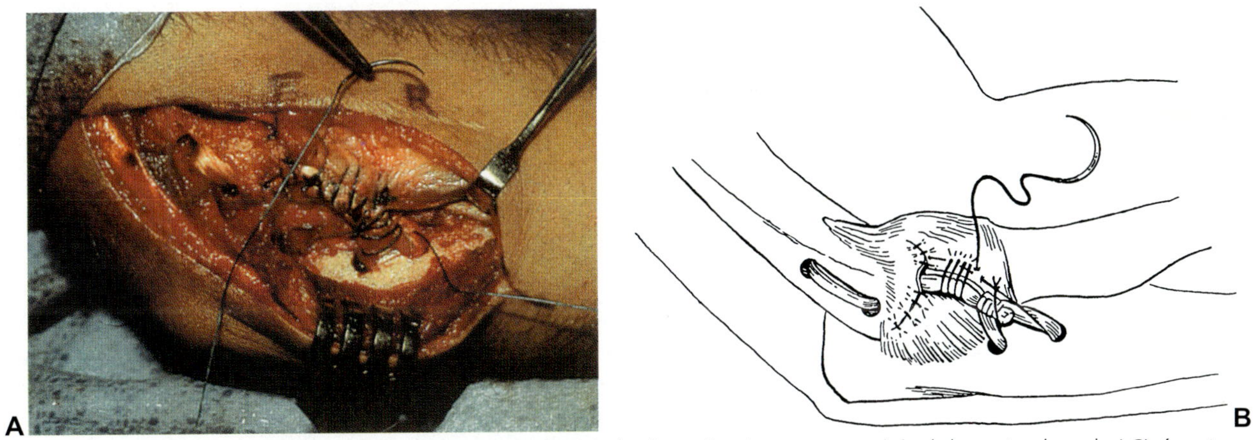

Figura 15-15. A, B: A cápsula é fechada e plicada, e o arco original da parte ulnar do LCL é restaurado com a tração do enxerto anteriormente, suturando-o na cápsula. Isto também evita que o enxerto deslize posteriormente na direção da cabeça radial. A cápsula deve ser fechada sob o enxerto, para evitar que haja atrito do enxerto contra a cabeça radial ou o capitélio.

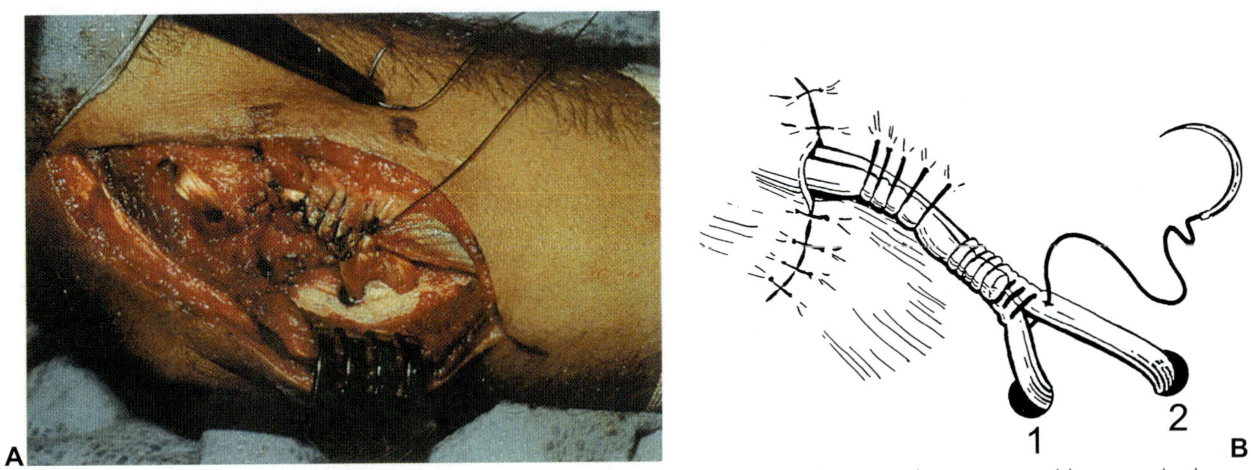

Figura 15-16. A, B: Se uma tensão adicional é desejável, esta pode ser conseguida por meio do fechamento da abertura triangular distal dos dois feixes do enxerto. O fechamento é o de rotina, e o antebraço é mantido em pronação enquanto o membro é imobilizado.

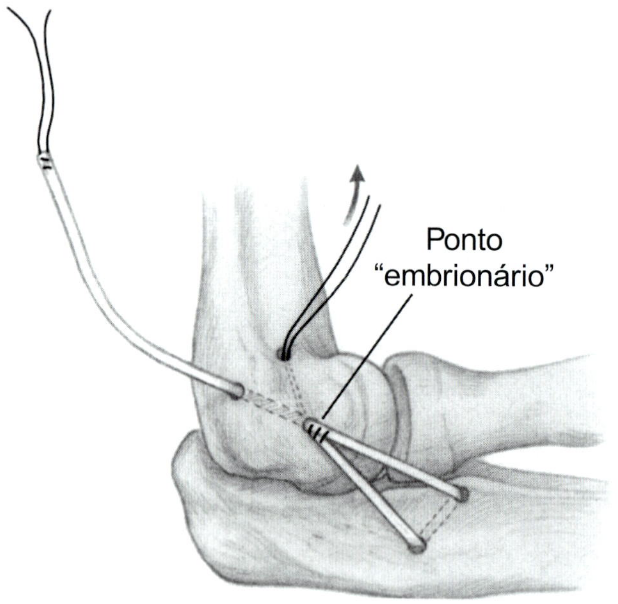

Figura 15-17. O braço curto do enxerto é preso ao braço longo com um ponto "embrionário", de modo que ambos entrem de modo isométrico no orifício.

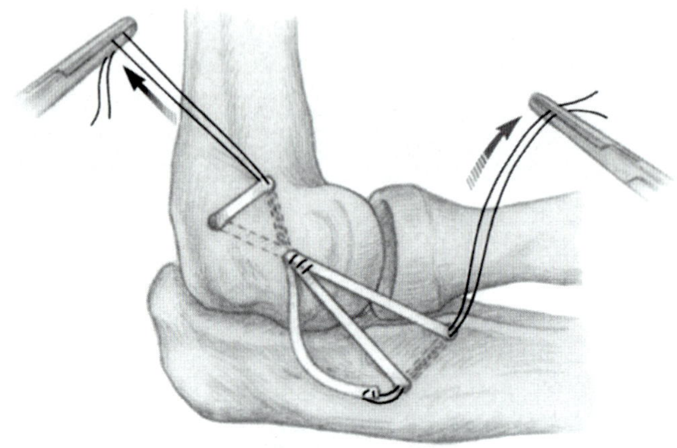

Figura 15-18. O braço longo é trançado através dos túneis umerais. A tendão é mantida no ponto "embrionário" que é feito através do orifício umeral para este propósito. Se o comprimento permitir e os objetivos clínicos necessitarem de um terceiro "braço", o enxerto é trazido de volta através do túnel ulnar.

Mais recentemente, o autor (BFM) tem feito os orifícios distais na ulna em uma linha perpendicular para a reconstrução do LCUL (Fig. 15-8C). Proximalmente, também fazemos com que o orifício nº 5 seja o orifício posterior distal no úmero anterior à crista supracondilar. Isto permite que o tendão seja passado sobre o osso forte da crista supracondilar. Finalmente, também temos empregado um ponto embrionário. Por meio da sutura da extremidade do ligamento ao resto do enxerto, de modo que ambos os "braços" da reconstrução penetrem no orifício isométrico, a tensão é colocada no fio que ainda não foi cortado, bem como sobre o braço longo do enxerto (Fig. 15-17). A extremidade longa é, então, passada ao redor da crista supracondilar e depois distalmente, para penetrar no túnel da ulna (Fig. 15-18).

O fechamento tanto no procedimento-padrão como no modificado é o de rotina, e o antebraço é mantido em pronação completa, até que o membro seja imobilizado.

Em crianças com placas epifisárias abertas, o enxerto cruzaria a fise; deste modo, não fazemos esta cirurgia. Em vez disso, o LCL é elevado de sua origem, tensionado e ressuturado ao ponto isométrico no epicôndilo lateral, com fios que passam através do osso, mas não através da fise. O método é similar ao descrito por Osborne e Cotterill (11).

TRATAMENTO PÓS-OPERATÓRIO

No pós-operatório, o cotovelo geralmente é imobilizado em um *brace* articulado, bloqueado em pronação total durante cerca de dez dias. Depois o movimento protegido é permitido no *brace* com um bloqueio de extensão de 30° durante três a seis semanas. O período de imobilização e de *bracing* varia dependendo do grau de frouxidão generalizada do paciente, da segurança do reparo, da história de episódios anteriores de imobilização (se elas causaram ou não uma rigidez) e da atitude do cirurgião sobre a conveniência da imobilização do cotovelo. Temos variado um pouco, desde a mobilização imediata em um *brace* durante seis semanas, até a imobilização por seis semanas, seguida pelo *bracing* por até três meses. Em geral, dez dias de imobilização seguidos por seis semanas de movimento protegido são utilizados. As crianças e os pacientes que foram anteriormente submetidos a imobilização prolongada por até seis semanas sem desenvolver contraturas apresentam riscos menores de desenvolver contraturas e são imobilizados por três a seis semanas. À medida que nossa experiência for se acumulando, estas linhas básicas certamente mudarão.

RESULTADOS

Em geral, os resultados da cirurgia são recompensadores. Osborne e Cotterill (11) registraram que oito pacientes tratados de luxações recorrentes de cotovelo, durante um período de quatro anos por meio da imbricação e reinserção do LCL não apresentaram recorrências. Nossa experiência inicial com a reconstrução em pacientes com idades que variaram entre os 4 e 49 anos foi recentemente atualizada por Sanchez-Sotelo *et al.* Em um grupo de 42 pacientes, a estabilidade foi restaurada em cerca de 90%, e excelentes resultados (ausência de dor, sem limitação funcional, sem instabilidade) ocorreu em cerca de 60% (6). Como observado no artigo original, a atualização confirma isso. Se uma artrite estava presente ou a cabeça radial havia sido excisada, o resultado era menos previsível (6,12). Os outros 40% queixavam-se de algum grau de dor ou limitação funcional, apesar de estas queixas poderem estar relacionadas com o fato de que eles já haviam sido submetidos a cirurgias anteriores. Nos casos primários de instabilidades não tratadas, os resultados são altamente bem sucedidos.

COMPLICAÇÕES

As complicações até o momento incluíram um caso de ruptura do tendão palmar longo durante sua coleta, um caso no qual o comprimento do tendão coletado não era o ideal (o reparo não foi tão firme, apesar de a instabilidade do paciente ainda não ter recorrido), um neuroma de nervo safeno no sítio doador semitendíneo e uma trombose venosa profunda (TVP) em um paciente com história anterior de TVPs. Houve um caso de fratura do sítio do túnel ulnar.

CASO ILUSTRATIVO

Uma mulher de 20 anos de idade sofreu uma luxação de cotovelo quatro anos antes. Ela ficou imobilizada por quase três semanas. Sua queixa atual era que o cotovelo escorregava para fora em certos tipos de movimentos, especialmente quando o cotovelo era estendido e supinado. O teste de estresse rotatório lateral demonstrou uma instabilidade rotatória posterior lateral, assim como o teste de estresse em varo (Fig. 15-19). Um tendão de palmar longo foi coletado (Fig. 15-20), e o complexo lateral foi reconstruído do modo descrito anteriormente (Fig. 15-21). Um ano mais tarde, seu movimento era normal, e a articulação estava estável (Fig. 15-22).

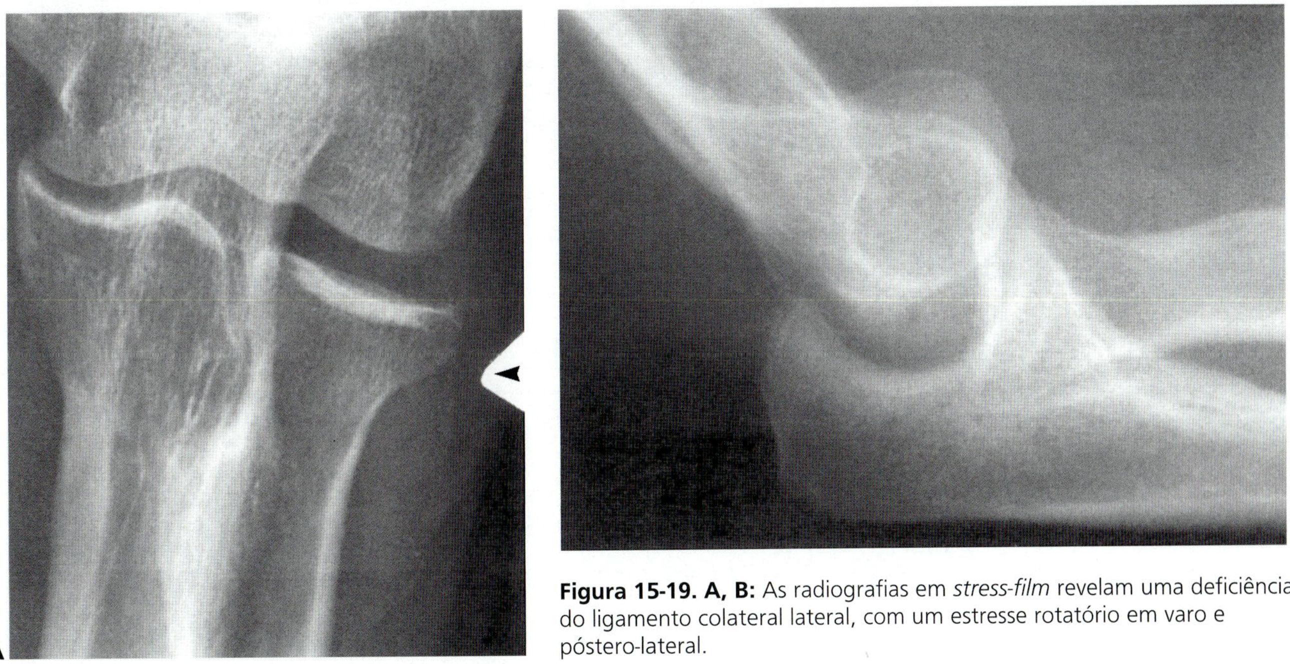

Figura 15-19. A, B: As radiografias em *stress-film* revelam uma deficiência do ligamento colateral lateral, com um estresse rotatório em varo e póstero-lateral.

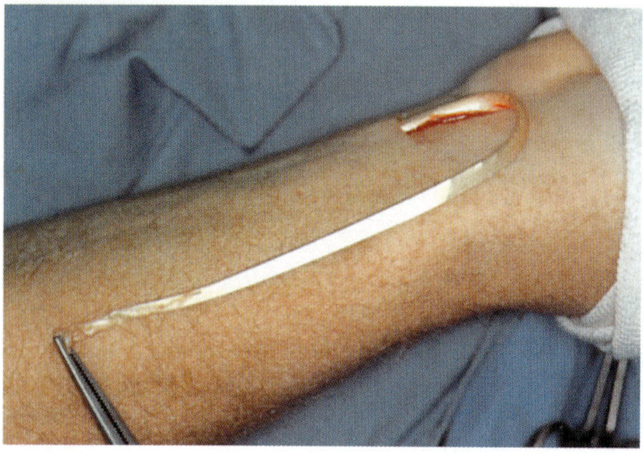

Figura 15-20. O tendão do palmar longo ipsilateral é coletado.

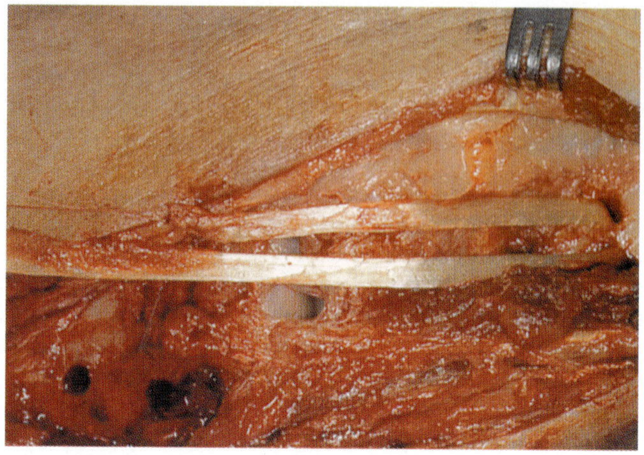

Figura 15-21. O enxerto é colocado em uma posição isométrica do modo descrito na Fig. 15-9.

A 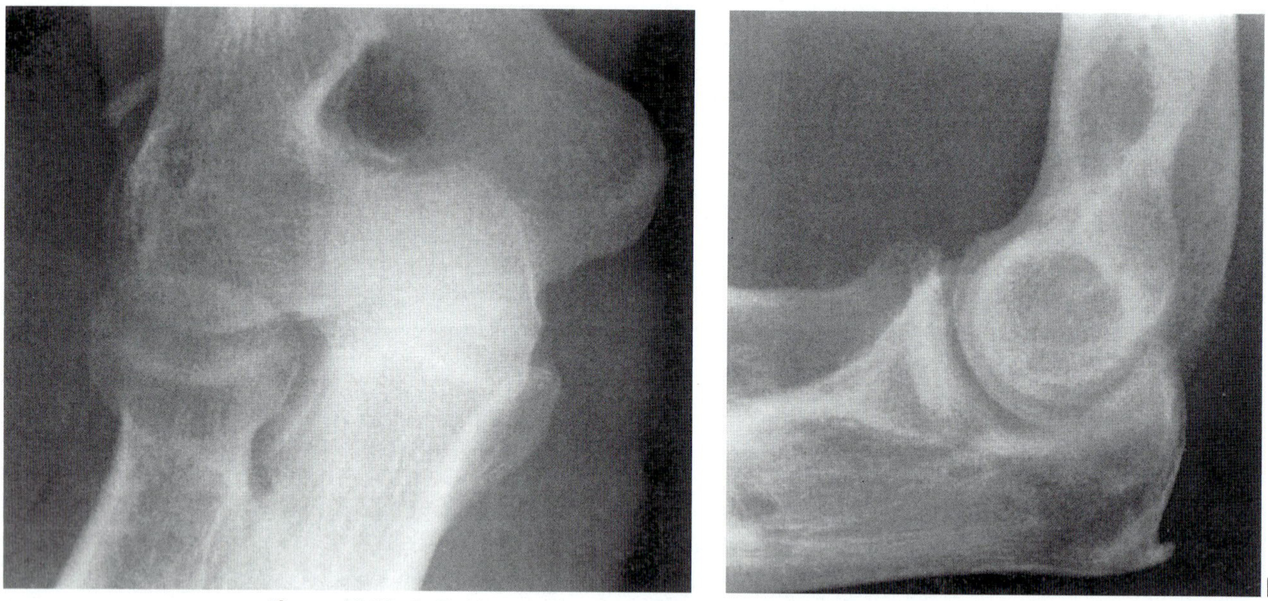 B

Figura 15-22. A, B: Um ano depois, a articulação está indolor e estável.

Agradecimentos. Somos gratos a Gino Mallucci, B.Sc.B.M.C., e Paul Pede B.Sc.B.M.C. pelas ilustrações médicas.

LEITURAS RECOMENDADAS

1. Grant JCB. *An atlas of anatomy.* Baltimore: Williams & Wilkins; 1972:49–57.
2. Kinast C, Jakob RP. Differentialdiagnostik bei Ellbogenge-lenksblockierungen—die Subluxationsstressaufnahmetechnik. *Hefte Zur Unfallheilkunde* 1986;181:339–341.
3. Langman J, Woerdeman MW. *Atlas of medical anatomy.* Philadelphia: WB Saunders; 1978:266.
4. Martin BF. The annular ligament of the superior radio-ulnar joint. *J Anat* 1959;92:473–481.
5. Morrey BF. Anatomy of the elbow joint. In: Money B, ed. *The elbow and its disorders.* Philadelphia: WB Saunders; 1985:21–22.
6. Nestor BJ, O'Driscoll SW, Morrey BF. Ligamentous reconstruction for posterolateral instability of the elbow. *J Bone Joint Surg* 1992;74A:1235–1241.
7. Netter FH. Musculoskeletal system. Part I: Anatomy, physiology, and metabolic disorders. *The Ciba Collection of Medical Illustrations.* Summit, MJ: Ciba-Geigy; 1987;197:43.

8. O'Driscoll SW, Bell DF, Morrey BF. Posterolateral rotatory instability of the elbow. *J Bone Joint Surg* 1991;73A:440–446.
9. O'Driscoll SW, Horii E, Morrey BF, et al. Anatomy of the ulnar part of the lateral collateral ligament of the elbow. *Clin Anat* 1992;5:296–303.
10. O'Driscoll SW, Morrey BF, Korinek S, et al. Elbow subluxation and dislocation: a spectrum of instability. *Clin Orthop* 1992;280:17–28.
11. Osborne G, Cotterill P. Recurrent dislocation of the elbow. *J Bone Joint Surg* 1965;48B:340–346.
12. Sanchez-Sotelo J, Morrey BF, O'Driscoll S. Reconstruction of the lateral ulnar collateral ligament. (Submitted)
13. Schwab GH, Bennett JB, Woods GW, et al. Biomechanics of elbow instability: the role of the medial collateral ligament. *Clin Orthop* 1980;146:42–52.
14. Spalteholz W. *Hand atlas of human anatomy,* Barker LF, trans. Philadelphia: JB Lippincott; 1923:183.
15. Tullos HS, Schwab G, Bennett JB, et al. Factors influencing elbow- instability. *Instr Course Lect* 1981;30:185–199.

16

Descompressão Nervosa

Morton Spinner e Robert J. Spinner

NERVO ULNAR

■ INDICAÇÕES/CONTRA-INDICAÇÕES

Nos últimos anos, afastou-se a tendência de cirurgia precoce para o tratamento das lesões por compressão do nervo ulnar no cotovelo. Apesar de o tratamento conservador poder ser apropriado para a neurite ulnar espontânea, ele não é indicado em certos casos associados a fraturas ou luxações. Se o nervo ulnar está aprisionado ou transeccionado pelos fragmentos da fratura, ou aprisionado na articulação após a redução de uma luxação, a cirurgia precoce é apropriada. Na existência de uma lesão aberta ou se a redução aberta da fratura é necessária, a avaliação cirúrgica concomitante e o tratamento do nervo ulnar devem ser realizados.

O tratamento conservador é apropriado quando sinais objetivos progressivos de neuropatia não estão presentes. O tratamento conservador consiste em instruções ao paciente, para evitar o apoio da face interna do cotovelo e uma flexão prolongada do cotovelo. Uma imobilização tipo axilopalmar com o cotovelo em 70° de flexão, o antebraço em posição média e o punho em posição neutra é utilizado por aproximadamente quatro a seis semanas. Com a melhora, o imobilizador é utilizado somente à noite por mais dois a três meses. Se o paciente melhora com este tratamento, como acontece em cerca de 50% dos casos, a cirurgia pode ser evitada.

O paciente é acompanhado clinicamente em relação às suas queixas subjetivas. Geralmente, a sensação de torpor que é relatada no dedo mínimo melhora após dez dias; nesta ocasião, os sintomas são aliviados dentro de um dia ou dois. A fraqueza da mão é um achado comum nos casos de paresia ulnar. Mesmo sem um posicionamento em garra dos dedos da mão, pode haver uma fraqueza da musculatura intrínseca. Em nossa experiência, o dinamômetro espelha os estudos eletromiográficos. Se a força melhora, a condução elétrica através do cotovelo também.

Com uma melhora clínica, o tratamento conservador é mantido, geralmente durante três meses. Após a remoção da imobilização noturna, o paciente é orientado a não dormir somente com o cotovelo flexionado, mas, em vez disso, com o cotovelo reto ou sobre um travesseiro, durante a

M. Spinner, M.D.: Department of Orthopaedic Surgery, Albert Einstein College of Medicine, New York, New York.
R.J. Spinner, M.D.: Departments of Neurologic Surgery and Orthopedics, Mayo Medical School, Mayo Foundation, Rochester, Minnesota.

noite. Se necessário, um imobilizador com flexão de 70° é utilizado. Certamente, se a condição recorrer e se não existirem evidências de atrofia da musculatura intrínseca, o imobilizador pode ser utilizado por um período adicional de seis a oito semanas.

A cirurgia é indicada quando a perda sensorial não melhora e nos casos em que há uma atrofia progressiva da musculatura intrínseca e fraqueza, observada com o uso do dinamômetro. Estudos eletromiográficos em série neste caso, se realizados, revelam uma diminuição da velocidade da condução do nervo ulnar através do cotovelo, além de fibrilações e ondas agudas nos músculos intrínsecos inervados pelo nervo ulnar.

Se existirem variáveis que estejam confundindo a avaliação, como uma licença remunerada ou causas trabalhistas em julgamento, a intervenção cirúrgica deve ser considerada com muito cuidado e relutância.

PLANEJAMENTO PRÉ-OPERATÓRIO

A localização certa da lesão é vital. O paciente pode apresentar uma lesão pura do nervo ulnar no cotovelo ou uma lesão de dupla compressão, mais freqüentemente no cotovelo e no pescoço. A fibrilação nos estudos eletromiográficos na região da musculatura paravertebral cervical poderiam sugerir uma lesão mais proximal. Um bloqueio da condução através do cotovelo confirmaria e localizaria a lesão no cotovelo. Porém, pode haver uma lesão em ambas as regiões nos casos de lesões de dupla compressão.

A sintomatologia sensorial habitual da compressão do nervo ulnar no cotovelo é a sensação de torpor nas faces dorsal e palmar do dedo mínimo e metade do dedo anelar. Para a localização clínica de uma lesão neural ao nível do cotovelo, uma perda sensorial na face dorso-ulnar da mão é um achado característico. Com um envolvimento neural mais proximal (*i. e.,* no tórax, desfiladeiro torácico ou pescoço), um padrão diferente de distúrbio sensorial, envolvendo o antebraço e o braço, pode estar presente. Entretanto, quando o dedo mínimo está entorpecido somente na face palmar, a compressão do nervo ulnar geralmente está ocorrendo no canal de Guyon.

O envolvimento motor oriundo de uma localização ao nível do cotovelo pode resultar em paresia ou paralisia do flexor ulnar do carpo, flexor profundo dos dedos anelar e mínimo, e da musculatura intrínseca da mão inervada pelo nervo ulnar. Um sinal de percussão positivo ajuda a localizar o problema no cotovelo, mas resultados falso-positivos não são achados incomuns em pacientes com nervos "irritáveis". A luxação do nervo ulnar, com ou sem sensação de estalido durante a flexão do cotovelo, geralmente está associada a um sinal de percussão positivo ao nível do cotovelo. Também é importante se ter certeza de que o paciente que possui um nervo ulnar com luxação ou estalido sintomático não tenha coexistência de estalidos do tríceps medial. A luxação do nervo ulnar e o estalido do tríceps podem ser diagnosticados clinicamente antes da cirurgia (e tipicamente durante a cirurgia); pode ser embaraçador translocar o nervo ulnar anteriormente e pode haver persistência do estalido após a cirurgia, quando o cotovelo é flexionado em virtude de um estalido do tríceps.

CIRURGIA

As indicações para os tipos específicos de procedimentos no nervo ulnar permanecem controversas. Em nossa prática, tentamos correlacionar os estudos eletromiográficos com o tipo de procedimento cirúrgico. A simples liberação da arcada e do retináculo do túnel cubital pode ser utilizada nos casos em que a compressão ocorre neste sítio e o paciente apresenta sintomas persistentes de neuropatia ulnar leve, com poucos ou nenhum achado eletromiográfico, depois que os cuidados conservadores falham. Não deve ser utilizado com um nervo ulnar luxável.

Quando os sintomas são causados pela luxação do nervo ulnar, é melhor realizar uma translocação anterior, já que os fatores de restrição dos tecidos moles liberados e uma descompressão *in situ* não estão presentes. Um nervo ulnar completamente luxado, em contraste com um nervo que subluxa raramente, causa problemas. Entretanto, pacientes magros, com pouca gordura subcutânea, podem se tornar especialmente sintomáticos. Um nervo que luxa pode ser vulnerável à fricção sobre o epicôndilo medial; um nervo que subluxa pode ser suscetível a uma compressão contra o epicôndilo ou por trauma direto.

A translocação anterior do nervo ulnar é um procedimento cirúrgico comumente praticado. Preferimos a translocação anterior, seja subcutânea ou submuscular, à descompressão *in situ*, quando existem indicações elétricas confirmando o envolvimento mais grave do nervo ulnar, especialmente nos casos em que uma degeneração axonal está presente. Entre a transposição submuscular e a subcutânea, preferimos a transposição submuscular.

Técnicas adicionais são defendidas por outros autores. Não estamos colocando o nervo em uma posição intramuscular, como já tratamos pacientes com sintomas neurológicos recorrentes. Não recomendamos a modificação do procedimento de Learmonth, no qual os músculos flexores-pronadores são retirados diretamente do epicôndilo e reinseridos à ele, ou quando o epicôndilo é osteotomizado. Além disso, não realizamos a epicondilectomia.

Descompressão Isolada sem Translocação

Uma anestesia geral é dada, e a extremidade é colocada em uma mesa para braço após a preparação e a colocação dos campos cirúrgicos (Fig. 16-1). O braço é rodado externamente, e alguns campos dobrados são colocados abaixo do cotovelo, para elevá-lo. A face medial do cotovelo está à vista, com o epicôndilo medial proeminente. Quando o nervo ulnar não é translocado, uma incisão longitudinal de 6 a 8 cm de comprimento é centralizada na região do retináculo do túnel cubital. Os ramos terminais do nervo cutâneo medial do braço e os ramos que cruzam do nervo cutâneo medial do antebraço na região do olécrano devem ser preservados. Eles são encontrados profundamente na gordura, superficialmente à fáscia que está superposta ao flexor ulnar do carpo (Fig. 16-2). Uma banda elástica é colocada em cada um deles, de modo que possam ser retraídos. O nervo ulnar, que passa longitudinalmente logo abaixo da origem aponeurótica do flexor ulnar do carpo, pode ser palpado.

A aponeurose é incisionada (Fig. 16-3). O retináculo do túnel cubital (Fig. 16-4), que possui cerca de 4 mm de largura, é liberado. A hemostasia é obtida com um termocautério; uma epineurotomia do nervo ulnar geralmente não é necessária. Se, após a liberação das restrições dos tecidos moles, o nervo ulnar luxar durante a flexão do cotovelo, uma transposição anterior deve ser realizada. A ferida é fechada.

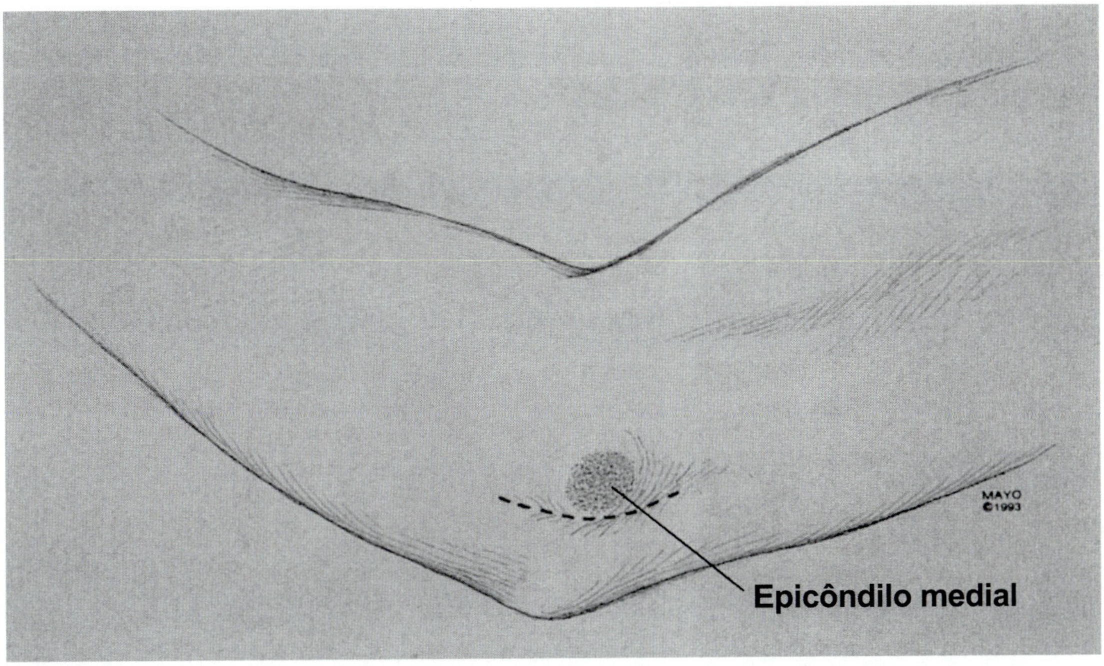

Figura 16-1. O braço é preparado, os campos cirúrgicos são colocados, deixando o braço livre e apoiado em uma mesa auxiliar. A incisão proposta para uma descompressão *in situ* é demonstrada.

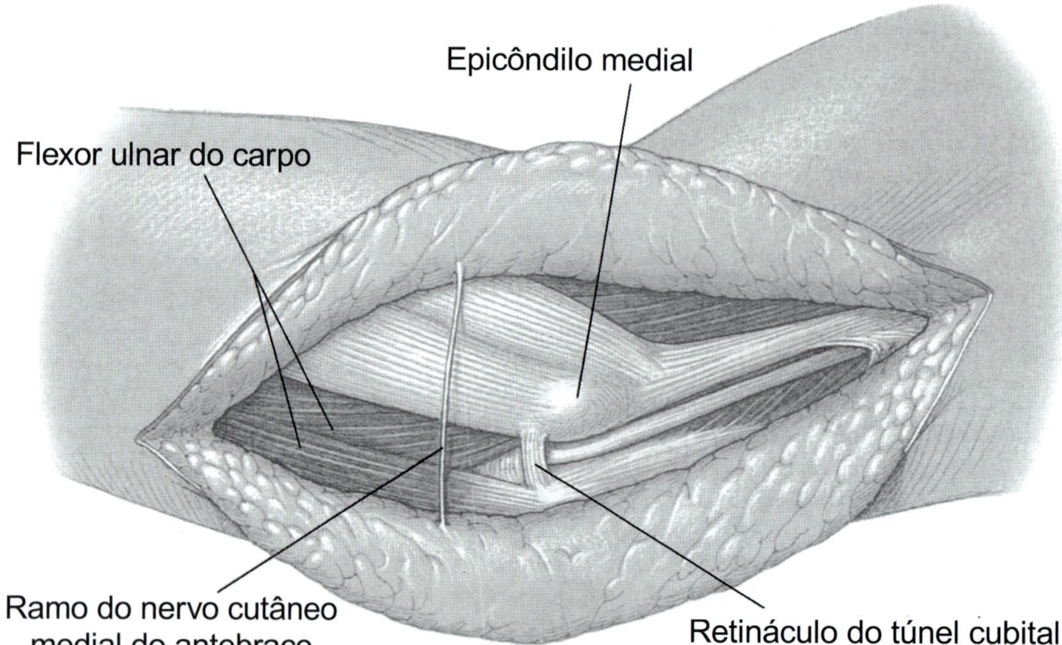

A

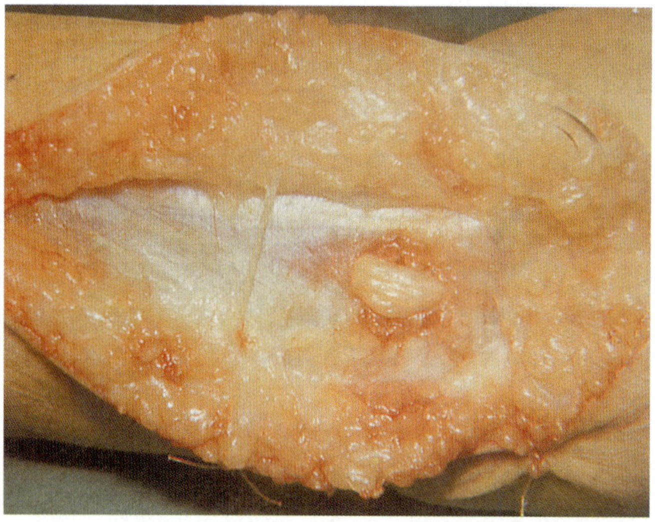

B

Figura 16-2. A, B: Aparência típica do nervo no túnel cubital. Observe o ramo do nervo cutâneo medial do antebraço cruzando o campo cirúrgico.

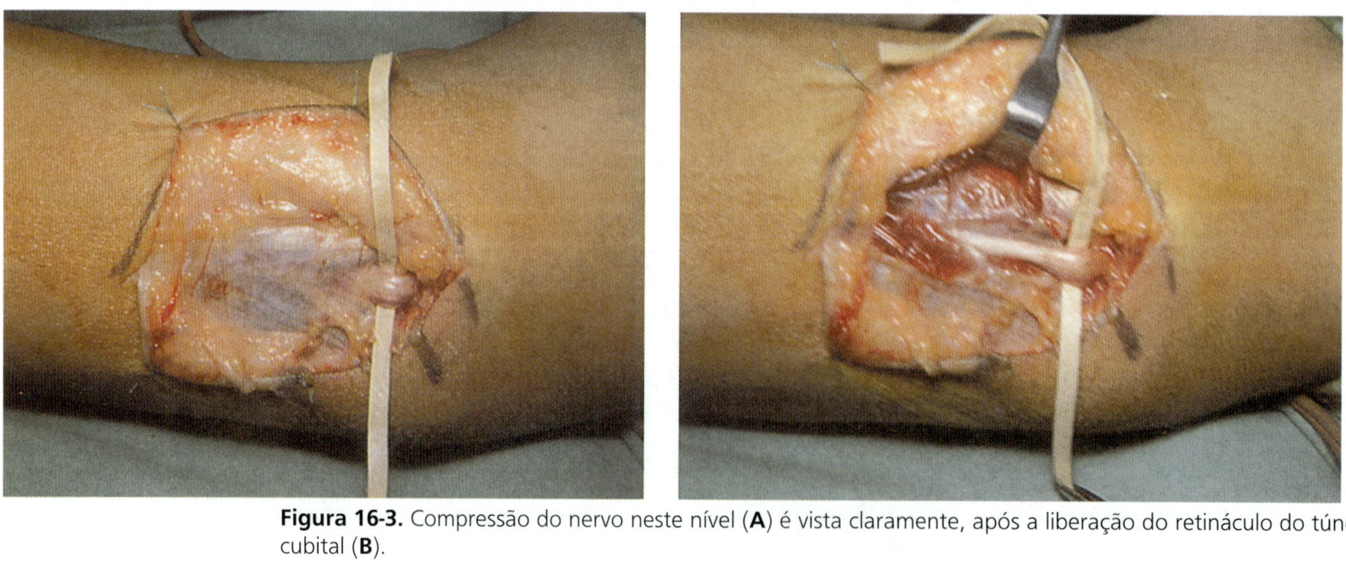

A B

Figura 16-3. Compressão do nervo neste nível (**A**) é vista claramente, após a liberação do retináculo do túnel cubital (**B**).

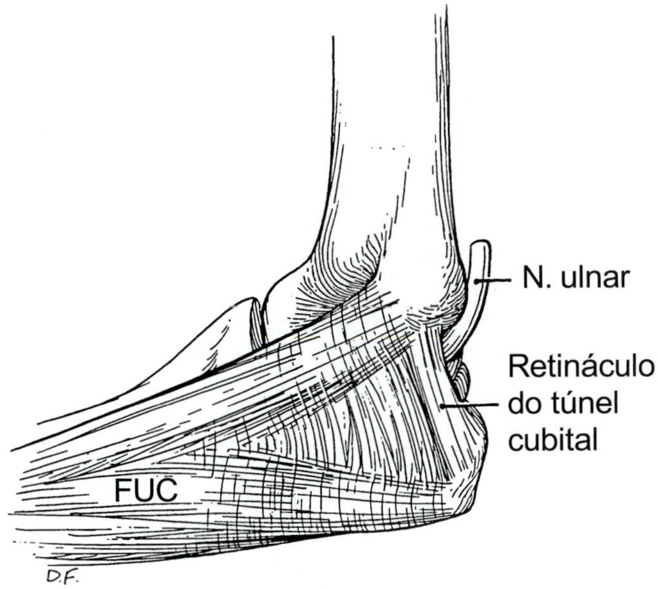

Figura 16-4. Uma representação esquemática do túnel cubital.

Translocação Subcutânea

O paciente geralmente está sob anestesia geral em decúbito dorsal, e um torniquete está posicionado (Fig. 16-1). Em um caso primário, uma incisão de aproximadamente 15 cm de comprimento é feita, curvada posteriormente ao epicôndilo medial, centralizada sobre o epicôndilo. Os nervos cutâneos mediais do braço e antebraço são identificados e preservados. O nervo ulnar é identificado no tecido virgem proximal ao cotovelo e mobilizado com sua vasculatura extrínseca. A arcada de Struthers é liberada quando é encontrada em uma posição a 8 cm proximal ao epicôndilo (Fig. 16-5A, B). Um ponto anatômico para a presença da arcada é na aparência das fibras musculares da cabeça medial do tríceps, cruzando superficialmente o nervo ulnar (Fig. 16-5C). A arcada é liberada (Fig. 16-5 D, E), e o septo intermuscular medial é liberado e excisado (Fig. 16-6).

O nervo ulnar é acompanhado distalmente. O retináculo do túnel cubital é liberado, assim como a aponeurose do flexor ulnar do carpo. Distalmente à articulação do cotovelo, o ramo articular é encontrado e deve ser liberado. Os ramos motores para o flexor ulnar do carpo e o ramo para o flexor profundo dos dedos devem ser preservados. Estes ramos são mobilizados por meio de uma microcirurgia a partir do nervo ulnar, o quanto for necessário para permitir uma transposição neural anterior. Estes passos permitem que o nervo ulnar seja facilmente trazido para frente sobre o epicôndilo.

O nervo é transposto de modo direto, sem que seja curvado em ângulos agudos em qualquer plano, para evitar que o nervo ulnar se angule distalmente ao epicôndilo, o que seria causado pela aponeurose comum entre o flexor superficial dos dedos do dedo anelar e a cabeça umeral do flexor ulnar do carpo (Fig. 16-7). Quando o nervo é translocado anteriormente em um plano subcutâneo (Fig. 16-8), ele segue um curso reto.

Durante o fechamento, a fáscia do retalho da pele é suturada na fáscia antebraquial, lateralmente ao epicôndilo. Isso mantém o nervo ulnar anteriormente. Uma tipóia fascial pode ser utilizada de modo alternativo, para estabilizar o nervo em uma posição anterior.

Transposição Submuscular de Learmonth

A primeira metade do procedimento é similar à descrita para a técnica subcutânea. Ela difere somente no fato de que a incisão é mais longa, com 8 cm a 10 cm proximal e distal ao epicôndilo. Além disso, um torniquete estéril é utilizado.

A segunda metade do procedimento não é difícil, mas é tecnicamente trabalhosa, com dois princípios mantidos. Primeiro, o nervo ulnar deve passar em linha reta. O suprimento vascular longitudinal intrínseco deve ser mantido durante a mobilização do nervo ulnar. Este deve ser preservado o mais distalmente possível, pela ligação dos ramos comunicantes musculares, mantendo, assim, o suprimento vascular extraneural com o nervo ulnar. Geralmente, pode-se manter o comprimento total das veias concomitantes para o nível do cotovelo. As variações vasculares no cotovelo geralmente evitam uma manutenção total do suprimento vascular extrínseco. Raramente, o autor viu um nervo ulnar que apresentava somente um suprimento vascular intrínseco e mobilizou conforme o necessário, para realizar o procedimento sem dificuldades. Segundo, o nervo ulnar deve cursar em paralelo com o nervo mediano em um bom leito de tecidos moles. Se o leito profundo é inadequado, como nos casos de artrose grave ou com fraturas articulares complicadas, especialmente na metade medial da articulação do cotovelo, a transposição subcutânea do nervo ulnar é uma melhor escolha.

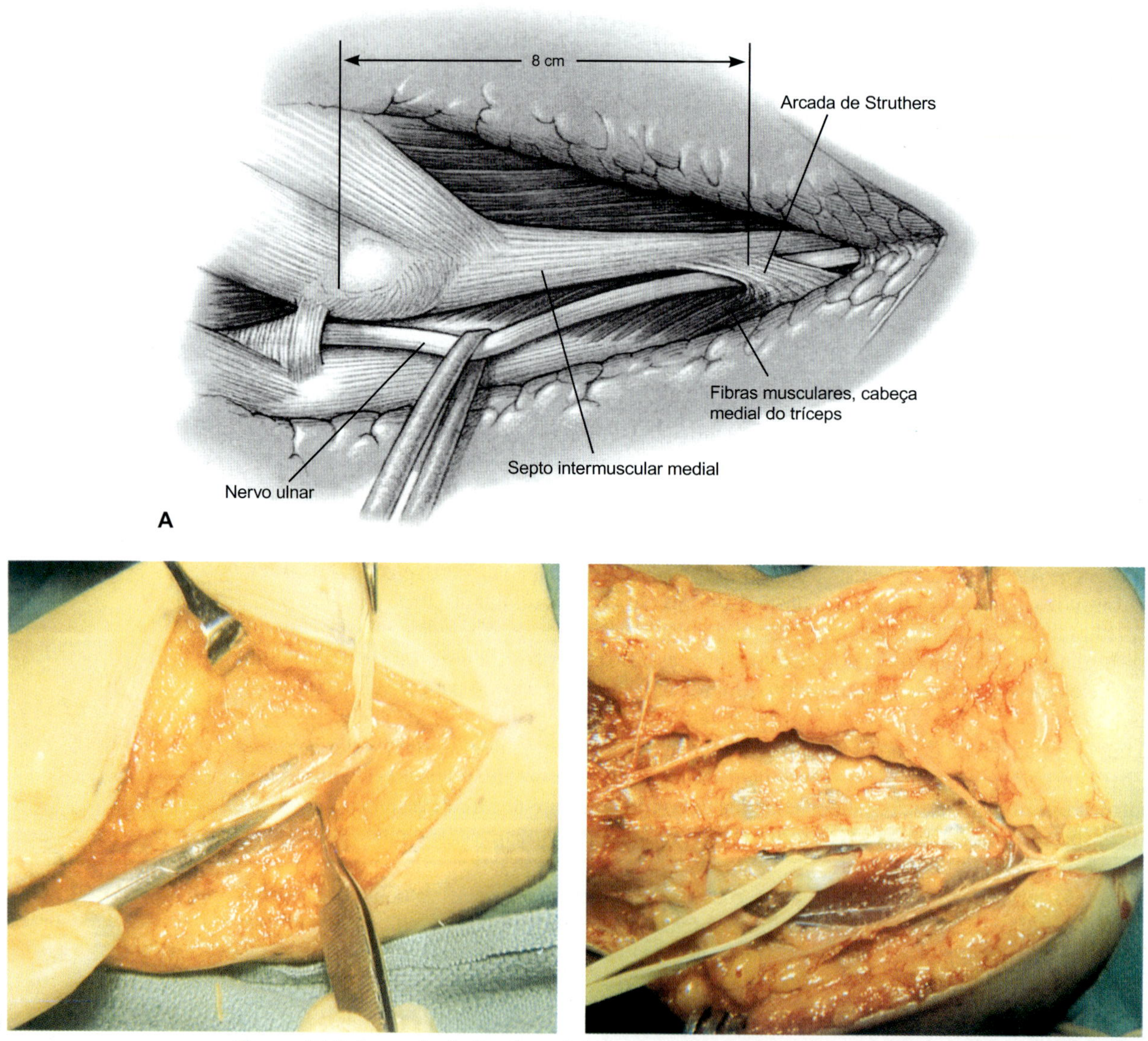

Figura 16-5. A arcada de Struthers é demonstrada com o nervo ulnar passando através dela. Ele surge a cerca de 8 cm proximal ao epicôndilo (**A, B**). As fibras musculares da cabeça medial do tríceps são vistas quando a arcada está presente (como ocorre em aproximadamente 70% dos membros) (**C**). *(Continua.)*

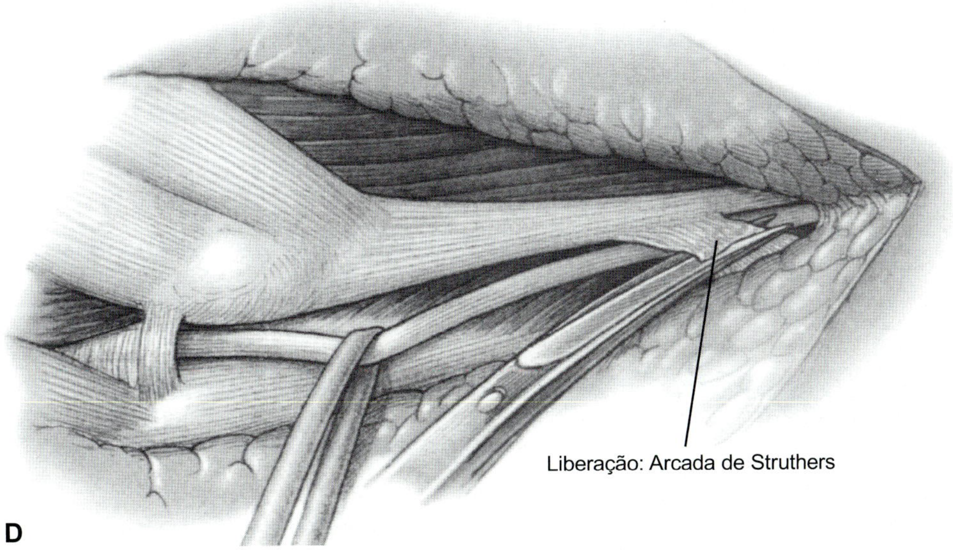

D

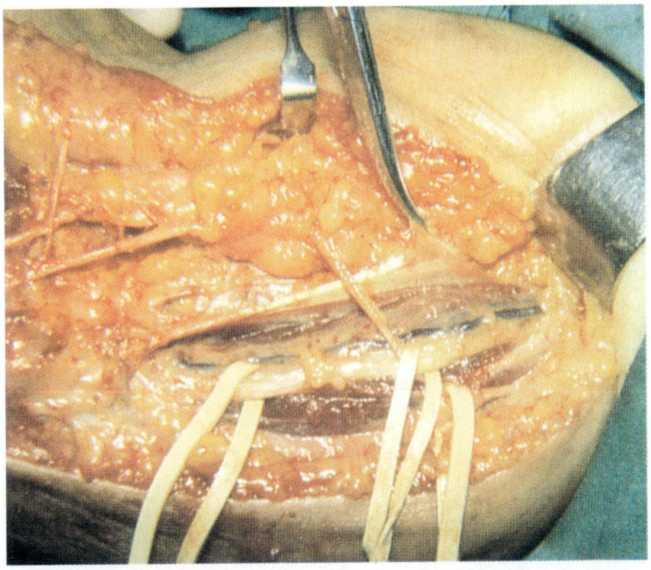

E

Figura 16-5. *Continuação.* A liberação da arcada de Struthers é necessária quando se faz a translocação anterior do nervo ulnar (**D, E**).

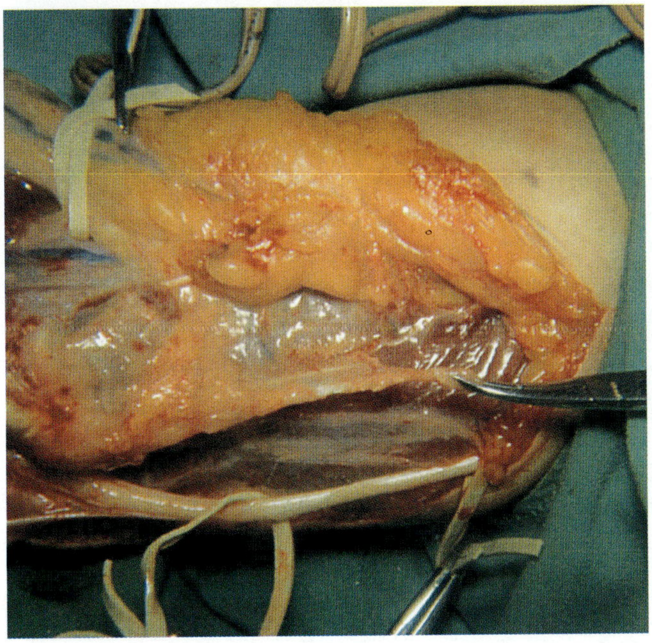

Figura 16-6. O septo intermuscular medial (na ponta da pinça) está sendo removido.

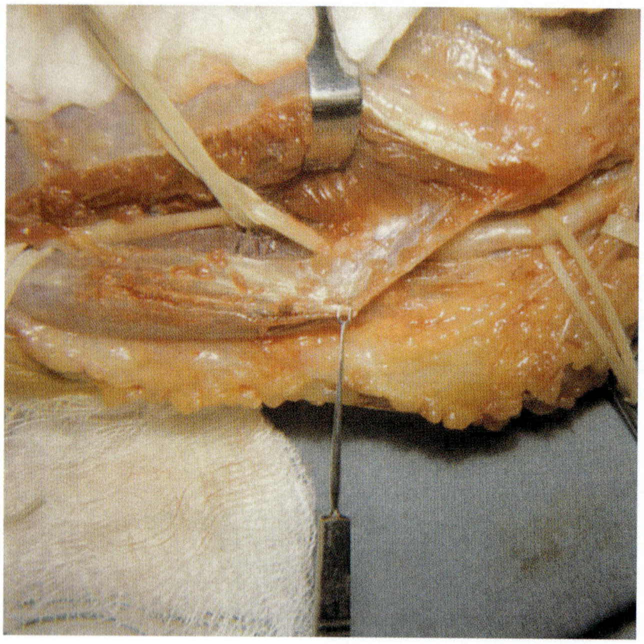

Figura 16-7. Para evitar o aprisionamento do nervo ulnar distalmente ao epicôndilo medial, a aponeurose comum da origem do flexor superficial dos dedos e a cabeça umeral do flexor ulnar do carpo devem ser liberadas.

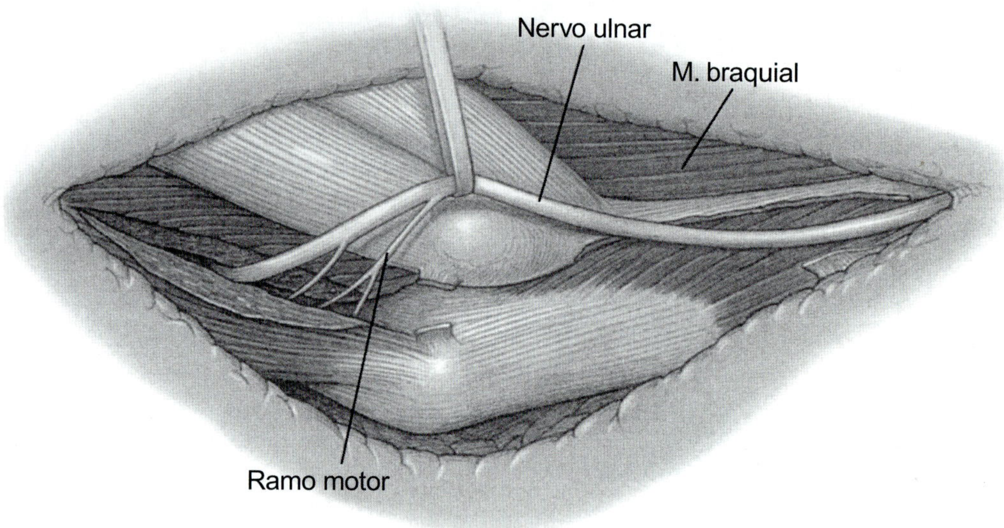

A

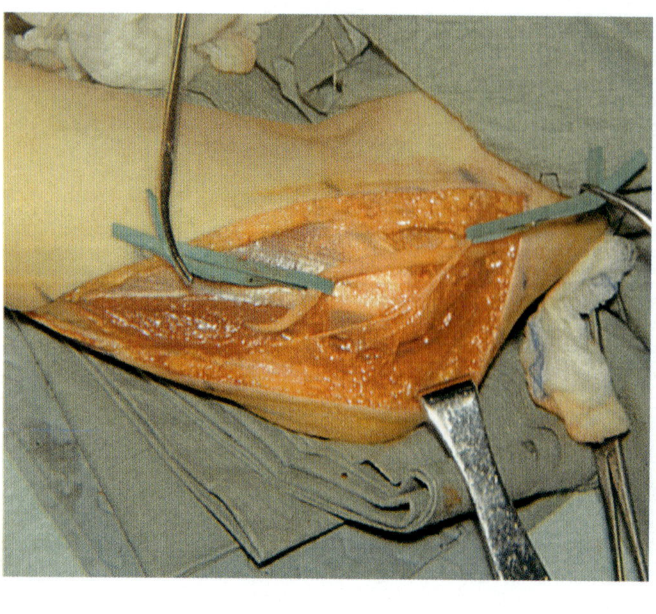

B

Figura 16-8. A translocação anterior subcutânea do nervo ulnar é vista com o nervo em uma linha reta. O ramo articular foi liberado. Os ramos musculares são preservados (**A, B**).

Na fase seguinte da dissecação, o *lacertus fibrosus* é visto através da elevação do retalho lateral da pele. Os nervos cutâneos são preservados. O nervo mediano é identificado profundamente ao *lacertus*. Uma fita elástica é passada ao redor dele, e a fáscia sobre ele é liberada. Os limites dos músculos pronadores flexores estão claramente no campo de visão. O nervo mediano está posicionado lateralmente a ele, e o nervo ulnar está em uma posição medial. Uma pinça hemostática é inserida distalmente ao epicôndilo a partir da face lateral, profundamente aos músculos flexores-pronadores, evitando os vasos recorrentes. O grupo de músculos flexores-pronadores é cortado a 1,5 cm–2 cm distal ao epicôndilo medial (Fig. 16-9). A saída da pinça hemostática pelo lado medial pode ser problemática, e os dois terços laterais do músculo são incisionados inicialmente, e, depois, a pinça hemostática é novamente passada. Os sangramentos musculares são pinçados e interrompidos. Com um elevador periostal, os músculos flexores-pronadores são dissecados distalmente. Os ramos motores para a massa flexora-pronadora podem precisar ser neurolizados, para evitar que eles sejam submetidos à pressão durante a elevação muscular.

O torniquete é liberado. O campo cirúrgico deve estar seco antes que o nervo ulnar seja translocado (Fig. 16-10), e o grupo de músculos flexor-pronador é reparado em sua posição original ou em

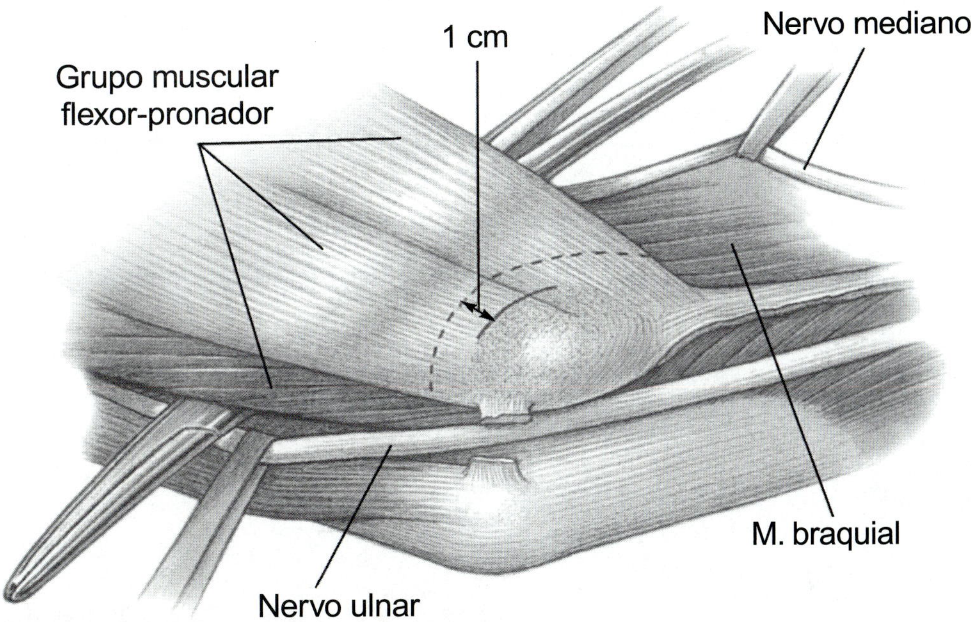

A

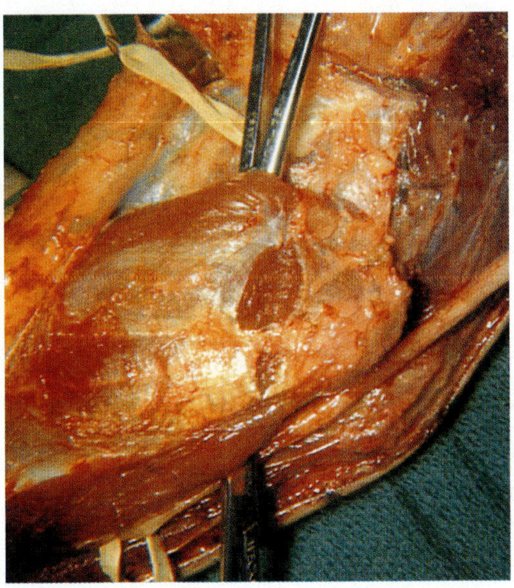
B

Figura 16-9. Uma pinça hemostática é colocada profundamente ao grupo muscular flexor-pronador. Ela geralmente é inserida a partir da face lateral. Toma-se cuidado para evitar os vasos colaterais na face ântero-medial da articulação do cotovelo. Eles estão em uma posição superficial à fáscia do braquial. A fita elástica adjacente está sobre o nervo mediano. O nervo ulnar está em uma localização medial (**A, B**).

uma posição alongada (*e. g.*, alongamento em Z). Várias suturas interrompidas com fio Maxon 2-0 são utilizadas. A fáscia da incisão longitudinal medial nos músculos flexores-pronadores é fechada com fios cromados 3-0 (Fig. 16-11). A pele é fechada com uma sutura interrompida, utilizando fio de náilon ou grampos.

Na ocasião, a epineurotomia microcirúrgica pode ser necessária para tratar uma fibrose focal (Fig. 16-12). O perineuro raramente é liberado.

Após a transposição anterior do nervo ulnar, o cotovelo deve ser flexionado e estendido passivamente, para assegurar que qualquer sítio de compressão tenha sido eliminado e que qualquer tipo de luxação do nervo ou do tríceps tenha sido corrigido. Um tríceps medial que luxa pode ser tratado por meio da excisão ou transposição lateral da porção implicada do tríceps (Fig. 16-13).

Cirurgia de Revisão

Os pacientes podem apresentar sintomas persistentes ou recorrentes relacionados com o nervo ulnar, geralmente associados à dor no cotovelo, algumas vezes com estalido. Uma cirurgia para nervo ulnar geralmente falha ou por um erro diagnóstico ou pela compressão gerada por uma des-

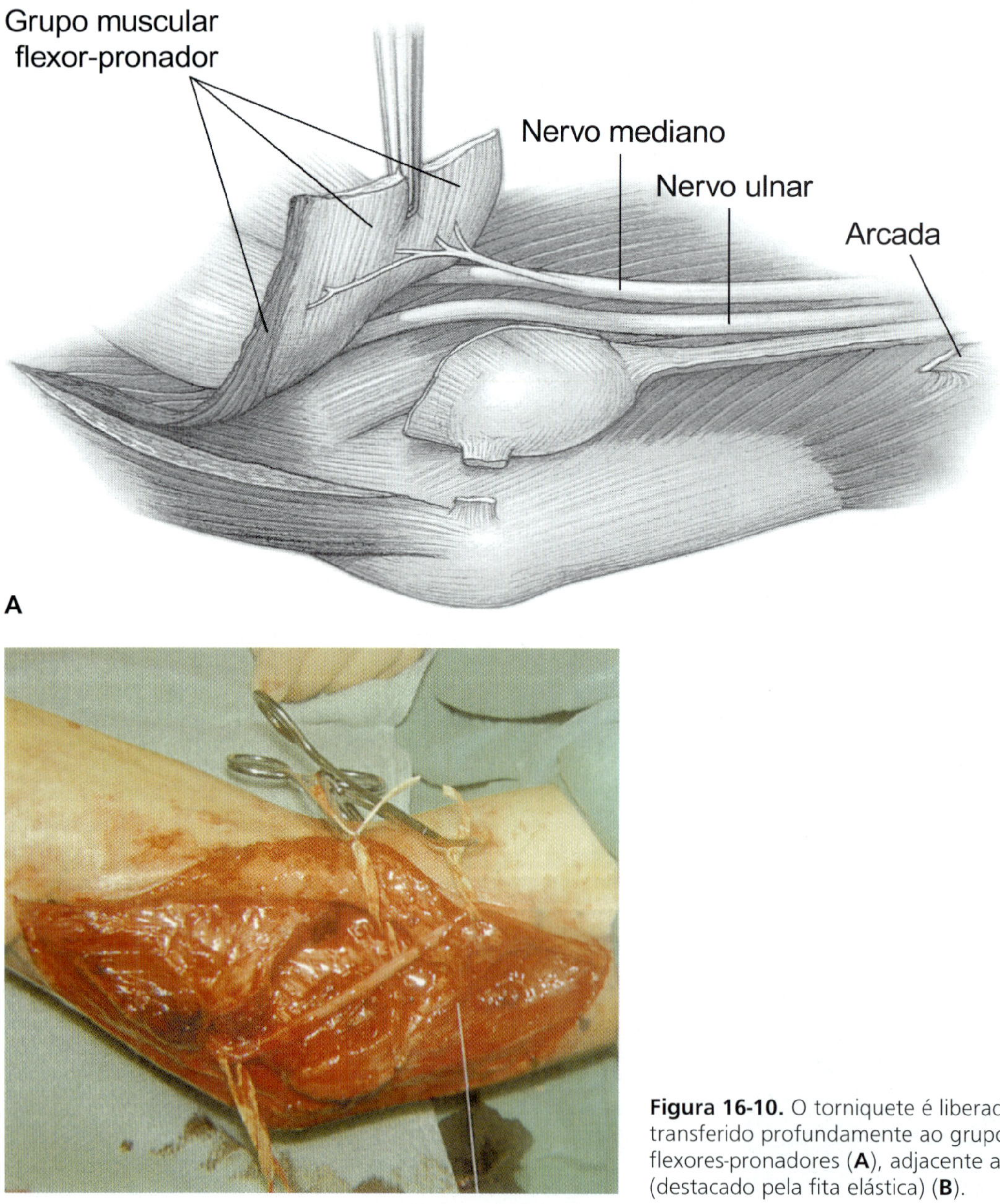

Figura 16-10. O torniquete é liberado. O nervo ulnar foi transferido profundamente ao grupo de músculos flexores-pronadores (**A**), adjacente ao nervo mediano (destacado pela fita elástica) (**B**).

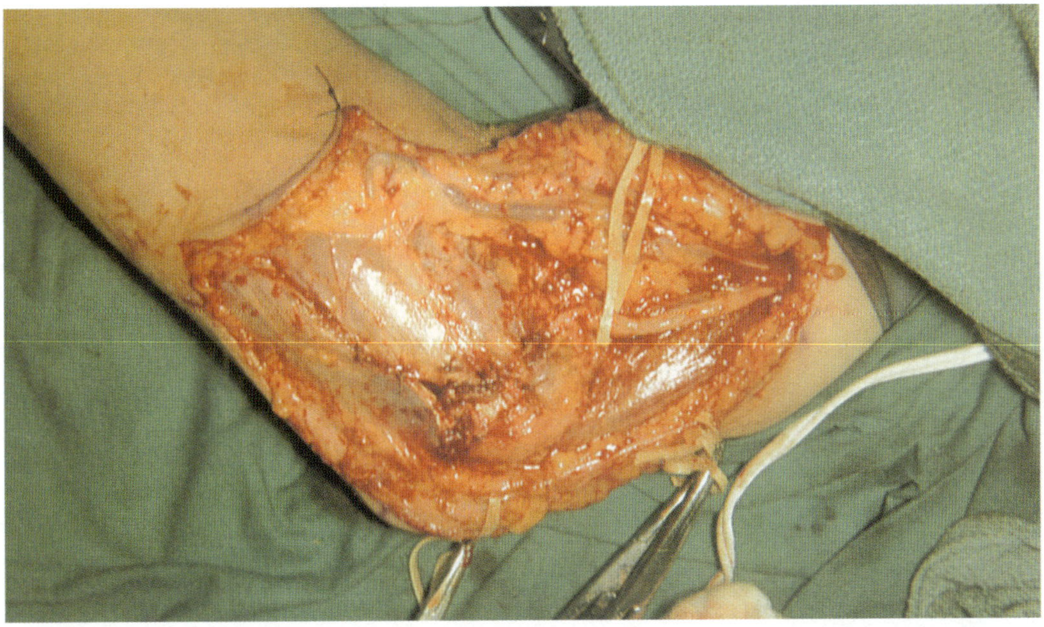

Figura 16-11. O grupo de músculos flexores pronadores é reparado. O nervo ulnar foi translocado por via submuscular.

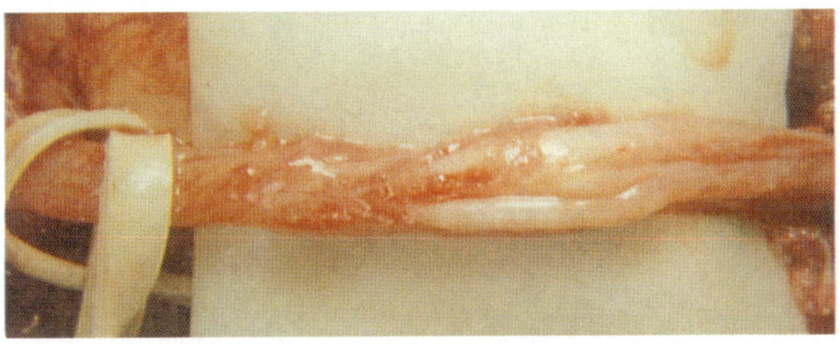

Figura 16-12. A epineurotomia do nervo é necessária em alguns casos secundários.

compressão incompleta da patologia original, ou, ainda, a partir de uma compressão secundária, causada por uma angulação do nervo em uma estrutura não liberada proximal ou distal, fibrose dentro do leito cirúrgico ou constrição causada por uma tipóia demasiadamente tensa. Os neuromas de nervos cutâneos podem resultar em uma nova dor ou em diestesias. A luxação recorrente do nervo ulnar pode resultar da ruptura da tipóia ou da sutura, e o estalido persistente pode se manifestar após uma transposição, em virtude de uma luxação não reconhecida do tríceps medial.

A escolha dos pacientes que mais se beneficiariam de uma cirurgia de revisão é extremamente difícil. Com base em nossa experiência, estamos mais cientes da possibilidade de o nervo ulnar ficar angulado quando uma pequena incisão é feita e o nervo é puxado anteriormente. Ele pode-se angular com facilidade. A angulação do nervo ulnar tipicamente ocorre vários centímetros proximal ou distalmente ao epicôndilo medial. Por exemplo, o nervo translocado pode ficar aprisionado em uma densa via tendinosa, especialmente se o arco aponeurótico não foi liberado (Fig. 16-14). Outros fatores que podem causar dúvida incluem um paciente que foi submetido anteriormente a uma descompressão *in situ* sem alívio, ou transposição intramuscular com um alívio transitório. Inversamente, fatores que desencorajariam uma cirurgia secundária incluem procedimentos realizados por cirurgiões experientes ou registros cirúrgicos que parecem ser tecnicamente suficientes, ou pacientes com uma estranha gama de queixas sintomáticas. Além disso, pacientes que se apresentam com evidências de achados neurológicos crônicos e graves ou fibrose muscular não se beneficiariam da revisão. Nestes pacientes, pode-se estimar o número de fibras motoras restantes por meio do teste com dinamômetro. Se a força avaliada pelo dinamômetro é inferior a 1 kg, as

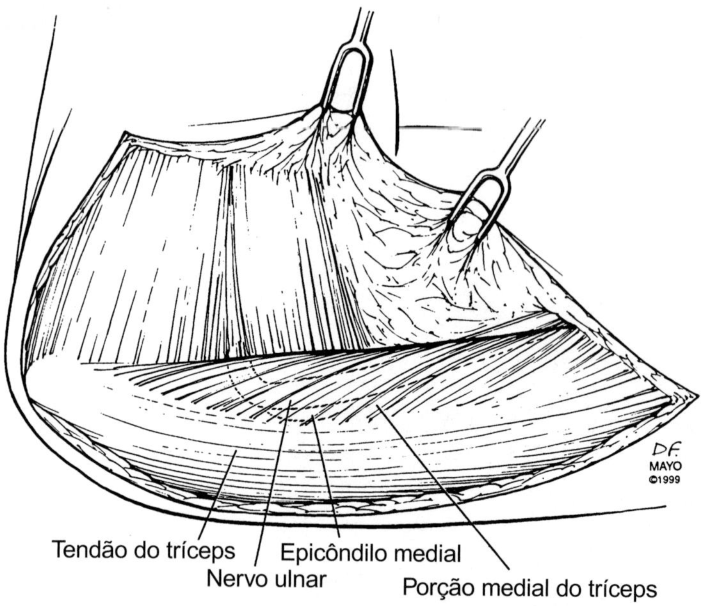

A

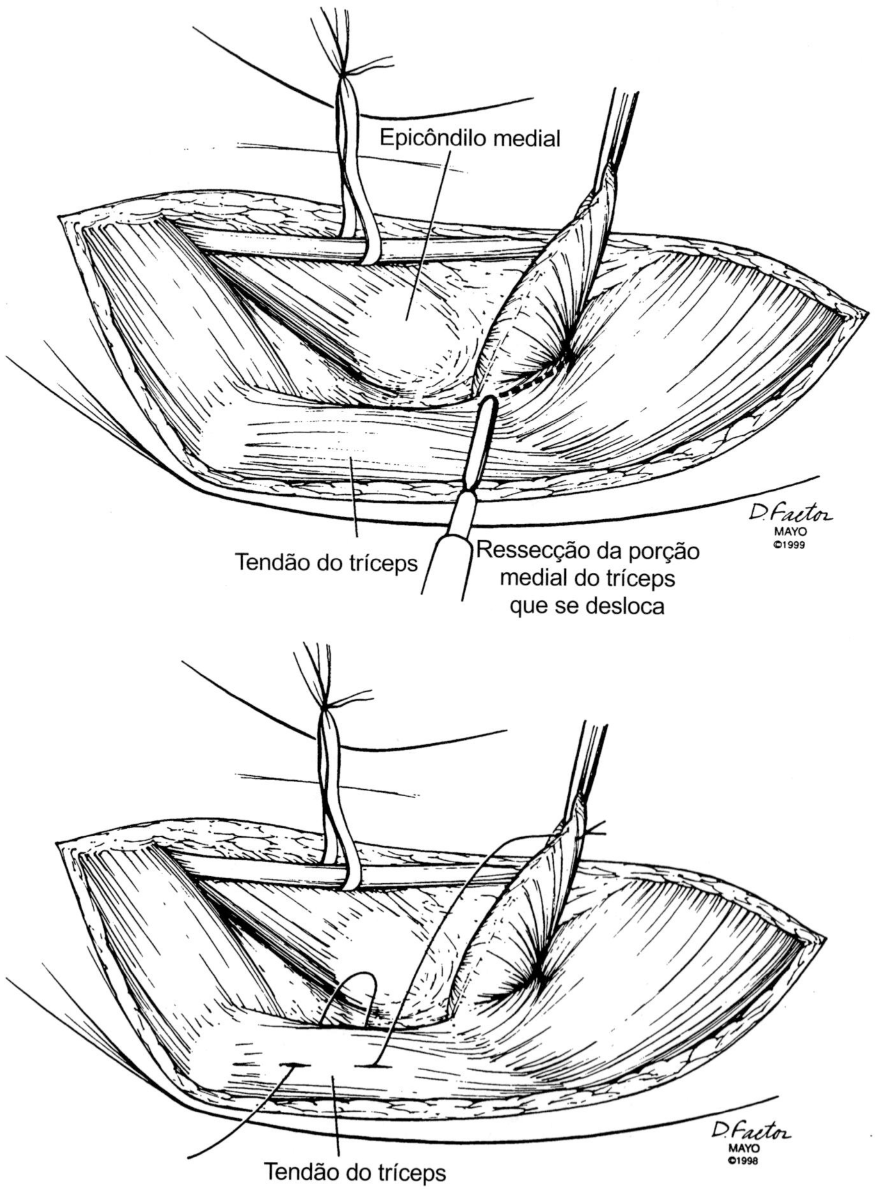

B

Figura 16-13. A: O estalido de uma porção do tríceps medial e a luxação do nervo ulnar precisam ser considerados em pacientes submetidos a uma cirurgia no nervo ulnar. Os pacientes precisam ser examinados em relação ao estalido do tríceps, antes e durante a cirurgia. **B:** A porção do tríceps que se desloca e que causa o estalido pode ser excisada ou transposta lateralmente. *(Continua.)*

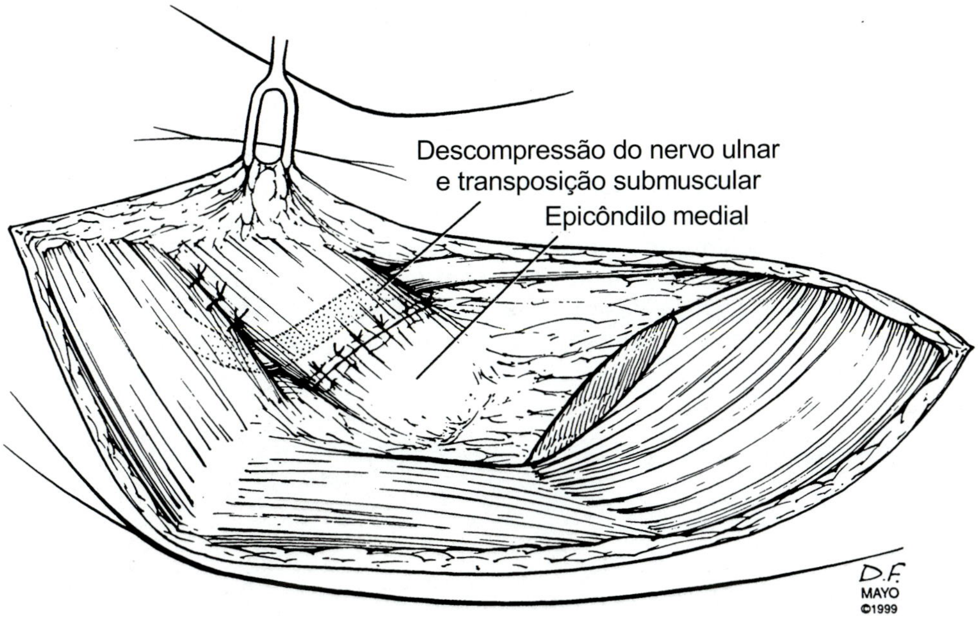

C

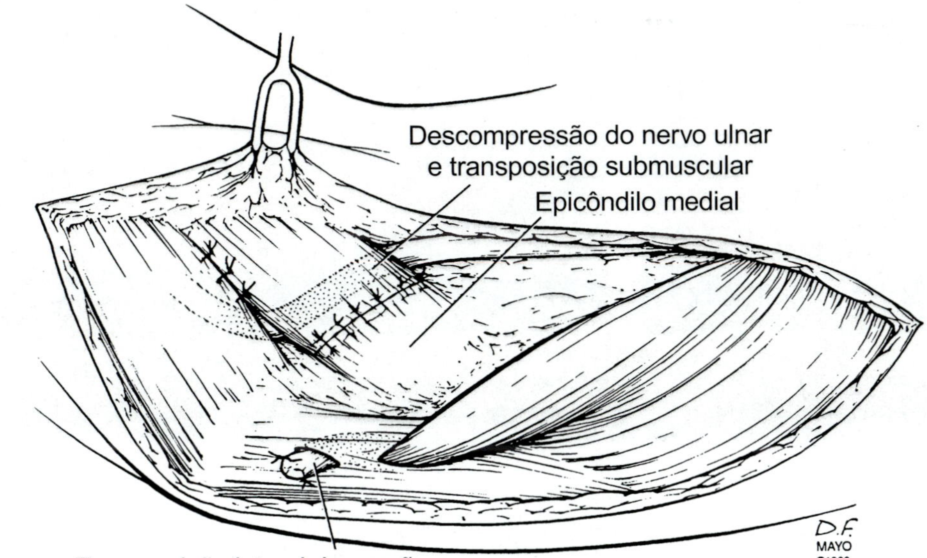

Figura 16-13. *Continuação.* **C:** A neurólise e transposição do nervo ulnar podem, então, ser realizadas. Uma transposição submuscular foi realizada nestes exemplos. O estalido do tríceps foi eliminado. (De Spinner RJ, O'Driscoll SW, Jupiter JB, et al. Unrecognized dislocation of the medial portion of the tríceps: another cause of failed ulnar nerve transposition. *J. Neurosurg* 2000; 92:52-57, com permissão.)

fibras motoras podem estar atrofiadas, e o nervo quase sem função. A condutibilidade elétrica pode ser da ordem de 0 a 17 m/s através do cotovelo. Se o paciente já foi submetido a uma translocação anterior prévia e está em mal estado, a transposição submuscular pode oferecer pouca chance de sucesso e pode aumentar a sintomatologia do nervo afetado.

A cicatriz antiga é incorporada à nova cicatriz mais longa. Uma incisão em zigue zague do tipo Brunner é freqüentemente utilizada nos procedimentos secundários. A incisão geralmente se estende entre 10 cm a 12 cm proximal e distal ao epicôndilo. É particularmente importante definir os planos teciduais normais. Para identificar o nervo ulnar através da região da cirurgia inicial, de maneira mais fácil, deve-se isolar o nervo proximal e distalmente, e acompanhá-lo através da região do cotovelo. Os vários ramos musculares para o flexor ulnar do carpo e um para o flexor profundo dos dedos devem ser preservados. Destes, o mais importante é o ramo para o flexor profundo dos dedos; uma falha na manutenção de sua continuidade resulta em uma incapacidade de flexionar a articulação interfalangiana distal do dedo mínimo. Na ocasião, o nervo ulnar distal deve ser identificado na região média do antebraço. O plano entre o flexor ulnar do carpo e o flexor superficial dos dedos é desenvolvido para identificar e acompanhar o nervo, proximalmente até o cotovelo. Os vasos que cruzam o campo são pinçados e suturados com fios finos. A fáscia profunda sobre o nervo é liberada, de modo a permitir a mobilização. Os ramos musculares são preservados. O procedimento de Learmonth mostrou ser a cirurgia de salvação mais confiável.

Além disso, estes pacientes geralmente apresentam neuromas dolorosos oriundos da cirurgia primária. Estes devem ser removidos e as extremidades dos nervos devem se retrair para os tecidos adiposos normais. Para prevenir a recorrência dos neuromas, afaste suavemente o nervo cutâneo

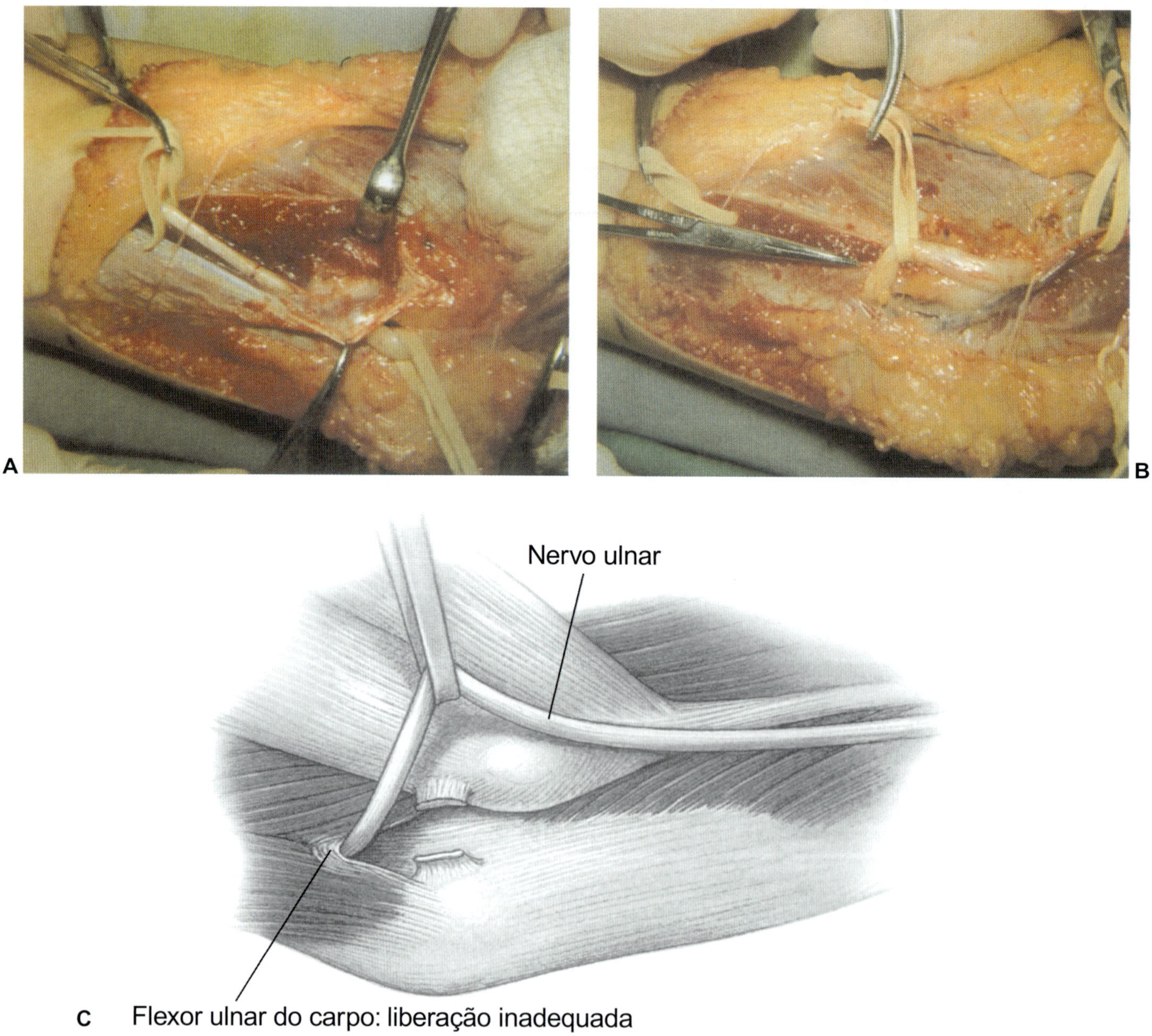

Figura 16-14. O nervo ulnar é visto passando por baixo da arcada distal ao epicôndilo medial (**A**). Se a arcada não é liberada, a angulação no nível distal da articulação do cotovelo pode ser produzida com uma translocação anterior limitada do nervo ulnar (**B, C**). *(Continua.)*

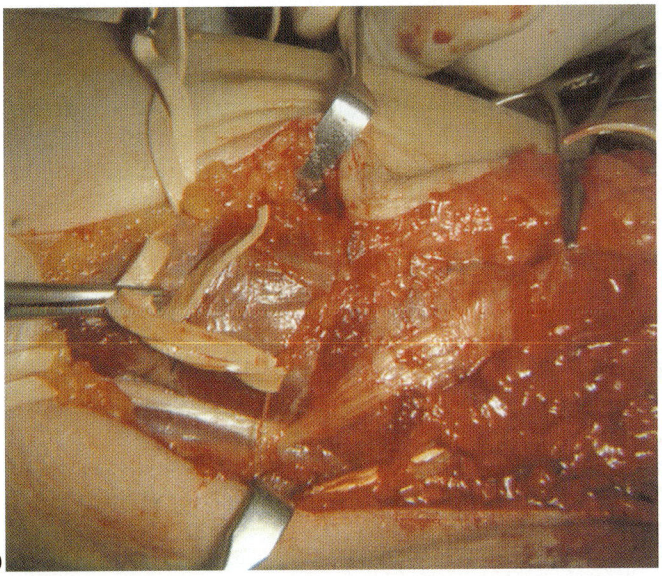

D

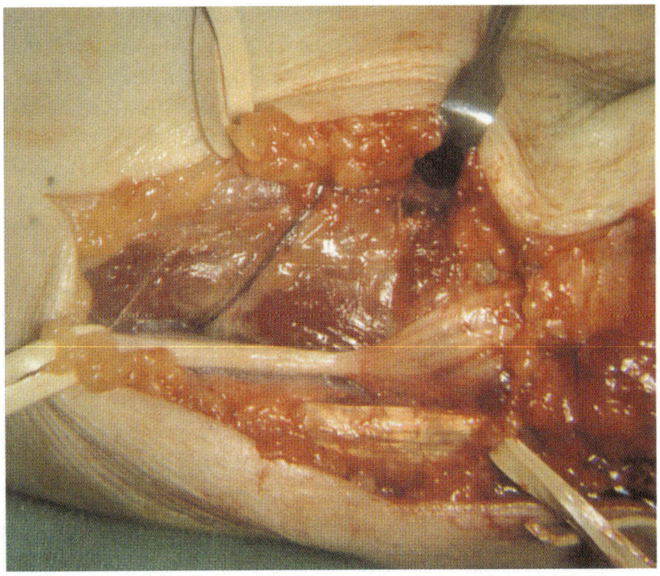

E

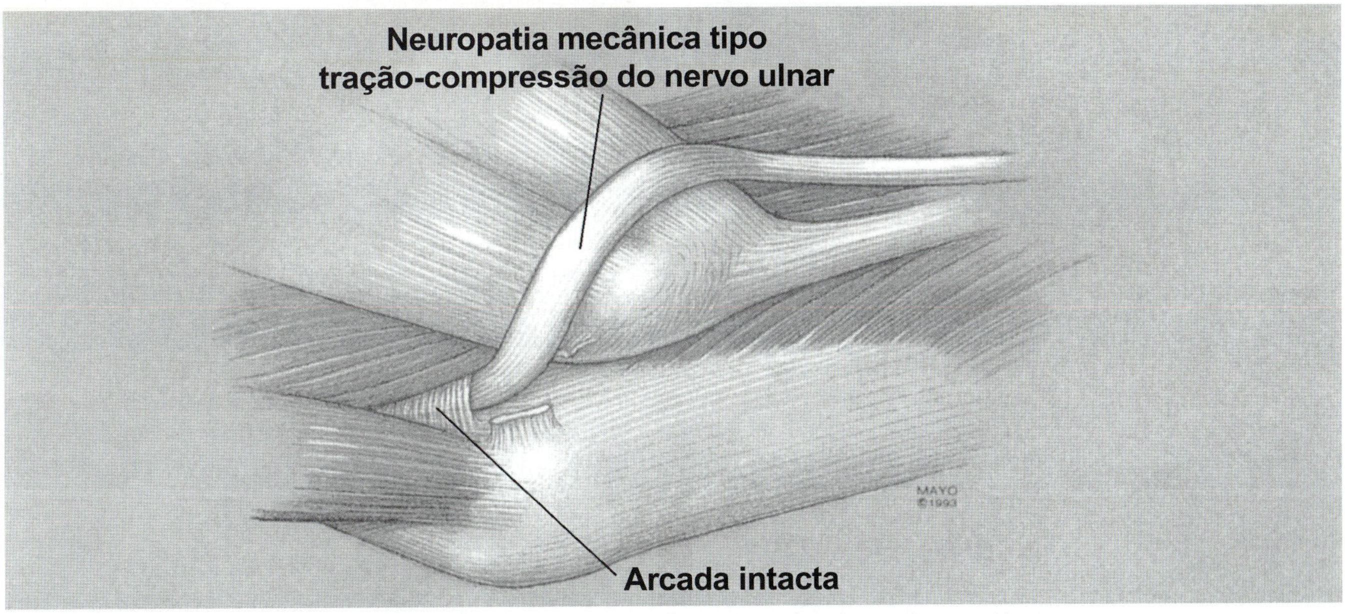

F

Figura 16-14. *Continuação.* Um caso em que esta era a causa de uma neurite ulnar resistente. Uma neuropatia mecânica do tipo tração-compressão do nervo ulnar é observada distalmente ao epicôndilo (**D, F**).

medial do braço ou do antebraço e o nervo duplamente lesionado em cerca de 1 cm. O sítio distal do esmagamento é suturado com fio não absorvível nº 5, e o nervo é seccionado distalmente à sutura. As extremidades do nervo também podem ser bipolarizadas.

Em casos raros, o autor utilizou a interposição de uma fina bainha de Silastic em um dos lados do nervo. Geralmente, encontra-se uma boa quantidade de gordura na face anterior, enquanto que a membrana de Silastic é colocada no lado que é adjacente à cicatriz fascial mais densa. O Silastic nunca é colocado de forma circunferencial ao redor do nervo. Este procedimento é estritamente utilizado para os casos de neurite por tração. Ele é colocado no nível em que o teste de percussão é positivo.

TRATAMENTO PÓS-OPERATÓRIO

Após tanto procedimentos de descompressão *in situ* quanto de transposições, a extremidade é imobilizada em uma tala gessada tipo axilopalmar durante cinco a sete dias. A movimentação completa é encorajada depois que a imobilização é removida em pacientes submetidos a uma descompressão *in situ*. Em pacientes submetidos a transposição e que estão relativamente sem dor, o movimento controlado é iniciado de modo a equilibrar a necessidade de deslizamento do nervo ulnar em seu novo leito, após a transposição, e o tempo adequado para a cicatrização (*e. g.*, reparo submuscular ou tipóia fascial). Ainda que a translocação anterior proporcione um ambiente mais espaçoso para o nervo (*i. e.,* um curso do nervo aproximadamente 2 cm mais curto), imagina-se que o movimento precoce melhore o deslizamento do nervo, com aderências mais membranosas e longas em seu trajeto. Neste grupo de pacientes, a flexão do cotovelo é permitida, é a extensão do cotovelo é gradualmente aumentada durante as duas semanas subseqüentes. À medida que a parestesia no dedo mínimo e a dor pré-operatória diminuem, o movimento é progredido uma ou duas vezes ao dia por alguns minutos, durante um período de três semanas. Iniciando a mobilização desta maneira, desde que não existam sintomas em direção contrária, o paciente retira a imobilização após três semanas e o movimento do cotovelo está quase, se não totalmente, completo. Um dos autores (RJS) estendeu este conceito e começa o movimento imediatamente após a transposição. A fisioterapia é necessária após o procedimento de Learmonth, para ajudar a fortalecer e mobilizar o braço. Nos casos em que se observa um posicionamento em garra dos dedos da mão, uma órtese de flexão da articulação metacarpofalangiana (MF) geralmente é necessária, para evitar a hiperextensão na articulação MF.

Com o procedimento mais simples de liberação do túnel cubital, o paciente freqüentemente volta ao trabalho em três a quatro semanas. Com a transposição subcutânea anterior, seis a oito semanas são necessárias, e com o procedimento submuscular de Laermonth a incapacidade geralmente é de três meses.

■ RESULTADOS

Existem vários registros sobre o tratamento ideal para a descompressão ulnar, que não são conclusivos. Em virtude dos graus variáveis de compressão e meio ambiente neural antes da cirurgia, a comparação entre os diferentes estudos e técnicas tem sido difícil. Tipicamente, além disso, os resultados são, em grande parte, em função do cirurgião, em vez de serem relacionados com a técnica. Se o procedimento é feito de modo apropriado, aproximadamente 80% a 90% de resultados satisfatórios podem ser atingidos após a descompressão do nervo ulnar.

Pacientes que já foram submetidos à uma ou possivelmente duas cirurgias para o nervo ulnar são informados que estamos procurando por uma melhora geral de 50%. Nestes pacientes, o objetivo da cirurgia geralmente é o de diminuir a gravidade da dor. Alguma melhora na sensibilidade e na força da mão, bem como da amplitude de movimentos dos dedos da mão, pode ser conseguida. O procedimento de Learmonth nunca restaura uma função completamente normal do braço em casos secundários ou terciários.

■ COMPLICAÇÕES

A neurite ulnar persistente ou recorrente e os neuromas dolorosos não são incomuns após uma descompressão nervosa. Em nossa experiência, os sintomas do nervo ulnar desenvolvem-se a partir de uma irritação mecânica que persiste ou é desencadeada por uma translocação inapropriada, geralmente com uma angulação ou curvatura no nervo ou o nervo sendo colocado em uma região que permite uma fibrose intensa. O melhor tratamento para esta complicação é evitá-la. Isto pode ser feito com a colocação do nervo da forma mais reta possível, como já foi enfatizado nesta técnica cirúrgica. Os nervos cutâneos devem ser identificados e preservados.

■ CASO ILUSTRATIVO

Este paciente apresentava evidências eletromiográficas (EMG) de disfunção motora, que necessitava de uma dissecação extensa. Uma transposição submuscular foi realizada. Aqui, o grupo flexor-pronador foi elevado a uma grande extensão, para evitar a angulação do nervo (Fig. 16-15).

■ APRISIONAMENTO DO NERVO ULNAR

Os dois principais ramos do nervo radial ao nível do cotovelo são os nervos interósseo posterior e radial superficial. O nervo interósseo posterior basicamente é motor, enquanto que o nervo radial superficial é sensitivo.

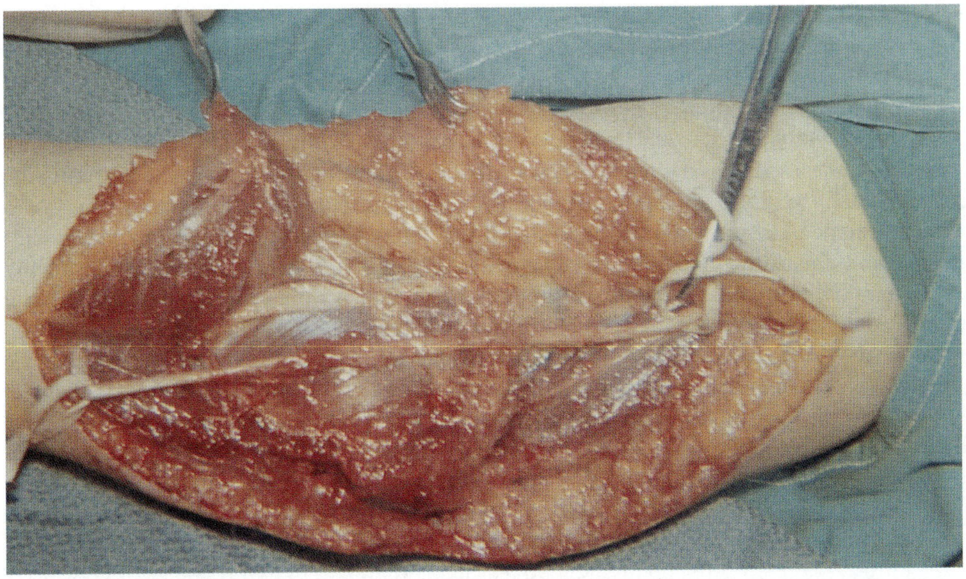

Figura 16-15. A mobilização adequada do nervo ulnar é permitida em um curso reto, durante esta translocação submuscular.

Um pequeno ramo motor para o extensor radial curto do carpo geralmente surge entre estes dois ramos nervosos na divisão do nervo radial.

O nervo interósseo posterior forma um padrão de arborização semelhante ao da cauda eqüina, a 1 cm distal do bordo distal do músculo supinador.

PLANEJAMENTO PRÉ-OPERATÓRIO

Identifique a etiologia e a localização da patologia do nervo interósseo posterior. A chave para a localização da lesão é a aparência clássica da mão. O punho apresenta-se dorsifletido em uma direção radial, e os dedos não se estendem nas articulações MF. O polegar está caído (Fig. 16-16). A sensibilidade está intacta. Esta é a apresentação de uma lesão completa. Uma paralisia parcial do nervo interósseo posterior apresenta-se com a fraqueza ou paralisia de alguns dos dedos nas articulações MF. Quando os dedos anelar e mínimo são inicialmente envolvidos, o termo *garra pseudo-ulnar* é aplicado. Se é observada uma queda do punho, a localização é mais proximal no braço. Em contraste com a compressão do nervo interósseo posterior, a compressão do nervo radial superficial produz um distúrbio sensitivo isolado na face dorsorradial da mão. Mais comumente, a irradiação ocorre mais distalmente na estilóide radial ou onde o nervo passa por baixo do braquiorradial; entretanto, pode ocorrer no antebraço proximal também. O sítio da dor desencadeada pela percussão pode ajudar a localizar o nível do aprisionamento no antebraço distal ou proximal.

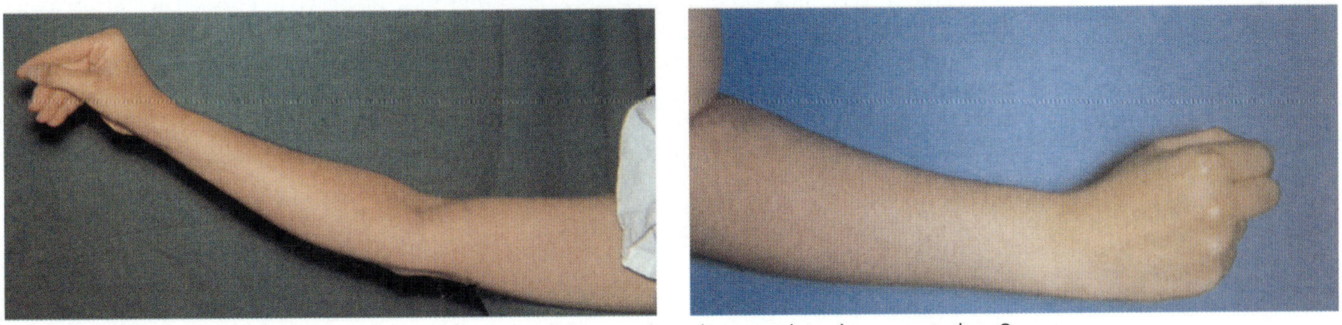

A B

Figura 16-16. Aparência típica da mão com uma paralisia completa do nervo interósseo posterior. Os dedos da mão e o polegar não se estendem nas articulações metacarpofalangianas (**A**). O punho estende-se, mas em direção radial (**B**).

O nervo interósseo posterior geralmente fica aprisionado na extremidade proximal do músculo supinador (*i. e.,* na arcada de Frohse). A patologia pode ocorrer tanto na arcada, isoladamente, ou em associação com um processo sistemático, como a artrite reumatóide com sinovite da articulação do cotovelo, um lipoma, uma bursa radial, um gânglio ou outros tumores de tecidos moles. As radiografias de rotina são úteis, se revelarem uma sombra de tecidos moles com a aparência de um lipoma na região. As alterações na região, sugestivas de artrite reumatóide em associação com uma sinovite, geralmente são diagnosticadas com alterações articulares na cabeça radial e na articulação do cotovelo adjacente. A combinação de uma luxação radial posterior do cotovelo em uma fratura de Monteggia com a paralisia do nervo interósseo posterior não é uma condição rara. Similarmente, as fraturas cominutivas da cabeça radial, especialmente com luxação, podem estar associadas a este envolvimento motoneuronal específico. As fraturas e as feridas causadas por projéteis de arma de fogo do terço proximal do rádio podem estar associadas a esta complicação neural. Além disto, no planejamento pré-operatório, a tomografia computadorizada (TC) e as imagens de ressonância magnética (IRM) ocasionalmente são úteis na delineação adicional das massas de tecidos moles que podem ser palpáveis e não palpáveis.

A paralisia do nervo interósseo posterior pode ocorrer durante a fixação de uma fratura com lacas na junção dos terços médio e proximal do rádio. Uma placa de seis orifícios pode capturar o nervo interósseo posterior e comprimi-lo de encontro ao osso. As radiografias pós-operatórias revelam o parafuso mais proximal ao nível da tuberosidade bicipital. O nervo interósseo posterior passa obliquamente em uma posição diretamente oposta à tuberosidade bicipital, onde existe uma área nua, e o aprisionamento como conseqüência da fixação com placa, se diagnosticado de maneira precoce, pode ser corrigido. A exploração, neurólise do nervo interósseo posterior e a substituição da placa que tenha um orifício mais curto proximalmente, geralmente são bem sucedidos. Similarmente, se o nervo interósseo posterior tiver sido identificado, uma tira de borracha é colocada sobre ele para afastá-lo no momento da colocação da placa, e, se for observada paralisia após a cirurgia, será lógico manter observação dessa complicação sem intervenção. A lesão pode ser neuropráxica, em virtude do excesso de tração sobre o nervo durante a colocação da placa. A paralisia pode se recuperar de modo espontâneo. De modo similar, se é desejada a remoção de uma placa longa de seis orifícios com três orifícios acima do nível da fratura, é aconselhável identificar o nervo interósseo posterior proximalmente aos tecidos moles normais. Ele é, então, acompanhado através da área fixada com placa, antes da remoção dos parafusos e da placa. Tratamos diversos pacientes que sofreram paralisia do nervo interósseo posterior após a remoção da placa nesta área, em que o nervo não foi identificado antes da remoção do material de síntese.

Se a lesão do nervo interósseo posterior é espontânea, a lesão geralmente ocorreu na arcada de Frohse. Os estudos eletromiográficos (EMG) revelarão fibrilações no músculo supinador. Entretanto, se a patologia ocorre ao nível da extremidade distal do supinador, a inervação do supinador não estará alterada. Observa-se uma banda fibrótica dentro do músculo, que foi descrita com a compressão espontânea diretamente sob o músculo supinador. Aqui, as alterações EMG dentro do músculo são encontradas mais freqüentemente.

CIRURGIA

Utilizamos duas grandes abordagens para a descompressão do nervo interósseo posterior: as abordagens posterior (Thompson) e anterior (Henry). Se a arcada de Frohse tiver de ser exposta, isto é feito anteriormente. Se o terço distal do supinador está envolvido, então a exposição pode ser feita tanto a partir de uma exposição posterior ou com uma combinação entre as abordagens anterior e posterior. Se houve uma cirurgia anterior na região, a abordagem combinada deve ser utilizada, para que se obtenha o controle tanto da porção proximal como da distal do nervo interósseo posterior.

Abordagem Posterior

Para expor o nervo interósseo posterior a partir de uma abordagem posterior, o paciente é colocado em decúbito dorsal. O braço é deixado livre de campos cirúrgicos e colocado em uma mesa para braço, com o antebraço posicionado em pronação (Fig. 16-17).

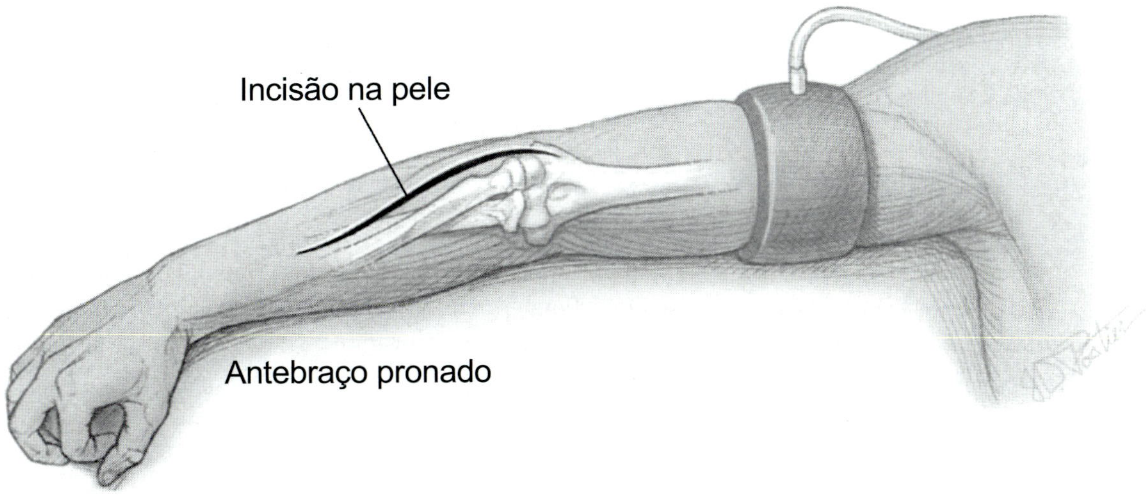

Figura 16-17. Para expor o nervo interósseo posterior, o braço é preparado e colocado em uma mesa auxiliar. A incisão de Thompson é utilizada para expor o antebraço proximal. A incisão passa em uma linha do punho até o centro do epicôndilo lateral.

A abordagem básica de Thompson é estendida proximalmente na direção do braço. Nesta abordagem, a incisão da pele é linear e alinhada com a porção média do punho e do epicôndilo lateral (Fig. 16-17). A incisão na metade proximal da linha é estendida mais proximalmente até a crista lateral do epicôndilo. O plano entre o extensor radial curto do carpo e o extensor comum dos dedos é aberto a partir do nível dos músculos que surgem proximalmente na região média do antebraço (Fig. 16-18). O músculo supinador é observado no plano profundo ao nível do epicôndilo. Para expor a arcada de Frohse, a seguinte variação na exposição pode ser aplicada: Desprenda o extensor radial do carpo a partir de sua origem no úmero distal e disseque a metade distal do extensor radial longo do carpo. Flexionando o cotovelo e rodando o antebraço, a direção e o curso do nervo interósseo posterior profundamente à cabeça superficial do supinador são determinados por meio da palpação digital. Isso é feito passando suavemente o dedo indicador sobre o supinador em uma direção radial-para-ulnar. O curso do nervo é definido (Fig. 16-19). Ele é acompanhado até o bordo proximal do supinador, onde a arcada de Frohse é vista. O nervo interósseo posterior está no tecido

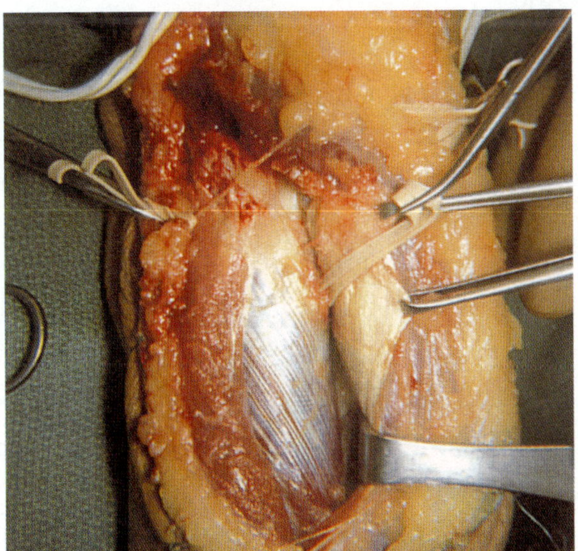

Figura 16-18. O plano entre o extensor curto radial do carpo e o extensor comum dos dedos é penetrado e aberto em uma direção distal para proximal.

adiposo neste nível. Nesta região estão os vasos recorrentes adjacentes; vasos cruzando o nervo são pinçados e ligados. O nervo pode ser exposto através de todo o curso por meio desta abordagem. A arcada de Frohse é liberada, assim como todo o comprimento do músculo supinador em sua extremidade distal (Fig. 16-20).

Abordagem Anterior

Sob anestesia geral, o paciente é colocado em decúbito dorsal. Para a exposição do nervo interósseo posterior, o braço é preparado, e os campos são colocados deixando o braço livre sobre uma mesa para braço e com o antebraço supinado. Um torniquete inflado a 250 mmHg é utilizado.

Para a exposição da metade proximal do nervo através do músculo supinador, uma incisão curvelínea ou em formato de V é feita; ambas são feitas lateralmente à prega antecubital e, depois, pela face anterior do terço proximal do antebraço. O nervo antebraquial cutâneo lateral e seus ramos

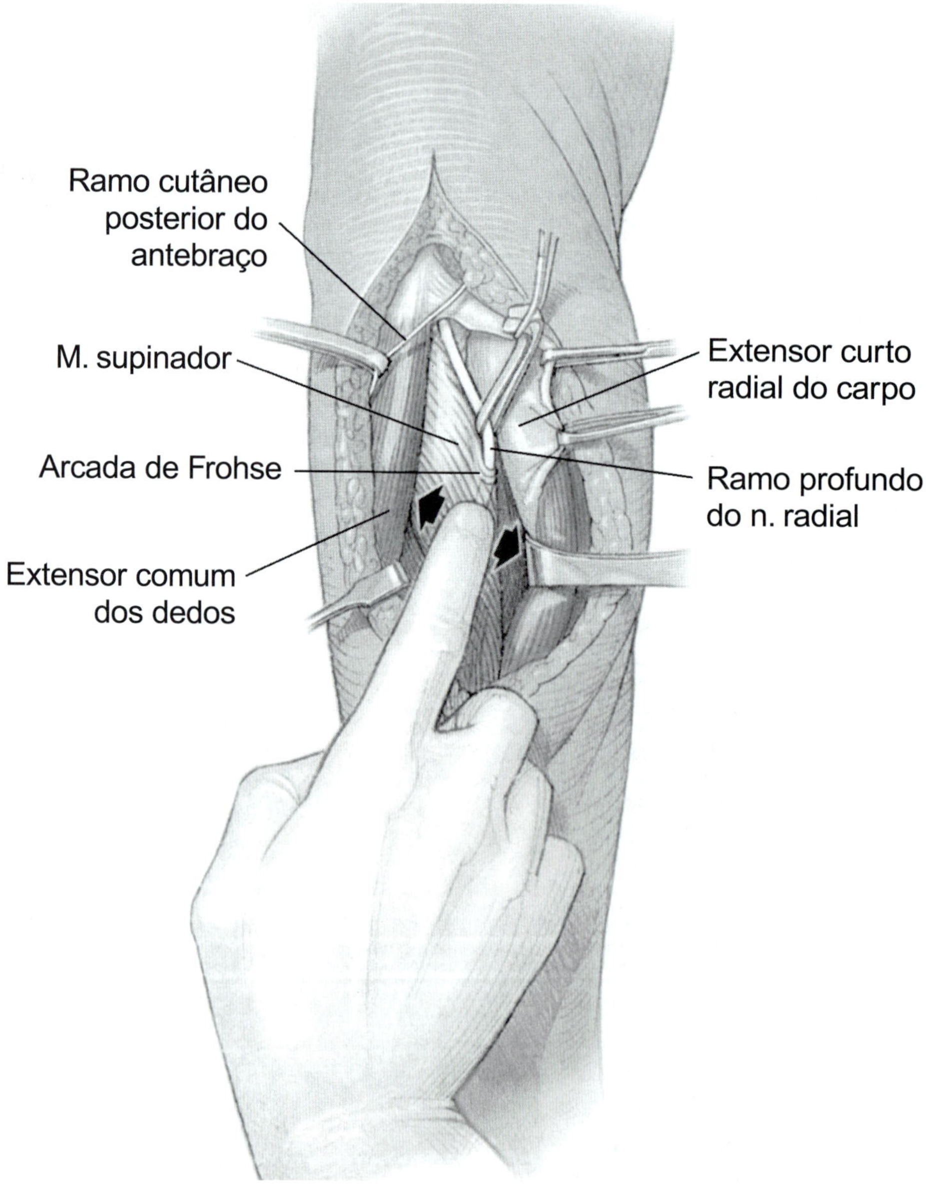

Figura 16-19. O nervo interósseo posterior é identificado pela palpação. Passando o dedo indicador sobre o músculo supinador em uma direção radial para ulnar, identificam-se a localização e o curso do nervo profundamente ao músculo.

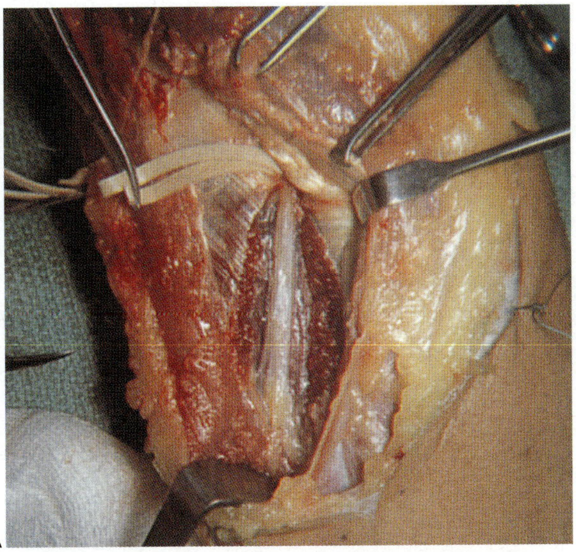

A

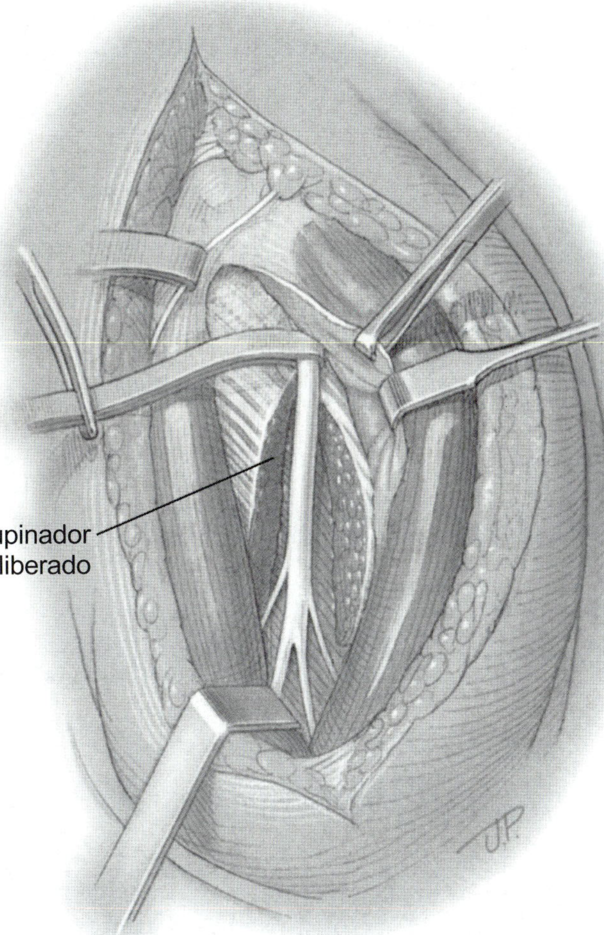

B

Figura 16-20. O músculo supinador pode ser liberado, expondo todo o curso do nervo (**A** ,**B**).

serão encontrados superficialmente à fáscia antebraquial no cotovelo; tiras de borracha são colocadas sobre ele para manter sua identificação e para retraí-lo um pouco.

O nervo radial é identificado antes de sua divisão no cotovelo no intervalo entre o braquiorradial e o braquial. Uma fita elástica é passada ao redor dele (Fig. 16-21A). O nervo é, então, acompanhado distalmente até seus principais ramos localizados ao nível do cotovelo. Neste local, o nervo interósseo posterior e os ramos motores para o extensor radial curto do carpo e nervo radial superficial são identificados. Pode haver uma dificuldade na identificação do nervo radial proximalmente, em virtude da fusão entre os músculos braquial e braquiorradial. Outra peça-chave para esta abordagem é a identificação e proteção do ramo superficial do nervo radial, que é vulnerável à tração excessiva. Neste caso, o nervo radial superficial é identificado na fáscia do braquiorradial em sua superfície posterior. Ele é acompanhado proximalmente até o tronco radial principal, e, depois, os outros dois ramos são identificados, e a dissecação, acompanhada distalmente. Podem ocorrer dificuldades se o cirurgião não permanecer no plano internervoso ou se houver uma fusão parcial ou completa entre o braquial e o braquiorradial. O plano de clivagem apropriado é identificado por meio do acompanhamento do nervo radial superficial proximalmente. Observa-se uma malha anterior e posterior de vasos sobre o nervo radial superficial. Estes ramos da artéria radial são pinçados e ligados.

O nervo interósseo posterior é acompanhado até o nível do músculo supinador. Existem diversos ramos recorrentes na área do sistema radial recorrente. Estes ramos são pinçados e ligados (Fig. 16-21B). O nervo interósseo posterior é acompanhado através da metade proximal do supinador; uma pinça hemostática é passada profundamente à arcada e músculo supinador, e superficialmente ao nervo interósseo posterior. A arcada é cortada em uma dissecação não anatômica com tesoura, e o músculo supinador é dividido. Neste momento, observa-se que existem diversos ramos do nervo interósseo posterior para o músculo supinador (Fig. 16-21C). Com esta abordagem, uma boa exposição do nervo interósseo posterior nesta área é obtida. Uma vez que o nervo é liberado e total-

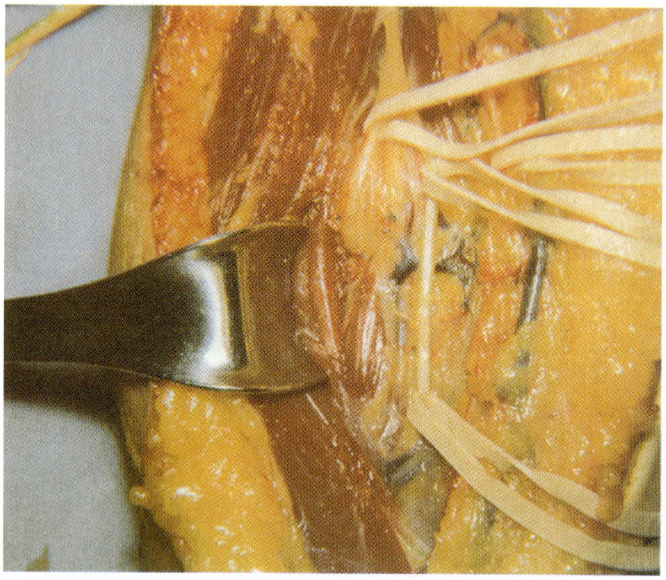

A

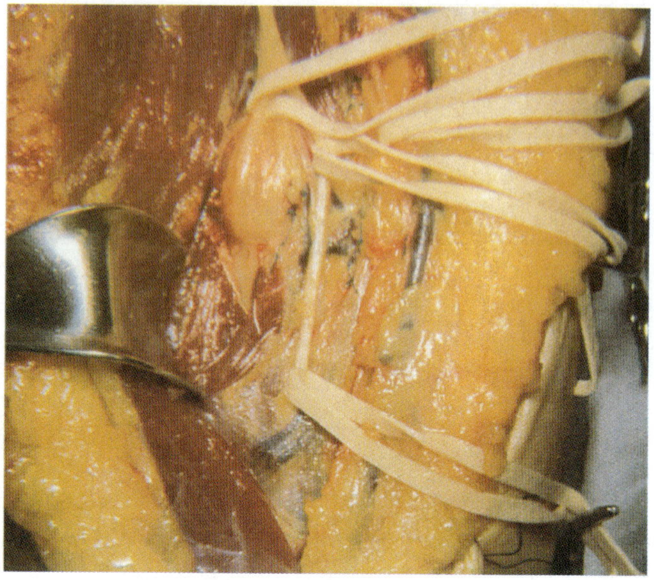

C

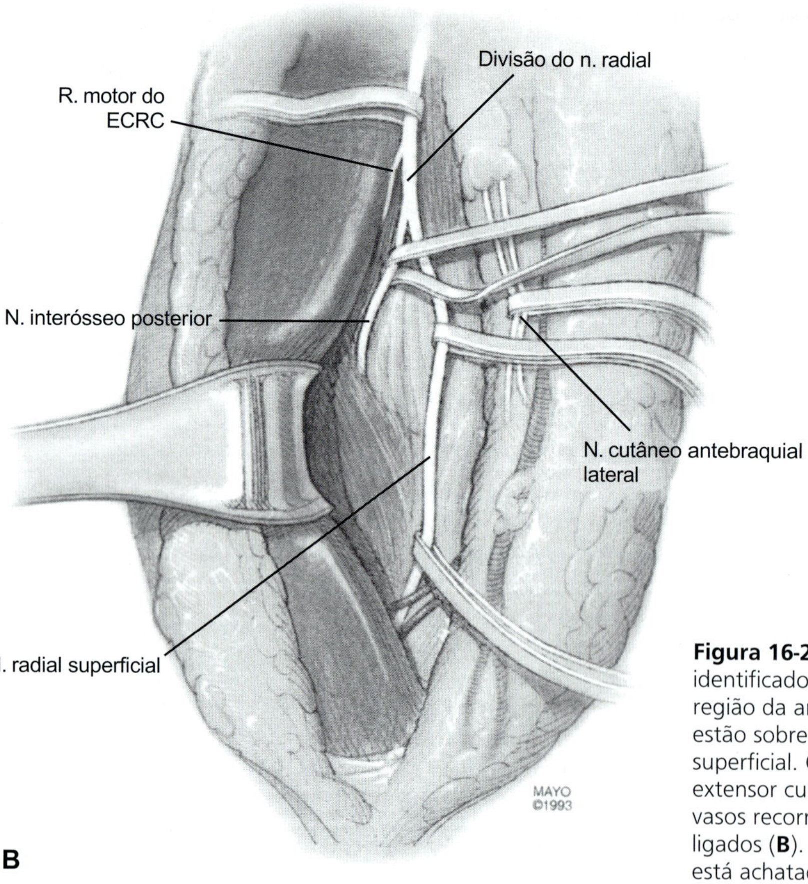

B

Figura 16-21. Na abordagem anterior, o nervo radial é identificado entre os músculos braquial e braquiorradial. A região da arcada de Frohse é exposta (**A**). As fitas de borracha estão sobre os nervos cutâneo antebraquial lateral e o radial superficial. O nervo interósseo posterior e o ramo motor para o extensor curto radial do carpo são observados. Observe os vasos recorrentes radiais. Alguns dos principais vasos são ligados (**B**). A arcada de Frohse foi liberada. Veja como o nervo está achatado sob a arcada (**C**).

mente identificado, qualquer fonte de compressão, como um nódulo ou tumor, pode ser removida. Similarmente, se houve uma fratura cominutiva da cabeça radial, uma vez que o nervo interósseo posterior seja identificado e esteja protegido, a cabeça radial pode ser removida a partir desta abordagem anterior. Da mesma forma, em pacientes com artrite reumatóide, uma sinovectomia pode ser realizada. Deve ser observada que o ramo motor para o extensor curto radial do carpo está no campo e deve ser protegido com uma fita elástica, utilizada para exercer uma suave tração sobre o nervo.

É importante liberar o torniquete antes do fechamento da incisão da pele, para que a hemostasia seja assegurada.

TRATAMENTO PÓS-OPERATÓRIO

O paciente é imobilizado com um aparelho de gesso, com o cotovelo em 90°, o antebraço em posição média e o punho na posição neutra. O aparelho de gesso estende-se até as articulações interfalangianas proximais (IFP) e permite a estabilização das articulações MF durante um curto período. No pós-operatório, os exercícios ativos das articulação IFP e interfalangianas distais (IFD) são encorajados. Uma tala protetora pode ser utilizada a partir deste momento na fase de recuperação, se necessário. O polegar algumas vezes é imobilizado em extensão em um imobilizador estático, até que haja a recuperação de toda a extensão do polegar, já que pode se desenvolver uma contratura da articulação IFD.

RESULTADOS

Quando existe uma paralisia motora após a cirurgia, a estimulação galvânica para os músculos paralisados é utilizada, e a paralisia geralmente irá diminuir ou apresentar melhora em um período de três meses. O último músculo a se recuperar mais comumente é o extensor longo do polegar. Quando este nervo está comprimido ou irritado por causa de um mecanismo discreto, a descompressão é bem sucedida em quase 100% dos casos. Menos previsíveis são os casos em que a descompressão exploratória foi realizada em associação com sintomas de epicondilite lateral. Em geral, as indicações para a exploração são menos discretas, da mesma forma que a probabilidade de se prever um resultado satisfatório.

COMPLICAÇÕES

As principais complicações na sala de cirurgia resultam de uma falha em obter uma hemostasia adequada. O torniquete deve ser liberado antes do fechamento da pele. É possível que se desenvolva um processo tipo Volkmann se uma boa hemostasia não for obtida. Este é um conceito importante, já que os hematomas causam mais inflamação. A fibrose que pode ocorrer nestes casos pode prejudicar a recuperação neural.

As lesões do nervo radial superficial, com a exposição ou o fechamento, são uma possibilidade distinta da descompressão do nervo interósseo posterior, e uma grande atenção aos detalhes é necessária para evitar esta complicação.

Outro problema está diretamente relacionado com o programa de imobilização pós-operatório, devido às contraturas em extensão das articulações MF e interfalangianas. Isto é especialmente verdadeiro se órteses são utilizadas e estas se estendem até as pontas dos dedos. Se estas imobilizações são utilizadas, o anel deve se estender somente até a falange proximal, deixando as articulações interfalangianas livres. É a extensão da articulação MF que está perdida na paralisia do nervo interósseo posterior para os dedos. O paciente deve ser liberado a flexionar seus dedos algumas vezes durante o dia com as órteses completamente removidas.

CASO ILUSTRATIVO

Um paciente com paralisia parcial do nervo interósseo posterior apresentou-se com uma das mãos em "garra pseudo-ulnar" com vários meses de duração (Fig. 16-22A). As radiografias revelaram uma lucência consistente com lipoma presente na vizinhança da cabeça radial (Fig. 16-22B). A exploração foi realizada por meio de uma abordagem anterior e confirmou a compressão do nervo interósseo posterior na arcada de Frohse por um lipoma (Fig. 16-22C). O tumor foi ressecado (Fig. 16-22D). O paciente obteve completa recuperação em dois meses (Fig. 16-22E).

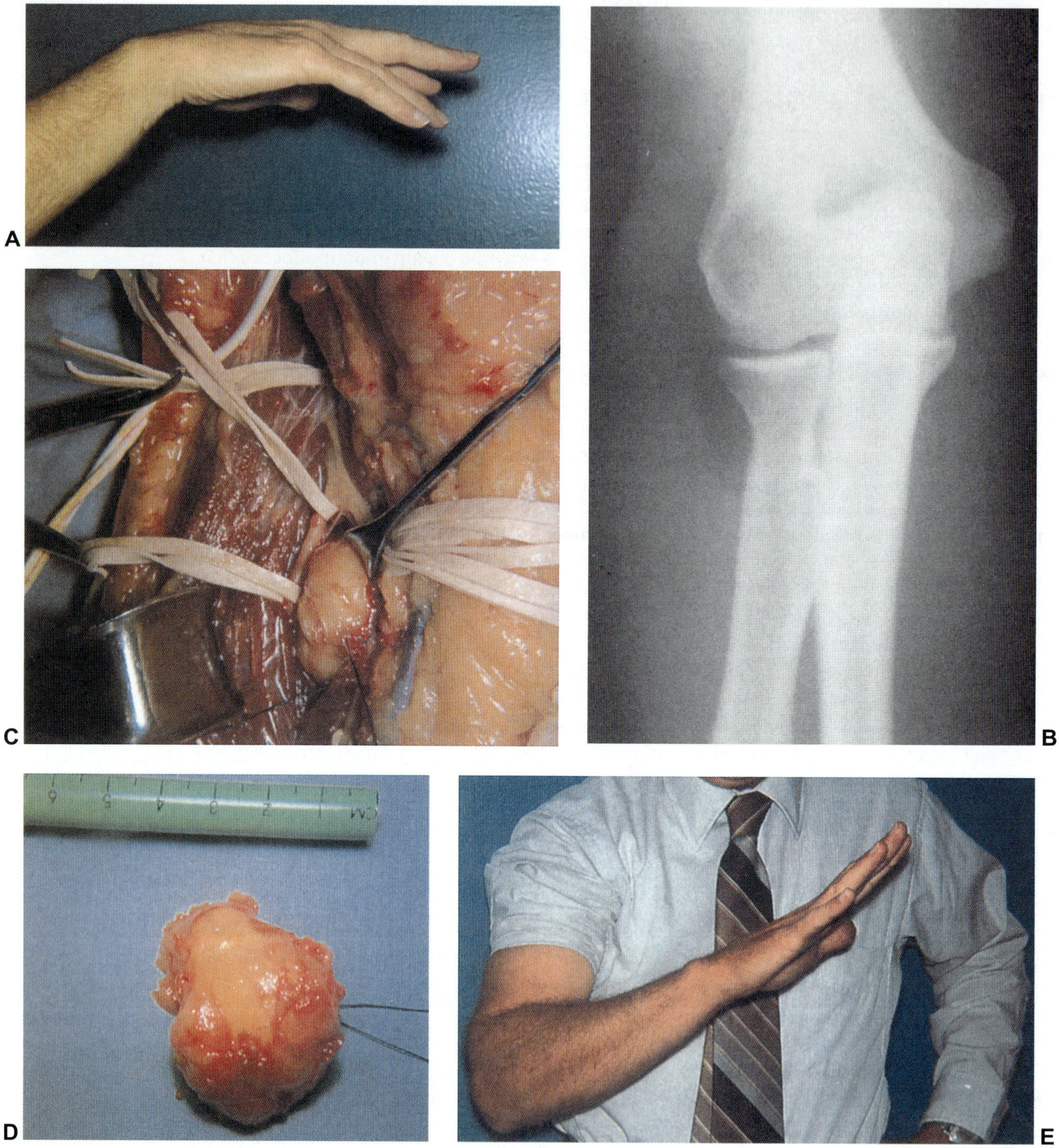

Figura 16-22. A: A mão em "garra pseudo-ulnar", representativa de uma paralisia do nervo interósseo posterior. Esta não é uma mão em garra verdadeira, vista nas paralisias ulnares baixas, porque não se observa uma hiperextensão na articulação metacarpofalangiana dos dedos anelares e mínimo; em vez disto, existe uma queda destes dedos nesta articulação. **B:** As radiografias revelaram uma lucência de tecidos moles, adjacente à cabeça radial típica de lipoma. **C:** O lipoma foi exposto por meio da abordagem anterior. Fios de tração foram colocados para facilitar sua liberação. O epineuro do nervo radial foi incisionado longitudinalmente. Isto gerou um maior espaço para a excisão segura do tumor. **D:** Amostra do lipoma. **E:** A recuperação ocorreu gradualmente durante um período de seis semanas.

LEITURAS RECOMENDADAS

1. Amadio PC, Beckenbaugh RD. Entrapment of the ulnar nerve by the deep flexor pronator aponeurosis. *J Hand Surg* 1986;11A:83–87.
2. Childress HM. Recurrent ulnar-nerve dislocation at the elbow. *Clin Orthop* 1975;108:168–173.
3. Dellon AL. Review of treatment results for ulnar nerve entrapment at the elbow. *J Hand Surg* 1989;14A:688–700.
4. Dellon AL, Mackinnon SE. Injury to the medial antebrachial cutaneous nerve during cubital tunnel surgery. *J Hand Surg* 1985;10B:33–36.
5. Gabel GT, Amadio PC. Reoperation for failed decompression of the ulnar nerve in the region of the elbow. *J Bone Joint Surg* 1990;72:213–219.
6. Inserra S, and Spinner M. An anatomic factor significant in transposition of the ulnar nerve. *J Hand Surg* 1986;11A:80–82.
7. Learmonth JR. Technique for transplanting the ulnar nerve. *Surg Gynecol Obstet* 1942;75:792–793.
8. Leffert RD. Anterior submuscular transposition of the ulnar nerves by the Learmonth technique. *J Hand Surg* 1982;7:147–155.
9. Lundberg G. Editorial. Surgical treatment for ulnar nerve entrapment at the elbow. *J Hand Surg* 1992;17B:245–247.
10. O'Driscoll SW, Horii E, Carmichael SW, et al. The cubital tunnel and ulnar neuropathy. *J Bone Joint Surg* 1991;73B:613–617.
11. Osborne G. The surgical treatment of tardy ulnar neuritis. *J Bone Joint Surg* 1957;39B:782.
12. Rolfsen L. Snapping triceps tendon with ulnar neuritis. *Acta Orthop Scand* 1970;41:74–76.
13. Spinner M, Kaplan EB. The relationship of the ulnar nerve to the medial intermuscular septum in the arm and its clinical significance. *Hand* 1976;8:238–242.
14. Spinner RJ, O'Driscoll SW, Jupiter JB, et al. Unrecognized dislocation of the medial portion of the triceps: another cause of failed ulnar nerve transposition. *J Neurosurg* 2000;92:52–57.
15. Vanderpool DW, Chalmers J, Lamb DW, et al. Peripheral compression lesions of the ulnar nerve. *J Bone Joint Surg* 1968;50B:792–803.

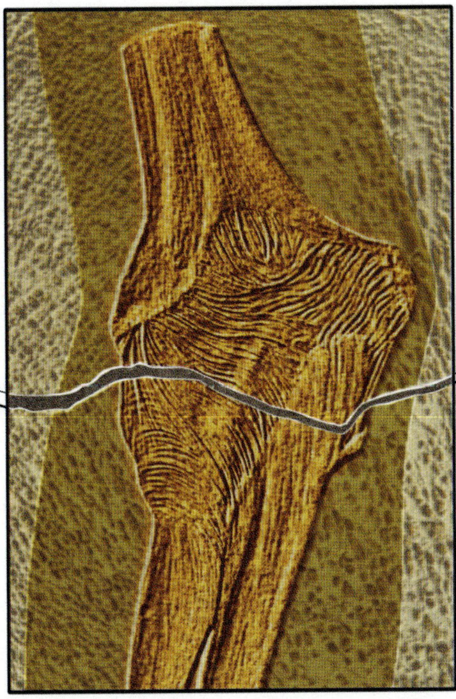

PARTE IV

Reconstrução

17

Artroplastia de Reconstrução do Cotovelo

Ian A. Trail, David Stanley e John K. Stanley

Existem diversos procedimentos para o tratamento de cotovelo destruído, dependendo do diagnóstico, idade e nível de atividade do paciente, bem como da condição do osso e ligamentos. Este capítulo registra as indicações, o planejamento, técnica cirúrgica e resultados da artroplastia de reconstrução do cotovelo. Apesar de várias próteses de recobertura estarem disponíveis no mercado, este capítulo descreve somente dois modelos particularmente populares na Europa e na Ásia (4–7), especificamente os modelos Souter e Kudo.

INDICAÇÕES/CONTRA-INDICAÇÕES

As indicações para o uso das próteses para a artroplastia de reconstrução do cotovelo são os casos de artrite reumatóide que não respondem às medidas conservadoras, apresentando dor intratável, limitação funcional da articulação do cotovelo e evidências radiológicas de destruição articular. Deve haver um estoque ósseo suficiente para acomodar e ancorar o componente umeral no capitélio e tróclea, e o componente ulnar na incisura troclear da ulna com cimento ósseo. Pacientes mais idosos, com baixa demanda, com osteoartrite ou degeneração pós-traumática da articulação do cotovelo, também são indicações apropriadas, se o estoque ósseo for adequado, os ligamentos e cápsula forem competentes e a articulação não estiver macroscopicamente desalinhada.

As contra-indicações para este tipo de material incluem um estoque ósseo insuficiente para acomodar a prótese, história de sepse, pacientes jovens com altas demandas e a ausência ou atenuação do olécrano. Estes implantes também são ineficazes, em geral, para as cirurgias de revisão.

PLANEJAMENTO PRÉ-OPERATÓRIO

Com relação aos pacientes, existem três critérios. Primeiro, o paciente deve apresentar um estoque ósseo suficiente para suportar o implante; ou seja, tanto os epicôndilos como as cristas epicondilares do úmero devem estar presentes. Segundo, a erosão do olécrano não deve impedir o suporte e fixação adequados do componente olecraniano. Finalmente, o cotovelo deve estar estável antes da cirurgia. Como seria esperado, este tipo de artroplastia sem encaixe baseia-se completamente nos tecidos moles, particularmente nos ligamentos colaterais em relação a estabilidade pós-operatória. Portanto, é essencial que todas estas estruturas estejam intactas e em estado satisfatório antes da inserção, apesar de o grau de integridade necessário variar de acordo com os critérios do cirurgião.

I.A. Trail, M.D., F.R.C.S.: Hand and Limb Department, Wrightington Hospital, Lancashire, England.
D. Stanley, M.D., B.S.C., F.R.C.S.: The AMI Thornbury Hospital, Sheffield, England.
J.K. Stanley, M.CH.ORTH.: University of Manchester, Manchester, England.

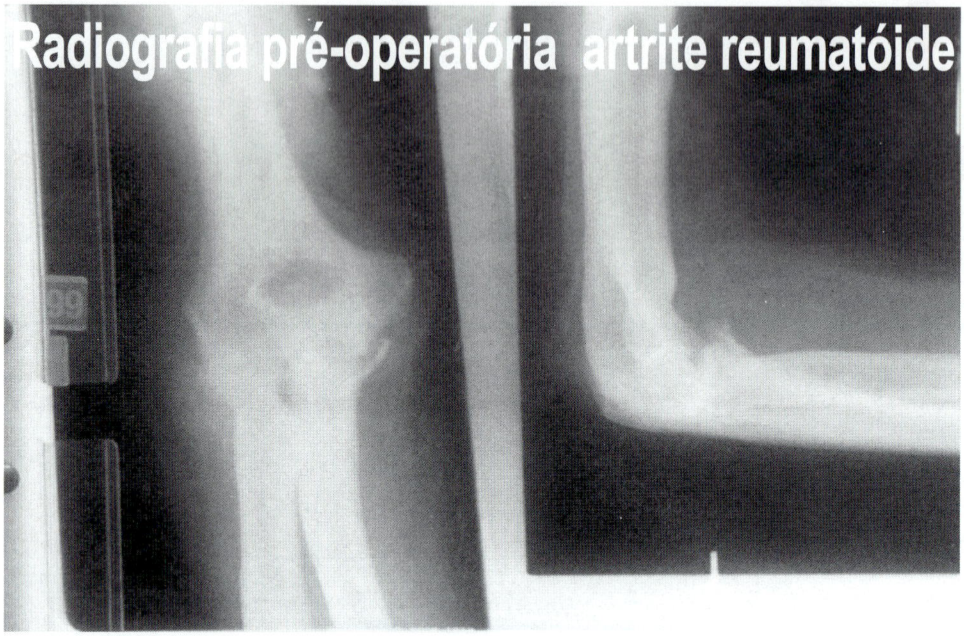

Figura 17-1. Envolvimento reumatóide em uma mulher de 58 anos de idade com destruição considerável da arquitetura do cotovelo. Existe uma quantidade adequada de osso, e os ligamentos parecem estar intactos, permitindo a indicação para um implante de reconstrução.

Também é importante que o paciente tenha completa ciência das restrições impostas e dos cuidados necessários depois da execução da artroplastia. Mais especificamente, o cotovelo deve ser tratado com respeito, e o transporte de cargas pesadas, ou mesmo períodos utilizando muletas ou bengalas, devem ser evitados. Por este motivo, se uma artroplastia de quadril ou de joelho está sendo considerada, esta deve acontecer antes da artroplastia de cotovelo. Apesar de o modelo Souter não ser considerado em condições instáveis, a artroplastia total de cotovelo de Kudo já foi utilizada tanto em pacientes com rigidez dolorosa de cotovelo como com instabilidade dolorosa. A rigidez dolorosa é definida como uma dor no cotovelo com menos de 100° de flexão. Isto invariavelmente faz com os pacientes tenham muitas dificuldades em executar a tarefa de levar a mão até a face.

A instabilidade dolorosa ocorre se, apesar de uma amplitude passiva adequada de movimentos, o cotovelo não pode ser movido ativamente durante o transporte de qualquer tipo de carga.

Avaliação Radiológica

Pacientes em que as artroplastias totais de Kudo ou Souter são apropriadas geralmente se localizam entre os graus III a V da classificação de Larsen *et al.* (8) (Fig. 17-1). O professor Kudo ocasionalmente também já utilizou o implante para uma deformidade mutilante em casos de artrite reumatóide (7). Neste grupo de pacientes, a enxertia óssea é necessária no momento da inserção do implante.

Antes da cirurgia, moldes estão disponíveis, de modo que a escolha do tamanho apropriado do componente umeral e dos outros componentes possa ser feita. A determinação final é feita no momento da cirurgia.

MODELO SOUTER-STRATHCLYDE *(Ian Trail)*

O modelo Souter-Strathclyde emprega o osso nas colunas supracondilares medial e lateral para uma fixação estável. Atualmente, tanto o componente umeral como o ulnar utilizam hastes (Fig. 17-2).

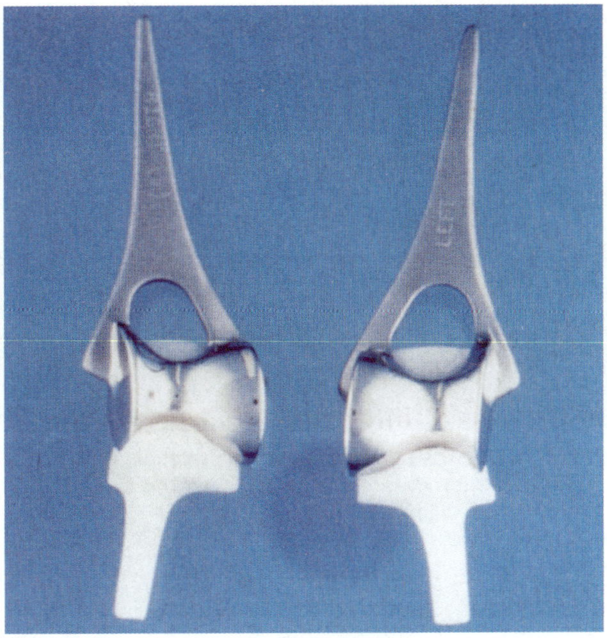

Figura 17-2. O implante de Souter atual envolve uma haste intramedular no componente umeral e uma haste menor no componente ulnar.

CIRURGIA

A cirurgia sempre é realizada sob anestesia geral. O paciente é levado para a sala de cirurgia em decúbito lateral, com o braço suspenso por um suporte, que permite a flexão e extensão livres, bem como a prono-supinação do antebraço (Fig. 17-3). Um torniquete alto é aplicado, e a cirurgia prossegue com uma técnica de assepsia rigorosa, utilizando trajes adequados e cobertura antibiótica.

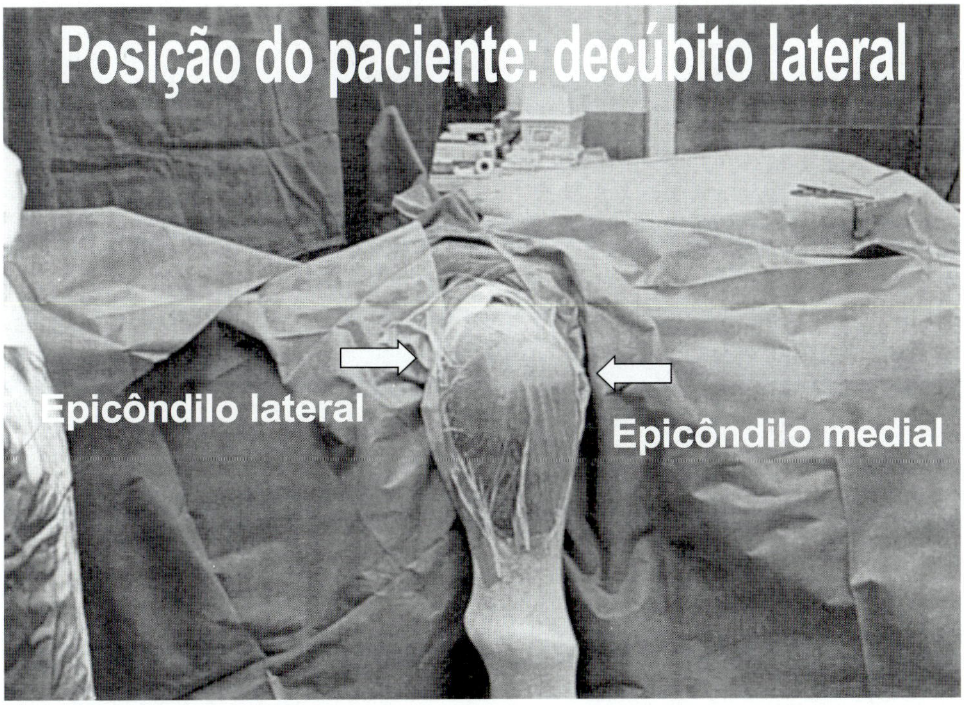

Figura 17-3. O paciente é preparado e colocado em decúbito lateral ou ventral, e os campos são colocados.

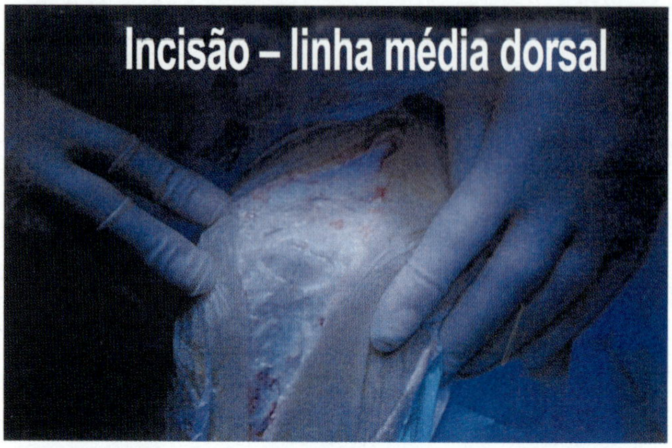

Figura 17-4. A incisão posterior reta é a preferida, cursando medial ou lateralmente à ponta do olécrano.

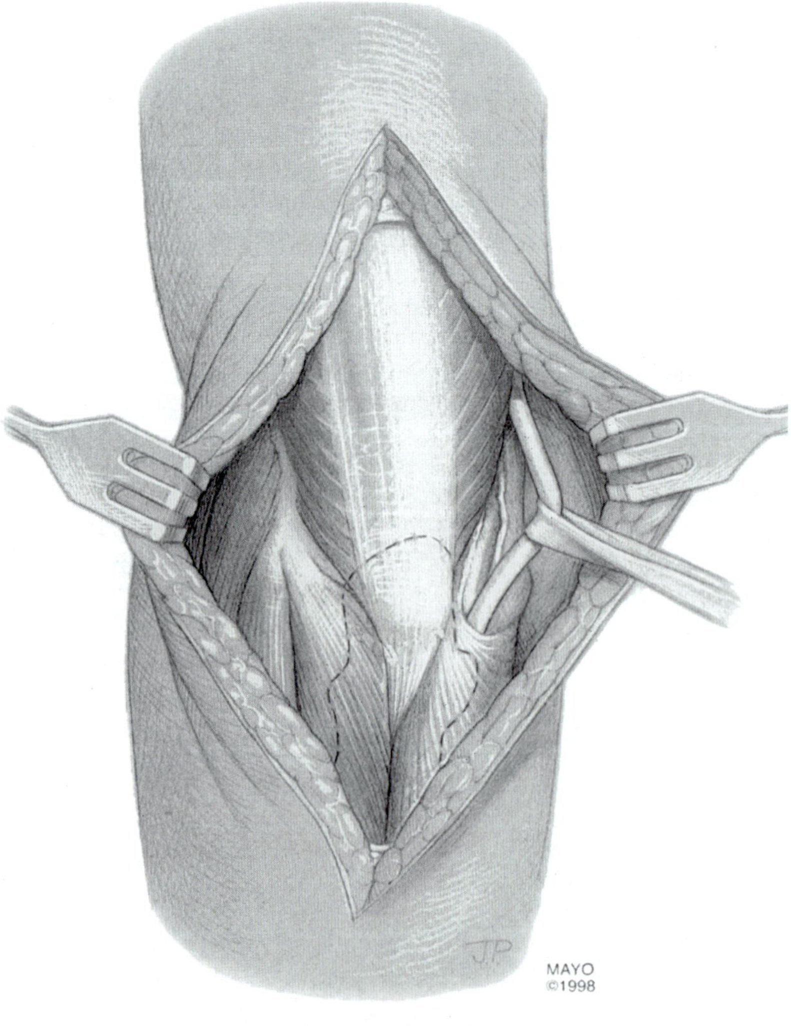

Figura 17-5. O nervo ulnar é identificado e marcado, mas não é translocado de modo rotineiro.

Uma incisão longitudinal na pele é feita evitando a ponta do olécrano (Fig. 17-4). A incisão é levada até o plano do tríceps e fáscia profunda. Os retalhos de pele são, então, refletidos para longe de ambos os epicôndilos, e um afastador autobloqueante é inserido. O nervo ulnar é identificado proximalmente e marcado (Fig. 17-5).

O nervo é completamente descomprimido através do túnel cubital na direção do antebraço, liberando a banda de Osborne. Observe que o nervo não é transposto, já que nossos resultados demonstraram um aumento na morbidade pós-operatória do nervo ulnar após a transposição do nervo.

O retalho invertido do tríceps com base na ponta do olécrano é, então, aberto (Fig. 17-6). É importante deixar pedaços de 5 mm do tendão do tríceps lateral e medialmente, para permitir a ressutura no final do procedimento. O tríceps é, então, dividido na linha média e afastado novamente medial e lateralmente até as cristas epicondilares e epicôndilos. O coxim gorduroso dorsal é identificado e preservado.

Uma incisão inicial no tendão do tríceps é desenvolvida distalmente pelo lado radial ao longo do bordo lateral do olécrano, a uma distância aproximada de meio centímetro daquele osso. Novamente, este resto de retalho permite a ressutura no final do procedimento. A incisão é levada até o nível do colo da cabeça radial, que é isolado por meio de dissecação não anatômica. A cabeça é removida proximal ao ligamento anular, com o uso de uma serra oscilante.

Na face medial, a incisão no tríceps novamente progride em direção distal, desta vez, entretanto, por uma distância mais curta até o bordo dorsal do ligamento colateral medial. Na opinião do autor, com este tipo particular de prótese, a parte anterior do ligamento colateral medial *nunca* deve

A

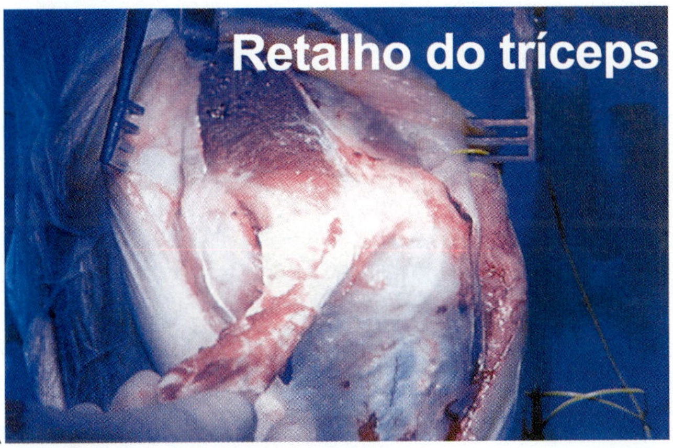

B

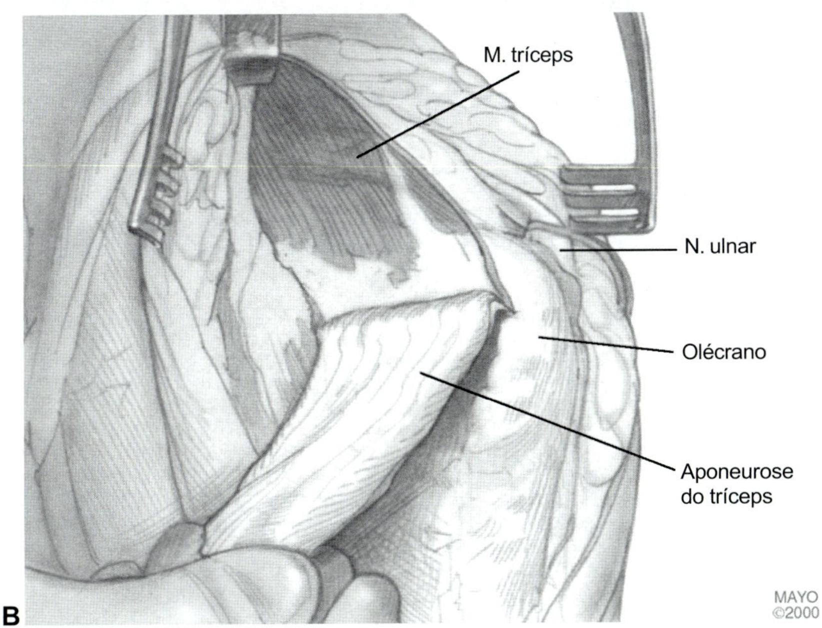

Figura 17-6. A, B: Os autores preferem o "procedimento de rebate" de uma camada da fáscia. O tríceps é, então, dividido para expor o úmero distal e a ulna.

estar comprometida. Uma vez que a dissecação tenha sido realizada e a ponta do olécrano tenha sido removida com uma serra oscilante, deve ser possível a luxação do cotovelo (Fig. 17-7). Se este não for o caso, algumas vezes uma osteotomia do processo coronóide e possivelmente uma liberação capsular podem facilitar a luxação.

Com o cotovelo luxado e o antebraço rodado na direção da cabeça do paciente, o úmero é preparado para a inserção do componente umeral. Primeiro, parte da superfície articular da tróclea é removida, juntamente com a incisura troclear, e uma fresa pequena é passada pelo canal intramedular (Fig. 17-8). Utilizando uma broca motorizada, o osso esponjoso contido dentro de ambas as cristas epicondilares e dos epicôndilos é removido. Esta é a porção mais tediosa do procedimento (Fig. 17-9). Um gabarito de alinhamento e um bloco de corte permitem a remoção de uma quantidade apropriada de úmero, de modo a acomodar o corpo do componente umeral. Um componente de teste é, então, inserido (Fig. 17-10). Neste estágio é extremamente importante não somente ter o implante corretamente alinhado no plano ântero-posterior (AP) e lateral, mas também para inserir o implante na profundidade e rotação certas. O alinhamento ântero-posterior é conseguido com os gabaritos de corte, e o lateral é feito por meio da anatomia normal do paciente como guia. Mais especificamente, a superfície articulante do implante combina-se e está no mesmo nível do capitélio.

A atenção é voltada, então, para a ulna, com todos os tecidos moles sendo removidos de sua superfície. Um orifício é feito na base do processo coronóide, para ter acesso ao canal intramedular da ulna, e é aberto um canal que parte do processo coronóide e prossegue através do olécrano (Fig. 17-11). Uma haste intramedular e o gabarito de corte são aplicados, e a superfície articular é remo-

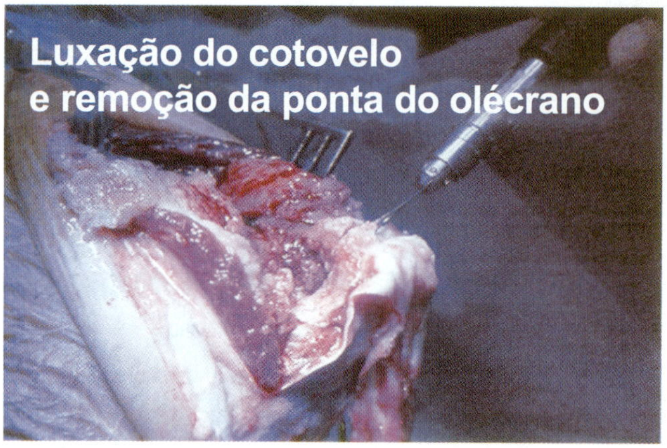

A

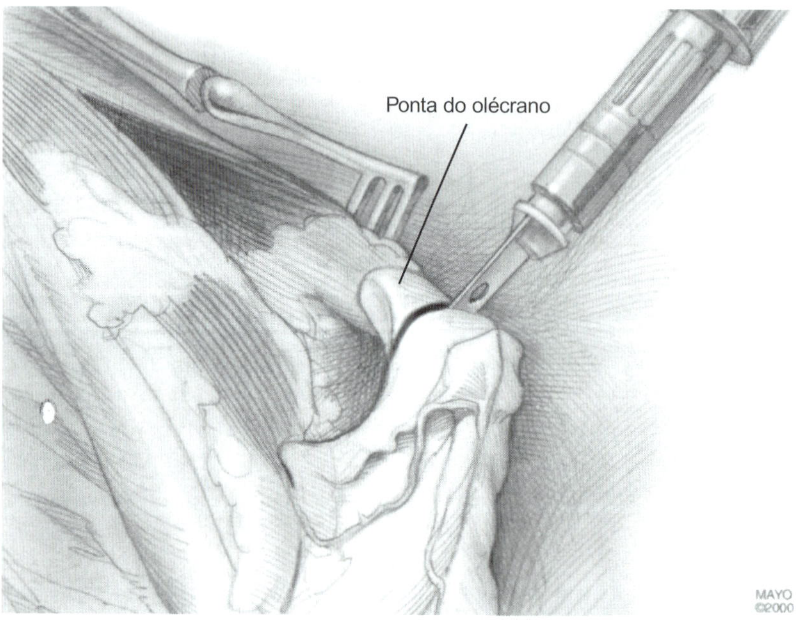

B

Figura 17-7. A, B: A ponta do olécrano é removida, e uma completa sinovectomia é realizada, conforme a necessidade.

A
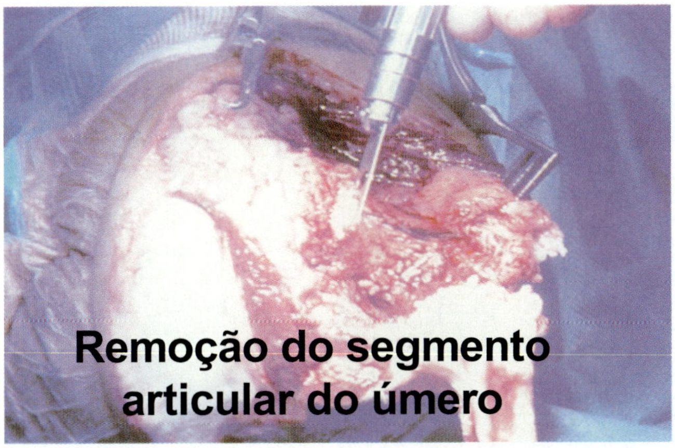

B
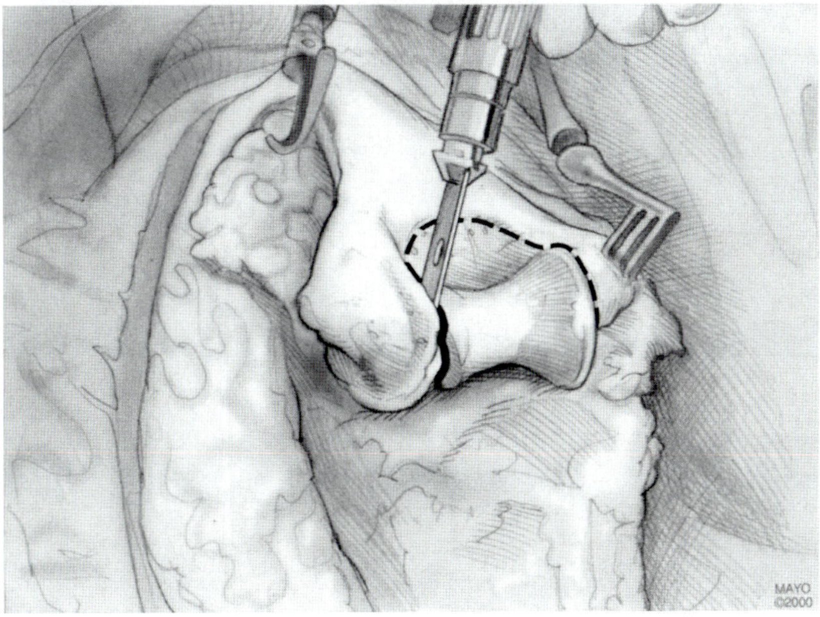

Figura 17-8. A, B: A porção troclear do úmero distal é removida com uma serra oscilante, e o canal medular do úmero é identificado.

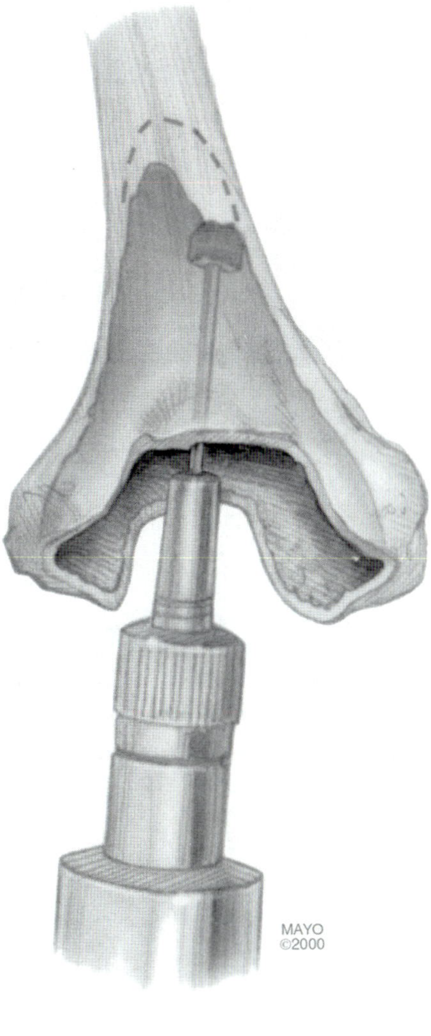

Figura 17-9. Uma broca é utilizada para escavar o osso das cristas supracondilares medial e lateral, para acomodar as asas do dispositivo.

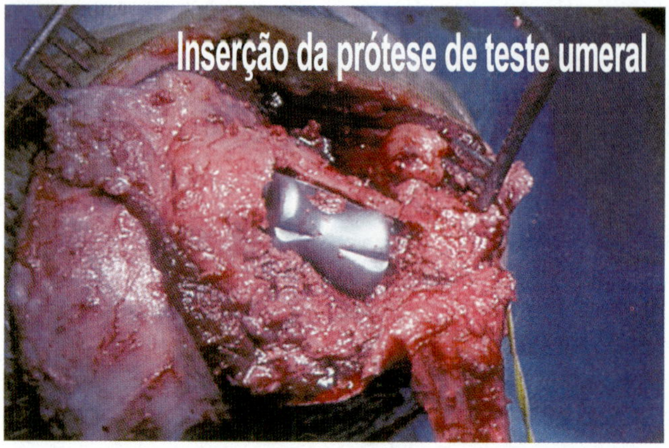

Figura 17-10. Uma tentativa de redução do componente umeral. Deve-se tomar muito cuidado para que seja assegurada a orientação rotacional apropriada.

A
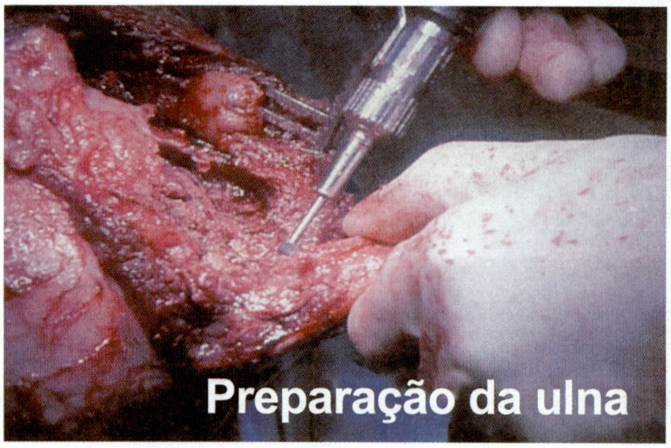

Figura 17-11. A, B: A camada fascial do tríceps é presa para fixar a ulna, e o canal medular é identificado com uma broca posicionada na base do olécrano.

B
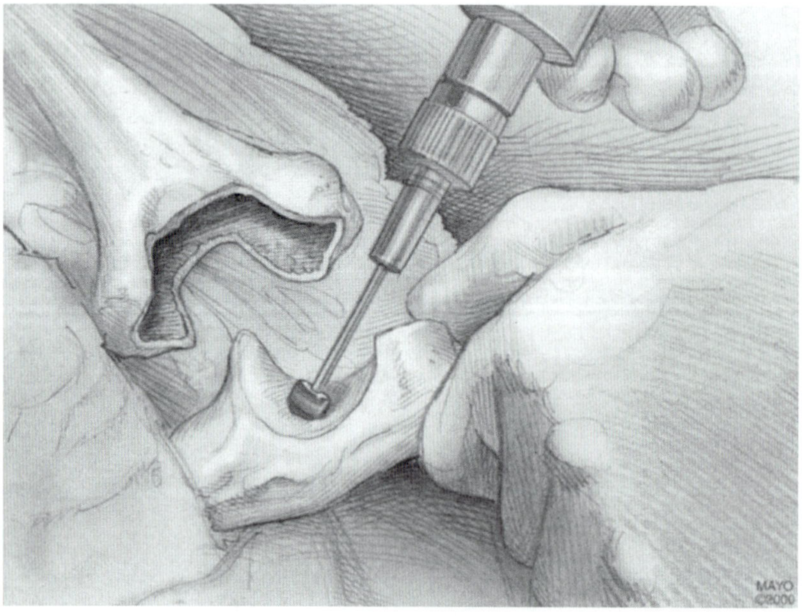

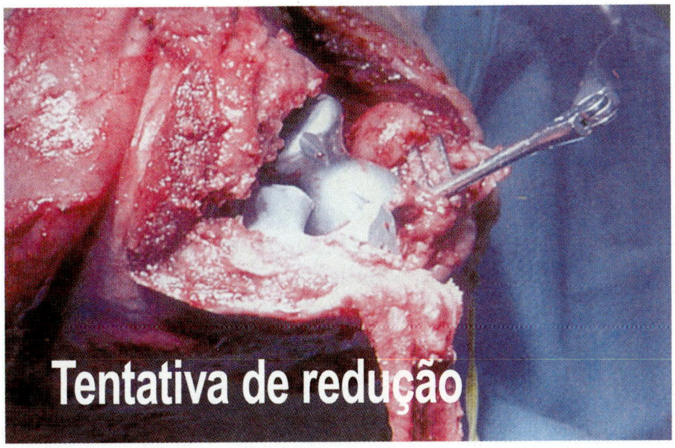

Figura 17-12. Uma tentativa de redução dos componentes umeral e ulnar. A rotação axial, bem como o alinhamento varo/valgo são importantes para assegurar a estabilidade e função apropriada.

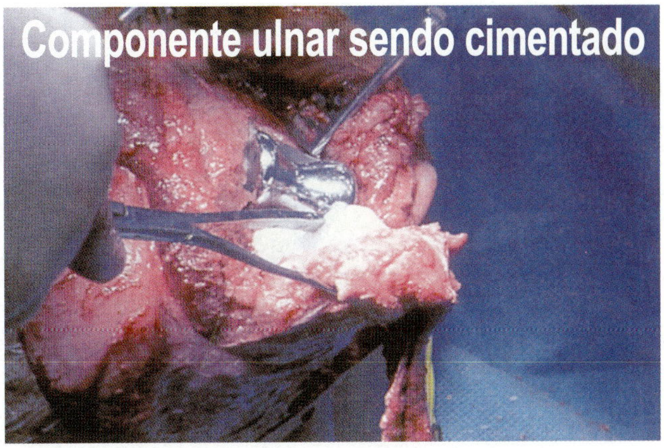

Figura 17-13. Os componentes podem ser cimentados simultaneamente, com equipamentos especiais, utilizados para manter o implante posicionado enquanto o cimento endurece.

vida com o uso de uma serra oscilante. Uma broca motorizada é utilizada para as modificações finais. É importante que o componente ulnar seja inserido a uma profundidade certa dentro do olécrano e que seja totalmente suportado pelo osso. Além disso, o alinhamento, tanto nos planos AP quanto lateral deve ser verificado. Neste momento uma tentativa de redução é feita (Fig. 17-12) para que seja avaliada a estabilidade da redução em todas as posições, assegurando a flexão e extensão sem restrições. Os canais intramedulares são, então, preparados, primeiro com o uso de peróxido de hidrogênio, depois com solução salina; finalmente, os canais são secos. Os blocos ósseos são preparados e inseridos pelo canal umeral, para serem utilizados como restritores do cimento. Depois, utilizando uma pistola, o cimento é inserido sob pressão, e os componentes são inseridos (Fig. 17-13). Pinças ósseas estão disponíveis, particularmente para o componente ulnar, para manter o componente posicionado enquanto o cimento se acomoda. Uma vez que isso tenha ocorrido, a artroplastia é reduzida.

Após a redução, os autores enfatizam o meticuloso reparo dos tecidos moles (Fig. 17-14). As incisões nos bordos medial e lateral do olécrano e do tríceps são fechados até a ponta do olécrano. Um dreno profundo é inserido e a língua fascial do tríceps é reinserida, novamente com o uso de uma sutura forte. Neste ponto, qualquer contratura de flexão pré-operatória pode ser tratada com o deslizamento distal da língua. Um segundo dreno mais superficial é inserido, e a pele, fechada. Uma tala posterior é aplicada com o cotovelo em 90° e o antebraço em rotação neutra.

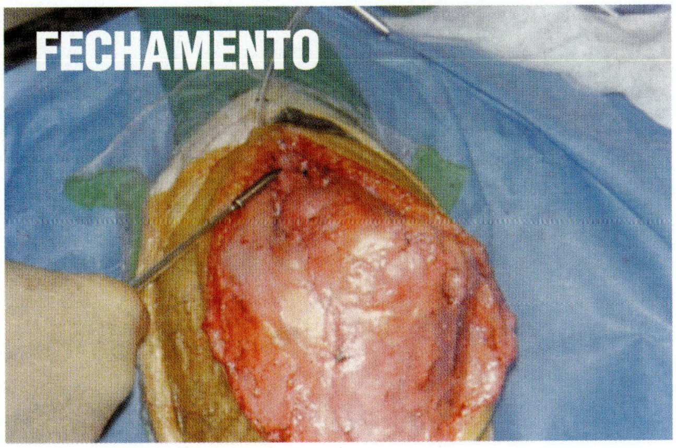

Figura 17-14. Um fechamento cuidadoso da camada fascial do tríceps e da língua fascial é importante, e, rotineiramente, um dreno é colocado profundamente à reflexão do tríceps.

TRATAMENTO PÓS-OPERATÓRIO

Após dois dias, os drenos são removidos, e a ferida é inspecionada. Uma radiografia é feita, para confirmar o alinhamento dos componentes e a integridade do implante. Se o alinhamento estiver satisfatório, a mobilização ativa é iniciada. Quase invariavelmente no primeiro caso, esta mobilização é feita com um fisioterapeuta. Ao mesmo tempo, o paciente passa a utilizar uma órtese de repouso em 90° de flexão. Após seis semanas, esta imobilização é utilizada somente à noite. O movimento ativo completo, incluindo pesos leves, é permitido após três meses. Finalmente, se existem preocupações sobre a integridade do reparo dos tecidos moles, o autor geralmente imobiliza o cotovelo em 90° de flexão e em rotação neutra do antebraço, por três semanas.

ARTROPLASTIA TOTAL DE COTOVELO DE KUDO
(David Stanley)

A artroplastia de cotovelo original de Kudo foi inicialmente utilizada em 1972. Ela consistia em um componente umeral feito de aço inoxidável, que tinha a aparência basicamente de um cilindro, que se projetava sobre a superfície articular distal do úmero. O implante tinha um encaixe de superfície e não tinha sistema intramedular. O componente ulnar era feito de polietileno de alta densidade, com uma haste intramedular curta. Sua superfície articulante era recíproca à do componente umeral.

Infelizmente apesar de os resultados iniciais com este implante terem sido encorajadores (5), a longo prazo, foi observado o colapso do componente umeral (4), e esta complicação levou o professor Kudo a realizar várias revisões do modelo de sua artroplastia total de cotovelo.

O componente umeral foi modificado, de modo que a superfície articular passou a ter o formato em sela, em vez de cilíndrico. A articulação da ulna também foi modificada, para permitir o novo formato do componente umeral.

Em 1983, uma haste intramedular foi acrescentada ao componente umeral, e a superfície articular umeral foi projetada com 5° de angulação em varo e 20° de flexão anterior. O implante atual é feito de uma liga de cobalto-cromo (Fig. 17-15).

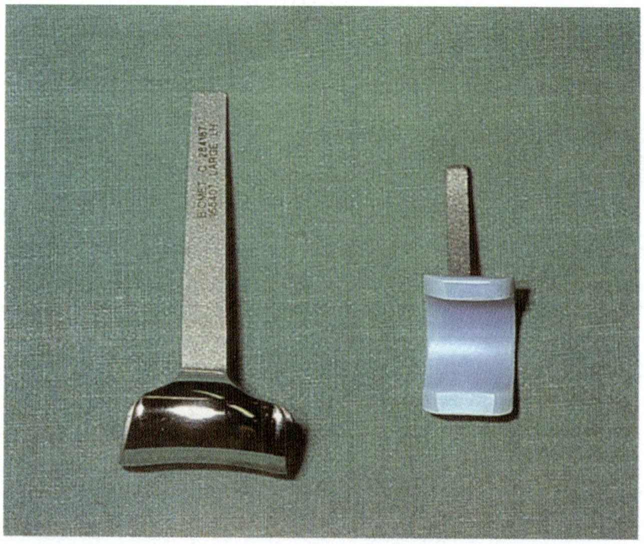

Figura 17-15. O projeto atual do implante Kudo envolve componentes umeral e ulnar com haste, e uma articulação encaixada rapidamente.

CIRURGIA

O paciente é colocado em uma posição semilateral, com o braço passado sobre o tórax e com a face posterior do cotovelo voltada para cima, ou pode ser posicionado em decúbito lateral total, com o braço posicionado horizontalmente e o antebraço pendendo verticalmente (Fig. 17-16). Esta é a posição cirúrgica utilizada pelo autor. Um torniquete não estéril é aplicado, e uma incisão reta da pele na linha média é feita, centralizada na ponta do olécrano.

O nervo ulnar deve ser identificado e protegido. A exposição cirúrgica exata depende da preferência do cirurgião, mas a divisão do tríceps e as técnicas de reflexão são eficazes (1,2,14) (Fig. 17-17).

A cabeça radial deve ser excisada, e o ligamento colateral ulnar, incluindo a tensa banda anterior, é liberado do úmero, permitindo a luxação da articulação do cotovelo. Esta manobra proporciona um acesso adequado tanto ao úmero distal como à ulna proximal.

O úmero distal é inicialmente preparado por meio da remoção de parte da articulação com um osteótomo (Fig. 17-18). Uma fresa dilata o canal (Fig. 17-19). Uma fresa especial é utilizada para preparar o canal umeral, com cuidado para assegurar um alinhamento apropriado em varo/valgo e em rotação axial (Fig. 17-20). A ulna é preparada por meio do isolamento do olécrano, remoção da ponta do olécrano (Fig. 17-21) e identificação do canal (Fig. 17-22). Uma fresa circular especial é utilizada para criar um leito circular para o componente do olécrano (Fig. 17-23).

Uma vez que uma tentativa de redução satisfatória tenha sido conseguida, os implantes apropriados são fixados. Apesar de Kudo recentemente ter defendido uma técnica sem cimento, o autor sempre cimenta ambos os componentes (Fig. 17-24).

O mecanismo extensor é reparado, conforme o determinado pela abordagem cirúrgica inicial. A ferida é fechada sobre drenos de sucção, para diminuir o risco de formação de hematoma pós-operatório (Fig. 17-25). Um aparelho gessado é aplicado, mantendo o braço no máximo de extensão possível. O aparelho gessado é removido em 48 horas, e o paciente é liberado para começar a mobilização do cotovelo.

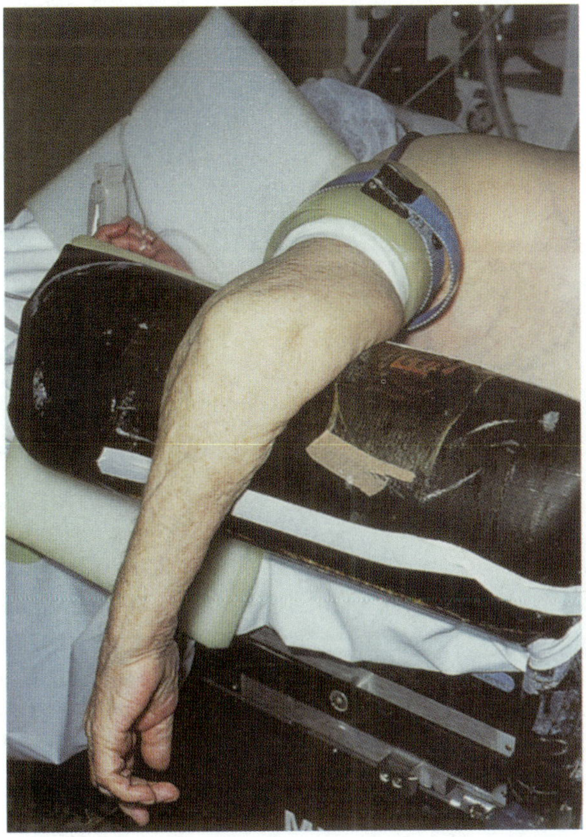

Figura 17-16. A melhor posição é a de decúbito lateral, com o braço sobre um apoio acolchoado.

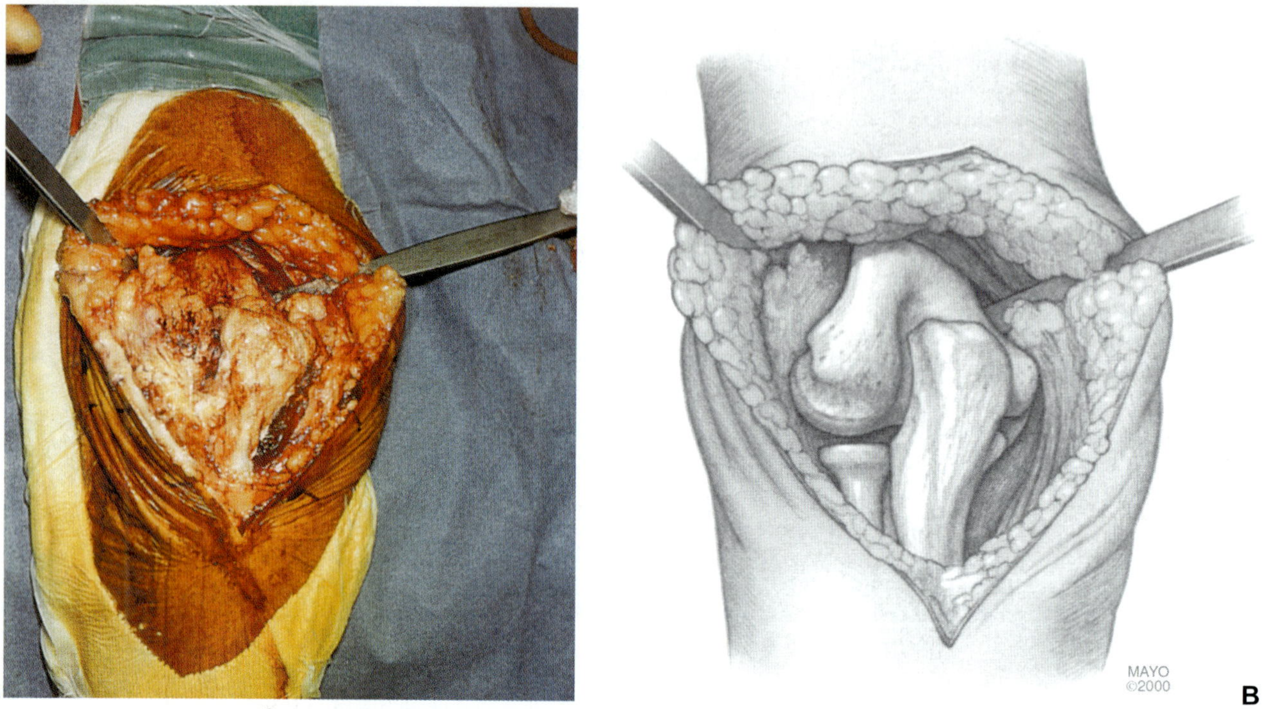

A B

Figura 17-17. A, B: A incisão de divisão do tríceps refletindo o músculo medial e lateralmente a partir do bordo subcutâneo da ulna é a exposição mais comumente utilizada.

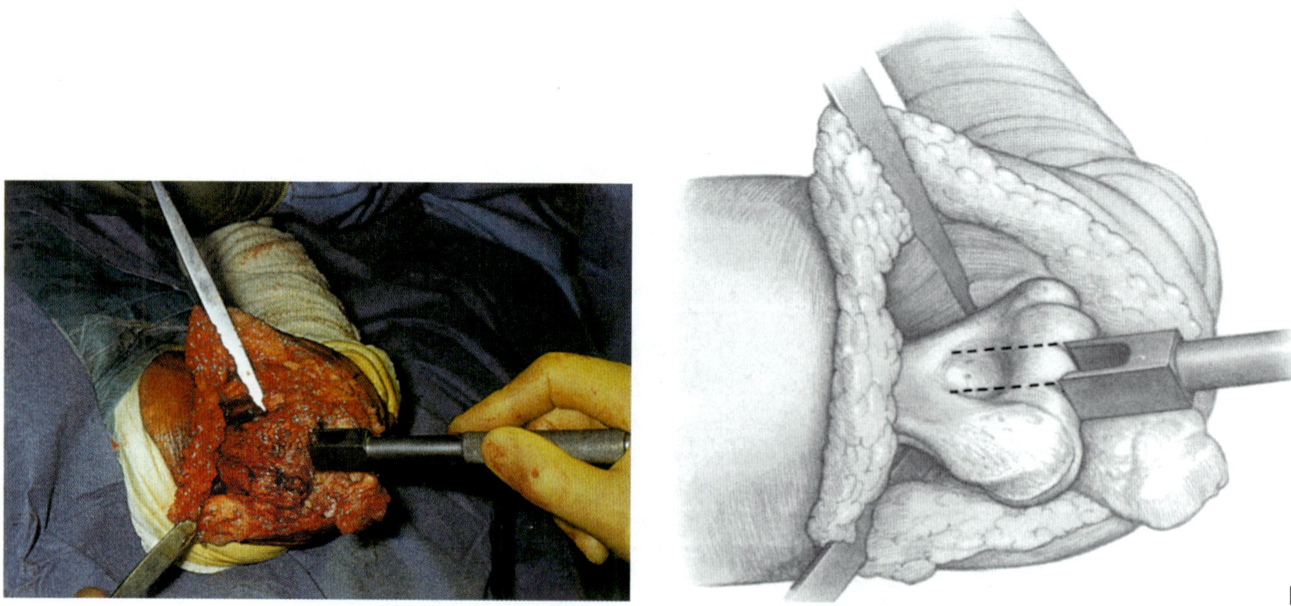

A B

Figura 17-18. A, B: Depois que o úmero distal é exposto, o ligamento colateral lateral é liberado, e a ulna é rodada e luxada, a porção média da tróclea é removida com um osteótomo em caixa, alinhada com a fossa do olécrano.

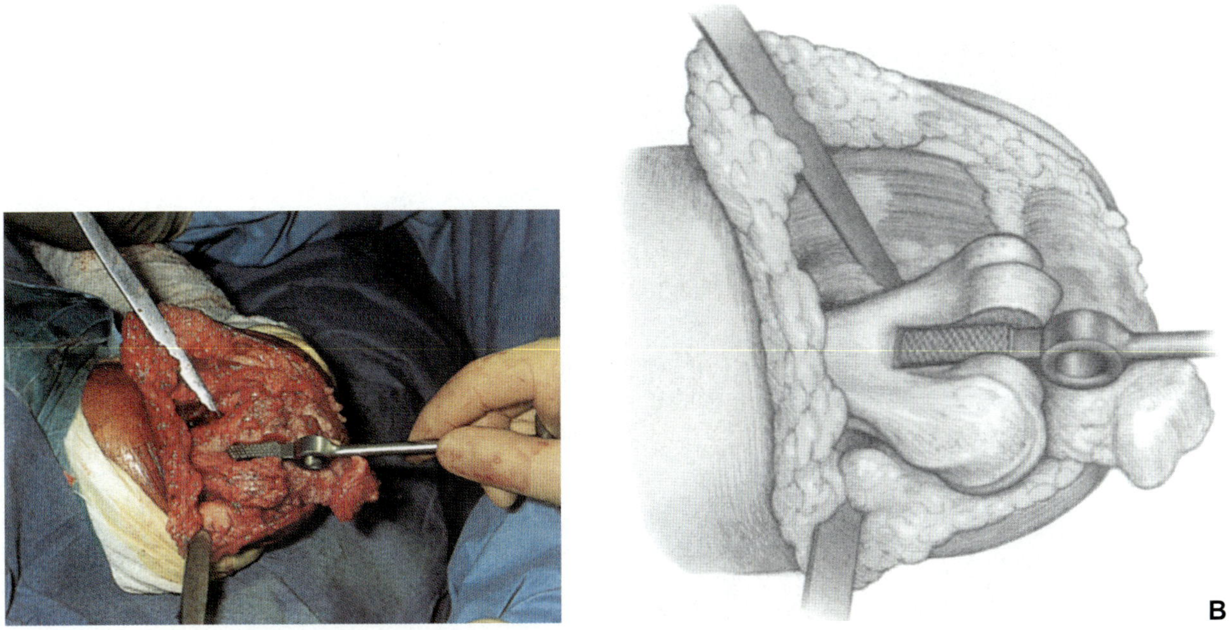

A B

Figura 17-19. A, B: Uma fresa é utilizada pala aumentar o canal umeral.

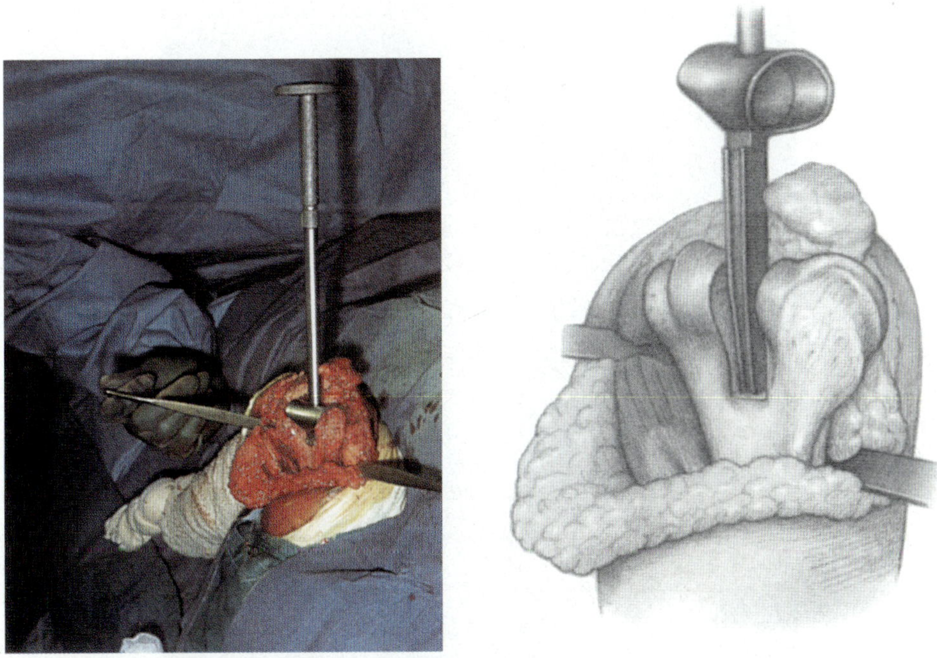

A B

Figura 17-20. A, B: Um espaçador especialmente projetado é utilizado para demonstrar a quantidade de osso a ser removida e para orientar e alinhar o componente umeral, com relação ao posicionamento varo/valgo, a partir de uma perspectiva rotatória.

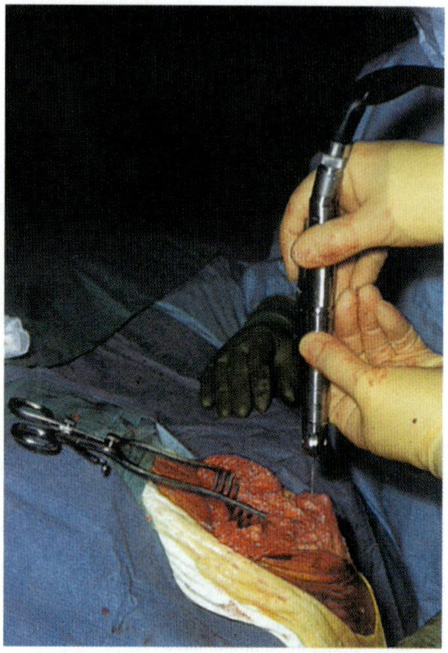

A

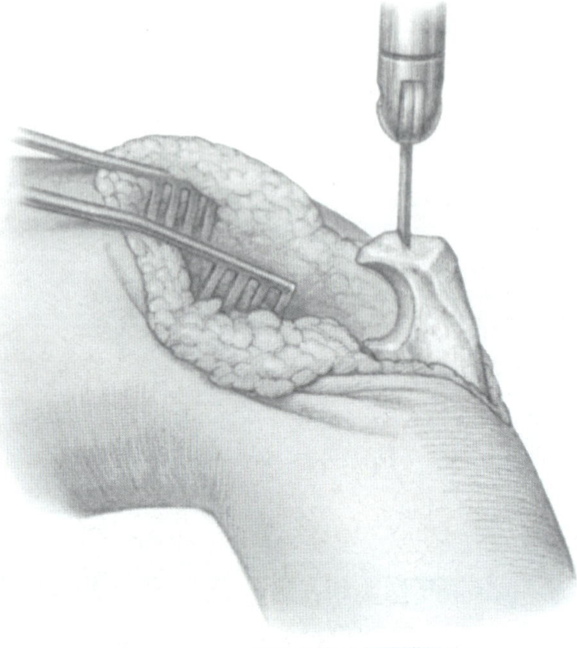

B

Figura 17-21. A, B: A ponta do olécrano é removida com uma serra oscilante.

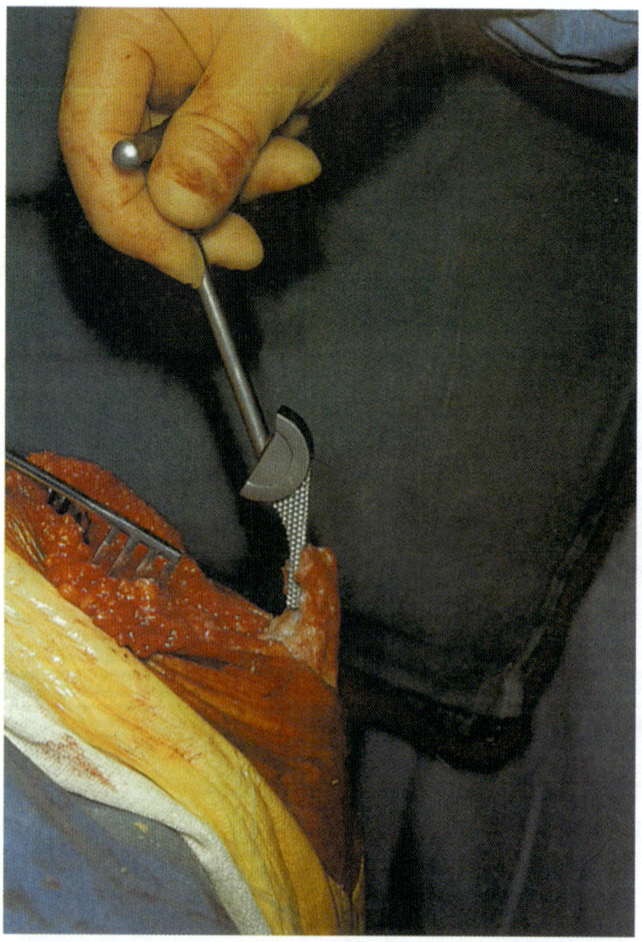

Figura 17-22. O canal medular é identificado na base do coronóide e penetrado com uma fresa.

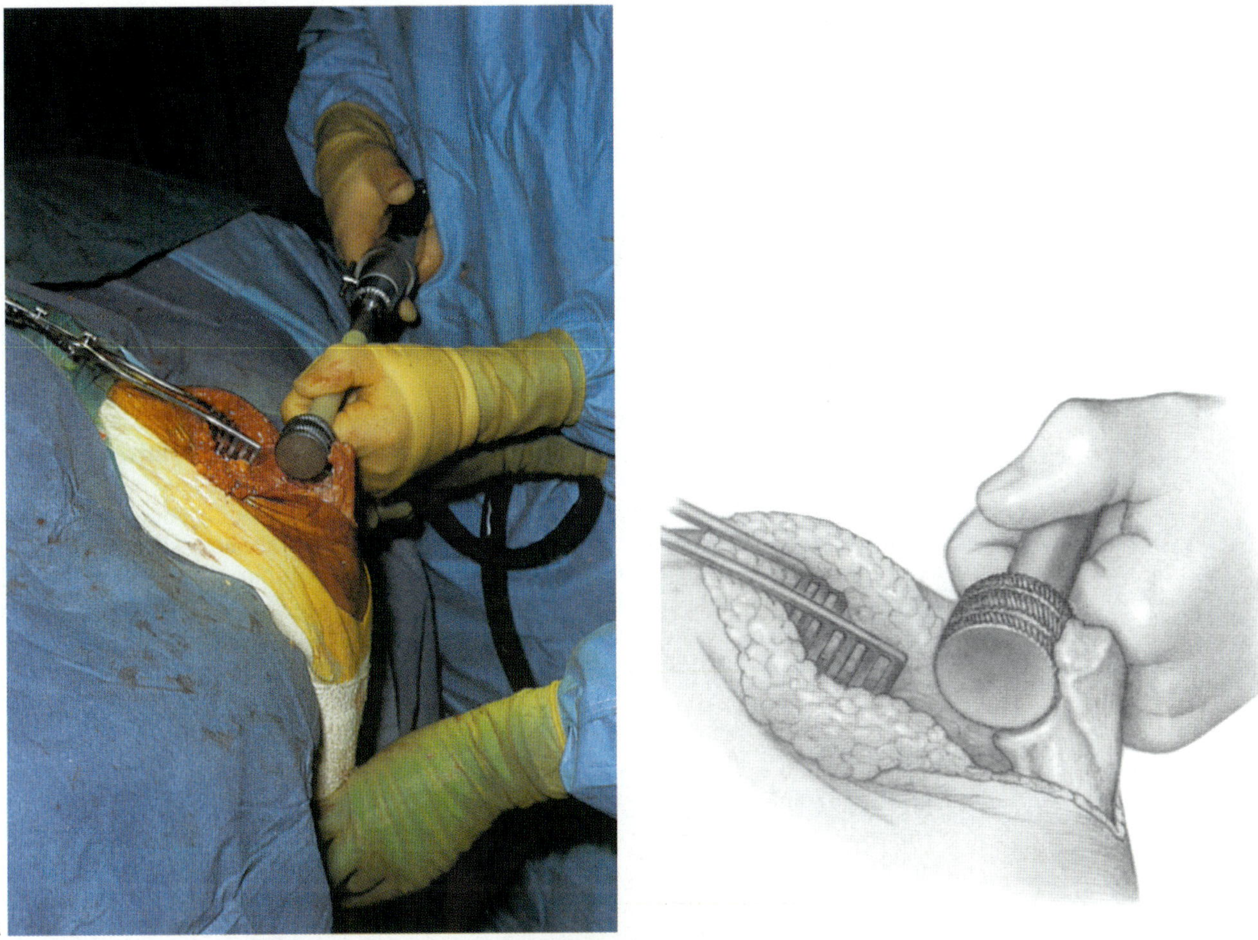

A B

Figura 17-23. A, B: Uma fresa circular especialmente projetada é utilizada para moldar o osso do olécrano, para receber o componente ulnar e acomodar a ulna de modo apropriado.

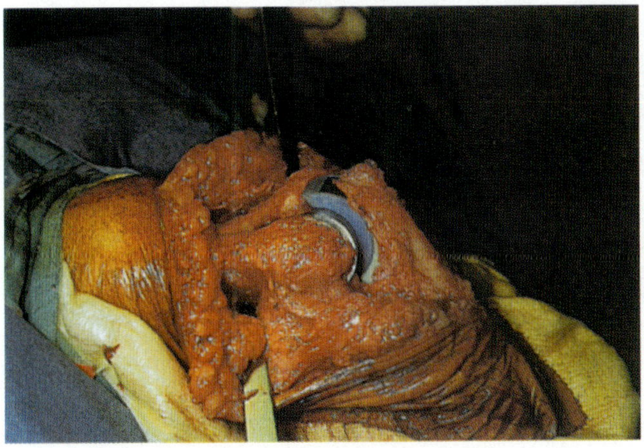

Figura 17-24. Os componentes umeral e ulnar são acomodados e presos com metilmetacrilato.

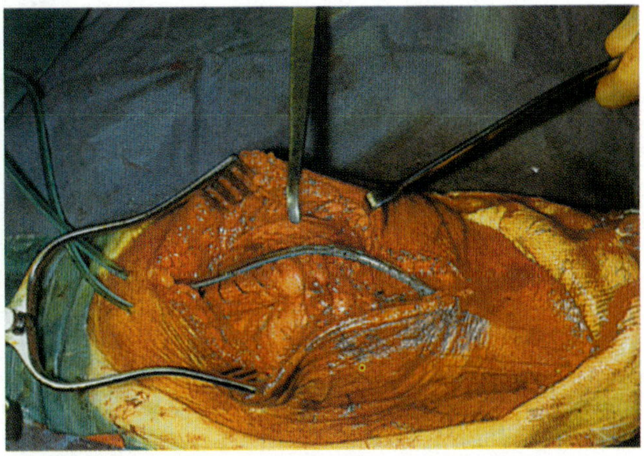

Figura 17-25. Após o fechamento do tríceps, um dreno é colocado no tecido subcutâneo para tornar mínima a probabilidade de formação de hematoma e problemas de cicatrização da ferida.

RESULTADOS

Os materiais de recobertura demonstraram resultados bons e excelentes em até 90% dos pacientes, desde que as indicações para a cirurgia sejam apropriadas. O alívio da dor freqüentemente é significativo (6), com o paciente recuperando a capacidade de realizar as atividades do dia-a-dia. Um aumento médio da flexão pós-operatória de 25° a 130° foi publicado (4,6,12,17). Nenhuma melhora na extensão pode ser esperada. Entretanto, com o modelo de Souter, a contratura em flexão diminui a probabilidade de luxação (11,17). Uma melhora nos movimentos de rotação também é observada com uma média de cerca de 100° com um arco de pronação e supinação maior. Em 1989, Souter publicou sua experiência com 250 casos, relatando um alívio da dor em 92% e uma melhora da flexão entre 127° a 135°, mas sem melhora na extensão.

COMPLICAÇÕES

A complicação que distingue os implantes de substituição de superfície sem ligação dos dispositivos é a incidência de luxação. Os índices variam de 3% a 15% (3,4,11,13,17). Em nossa experiência, das 86 artroplastias de Kudo inseridas desde 1992, três sofreram luxação (Stanley, dado não publicado). A primeira luxação ocorreu no início da experiência clínica de Stanley. Após uma avaliação mais apropriada, se chegou à conclusão que este tipo de implante não era adequado ao tipo de articulação que o paciente apresentava. A instabilidade macroscópica esteve presente no pós-operatório. Das outras duas luxações, uma necessitou de tensionamento dos tecidos moles e a outra necessitou de revisão, em virtude de um componente ulnar mal posicionado.

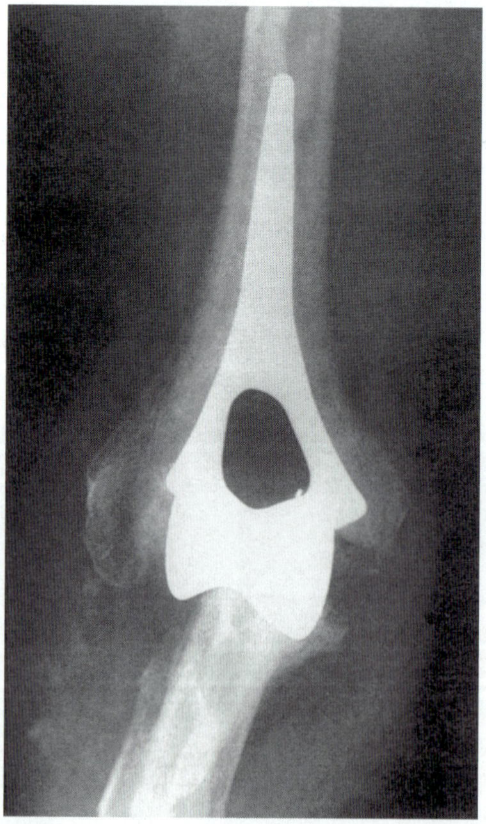

Figura 17-26. O modelo de reconstrução Souter-Strathclyde.

Um artigo de Pöll *et al.* reviu os resultados de 33 pacientes com o implante de Souter, acompanhados por uma média de quatro anos (11). Cinco (15%) foram revisados três por luxação, um por desprendimento e um por infecção. A média do arco de flexão foi de 31° a 138°. Uma experiência similar foi registrada por Chiu *et al.* Das 20 artroplastias acompanhadas por uma média de 43 meses, somente uma apresentou instabilidade e uma necessitou de revisão (3). O índice de complicações foi de 45%, e a perda da extensão foi em média de sete graus, mas o arco de flexão aumentou em uma média de 14°. Registros mais recentes revelaram índices de desprendimento radiológico de até 30% e instabilidade em 15% (10,15).

Em Wrightington, em 12 anos, 87% apresentaram sobrevida livre de revisão após 186 procedimentos de Souter. Os casos de falha, que foram responsáveis por 75% de todas as revisões, incluíram infecção e instabilidade, e o desprendimento do componente umeral (17).

CASOS ILUSTRATIVOS

Uma mulher de 54 anos de idade queixava-se de dor acentuada, e o movimento de seu cotovelo era de 30° a 115°, por causa da artrite reumatóide, e um estoque ósseo aceitável estava presente (Fig. 17-1). Ela apresenta um bom resultado, cinco anos depois, com um implante Souter (Fig. 17-26).

Uma mulher de 61 anos de idade apresentava acentuada limitação funcional causada por artrite reumatóide com uma grave luxação articular (Fig. 17-27). Um resultado bem-sucedido persiste por sete anos após a artroplastia com um implante de Kudo (Fig. 17-28).

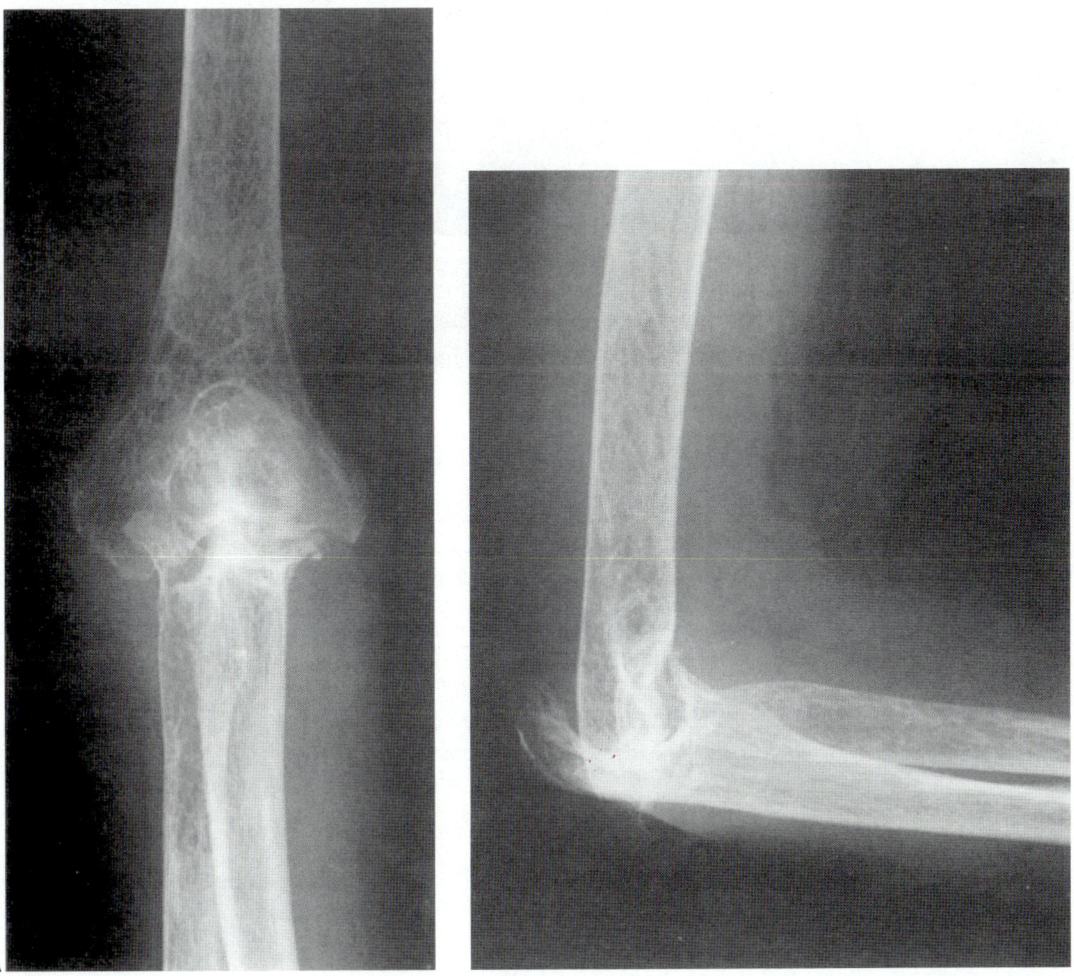

A B

Figura 17-27. A, B: Paciente com uma significativa destruição óssea, mas com estoque e ligamentos colaterais adequados para um implante de Kudo minimamente articulado.

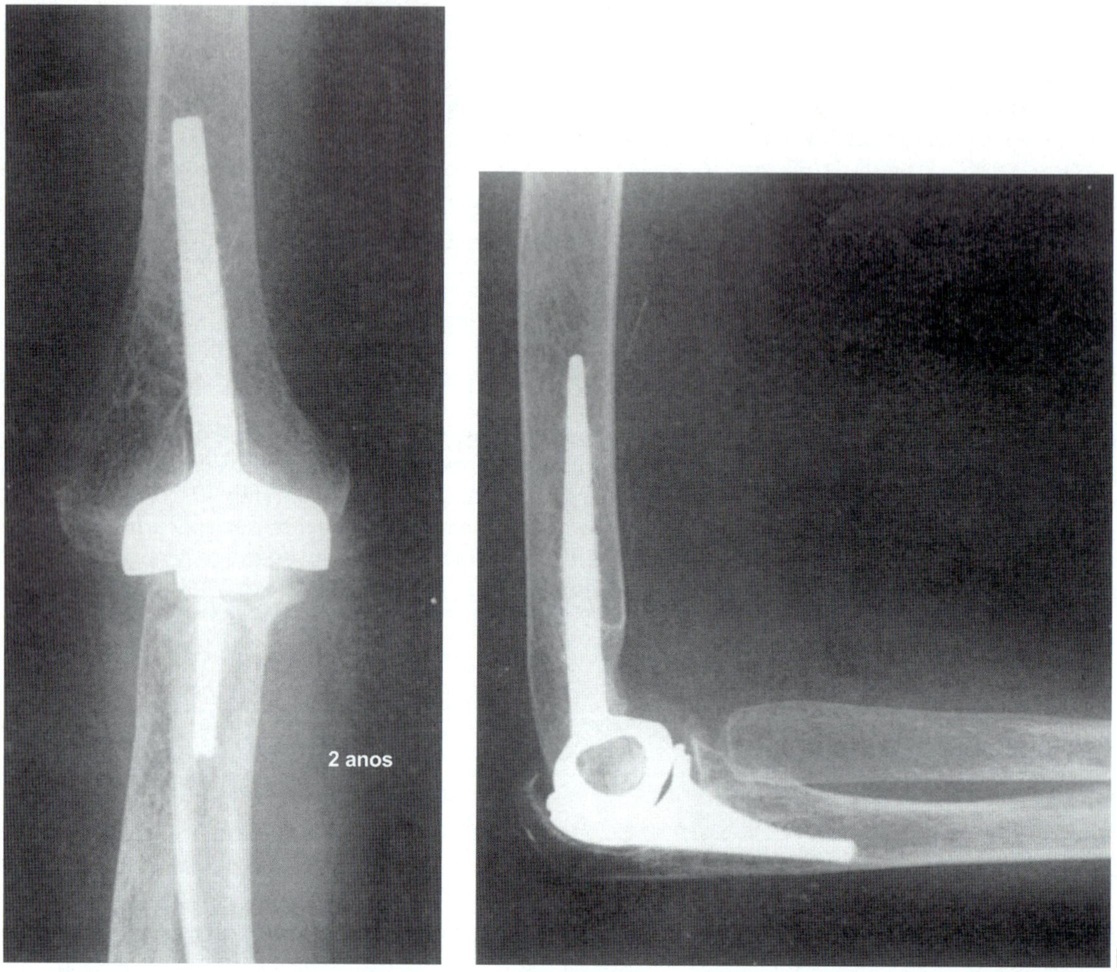

A B

Figura 17-28. A, B: Dois anos depois do implante com metilmetacrilato, a paciente apresentava movimento apropriado e ausência de dor, e não haviam evidências de desprendimento do implante.

LEITURAS RECOMENDADAS

1. Bryan RS, Morrey BF. Extensive posterior exposure of the elbow: a triceps-sparing approach. *Clin Orthop* 1982;166:188.
2. Campbell WC. Incision for exposure of the elbow joint. *Am J Surg* 1932;15:65.
3. Chiu KY, Luk KDK, Pan WK. Souter-Strathclyde elbow replacement for severe rheumatoid arthritis. *J Orthop Rheum* 1996;9:194.
4. Kudo H, Iwano K. Total elbow arthroplasty with a nonconstrained surface replacement prosthesis in patients who have rheumatoid arthritis. *J Bone Joint Surg* 1990;72A:355.
5. Kudo H, Iwano K, Watanabe S. Total replacement of the rheumatoid elbow with a hingeless prosthesis. *J Bone Joint Surg* 1980;62A:277.
6. Kudo H, Iwano K, Nishino J. Cementless or hybrid total elbow arthroplasty with titanium-alloy implants: a study of interim clinical results and specific complications. *J Arthroplasty* 1994;9:269.
7. Kudo H. Nonconstrained elbow arthroplasty for mutilans deformity in rheumatoid arthritis. *J Bone Joint Surg* 1998;80B:234.
8. Larsen A, Dale K, Eek M. Radiographic evaluation of rheumatoid arthritis and related conditions by standard reference films. *Acta Radiol Diagn* 1977;18:481.
9. Lowe LW, Miller AJ, Alum RL, et al. The development of an unconstrained elbow arthroplasty. *J Bone Joint Surg* 1984;66B:243.
10. Lyall HA, Cohen B, Clatworthy M, et al. Results of the Souter-Strathclyde total elbow arthroplasty in patients with rheumatoid arthritis: a preliminary report. *J Arthroplasty* 1994;9:279–284.
11. Pöll RG, Rozing PM. Use of the Souter-Strathclyde total elbow prosthesis in patients who have rheumatoid *arthritis. J Bone Joint Surg* 1991;73A:1227.

12. Prictchard RW. Anatomic surface elbow arthroplasty: a preliminary report. *Clin Orthop* 1981;179:223.
13. Roper BA, Tuke M, O'Riordan SM, et al. A new unconstrained elbow. *J Bone Joint Surg* 1986;68B:566.
14. Shahane SA, Stanley D. A posterior approach to the elbow joint. *J Bone Joint Surg* 1999;81B:1020–1022.
15. Sjoden GO, Lundberg A, Blomgren GA. Late results of the Souter-Strathclyde total elbow prosthesis in rheumatoid arthritis: 6/19 implants loose after 5 years. *Acta Orthop Scand* 1995;66:391–394.
16. Souter WA. Surgery for rheumatoid arthritis: 1. Upper limb surgery of the elbow. *Curr Orthop* 1989;3:9–13.
17. Trail D, Nuttall D, Stanley JK. Survivorship and radiological analysis of the standard Souter-Strathclyde total elbow arthroplasty. *J Bone Joint Surg* 1999;81B:80–83.

18

Artroplastia Total de Cotovelo Semi-Articulada

Bernard F. Morrey

A importância e a indicação para a artroplastia semi-articulada foram bem estabelecidas desde a primeira edição deste texto. O principal ponto é o de ampliar as indicações além da artrite reumatóide. Uma melhor estabilidade com a previsão de redução do estresse à interface cimento-osso é exercida pela frouxidão ou "jogo" que ocorre na articulação umeroulnar (13). Apesar de encontrarmos vários modelos, irei descrever em detalhes o procedimento cirúrgico de uma artroplastia total de cotovelo de Coonrad modificada de Mayo (Coonrad-Morrey), que tem sido utilizada quase exclusivamente em nossa instituição deste 1981.

INDICAÇÕES/CONTRA-INDICAÇÕES

As indicações para a artroplastia total de cotovelo são semelhantes às indicações para outras articulações, sendo que a mais comum é a dor que altera significativamente as atividades do dia-a-dia. Isto é tipicamente visto em um paciente com artrite reumatóide ou certas condições traumáticas.

A segunda indicação mais freqüente para a artroplastia articular é uma instabilidade funcional. Esta apresentação é vista em cotovelos com artrite reumatóide muito grave grau IV, bem como nos casos de artrose pós-traumática, resultante de uma ressecção ou pseudoartrose do úmero distal.

A terceira e mais comum indicação para uma artroplastia de cotovelo é o cotovelo anquilosado; este tipo de cotovelo pode ser visto em diversas circunstâncias, incluindo artrite reumatóide juvenil, algumas formas de artrite reumatóide com início na vida adulta, artrite pós-traumática e outras condições inflamatórias que envolvam esta articulação.

As técnicas específicas para cada uma destas indicações serão ilustradas e discutidas.

As contra-indicações absolutas são duas: (a) uma infecção ativa ou subaguda e (b) deficiência neuromuscular dos flexores da articulação do cotovelo.

Uma história de infecção prévia é uma contra-indicação relativa. A artroplastia poderá ser realizada se a ausência de infecção efetiva puder ser demonstrada.

Uma fibrose grave dos tecidos moles e uma cobertura de tecidos moles insuficiente são contra-indicações relativas. Entretanto, esta situação geralmente pode ser convertida para uma situa-

B. F. Morrey, M.D.: Mayo Medical School and Department of Orthopaedics, Mayo Clinic and Mayo Foundation, Rochester, Minnesota.

ção aceitável com um procedimento cirúrgico que é realizado antes ou ocasionalmente ao mesmo tempo de uma artroplastia.

A deficiência ou a ausência de uma musculatura de tríceps diminui acentuadamente a eficácia da extensão do cotovelo e a habilidade de trabalhar sobre a cabeça. Entretanto, em alguns casos, a flexão ativa e o alívio da dor justificam a artroplastia nesta situação.

PLANEJAMENTO PRÉ-OPERATÓRIO

As radiografias ântero-posterior (AP) e lateral são todas as imagens necessárias para este procedimento. Os fatores mais importantes neste processo são (a) a avaliação da arcada umeral e do tamanho do canal medular na projeção lateral e (b) a observação do tamanho e da angulação do canal medular ulnar em ambas as projeções. Em pacientes com artrite reumatóide juvenil, o canal medular pode ser extremamente pequeno. Nestes casos, um implante ulnar especial pequeno deve ser utilizado.

CIRURGIA

Apesar de alguns utilizarem uma mesa para braço, prefiro colocar o paciente em decúbito dorsal, com um coxim sob a escápula. Os campos são colocados, o braço é deixado livre e a mesa é rodada em aproximadamente 10° para fora das extremidades operadas, para elevar ainda mais o cotovelo e a extremidade (Fig. 18-1). A anestesia geral é a mais freqüentemente utilizada.

Técnica: Artrite Reumatóide

Qualquer uma das abordagens pode ser utilizada. Prefiro a abordagem Bryan-Morrey (1) (veja Capítulo 1). Uma incisão reta é feita medialmente à ponta do olécrano entre este ponto e o epicôndilo medial. A incisão estende-se aproximadamente 5 cm distal e 7 cm proximal à ponta do olécrano (Fig. 18-2). À medida que o tecido subcutâneo da face medial do tríceps é liberado , expondo a margem medial do tríceps e o nervo ulnar, sempre identifico e faço a transposição do nervo ulnar que não foi anteriormente movido. O nervo é isolado na margem medial do tríceps, proximalmente. A dissecação é levada distalmente até o retináculo do túnel cubital, que é dividido, e levada mais dis-

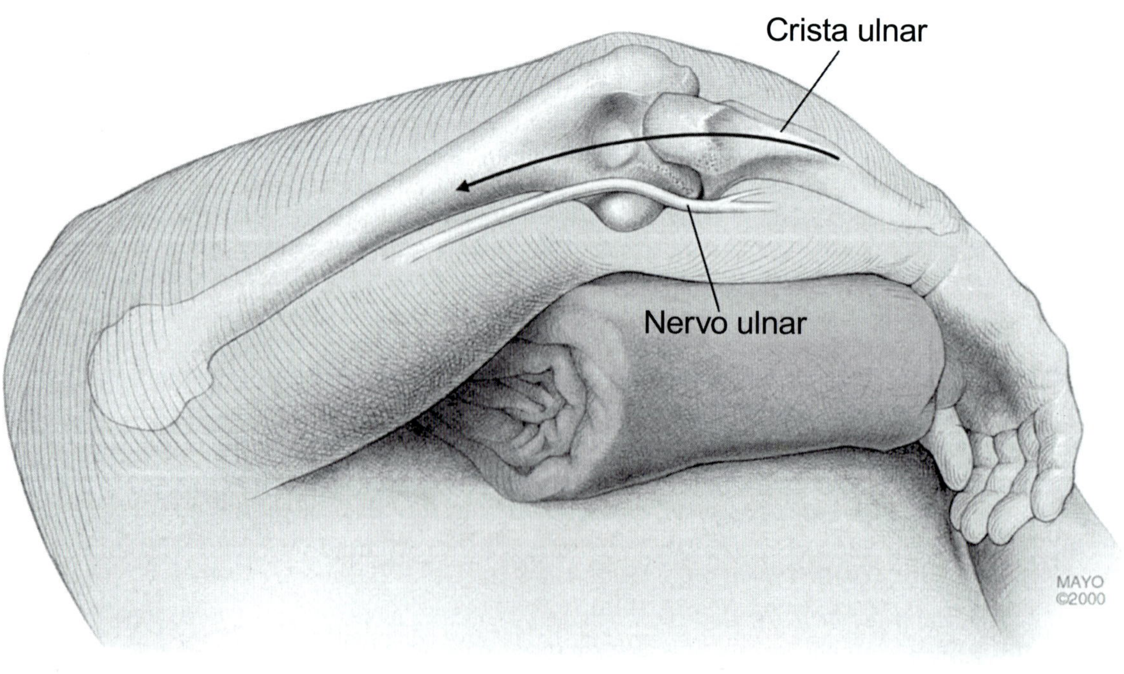

Figura 18-1. O paciente é colocado em decúbito dorsal na mesa de cirurgia. O braço é deixado livre de campos cirúrgicos e cruzado sobre o tórax.

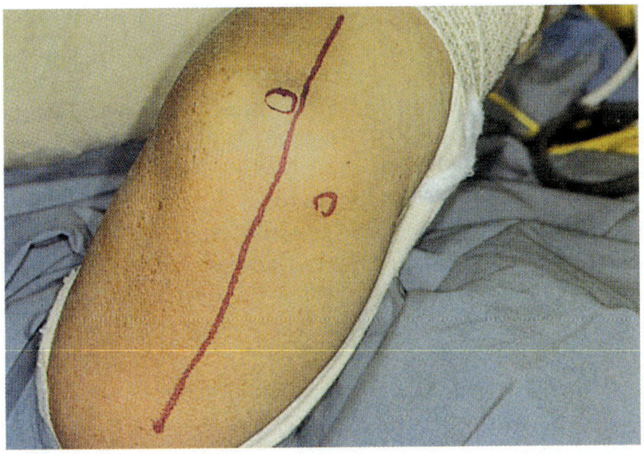

Figura 18-2. Uma incisão reta é feita entre o epicôndilo medial e a ponta do olécrano.

talmente até o primeiro ramo motor para o flexor ulnar do carpo (Fig. 18-3). Se houver aderências da cápsula, como algumas vezes ocorre com a artrite ou fibrose de causa traumática, se faz necessária uma rigorosa hemostasia. O cautério bipolar é utilizado.

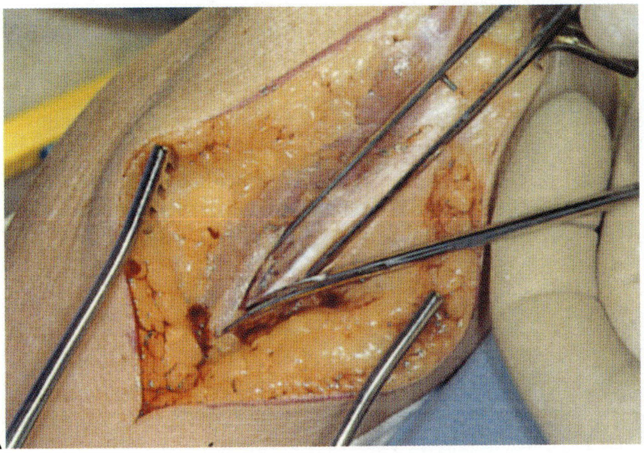

A

Figura 18-3 A, B: O nervo ulnar é identificado nas margens mediais do tríceps.

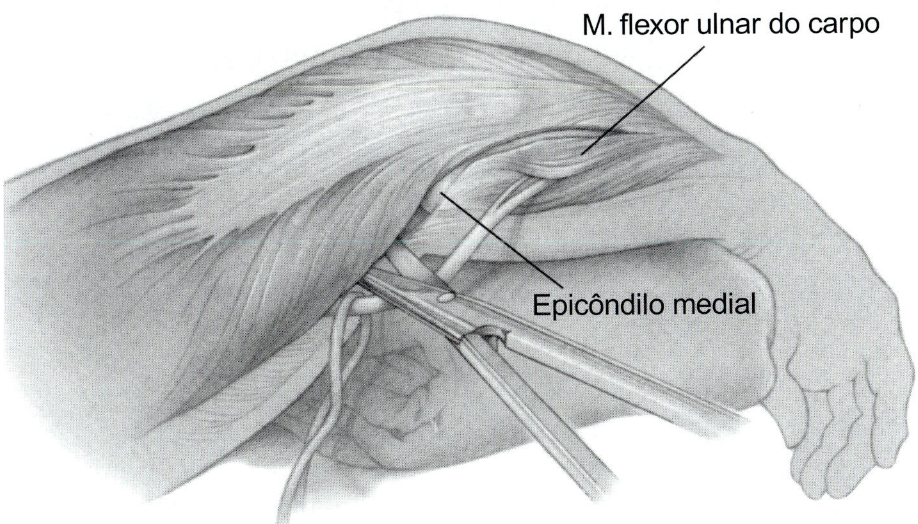

B

O septo intermuscular é identificado e liberado (Fig. 18-4), e um bolso subcutâneo é desenvolvido distalmente sobre a fáscia flexora-pronadora e proximalmente anterior ao tríceps. Uma incisão é feita sobre a face medial da crista da ulna (Fig. 18-5). A face medial do tríceps é elevada da face posterior do úmero e da cápsula posterior. Os afastadores saem proximalmente e distalmente à inserção do tríceps. A discreta inserção do tríceps por meio das fibras de Sharpey à ponta do olecrano é identificada e liberada por meio de dissecação anatômica, permitindo que um retalho de tecido seja levantado, incluindo o tríceps, fáscia do antebraço e periósteo ulnar. À medida que o mecanismo extensor é refletido lateralmente, o ancôneo é identificado na face lateral da ulna proximal. Ele é elevado de seu leito (Fig. 18-6). A liberação continuada do mecanismo extensor do epicôndilo late-

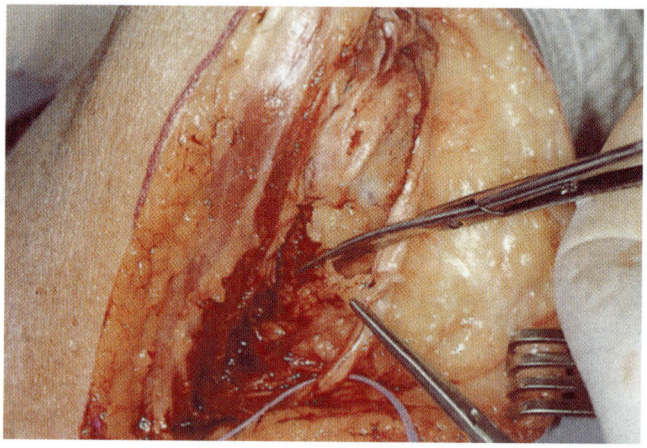

Figura 18-4. O septo intermuscular é removido. Um bolso subcutâneo profundo é criado para receber o nervo ulnar.

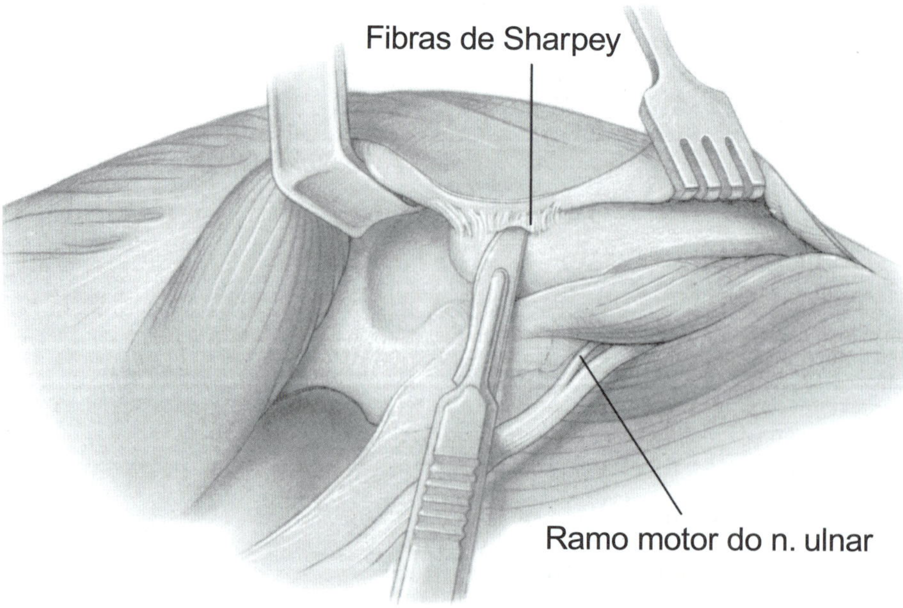

Figura 18-5. Os tecidos moles são elevados do bordo subcutâneo da ulna e margem medial do tríceps, a partir da face posterior do úmero.

ral permite a exposição completa da face posterior da articulação. Os ligamentos colaterais medial e lateral são, então, liberados de sua fixação umeral, e o cotovelo é completamente flexionado, gerando uma exposição excelente do úmero distal e ulna proximal (Fig. 18-7). O nervo ulnar é cuidadosamente protegido durante esta liberação.

Para expor adequadamente o úmero, a ponta do olécrano é removida (Fig. 18-8), o úmero é rodado externamente, e o antebraço é totalmente flexionado (Fig. 18-9). A porção média da tróclea

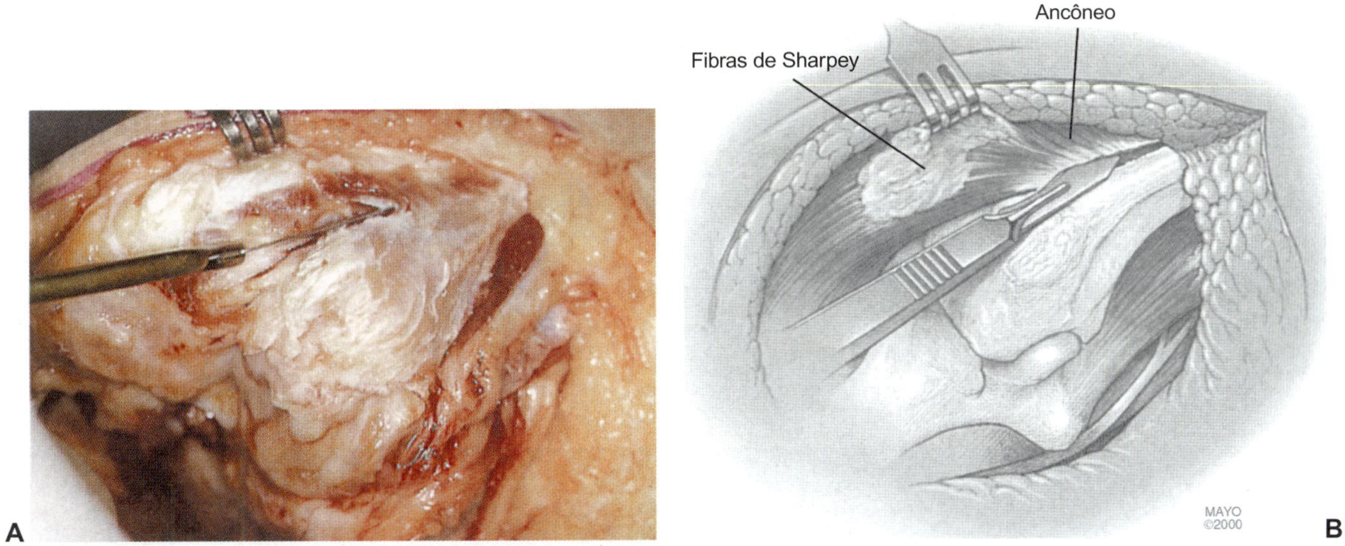

Figura 18-6. A, B: O ancôneo é liberado e mantém a continuidade do mecanismo extensor.

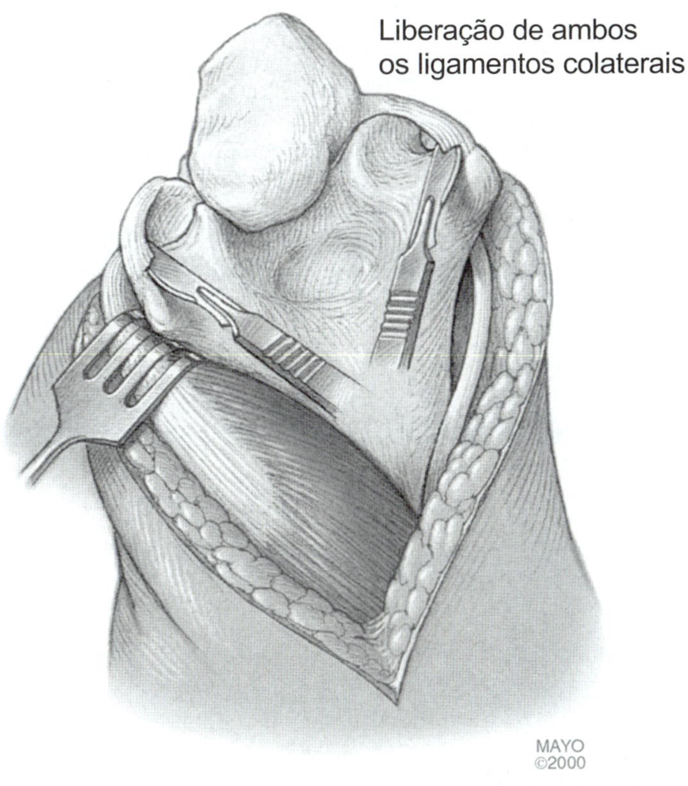

Figura 18-7. Liberação dos ligamentos colaterais medial e lateral.

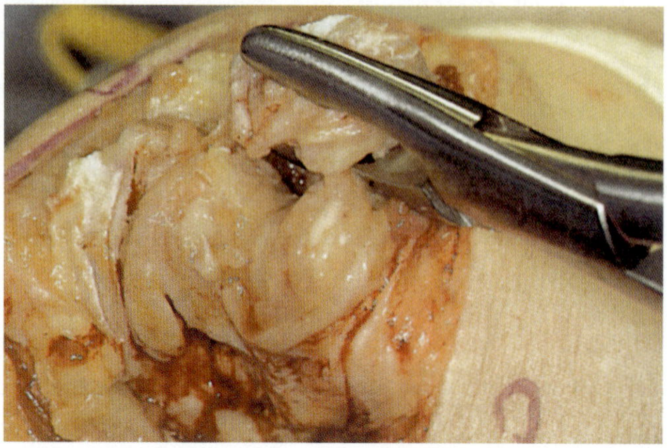

Figura 18-8. A ponta do olécrano é removida com uma rugina ou uma serra oscilante, se o osso for denso.

A

B

C

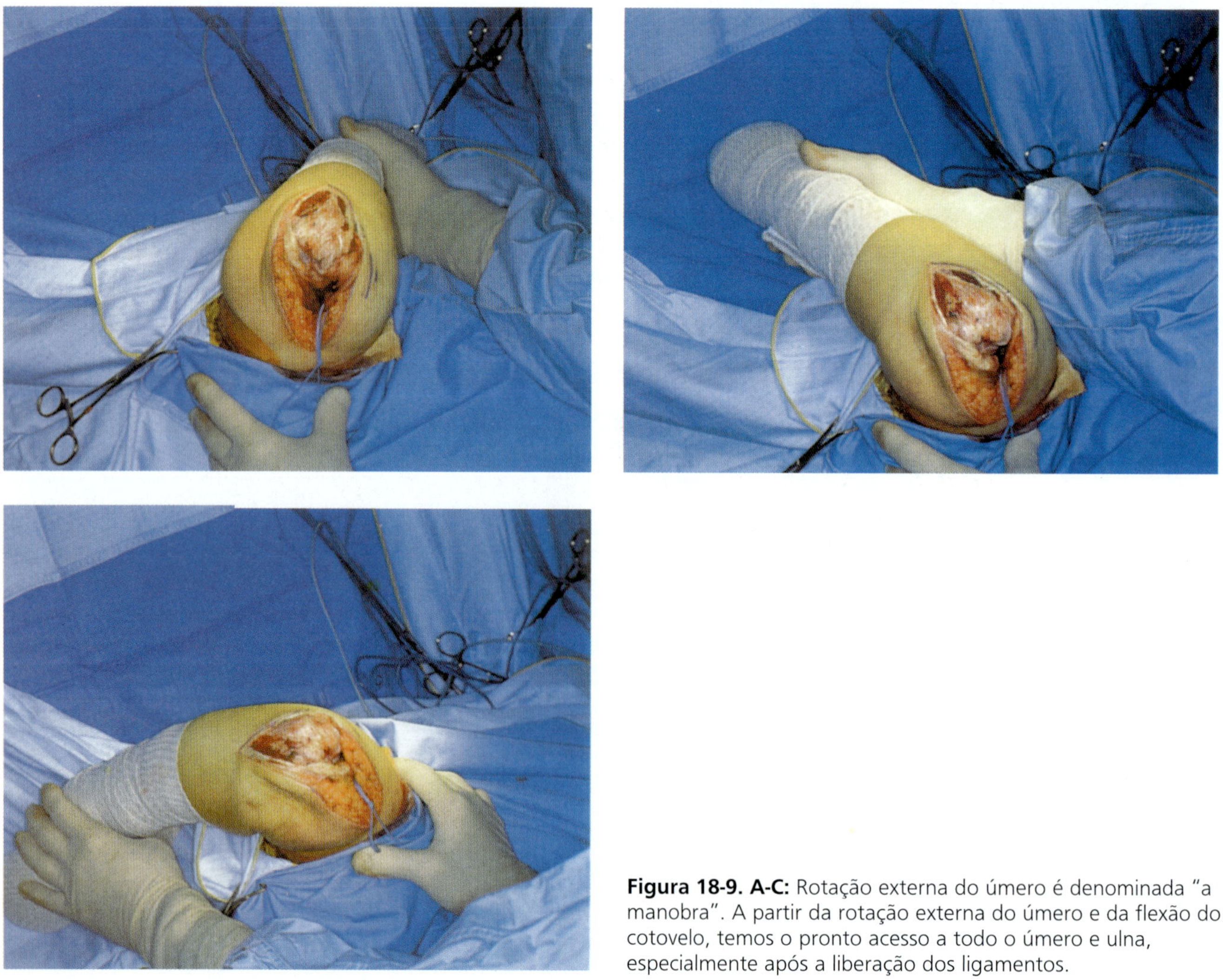

Figura 18-9. A-C: Rotação externa do úmero é denominada "a manobra". A partir da rotação externa do úmero e da flexão do cotovelo, temos o pronto acesso a todo o úmero e ulna, especialmente após a liberação dos ligamentos.

é removida com uma rugina ou uma serra, dependendo da qualidade do osso (Fig. 18-10). As colunas medial e lateral são identificadas, e o teto do olécrano é penetrado com a utilização de uma broca ou uma rugina, novamente dependendo da qualidade do osso (Fig. 18-11). O canal medular do úmero é, então, identificado com uma longa fresa giratória, que também serve como uma haste de alinhamento. O canal umeral geralmente é bastante espaçoso, permitindo o fácil acesso deste instrumento (Fig. 18-12).

A colocação completa da haste de alinhamento no canal umeral centraliza precisamente o corte distal. O cabo é removido, e um bloco de corte é fixado, o que gera dimensões precisas e um guia para a remoção da superfície articular do úmero distal (Fig. 18-13). O *side arm*, que se apóia no capitélio, é intercambiável, e o mesmo material pode ser utilizado para o cotovelo esquerdo ou direito. A parte plana do guia é orientada em relação ao plano das colunas posteriores, para assegurar um alinhamento rotatório preciso (Fig. 18-14). Com uma serra oscilante, a tróclea é removida (Fig. 18-15). Preferimos não cortar muito próximo ao guia de corte, de modo a evitar uma ressecção muito estreita, que pode exercer uma tensão excessiva sobre a

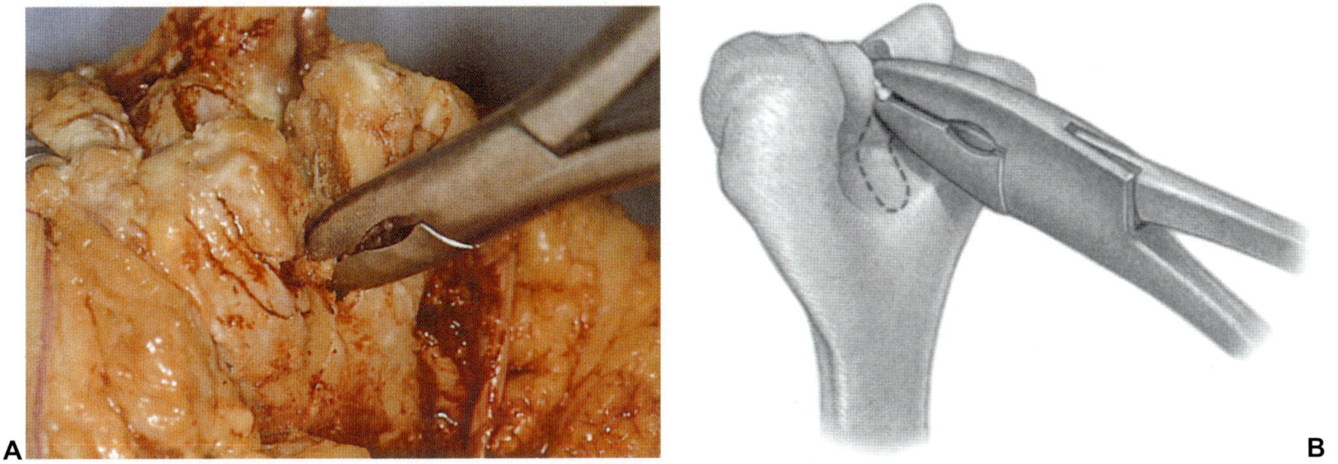

Figura 18-10. A, B: Uma rugina para osso mole ou uma serra oscilante para osso mais esclerótico são utilizados para remover a porção média da tróclea.

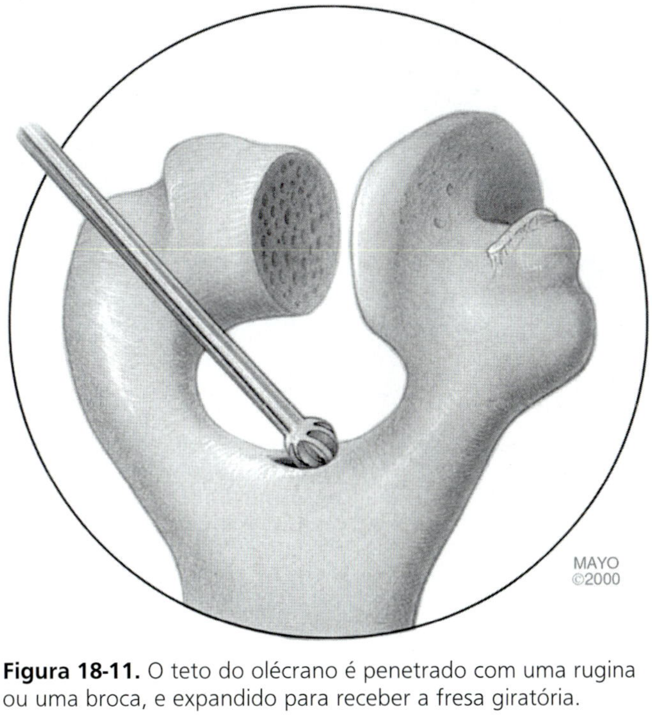

Figura 18-11. O teto do olécrano é penetrado com uma rugina ou uma broca, e expandido para receber a fresa giratória.

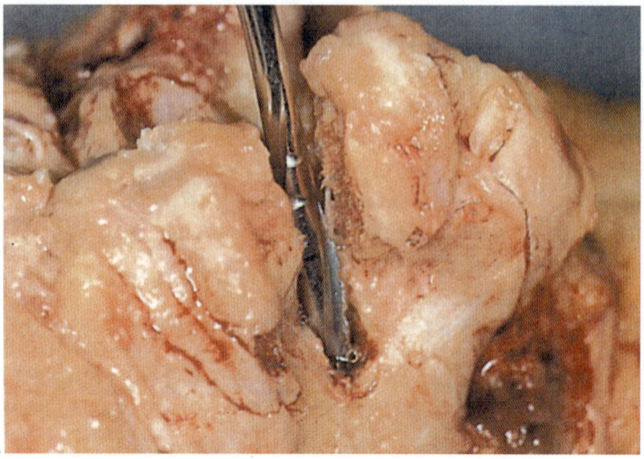

A

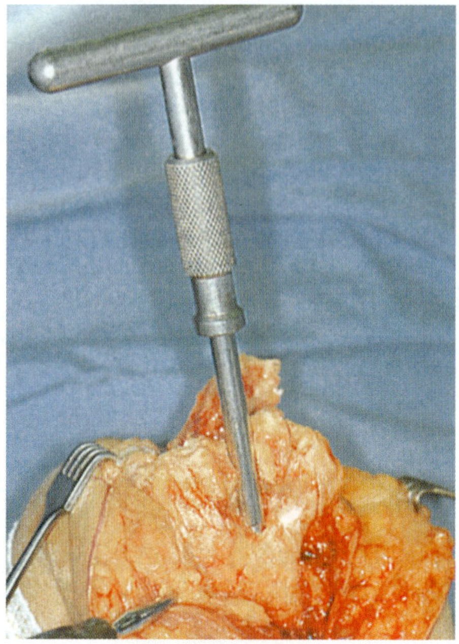

B

Figura 18-12. O canal é penetrado com uma fresa giratória (**A**) que serve como um guia de alinhamento com um cabo removível (**B**).

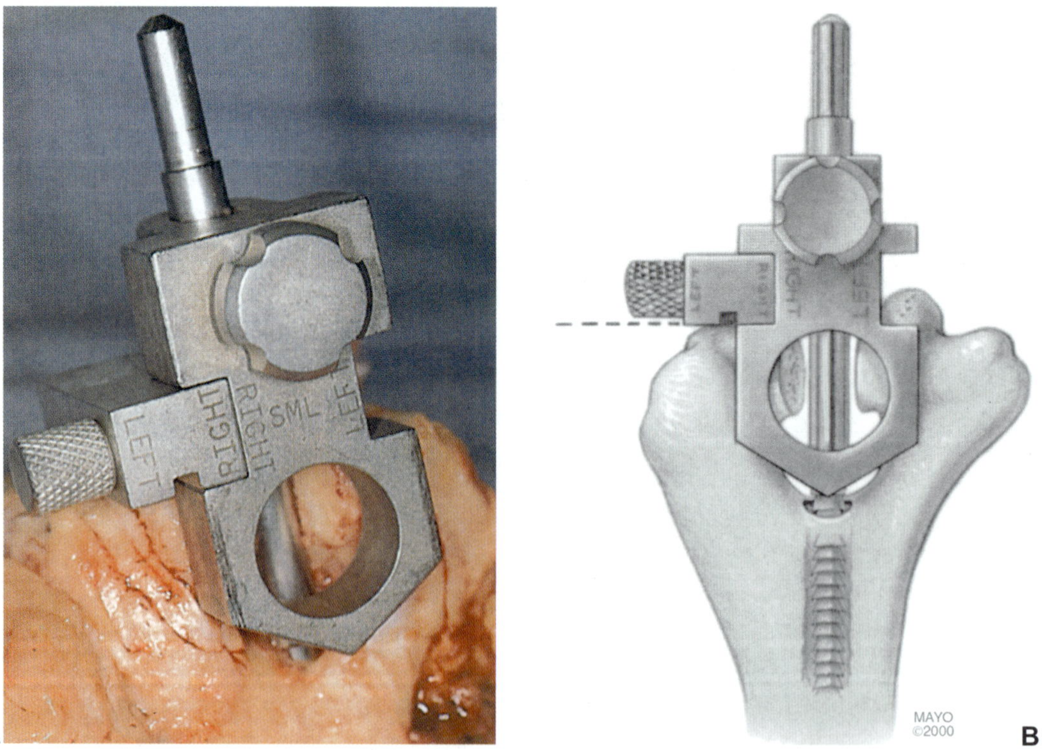

A B

Figura 18-13. A, B: O cabo é removido do equipamento de alinhamento, e o gabarito de corte umeral é posicionado.

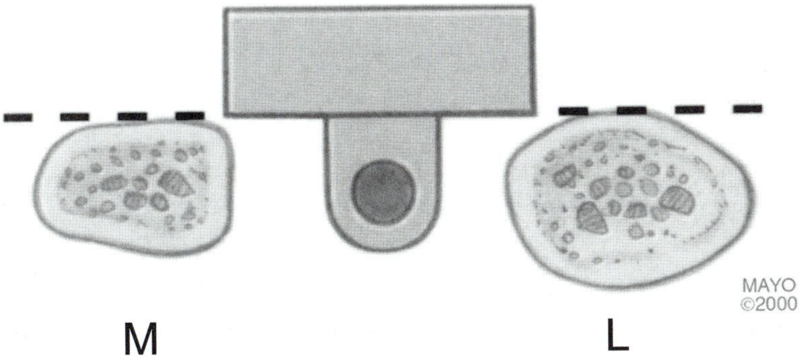

Figura 18-14. O bloco de corte umeral é orientado em uma direção coplanar, com o plano da face posterior das colunas medial e lateral do úmero.

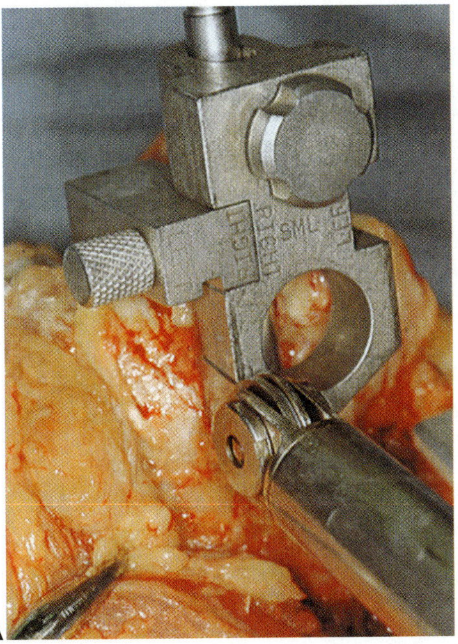

A

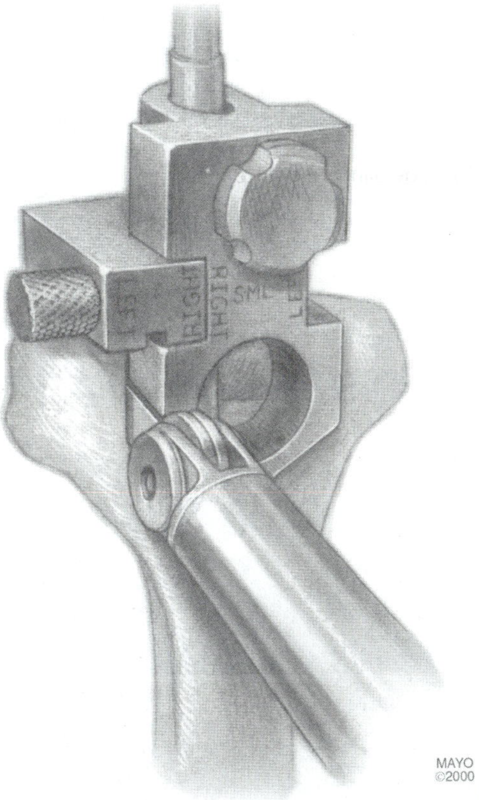

B

Figura 18-15. A, B: A remoção precisa do osso com a serra oscilante.

coluna medial ou lateral com a introdução do componente. Para um corte transverso, a lâmina da serra oscilante não é angulada em uma orientação anterior para a posterior, mas em vez disso, é orientada obliquamente, para diminuir a probabilidade de um enfraquecimento na junção da coluna e da fossa olecraniana, que pode atuar como um estresse, permitindo que a coluna se frature (Fig. 18-16). Uma pequena fresa fina inicialmente é utilizada para novamente identificar o canal e assegurar que a fresa esteja centralizada com corte completado do úmero. A fresa apropriada é, então, utilizada, dependendo do tamanho do canal (padrão ou pequeno) (Fig. 18-17). A mais utilizada é a de 4 polegadas no cotovelo reumatóide, já que pode haver uma patologia de ombro.

Na maioria dos problemas traumáticos, a haste de 6 polegadas é utilizada. O músculo braquial é liberado da cortical anterior do úmero com um elevador curvo, para acomodar a aleta (Fig. 18-18). A articulação do componente umeral de teste é colocada dentro da tróclea ressecada. Se houver uma quantidade adequada de osso removida para acomodar a largura da articulação do implante, ela é inserida através do canal (Fig. 18-19).

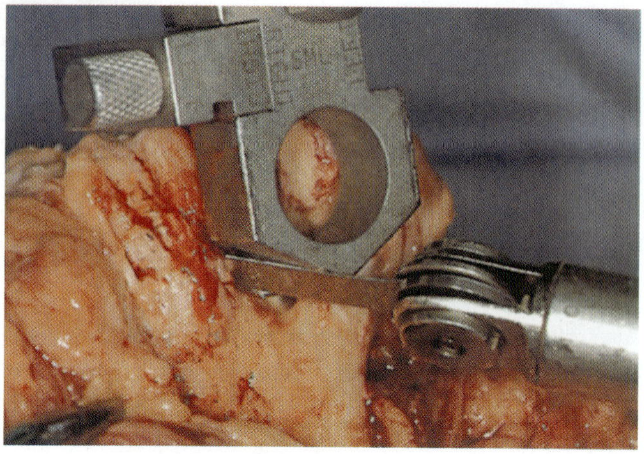

A

Figura 18-16. A, B: Com a colocação da serra oscilante em um ângulo oblíquo pode-se evitar o enfraquecimento das colunas supracondilares.

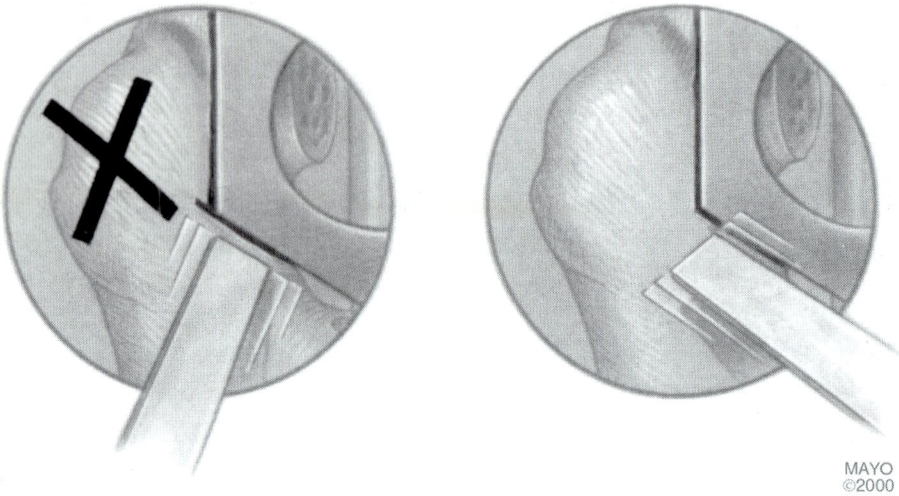

B

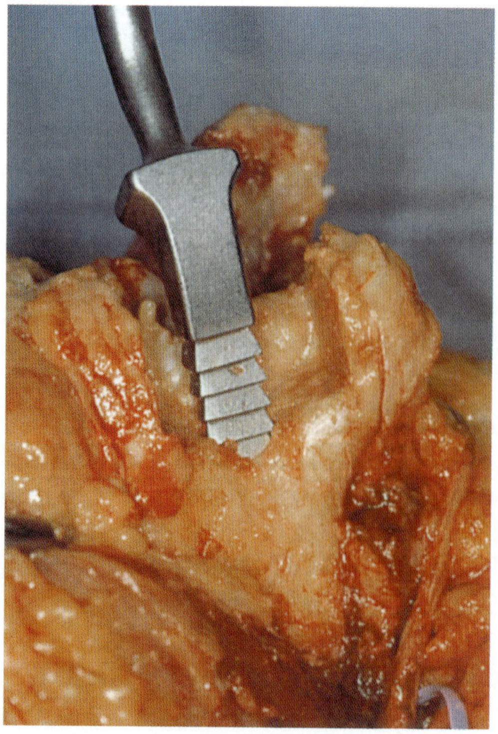

A

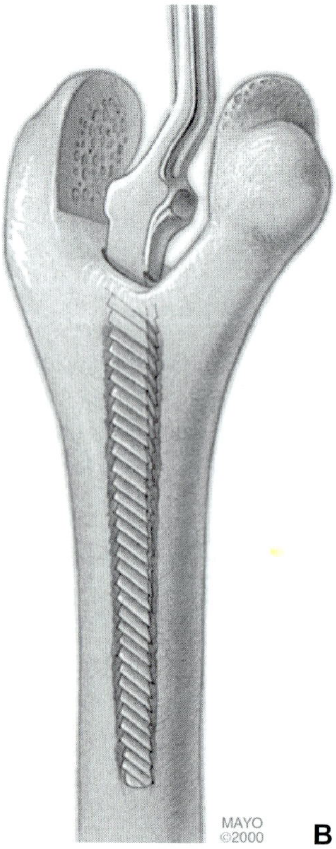

B

Figura 18-17. A, B: O canal umeral é fresado até o tamanho apropriado.

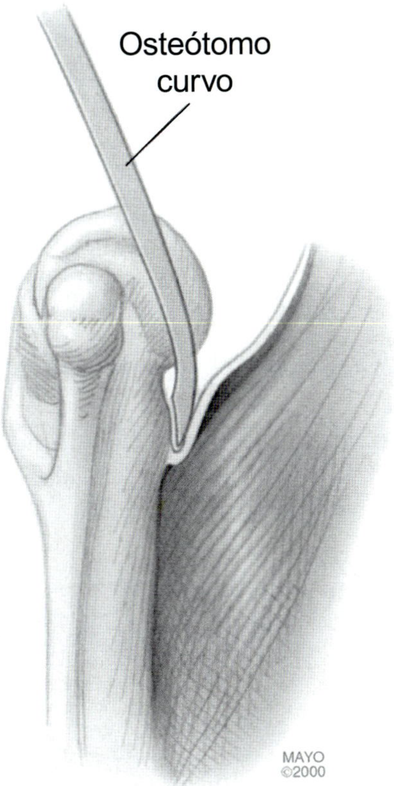

Figura 18-18. A cápsula anterior e a inserção do músculo braquial são liberadas da cortical umeral anterior com um osteótomo curvo.

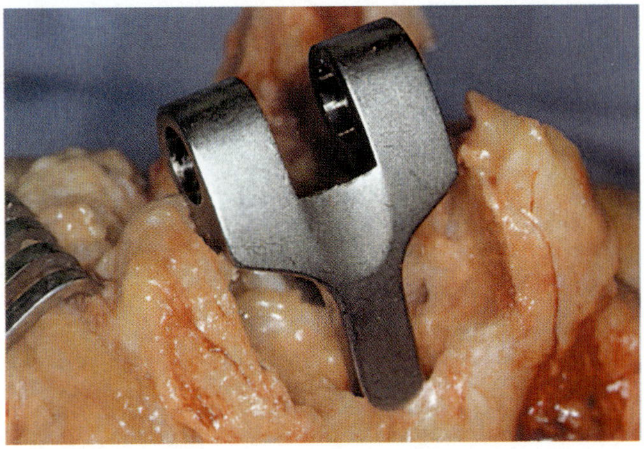

Figura 18-19. Tentativa de redução do componente umeral.

O canal medular da ulna é facilmente identificado, desde que a ulna proximal tenha sido desnudada. O canal é mais facilmente penetrado com uma broca de alta velocidade, colocada aproximadamente em um ângulo de 45° no olécrano, na base do coronóide (Fig. 18-20). A orientação do canal é estabelecida com um perfurador pequeno (Fig. 18-21). Para assegurar um acesso longitudinal através da ulna, o olécrano é sulcado de acordo com o perfurador (Fig. 18-22). Uma fresa-piloto é usada com um movimento giratório, para identificar e alargar o canal (Fig. 18-23). A seguir, uma fresa ulnar de tamanho apropriado é inserida inicialmente com um movimento giratório. A

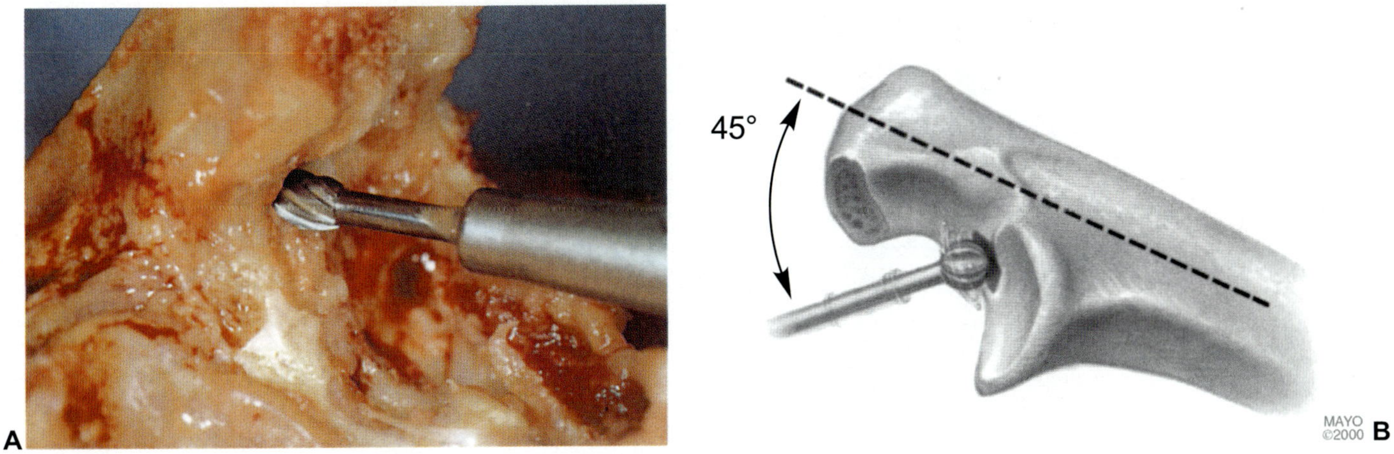

Figura 18-20. A, B: O canal medular da ulna é identificado com uma broca de alta velocidade. Se o osso for mole, uma rugina pode ser utilizada.

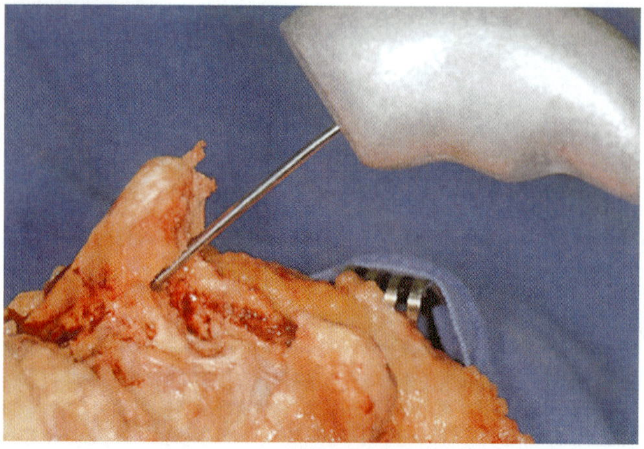

A

Figura 18-21. A, B: Um perfurador identifica o canal medular.

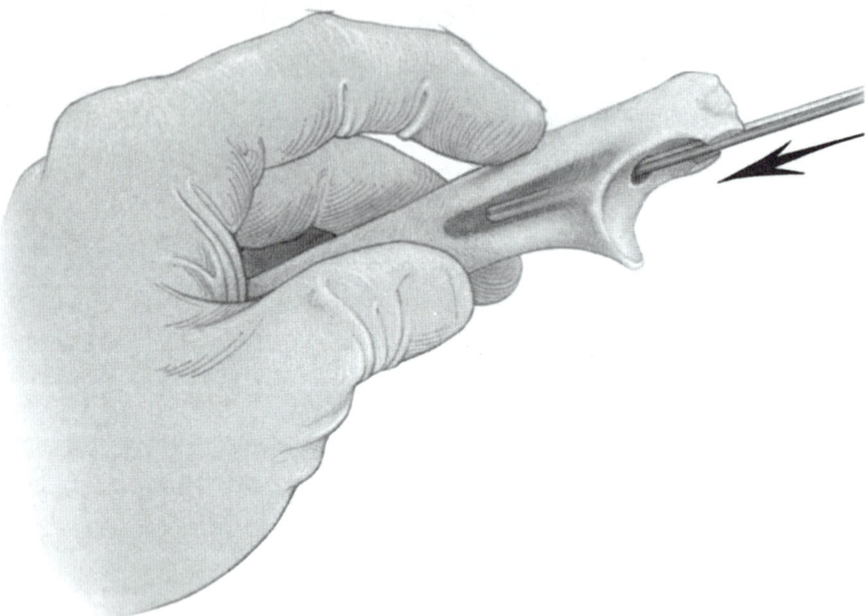

B

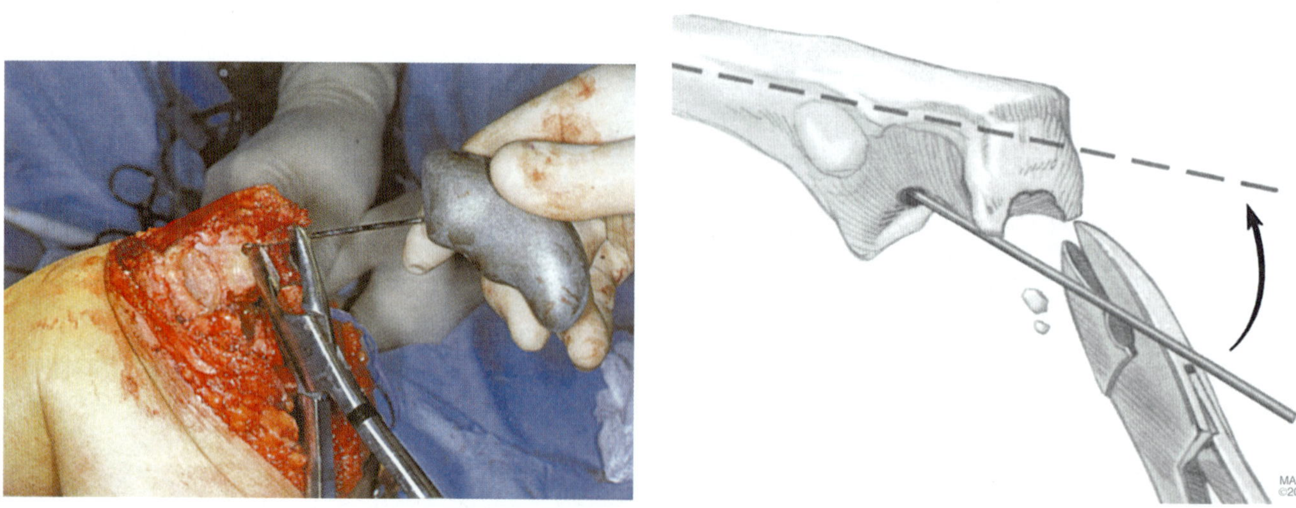

A B

Figura 18-22. A, B: Para auxiliar no alinhamento adequado, o olécrano é sulcado com uma rugina alinhada com o perfurador.

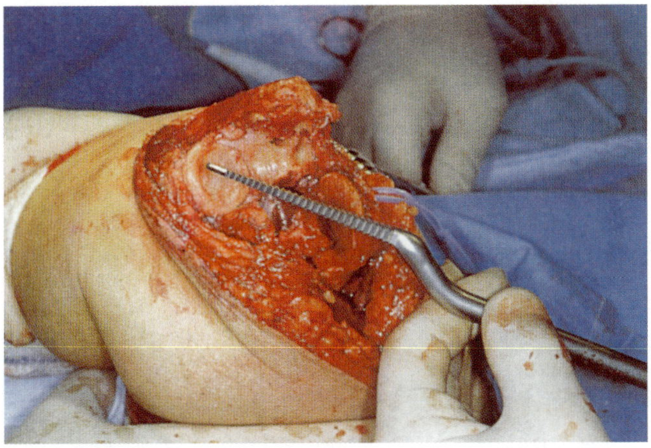

Figura 18-23. O canal é dilatado com uma fresa piloto, utilizando uma manobra giratória.

A
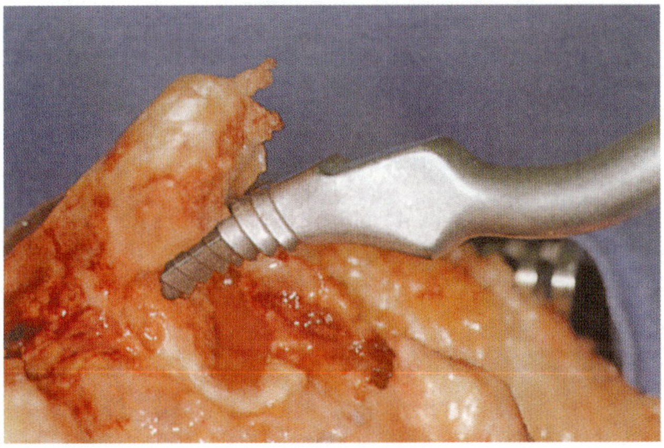

Figura 18-24. A, B: Uma fresa de tamanho apropriado é introduzida pelo canal. Ocasionalmente, o orifício deve ser aberto com uma broca. Este estágio geralmente necessita do uso de um martelete, para acomodar a fresa de modo adequado.

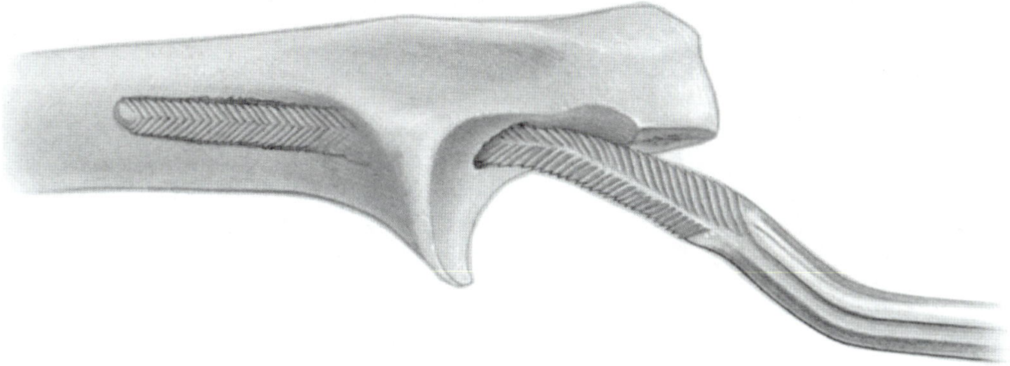
B

acomodação completa geralmente requer o uso de um impactor (Fig. 18-24) e deve-se tomar cuidado para assegurar que a rotação seja em ângulo reto com a porção plana do olécrano implantado (Fig. 18-25). Em ossos pequenos, a "fresa pequena" é utilizada. Se o canal permitir, uma fresa maior é utilizada.

Depois que o canal medular foi preparado, o componente ulnar de teste é inserido pelo canal. A profundidade da inserção deve ser de tal modo que o centro do componente do olécrano seja coincidente com o centro de curvatura da fossa sigmóide maior, que está localizada a meio caminho entre a ponta do olécrano e o coronóide (Fig. 18-26). É aconselhável inserir o componente umeral e realizar uma tentativa de redução, para assegurar que não haja uma contratura em flexão residual, para identificar um impacto e para assegurar que o componente umeral possa ser prontamente articulado com o componente ulnar (Fig. 18-27).

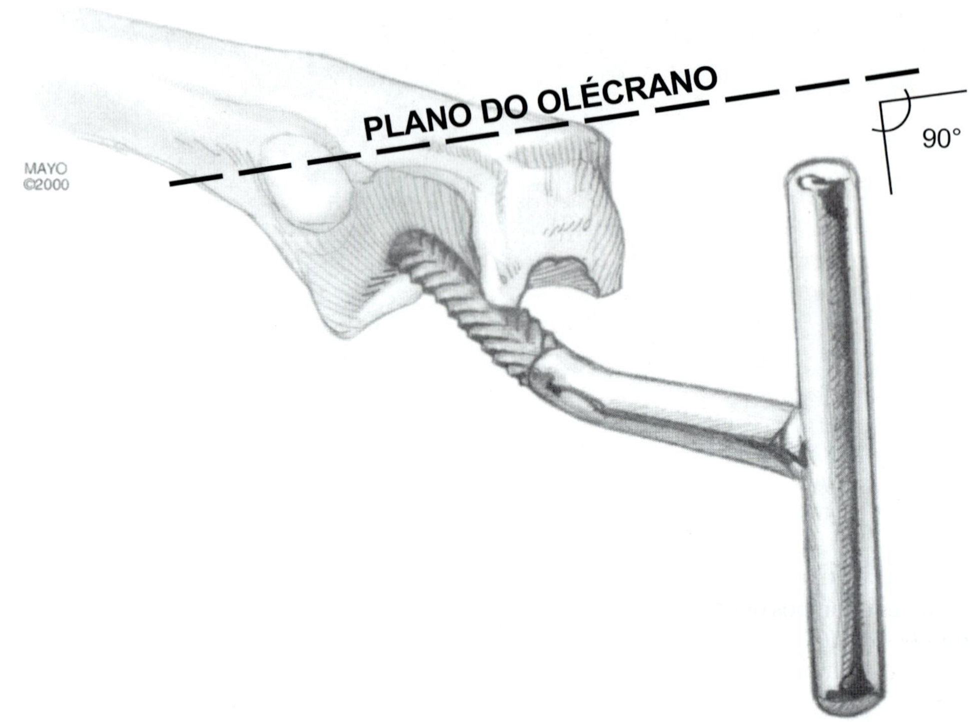

Figura 18-25. A orientação apropriada da fresa é feita com o cabo perpendicularmente à parte plana da ulna proximal.

A
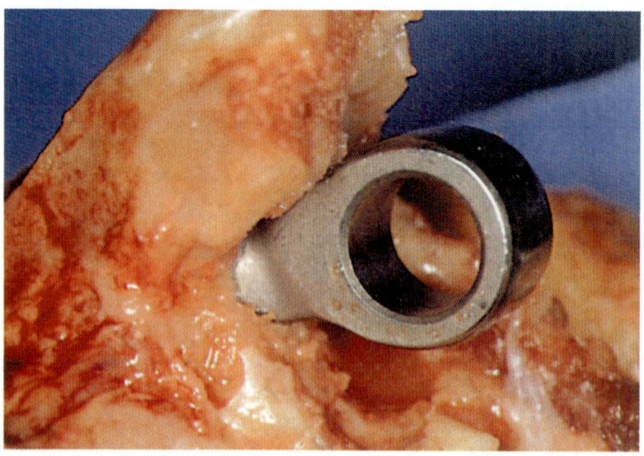

Figura 18-26. A, B: Uma tentativa de redução da ulna assegura a rotação axial, e a profundidade apropriada de inserção replica o centro do contorno articular normal.

B
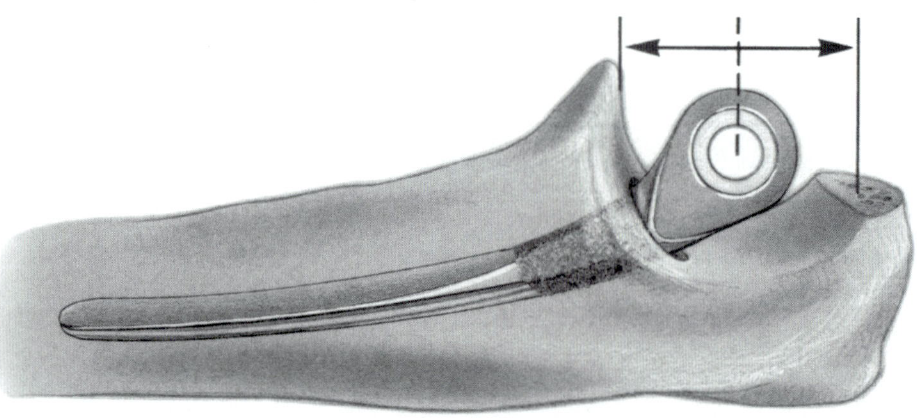

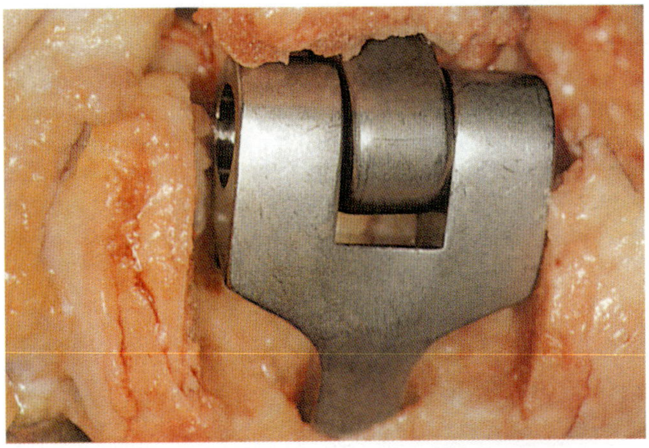

Figura 18-27. Uma tentativa de redução de ambos os componentes assegura que uma contratura em flexão tenha sido liberada e que um arco de movimento adequado tenha sido atingido.

Os canais medulares de ambos os ossos são limpos com um sistema de lavagem intermitente e secos. Para os cirurgiões menos experientes com este procedimento, é mais seguro se cimentar os implantes de modo separado. Se isto for feito, o componente ulnar é cimentado, primeiro utilizando um sistema de injeção que é cortado no comprimento do componente ulnar (Fig. 18-28). O componente ulnar é inserido dentro do canal medular cimentado e impactado na posição apropriada, conforme observado anteriormente.

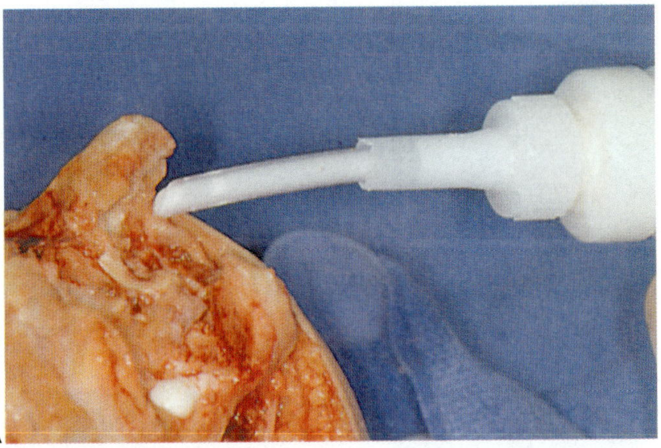

A

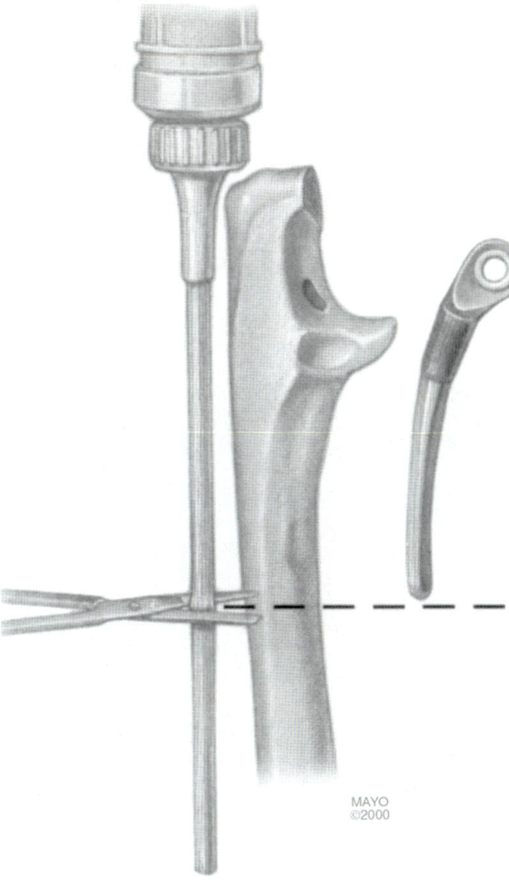

B

Figura 18-28. A, B: Um sistema de injeção é utilizado para introduzir cimento pelo canal medular da ulna, de modo confiável e reprodutível.

Um restritor de cimento está em desenvolvimento. Se houver preocupações sobre a extensão do cimento muito profundamente no canal, pedaços de osso esponjoso da tróclea podem ser utilizados. Caso contrário, não são feitas tentativas para se entupir o canal, e o bocal injetor é cortado no comprimento apropriado e colocado através do canal medular, para que seja despejado o cimento ósseo na profundidade apropriada (Fig. 18-29).

Um enxerto ósseo é preparado, utilizando a tróclea excisada medindo 2 cm × 2 cm e 2 mm a 4 mm de espessura. Este enxerto é colocado na face anterior do úmero proximalmente ao corte no úmero distal (Fig. 18-30). O componente umeral é inserido através do canal até o ponto em que a articulação com a ulna é possível. O enxerto ósseo previamente colocado fixa a aleta no momento

A

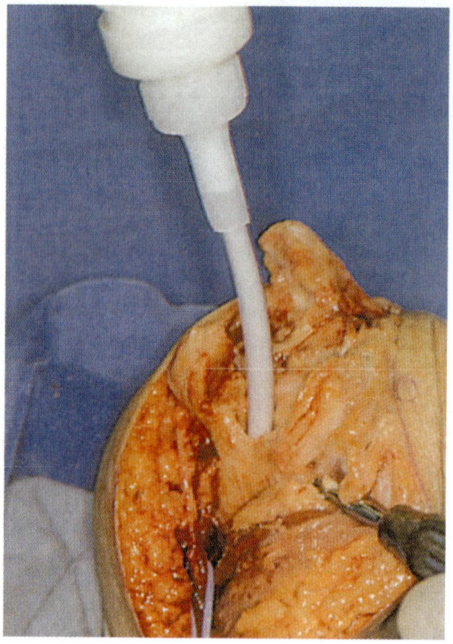

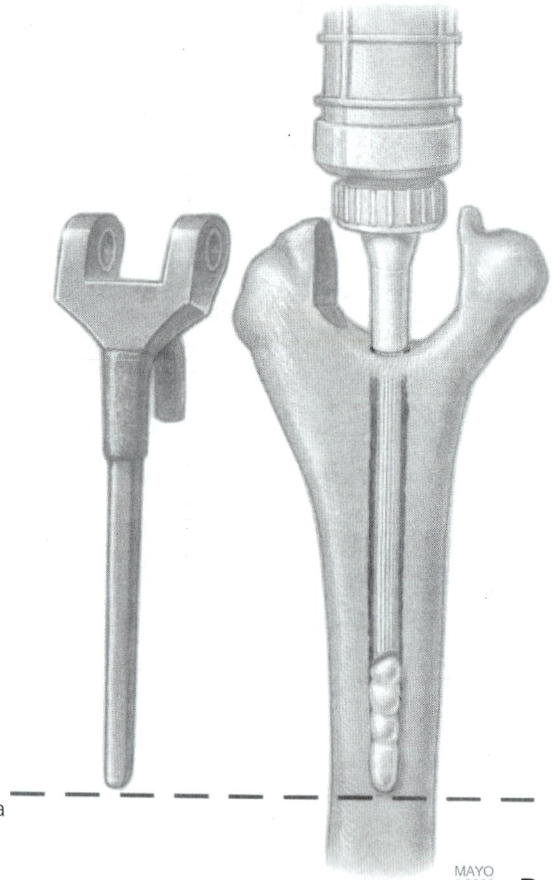

B

Figura 18-29. A, B: O comprimento do sistema injetor é determinado pelo comprimento esperado do componente umeral, de tamanho apropriado, a ser utilizado.

A

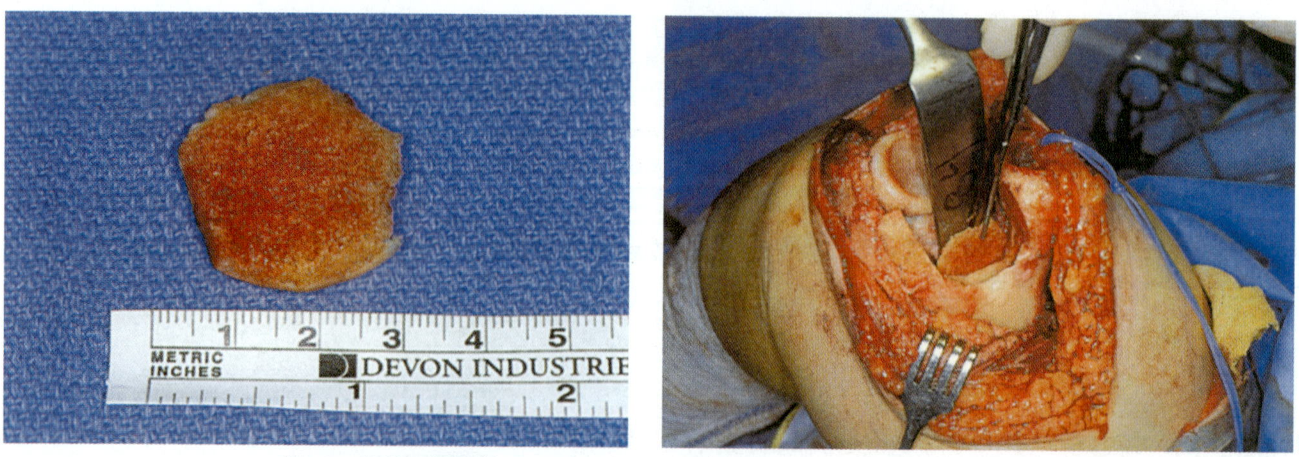

B

Figura 18-30. A, B: Um enxerto ósseo é colocado por trás da cortical anterior do úmero distal, contra o qual a aleta do implante irá se articular.

do acoplamento do implante (Fig. 18-31). O componente ulnar é, então, articulado com a colocação de um pino através do úmero até a ulna e é preso com um sistema de eixo "pino-no-pino" (Fig. 18-32).

Nota: Em alguns casos, observa-se uma leve curvatura do úmero e um canal pequeno. Estas circunstâncias são detectadas com a haste de teste, e uma pequena curvatura medindo aproximadamente 5° é colocada no terço distal do componente umeral com modelagem (ligadura) da placa. Isto permite a acomodação da curvatura anterior do úmero (Fig. 18-33).

Depois que a prótese for acoplada, a ulna é colocada em um ângulo de 90°, e o componente é impactado pelo canal medular (Fig. 18-34). O componente umeral geralmente é inserido de modo que a face distal do componente se posicione no nível ou levemente proximal (1 mm ou 2 mm) ao contorno do capitélio distal. A profundidade real da inserção é determinada pela profundidade na qual a aleta se articula com o teto do olécrano. O enxerto ósseo é colocado anteriormente à cortical do úmero distal e posterior à aleta distal neste ponto. Depois que a prótese é inserida, o torniquete é esvaziado e é feita a hemostasia.

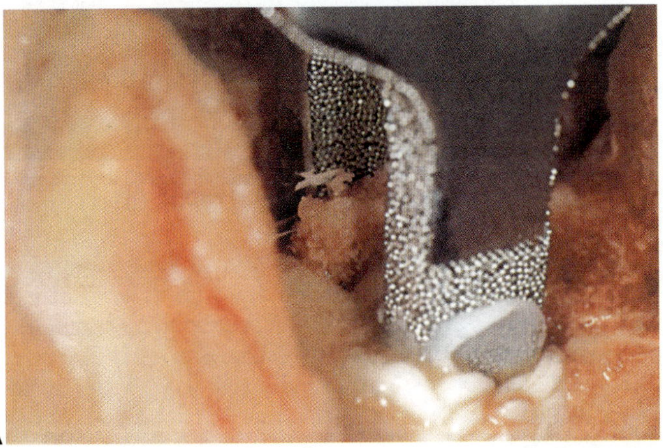
A

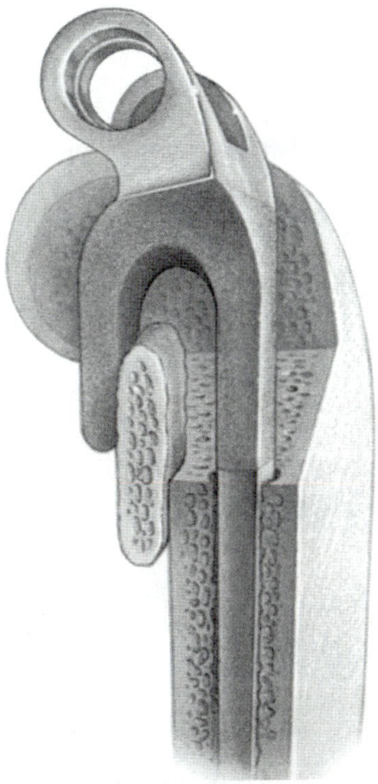
B

Figura 18-31. A, B: Depois que o componente ulnar for rigidamente fixado, o enxerto ósseo é parcialmente elevado, e o componente umeral é inserido até o ponto em que o enxerto é capturado pela aleta, e isto permite a justaposição da articulação da ulna com o componente umeral.

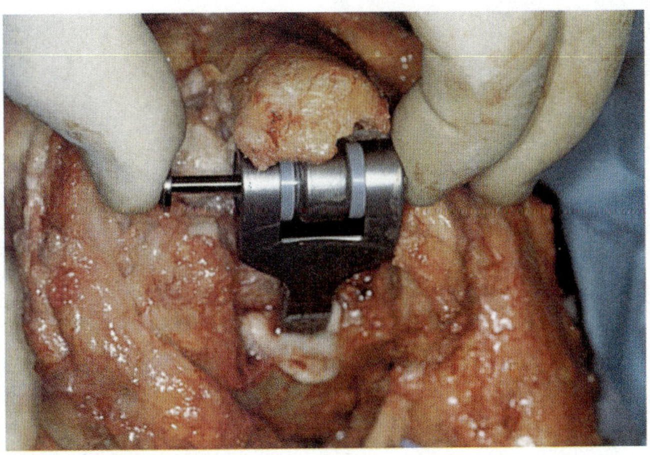

Figura 18-32. O mecanismo articulante do pino dentro do pino acopla o equipamento.

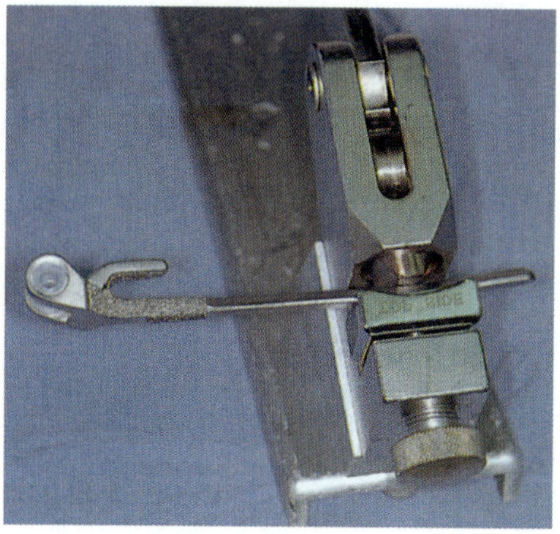

A

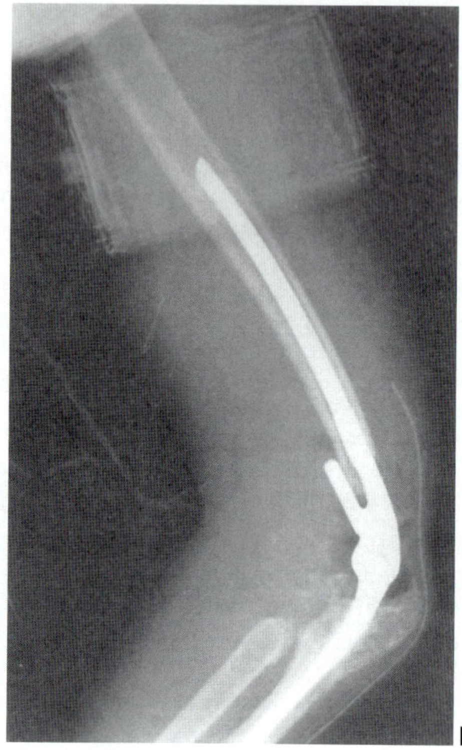

B

Figura 18-33. A, B: Nos casos em que existe um canal pequeno e uma curvatura anterior do úmero, o componente umeral é levemente curvado com um modelador de placa.

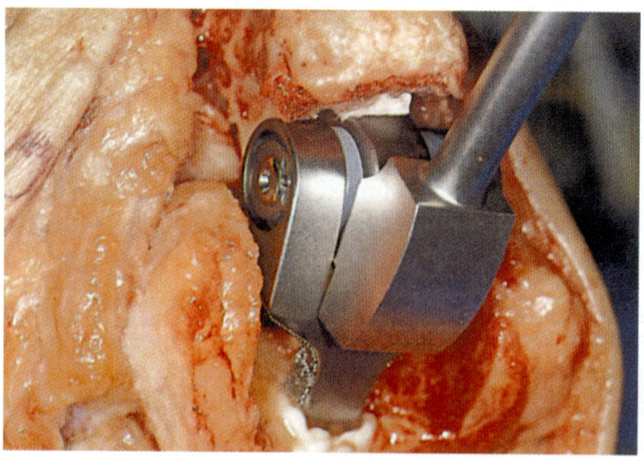

A

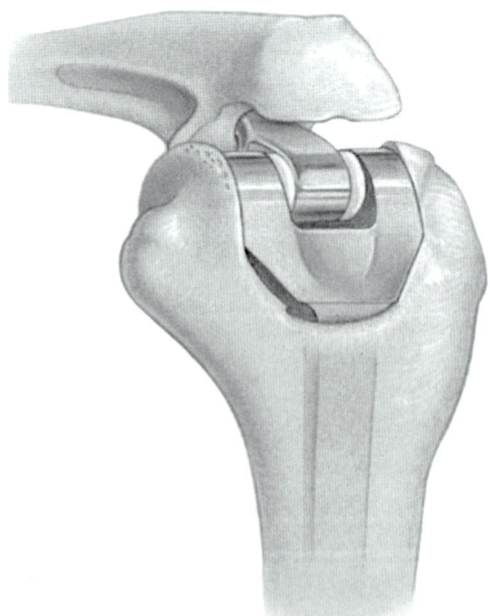

B

Figura 18-34. A, B: O componente umeral é colocado na profundidade apropriada por meio de impacção com o cotovelo em 90° de flexão.

O cotovelo é levado em uma completa amplitude de movimentos para assegurar uma flexão e extensão completas. Geralmente, um arco de 0° a 140° é obtido no momento da cirurgia. A cabeça radial não precisa ser removida para que haja o funcionamento apropriado do material, mas deve ser excisado se a patologia determinar isto. A ulna proximal é preparada para a reinserção do tríceps, perfurando os orifícios obliquamente tanto medial como lateralmente em uma orientação cruzada (Fig. 18-35A, B). Um terceiro orifício transversal é feito através da ulna proximal (Fig. 18-35C). Um fio não absorvível (nº 5) é passado pelo orifício distal medial com uma agulha de Keith. O cotovelo é colocado em 90° de flexão, e o tríceps é reduzido sobre a ponta do olécrano. O fio é, então, inserido no tríceps neste ponto, e um ponto em forma de X é feito sobre o tendão do tríceps (Fig. 18-36). O fio penetra medialmente no tendão e é direcionado obliquamente através do segundo orifício, para emergir na face lateral da ulna. O fio é, então, levado através do antebraço e periósteo ulnar, de modo que encontre o fio inicial na face medial da ulna e é amarrado fora do bordo subcutâneo (Fig. 18-36). Um fio transverso é, então, passado pela ulna e pelo tendão, para estabilizar ainda mais a fixação.

A ferida é fechada em camadas, com cuidado particular para mover o nervo ulnar para o bolso subcutâneo. Os pontos são feitos no tecido subcutâneo ao tecido mole na coluna medial (Fig. 18-37). Isto faz com que o nervo ulnar não subluxe na direção da articulação. Um dreno é opcional, e o restante da ferida é fechada em camadas com fios absorvíveis nas estruturas profundas e grampos de aço inoxidável na pele (Fig. 18-38). Em pacientes com artrite reumatóide, um fio monofilamentar 3-0 é utilizado, se a pele for fina ou atrófica.

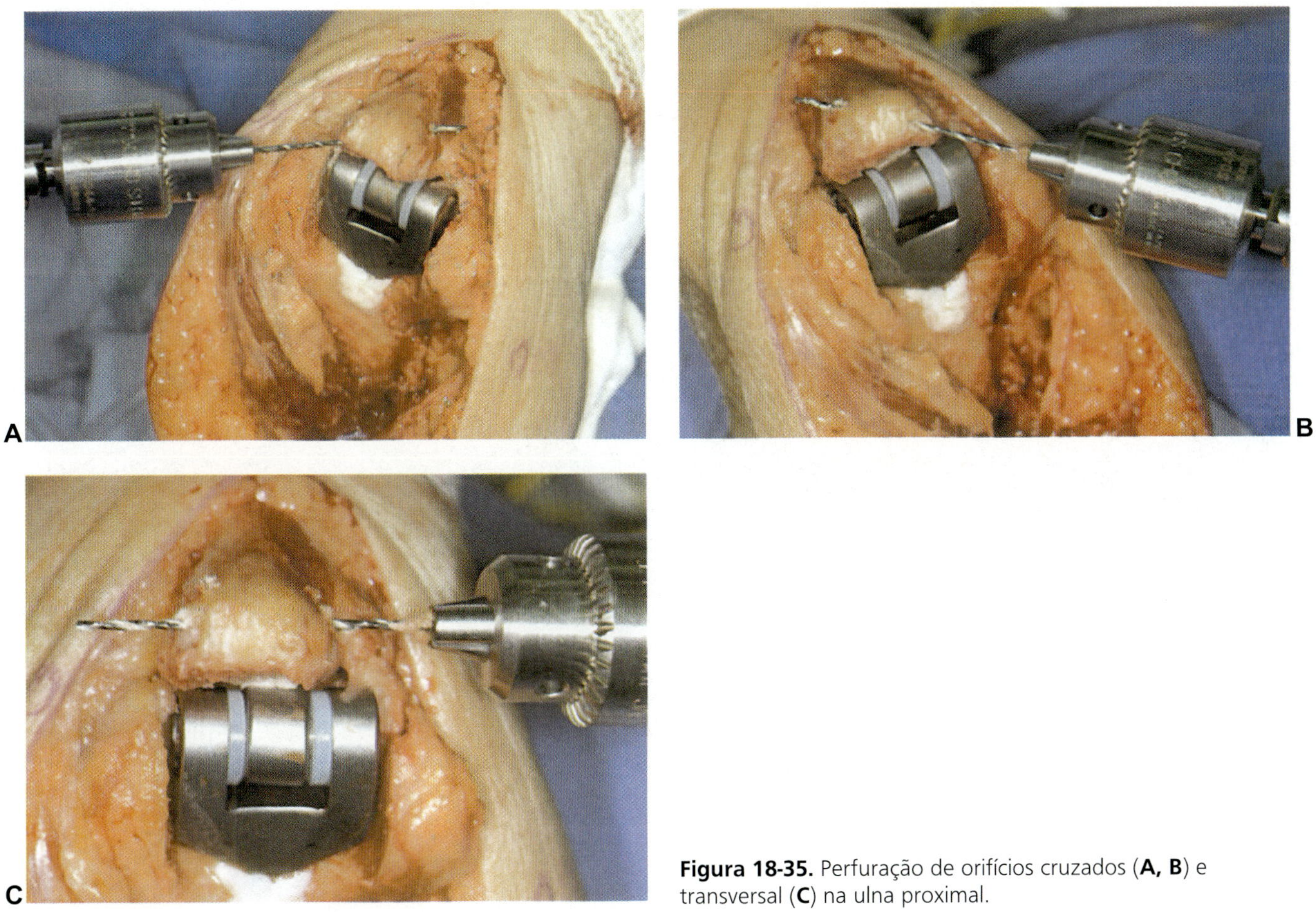

Figura 18-35. Perfuração de orifícios cruzados (**A, B**) e transversal (**C**) na ulna proximal.

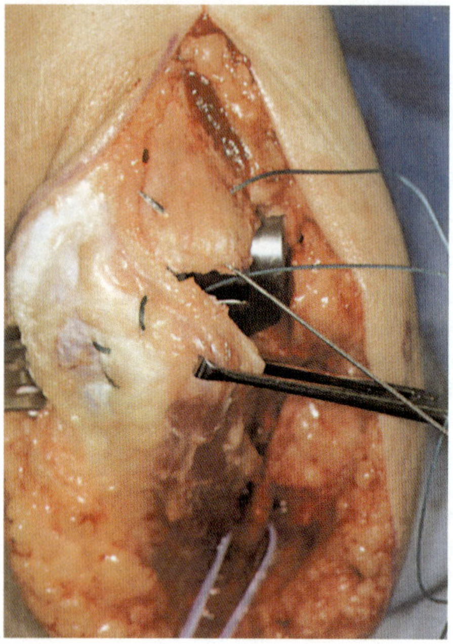
A

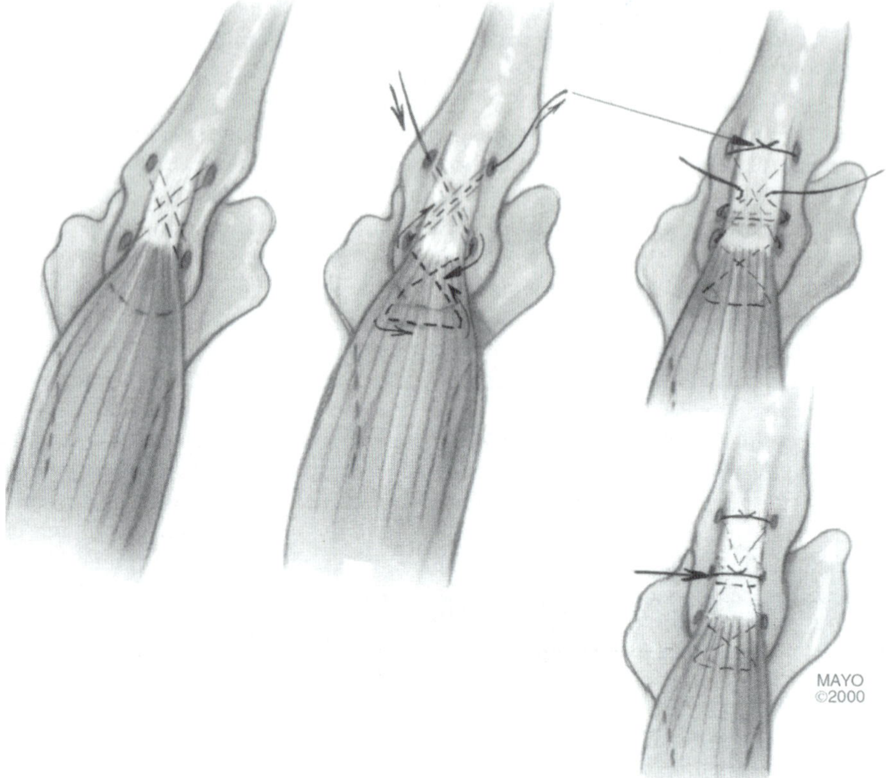

B

Figura 18-36. A, B: Os fios são passados pela ulna e em formato de X pelo tendão. O cotovelo está em 90° de flexão, quando estes fios são amarrados.

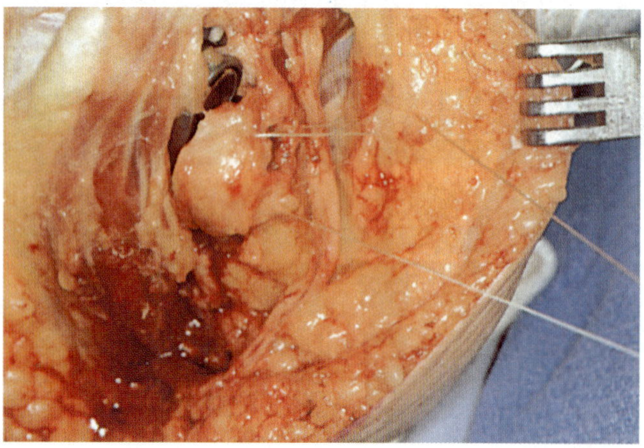
A

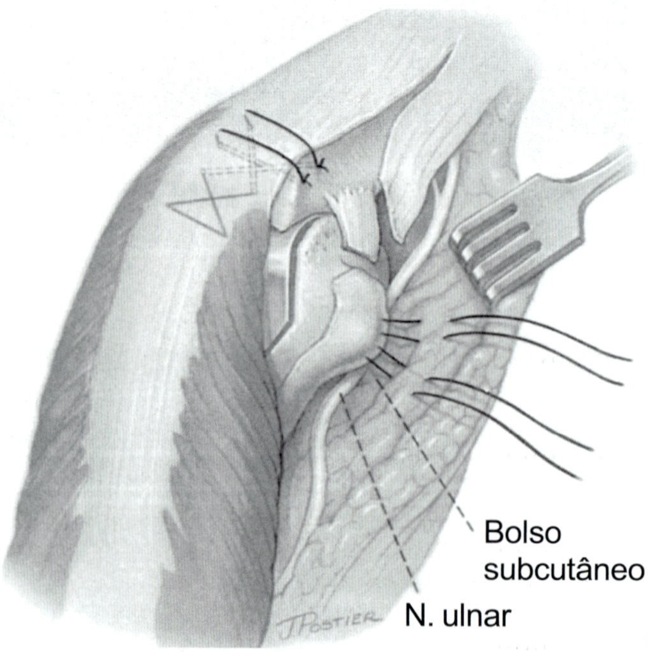

B

Figura 18-37. A, B: O nervo ulnar é cuidadosamente trazido para o bolso subcutâneo e preso à região epicondilar medial, com um fio absorvível 3-0, passado pelos tecidos subcutâneos.

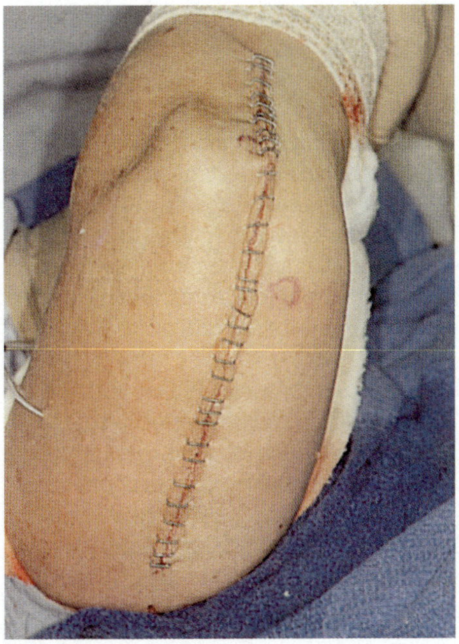

Figura 18-38. O fechamento da pele é o de rotina. Neste caso, foram utilizados grampos de pele.

TRATAMENTO PÓS-OPERATÓRIO

O braço é imobilizado em extensão total. Se existir uma significativa contratura em flexão, uma tala gessada anterior é utilizada. O braço é elevado durante a noite e durante o segundo dia. Se forem utilizados drenos, eles são removidos no dia seguinte. O paciente é liberado para mover o cotovelo conforme o tolerado. Um curativo leve é utilizado durante este período de tempo. Uma tipóia americana é útil para manter o paciente confortável. Não é necessário um programa formal de fisioterapia. A terapia ocupacional pode ser útil para pacientes muito debilitados, mas recentemente não temos achado necessário.

O paciente é avisado antes da cirurgia de que as restrições após o procedimento são para não levantar mais de 1 kg em uma base repetitiva ou mais de 2 kg a 4,5 kg em um único evento. Ocasionalmente, se uma contratura em flexão superior a 40° for observada no quinto dia de pós-operatório, uma imobilização é utilizada para tentar resolver este problema. Esta imobilização é utilizada por 8 a 12 semanas.

Notas Técnicas

- Os modelos atuais empregam uma articulação universal, permitindo um intercâmbio entre todos os três tamanhos de componentes umerais e ulnares.
- O implante vem em três comprimentos umerais: 10 cm, 15 cm e 20 cm; e três dimensões transversais – extracurto, curto e padrão (Fig. 18-39). Três comprimentos de haste estão disponíveis: 10 cm para artrite reumatóide, para permitir uma artroplastia de ombro, se necessário; 15 cm para as situações pós-trauma e revisões; e 20 cm para a revisão e problemas especiais com perda óssea distal.
- O componente ulnar está disponível em três diâmetros com um equipamento extralongo disponível para as revisões (Fig. 18-39).
- Os revestimentos de polietileno são removíveis e intercambiáveis, se estes sofrerem desgaste com o passar do tempo e necessitar substituição.

Técnica: Trauma com a Ausência do Úmero Distal

As indicações incluem a fratura umeral distal aguda, pseudoartrose umeral, instabilidade macroscópica (2,7,10,15,16).

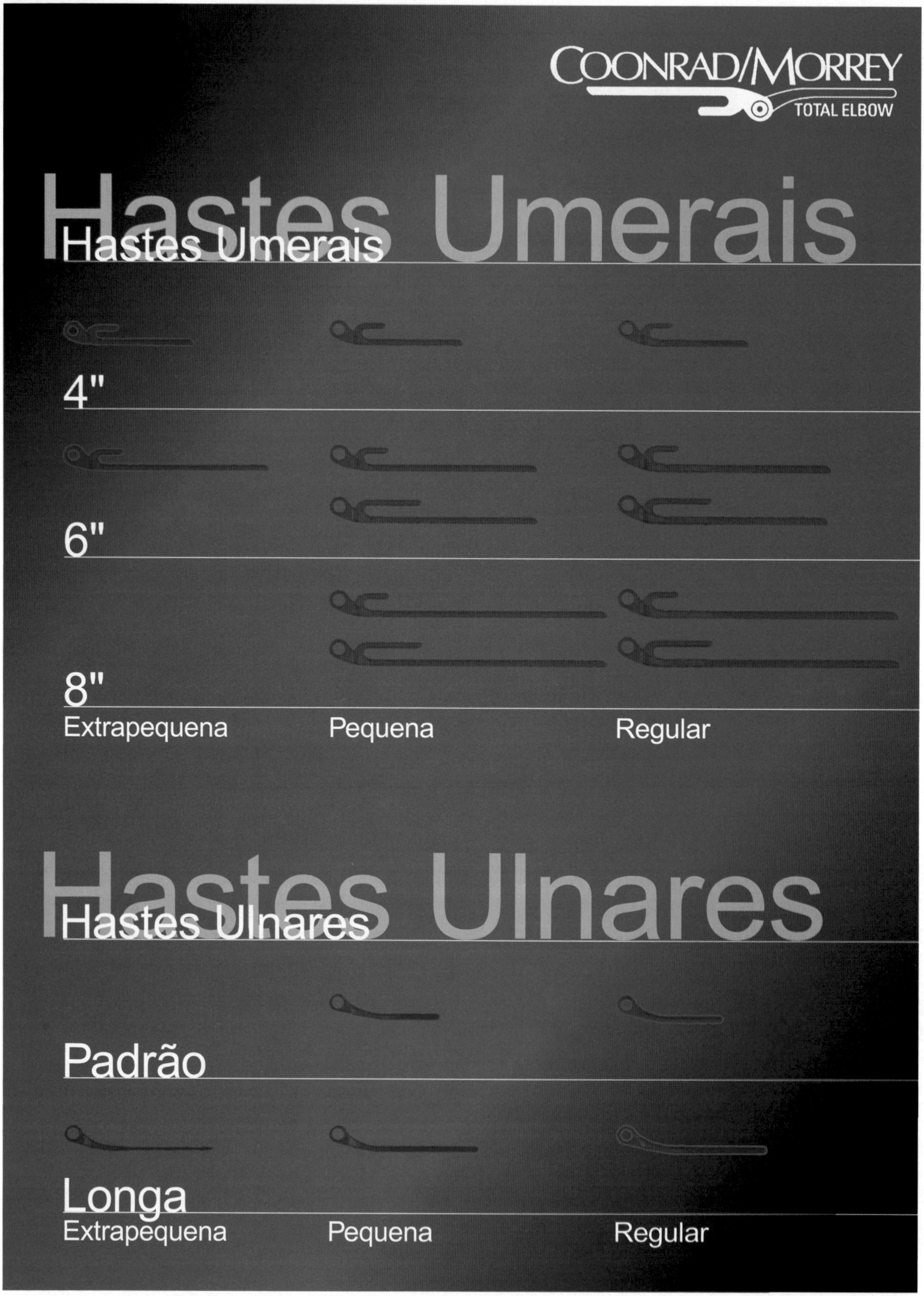

Figura 18-39. Três comprimentos e três dimensões de componentes umerais e dois comprimentos e três tamanhos de componentes ulnares estão disponíveis.

Existem diversas considerações técnicas para o tratamento do paciente com um cotovelo macroscopicamente instável, causado por pseudoartrose do úmero distal ou ressecção prévia.

Deixamos o tríceps preso, já que a ausência do úmero distal permite o pronto acesso ao canal umeral através da translação do segmento distal para a margem lateral do tríceps. Para as fraturas agudas e as pseudoartroses, inicialmente excisamos todos os fragmentos, ao mesmo tempo que mantemos o tríceps preso ao olécrano (Fig. 18-40) (2,7).

O úmero distal ressecado é transposto lateralmente, ficando prontamente acessível para a preparação (Fig. 18-41). A técnica mais difícil é a exposição da diáfise da ulna fixada ao tríceps. A ulna é preparada a partir da margem mais medial, protegendo o nervo ulnar. A etapa essencial (25% a 50%) é uma reflexão subperiostal da fixação do tríceps do tipo Mayo, permitindo a subluxação do tríceps e uma maior rotação da ulna (Fig. 18-42). A execução propriamente dita da artroplastia é bastante fácil, já que a ausência do úmero distal elimina a obstrução para a acoplagem do equipamento. Em virtude da extensão da dissecção habitual, recomendamos a liberação do torniquete para a execução da hemostasia, antes do fechamento. O fechamento inclui a reinserção da massa muscular flexora e extensora, conforme a possibilidade, às margens do tríceps com um fio n.º 0.

O tratamento pós-operatório já foi descrito anteriormente. Não existem preocupações em relação à cicatrização tecidual, de modo que o movimento é imediatamente permitido, conforme o tolerado.

Técnica: Articulação Fundida, Anquilosada (6,16)

Para a articulação fundida, anquilosada, a reflexão do tríceps do olécrano é essencial. Uma transecção agressiva da articulação ou a liberação das articulares devem ser conjugadas com a liberação da cápsula dos ligamentos colaterais *e* das fixações flexoras/extensoras ao úmero (Fig. 18-43). Etapas

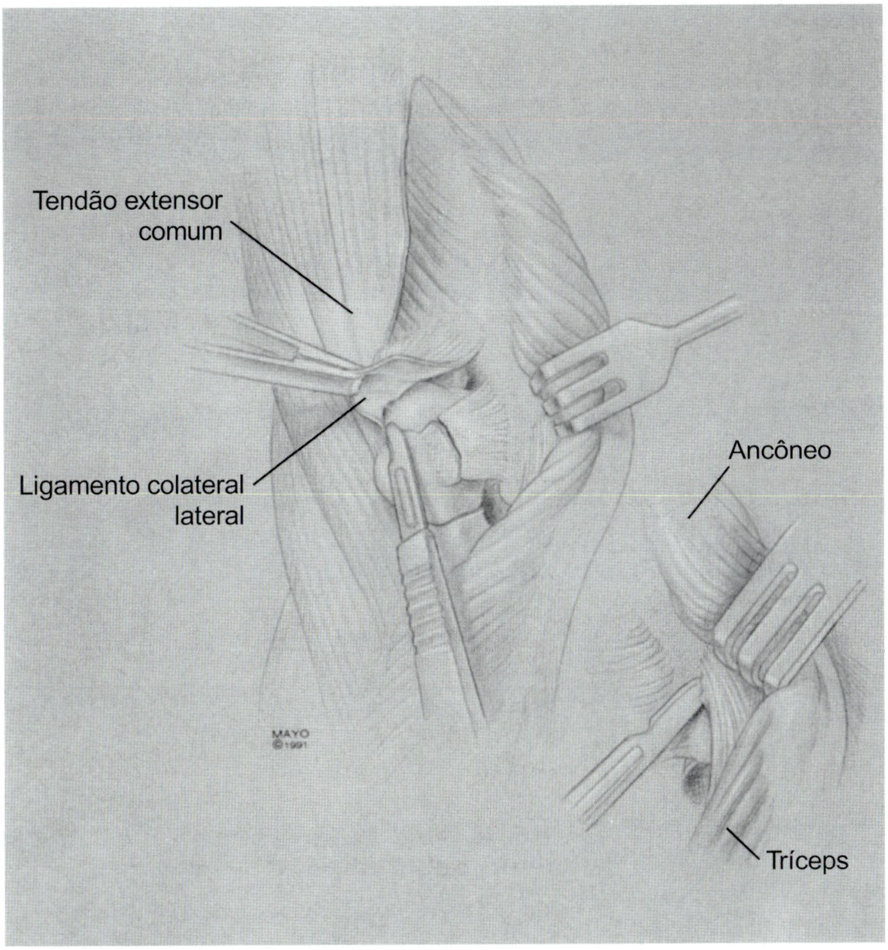

Figura 18-40. A pseudo-artrose umeral distal, ou uma fratura, é excisada, deixando o tríceps preso.

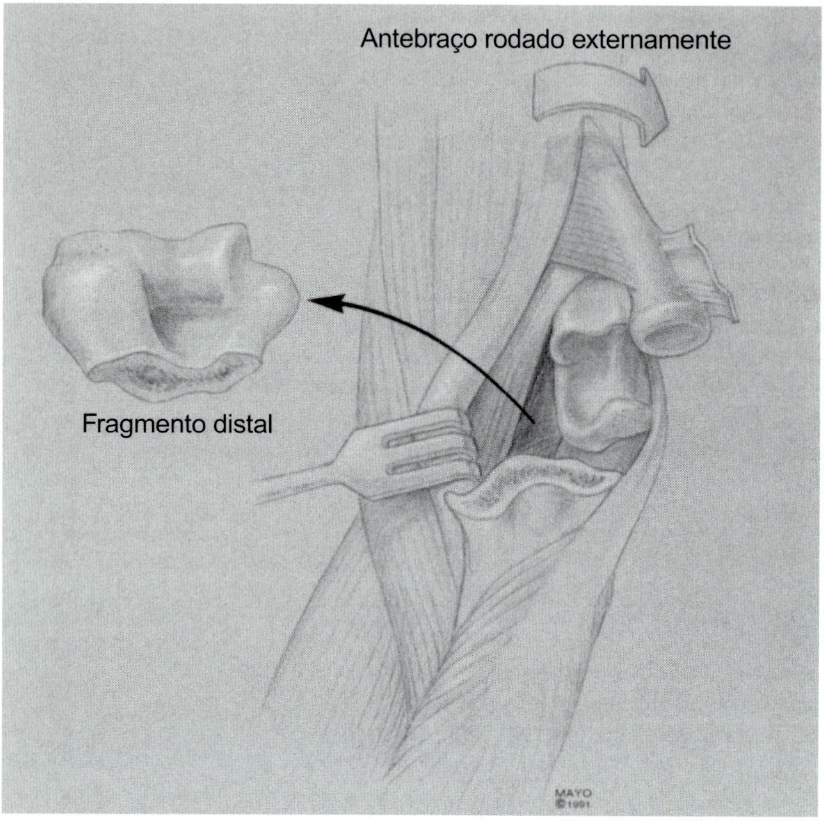

Figura 18-41. Exposição do úmero distal na margem lateral do tríceps.

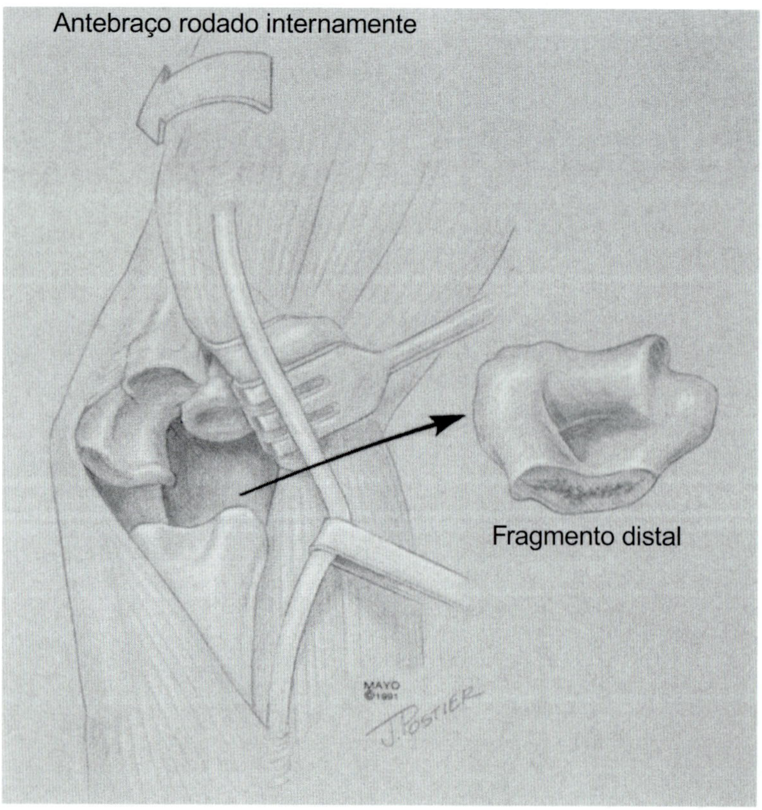

Figura 18-42. Exposição do úmero distal na face medial do tríceps.

adicionais para melhorar a extensão incluem uma colocação mais proximal do componente umeral (Fig. 18-44). Se esta for limitada por receio de fratura ou por uma coluna medial muito fina, o epicôndilo pode ser excisado. O aumento da profundidade de inserção do componente ulnar é limitado pelo coronóide, e uma colocação muito distal resulta na proeminência do olécrano. Depois que o implante for acoplado, a última consideração especial trata da fixação do tríceps. Se o tríceps é complacente, a reinserção não deve ser um problema e não irá limitar a flexão. Entretanto, se a reinserção anatômica não é possível sem restringir a flexão, realizamos um procedimento de desli-

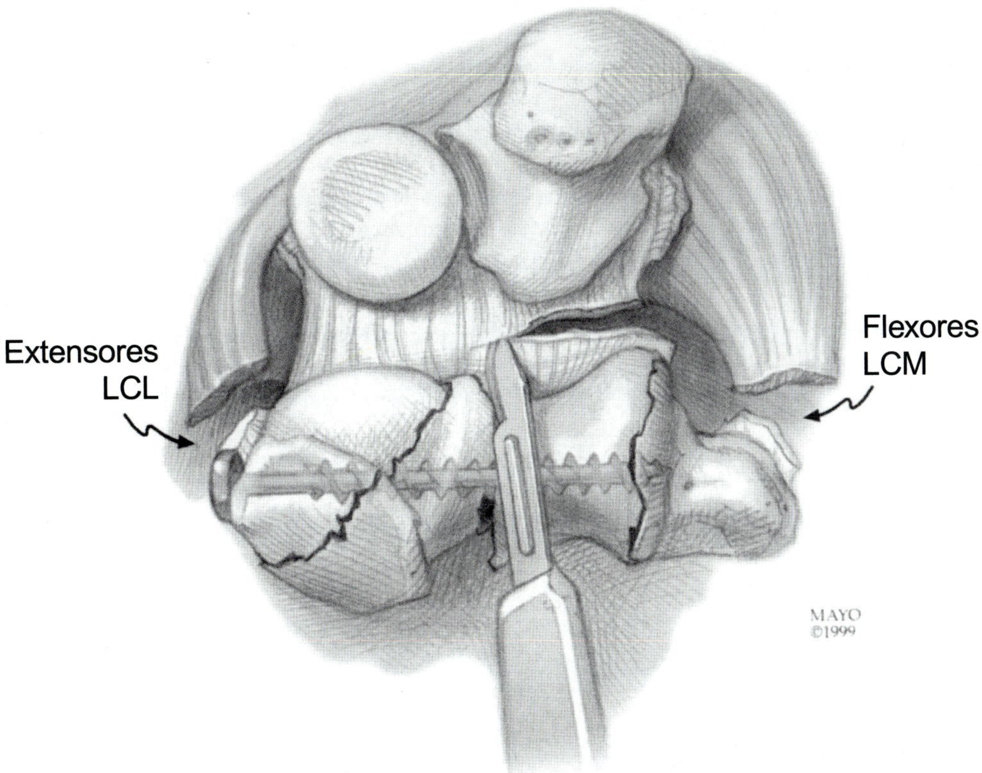

Figura 18-43. A agressiva liberação dos tecidos moles inclui a cápsula, ligamentos colaterais e as origens musculares flexora/extensora.

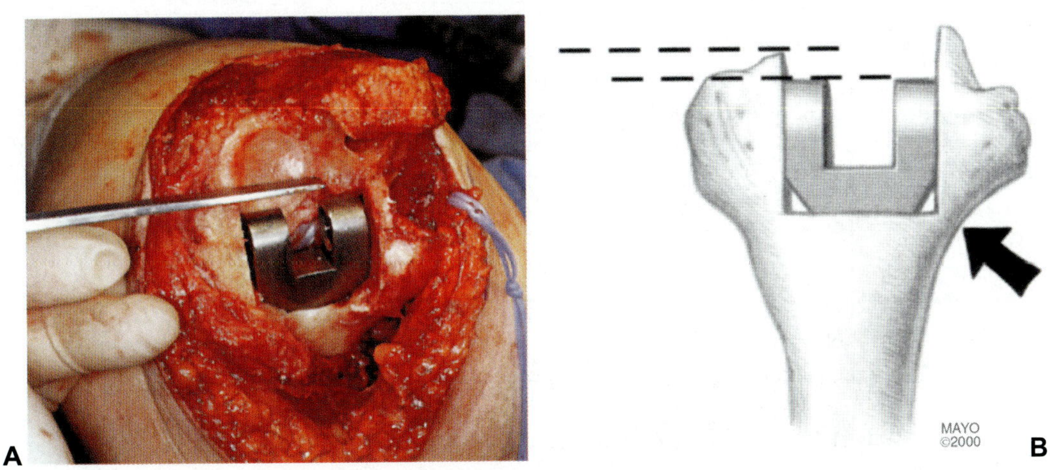

Figura 18-44. A, B: Nos casos de contratura fixa, o úmero é colocado em uma posição mais proximal. A integridade da coluna medial limita a profundidade da inserção. Entretanto, a experiência clínica indica que a integridade do epicôndilo medial não é essencial para a função do implante de modo eficaz.

zamento do ancôneo e reinserimos o complexo ancôneo-tríceps ao olécrano em 90° a 110°, conforme o apropriado, para permitir a flexão funcional sem um enfraquecimento excessivo da força de extensão.

RESULTADOS

Este implante semi-articulado foi inicialmente utilizado no final de 1981 e tem sido utilizado quase que exclusivamente pelo autor, desde então, com algumas poucas modificações. Este implante, Coonrad-Morrey foi utilizado em mais de 800 pacientes em nossa prática na clínica Mayo. As indicações mais comuns têm sido artrite reumatóide (39%), artrite pós-traumática (30%) e cirurgia de revisão de artroplastia total de cotovelo (24%). Os resultados para o espectro de indicações estão resumidos na Tabela 18-1. O resultado para artrite reumatóide é particularmente gratificante já que a sobrevida atualmente rivaliza com a da artroplastia de quadril, com 93% de sobrevida em 12,5 anos (3,9) (Fig. 18-45). Outros também relatam bons resultados iniciais com o conceito semi-articulado (4,14).

Tabela 18-1. Experiência da *Mayo Clinic* com a Artroplastia de Cotovelo Semi-Articulada para um Espectro de Condições

Diagnóstico	*Procedimento*	*Vigilância*	*Resultado satisfatório*	
			MEPS	*Subjetivo*
Reumatóide (3)	78	12,5	88	92
Artrite traumática (16)	41	6,5	86	91
Pseudoartrose umeral (7)	39	4,5	88	91
Fratura aguda (2)	21	5,0	87	92
Ressecção (15)	19	6,0	86	84
Anquilose (6)	14	5,3	66	78

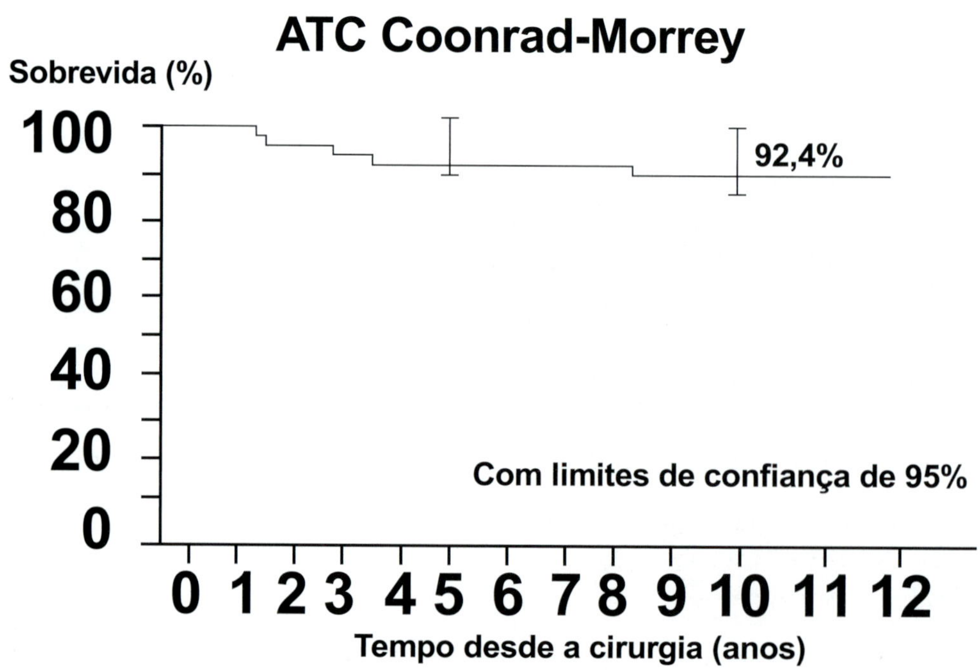

Figura 18-45. Curva de sobrevida de Kaplan-Meier, livre de revisão, de um grupo de 78 pacientes com artrite reumatóide, acompanhados por uma média de 12,5 anos.

Tabela 18-2. Tipo e Freqüência de Complicações após ATC Semi-Articulada

Tipo	*Freqüência (%)*
Epicôndilo fraturado	5
Infecção	3
Lise/revisão	2
Falência mecânica	
Desprendimento (acompanhamento 5–10 anos)	2
Fratura do componente	1,5
Lesão nervosa (parcial, permanente)	1
Cicatrização da ferida	1,5
Deficiência do tríceps	2

ATC: artroplastia total de cotovelo.

COMPLICAÇÕES

As complicações após a artroplastia do cotovelo geralmente são consideradas proibitivas (5,11) (Tabela 18-1). Atualmente, é bem conhecido que os implantes semi-articulados apresentam uma incidência mais baixa de desprendimento do que os modelos articulados mais rígidos do passado (4,9,12,14). Nossa experiência com o desprendimento era quase inexistente (9), até recentemente. Nos últimos cinco anos, uma incidência aumentada de osteólise ulnar desencadeou a troca da cobertura do polimetilmetacrilato (PMMA) para uma superfície de *spray* de plasma para o componente ulnar. O tratamento para os implantes soltos ou instáveis é feito por meio da revisão/reimplantação, se possível, e é discutido no Capítulo 19.

A falha mecânica é um problema incomum na maioria das artroplastias de cotovelo. Observamos 10 fraturas de componentes: oito componentes da ulna e dois umerais nos últimos dez anos (1,3%). Em dois casos, o paciente sofreu uma lesão significativa ou estava utilizando o cotovelo de modo agressivo como com o levantamento de sacos de alimentos de 100 libras. O reimplante foi bem sucedido em todos os pacientes até a presente data (16).

A lesão do nervo ulnar é uma complicação bem conhecida da artroplastia total de cotovelo, citada na literatura como uma complicação com incidência de 2% a 26% (8), com variação de cerca de 5% (2,11). Nossa experiência pessoal é uma incidência de 0,5% de pacientes com deficiência motora e menos de 3% com parestesias permanentes. Em nossa opinião, esta complicação é diminuída com a exposição e proteção do nervo ulnar.

A deficiência do tríceps necessitou de uma nova cirurgia em 1,3% dos casos. A reinserção é bem sucedida em 50%, seja com a mesma técnica utilizada no procedimento primário ou com uma reconstrução rotacional com o ancôneo (veja Capítulo 11). Uma fraqueza notável do tríceps foi observada em menos de 10% dos pacientes.

Apesar de a cicatrização da ferida ser um problema muito encontrado no início da experiência com a artroplastia total de cotovelo, em nossa experiência pessoal, a incidência atual é de cerca de 1%. Nos últimos dez anos, houve cinco problemas significativos de feridas entre 300 procedimentos.

Em pacientes com ossos muito finos, como os pacientes com artrite reumatóide, a fratura da coluna supracondilar medial não é incomum e não é considerada como um evento significativo. Esta complicação ocorreu em aproximadamente 5% de nossos pacientes. Se a coluna é extremamente fina, simplesmente excisamos o fragmento. Caso contrário, o fragmento é preso ao implante com um fio de Mersilene n.º 5. Não alteramos nosso curso pós-operatório em virtude desta ocorrência, já que nenhum evento adverso foi observado até os dias de hoje.

CASOS ILUSTRATIVOS

Um paciente de 57 anos de idade com artrite reumatóide grave grau IV do cotovelo (Fig. 18-46) foi tratado com artroplastia total de cotovelo semi-articulada. O implante de Coonrad modificado por Mayo foi escolhido pela estabilidade e pelos resultados favoráveis a longo prazo (Fig. 18-47). Após cinco anos, o paciente estava livre de dores, apresentava um arco de movimento de 25° a 135° e não demonstrou evidências de desprendimento (Fig. 18-48).

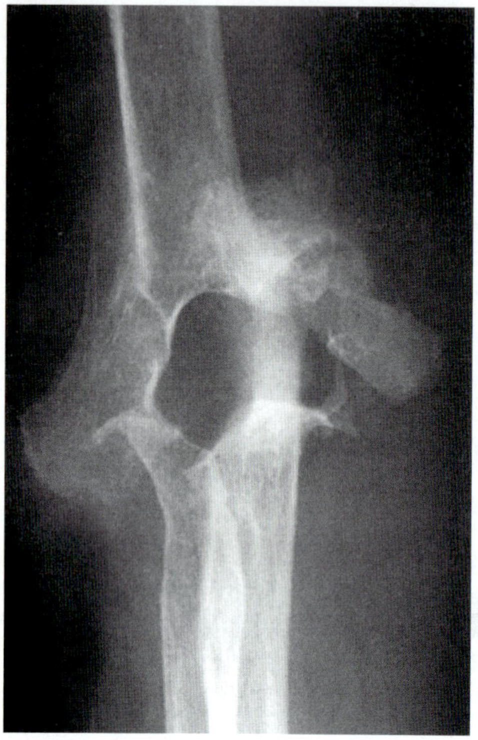

Figura 18-46. Artrite reumatóide grave, com alterações radiológicas grau IV (distribuição arquitetônica grave).

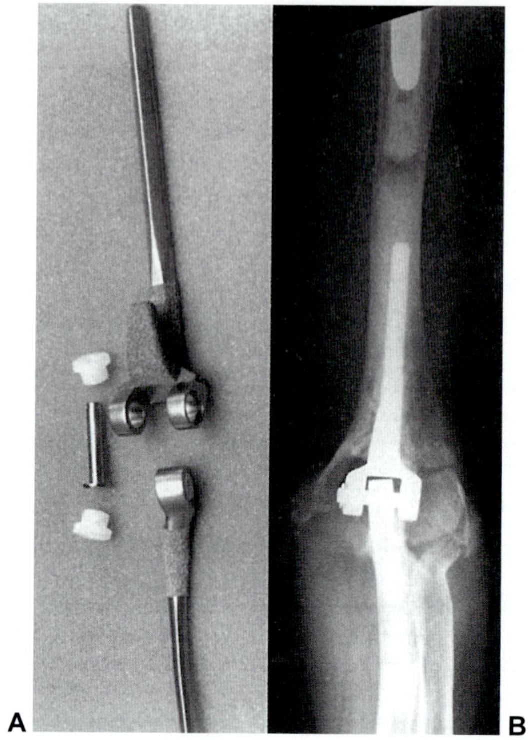

Figura 18-47. Após a colocação de um implante Coonrad modificado por Mayo (**A**), uma interface de cimento estável é observada (**B**).

Uma mulher de 72 anos de idade apresentava uma pseudoartrose do úmero distal (Fig. 18-49A). Quatro anos após a artroplastia, ela apresentava um cotovelo totalmente funcional e considerava a articulação "normal" (Fig. 18-49B).

Uma paciente de 28 anos de idade que apresentava fusão pós-traumática, com um osso de antebraço e déficit neurológico, foi encaminhada a nosso serviço (Fig. 18-50). Dezesseis anos após a cirurgia, ela apresentava uma flexão de 49° a 100° e não relatava dor (Fig. 18-50B).

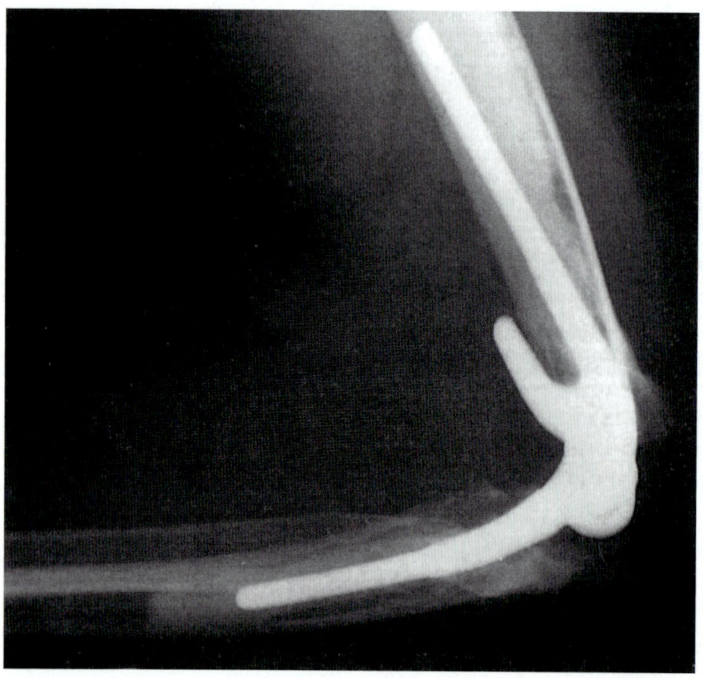

Figura 18-48. Após cinco anos, não ocorreu o desprendimento, o enxerto ósseo amadureceu, e uma função praticamente normal foi restaurada.

A 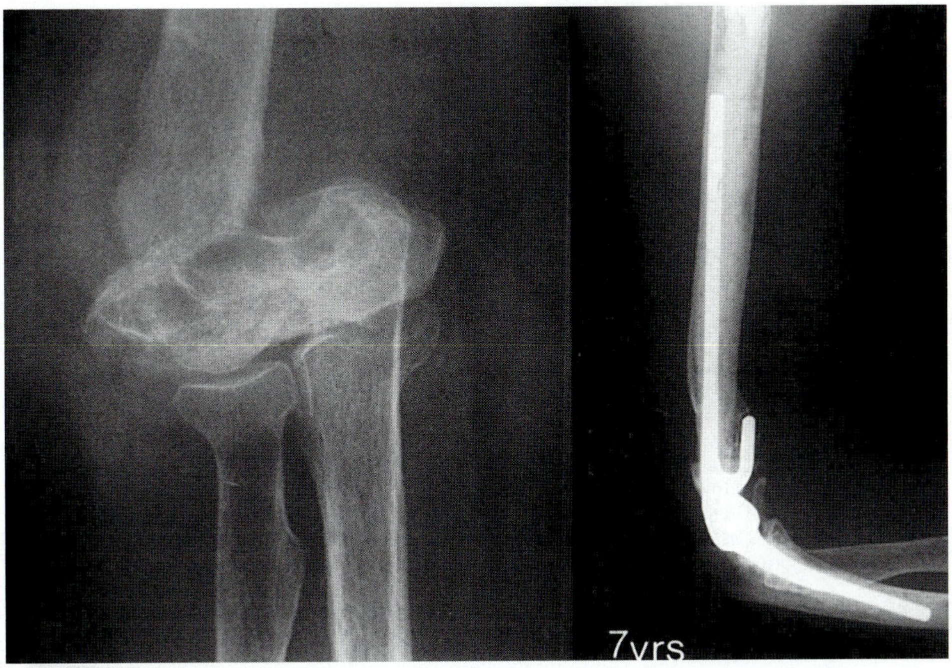 B

Figura 18-49. Paciente com pseudoartrose distal do úmero com dois anos de duração (**A**). Uma função excelente persiste quatro anos após a artroplastia (**B**).

A 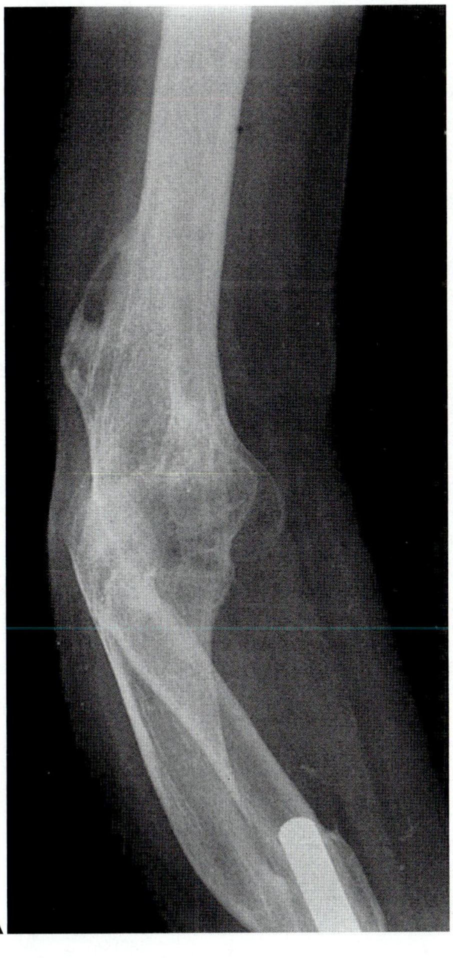

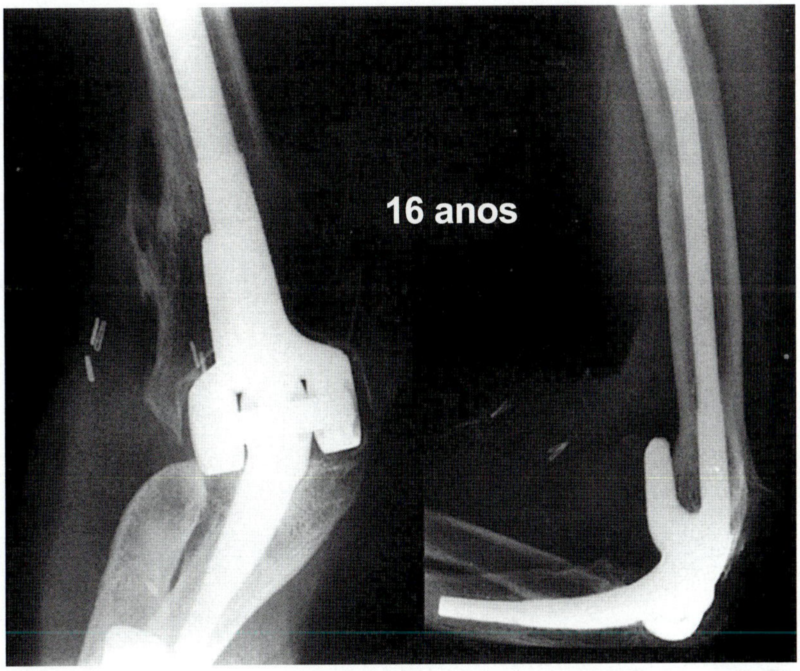 B

Figura 18-50. Deformidade grave, cotovelo espontaneamente fundido e antebraço com um osso (**A**). O paciente continua com uma boa função 16 anos após a artroplastia (**B**).

LEITURAS RECOMENDADAS

1. Bryan RS, Morrey BF. Extensive posterior exposure of the elbow. A triceps-sparing approach. *Clin Orthop* 1982;166:188.
2. Cobb TK, Morrey BF. Total-elbow arthroplasty as primary treatment for distal humeral fracture in elderly patients. *J Bone Joint Surg* 1997;79A:826–832.
3. Gill DRJ, Morrey BF. The Coonrad-Morrey total elbow arthroplasty in patients who have rheumatoid arthritis: a ten to fifteen year follow-up study. *J Bone Joint Surg* 1998;80A:1327–1335.
4. Gschwend N, Loehr J, Ivosevic-Radovanovic D, et al. Semiconstrained elbow prostheses with special reference to the GSB III prosthesis. *Clin Orthop* 1988;232:104.
5. Gschwend N, Simmen BR, Matejovsky Z. Late complications in elbow arthroplasty. *J Shoulder Elbow Surg* 1996;5:86.
6. Mansat P, Morrey BF, Adams RA. Semiconstrained elbow replacement for gross ankylosis of the elbow. *J Bone Joint Surg* 2000;82A:1261–1268.
7. Morrey BF, Adams RA. Semiconstrained joint replacement arthroplasty for distal humeral nonunion. *J Bone Joint Surg* 1995;77B:67–72.
8. Morrey BF. Complications of total elbow arthroplasty. In: Morrey BF, ed. *The elbow and its disorders,* 3rd ed. Philadelphia: WB-Saunders; 2000.
9. Morrey BF, Adams RA. Semiconstrained elbow replacement for rheumatoid arthritis. *J Bone Joint Surg* 1992;74A:479.
10. Morrey BF, Adams RA, Bryan RS. Total replacement for post-traumatic arthritis of the elbow. *J Bone Joint Surg* 1991;73B:607.
11. Morrey BF, Bryan RS. Complications after total elbow arthroplasty. *Clin Orthop* 1982;170:202.
12. Morrey BF, Bryan RS, Dobyns JH, et al. Total elbow arthroplasty: a five-year experience at the Mayo Clinic. *J Bone Joint Surg* 1981;63A:1050.
13. O'Driscoll S, An K, Morrey BF. The kinematics of elbow semiconstrained joint replacement. *J Bone Joint Surg* 1992;74B:297.
14. Pritchard RW. Long-term follow-up study: semiconstrained elbow prosthesis. *Orthopedics* 1981;4:151.
15. Ramsey ML, Adams RA, Morrey BF. Instability of the elbow treated with semi-constrained total elbow arthroplasty. *J Bone Joint Surg* 1999;81A:38–47.
16. Schneeberger AG, Adams R, Morrey BF. Semiconstrained total elbow replacement for the treatment of posttraumatic arthritis and dysfunction. *J Bone Joint Surg* 1997;79A:1211–1222.

19

Revisão da Artroplastia Total de Cotovelo

Bernard F. Morrey

Existem diversas considerações quando se realiza a salvação de uma cirurgia de artroplastia total de cotovelo malsucedida (2,6,9,10,11,14). Entre estas, o reimplante com um material semi-articulado gera um resultado mais previsível e claramente é o tratamento preferencial na experiência do autor. Entretanto, os resultados desta opção dependem da técnica e do modelo do implante (3,4,13).

INDICAÇÕES/CONTRA-INDICAÇÕES

Nas seguintes situações a revisão está indicada:

1. Uma prótese de cotovelo solta e dolorosa deve ser revisada.
2. Os pacientes com uma artroplastia total de cotovelo indolor, mas completamente solta, seja do componente ulnar ou o umeral, devem ser acompanhados com cuidado. Muitos destes pacientes podem não apresentar dor, mas a reabsorção progressiva causada pelos detritos ou a reabsorção mecânica podem ser extremas e enfraquecer o osso, predispondo-o à fraturas. A intervenção e a revisão obviamente são indicadas antes que isso ocorra.
3. Evidência de sepse articular demanda uma atenção cirúrgica imediata. A ressecção é recomendada se o organismo é gram-negativo, se o organismo é resistente à antibióticos e/ou nos processos crônicos. O desbridamento pode ser realizado nas infecções agudas com um organismo menos virulento (15).
4. Fratura periprotética com implante solto.
5. Instabilidade macroscópica da articulação.
6. Neuropatia ulnar progressiva, causada por alterações associadas à falha de cirurgias anteriores justifica a reoperação para a correção de ambas as condições.

   As contra-indicações para a artroplastia de revisão são as seguintes:

1. Um implante solto, mas com pouca dor e sem evidências de progressão ou de evidências radiológicas de reabsorção óssea. Entretanto, deve-se acompanhar cuidadosamente os pacientes com implantes soltos, para assegurar que a progressão não está ocorrendo. Se o paciente

B.F. Morrey, M.D.: Mayo Medical School and Department of Orthopaedics, Mayo Clinic and Mayo Foundation, Rochester, Minnesota.

não for acompanhado, pode haver uma reabsorção significativa, levando a fraturas patológicas, tornando a revisão muito difícil.

2. Sepse aguda ou subaguda é uma contra-indicação absoluta ao reimplante. A reoperação para o desbridamento e ressecção é o tratamento preferencial (15).
3. Co-morbidades debilitantes crônicas e graves podem ser o motivo para uma não-revisão de um implante solto.

PLANEJAMENTO PRÉ-OPERATÓRIO

Nenhuma técnica especial de imagens é utilizada ou é útil. Entretanto, de uma perspectiva técnica, é importante se ter ciência da localização da ponta do implante em relação ao canal intramedular e cortical, já que isto faz com que se evite a penetração da cortical e possíveis fraturas. Radiografias ântero-posterior e lateral simples do úmero e da ulna, geralmente feitas no mesmo filme, proporcionam esta informação de modo adequado. A precaução destina-se à visibilidade de uma quantidade suficiente de osso proximal e distal em ambos os planos.

Material de Implante

Ao contrário de várias condições de revisão (3), na nossa prática, complicados implantes feitos sob medida não são necessários para a substituição do componente umeral. Desde 1981, o implante utilizado na *Mayo Clinic* é o Coonrad-Morrey (Zimmer, Warsaw, ID) com uma aleta anterior que permite a fixação na cortical óssea anterior. Quando o enxerto de osso amadurece, a aleta diminui a probabilidade de que forças posteriores e torques rotatórios desprendam o equipamento. Um material com aleta maior já está disponível para o propósito específico de gerar uma maior fixação umeral no paciente com um osso umeral distal comprometido. A aleta maior também permite uma maior flexibilidade quando se faz uma revisão de pacientes com deficiência óssea do úmero distal significativa. Esta técnica pode ser utilizada com os enxertos de apoio, em condições em que seja necessária, e será discutida adiante.

A articulação é semi-articulada, permitindo 7° a 10° de lassidão. O material está disponível em comprimentos de 10 cm, 15 cm e 20 cm com opções de componentes umerais pequeno ou padrão. Um implante extrapequeno de 10 cm também está disponível (Fig. 19-1). O implante de 20 cm tem comprimento suficiente para todas as condições encontradas até os dias de hoje.

No lado ulnar, também existe a necessidade de flexibilidade. Canais extremamente pequenos necessitam de um implante extrapequeno. O implante de diâmetro pequeno também está disponível em um comprimento estendido, para passar por fraturas de olécrano, áreas de alteração vascular ou segmentos líticos, causados pelo desprendimento ou pelo desgaste (Fig. 19-2). Uma avaliação cuidadosa das radiografias antes da cirurgia, para determinar a necessidade de cada um destes implantes especiais, é importante, de modo que a prótese adequada esteja disponível caso o cirurgião necessite.

Enxerto Ósseo

Além do implante, a segunda consideração do planejamento pré-operatório é a disponibilidade de um estoque ósseo adequado. No procedimento primário, existia uma quantidade suficiente de osso para acomodar a aleta. Entretanto, nos procedimentos de revisão este não é o caso. Existem três tipos de enxerto ósseo que podem ser necessários no procedimento de revisão:

1. Um *enxerto corticoesponjoso de 1,5 × 2 cm*. Isto é o suficiente para ser colocado atrás da aleta se o reimplante for possível com um material-padrão com aleta e se a qualidade do osso permitir.
2. *Impacção esponjosa*. Da mesma forma utilizada no quadril (5,13) para os defeitos líticos, osso esponjoso autólogo é utilizado em um modo de impacção. O volume requerido pode necessitar de material de aloenxerto.
3. *Enxerto de apoio*. Para as fraturas periprotéticas e extrema deficiência óssea, os apoios de aloenxerto são utilizados. Estas características de reconstrução são discutidas com o paciente antes da cirurgia, conforme o apropriado.

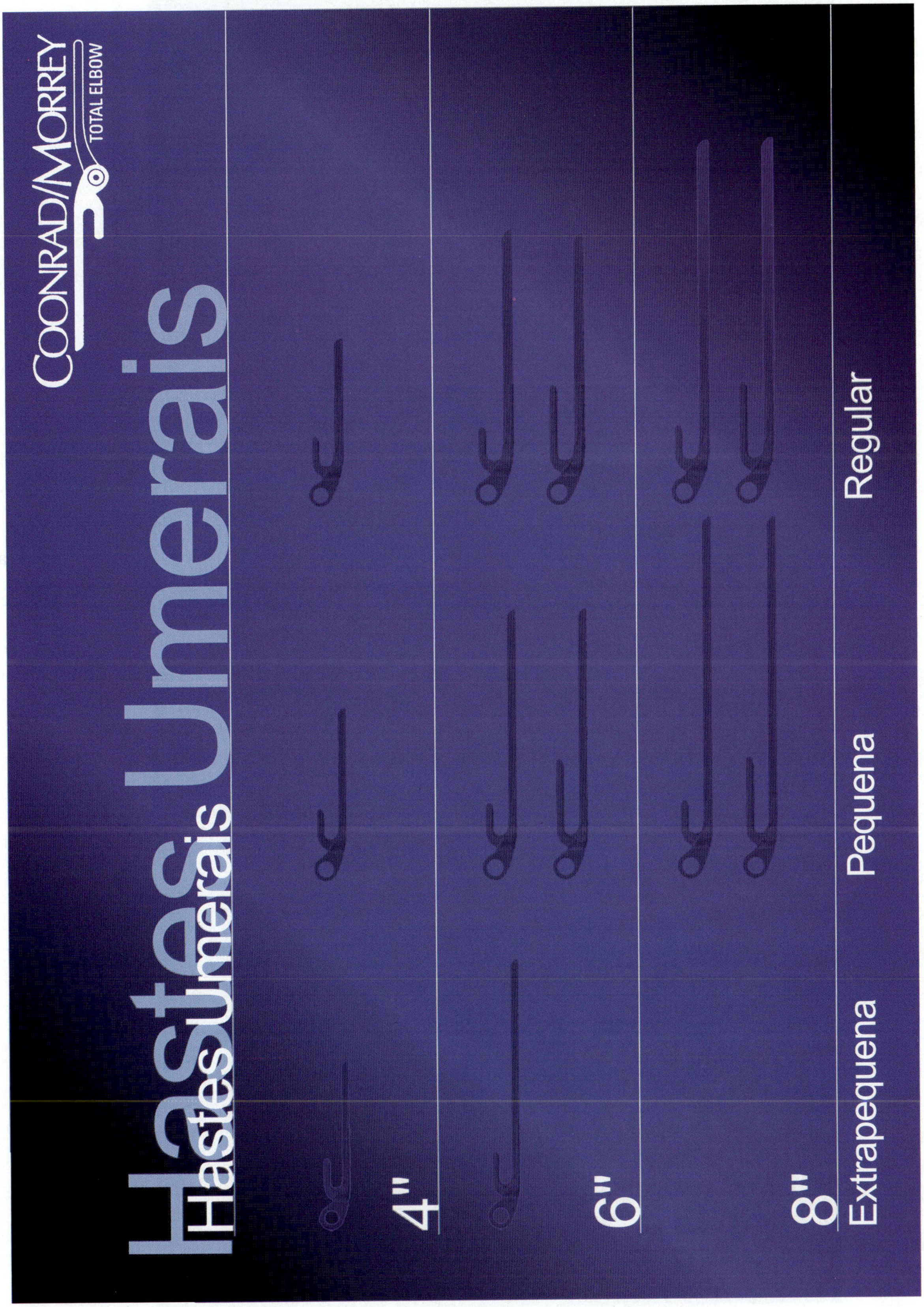

Figura 19-1. O sistema-padrão inclui implantes umerais de 10 cm, 15 cm e 20 cm de comprimento, com a disponibilidade de tamanhos padrão e pequeno. Aletas estendidas disponíveis em comprimentos de 15 cm e 20 cm.

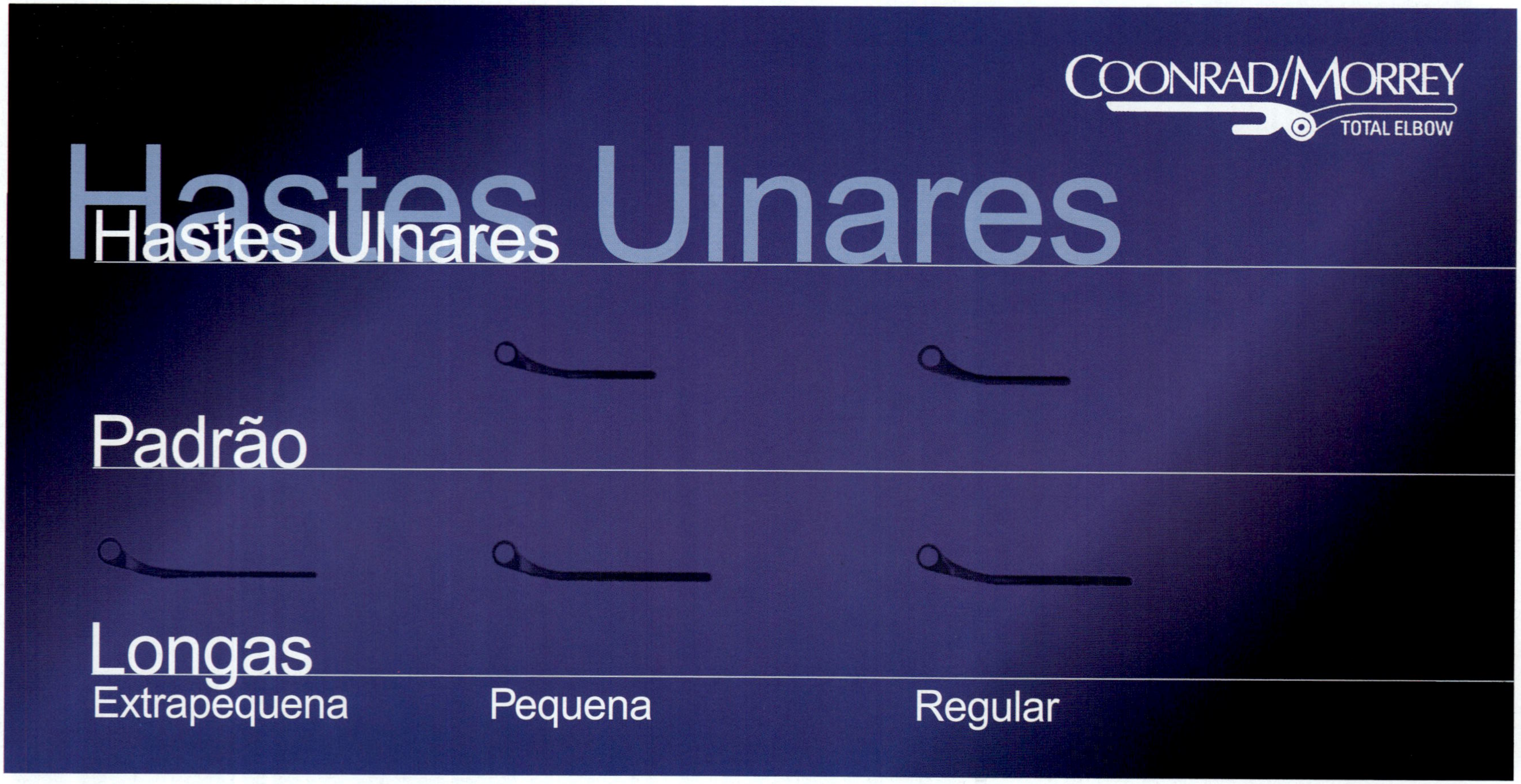

Figura 19-2. Os componentes ulnares de tamanho pequeno e padrão estão disponíveis para as revisões rotineiras do componente ulnar. Se o implante anterior estiver associado a uma fratura, ou a ponta do implante tiver de ser ultrapassada, diversos componentes mais longos estão disponíveis.

Sistemas de Introdução de Cimento

Uma terceira consideração é um sistema adequado de liberação do cimento. Se um equipamento de haste longa for utilizado, um sistema de injeção para introdução do cimento por todo o curso do implante de 20 cm é necessário. Na maioria dos casos, o cimento deve ser misturado rapidamente e injetado no estágio menos viscoso, para que haja um fluxo adequado através da embocadura na direção do canal umeral. Se uma técnica de impacção esponjosa for realizada, a disponibilidade de tubos e embocaduras de tamanhos apropriados é necessária (veja adiante).

Nervo Ulnar

Em pacientes que apresentem uma lesão anterior ou procedimentos cirúrgicos ou nos pacientes com deficiências neurológicas, a exploração de um nervo necessita da presença de um estimulador nervoso e de um sistema de ampliação. Uma história e exame físico cuidadosos, para determinar se o nervo foi transferido no passado e o estado atual do nervo ulnar, são essenciais antes da revisão. Especificamente, a palpação deve tentar descobrir se o problema é proximal ou distal à articulação.

Extração do Cimento

Se o implante está quebrado, a revisão exigirá a remoção do cimento, que pode estar rigidamente fixado. A disponibilidade de uma broca de osso de alta velocidade e de haste longa, e um sistema de remoção de cimento ultra-sônico, são extremamente úteis. É importante tanto a exposição como a proteção do nervo radial durante a remoção do cimento umeral ou pelo menos sua palpação e proteção contra a laceração ou lesão durante a cirurgia.

Remoção do Componente

Nos implantes que estão bem fixados, observe o modelo da articulação ou entre em contato com o fabricante, para a determinação do método de remoção deste implante. Em alguns modelos, é necessária a utilização de instrumentos específicos para a desarticulação do equipamento.

Uma observação especial deve ser feita sobre a falha, ou não, de ambos os componentes. Se um componente está solidamente fixado, uma consideração sobre a manutenção do componente bem fixado é apropriada. Geralmente, isto é determinado na cirurgia, mas a disponibilidade de um componente umeral ou ulnar que se combine com o componente que será mantido deve ser avaliada antes do procedimento.

CIRURGIA

Desde a primeira edição deste texto, o tema da cirurgia de revisão vem se tornando mais claramente compreendido e mais facilmente abordado. Existem três estratégias básicas de revisão que são aplicadas em função da patologia específica (Tabela 19-1). Neste capítulo, iremos detalhar o tratamento de revisão pela remoção/reimplantação, as características do tratamento com enxerto de apoio e a enxertia de impacção com osso esponjoso.

Técnica: Remoção/Reimplante

O paciente é colocado em decúbito dorsal. O braço é preparado, os campos cirúrgicos são colocados deixando o membro livre, e o braço é passado por sobre o tórax (Fig. 19-3). Geralmente, utilizamos um torniquete de Esmarch, para assegurar uma exposição proximal máxima do braço, se esta for necessária. A dissecação é levada em uma direção o mais proximal necessário ou até o limite dos campos cirúrgicos ou do torniquete. A dissecação é levada até o tríceps. Nas reoperações, preferimos fixar a pele para assegurar que os retalhos subcutâneos medial e lateral tenham o máximo de espessura possível, de modo a evitar uma lesão "em casa de botão" na pele. O nervo ulnar é identificado na face medial do tríceps o mais proximalmente necessário (Fig. 19-4). Mesmo que o nervo tenha sido movido, identificamos a estrutura proximalmente e nos asseguramos sobre a posição e localização do nervo translocado. Se ele não foi translocado, isolamos o nervo e fazemos sua dissecação até seu primeiro ramo motor. Alguma vezes, isto pode ser bastante difícil. Se uma densa cicatriz ou deformidade estiver presente, lentes de aumento e possivelmente um estimulador de nervo são utilizadas.

Como a exposição da diáfise da ulna é necessária para a maioria das revisões ulnares, refletimos o tríceps da ponta do olécrano, em continuidade com a fáscia do antebraço, da mesma forma

Tabela 19-1. Complicações após 40 Procedimentos de Revisão

Neuropatia	2
Nervo radial	1
Nervo ulnar	1
Ferida	2
Tríceps	1
Fratura do implante	1
Infecção	0
Desprendimento	0
Total	6 (15%)

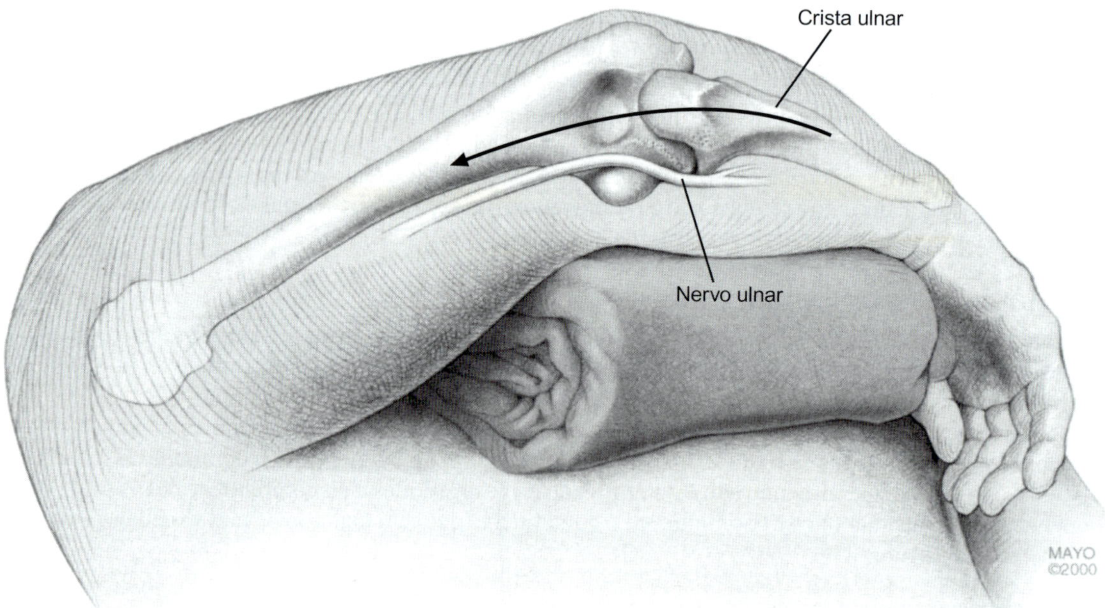

Figura 19-3. Da mesma forma utilizada para os casos primários, o paciente é colocado em decúbito dorsal, com o braço livre de campos cirúrgicos e passado por sobre o tórax. As pontas do olécrano e do epicôndilo medial são marcadas.

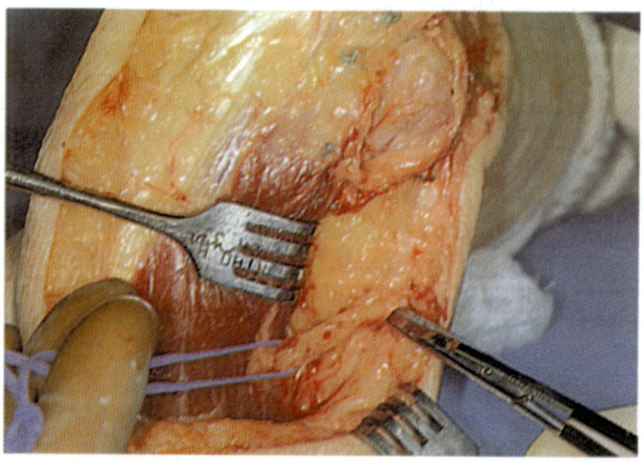

Figura 19-4. A face medial do tríceps é identificada, e o nervo ulnar é isolado. Esta etapa pode ser muito fácil ou extremamente difícil, dependendo da cirurgia anterior.

utilizada para o procedimento primário (Fig. 19-5) (1). Depois que o tríceps for adequadamente removido para expor a ulna e as faces medial e lateral do úmero, em quase todos os casos de revisão ulnar, realizamos uma exposição subperiostal extensa da ulna, até uma posição além da ponta do implante que será revisado. O osso condilar anterior é removido, se isso for necessário para a desarticulação dos componentes. Este é o caso para os implantes de Coonrad-Morrey (Fig 19-6). O equipamento é desarticulado, e, se a ulna está sendo revisada, o componente geralmente está solto e é facilmente removido (Fig. 19-7). A exposição do bordo subcutâneo da ulna permite a palpação da cortical muito fina, o que ajuda a tornar mínima a probabilidade de penetração ou de fratura no momento da preparação da revisão (Fig. 19-8). Uma limpeza meticulosa do canal medular é necessária. Se uma reação de corpo estranho tiver ocorrido, a osteólise é comum. A membrana contendo detritos é completamente removida (Fig. 19-9). O cimento é removido com um osteótomo. A sonda de ultra-som também pode ser utilizada para a limpeza do canal; se o cimento permanece bem fixa, ele é mantido intacto e o canal é expandido para permitir a reinserção de outro componente. Esta expansão geralmente é feita com uma broca óssea simples de haste longa (Fig. 19-10).

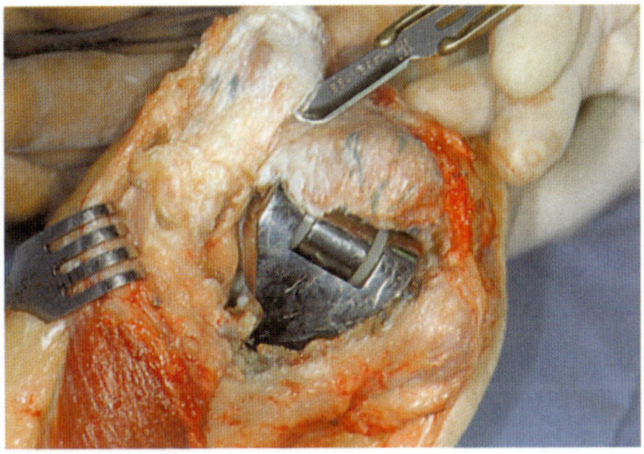

Figura 19-5. O mecanismo extensor é novamente refletido da ponta do olécrano. Os restos de fios não absorvíveis são observados. O mecanismo é refletido até uma posição além da coluna lateral, para uma exposição adequada.

A

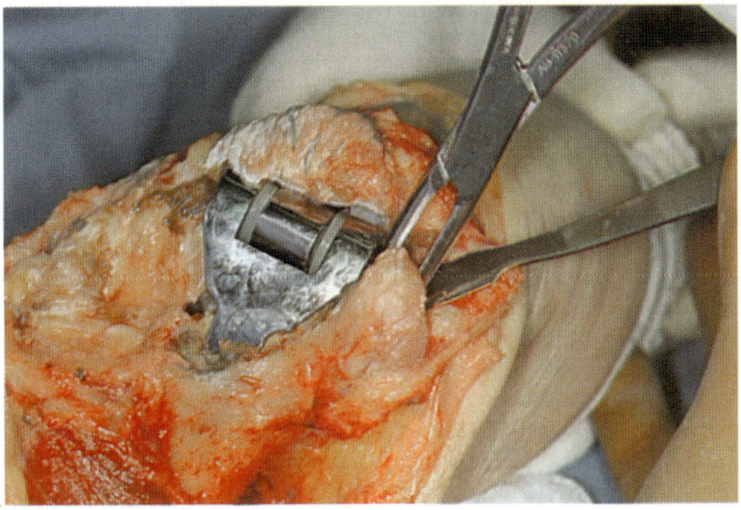

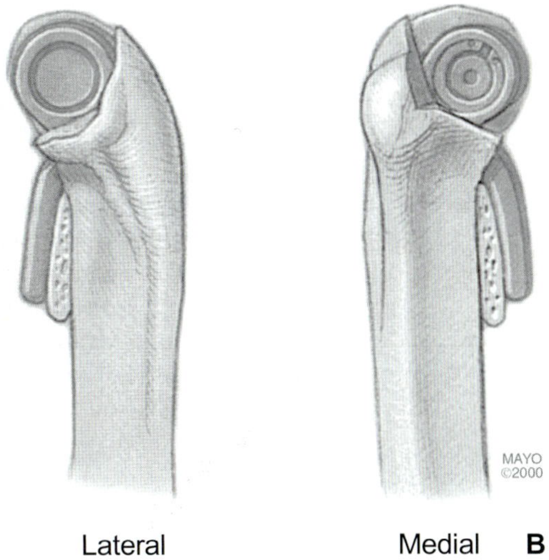

Lateral Medial B

Figura 19-6. Os epicôndilos medial e lateral são mantidos intactos (**A**). Se um implante de Coonrad-Morrey está sendo revisado, uma pequena quantidade de osso removida da face anterior da tróclea ou capitélio é tudo que se necessita para permitir a desarticulação do equipamento (**B**).

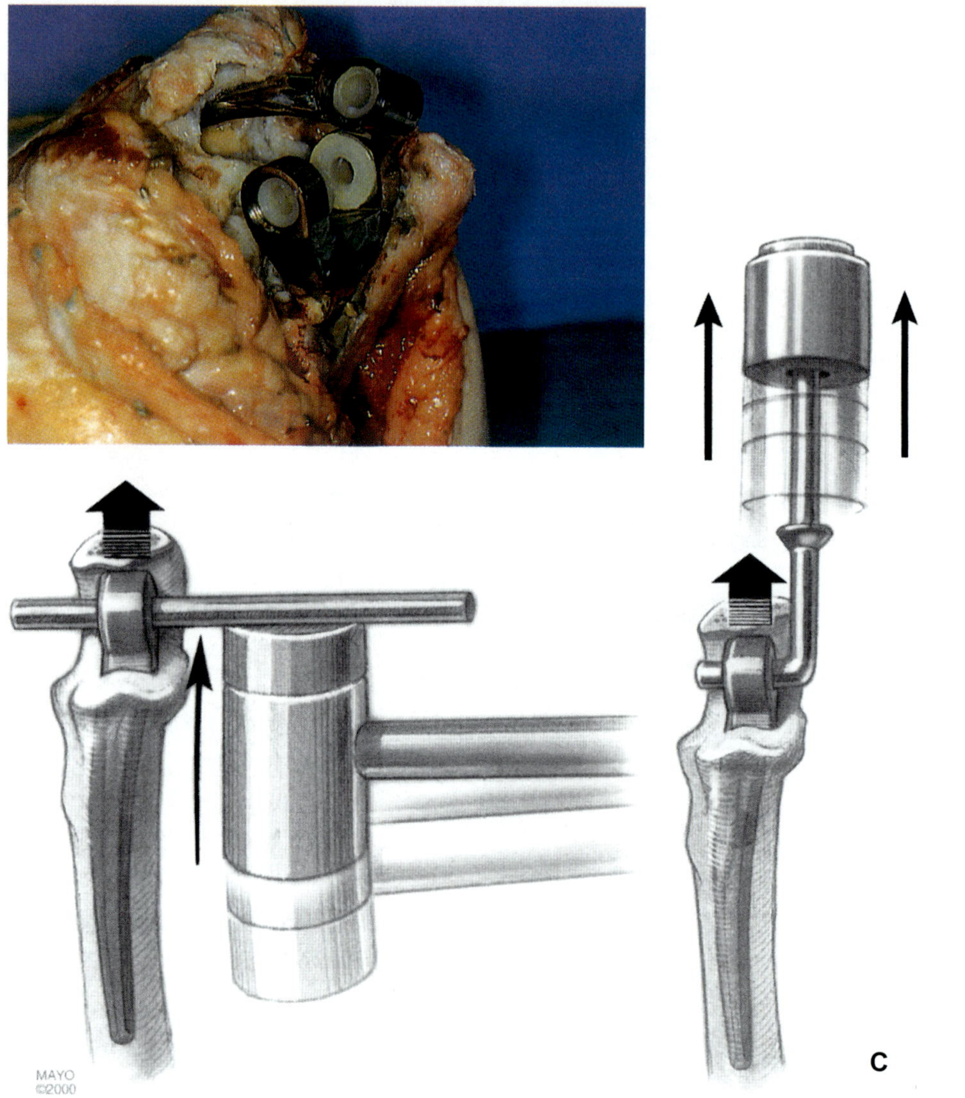

Figura 19-7. O componente ulnar pode estar bastante solto e ser facilmente removido (**A**). Caso contrário, um impactor reto é passado pela articulação, e o implante é solto com golpes diretos (**B**), ou um sistema de componente femoral modificado é utilizado (**C**).

O canal medular também pode ser limpo e preparado com uma fresa flexível. Fresas especiais canuladas e flexíveis de 4,5 mm a 7 mm estão disponíveis para este propósito (Fig. 19-11). Se o canal sofreu um afinamento excessivo ou se existem preocupações sobre a probabilidade de penetração do canal, uma radiografia feita com o instrumento passado pelo canal medular pode ser obtida, para assegurar sua localização dentro do canal. A penetração permite o extravasamento do cimento, causa uma diminuição da compressão efetiva, aumenta a possibilidade de uma fratura por estresse e pode causar dano mecânico ou térmico ao nervo (Fig. 19-12). Se tiver ocorrido um dano moderado ao osso, um componente de haste mais longa é utilizado, para ultrapassar o osso de má qualidade da ulna proximal. Se o osso tem qualidade insuficiente para "segurar" o cimento, uma técnica de enxertia com impacção é utilizada (veja adiante). Após uma inserção de teste, o canal é preenchido com cimento e o implante é inserido até a profundidade certa (Fig. 19-13). A profundidade de inserção é a recomendada para o implante primário; ou seja, o centro de rotação está posicionado no meio da incisura sigmóide maior. O tríceps é, então, reinserido, da mesma forma utilizada para o procedimento primário. Orifícios perfurados em uma orientação cruzada e um orifício transversal são feitos na ulna proximal (Fig. 19-14). Um fio não absorvível é utilizado para reinserir o tríceps. A agulha entra na ulna da posição distal para a proximal, começando no lado da reflexão, nes-

A

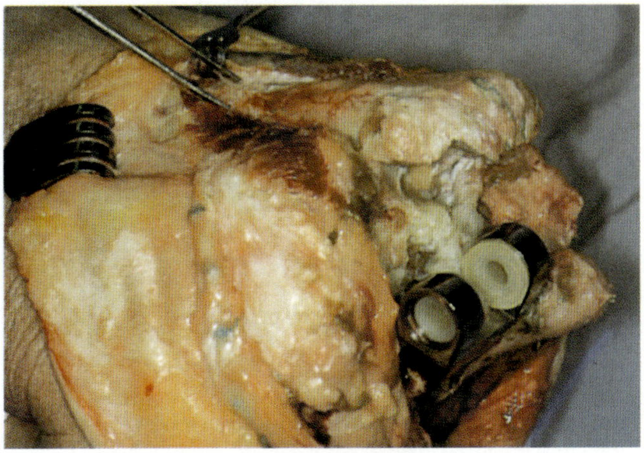

Figura 19-8. A, B: O bordo subcutâneo proximal da ulna é identificado, para evitar uma penetração cortical.

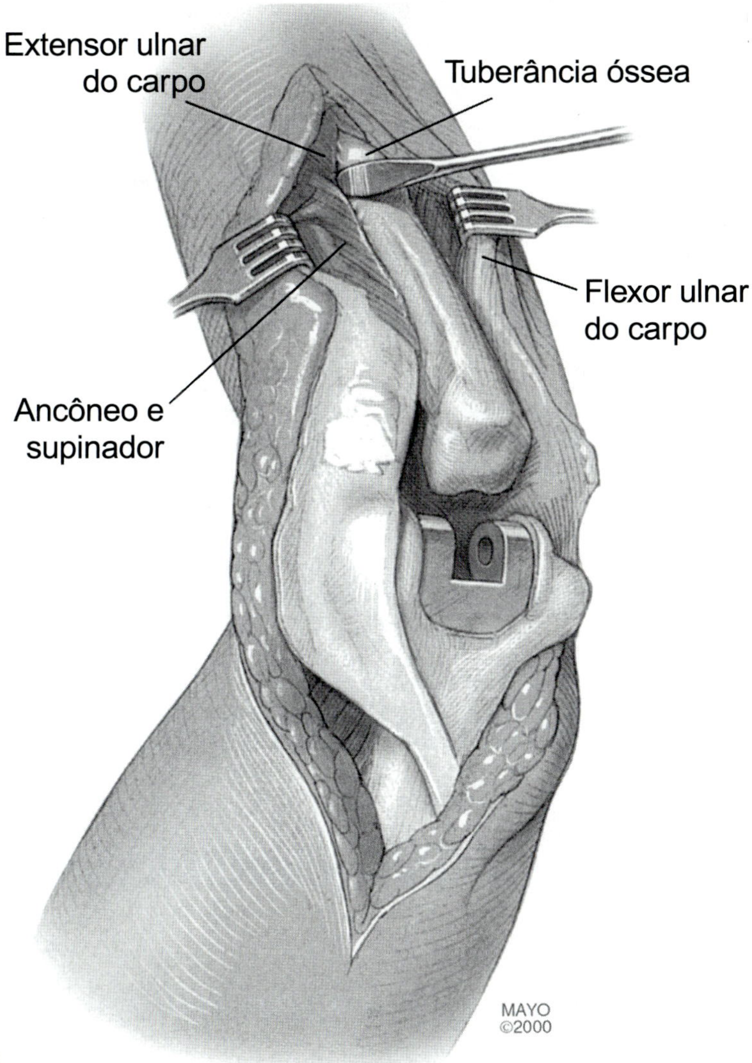

B

te caso, o lado medial. O tríceps é levado até sua posição anatômica, e o primeiro fio passa pelo tendão (Fig. 19-15). O fio então é cruzado pelo tendão do tríceps e é trazido de volta através do orifício feito em uma orientação cruzada. Um fio transversal é passado pelo tríceps, para segurar ainda mais o reparo. Este é amarrado com o cotovelo em 90° graus de flexão (Fig. 19-16).

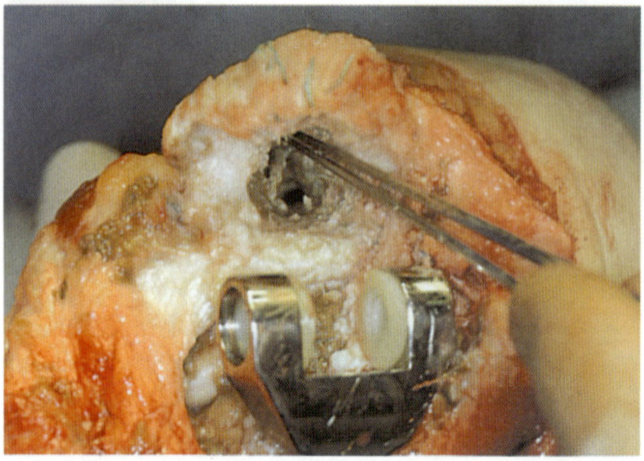

Figura 19-9. Qualquer detrito, tecido mole, ou membrana é identificado e cuidadosamente removido. O cimento solto é removido com um osteótomo.

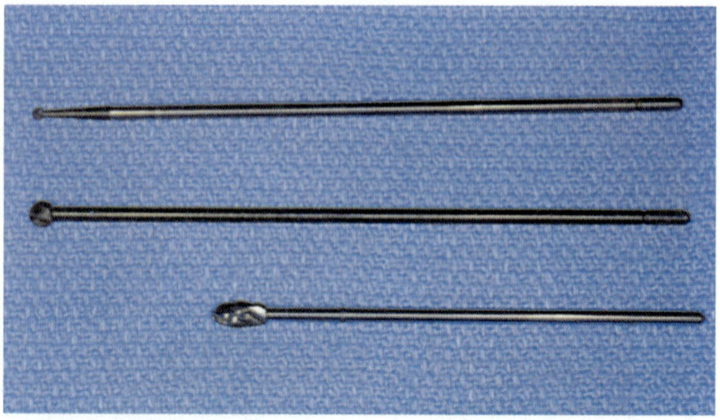

Figura 19-10. Uma broca óssea estendida com cabeça pequena de 2 mm é eficaz na remoção do cimento de um implante intacto. Uma "oliva" maior de 5 mm é eficaz para a expansão do canal.

A

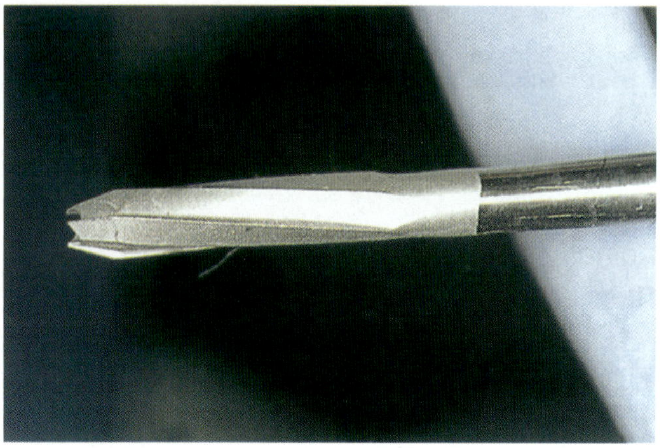

B

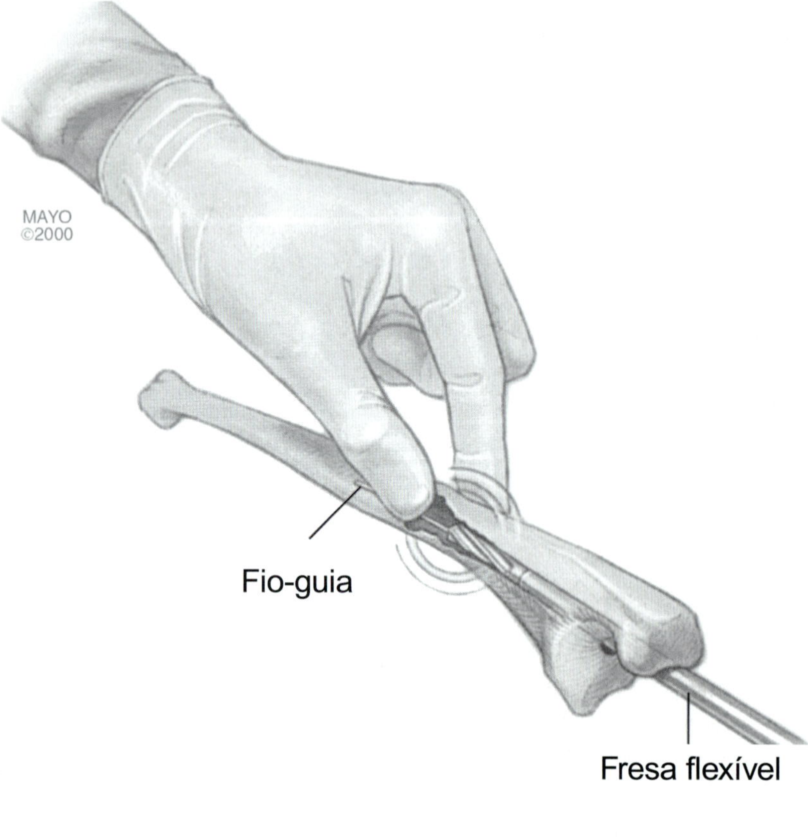

Figura 19-11. Uma fresa intramedular flexível de 4,5 mm a 7 mm (**A**) é utilizada para ultrapassar o defeito e para preparar, de modo seguro, o canal medular (**B**).

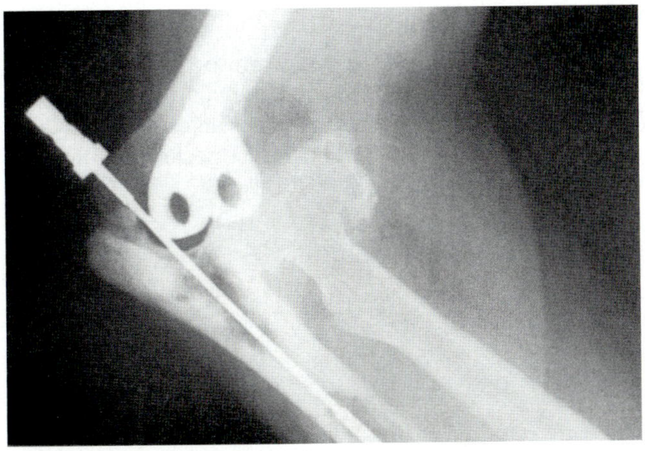

Figura 19-12. Radiografias lateral e ântero-posterior (AP) são obtidas para assegurar que o canal medular foi seguramente identificado e que a cortical não foi violada.

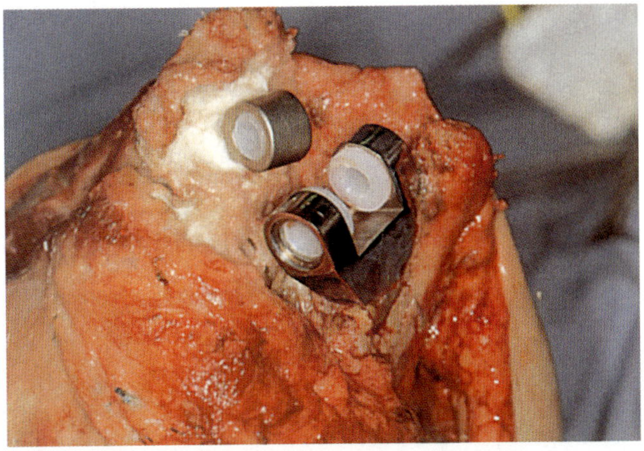

Figura 19-13. O implante é inserido até uma profundidade ideal, deixando o centro de rotação do componente ulnar no nível do centro de rotação da ulna proximal.

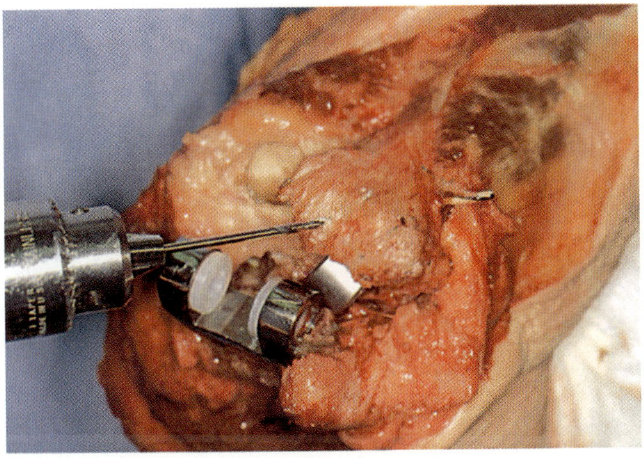

Figura 19-14. Orifícios são feitos em uma orientação cruzada na ulna proximal, para a reinserção do tríceps.

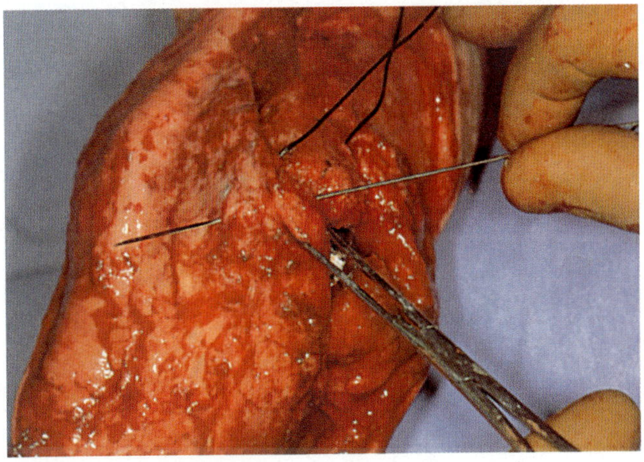

Figura 19-15. A reinserção do tríceps começa a partir do lado da reflexão. Assim, o primeiro movimento é em direção medial, através do olécrano e pelo tendão do tríceps.

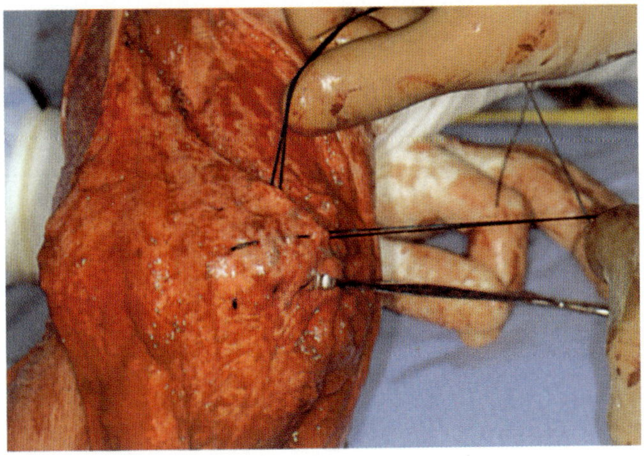

Figura 19-16. O fio transversal também é inserido, e estes fios são amarrados com o cotovelo em 90° de flexão.

REVISÃO DO COMPONENTE UMERAL

Se somente o componente umeral for revisado, o tríceps pode ser mantido preso à ulna. O mecanismo extensor é identificado, e o intervalo de Kocher é penetrado. Em geral, o ancôneo não estará evidente ou terá sido substituído por tecido fibrosado, criado pelas dissecações anteriores. Em qualquer caso, a coluna lateral do úmero é identificada, e o tríceps é elevado da face posterior do úmero.

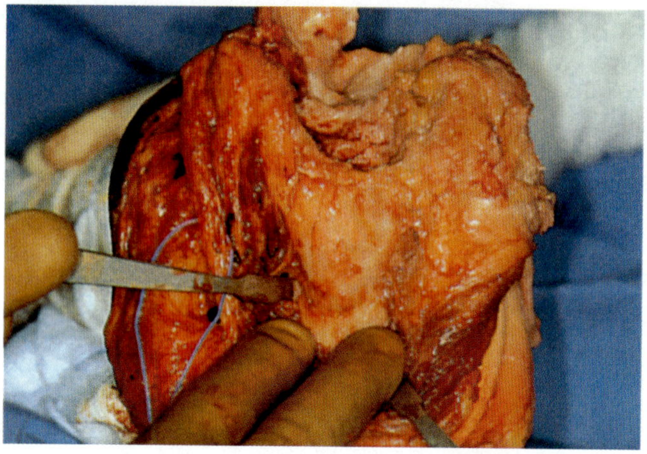

A

Figura 19-17. A, B: A diáfise medial e lateral do úmero distal é identificada e palpada, para assegurar a orientação apropriada dos instrumentos de remoção do cimento.

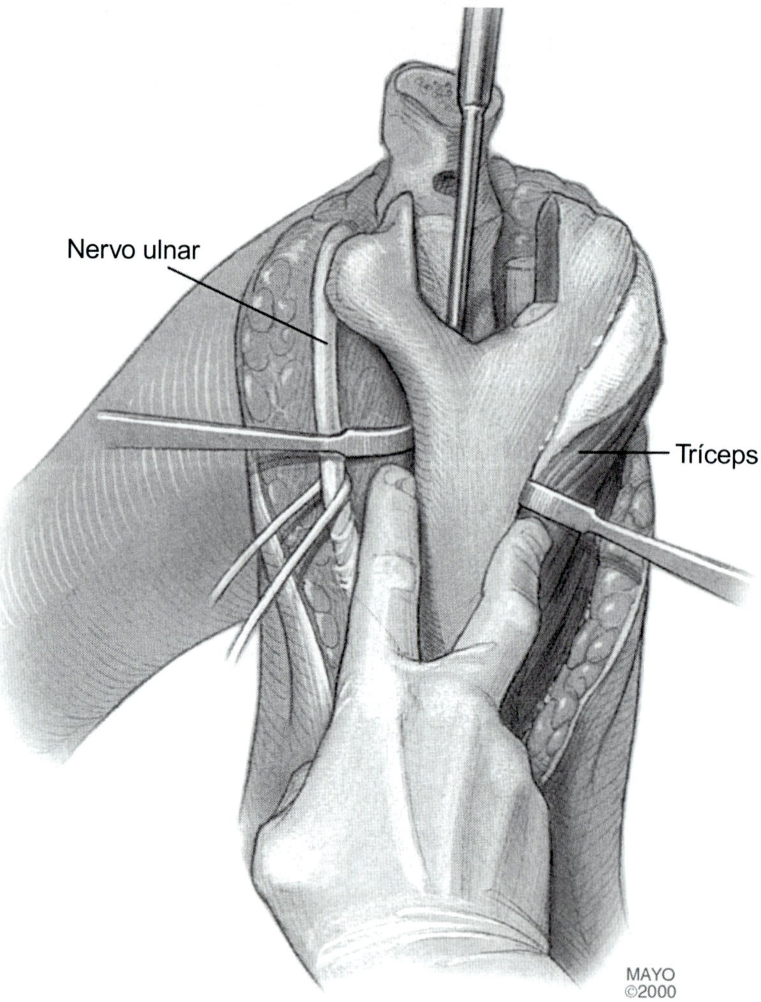

B

O nervo ulnar é observado e protegido à medida que a margem medial do tríceps é elevada do úmero e a pseudocápsula é penetrada. A articulação é, então, identificada, e os componentes são separados. Isto permite que a ulna seja deslocada do úmero. Então passamos o úmero através de uma "casa de botão", criada na margem medial ou lateral do tríceps. Geralmente, o úmero distal emerge da face lateral do tríceps, protegendo o nervo ulnar. Uma liberação suficiente dos tecidos moles permite que o componente umeral seja adequadamente exposto.

Se estiver muito solto, o equipamento é facilmente retirado. Se este não for o caso, um esforço modesto para realizar uma desimpacção do componente é feito. Se o implante permanece bem fixado, uma broca pequena de haste longa, ou um equipamento similar, pode ser necessária para liberar o cimento do úmero distal. Algum tipo de equipamento de desimpacção é necessário para a remoção do implante bem fixado. Para os implantes soltos, isto não constitui um problema.

Se o cimento está bem fixado, a retirada requer atenção em relação à diáfise umeral no nível do sulco espiral (Fig. 19-17). Uma exposição limitada permite a vista e/ou palpação do nervo radial durante a remoção do cimento (Figs. 19-18 e 19-19).

Uma vez que o implante tenha sido removido o cimento também é meticulosamente removido. Utilizamos pequenos osteótomos, uma broca de alta velocidade (Fig. 19-10) e um removedor de cimento ultra-sônico, conforme a necessidade (Fig. 19-20). Deve-se ter muito cuidado para evi-

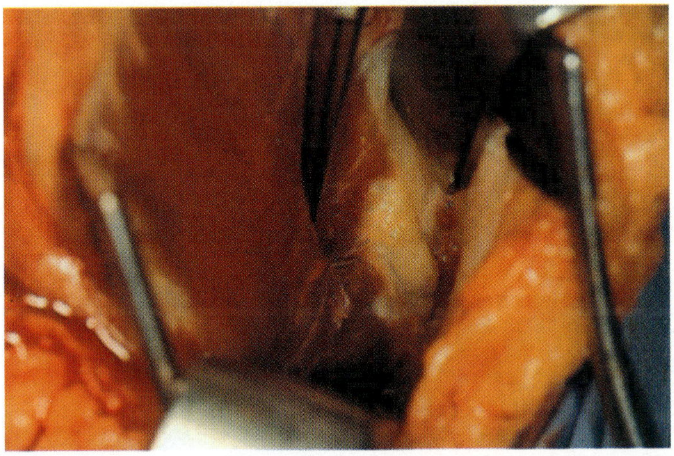

A

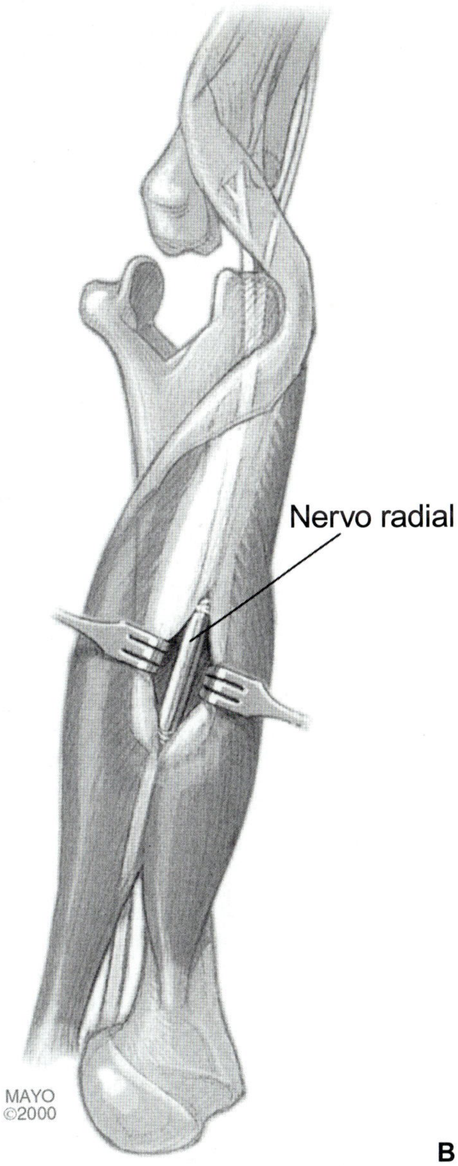

B

Figura 19-18. A, B: A incisão da pele é estendida proximalmente, se a remoção do cimento na diáfise média estiver prevista. O nervo radial é exposto e protegido.

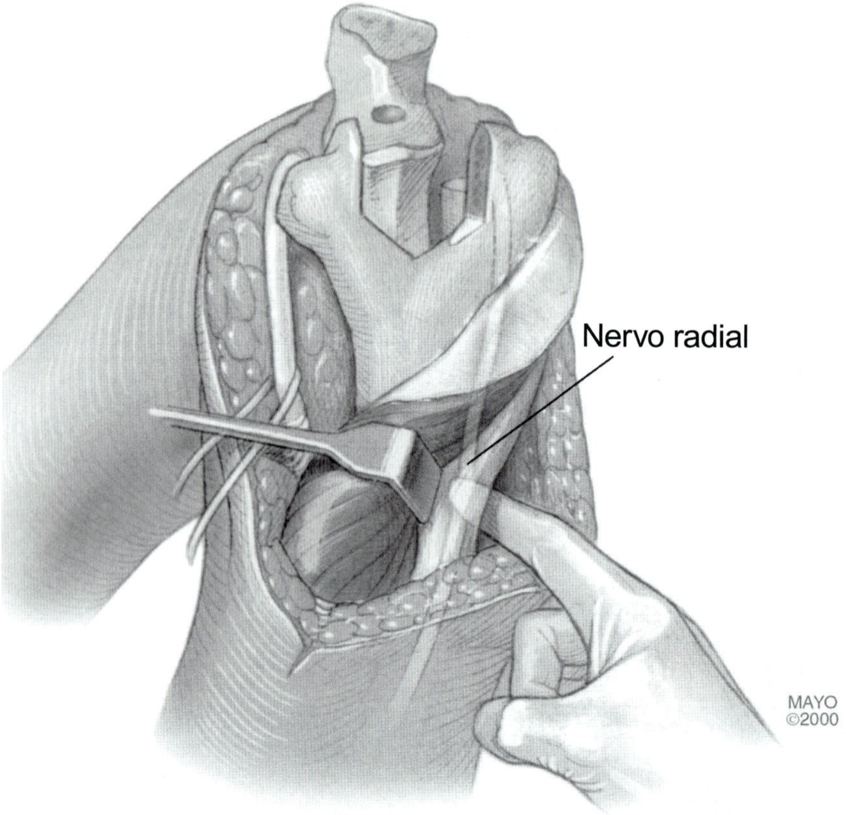

Figura 19-19. Em alguns casos, é aceitável expor e, assim, palpar o nervo durante a remoção do cimento.

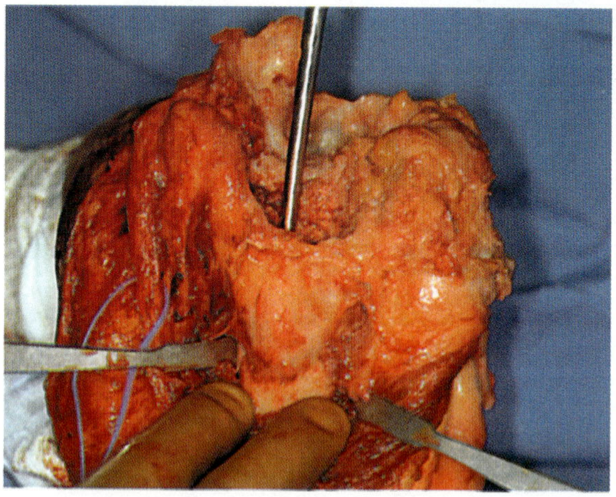

Figura 19-20. Osteótomos finos são utilizados para a remoção do cimento, na maioria dos casos. Um equipamento ultra-sônico é a forma mais segura de remover o cimento que permanece bem fixado ao osso.

tar a penetração da cortical, especialmente na vizinhança do nervo radial. Ficamos perfeitamente satisfeitos quando deixamos uma interface cimento-osso bem fixada intacta e simplesmente criamos um espaço adequado para receber o novo implante. A técnica básica da remoção do cimento é similar à utilizada para a remoção de cimento femoral.

Em pacientes com fratura, o plano é passar pela fratura com um implante de haste longa. Nesta situação, o uso de enxerto de apoio também é utilizado e será discutido adiante.

Depois que o cimento é removido e o úmero for adequadamente preparado, o componente ulnar é identificado; se estiver intacto, o componente umeral é combinado a ele. Se estiver solto, este componente também deve ser submetido a uma revisão, de acordo com a técnica descrita anteriormente.

Antes de cimentar os novos componentes, sempre removemos o torniquete e realizamos a hemostasia, com a reaplicação do torniquete após esta etapa. Utilizamos drenos somente nos casos em que o sangramento não foi bem controlado. Se ambos os componentes forem submetidos a revisão, o componente ulnar é inserido primeiro, deixando o cimento secar. O canal umeral é, então, preenchido com o sistema de injeção, para colocar o cimento até o nível desejado do canal medular. Na maioria dos casos, a haste umeral de 15 cm ou ocasionalmente a de 20 cm será utilizada. Se possível, um tampão de osso esponjoso deve ser utilizado para melhorar a intrusão entre o osso e o cimento. Se tiver sido liberado, o tríceps é reinserido com fios não absorvíveis em uma orientação cruzada, do modo descrito anteriormente.

O fechamento é feito em camadas. A fáscia é fechada com fio absorvível 0. As estruturas profundas ao redor do nervo ulnar são trazidas anteriormente ao epicôndilo medial, para isolar o nervo em um bolso subcutâneo. O restante do fechamento é o de rotina. Se uma contratura em flexão ou a cicatrização da ferida são preocupantes, colocamos o cotovelo em extensão total com uma tala anterior.

TRATAMENTO PÓS-OPERATÓRIO

O braço é elevado durante 24 horas. O paciente utiliza a extremidade conforme o tolerado, se não houver problemas relacionados com a ferida. A alta hospitalar ocorre em três a cinco dias, com instruções sobre o uso da extremidade, conforme as demandas funcionais necessárias. Uma reavaliação em três semanas permite a remoção dos pontos e a inspeção da ferida. Se o processo estiver evoluindo bem, o paciente pode aumentar as atividades conforme o tolerado. Nenhum programa formal de fisioterapia ou de reabilitação é necessário ou prescrito. A recomendação pós-operatória é que o paciente não levante mais de 4 kg ou 5 kg em um único evento ou mais de 1 kg em caráter repetitivo. A técnica básica é a mesma, seja para o úmero como para a ulna.

Pontos Técnicos

Existem várias características importantes a serem reconhecidas em relação a qualquer procedimento de revisão, particularmente no cotovelo:

1. O nervo ulnar deve ser identificado como a etapa inicial do procedimento.
2. A diáfise do componente a ser revisada, seja o úmero ou a ulna, é exposta na região da deficiência óssea ou lesão neural em potencial. Para o úmero, é necessária a exposição do nervo radial. Para a ulna, é necessária a exposição até o nível da ponta do implante, para a fratura ou para a patologia em questão.
3. A redução de teste é essencial para assegurar uma liberação adequada de tecidos moles e se ter a certeza de que a articulação seja completada sem dificuldade.
4. Se uma dissecação extensa foi realizada, o torniquete deve ser liberado e a hemostasia deve ser realizada antes da cimentação.
5. Se a fratura ocorreu ou se a integração óssea é necessária, um período de imobilização é apropriado. A imobilização rígida por três semanas é tipicamente utilizado. As imobilizações em flexão-extensão podem ser utilizadas, se necessário.
6. Tenha a certeza que um conjunto adequado de implantes e opções estejam disponíveis nos casos imprevisíveis.

Enxerto de Apoio Para as fraturas periprotéticas ou em alguns casos nos quais é desejável aumentar o comprimento do úmero, aloenxertos de apoio cortical são empregados (Fig. 19-21). O braquial é elevado subperiostalmente por todo o comprimento do úmero anterior, conforme o necessário, e o enxerto de apoio é deslizado para seu local. Como o osso hospedeiro geralmente é de má qualidade, um segundo enxerto é utilizado para impedir que o fio faça uma protrusão através da cortical do osso hospedeiro. Para os casos de deficiência óssea, o apoio posterior é estendido distalmente para compensar a perda óssea (Fig. 19-22). Nos casos em que os apoios são utilizados, o nervo radial é exposto e protegido durante a colocação do fio ou durante a passagem do enxerto propriamente dito. Evitamos cabos e geralmente empregamos um fio tamanho 18 para a fixação dos enxertos. Pelo menos três fios são necessários para as fraturas, e pelo menos dois, para um simples alongamento.

Nota: Quando as hastes são utilizadas para aumentar um osso distal perdido, a aleta longa do implante deve alcançar a profundidade de inserção para se superpor ao osso hospedeiro em pelo menos 2 cm (Fig. 19-23).

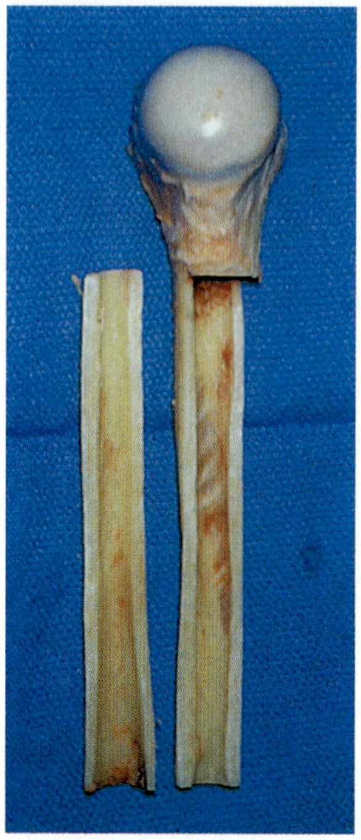

Figura 19-21. Um enxerto cortical de apoio é coletado a partir de um aloenxerto umeral. A porção proximal deste enxerto pode ser coletada, se for necessária a utilização de osso esponjoso.

A

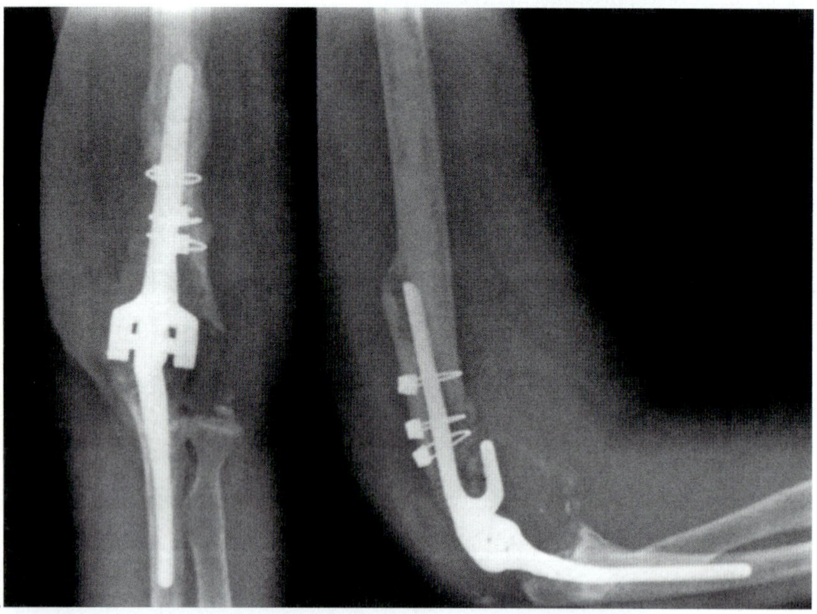

B

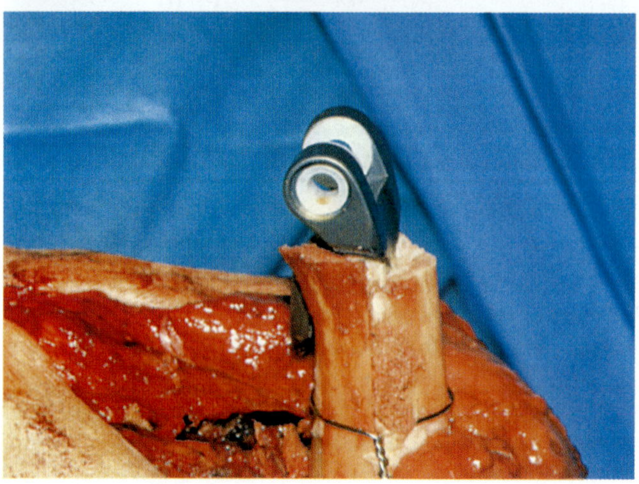

Figura 19-22. Nos casos de deficiência umeral completa (**A**), um apoio posterior é acrescentado (**B**).

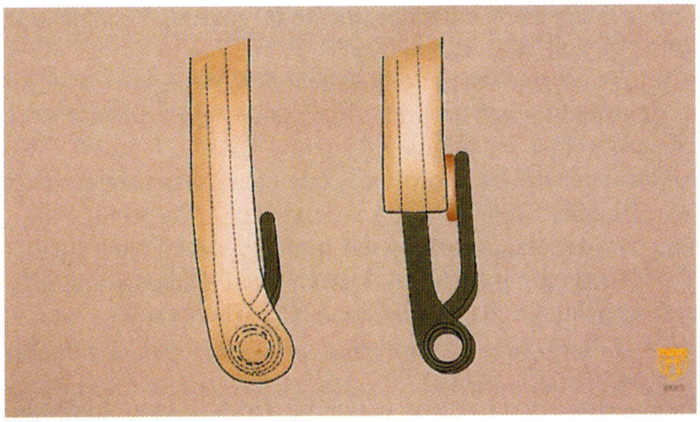

Figura 19-23. A aleta deve incorporar pelo menos 2 cm de osso nativo.

Enxertia de Impacção com Osso Esponjoso O enxerto com impacção de osso esponjoso para lesões expansivas ou osteolíticas do úmero distal ou ulna proximal é realizado da seguinte forma (Fig. 19-24).

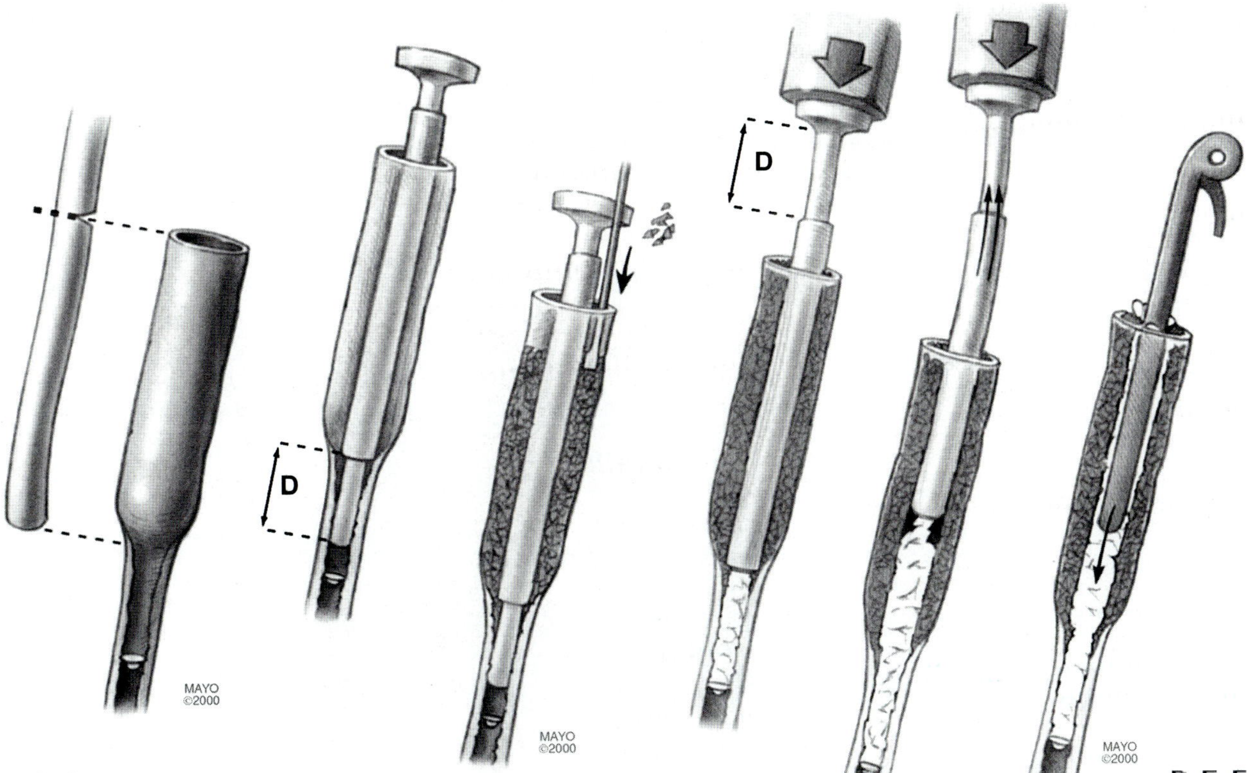

A, B, C **D, E, F**

Figura 19-24. A: O tubo externo ou embocadura para o enxerto de impacção é cortado no comprimento que corresponde à extensão do processo lítico. **B:** O tubo injetor de cotovelo é inserido através do tubo externo, estendendo-se distalmente por uma distância *D* necessária para fixar firmemente o componente no osso hospedeiro normal. **C:** O enxerto de osso esponjoso é firmemente acomodado ao redor do tubo externo. **D:** O cimento é, então, misturado na vasilha do sistema injetor de cotovelo e inserido na embocadura interna. O cimento é inserido através da embocadura e gradativamente retirado até o nível do tubo externo. **E:** Neste ponto, ambos os tubos são simultaneamente retirados, ao mesmo tempo em que se injeta cimento na lacuna criada pela manga do enxerto. **F:** O implante é cuidadosamente inserido até o comprimento desejado. O implante é mantido nesta posição até que o cimento tenha secado completamente.

1. Todo o tecido mole endosteal é cuidadosamente removido, e o canal é tamponado com um material de *Silastic* ou com osso esponjoso.
2. A embocadura do tubo utilizado para a cimentação femoral é cortada até um comprimento que corresponda à extensão do processo lítico (Fig. 19-24A). Este é o tubo externo.
3. O tubo injetor do cotovelo é, então, inserido dentro do tubo femoral, estendendo distalmente até o osso hospedeiro normal, até a profundidade necessária para fixar o comprimento escolhido do componente ulnar (Fig. 19-24B).
4. Enxerto de osso esponjoso ou um enxerto substituto é acomodado firmemente ao redor do tubo externo (Fig. 19-24C). Tome o cuidado de evitar que os tubos se curvem.
5. O cimento é, então, misturado na vasilha do menor sistema injetor de cotovelo e inserido na embocadura *in situ*. O cimento é injetado através da embocadura até o nível do tubo externo (Fig. 19-24D).
6. Neste ponto, tanto o tubo interno como o externo são retirados, ao mesmo tempo em que se injeta cimento na lacuna criada pelo tubo maior (Fig. 19-24E).
7. O implante é cuidadosamente inserido até o comprimento desejado (Fig. 19-24F) e isolado até que o cimento tenha secado completamente.

RESULTADOS

Existem poucas informações na literatura em relação à revisão das artroplastias totais de cotovelo. As condições pós-traumáticas são as responsáveis pela maior incidência de falha na experiência inicial com a artroplastia de cotovelo (8). Nossa experiência com 40 casos, obtida nos últimos 11 anos, tem sido muito gratificante, mas está associada aos problemas esperados com a cirurgia de revisão. O arco de movimento médio é de 25° a 130°. O nervo ulnar está vulnerável nestes procedimentos, já que existe a possibilidade de fratura de um dos epicôndilos (veja adiante). Porém, os resultados gerais em nossa experiência com 40 procedimentos apresenta um índice de satisfação de 88%, com um acompanhamento médio de cinco anos (4). Surpreendentemente, não houve revisões por desprendimento mecânico nesta amostragem até os dias de hoje (Fig. 19-25). Estes resultados são consideravelmente melhores do que em nossa experiência inicial (10). Um

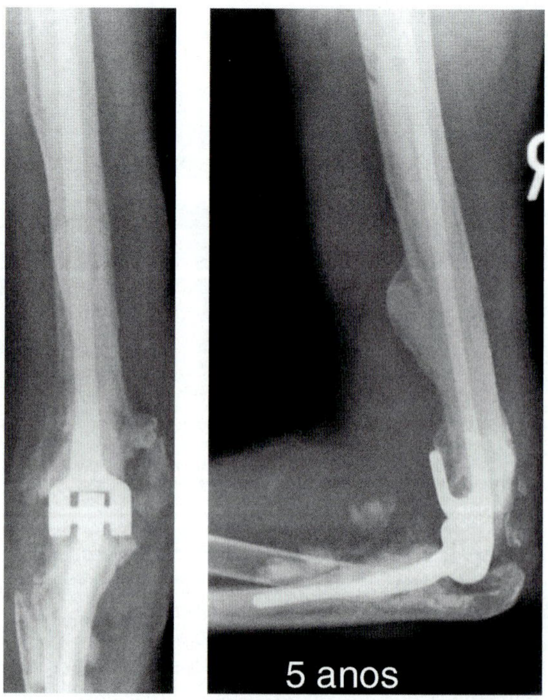

Figura 19-25. Um típico resultado de cinco anos em um reimplante simples. Observe a interface cimento-osso estável e as evidências do implante anterior, que provocou uma erosão da cortical umeral anterior.

caso de enxertia com impacção de osso esponjoso foi registrado (7). O resultado de 12 de nossos casos de enxertia de impacção atualmente estão em revisão. A avaliação preliminar revela que 10 entre 12 (88%) casos são satisfatórios entre dois a seis anos após a cirurgia. Os resultados de 14 alongamentos com enxerto de apoio atualmente estão em revisão. Não existem dados precisos em relação a esta experiência até o presente momento (12).

COMPLICAÇÕES

As complicações para este procedimento são muito semelhantes às encontradas na cirurgia primária, mas são menores do que as encontradas no tratamento do cotovelo rígido (Tabela 19-1) (6). Surpreendentemente, temos uma taxa de complicação de 20% nos últimos 8 anos. Por razões ainda não esclarecidas e a despeito de todos os fatores de risco, não observamos casos de infecção após 41 revisões de implante. Houve um caso de infecção (8%) após o procedimento de enxertia por impacção. Se a infecção ocorre com as revisões, a remoção do implante geralmente é necessária. Apesar de o paciente ficar com um cotovelo frágil, não me entusiasmo muito com outro procedimento de revisão em um momento futuro.

A neuropatia ocorreu em menos de 5% dos pacientes. Ela geralmente é causada pela distensão do nervo ulnar e tipicamente é uma deficiência sensorial. Não reexplorei nenhum destes pacientes. Um nervo radial foi transeccionado com um Midas Rex em um paciente com osso excessivamente fino. Esta experiência fez com que fossem feitas as recomendações para sempre expor o nervo radial, se o cimento está sendo removido da diáfise média do úmero. Tivemos um caso de ruptura do tríceps e dois problemas relacionados com a cicatrização da ferida. Até hoje, não houve desprendimentos mecânicos que necessitassem de revisão.

CASOS ILUSTRATIVOS

Reimplante com Aleta Longa

Um homem de 68 anos de idade desenvolveu o desprendimento dos componentes umeral e ulnar três anos após a inserção de um implante sob medida, na mesma época que a ulna foi fraturada. Este material apresentava uma dobradiça rígida sem frouxidão ou liberdade na articulação. A radiografia demonstrou o desprendimento do componente ulnar, mas o lado umeral parecia solidamente fixado. Porém, o paciente apresentava dor com a rotação interna do úmero (Fig. 19-26). No momento da revisão, o componente umeral estava solto, assim como a ulna proximal. Um componente umeral de haste longa foi utilizado (Fig. 19-27). A fratura da ulna não consolidou, necessitando de um implante ulnar longo com um enxerto de apoio. Após a cirurgia, o paciente apresentava uma excelente movimentação entre 20° a 135°, queixando-se de poucas dores (Fig. 19-28).

Troca por Aloenxerto

Um paciente de 60 anos de idade com artrite reumatóide foi submetido a uma artroplastia de substituição articular em 1980, mas o componente se soltou e foi revisado em 1988. Este implante também se desprendeu, migrando proximalmente, e a ponta do implante causou uma erosão anterior (Fig. 19-29). Com a técnica descrita anteriormente, um aloenxerto foi utilizado para substituir a ulna proximal (Fig. 19-30). O enxerto ósseo foi colocado por trás da aleta anterior, e um componente umeral de 15 cm foi inserido pelo canal umeral (Fig. 19-31). O paciente apresentava uma movimentação excelente uma semana após a cirurgia. A radiografia demonstra o implante bem fixo (Fig. 19-32).

Fratura Patológica: Enxerto de Apoio

Uma mulher de 72 anos de idade com três procedimentos anteriores sofreu uma fratura periprotética do úmero, com extensa erosão do terço distal posterior do úmero (Fig. 19-33). Na cirurgia, o componente ulnar estava intacto. Enxertos de apoio foram colocados anterior e posteriormente, ambos se estendendo a uma região além da fratura (Fig. 19-34). Após um ano, o implante estava sólido, a fratura havia consolidado e a paciente apresentava mínimas dores (Fig. 19-35A, B).

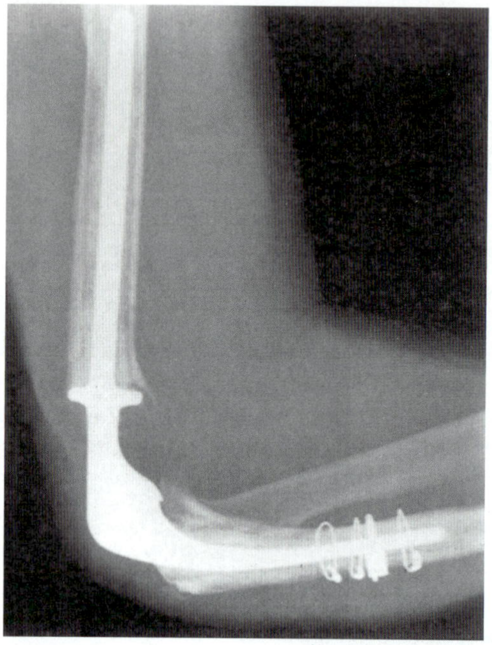

Figura 19-26. A radiografia pré-operatória demonstrando a ausência do úmero distal e uma fratura anterior da ulna, tratada com fios de cerclagem. O componente ulnar estava solto, e o osso umeral era deficiente.

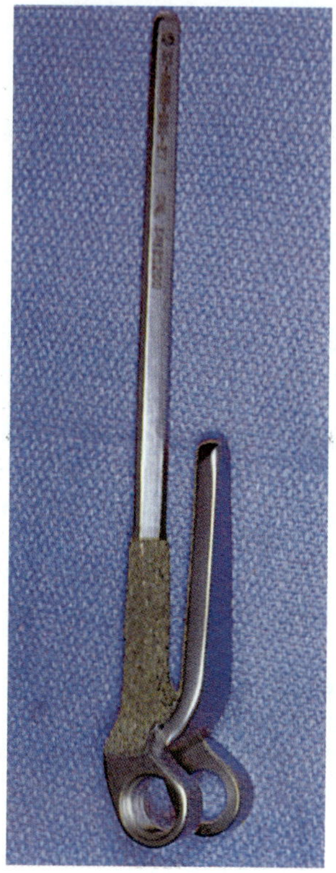

Figura 19-27. Um implante de aleta longa foi utilizado.

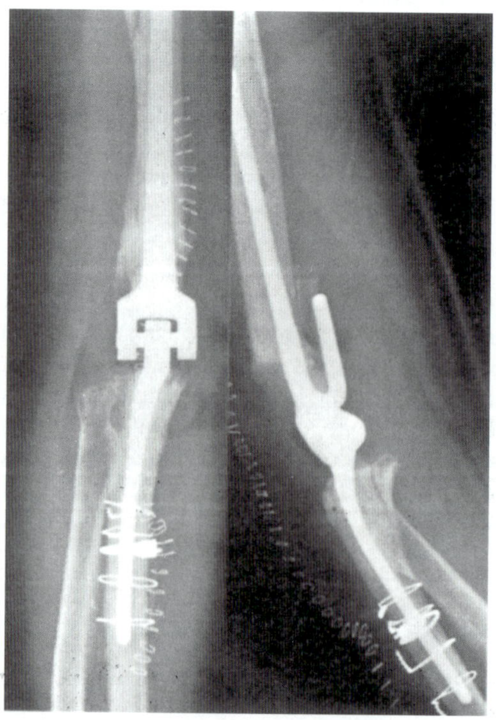

Figura 19-28. A aleta longa e os enxertos de apoio umeral e ulnar foram utilizados.

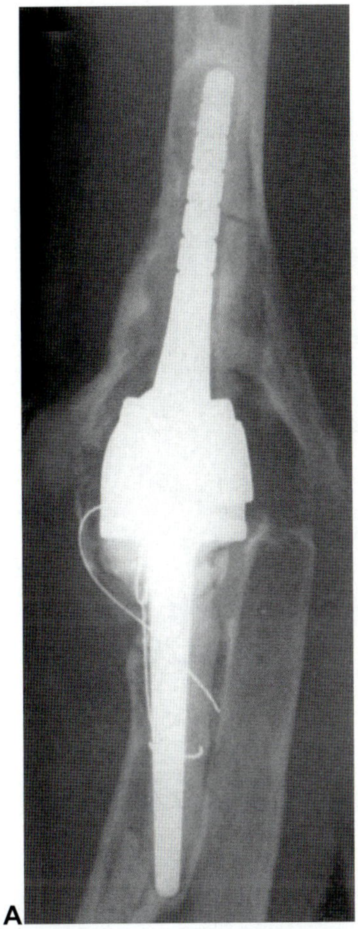

A

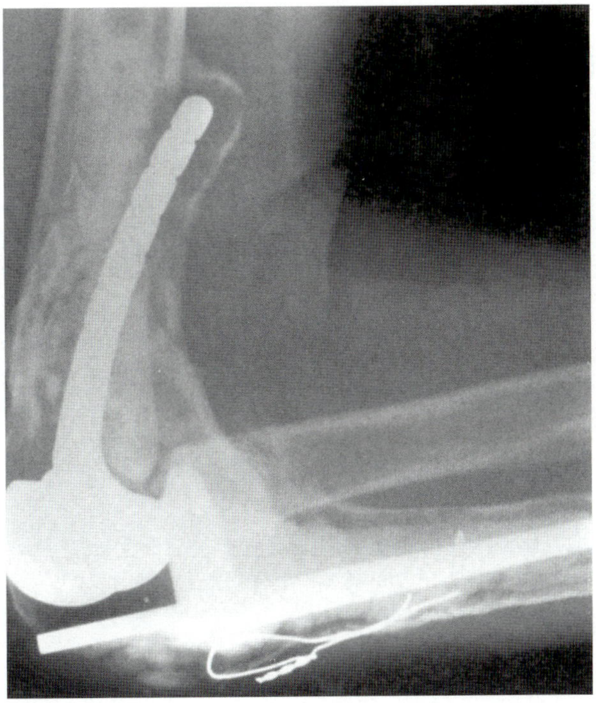

B

Figura 19-29. Radiografias AP (**A**) e lateral (**B**) de um paciente após dois procedimentos de revisão falhos, demonstrando o implante de recobertura com uma erosão através da porção proximal anterior da parte média do úmero. A incidência lateral também demonstra que a ulna proximal está completamente erodida e que ambos os componentes estão soltos.

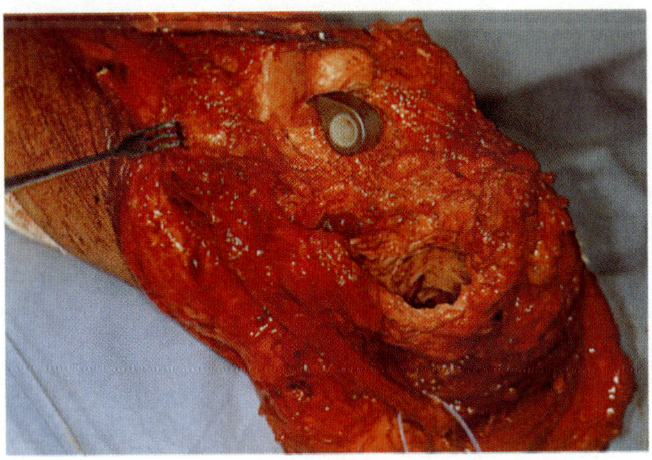

Figura 19-30. Um aloenxerto foi utilizado para substituir a ulna proximal. O aloenxerto foi preso com uma placa semilunar, com parafusos corticais. Os parafusos são estabilizados com cimento.

A 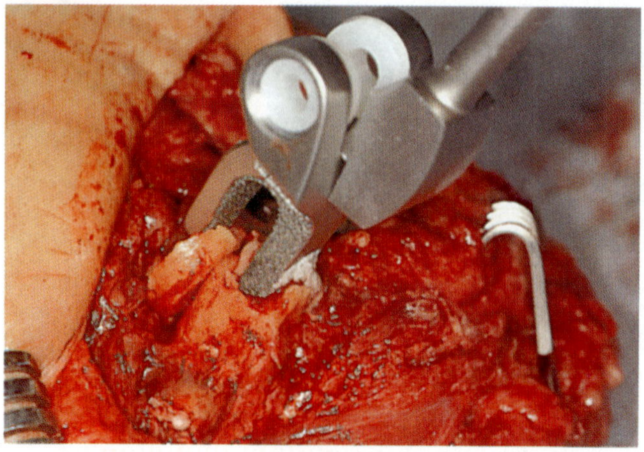

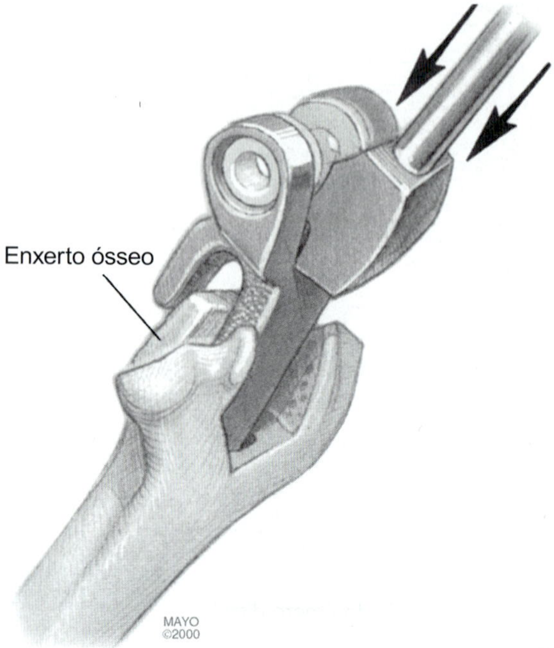

B

Figura 19-31. A, B: O componente umeral é inserido e estabilizado com um enxerto ósseo por trás da aleta da prótese.

A 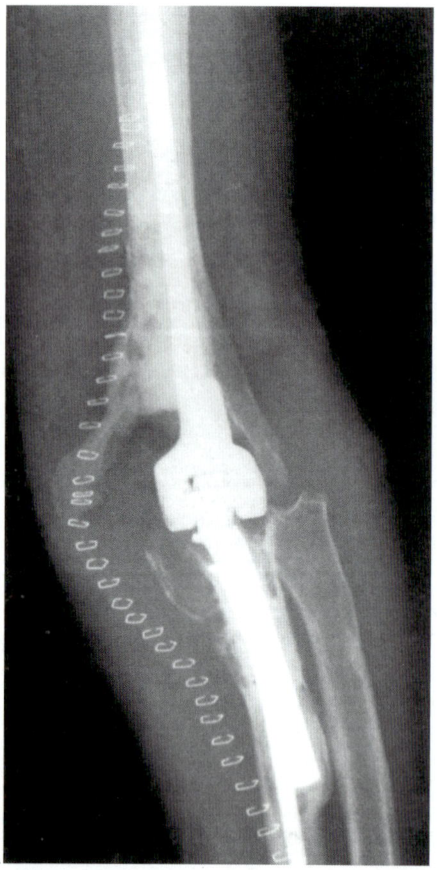

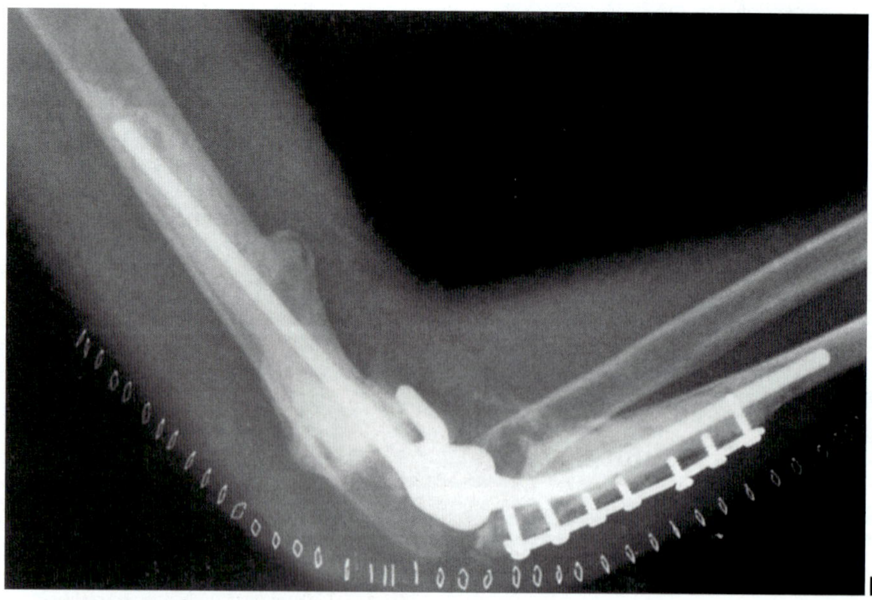
B

Figura 19-32. A, B: Cinco dias após a cirurgia, o paciente apresenta uma movimentação inicial muito boa. A radiografia demonstra um implante bem fixado, com uma boa amplitude de movimentos, entre 40° e 110°, após cinco dias.

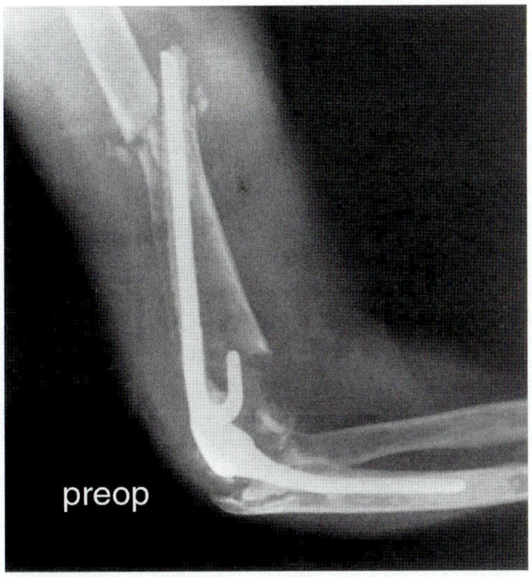

Figura 19-33. Uma fratura periprotética na região média do úmero, associada a um componente umeral solto e uma perda óssea acentuada do úmero distal.

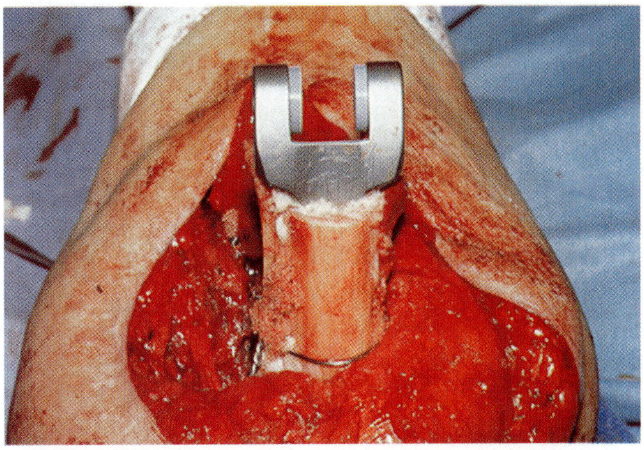

Figura 19-34. Esta fratura foi tratada com enxertos de apoio anterior e posterior estendendo-se até o nível da articulação.

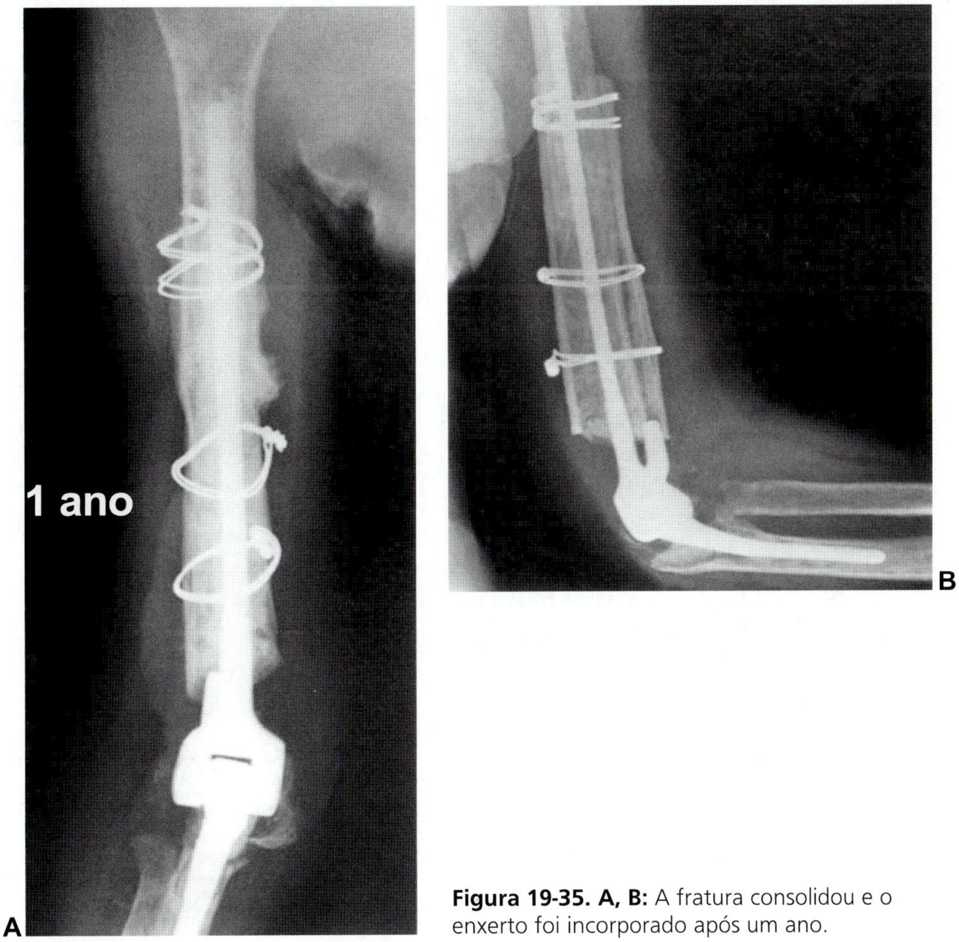

Figura 19-35. A, B: A fratura consolidou e o enxerto foi incorporado após um ano.

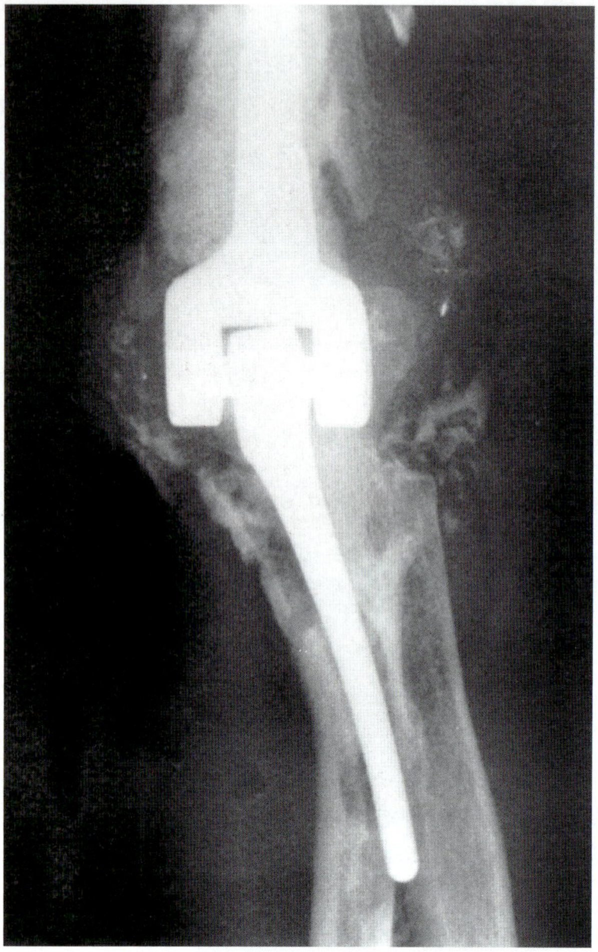

Figura 19-36. Extensa osteólise do componente ulnar seis anos após a artroplastia de cotovelo. O componente umeral também estava envolvido neste paciente de 58 anos de idade.

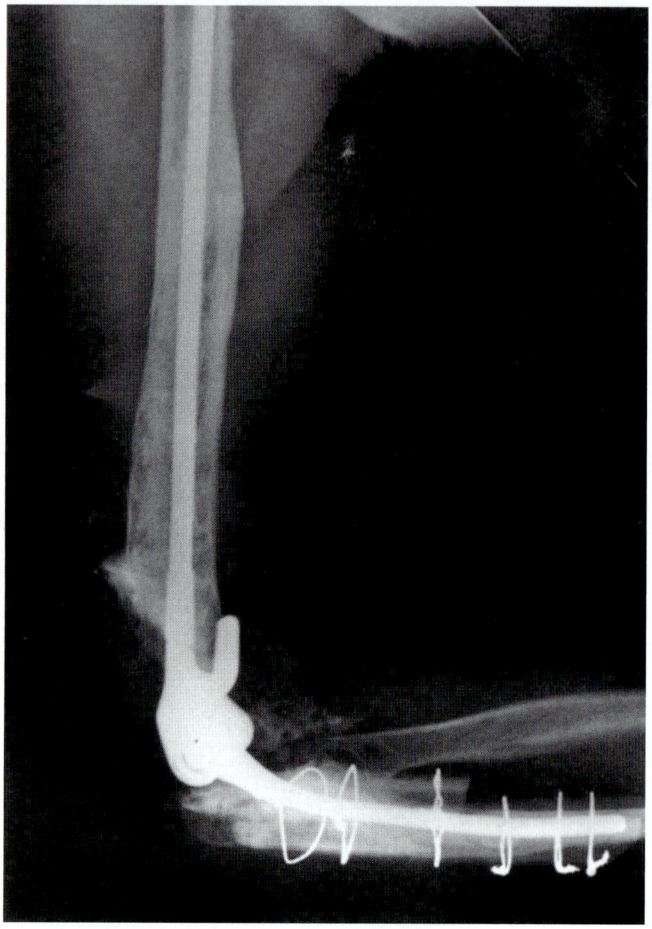

Figura 19-37. Enxertos de apoio anterior e posterior foram colocados juntamente com um enxerto de impacção.

Impacção/Enxerto de Apoio

Um homem de 58 anos de idade admite utilizar excessivamente seu cotovelo durante um período de seis anos. A ulna estava intensamente solta, com extensa osteólise (Fig. 19-36). Na cirurgia, uma deficiência estrutural necessitou de enxertia de apoio anterior e posterior, bem como um enxerto de impacção da ulna proximal (Fig. 19-37). Após dois anos, a reconstrução estava estável e a dor era mínima.

LEITURAS RECOMENDADAS

1. Bryan RS, Morrey BF. Extensive posterior exposure of the elbow: a triceps-sparing approach. *Clin Orthop* 1982;166:188.
2. Dee R, Ries M. Nonprosthetic elbow reconstruction. In: Morrey BF, ed. *The elbow and its disorders,* 3rd ed. Philadelphia: WB Saunders; 2000.
3. Dent CM, Hoy G, Stanley JK. Revision of failed total elbow arthroplasty. *J Bone Joint Surg* 1995;77B:691–695.
4. Figgie HE, Inglis AE, Ranawat CS, et al. Results of total elbow arthroplasty as a salvage procedure for failed elbow reconstructive operations. *Clin Orthop* 1987;219:185.
5. Gie GA, Linder L, Ling RSM, et al. Impacted cancellous allografts and cement for revision total hip arthroplasty. *J Bone Joint Surg* 1993;75B:14–21.
6. King G, Adams RA, Morrey BF. Revision with a non-custom semiconstrained prosthesis. *J Bone Joint Surg* 1997;79A:394–400.
7. Lee DH. Impaction allograft bone-grafting for revision total elbow arthroplasty. *J Bone Joint Surg* 1999;81A:1008–1012.

8. Loebenberg M, Adams RA, Morrey BF. Impaction grafting in revision total elbow arthroplasty. (In preparation)
9. Mankin HJ, Doppelt S, Tomfort W. Clinical experience with allograft implantation: the first ten years. *Clin Orthop* 1983;174:69.
10. Morrey BF, King GJ. Revision of failed total elbow arthroplasty. In: Morrey BF, ed. *The elbow and its disorders,* 3rd ed. Philadelphia: WB Saunders; 2000.
11. Morrey BF, Bryan RS. Revision total elbow arthroplasty. *J Bone Joint Surg* 1987;69A:523.
12. Sanchez-Sotelo J, Morrey BF. The use of struts for the purpose of revision of total elbow arthroplasty. (In preparation.)
13. Slooff TJ, Huiskes R, van Horn J, et al. Bone grafting in total hip replacement for acetabular protrusion. *Acta Orthop Scand* 1984;55:593–596.
14. Urbaniak JR, Black KE Jr. Cadaveric elbow allografts: a six-year experience. *Clin Orthop* 1985;197:131.
15. Yamaguchi K, Adams RA, Morrey BF. Infection after total elbow arthroplasty. *J Bone Joint Surg* 1998;80a:481–491.

20

Artroplastia Umeroulnar

Bernard F. Morrey

A existência de um processo degenerativo envolvendo o cotovelo está se tornando cada vez mais reconhecida (2,9,14). O processo tipicamente limita a extensão a uma extensão mínima ou moderada. Mais sintomática é a dor gerada pelo impacto no final da extensão e, menos comumente, a flexão terminal, com ou sem envolvimento do nervo ulnar. Um procedimento de desbridamento denominado *artroplastia umeroulnar* já se mostrou eficaz e confiável para estas condições, especialmente se o envolvimento do nervo ulnar é uma preocupação.

INDICAÇÕES/CONTRA-INDICAÇÕES

O paciente com osteoartrite primária é o candidato ideal para uma artroplastia umeroulnar. Este processo ocorre predominantemente em homens em uma proporção de pelo menos 5 para 1 (4,11,14). A média de idade para o início dos sintomas é de aproximadamente 55 anos, com uma variação dos 25 (rara) aos 65 anos de idade. A principal queixa é uma dor no final da extensão; arco médio doloroso é incomum. O envolvimento radioumeral ocorre em aproximadamente 50% e a formação de corpos livres, em aproximadamente 50%. Mais da metade dos indivíduos apresentará uma ocupação ou estilo de vida associada ao uso repetitivo, como um carpinteiro, operário ou uma pessoa que necessite utilizar uma cadeira de rodas ou muletas para a deambulação (11). Cerca de uma a cada quatro pessoas apresentará sintomas de irritação do nervo ulnar.

Este procedimento está particularmente indicado em pacientes que apresentam dor no término da extensão, evidências radiológicas de osteófitos na coronóide ou olécrano e calcificação do forame do olécrano. Se os sintomas no nervo ulnar estiverem presentes, o nervo é inspecionado.

Este procedimento é contra-indicado nos pacientes com dor durante todo o arco de movimentos, acentuada limitação de movimentos com um arco inferior a 30° a 40°, ou um grave envolvimento radioumeral, indicando um processo avançado ou generalizado. Sintomas isolados de apreensão associados a corpos livres são mais bem tratados por meio da artroscopia (12,13). Se a diminuição do movimento é a principal preocupação e o nervo ulnar não é sintomático, preferimos o procedimento de descompressão comum (6) (Capítulo 21).

B.F. Morrey, M.D.: Mayo Medical School and Department of Orthopaedics, Mayo Clinic and Mayo Foundation, Rochester, Minnesota.

PLANEJAMENTO PRÉ-OPERATÓRIO

É importante a escolha apropriada dos pacientes para este procedimento. Esta cirurgia não está destinada para uma recuperação assegurada do movimento, mas sim para o alívio da dor associada à artrite pelo impacto, especialmente no término da extensão. Se o impacto está associado a uma leve formação de osteófitos, um desbridamento artroscópico tem sido eficiente quando realizado por mãos experientes (12,13). Entretanto, deve-se ter atenção em particular para a presença de sintomas relacionados com o nervo ulnar. Estes sintomas devem ser tratados no momento da descompressão e fazem com que este procedimento seja preferido, em vez da artroscopia.

Como cerca de 50% dos pacientes apresentam corpos livres demonstrados nas radiografias ântero-posteriores e laterais de rotina, a avaliação a procura destes sinais é importante, antes da cirurgia. Radiografias adequadas ou imagens de TC podem ser úteis nesta definição. O tamanho preciso dos osteófitos também permite a identificação de qualquer corpo livre. Um cuidado específico é tomado para que não se deixe de detectar nenhum corpo livre, já que estes podem ser a fonte de sintomas mecânicos no futuro. Outros estudos por imagens como a artrografia ou as imagens de ressonância magnética (IRM) não são desnecessários.

CIRURGIA

Com o paciente em decúbito dorsal e um coxim sob seu ombro, a anestesia geral é administrada, e o cotovelo é passado pelo tórax.

Técnica

Uma incisão posterior cursa medialmente à ponta do olécrano. Esta se estende distalmente por 4 cm e proximalmente por 6 cm (Fig. 20-1). O tecido subcutâneo é refletido a partir da face medial do tríceps.

O nervo ulnar é identificado e o túnel cubital é cuidadosamente inspecionado. Se possível, o envolvimento com um osteófito ou alterações degenerativas na região epicondilar medial sejam avaliadas antes da cirurgia (Fig. 20-2). O nervo tem sido a fonte de irritação em um número crescente de pacientes, de modo que temos um limiar mais baixo para a descompressão do que o existente no passado. O nervo é cuidadosamente inspecionado. Se ele parecer estar comprimido, o retináculo do túnel cubital é liberado.

Duas abordagens para a região posterior da articulação são possíveis. Uma técnica de divisão simples do tríceps foi originalmente descrita e ainda é utilizada em indivíduos muito musculosos (Fig. 20-3). Caso contrário, aproximadamente um terço à metade da fixação do tríceps pode ser elevada da ponta do olécrano, liberando as fibras de Sharpey por meio de dissecação romba (Fig. 20-4). O tríceps é elevado da face posterior do úmero distal com dissecação anatômica, utilizando um elevador periosteal, a cápsula é excisada e qualquer corpo livre encontrado é removido do compartimento posterior.

A ponta do olécrano é identificada (Fig. 20-5). Geralmente, observa-se a presença de um osteófito proeminente, que pode se estender através da articulação e para as faces medial e lateral, posteriormente. A ponta do olécrano com o osteófito é ressecada inicialmente com o uso de uma serra oscilante ou um osteótomo de 19 mm, para definir a quantidade exata a ser ressecada. Um osteótomo de 13 mm é utilizado para completar a ressecção (Fig. 20-6), e o processo do olécrano com seu osteófito é removido (Fig. 20-7). O nível deve ser tal que a face posterior da ulna esteja no mesmo nível da porção média de sua articulação. A orientação do osteótomo deve estar em paralelo com cada face da tróclea, em vez de ser posicionado diretamente através do olécrano e para a tróclea (Fig 20-8).

Uma trefina de 18 mm a 20 mm de diâmetro (Cloward) é utilizada para remover o olécrano ossificado (Fig. 20-9). Geralmente, observam-se osteófitos se originando da colunas medial e lateral. O posicionamento apropriado desta foraminectomia é importante. A trefina segue a curvatura da tróclea. O osteófito pode ser removido em parte com um osteótomo, para permitir que a trefina seja apropriadamente utilizada. Depois de várias voltas da trefina, ela é removida, e a orientação da foraminectomia é avaliada (Fig. 20-10). A foraminectomia com a trefina é, então, completada, e o núcleo do osso é removido do úmero distal. Isso freqüentemente incluirá osteófitos da face anterior da articulação (Fig. 20-11). A inspeção através da face posterior do cotovelo dentro da cápsula anterior é possível. Os corpos livres são identificados e removidos (Fig. 20-12). Então, palpa-se a

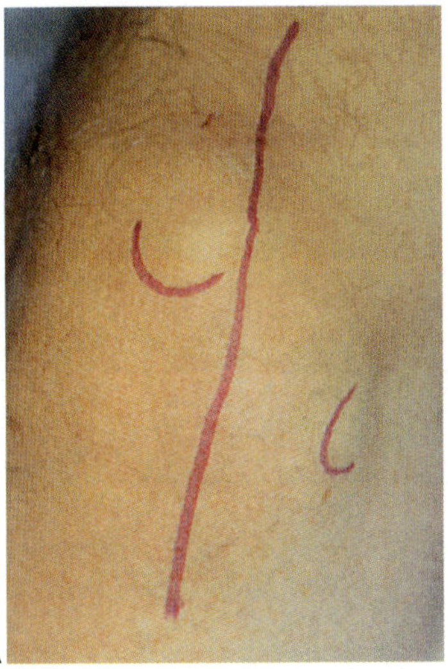

A

Figura 20-1. A, B: Uma incisão reta na pele é feita medialmente à ponta do olécrano.

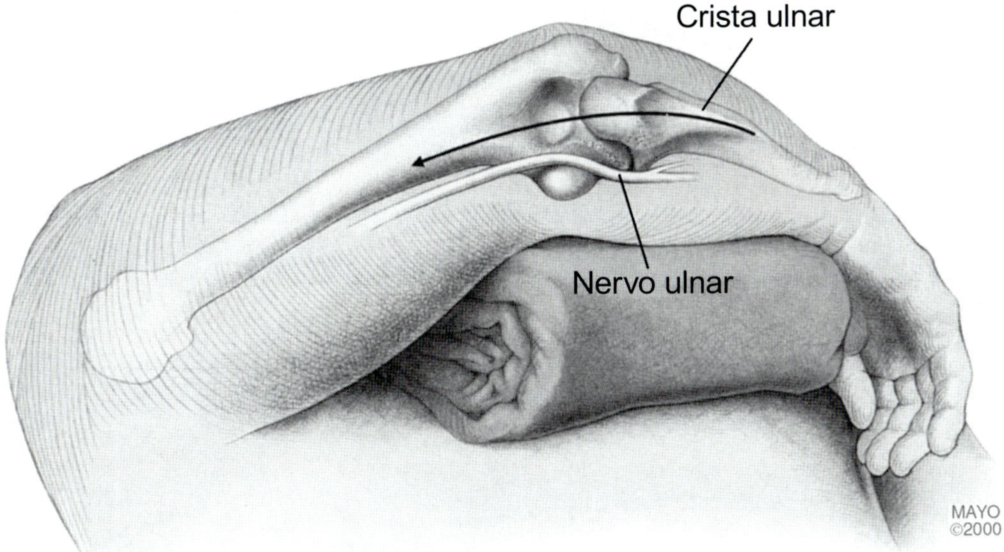

B

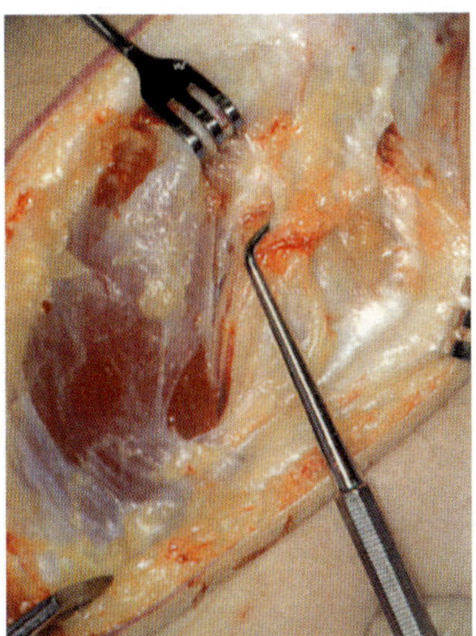

Figura 20-2. O nervo ulnar é identificado na margem medial do músculo tríceps e, se não estiver comprimido, ele é protegido no túnel cubital (sonda dentária), mas não é translocado.

Figura 20-3. A, B: A exposição mais simples é por meio da divisão muscular do tríceps, para expor a região posterior da articulação.

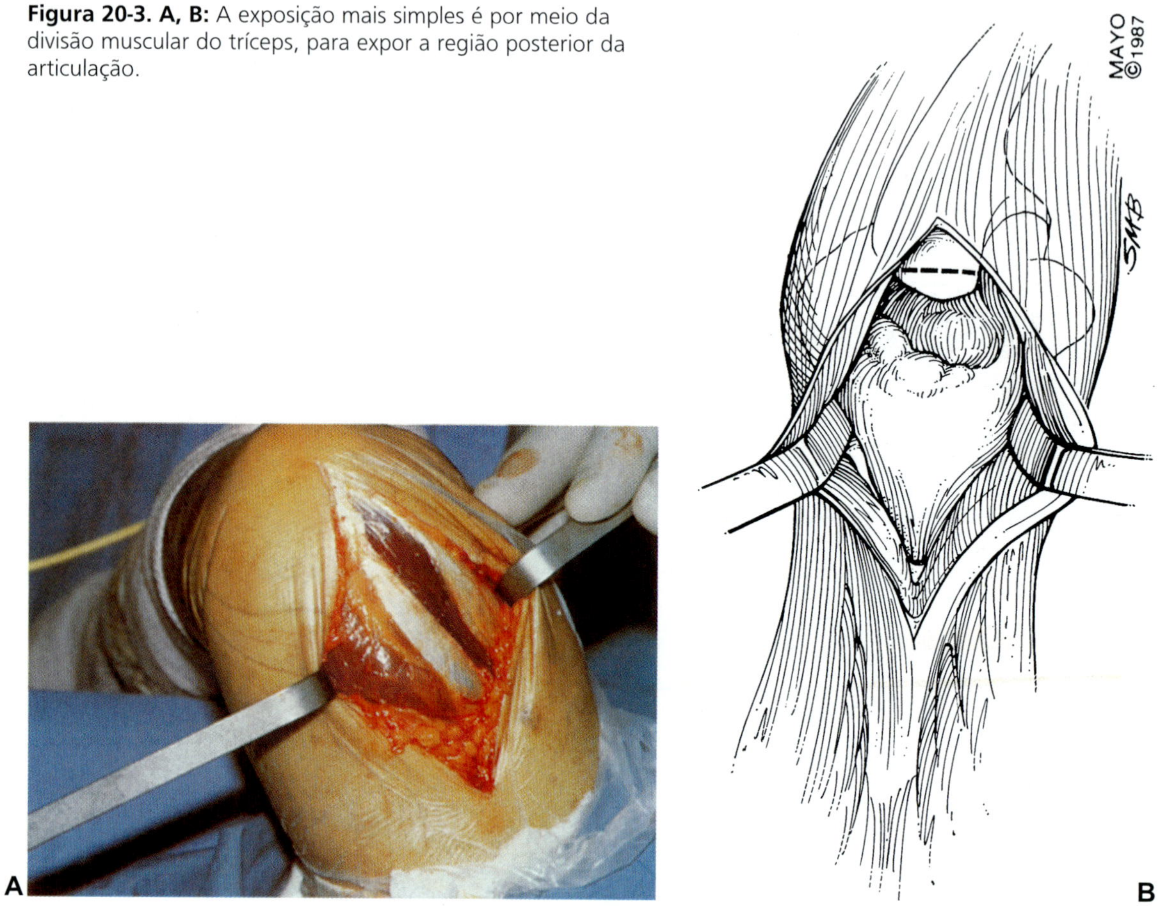

Figura 20-4. A, B: A face medial da inserção do tríceps é refletida da ponta do olécrano. Evite liberar mais da metade da inserção das fibras de Sharpey.

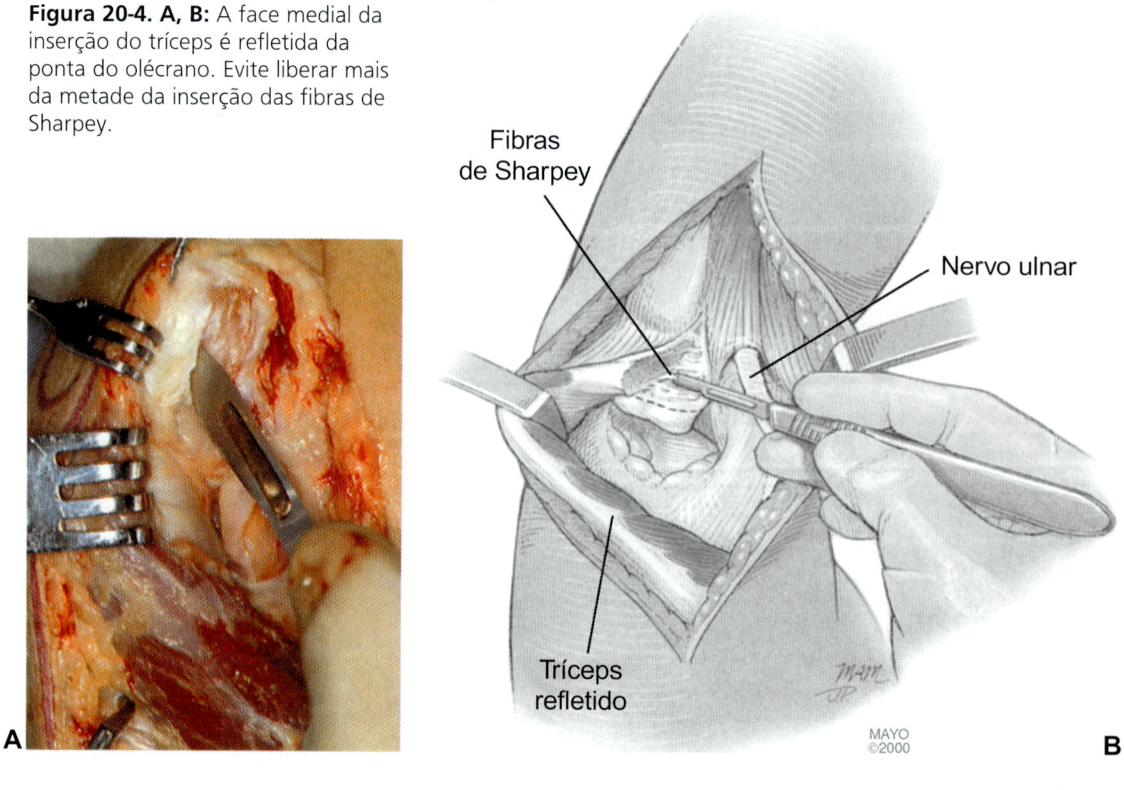

Figura 20-5. A, B: O proeminente osteófito do olécrano é identificado, e a linha de ressecção do processo do olécrano é definida.

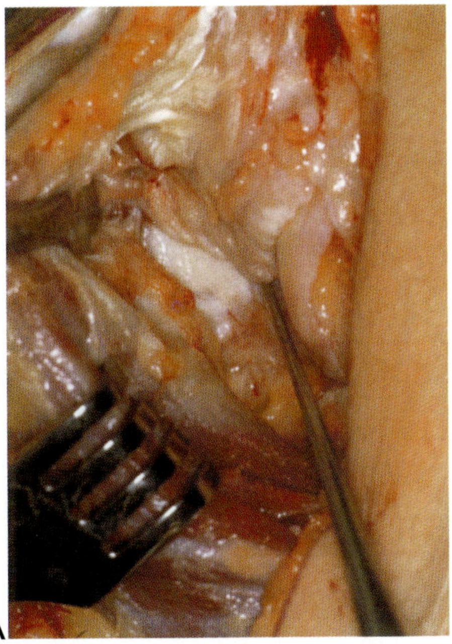

A

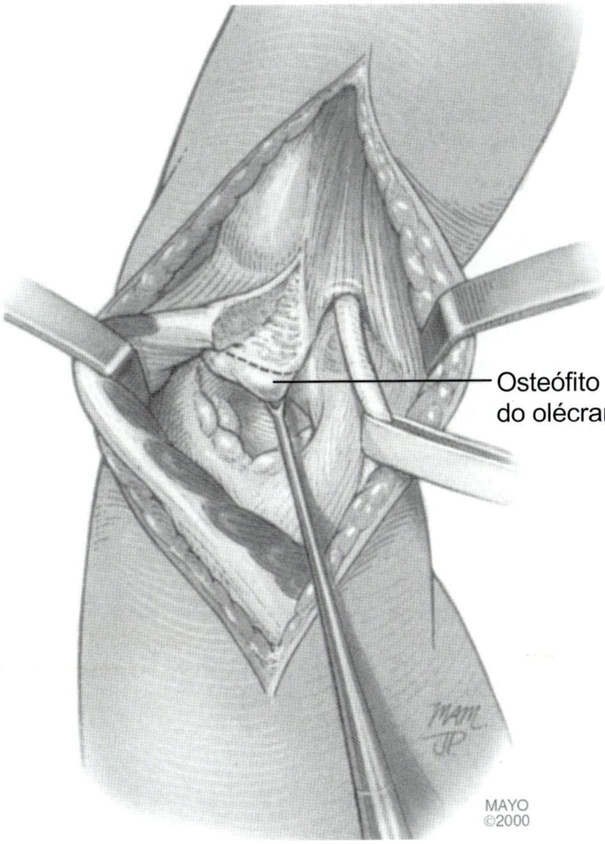

B

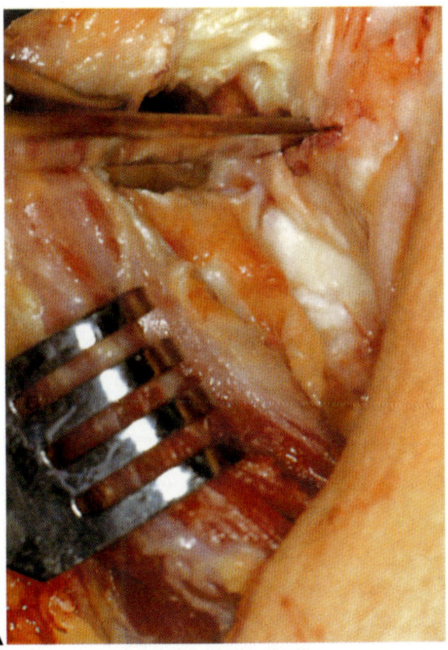

A

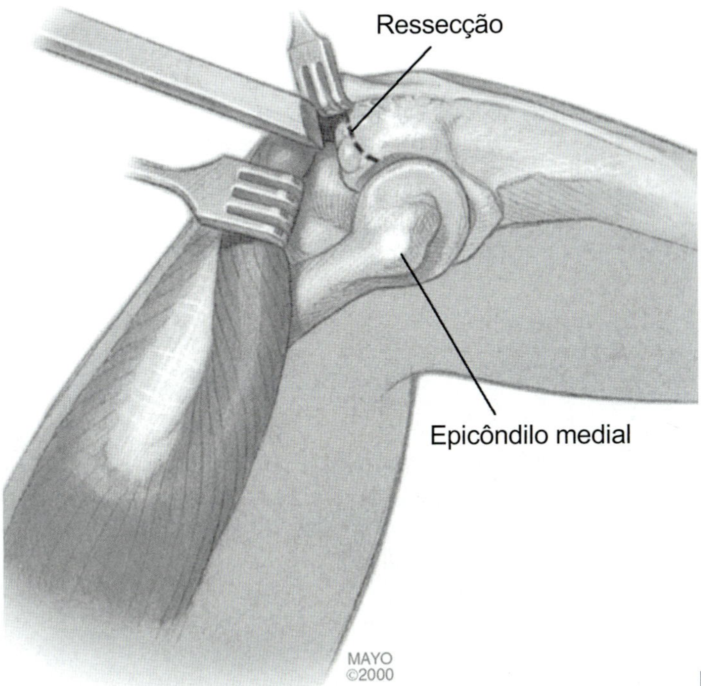

B

Figura 20-6. A, B: O osteófito e o processo são removidos com um osteótomo. O corte inicial pode ser feito com uma serra oscilante, para criar uma orientação ideal.

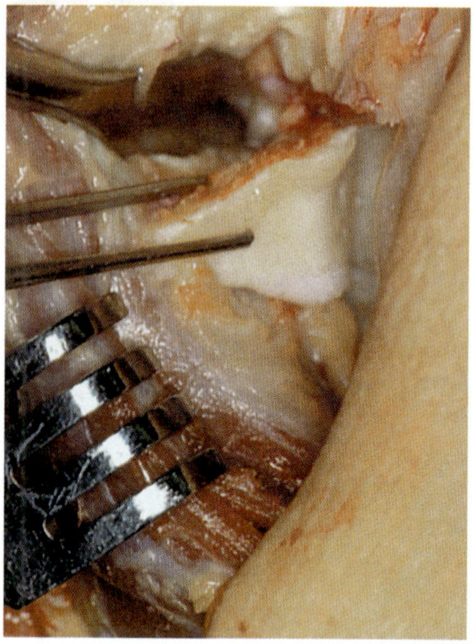

Figura 20-7. Remoção do processo do olécrano.

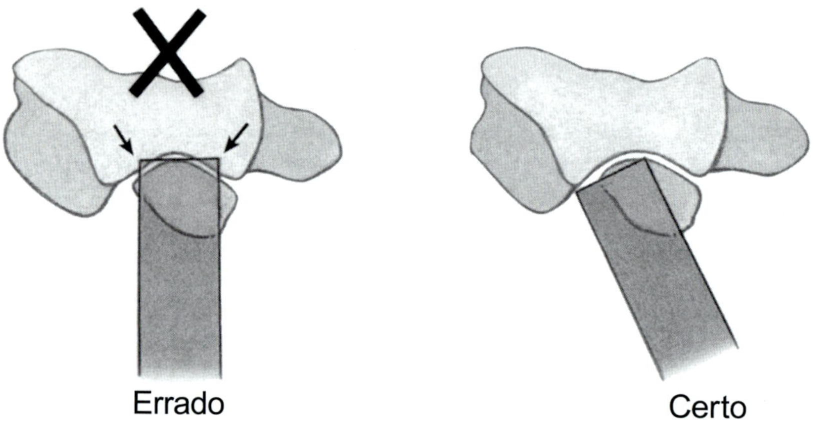

Figura 20-8. O término da osteotomia do olécrano é feito com o osteótomo orientado em paralelo a cada face da tróclea. Uma transecção direta lesionará a tróclea.

Figura 20-9. A, B: Com o tríceps afastado lateralmente, uma trefina é utilizada para remover a fossa olecraniana ossificada.

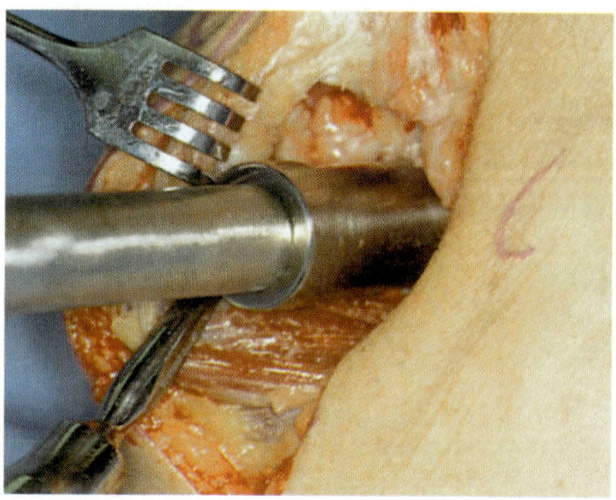

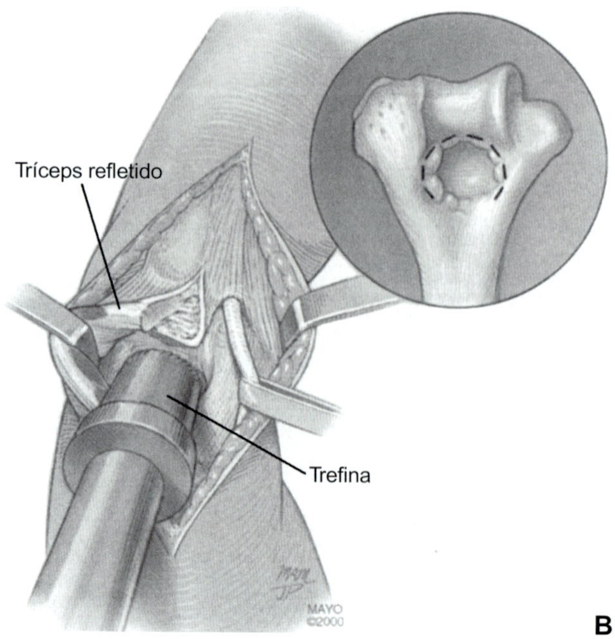

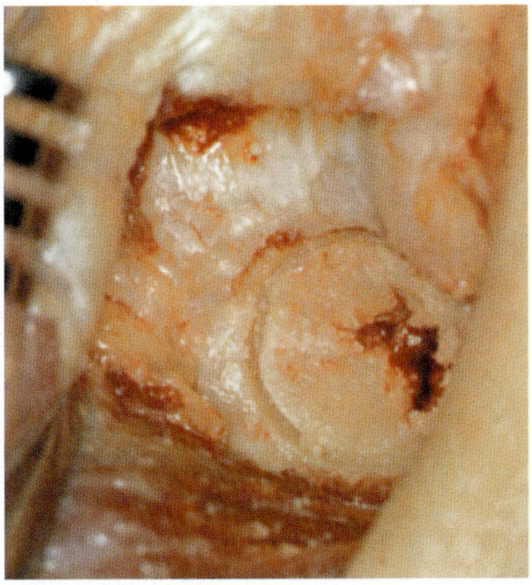

Figura 20-10. O contorno da trefina acompanha o da tróclea, e a inspeção do corte inicial deve ser feito antes de seu término.

coluna anterior, para determinar se estão presentes bandas tensas que possam necessitar de liberação. Qualquer corpo livre que possa estar presente ou que tenha sido identificado por uma tomografia pré-operatória deve ser removido, e toma-se o cuidado para que nenhum seja esquecido ou não identificado.

O próximo passo é o mais difícil e envolve a remoção do osteófito do coronóide e uma porção do processo coronóide. Por meio de uma flexão total do cotovelo, o coronóide aparece no orifício criado pela trefina. Isto somente pode ser feito com o cotovelo flexionado. Esta etapa geralmente é mais fácil quando o tríceps é dividido (Fig. 20-13A), mas se o tríceps for refletido, ele deve ser reinserido lateralmente, ao mesmo tempo em que o cotovelo é flexionado, o que é feito com dificuldade em pacientes com musculatura muito desenvolvida (Fig. 20-13). Um osteótomo curvo

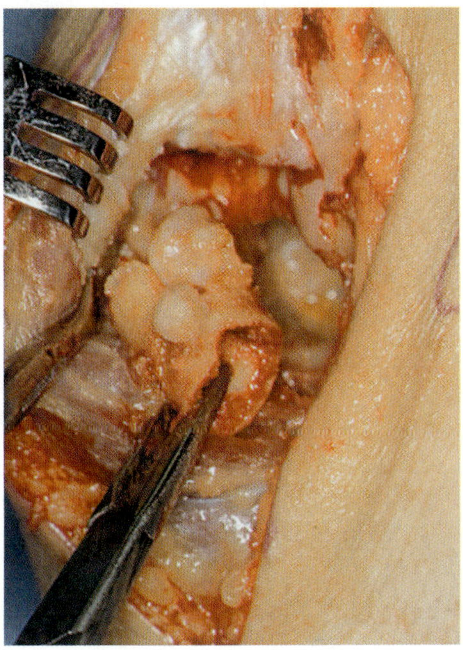

Figura 20-11. A porção foraminectomizada do úmero distal é removida. Observe os osteófitos anteriores presentes nesta amostra.

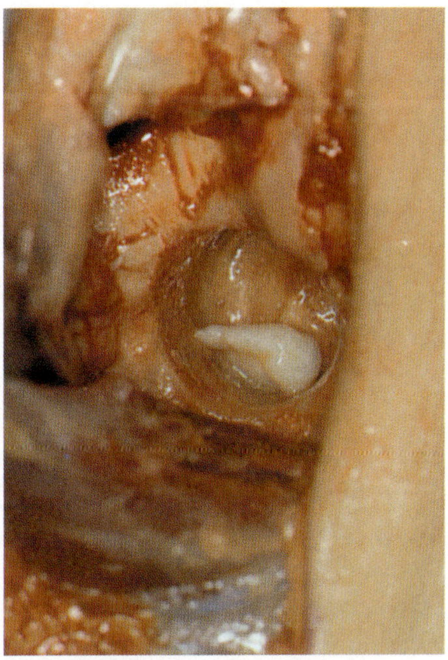

Figura 20-12. Os corpos livres no compartimento anterior podem ser identificados e removidos através do forame.

de 7 mm acompanha a face distal do úmero distal foraminectomizado. A ponta do olécrano é palpada e com uma curvatura direcionada para a ulna; o processo coronóide com seu osteófito é ressecado e removido através do forame (Fig. 20-14). A face anterior da articulação é novamente palpada, com o cotovelo em flexão e extensão, para assegurar que esta foi adequadamente ressecada. Uma verificação final, a procura de qualquer corpo livre residual ou impacto, é acompanhada com a colocação de um Gelfoam enrolado dentro do defeito, para preencher o espaço morto e tornar mínima a chance de hematoma e possivelmente de recalcificação (Fig. 20-15).

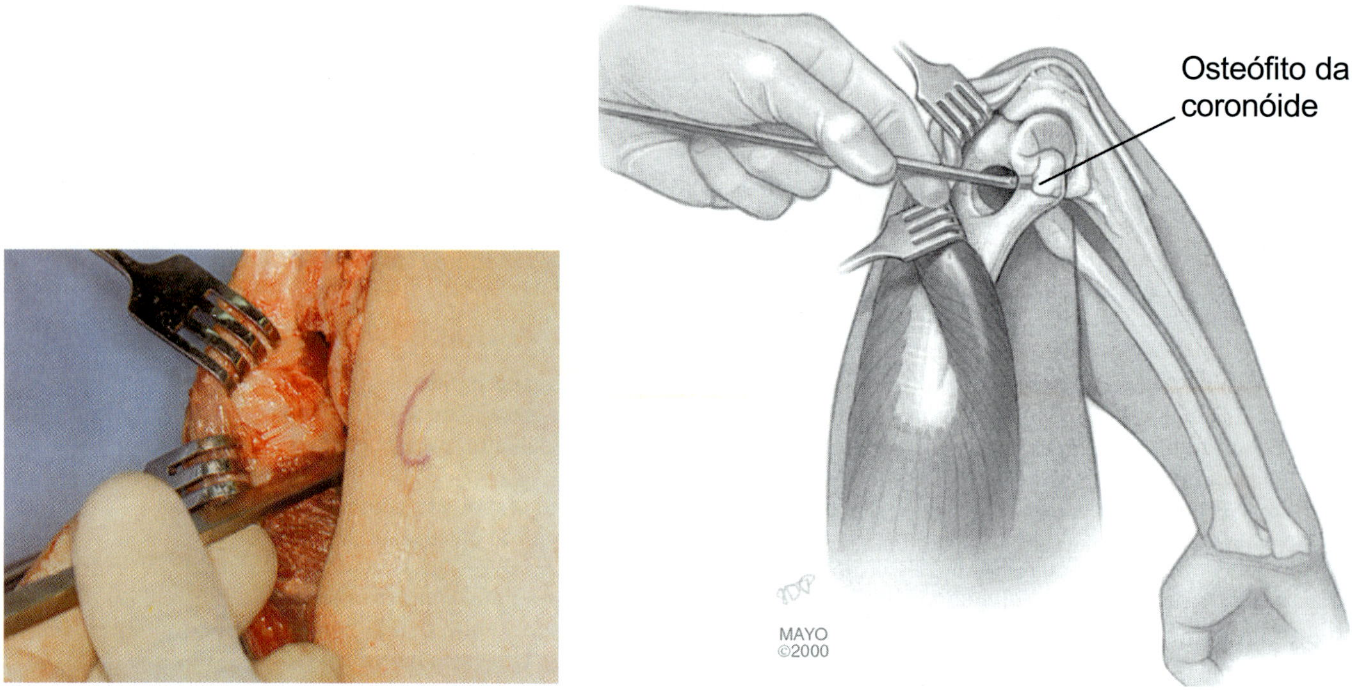

A B

Figura 20-13. A, B: Com o tríceps afastado lateralmente e o cotovelo flexionado o máximo possível, um osteótomo é introduzido através do antebraço. O instrumento acompanha a superfície distal do forame, e o processo coronóide com o osteófito é osteotomizado.

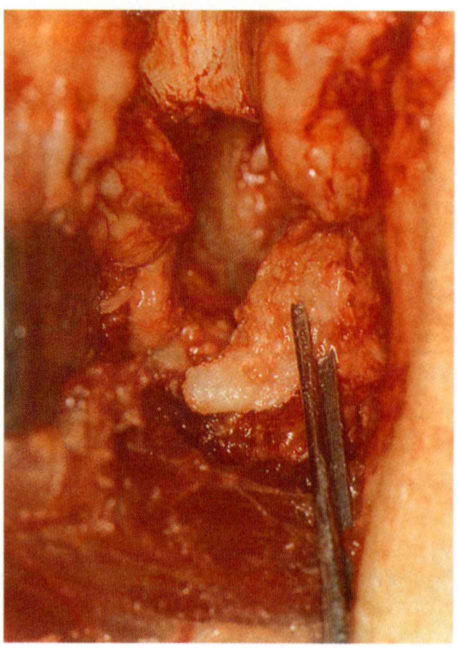

Figura 20-14. O osteófito e uma porção do coronóide são removidos.

O tríceps é reparado, se tiver sido dividido, ou é recolocado em sua posição normal, se foi parcialmente refletido. A reinserção não é necessária, desde que uma força adequada da inserção persista. As fáscias braquial e do antebraço são trazidas de volta até a margem medial do tríceps e presos com um fio absorvível (Fig. 20-16). O restante do fechamento é o de rotina e fica a critério do cirurgião.

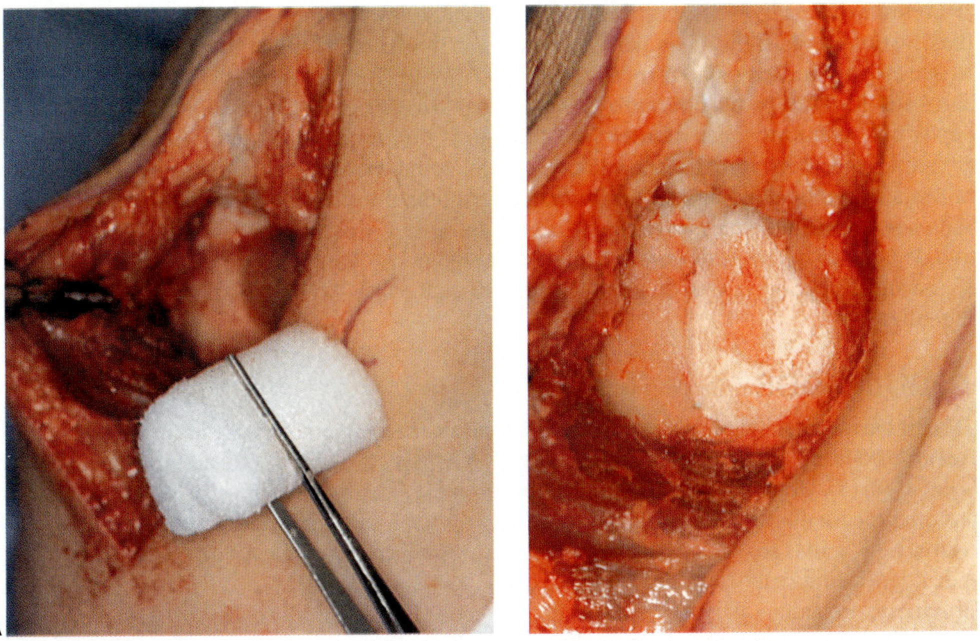

A B

Figura 20-15. Um pedaço de Gelfoam é enrolado (**A**) e colocado no forame (**B**).

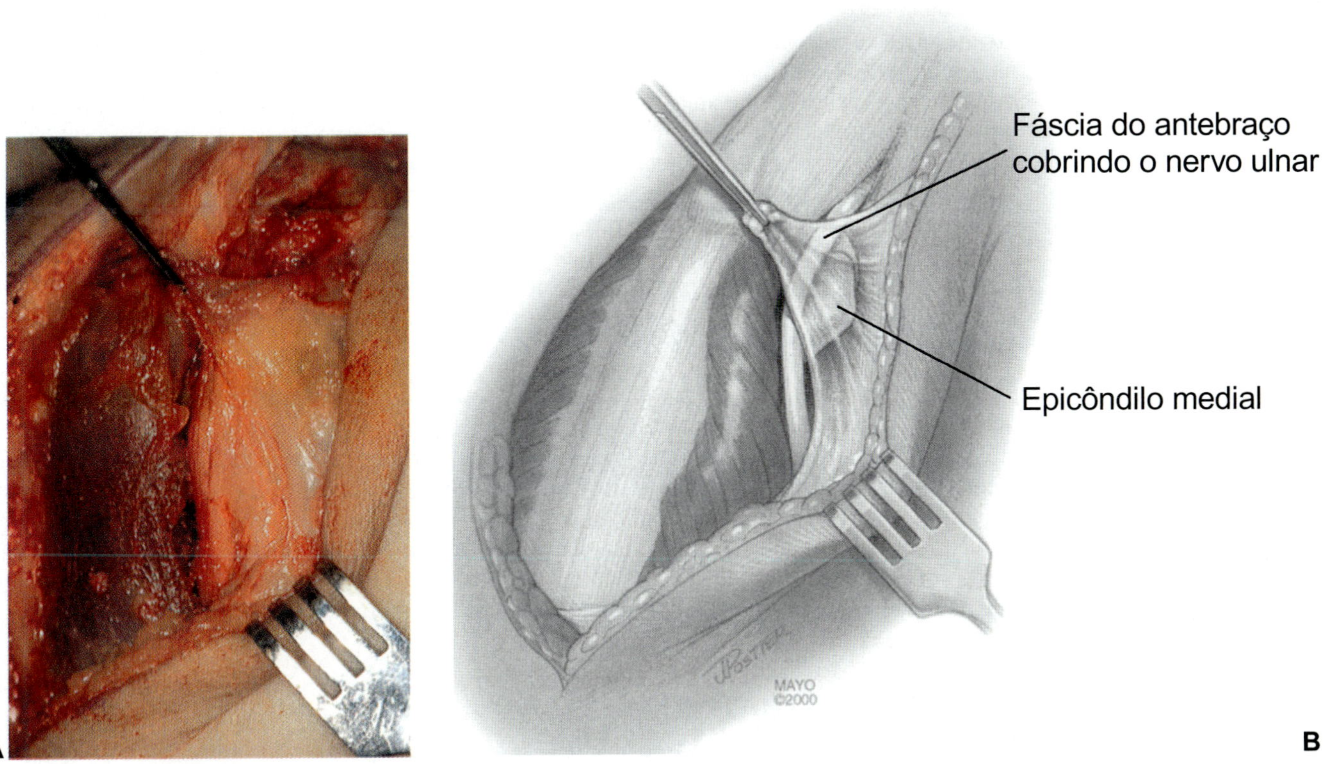

A B

Figura 20-16. A, B: O tríceps é recolocado em sua posição normal. A reinserção não é considerada necessária, a menos que mais da metade do tríceps tenha sido refletida. A fáscia do antebraço é levada até a margem do tríceps, para evitar a subluxação do nervo ulnar.

TRATAMENTO PÓS-OPERATÓRIO

Após a cirurgia, os pacientes são tratados de modo semelhante aos que são submetidos a uma liberação de anquilose (10); ou seja, após a avaliação neurológica na sala de recuperação, um bloqueio axilar é instituído (3). Uma máquina de movimentação passiva contínua (MPC) é utilizada, começando no dia da cirurgia por aproximadamente 24 a 36 horas, tempo durante o qual o cateter axilar é retirado e uma MPC portátil passa a ser utilizada. O paciente recebe alta hospitalar em 2 ou três dias. Se uma perda significativa da extensão ou da flexão é observada antes da cirurgia e se considera que esta limitação possa ser melhorada após o procedimento, as órteses de flexão e extensão, similares aos descritos para a liberação cirúrgica do cotovelo rígido, são prescritos. A reavaliação é feita após três semanas. Neste momento, o uso das imobilizações é diminuído para aproximadamente 2 a 3 horas pela manhã e 2 a 3 horas à tarde, com o paciente continuando a dormir com a imobilização. A máquina de MPC geralmente é abandonada após a terceira semana. O paciente é avaliado novamente na sexta semana e em três meses. É raro se obter ou perder qualquer grau significativo de movimento após três meses, mas isso ainda pode ocorrer em um período de seis meses ou até um ano. O período exato de tempo durante o qual os pacientes são acompanhados deve ser individualizado.

RESULTADOS

O conceito básico deste procedimento foi inicialmente descrito por Outerbridge e Kashiwagi em uma série de pacientes na literatura japonesa, em 1977 (5). A experiência foi atualizada por Minimi *et al.*, em 1996 (8). Com uma avaliação mais prolongada, a recorrência tanto da dor como da perda de movimentos foi observada em cerca de 40%. O registro inicial revelou resultados satisfatórios superiores a 90%, mas se reconhecia que os osteófitos poderiam reaparecer e que o processo subjacente de doença ainda estava presente. Uma experiência mais recente, novamente no Japão, tende a confirmar estes achados (7). Na Mayo Clinic, o procedimento foi modificado por meio da preservação do tríceps, descompressão do nervo ulnar e da utilização de uma trefina para a descompressão. Os resultados dos primeiros 13 pacientes revelam que aproximadamente 85% foram considerados como resultados satisfatórios em uma média de três anos de acompanhamento após a cirurgia. O alívio da dor observado foi de aproximadamente 90%. A melhora do movimento é observada em 80% e acontece em média de 10° a 15° de melhora na extensão e aproximadamente 10° de melhora na flexão, para uma melhora geral do arco de movimento de cerca de 20° a 25°. Não houve casos de instabilidade. A experiência atualmente está sendo atualizada (1). Os resultados preliminares revelam que aproximadamente 20% referem algum sintoma no nervo ulnar, que desencadeou a atual recomendação em relação à avaliação pré-operatória do nervo ulnar e sua descompressão. Porém, aproximadamente 80% dos pacientes estavam satisfeitos em uma média de sete anos após a cirurgia. O procedimento foi repetido em um paciente.

À medida que aumentam as facilidades com o desbridamento artroscópico, alguns pacientes podem ser descomprimidos de modo eficiente através desta modalidade (12,13).

COMPLICAÇÕES

Tivemos somente uma grande complicação nesta população de pacientes, a de uma grave neuropatia ulnar. A provável causa desta complicação foi a compressão do nervo pelo afastador durante a cirurgia. Esta experiência, em parte, fez com que as recomendações para a abordagem cirúrgica incluíssem a identificação e proteção do nervo durante o procedimento cirúrgico. A recorrência do processo patológico é uma função do tempo (8). Dentro dos primeiros cinco anos, menos de 10% de recorrências sintomáticas foram observadas, o que é compatível com o encontrado na literatura.

Com a exposição inadequada das colunas medial e lateral, a localização inapropriada da foraminectomia pode levar a uma fratura da coluna. Por este motivo, existe a necessidade de uma visibilidade adequada das margens das colunas.

CASO ILUSTRATIVO

Um carpinteiro de 54 anos de idade apresentou-se com dor no cotovelo. Ele relatou dificuldades para segurar objetos acima da cabeça durante qualquer período de tempo, e que isto estava limitando sua capacidade de trabalho. Este processo havia se iniciado há dois anos, e a primeira anormalidade observada foi a perda da extensão total e da rotação do antebraço. Ele foi submetido a uma excisão da cabeça radial, apresentando somente uma modesta limitação da rotação do antebraço. O paciente apresentava poucas dores durante o arco médio da flexão e extensão. O exame revelou uma amplitude de flexão do cotovelo de 30° a 125°, pronação de 70° e supinação de 75°. O nervo ulnar era indolor à palpação. As radiografias revelaram um osteófito proeminente no processo coronóide anterior e outro menor na ponta do olécrano (Fig. 20-17). O forame do olécrano estava ossificado, assim como a cabeça radial ressecada (Fig. 20-18), como demonstrado na radiografia ântero-posterior. O desbridamento incluiu o olécrano, coronóide, osteófitos do forame e um corpo livre (Fig. 20-19). Cinco anos após o procedimento cirúrgico, o paciente apresentava um arco de movimentos de 18° a 130°, e a pronação-supinação estava inalterada. Ele não apresentava dores e estava satisfeito com o resultado (Fig. 20-20).

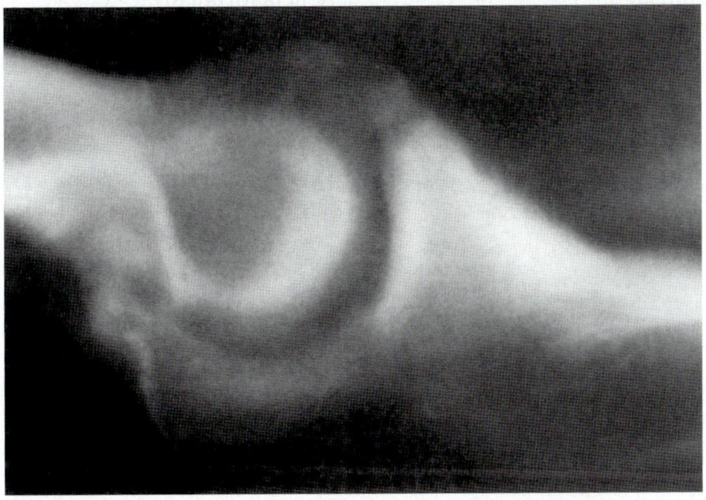

Figura 20-17. Um operário de 46 anos de idade apresentava dor durante a extensão e uma movimentação de 40° a 120°. A radiografia lateral revela osteófitos do olécrano e da coronóide.

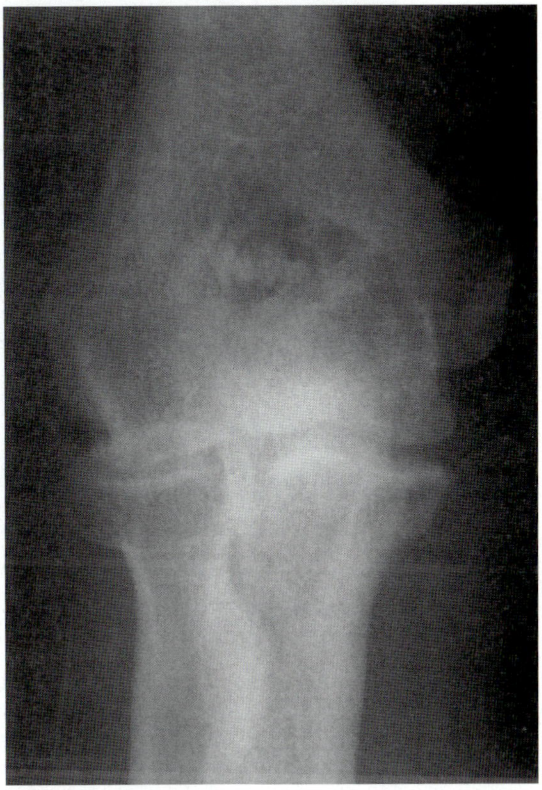

Figura 20-18. O olécrano e o forame coronóide estão ossificados na incidência ântero-posterior.

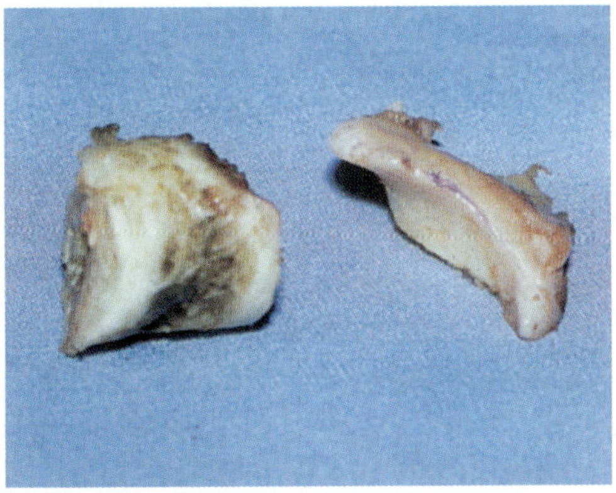

Figura 20-19. O desbridamento consiste na resseccção de um grande osteófito do olécrano e na ressecção do forame. O osteófito do coronóide também foi removido.

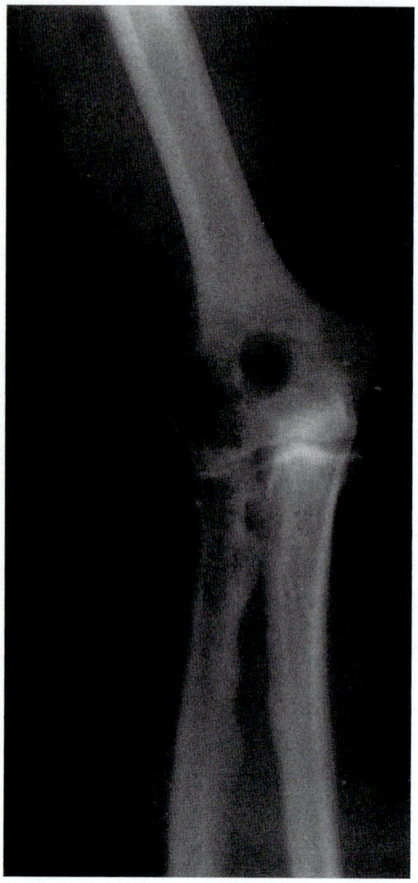

A

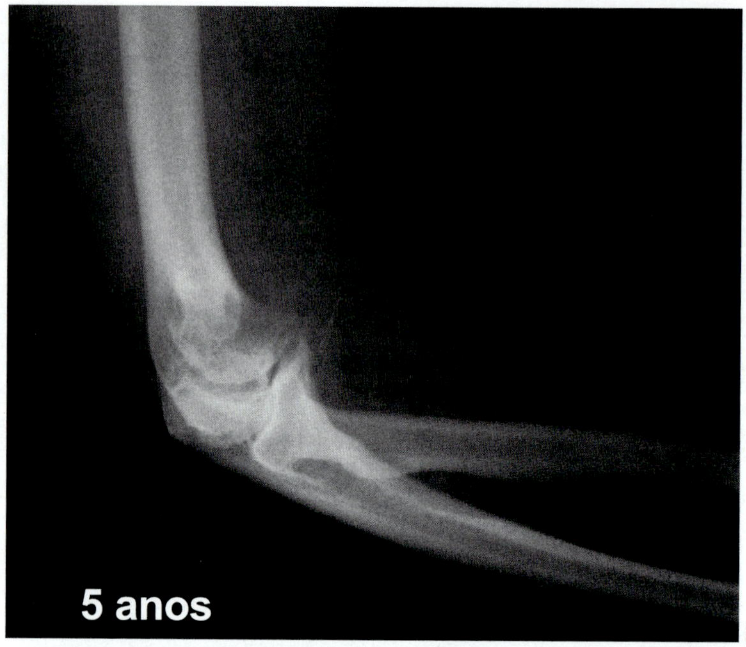

B

Figura 20-20. A, B: Cinco anos após a remoção, o movimento varia de 20° a 130°. Não se observa dor, e os osteófitos no forame não reapareceram.

LEITURAS RECOMENDADAS

1. Antuna S, Morrey BF, O'Driscoll S. Primary osteoarthritis of the elbow treated by ulnohumeral arthroplasty: a long term follow–up study. *J Bone Joint Surg* 2001 (accepted).
2. Doherty M, Preston B. Primary osteoarthritis of the elbow. *Ann Rheum Dis* 1989;48:743.
3. Gaumann DM, Lennon RL, Wodel DJ. Continuous axillary block for postoperative pain management. *Reg Anaesth* 1988;13:77.
4. Kashiwagi D. Intra-articular changes of the osteoarthritic elbow, especially about the fossa olecrani. *Jpn Orthop Assoc* 1978;52:1367.
5. Kashiwagi D. Outerbridge Kashiwagi arthroplasty for osteoarthritis of the elbow in the elbow joint. In: Kashiwagi D, ed. *Proceedings of the International Congress, Kobi, Japan.* Amsterdam: Excerpta Medica; 1986.
6. Mansat P, Morrey BF. The "column procedure", a limited surgical approach for the treatment of stiff elbows. *J Bone Joint Surg* 1998;80A:1603.
7. Minami NM, Ishii S. Outerbridge Kashiwagi arthroplasty for osteoarthritis of the elbow joint. In: Kashiwagi D, ed. *Proceedings of the International Congress, Kobi, Japan.* Amsterdam: Excerpta Medica; 1986.
8. Minami M, Kato S, Kashiwagi D. Outerbridge-Kashiwagi's method for arthroplasty of osteoarthritis of the elbow: 44 elbows followed for 8–16 years. *J Orthop Sci* 1996;1:11.
9. Mintz G, Fraga A. Severe osteoarthritis of the elbow in foundry workers. *Arch Environ Health* 1973;27:78.
10. Morrey BF. Post-traumatic contracture of the elbow: operative treatment including distraction arthroplasty. *J Bone Joint Surg* 1990;72A:601.
11. Morrey BF. Primary arthritis of the elbow treated by ulnohumeral arthroplasty. *J Bone Joint Surg* 1992;74B:409.
12. Ogilvie-Harris DJ, Gordon R, MacKay M. Arthroscopic treatment for posterior impingement in degenerative arthritis of the elbow. *Arthroscopy* 1995;11:437.
13. Redden JF, Stanley D. Arthroscopic fenestration of the olecranon fossa in the treatment of osteoarthritis of the elbow. *Arthroscopy* 1993;9:14.
14. Stanley D, Winson G. A surgical approach to the elbow. *J Bone Joint Surg* 1990;72B:728.

21

Liberação Capsular para as Contraturas em Flexão – O Procedimento da Coluna

Bernard F. Morrey e Pierre Mansat

Em alguns casos de trauma do cotovelo, a superfície articular não foi gravemente lesionada, e a perda de movimento é limitada à extensão em virtude, primariamente, do espessamento da cápsula anterior. Este tipo de rigidez é denominado *extrínseco*, e a superfície articular é minimamente danificada (7). Nesta circunstância, várias opções estão disponíveis. A técnica descrita adiante é utilizada com preferência em relação a uma exposição anterior. As indicações são muito similares, e o autor considera esta técnica mais simples e confiável, com um baixo índice de complicações (6). Esta exposição é preferida pelo autor, em vez de uma abordagem anterior formal (3,8,10) e evita uma liberação mais agressiva necessária para a contratura intrínseca (7,11). A liberação artroscópica da cápsula anterior é discutida no Capítulo 2 (5).

INDICAÇÕES/CONTRA-INDICAÇÕES

As indicações incluem uma contratura em flexão, com perda da extensão de pelo menos 40 graus e a preservação ou mínimas alterações da superfície articular. Etiologias pós-traumáticas, como uma luxação, são as indicações ideais. Se a limitação do movimento inclui uma perda da flexão, uma etapa adicional é necessária, mas a perda da flexão em geral pode ser tratada de modo eficaz por meio de uma liberação capsular anterior.

Esta "simples" liberação não pode ser feita em casos que precisem da interposição da articulação. A interposição é utilizada se uma das seguintes contra-indicações estiver presente (7): alteração significativa do contorno articular, perda da cartilagem articular (50%) patologia que necessite da liberação de um ou ambos os ligamentos colaterais (veja Capítulo 22).

Contra-indicações adicionais incluem deficiência motora ou espasticidade, especialmente envolvendo os músculos flexores e uma seqüela de traumatismo cranioencefálico.

B.F. Morrey, M.D.: Mayo Medical School and Department of Orthopaedics, Mayo Clinic and Mayo Foundation, Rochester, Minnesota.
P. Mansat, M.D.: Department of Orthopaedics and Traumatology, University Hospital of Toulouse-Purpan, Toulouse, France.

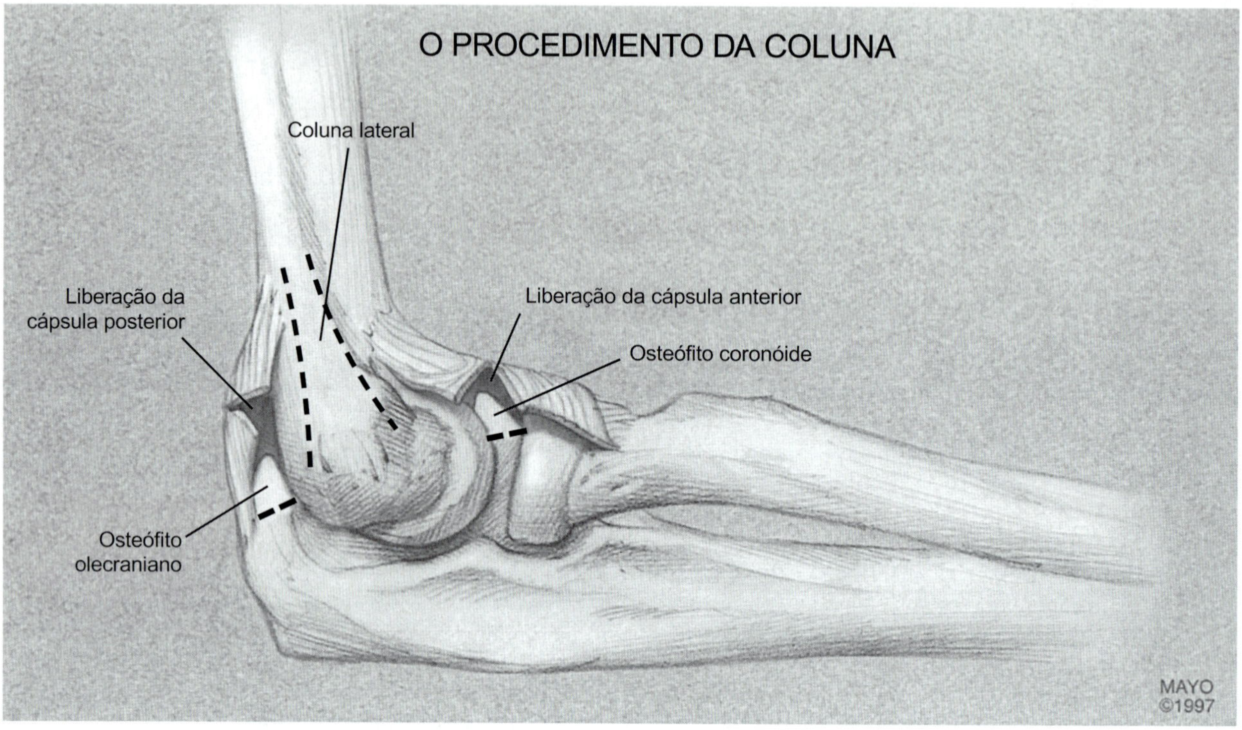

A

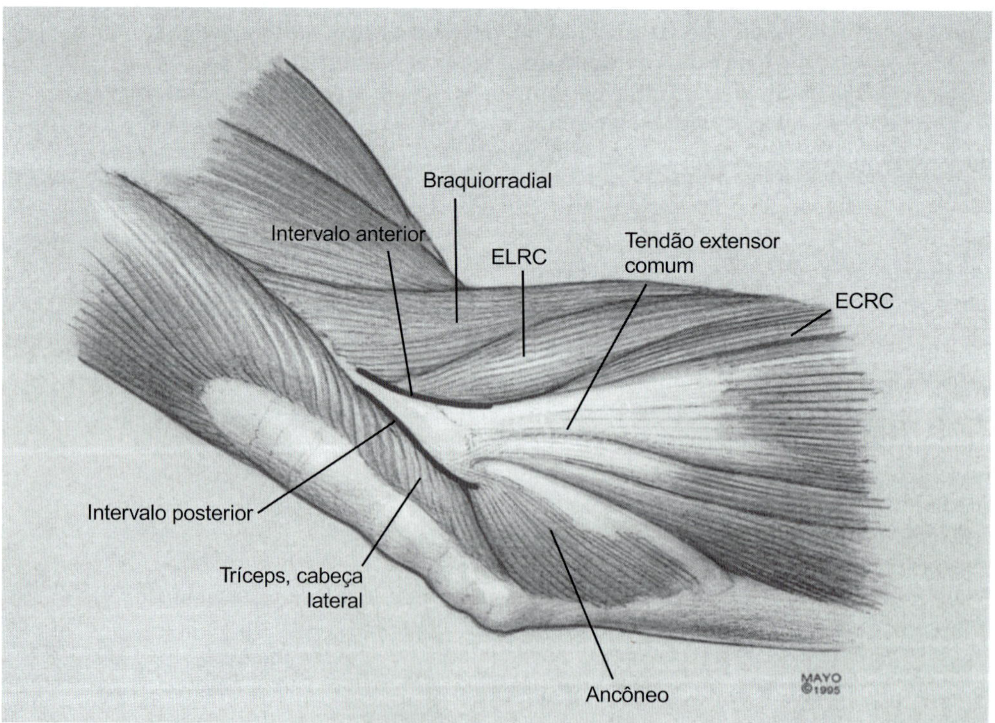

B

Figura 21-1. A: O conceito do procedimento da coluna. Identificar a crista supracondilar e abordar as faces anterior e posterior da cápsula, conforme o necessário. Os osteófitos são prontamente removidos do processo coronóide ou olécrano. **B:** A anatomia relevante da "coluna". As faces anterior e posterior da coluna lateral são identificadas *(linhas sólidas).* (ELRC, extensor longo radial do carpo; ECRC, extensor curto radial do carpo.)

PLANEJAMENTO PRÉ-OPERATÓRIO

A liberação da coluna é indicada aos pacientes com patologias extrínsecas (*i. e.,* extrínsecas à superfície articular). Pela minha prática, esta determinação é feita por meio de uma simples radiografia lateral. Esta é a forma mais barata e mais precisa de avaliação da articulação antes da cirurgia. Não existem indicações para a RM ou TC para o tratamento de pacientes com contraturas capsulares ou perda de movimentos de origem pós-traumática.

A segunda consideração antes da cirurgia é se existem elementos tanto de flexão como de extensão relacionados com a contratura. Se o paciente apresenta uma flexão normal ou quase normal, a dissecação pode ser limitada à cápsula anterior com a simples elevação do tendão extensor comum e a exposição da cápsula anterior. Se o paciente apresenta uma limitação da flexão, a elevação do tríceps e a remoção da cápsula posterior tornam-se necessárias. Apesar de a determinação da extensão desta ressecção obviamente ser feita no momento da cirurgia, é importante discutir a natureza da cirurgia no pré-operatório, com o paciente no contexto do programa de reabilitação e no resultado final esperado.

Desde a primeira edição, passamos a ter um cuidado crescente sobre as implicações da irritação do nervo ulnar antes da cirurgia. Este aspecto é cuidadosamente pesquisado e discutido. Se presente, uma incisão posterior é feita e o nervo ulnar é explorado. Se ele for lesionado antes ou após a liberação capsular, o nervo é descomprimido ou translocado.

Se a patologia sugere que existe um envolvimento intrínseco ou que a liberação do ligamento colateral é necessária para a obtenção de uma exposição adequada, o cirurgião deve estar preparado para aplicar um equipamento de distração, protegendo o reparo do ligamento colateral e separando as superfícies articulares por aproximadamente três semanas antes da cirurgia (veja Capítulos 8 e 22). É incomum ter que lidar com esta opção se uma determinação apropriada da natureza da contratura e imagens e avaliação adequadas da superfície articular tiverem sido feitas antes da cirurgia, como descrito anteriormente.

Finalmente, é importante que o paciente tenha uma compreensão clara do compromisso de tempo que é necessário após o tratamento cirúrgico. A ênfase na manutenção do programa de imobilização por várias semanas ou mesmo meses após o procedimento é muito importante, particularmente dependendo do tipo de ocupação e das expectativas que o paciente possa ter.

Uma anestesia geral ou regional pode ser utilizada. O procedimento da coluna consiste em uma artrotomia, liberação da cápsula anterior e posterior, e, se necessário, da excisão dos osteófitos por meio de uma abordagem lateral limitada (Fig. 21-1).

TÉCNICA

O paciente é colocado em decúbito dorsal com um coxim sob a extremidade ipsilateral; o braço é preparado, deixado livre dos campos cirúrgicos, e passado por sobre o tórax. A metade proximal de uma incisão de Kocher, que se estende por 6 cm proximal e 3 cm distal ao epicôndilo, é utilizada se não existirem incisões anteriores e se não existirem sintomas relacionados com o nervo ulnar (Fig. 21-2). Se houver sintomas relacionados com o nervo ulnar, uma incisão na linha média é feita de modo que o nervo possa ser explorado. Se houver evidências macroscópicas de impacto antes ou após a liberação capsular, o nervo é descomprimido conforme o necessário.

Para liberar a face anterior da cápsula com uma ruptura mínima dos tecidos normais, a origem muscular do extensor radial longo do carpo e as fibras distais do braquiorradial são identificadas (Fig. 21-3). A liberação da origem destes músculos do úmero proporciona um acesso direto para a face súpero-lateral da cápsula (Fig. 21-4). O braquial é afastado da face anterior da cápsula com um elevador periosteal. A cápsula é penetrada anteriormente pela articulação radioumeral para permitir a avaliação de sua espessura (Fig. 21-5A). Um afastador de joelho modificado (V. Muller e Co., St. Louis, MO) com um ângulo lâmina-diáfise de 130° (Fig. 21-5B) protege o braquial, o nervo radial e a artéria braquial. A face anterior da cápsula é presa e a metade lateral é excisada pelo menos até o nível do coronóide. A face mais medial da cápsula, que algumas vezes pode ser de difí-

A

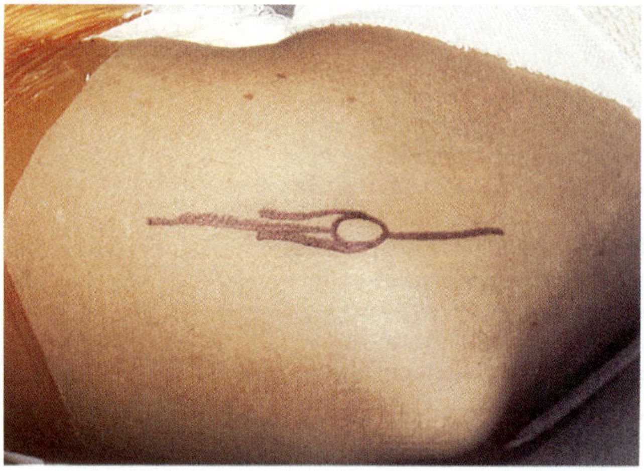

Figura 21-2. A, B: Se uma liberação simples da "coluna" está programada, uma incisão limitada medindo 6 a 8 cm de comprimento é feita sobre a coluna lateral, terminando a 2 cm distal ao epicôndilo lateral, como demonstrado neste cotovelo direito.

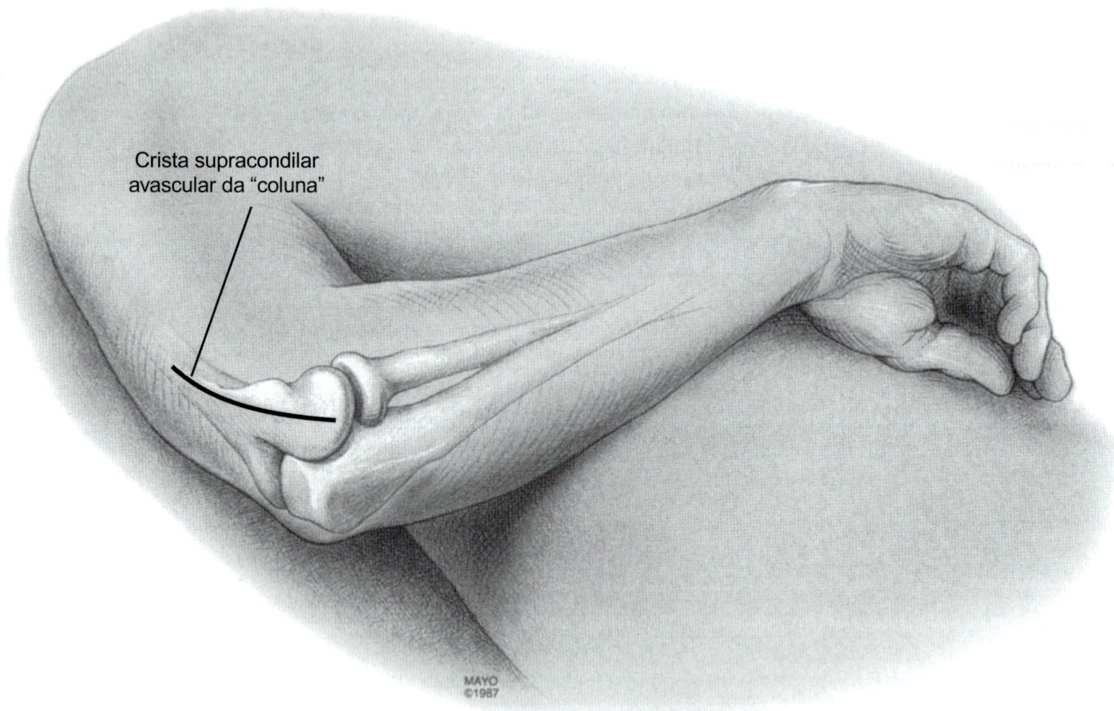

B

cil visibilidade, mas pode ser palpada, é incisionada para completar a liberação (Fig. 21-6). O cotovelo é estendido, e qualquer aderência persistente é suavemente rompida. Neste momento, se houver uma extensão completa ou se a extensão está dentro dos 10° da normalidade e não são observados esporões radiograficamente evidentes no olécrano, nenhuma liberação adicional é necessária. A cápsula é mantida aberta, e a ferida é fechada.

Se a flexão estiver limitada ou se a extensão não for completa, isto provavelmente é o resultado de uma fibrose extensa e aderências envolvendo a face posterior da cápsula. Se este é o caso, o tríceps é elevado da face posterior do úmero, a face posterior da cápsula é liberada e a fossa do olécrano é limpa dos tecidos moles. A ponta do olécrano é removida com um osteótomo, se houver osteófitos (Fig. 21-7). A quantidade de flexão e de extensão do cotovelo é avaliada. Geralmente, uma

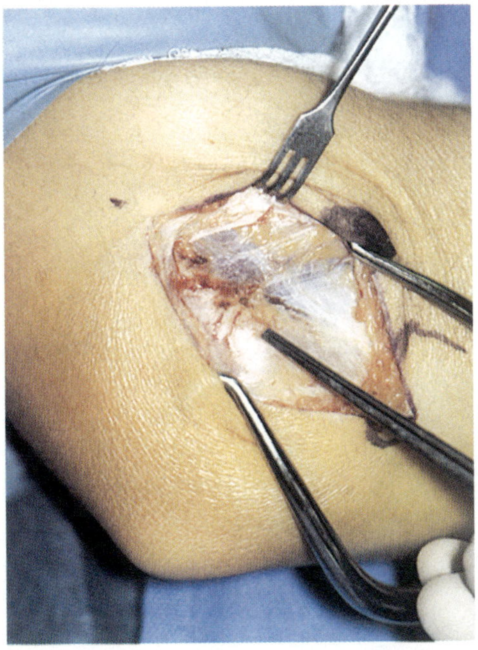

Figura 21-3. A inserção proximal mais muscular do tendão extensor comum define a origem do extensor longo radial do carpo. As pinças estão no epicôndilo lateral.

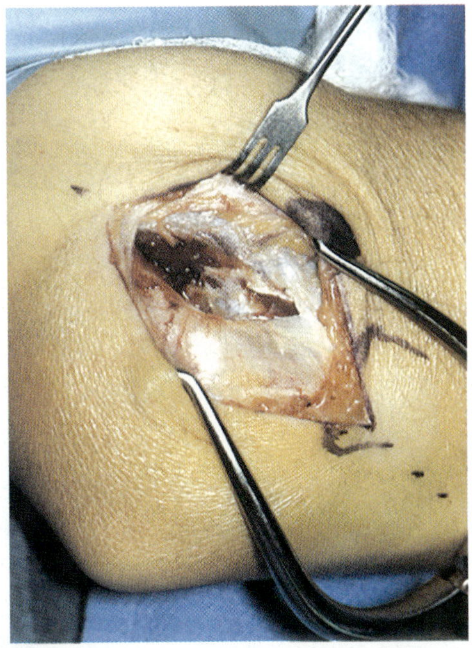

Figura 21-4. Com o cotovelo em 90° de flexão, as fibras do extensor longo radial do carpo são acompanhadas até a cápsula. O braquial é elevado da cápsula anterior.

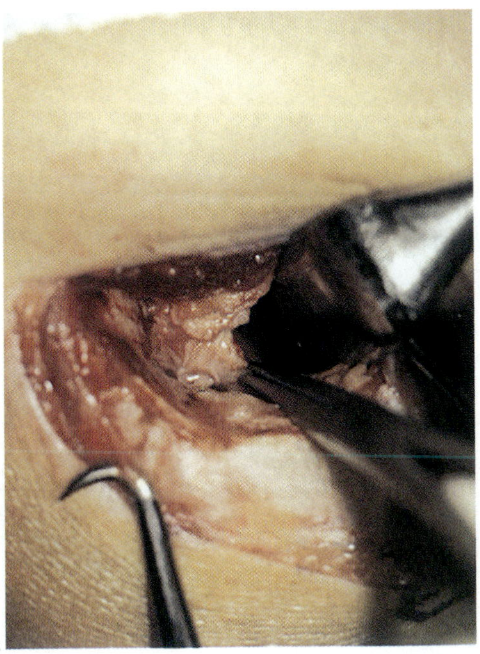

A

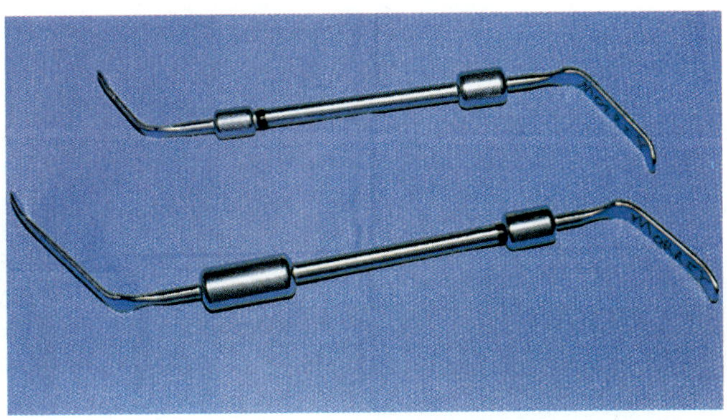

B

Figura 21-5. A: Elevação do extensor longo radial do carpo (ELRC) e das fibras distais do braquiorradial. A face anterior da cápsula é isolada do braquial e identificada com uma artrotomia na face anterior da articulação radioumeral. **B:** Afastadores especiais (Müller, em dois tamanhos) facilitam a exposição e proteção das estruturas anteriores.

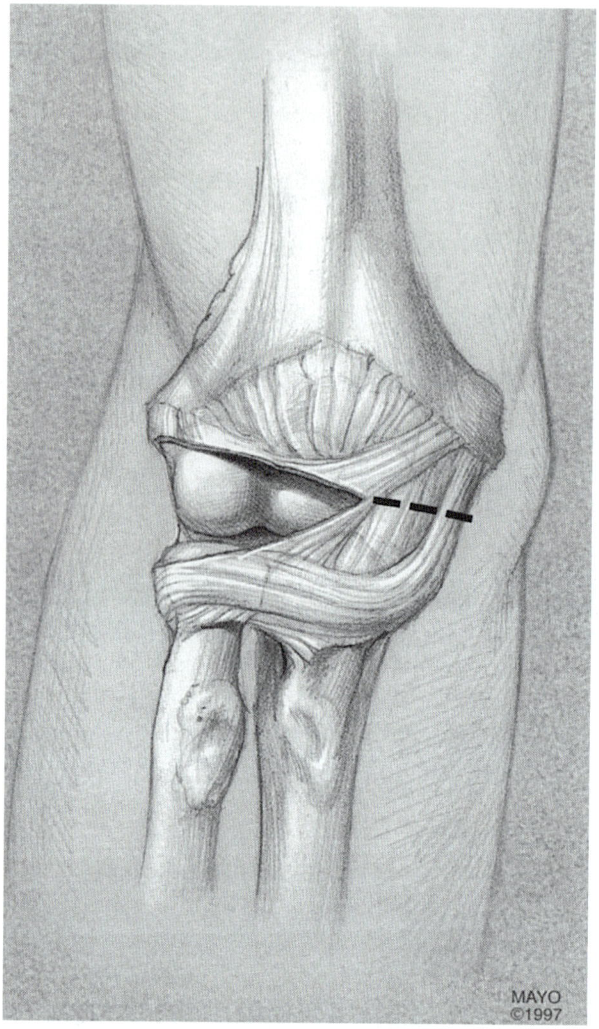

Figura 21-6. A metade lateral da face anterior da cápsula é excisada da forma mais ampla possível, e o restante da metade medial é incisionado *(linha tracejada).*

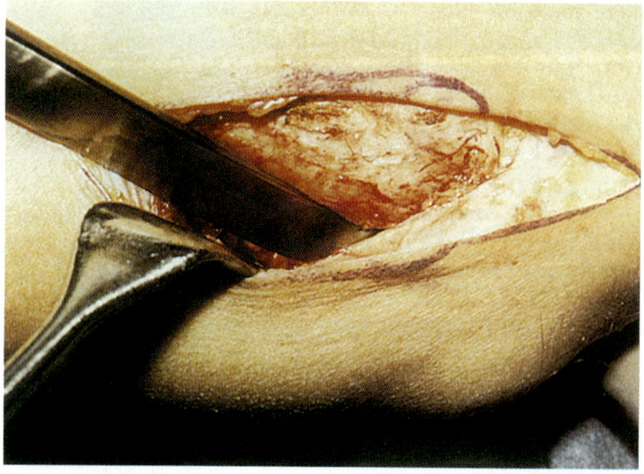

Figura 21-7. Nos casos em que existe, também, uma perda da flexão, o tríceps é elevado da coluna póstero-lateral, e a cápsula posterior também é excisada. Se um osteófito estiver presente, ele é removido com um osteótomo.

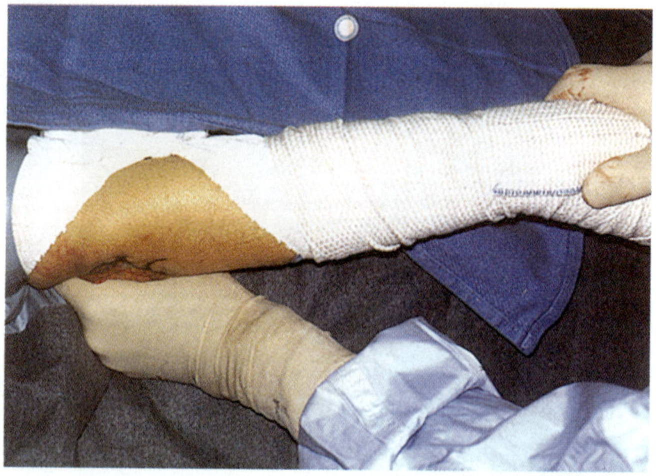

Figura 21-8. Como a articulação tende a "recuar" em cerca de 15° a 20° da quantidade de extensão obtida na cirurgia, uma extensão completa no momento da cirurgia é considerada uma necessidade com este tipo de procedimento.

extensão total é prontamente atingida (Fig. 21-8). Se houver pelo menos 130° de flexão, nada mais precisa ser feito posteriormente. Se a flexão é limitada, o coronóide é inspecionado e os osteófitos são removidos.

Se existem evidências de irritação do nervo ulnar, que é definida como uma alteração subjetiva da sensibilidade sem alterações sensoriais ou motoras ou atrofia, uma incisão posterior é utilizada para permitir a avaliação das faces lateral e medial do cotovelo através da mesma incisão na pele. O nervo ulnar é inspecionado e ocasionalmente translocado, mas geralmente ele é simplesmente descomprimido *in situ*.

TRATAMENTO PÓS-OPERATÓRIO

Se o exame neurológico na sala de recuperação revela achados normais, um cateter é inserido por via percutânea para um bloqueio do plexo braquial e é mantido com uma bomba contínua (2). O braço é elevado o máximo possível, e uma movimentação passiva contínua é iniciada no dia da cirurgia (1,9). A máquina é ajustada para gerar o máximo de movimento que a dor ou a máquina propriamente dita venham a permitir. O bloqueio é suspenso dois dias após a cirurgia, e a movimentação contínua passiva é interrompida três dias após a cirurgia, momento em que o paciente recebe alta hospitalar.

A fisioterapia não é utilizada, mas um programa detalhado de terapia com imobilizadores ajustáveis, que depende do movimento antes e depois do procedimento é prescrito. Os imobilizadores incluem uma órtese de hiperextensão ou hiperflexão, ou ambos. O programa de imobilização começa com 20 horas por dia durante três semanas (veja Capítulo 9).

RESULTADOS

A experiência de Mayo com 38 procedimentos da coluna foi publicada por Mansat e Morrey (6).

O arco de flexão médio antes da cirurgia de 49° (52° a 101°) melhorou depois da cirurgia para um arco médio de 94° (27° a 121°) (Fig. 21-9). O ganho total médio no arco de flexão-extensão foi de 45°. No total, 31 cotovelos (82%) apresentaram um resultado satisfatório. Maior melhora foi obtida em cotovelos que apresentavam rigidez mais graves. Outros publicaram resultados similares com a exposição e liberação mais limitadas (4,12).

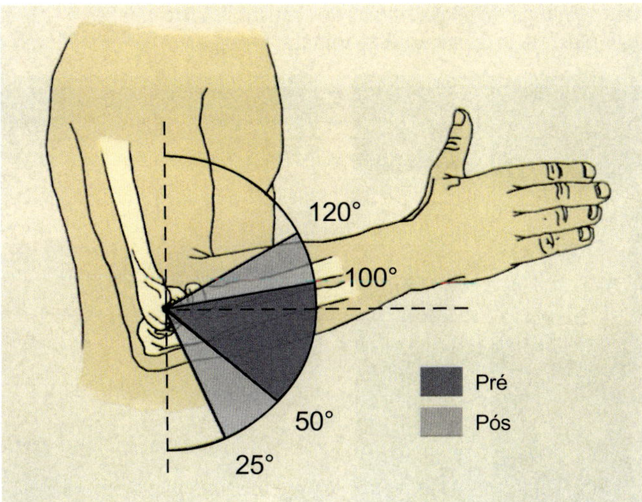

Figura 21-9. O ganho geral em extensão e flexão de 52°–101° para 27°–121°.

COMPLICAÇÕES

Não existem complicações associadas à técnica descrita. Até os dias de hoje, nenhum paciente desenvolveu uma deficiência neurológica permanente, mas dois apresentaram irritação ulnar. Infecção, osso ectópico ou aumento da dor, apesar de serem uma possibilidade, não foram complicações registradas.

CASO ILUSTRATIVO

Um homem de 28 anos de idade sofreu uma luxação de cotovelo e foi tratado com imobilização gessada durante três semanas, desenvolvendo uma contratura de 70° a 100° (Fig. 21-10). Após a

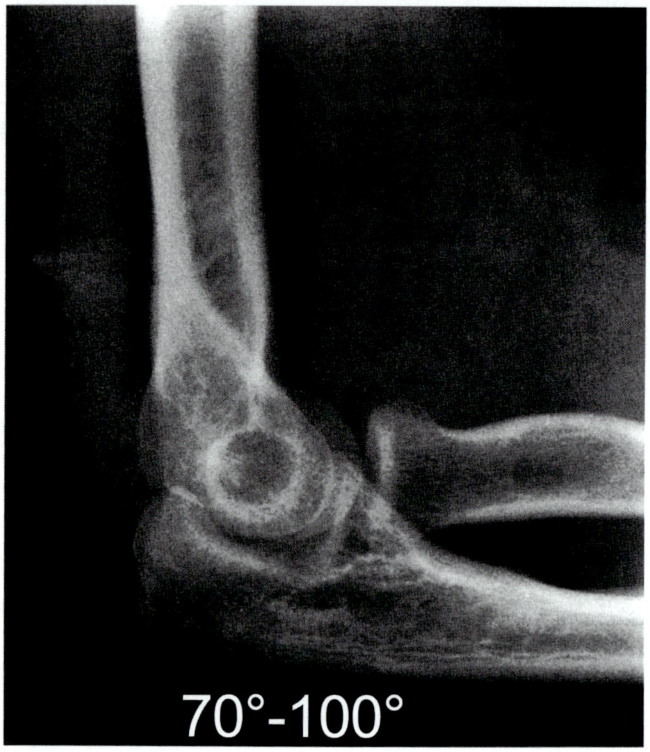

Figura 21-10. Uma contratura acentuada que desenvolveu após três semanas de imobilização por causa de uma luxação "simples". A articulação está intacta.

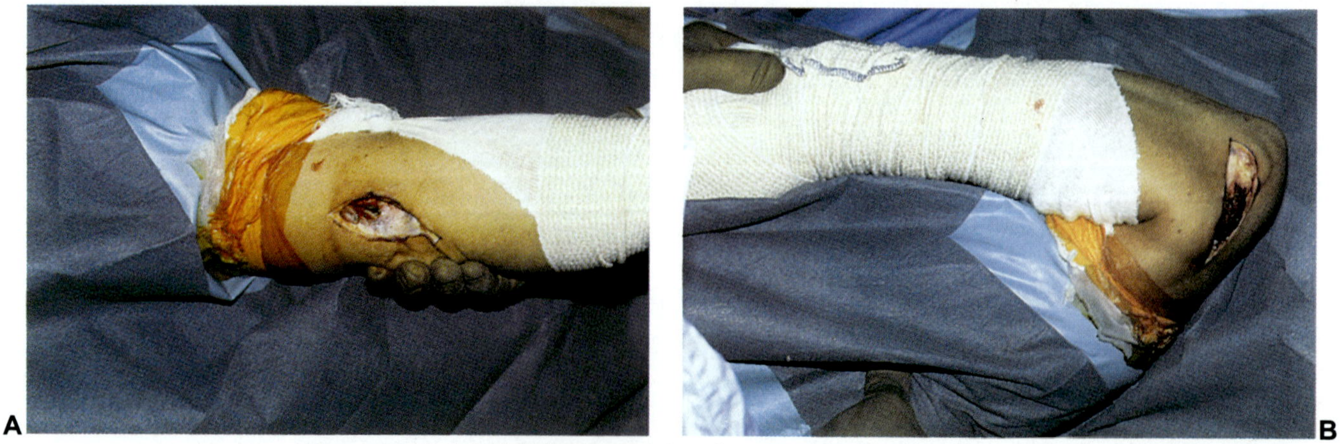

Figura 21-11. A, B: Movimento próximo do normal de 0° a 135° foi obtido no momento da cirurgia e após liberação capsular anterior/posterior.

liberação, o arco melhorou para 20° a 125° (Fig. 21-11). Não havia dor, e o paciente estava satisfeito com o resultado.

LEITURAS RECOMENDADAS

1. Breen TF, Gelberman RH, Ackerman GN. Elbow flexion contractures: treatment by anterior release and continuous passive motion. *J Hand Surg* 1988;13B:286–287.
2. Gaumann DM, Lennon RL, Wedel DJ. Continuous axillary block for postoperative pain management. *Reg Anaesth* 1988;13:77–81.
3. Gates HS III, Sullivan FL, Urbaniak JR. Anterior capsulotomy and continuous passive motion in the treatment of post-traumatic flexion contracture of the elbow: a prospective study. *J Bone Joint Surg* 1992;74A:1229–1234.
4. Husband JB, Hastings H. The lateral approach for operative release of post-traumatic contracture of the elbow. *J Bone Joint Surg* 1990;72A:1353–1358.
5. Jones GS, Savoie FH 111. Arthroscopic capsular release of flexion contractures (arthrofibrosis) of the elbow. *Arthroscopy* 1993;9:277–283.
6. Mansat P, Morrey BF. The column procedure: a limited lateral approach for extrinsic contracture of the elbow. J Bone Joint Surg 1998;80A:1603–1615.
7. Morrey BF. Post-traumatic contracture of the elbow. *J Bone Joint Surg* 1990;72A:601–618.
8. Richards RR, Beaton D, Bechard M. Restoration of elbow motion by anterior capsular release of post-traumatic flexion contractures. *J Bone Joint Surg* 1991;73B(Suppl II):107.
9. Salter RB, Hamilton HW, Wedge JH, et al. Clinical application of basic research on continuous passive motion for disorders of injuries of synovial joints. *J Orthop Res* 1984;1:325.
10. Urbaniak JR, Hansen PE, Beissinger SF, et al. Correction of post-traumatic flexion contracture of the elbow by anterior capsulotomy. *J Bone Joint Surg* 1985;67A:1160–1164.
11. Tsuge K, Mizueki T. Debridement arthroplasty for advanced primary osteoarthritis of the elbow: results of a new technique used for 29 elbows. *J Bone Joint Surg* 1994;76B:641–646.
12. Weiss AP, Sachar K. Soft tissue contractures about the elbow. *Hand Clin* 1994;10:439–451.

22

Artroplastia de Interposição do Cotovelo

Avrum I. Froimson e Bernard F. Morrey

Apesar de inúmeras opções reconstrutivas estarem disponíveis para a artrite de cotovelo, um dos procedimentos de reconstrução mais antigo (2), a artroplastia de interposição, continua sendo uma opção de reconstrução viável em todos os casos, particularmente no paciente jovem (5,13).

INDICAÇÕES/CONTRA-INDICAÇÕES

A artroplastia de cotovelo com interposição fascial é indicada no paciente adulto relativamente jovem. Apesar de ter havido avanços significativos na artroplastia total de cotovelo nos últimos anos, as necessidades atuais de tratar uma artrite grave em um paciente na terceira, quarta ou quinta décadas de vida continua a merecer a consideração deste procedimento alternativo para a restauração do movimento e alívio do desconforto.

Nestes casos em que o cotovelo vem a se tornar doloroso ou instável, a artroplastia total de cotovelo pode ser realizada com uma dificuldade técnica mínima, inserindo hastes protéticas em canais medulares intactos da ulna e do úmero (3). Especificamente, (a) a artroplastia de interposição é especialmente atraente no tratamento da anquilose pós-traumática do cotovelo (14). O requisito anatômico é que o amplo contorno do úmero distal não tenha sido significativamente rompido (Fig. 22-1). Para os pacientes nos quais a prótese deve ser evitada, geralmente nos pacientes muito jovens, com menos de 40 anos de idade, a reconstrução do úmero distal pode preceder o procedimento de interposição. (b) Nos pacientes com menos de 40 a 50 anos de idade, com dor acentuada, mas com boa movimentação, a interposição pode ser considerada, no lugar de uma artroplastia com prótese (5). (c) Uma terceira indicação para este procedimento é o adulto jovem com artrite reumatóide estágio I ou II, no qual o cotovelo é rígido e/ou doloroso, mas a arquitetura óssea está razoavelmente intacta. A recobertura deste cotovelo com uma membrana interposta tem sido considerada bem sucedida no alívio da crepitação e da dor, proporcionando uma amplitude de função bastante satisfatória (12).

A.I. Froimson, M.D.: Department of Orthopaedics, Case Western Reserve University, Cleveland Clinic, Cleveland, Ohio.

B.F. Morrey, M.D.: Mayo Medical School and Department of Orthopaedics, Mayo Clinic and Mayo Foundation, Rochester, Minnesota.

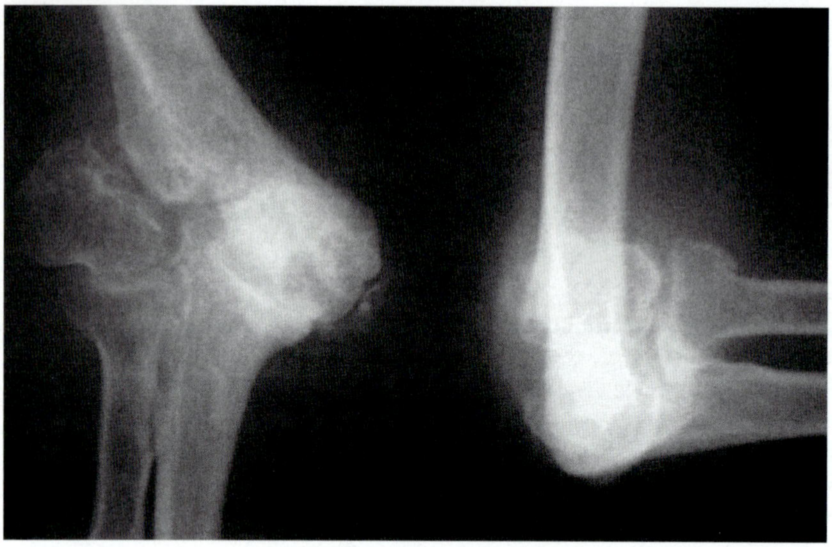

Figura 22-1. A pseudo-artrose condilar lateral estreita a articulação umeral distal e é, portanto, uma contra-indicação para a artroplastia de interposição.

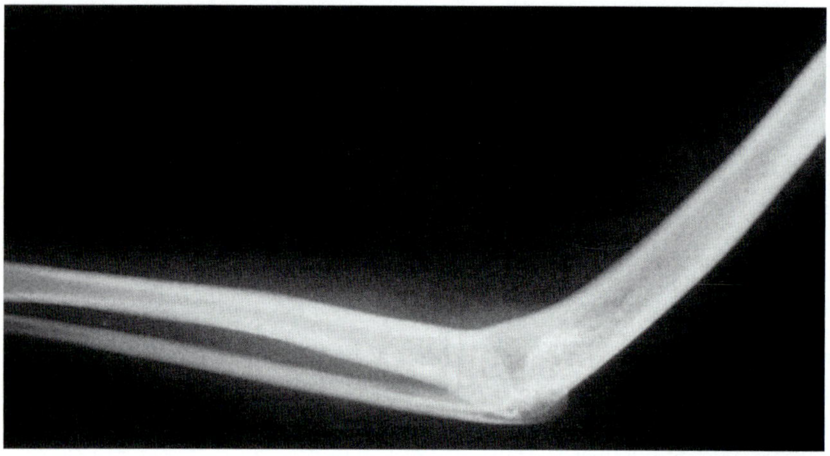

Figura 22-2. É importante reconhecer que condições como a anquilose congênita também estão associadas a uma significativa privação de tecidos moles. A ausência dos ligamentos colaterais como nesta condição é uma contra-indicação para a artroplastia de interposição.

Os procedimentos de artroplastia são contra-indicados na presença de uma infecção ativa. O cotovelo reumatóide ou pós-traumático exageradamente instável não pode ser estabilizado de maneira adequada com um procedimento de interposição fascial. A anquilose congênita da articulação do cotovelo (Fig. 22-2) não possui o suporte ligamentar e muscular para permitir a interposição dos tecidos moles. Tentativas de utilização deste procedimento para esta indicação foram abandonadas durante a cirurgia, e a artroplastia total de cotovelo foi escolhida como a substituta, mesmo em adolescentes. Assim como outras técnicas de artroplastia de cotovelo, a necessidade do paciente de utilizar as extremidades superiores para a deambulação ou a transferência do leito para uma cadeira constitui uma contra-indicação relativa, já que o carregamento excessivo do cotovelo irá desestabilizar a articulação. O paciente não cooperativo deve ser identificado e evitado.

PLANEJAMENTO PRÉ-OPERATÓRIO

A presença de sintomas relacionados com o nervo ulnar deve ser cuidadosamente avaliada antes da cirurgia, com a intenção de tratar este problema no momento do procedimento de interposição.

As radiografias simples do cotovelo devem incluir radiografias laterais no máximo possível de flexão e extensão. Se houver sinais e sintomas associados de comprometimento do ombro e punho ipsilateral, eles também devem ser incluídos nos estudos radiológicos.

Para o procedimento com a cútis, o sítio doador de pele deve ser escolhido por meio do exame da região inferior do abdome e da face lateral da coxa. Sítios doadores com excesso de pelo devem ser evitados, já que a presença de inúmeros e grandes folículos pilosos no enxerto de cútis teoricamente pode predispor a uma maior incidência de cistos de inclusão epidermóide. Como a coleta do enxerto da cútis irá deixar uma significativa cicatriz pós-operatória, o paciente deve participar da seleção do sítio doador mais adequado. Como o procedimento é feito sob o controle de torniquete, a perda de sangue não é excessiva, e uma transfusão não é esperada.

A cútis é o material preferido de um de nós (AF) para a artroplastia de interposição facial do cotovelo. Este é o tecido mais comumente utilizado de acordo com a literatura recente (1,4,6–9). Trata-se de uma espessa camada dermal de pele que permanece depois que uma camada epidermal superficial de 0,0010 a 0,0012 polegadas é descascada com um dermátomo. A cútis é um material bastante forte e durável, apesar de flexível que, quando preso à superfície cortada do úmero distal, rapidamente se adere ao osso. A cútis tem sido utilizada por vários autores desde 1913. Ela tem sido utilizada no cotovelo de modo bem-sucedido em vários casos aqui, e em diversos centros. Um de nós prefere o aloenxerto com tendão de Aquiles (BFM). Se o aloenxerto com tendão de Aquiles for utilizado, a disponibilidade deste material deve, é claro, ser determinada antes da cirurgia.

CIRURGIA

O paciente é colocado em decúbito dorsal na mesa de cirurgia, com um travesseiro grande ou coxim sob o ombro ipsilateral, permitindo que a extremidade a ser operada fique apoiada pelo tronco, para o procedimento (Fig. 22-3). Para uma interposição da cútis, o sítio doador do enxerto de pele que foi selecionado, tanto do abdome quanto da coxa, é preparado e coberto, pelo tempo necessário. O membro superior inteiro é preparado e coberto com uma malha tubular, o sangue venoso é esvaziado com uma faixa elástica, e um torniquete é aplicado o mais proximalmente possível na parte superior do braço e inflado pelo tempo de duração do procedimento.

ARTROPLASTIA COM CÚTIS

Técnica

Utiliza-se uma incisão posterior da pele. Se o nervo ulnar estiver sintomático, ele é exposto e descomprimido além do nível da constrição. Uma abordagem lateral prolongável de Kocher à articulação é preferível, e um retalho de tecido é elevado lateralmente para identificar o intervalo de Kocher (Fig. 22-4). Ele prossegue até a crista supracondilar do úmero entre os músculos extensor ulnar do carpo e ancôneo. A massa extensora, a origem do ligamento colateral lateral e o periósteo

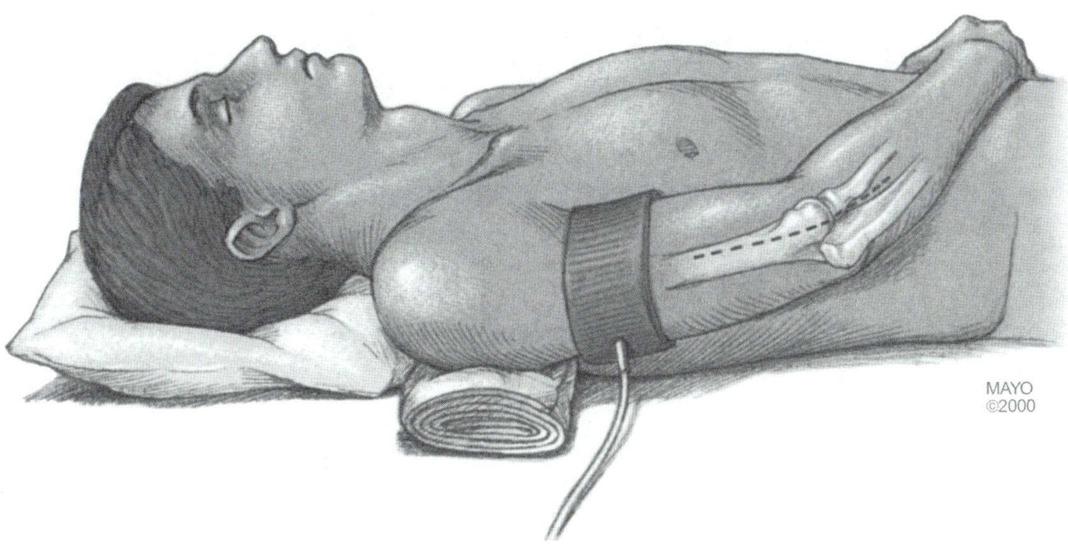

Figura 22-3. A abordagem de Kocher prolongável à face póstero-lateral do cotovelo é a preferida.

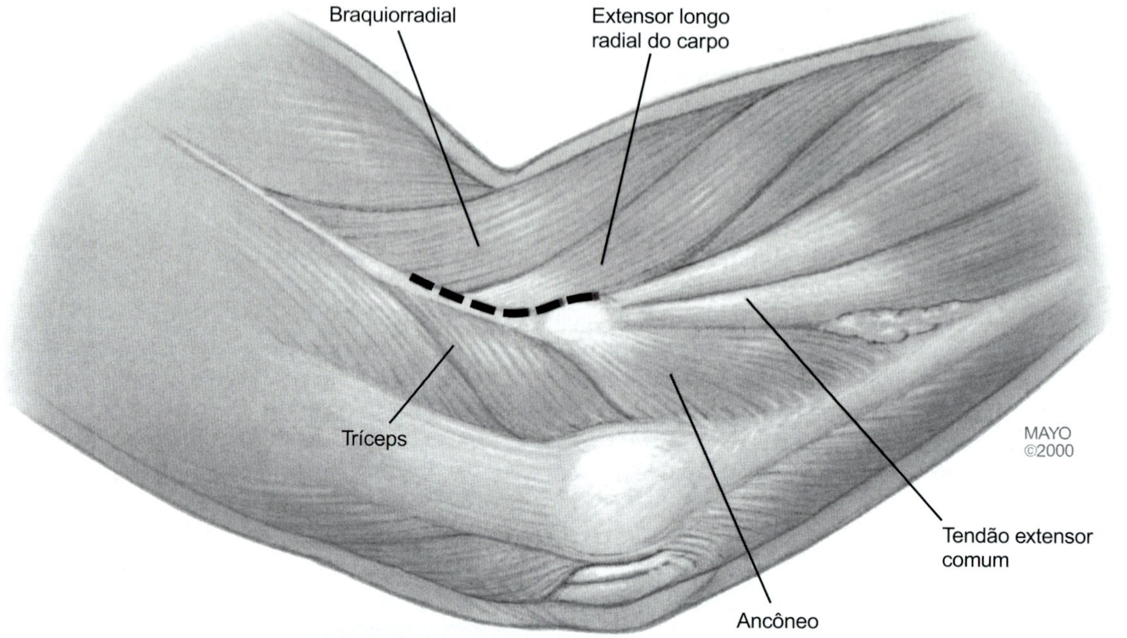

Figura 22-4. A identificação da crista supracondilar, proximalmente, e do intervalo entre o extensor ulnar do carpo e o músculo ancôneo, distalmente, permite a entrada nas faces póstero-lateral, lateral e ântero-lateral da articulação.

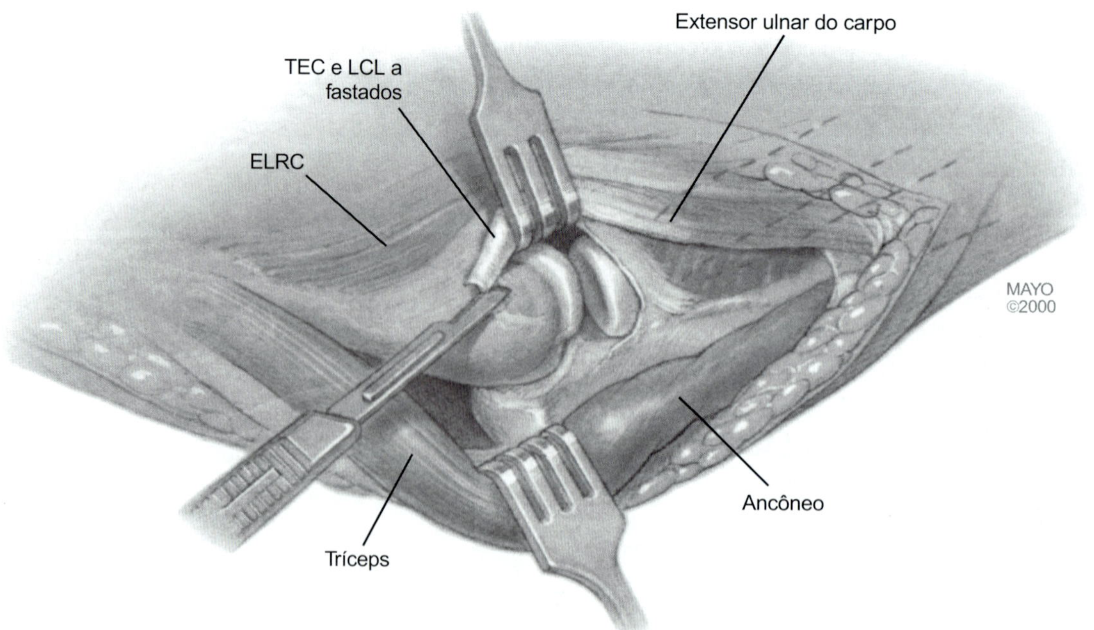

Figura 22-5. O tendão extensor comum (TEC), bem como o ligamento colateral lateral (LCL) foram retirados como uma camada única. Ocasionalmente, o ligamento colateral pode ser isolado da origem extensora e liberado separadamente. (ELRC, extensor longo radial do carpo).

são dissecados do côndilo lateral e úmero distal (Fig. 22-5). Uma liberação adicional da cápsula expõe os ligamentos colaterais mediais. Se necessário, estes são seccionados por dentro (Fig. 22-6), apesar de um de nós (BFM) preservar o ligamento medial. Se a secção for necessária, ela é mais seguramente realizada por meio de sua liberação da ulna. Um estresse em varo permite que a articulação luxe e exponha o úmero distal e ulna proximal (Fig. 22-7). Não expomos rotineiramen-

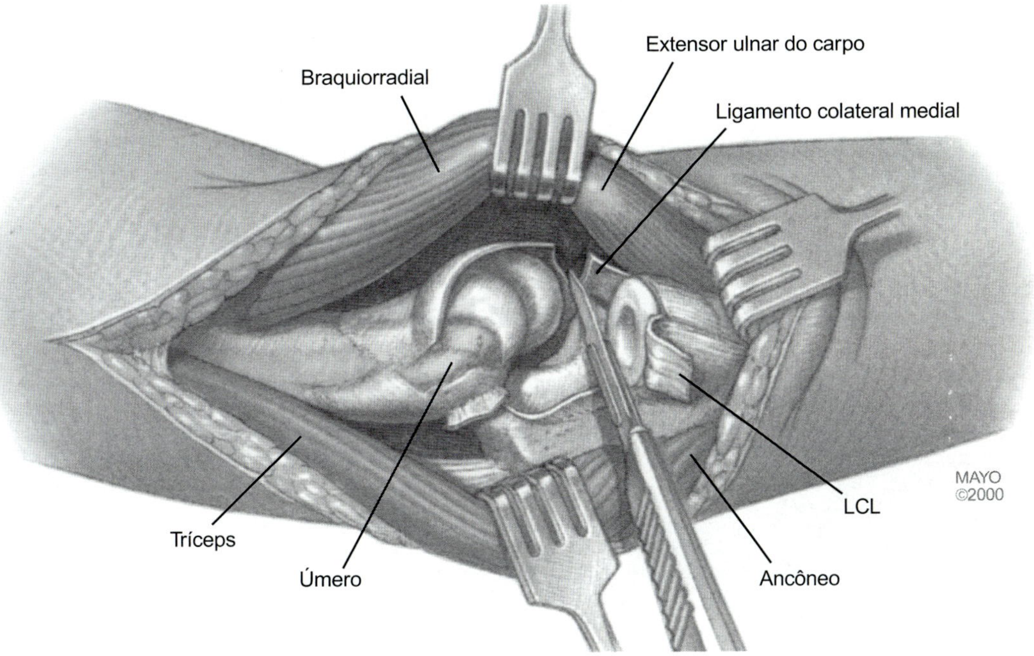

Figura 22-6. As cápsulas anterior e posterior são, então, liberadas, e o feixe anterior do ligamento colateral medial é seccionado da face ulnar do lado medial da articulação.

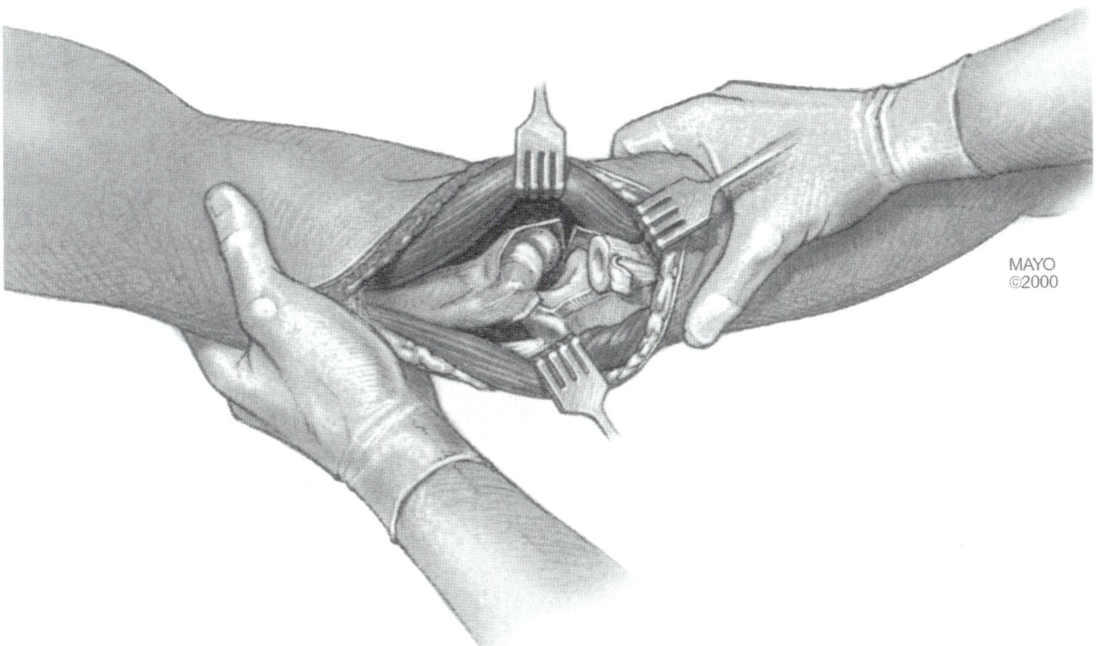

Figura 22-7. Um estresse em varo permite que o cotovelo se abra e luxe, expondo o úmero distal e a ulna proximal.

te ou transpomos o nervo ulnar, a menos que, como mencionamos anteriormente, o nervo ulnar esteja encarcerado por uma fibrose pós-traumática na face medial do cotovelo, caso em que uma abordagem medial pode ser escolhida para a realização de todo o procedimento. Se o paciente apresenta uma síndrome do túnel cubital com comprometimento do nervo ulnar, o nervo ulnar é transposto neste ponto do procedimento.

Após a luxação do cotovelo, a extremidade distal do úmero é preparada com a excisão dos osteófitos, remoção de toda a cartilagem articular e fragmentos não consolidados do osso e detritos fibrosos (Fig. 22-8). Isto deve gerar uma superfície arredondada e lisa de 4 cm a 5 cm de largura e aproximadamente 2 cm da região anterior para a posterior. Esta superfície de osso esponjoso prepa-

A

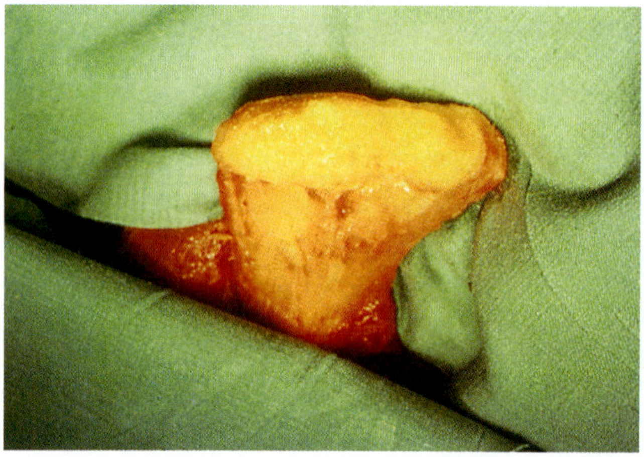

Figura 22-8. A: O úmero distal é liberado de detritos articulares e osteófitos, criando uma superfície lisa e arredondada, sobre a qual o enxerto dermal possa ser aplicado. **B:** Geralmente, as dimensões do úmero distal são aproximadamente 4 cm a 5 cm de largura e cerca de 2 cm da face anterior para posterior.

B

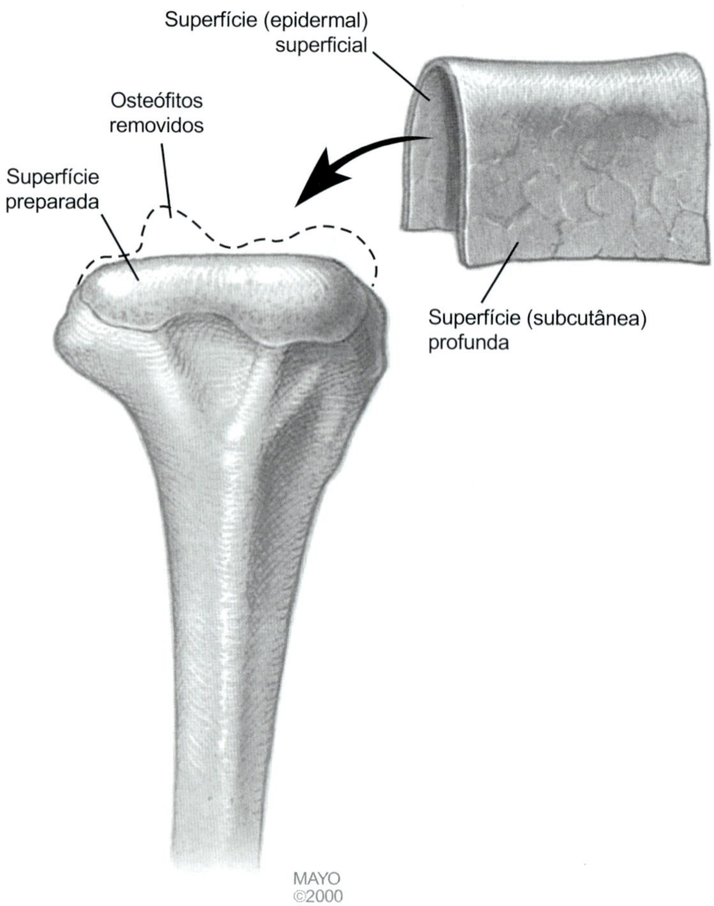

rada é o tecido sobre o qual o enxerto de cútis será fixado. Na média, somente cerca de 1 cm a 1,5 cm do úmero distal é ressecado. Quando possível, as superfícies articulares do rádio e ulna proximais são manipuladas o mínimo possível. Se estas superfícies articulares estão irregulares, elas são simplesmente suavizadas com uma broca ou uma lixa, antes da redução do cotovelo. Preferimos desbridar a cabeça radial, se necessário, de modo a restaurar a pronação e a supinação. Uma cabeça radial intacta proporciona uma metade distal da articulação muito mais ampla, resultando em uma melhor estabilidade pós-operatória.

À medida que fui obtendo mais experiência com este procedimento, passei a remover uma quantidade menor de osso do úmero distal do que fazia nas séries iniciais. Isto proporciona um maior grau de estabilidade, mas necessita que o cirurgião, depois de ter reduzido o cotovelo, se assegure que exista uma amplitude de movimentos satisfatória e que o cotovelo não está exageradamente tenso, já que o paciente não irá recuperar nenhum grau de movimento adicional no período de reabilitação após a cirurgia.

Depois do término do estágio preparatório do procedimento do cotovelo, o cirurgião determina o tamanho necessário do enxerto da cútis e, então, utilizando um dermátomo manual ou motorizado, retira um enxerto fino (10 mm a 12 mm) de metade da espessura da pele do sítio doador (Fig. 22-9). O leito do sítio doador passa a apresentar a aparência típica, com a presença de pontos de sangramento. O cirurgião faz uma excisão nesta camada profunda da derme, separando-a da gordura subcutânea com o uso de um bisturi (Fig. 22-10), colhendo, assim, o enxerto de cútis (Fig. 22-11). Depois de fazer a hemostasia local com eletrocautério, o enxerto de pele é reaplicado sobre o sítio doador e fixado por meio de suturas (Fig. 22-12) e um *stent* (Fig. 22-13).

Um de nós (BMF) alterou esta técnica. Uma elipse de pele medindo cerca de 4 cm × 10 cm é traçada na virilha ou na linha do biquíni. Fitas de pele de 3 mm a 4 mm de largura são removidas com instrumento cortante, deixando a cútis (Fig. 22-14). A cútis é, então, excisada, e a ferida é fechada com uma sutura vertical em colchoeiro (Fig. 22-15).

O enxerto de cútis é, então, estendido sobre a extremidade distal preparada do úmero, aplicando a superfície superficial do corte da derme ao osso (Fig. 22-16). Isto assegura que a vascularização do enxerto de pele e a cicatrização sobre a superfície de osso esponjoso sejam melhoradas. O

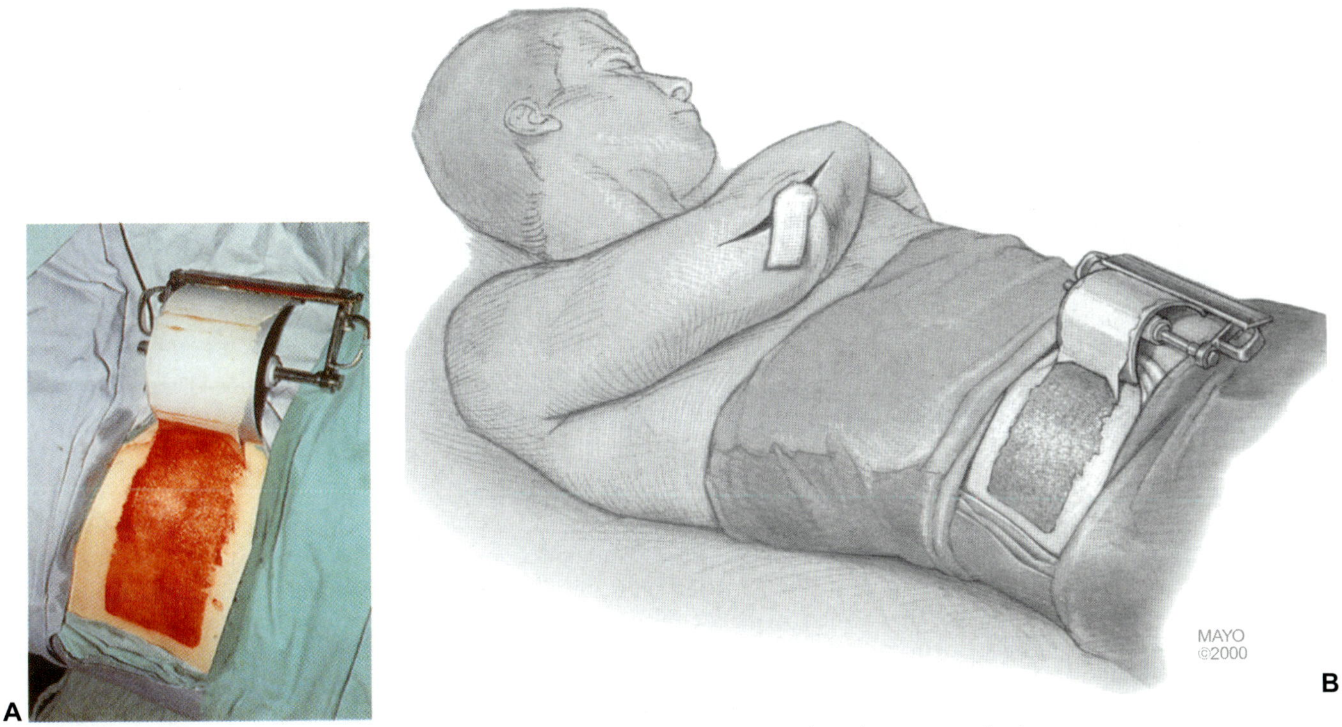

Figura 22-9. A, B: A face ântero-lateral ipsilateral do abdome é exposta, e um dermátomo motorizado remove um enxerto de pele com espessura de 10 mm a 12 mm.

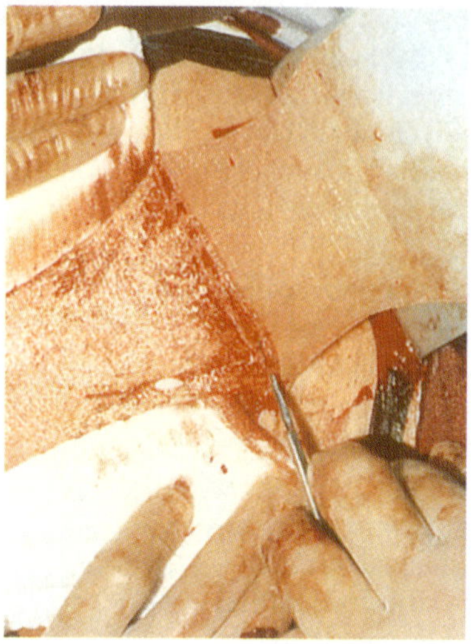

Figura 22-10. A camada de derme é coletada por meio de uma dissecação não anatômica a partir do leito subcutâneo imediatamente abaixo da camada dermal.

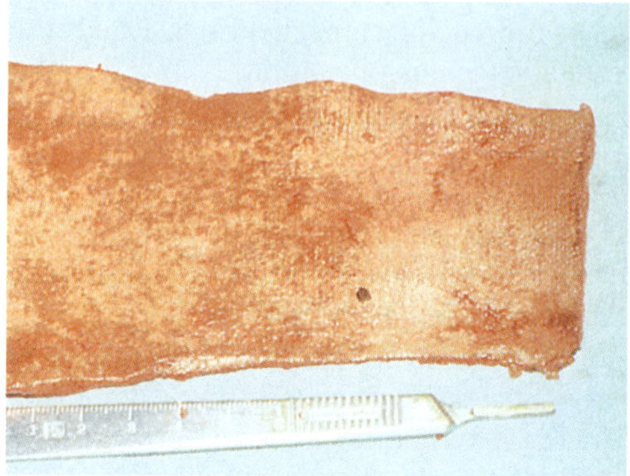

Figura 22-11. Aparência do enxerto de cútis coletado.

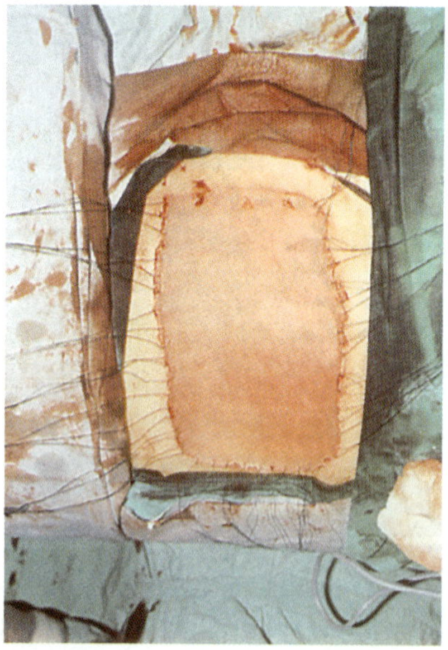

Figura 22-12. A epiderme é, então, reaplicada como um enxerto de pele de espessura dividida sobre o sítio doador e é mantida fixa com fios de sutura.

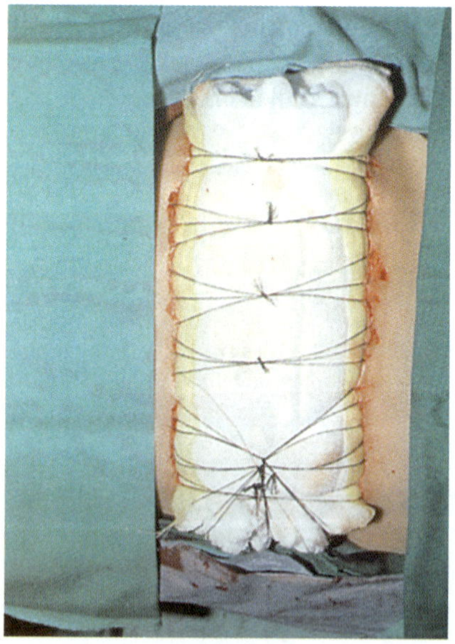

Figura 22-13. Um *stent* estabiliza a derme reinserida.

cirurgião faz diversos orifícios pequenos através das cristas epicondilares medial e lateral, e a estes orifícios o enxerto dermal é suturado, cobrindo a extremidade distal do úmero, de uma maneira que se assemelha a uma meia cobrindo o pé (Fig. 22-17). A superfície profunda do enxerto de cútis, contendo um pouco de tecido adiposo, fica voltada para o novo espaço articular.

O cotovelo é reduzido, a musculatura extensora é reaproximada com fios não absorvíveis (Fig. 22-18) e um curativo compressivo é aplicado, acompanhado de uma tala gessada posterior colocada em 90° de flexão.

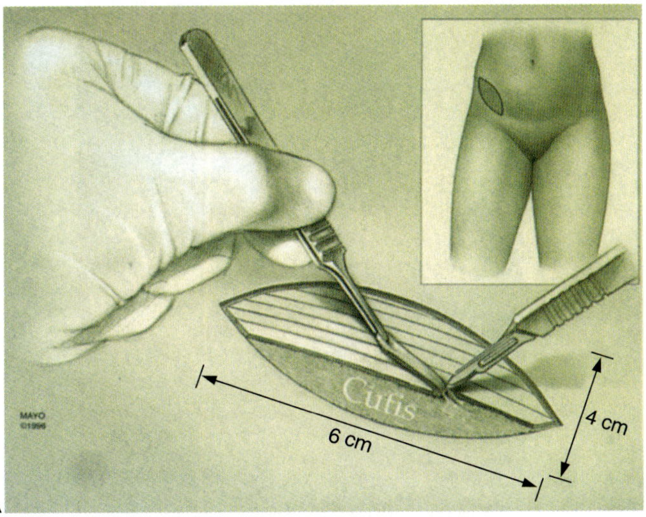

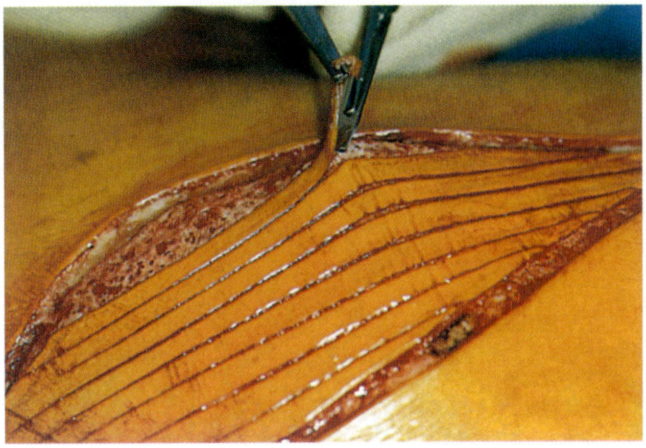

Figura 22-14. A, B: Faixas de epiderme são removidas com instrumento cortante a partir de uma elipse de pele criada na região da virilha.

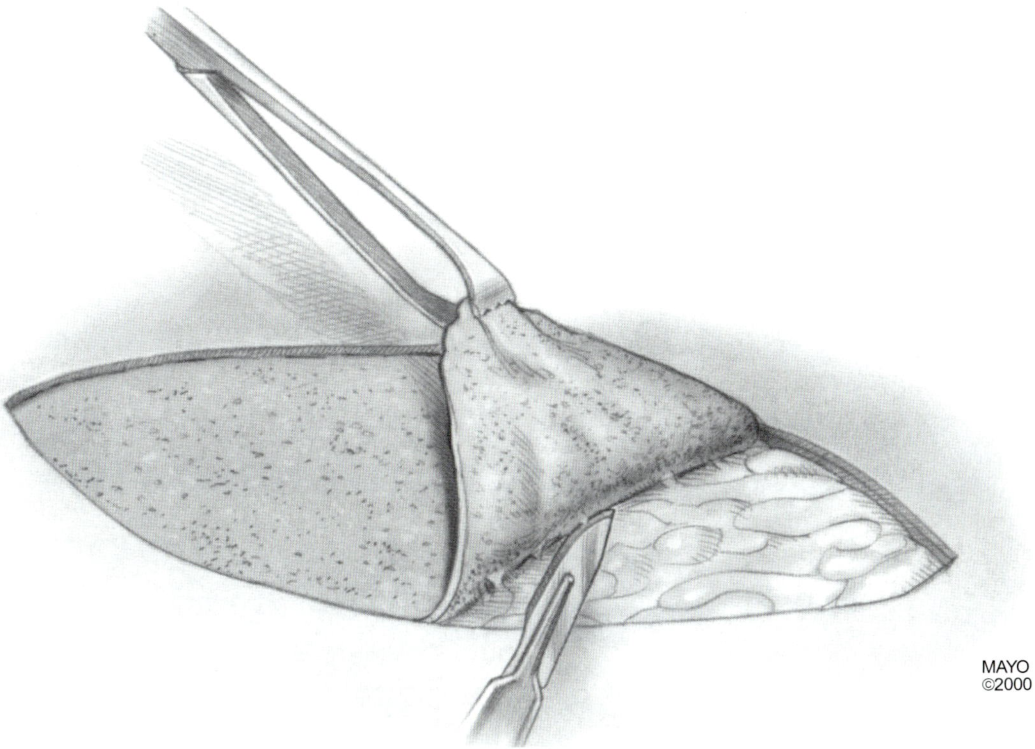

Figura 22-15. A cútis então é coletada, e a incisão é fechada.

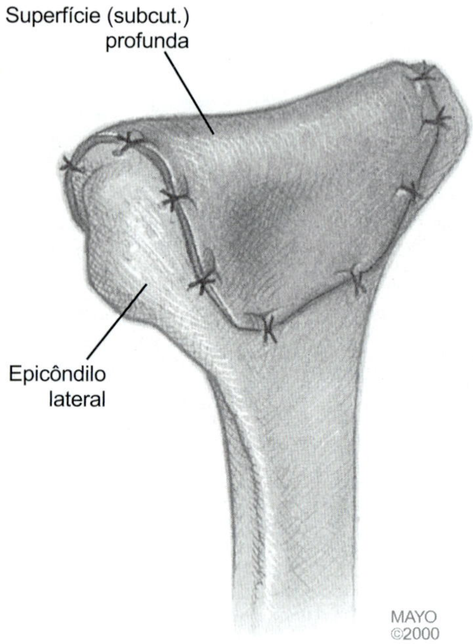

Figura 22-16. O enxerto da cútis é aplicado no úmero distal, com a face superficial da derme aplicada ao osso e à superfície profunda ou subcutânea, exposta para a ulna proximal. O enxerto é mantido no lugar, com múltiplos fios passados pelo osso.

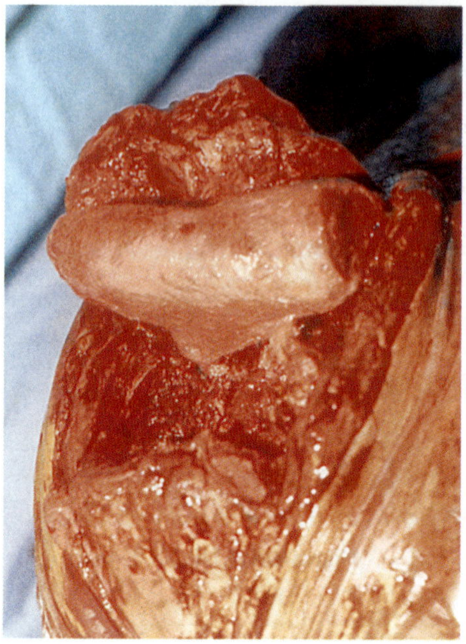

Figura 22-17. O enxerto cobre completamente o úmero distal.

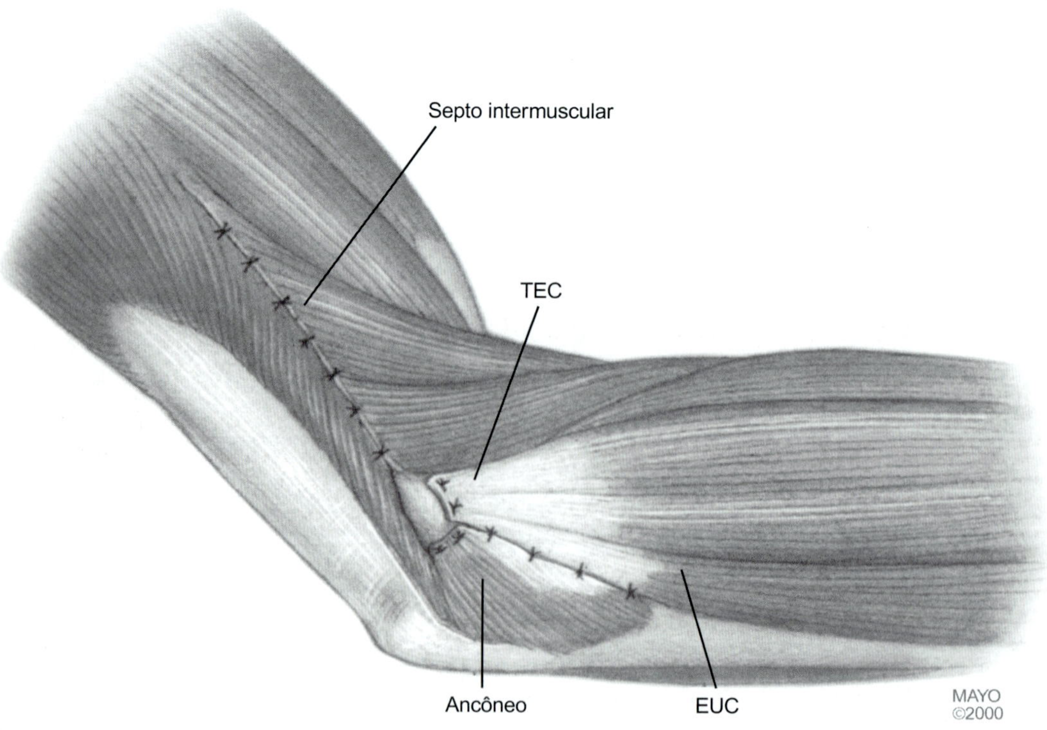

Figura 22-18. O cotovelo é reduzido, com o cuidado particular de reinserir os ligamentos colaterais. Fios não absorvíveis são utilizados para fechar o mecanismo extensor e os intervalos extensores comuns. (EUC, Extensor ulnar do carpo.)

TRATAMENTO PÓS-OPERATÓRIO

Artroplastia com Cútis

Drenos pós-cirúrgicos geralmente não são utilizados. A imobilização e o curativo iniciais não são trocados por aproximadamente duas semanas, quando as suturas são removidas. Durante as primeiras duas semanas, o paciente é acompanhado por um terapeuta para tratamento da amplitude de movimentos do ombro, mão e punho, e instruções sobre as atividades do dia-a-dia. Quando o primeiro curativo e imobilização pós-operatórios são removidos, muitos pacientes passam a utilizar um imobilizador articulado, permitindo uma liberdade de flexão e extensão, mas com a proteção da artroplastia em relação a estresses mediais e laterais excessivos durante a maturação dos tecidos moles. Após um mês, os exercícios de flexão contra a resistência são iniciados, e após seis semanas os exercícios de fortalecimento da extensão são iniciados. O imobilizador articulado geralmente é abandonado na sexta semana, mas um suporte elástico para o cotovelo pode ser utilizado para aumentar o conforto e a confiança, durante mais um mês.

Como a artroplastia de interposição do cotovelo com tecidos moles não proporciona o mesmo eixo de rotação fixo dos equipamentos de artroplastia total de cotovelo, algum grau de frouxidão medial/lateral deve ser aceito. Nos cotovelos sem deficiências ósseas sérias, nos quais a cabeça radial foi preservada, não deve ocorrer mais do que 15° a 20° de frouxidão medial/lateral.

ALOENXERTO DE TENDÃO DE AQUILES

Para os aloenxertos de tendão de Aquiles, o paciente é colocado em decúbito dorsal e o braço é passado sobre o tórax.

Preferimos uma incisão posterior, já que sempre expomos o nervo ulnar. O cotovelo é, então, acessado da forma descrita anteriormente, com a exposição prolongável de Kocher, ocasionalmente liberando uma pequena porção da fixação lateral do tríceps para melhorar a exposição. O ligamento colateral lateral é liberado, e as cápsulas anterior e posterior são excisadas. A cabeça radial é preservada, se possível. A pronação das superfícies articulantes é muito importante, removendo osso e a deformidade, para equilibrar a articulação umeroulnar. Deve-se ter o cuidado de remover a crista (incisura) do olécrano para criar uma articulação plana com o úmero. É importante a remoção de osso em quantidade suficiente para que a tróclea e o capitélio acomodem o enxerto de tendão e também para permitir alguns milímetros de frouxidão para assegurar uma movimentação adequada. Também tentamos deixar uma leve crista de osso, medial e lateralmente no úmero, para ajudar a estabilizar a construção (Fig. 22-19). O úmero distal é preparado por três ou quatro orifícios feitos

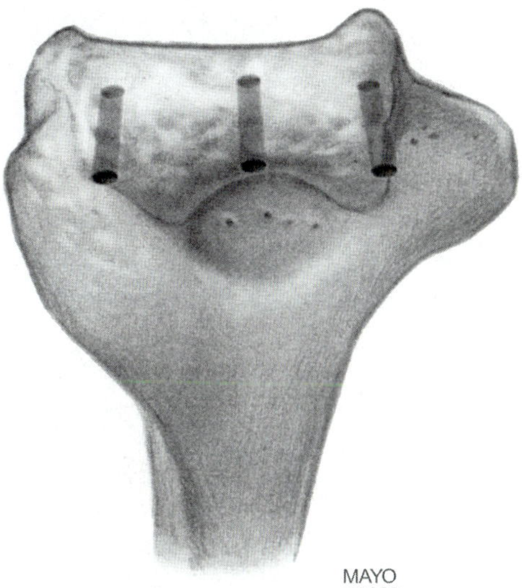

Figura 22-19. A preparação umeral distal desenvolve cristas ósseas, medial e lateralmente, para ajudar a aumentar a estabilidade.

da região posterior para a anterior e cobrindo toda a largura do úmero. O tendão de Aquiles é avaliado para determinar a largura necessária para cobrir toda a dimensão do úmero distal (Fig. 22-20). A porção do tendão geralmente é colocada anteriormente, e a ampla porção fascial é direcionada posteriormente. Isto proporciona uma espessura máxima do enxerto, anteriormente, e faz com que haja a disponibilidade de tecido para a reconstrução ligamentar, posteriormente. O tendão é, então, situado sobre o úmero, e a melhor porção do enxerto necessária para cobrir o úmero é definida. O excesso anterior de enxerto é definido e transeccionado. Utilizando fios não absorvíveis nº 1, o enxerto anterior é costurado ao úmero anterior, o enxerto é tensionado e o retalho posterior é preso (Fig. 22-21). Neste momento, se determina se o ligamento é adequado para reparo. Se não, uma faixa do enxerto de Aquiles medindo cerca de 0,5 cm × 6 cm, é levada medialmente, lateralmente ou em ambas as direções.

Para a reconstrução lateral, dois orifícios são feitos da face anterior para a posterior, originando-se no eixo de rotação. O enxerto é rodado ao redor do epicôndilo lateral e preso com um fio (Fig. 22-22). Uma técnica similar pode ser utilizada medialmente, mas o enxerto é levado por baixo e fixado ao epicôndilo medial. Se ambos os ligamentos tiverem de ser reconstruídos, um orifício é feito entre o tubérculo sublime e a crista supinadora. Uma vez que os ligamentos tenham sido presos, esta construção geralmente é protegida com um fixador externo DJDII™ de meia-estrutura (Fig. 22-23). Antes da aplicação do fixador externo, o torniquete é liberado, a hemostasia é realizada, o tríceps é reinserido do modo descrito no Capítulo 1 e a massa muscular extensora é reinserida. O nervo ulnar é novamente inspecionado e, se estiver subluxando ou se estiver comprimido durante a flexão, é translocado para um bolso subcutâneo. O fechamento é o de rotina.

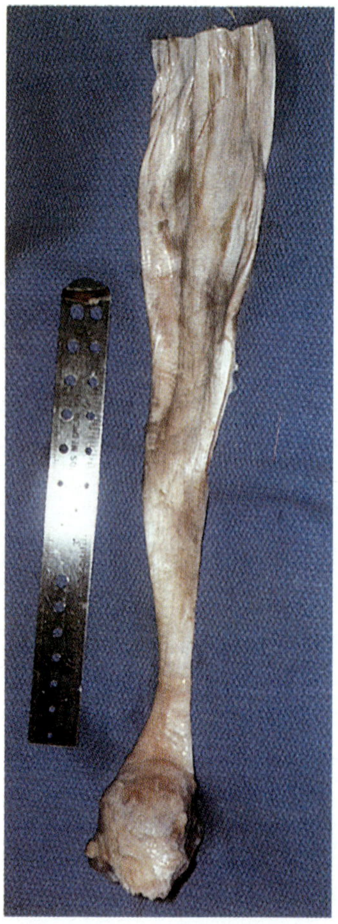

Figura 22-20. O aloenxerto de Aquiles tem tamanho suficiente para permitir uma fácil cobertura do úmero distal.

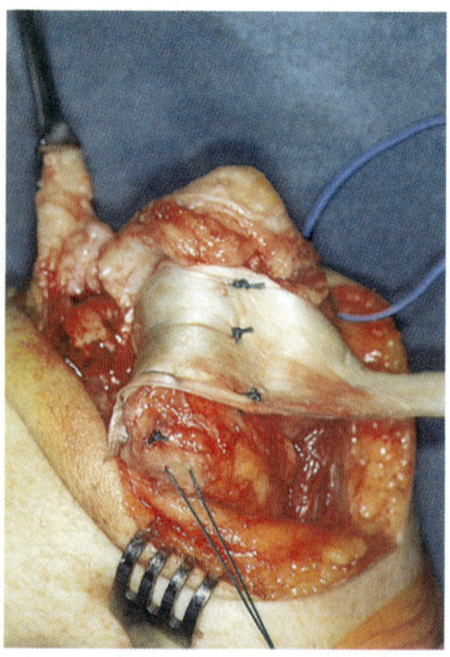

Figura 22-21. O enxerto é colocado sobre o úmero distal e preso.

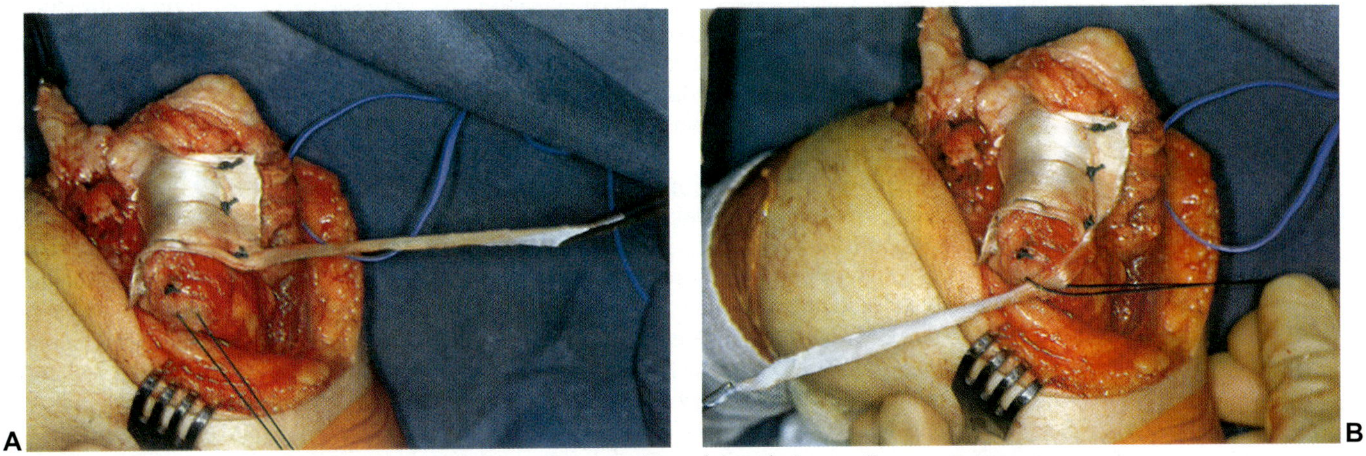

Figura 22-22. A: A face proximal posterior do enxerto é preparada em faixas de 3 mm a 5 mm, para serem utilizadas como uma reconstrução do ligamento colateral. **B:** O enxerto é fixado lateralmente e medialmente no sítio anatômico das origens do ligamento.

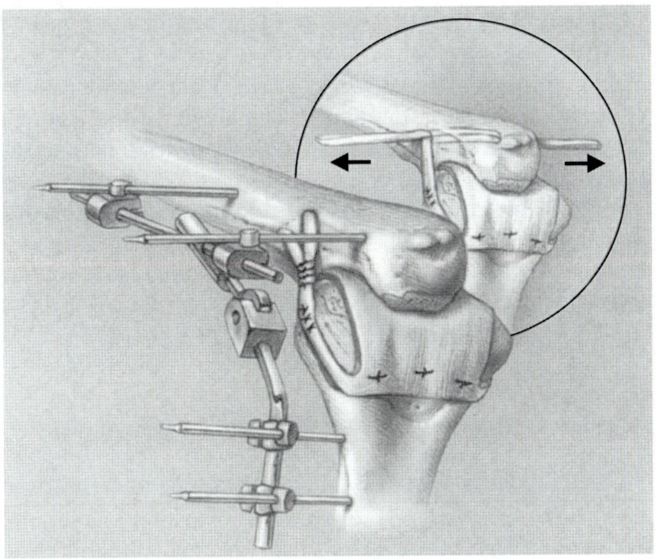

Figura 22-23. O fixador articulado (DJD II) é aplicado para proteger a reconstrução.

Tratamento pós-operatório O movimento é iniciado no primeiro dia, com uma máquina de movimentação contínua, durante três a quatro semanas. O fixador é removido sob anestesia, e a movimentação do cotovelo e a estabilidade são examinadas. A atividade é iniciada, e, se a articulação estiver rígida, imobilizadores estáticos são prescritos.

RESULTADOS

Embora tanto as condições reumáticas como as traumáticas poderem ser tratadas com artroplastia de interposição, algumas indicações devem ser observadas (1,6,9–11,15), e existem poucos dados sobre os resultados no paciente não reumatóide.

Uma revisão recente de 37 artroplastias fasciais para artrite reumatóide (12) revelou que 26 pacientes (70%) apresentaram resultados excelentes ou bons. Existe somente um único registro relacionado com uma artrite pós-traumática não anquilosante dolorosa. Quando utilizada para tratar uma articulação rígida com patologia intrínseca, um índice de 80% de satisfação foi registrado. Isto refletiu uma melhora no arco de movimentos de 30° a 100° e dor mínima em 88%. Dos 13 pacientes com artrite traumática, Cheng e Morrey (5) documentaram 75% de resultados satisfatórios utilizando a fáscia lata, uma média de 5 (variação de 2 a 12) anos após a cirurgia. Deve-se destacar que os pacientes sem instabilidade pré-existente relataram resultados satisfatórios em 80% dos casos.

As complicações deste procedimento incluíram reabsorção óssea, formação de osso heterotópico, ruptura do tríceps, subluxação medial e lateral, infecção, formação de seroma no sítio doador do enxerto e falha a longo prazo.

A reabsorção óssea ocasionalmente ocorre nos côndilos umerais distais e geralmente não causa dificuldades. Se uma instabilidade significativa se desenvolve como uma seqüela tardia, a reconstrução ligamentar pode ser benéfica. Eu (BMF), evitei, de modo bem-sucedido, a instabilidade por meio do reparo ou reconstrução dos ligamentos colaterais e aplicação de um equipamento de distração do modo mencionado anteriormente (14).

A ruptura do tríceps é uma complicação incomum relacionada com a exposição e não com o procedimento propriamente dito. Ela pode ser reduzida ao mínimo pelo uso da exposição descrita subseqüentemente ou pela elevação do tríceps em continuidade.

A infecção após uma artroplastia fascial deve ser tratada de modo imediato e agressivo. Para as infecções superficiais e as celulites, o membro deve ser mantido em repouso, elevado e imobilizado em uma imobilização tipo axilopalmar com a administração dos antibióticos apropriados. Se a infecção envolver as estruturas profundas, a drenagem aberta e a excisão do enxerto fascial podem ser necessárias. Se houver uma infecção do osso, a remoção do implante e o desbridamento ósseo serão necessários. Apesar de este procedimento deixar o cotovelo mais instável, em geral pode-se manter um membro funcional. Um procedimento de salvação com a utilização de uma prótese está fora de questão.

Se um hematoma ou seroma se forma no doador fascial, ele geralmente apresentará resolução em semanas. Estas coleções raramente necessitam de drenagem. Se uma acumulação persistir ou se ela for incomumente grande, a drenagem, se realizada, deve ser feita com técnica estritamente asséptica. A aspiração com agulhas deve ser tentada primeiro.

Uma falha do procedimento causada por dor, reanquilose ou instabilidade pode ocorrer. O resultado pode apresentar deterioração com o tempo, especialmente no indivíduo ativo. Geralmente, a artroplastia protética é o procedimento de salvação preferencial e é atualmente realizada, e recentemente mostrou ser bem sucedida em mais de 90% dos casos em uma série de 13 pacientes tratados na *Mayo Clinic* (3).

CASOS ILUSTRATIVOS

Caso 1

Um eletricista de 43 anos de idade, com o braço direito como seu membro dominante, sofreu uma fratura cominutiva do processo olecraniano esquerdo em um acidente automobilístico e foi tratado em outra instituição com uma fixação com parafuso do olécrano e imobilização com gesso axilopalmar durante um mês. Ele procurou nosso serviço 6 meses mais tarde, com anquilose do cotovelo

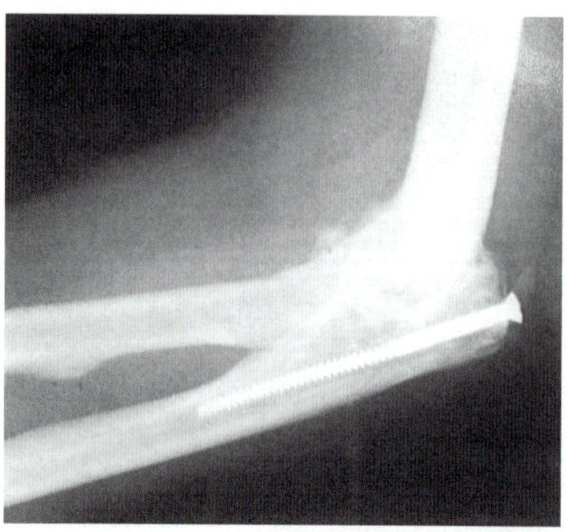

Figura 22-24. Artrose pós-traumática em um eletricista de 43 anos de idade que tinha o membro direito dominante.

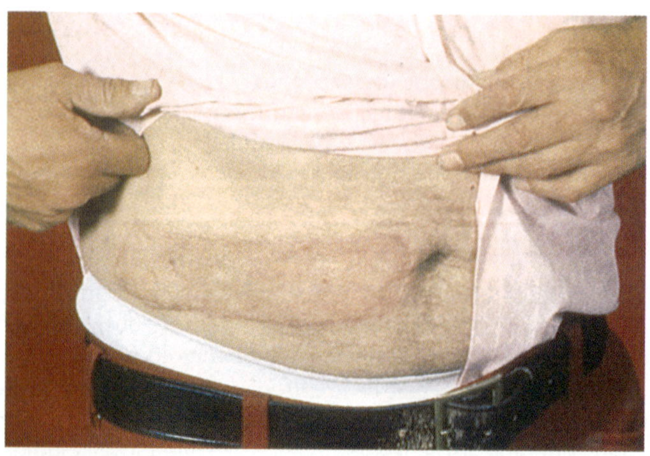

Figura 22-25. Uma artroplastia com cútis foi realizada com a utilização de um sítio doador da região abdominal inferior.

esquerdo aos 75° de flexão, com a radiografia demonstrando um estreitamento acentuado da articulação do cotovelo (Fig. 22-24). A artroplastia com cútis foi realizada com um sítio doador no abdome inferior (Fig. 22-25). O tratamento pós-operatório foi o de rotina, com uma imobilização pós-operatória rígida utilizada por duas semanas, seguida por um *brace* de gesso por mais quatro semanas e, a partir daí, por um vigoroso programa de exercícios contra resistência.

Ele retornou ao trabalho como eletricista três meses após a cirurgia, e, como demonstrado aqui, dois anos mais tarde apresentava uma amplitude de movimentos do cotovelo de 15° a 115°, com pronação e supinação completas (Fig. 22-26). A estabilidade medial/lateral estava excelente, com 15° de desvio durante os testes de estresse. Ele foi acompanhado em intervalos e, recentemente, se aposentou aos 61 anos de idade; uma radiografia recente, 18 anos após a cirurgia, demonstra a preservação da flexão e extensão excelentes (Fig. 22-27).

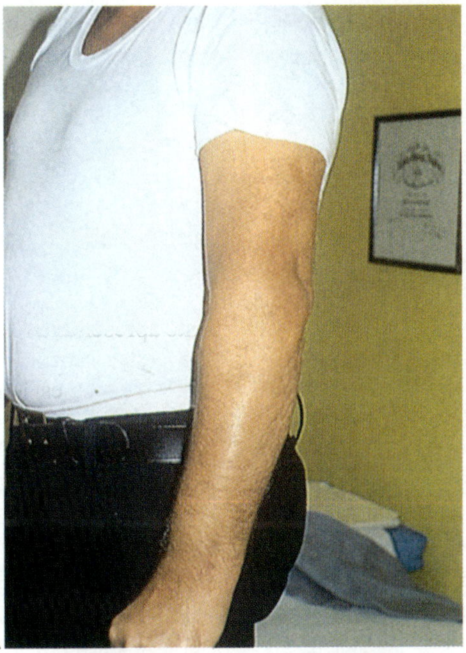
A

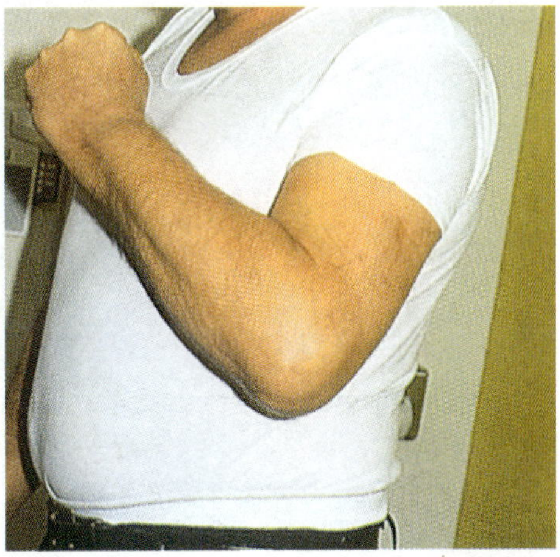
B

Figura 22-26. A: Depois da cirurgia, o paciente apresentava um arco de movimento de 15° a 115°. **B:** Pronação e supinação normais.

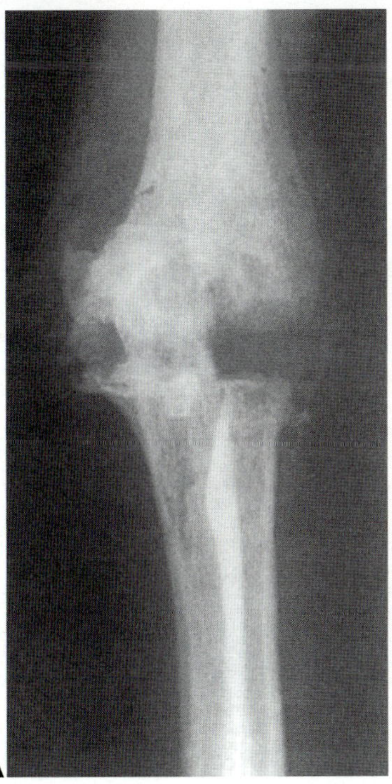
A

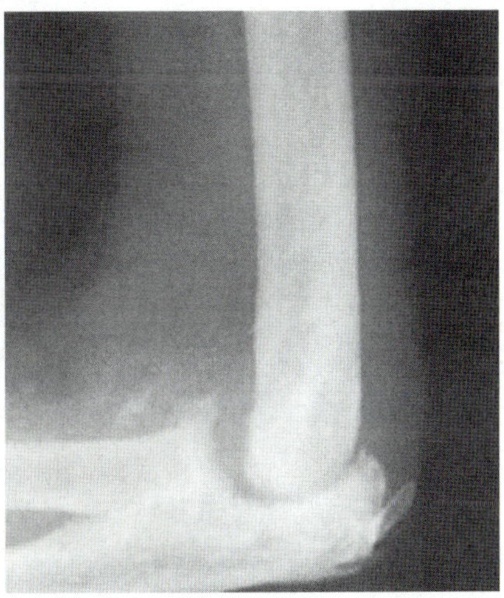
B

Figura 22-27. A, B: Radiografias 18 anos após a cirurgia demonstram a preservação de uma excelente superfície articular, e o paciente está satisfeito com o resultado.

Caso 2

Este homem de 28 anos de idade sofreu uma fratura-luxação do cotovelo e, após a excisão da cabeça radial, desenvolveu uma artrodese e uma articulação instável (Fig. 22-28). Na cirurgia, o ligamento lateral estava disfuncional, de modo que uma artroplastia de interposição com reconstrução do ligamento foi realizada (Fig. 22-29). A reconstrução foi protegida com um fixador externo articulado (Fig. 22-30A, B). Um resultado satisfatório, incluindo uma movimentação adequada de 25° a 120° (Fig. 22-31 A, B) e dor mínima, foi alcançado após três anos (Fig. 22-31C).

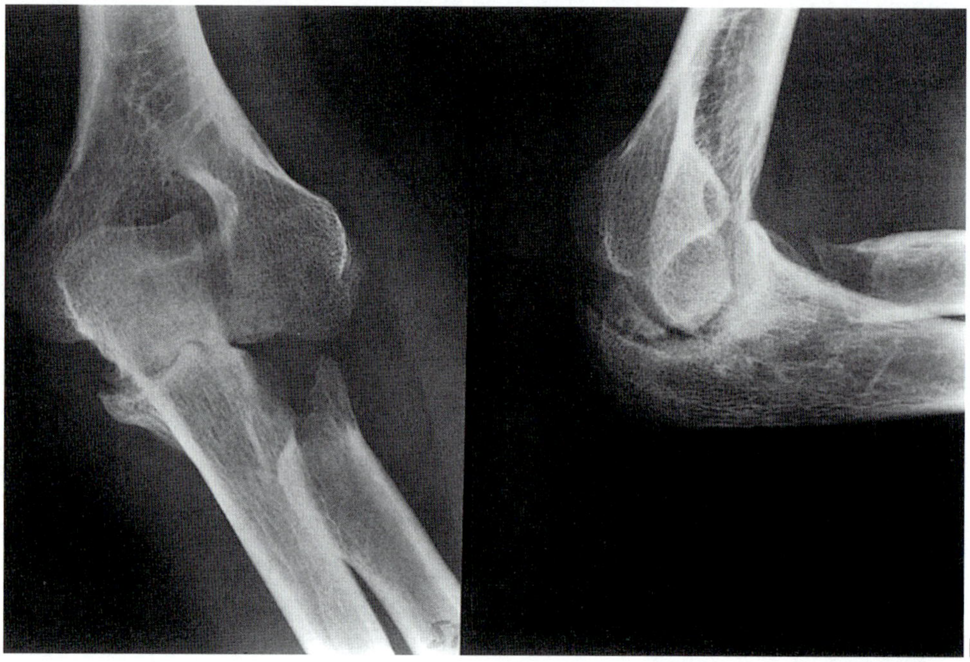

A B

Figura 22-28. A, B: Extensa artrose pós-traumática com instabilidade e excisão da cabeça radial.

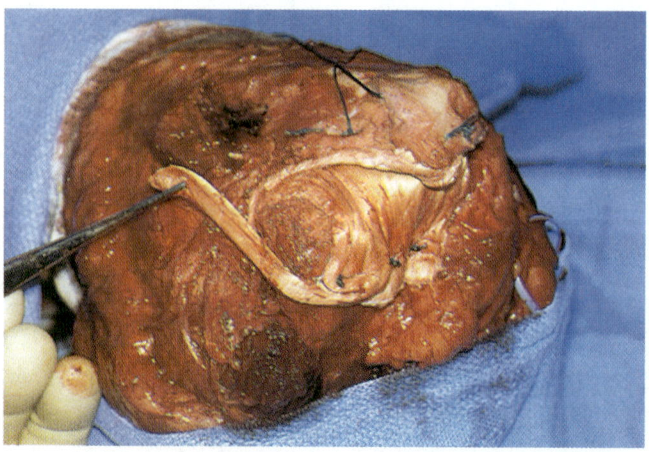

Figura 22-29. Uma reconstrução de ligamento com aloenxerto de interposição com tendão de Aquiles foi realizada.

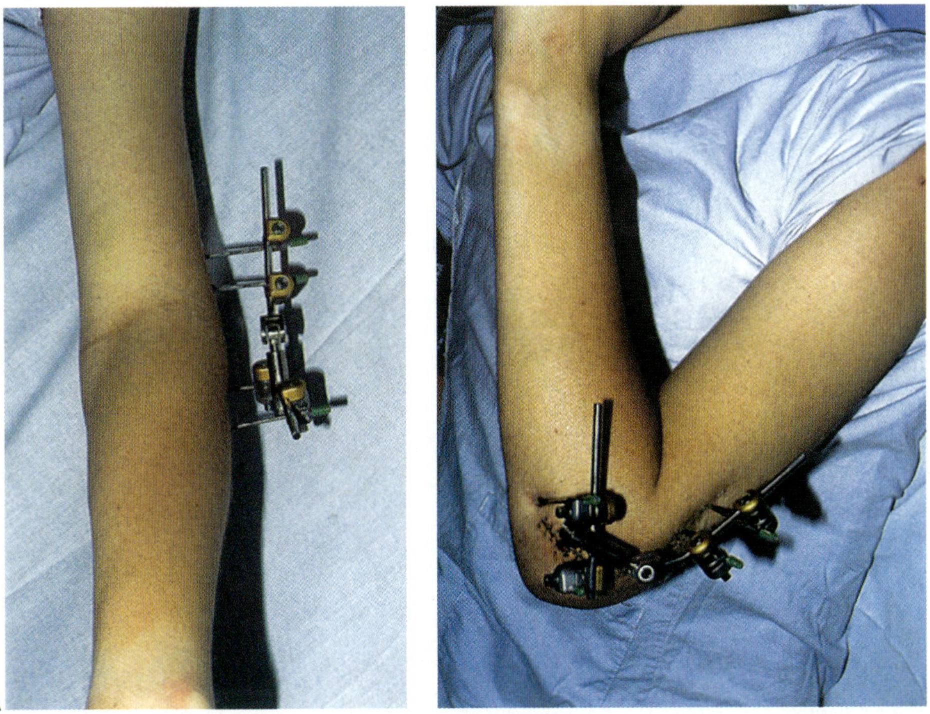

Figura 22-30. A, B: A reconstrução foi protegida com um fixador externo.

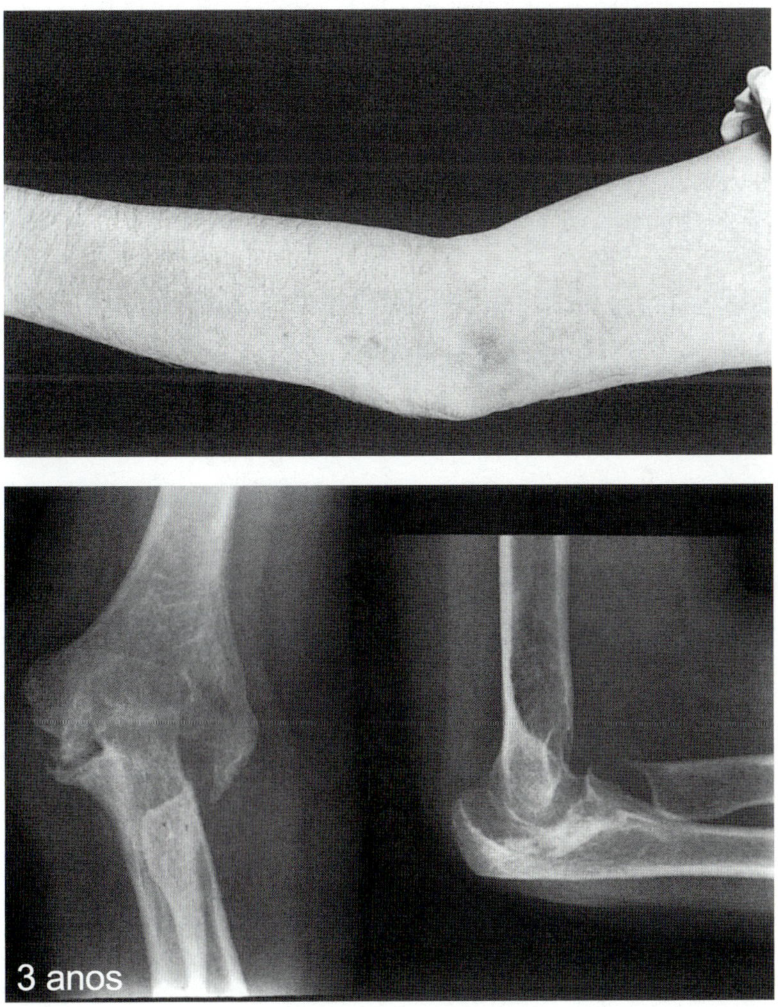

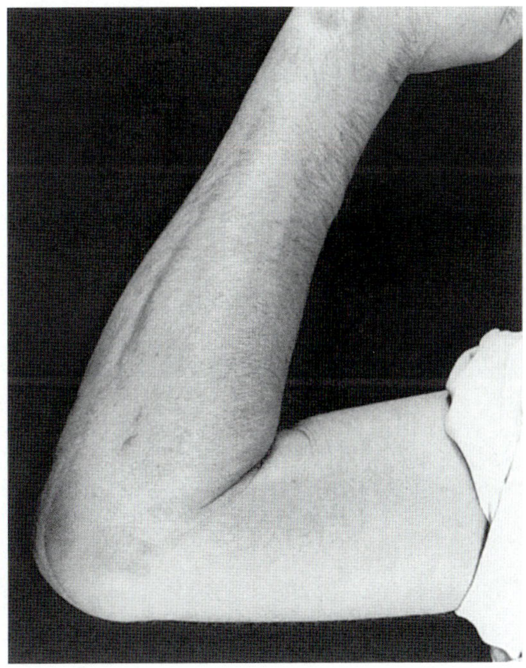

Figura 22-31. Resultados satisfatórios após três anos, tanto sob o ponto de vista clínico (**A, B**), como radiológico (**C**).

LEITURAS RECOMENDADAS

1. Agrifoglio E, DeBenedetti M. Artroplastica con interposizione di lembo cutaneo nelle rigidita e anchilosi del gomito. *Arch Orthop* 1959;72:603–614.
2. Barton JR. On the treatment of ankylosis by the formation of artificial joints. *North Am Med Surg J* 1827;3:279, 400.
3. Blaine T, Morrey BF. The salvage of failed interposition arthroplasty by total joint replacement. (Submitted for publication.)
4. Brown JE, McGaw WH, Shaw DT. Use of cutis as an interposing membrane in arthroplasty of the knee. *J Bone Joint Surg* 1958;40A:1003–1018.
5. Cheng SL, Morrey BF. The treatment of the none-stiff, painful arthritic elbow by distraction interposition arthroplasty. *Br J Bone Joint Surg.* 2000;82B:233–238.
6. Froimson AI, Silva JE, Richey D. Cutis arthroplasty of the elbow joint. *J Bone Joint Surg* 1976;58A:863–865.
7. Grishin IG, Goncharenko IV, Kozhin NP, et al. Restoration of the function of the cubital joint in extensive defects of bones and soft tissues using endoprosthesis and free skin grafts. *Acta Chir Plast* 1989;31:143–147.
8. Gui L. La cura chirurgica delle rigidita post-traumatiche del gomito e del ginocchio. *Arch Putti* 1953;3:390–412.
9. Hamalainen MMJ, Kataoka Y. Late radiographic results after resection skin interposition arthroplasty of the elbow in rheumatoid arthritis. *Rheumatology* 1991;15:42–46.
10. Hurri L, Pulkki T, Vainio K. Arthroplasty of the elbow in rheumatoid arthritis. *Acta Chir Scand* 1964;127:459.
11. Kimura C, Vainio K. Arthroplasty of the elbow in rheumatoid arthritis. *Arch Orthop Unfallchir* 1976;84:339–348.
12. Ljung P, Jonsson K, Larsson K, et al. Interposition arthroplasty of the elbow with rheumatoid arthritis. *J Shoulder Elbow Surg* 1996;5(Part I):81.
13. Mills K, Rush J. Skin arthroplasty of the elbow. *Aust N Z J Surg* 1971;41:179–181.
14. Morrey BF. Post-traumatic contracture of the elbow: operative treatment including distraction arthroplasty. *J Bone Joint Surg* 1990;72A:601.
15. Uuspaa V. Anatomical interposition arthroplasty with dermal graft. A study of 51 elbow arthroplasties on 48 rheumatoid patients. *Z Rheumatol* 1987;46:132–135.

23

Artroplastia de Ancôneo

Bernard F. Morrey e Alberto G. Schneeberger

O tratamento da disfunção radioulnar e radioumeral proximal pós-traumática, dor ou instabilidade é um problema desafiador, sem soluções bem documentadas. A falta de confiabilidade ou de adequação de uma substituição por prótese e a falta de uma solução alternativa fez com que fosse criado um procedimento de artroplastia rotacional, baseada nos tecidos moles proximais, empregando o músculo ancôneo. O atrativo deste procedimento é que o músculo é inervado e recebe suprimento vascular através de pedículos distintos que se originam a partir da artéria interóssea recorrente posterior e da artéria colateral média (3). Isto permite que todo o músculo seja mobilizado, deixando-o preso à expansão fascial do tríceps, o que preserva sua viabilidade. Dissecações em cadáveres demonstraram um comprimento médio de 9 cm a 10 cm e uma largura de cerca de 3 cm (2) (Fig. 23-1), suficiente para permitir diversas variações dos procedimentos de interposição. Além disso, a ausência deste músculo de sua localização anatômica não resulta em nenhuma disfunção mensurável ou morbidade por uma perspectiva de recuperação ou funcional.

O procedimento foi realizado inicialmente há dez anos. Apesar de haver poucos dados a respeito do valor a longo prazo do método (2), ele é incluído aqui para o propósito de introdução do conceito como uma solução em potencial, mas não necessariamente uma solução comprovada ou definitiva para os difíceis problemas reconstrutivos, para os quais ainda não existem alternativas confiáveis.

INDICAÇÕES/CONTRA-INDICAÇÕES

Em geral, esta técnica é empregada nos casos em que a disfunção radioulnar ou radioumeral ocorre após trauma. As três indicações primárias para o procedimento são:

1. Impacto radioumeral no qual a interposição é direcionada principalmente na articulação radiocapitelar proximal.
2. Impacto radioulnar com ou sem impacto radioumeral.
3. Limitação da rotação do antebraço causada por uma sinostose ou fibrose do relacionamento radioulnar proximal, no qual um material de interposição é desejado para eliminar a recorrência ou impacto após uma ressecção (1,2).

B.F. Morrey, M.D.: Mayo Medical School and Department of Orthopaedics, Mayo Clinic and Mayo Foundation, Rochester, Minnesota.
A.G. Schneeberger, M.D.: Department of Orthopedic Surgery, Balgrist, University of Zurich, Zurich, Switzerland.

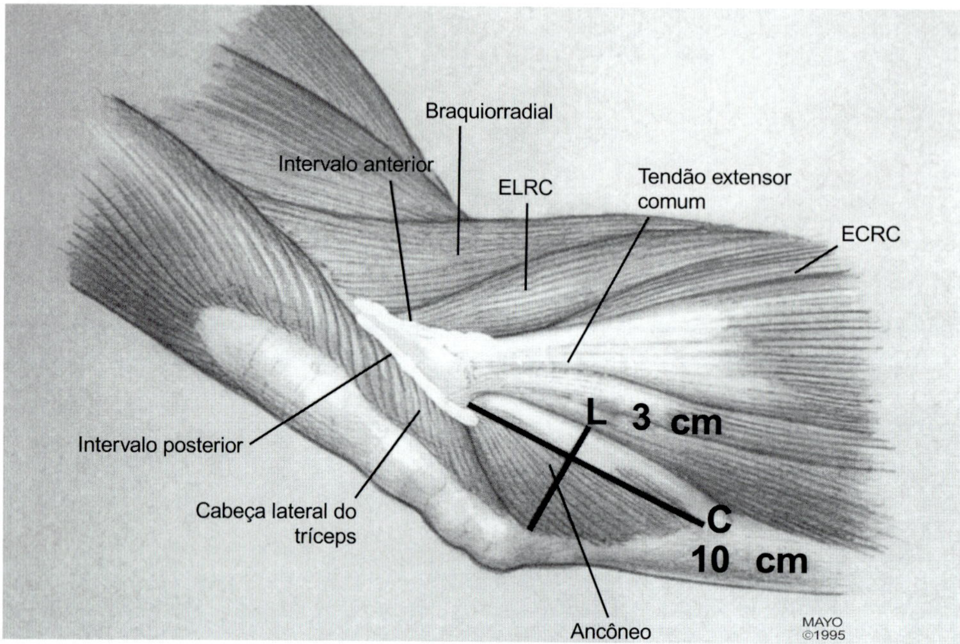

Figura 23-1. As dimensões médias do ancôneo são de 9 cm a 10 cm de comprimento e 3 cm a 3,5 cm de largura em sua fixação fascial ao tríceps.

A contra-indicação primária a este procedimento é a ausência do ancôneo ou a desvitalização desta musculatura. Uma condição que necessite de um procedimento que resista a altas cargas axiais ao longo do rádio também afasta a possibilidade do uso de uma artroplastia com o ancôneo. Finalmente, um ligamento colateral ulnar lateral deficiente que não possa ser reconstruído invalida este procedimento.

CIRURGIA

Diversas variações de interposição foram utilizadas e são classificadas da seguinte forma: tipo I, interposição de "rolamento" radioumeral; tipo II, interposição radioumeral/radioulnar; tipo III, de "enluvamento" radial proximal (Fig. 23-2). A anatomopatologia específica determina qual dos três tipos de interposição é apropriado. O método de coleta é comum para todas as três aplicações.

Coleta do Ancôneo

O paciente é colocado em decúbito dorsal com o braço passado sobre o tórax. Qualquer incisão na pele é utilizada, ou uma incisão de pele do tipo Kocher é feita (Fig. 23-3). O intervalo entre o ancôneo e o extensor ulnar do carpo é penetrado e expandido para expor o músculo ancôneo (Fig. 23-4). A dissecação deve ser levada distalmente por uma distância aproximada de 10 cm do epicôndilo lateral, para expor a face mais distal da inserção deste músculo. A ponta do ancôneo é identificada. O músculo é, então, refletido da ulna e do retináculo comum (Fig. 23-5). A dissecação é levada proximalmente até o ponto de origem da expansão fascial e a fixação do tríceps, mantendo sua vascularização e inervação (Fig. 23-6).

A parte lateral da articulação é penetrada anteriormente ao ligamento colateral, e qualquer patologia relevante é identificada. A margem posterior do ligamento é identificada. Em todos os casos, o músculo transposto é colocado sob o ligamento colateral ulnar lateral (Fig. 23-7).

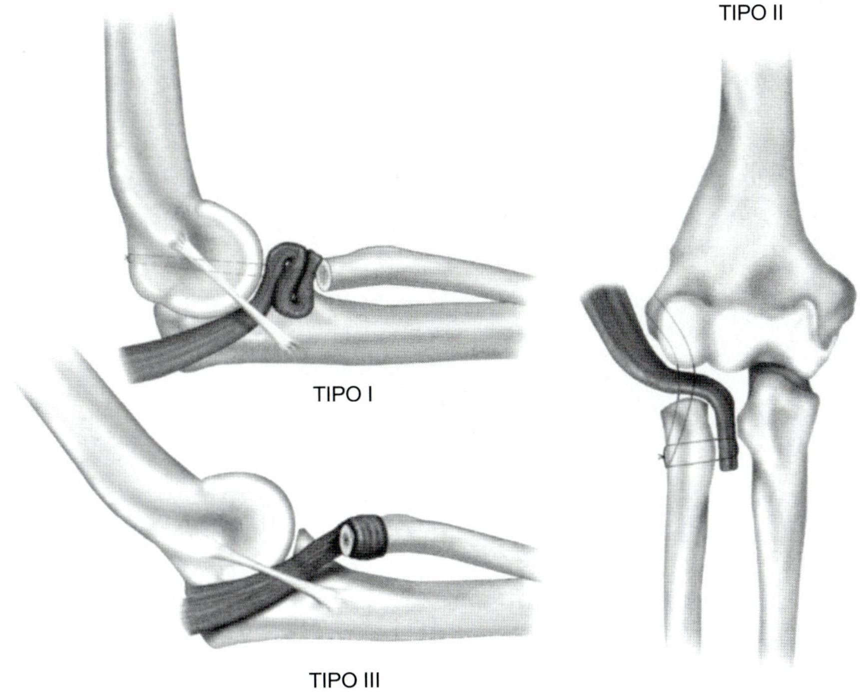

Figura 23-2. Variações na artroplastia de rotação/interposição do ancôneo: tipo I, radioumeral; tipo II radioumeral/radioulnar; tipo III "enluvamento" radial.

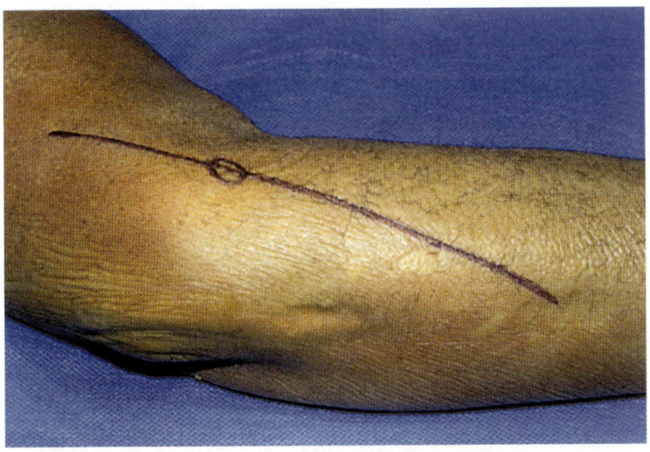

Figura 23-3. Uma incisão de Kocher é feita na pele.

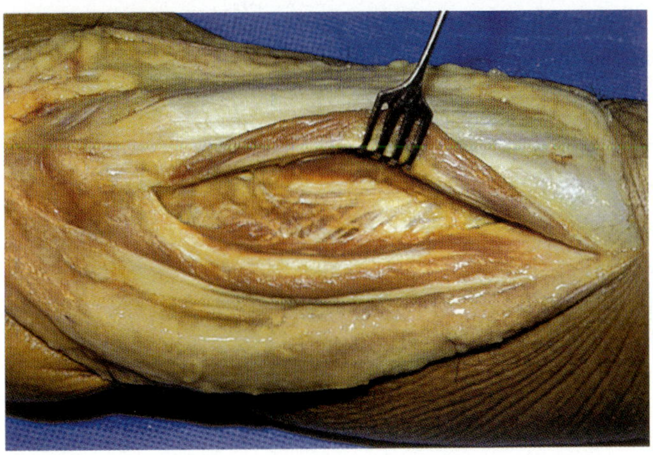

Figura 23-4. O intervalo entre o ancôneo e o extensor ulnar do carpo é identificado e desenvolvido.

A
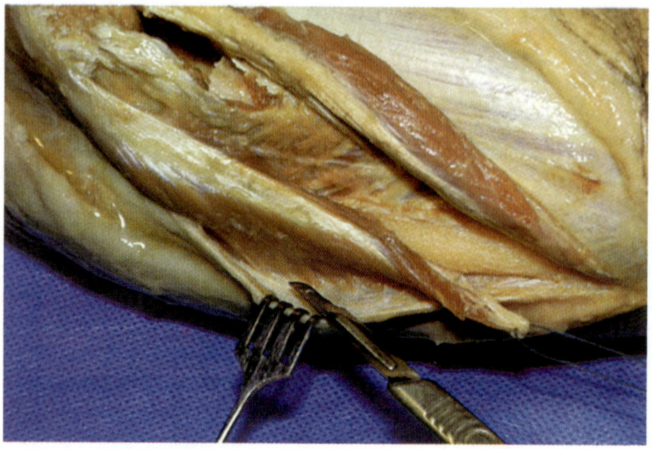

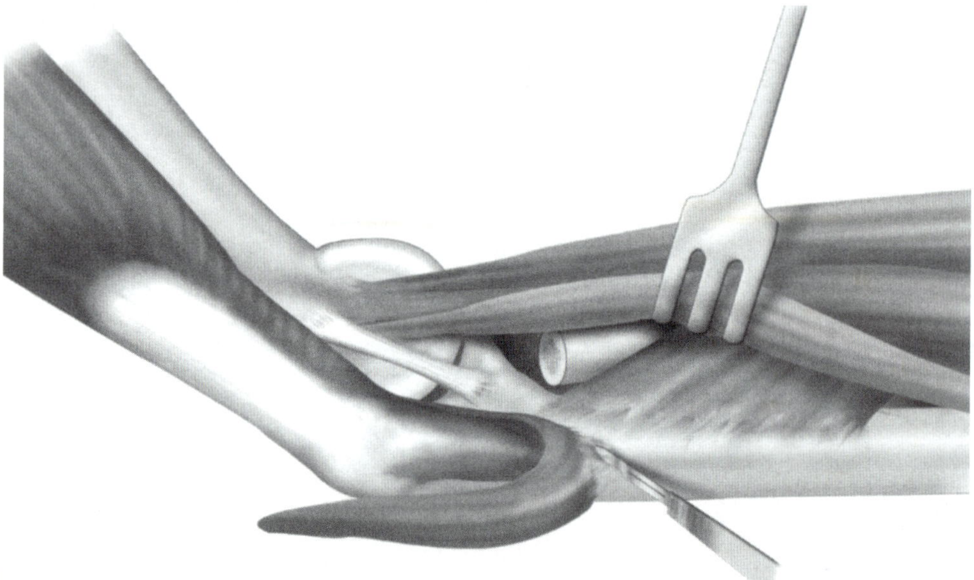
B

Figura 23-5. A, B: A face distal do ancôneo é isolada e o músculo é elevado de seu leito e da fáscia do antebraço.

A
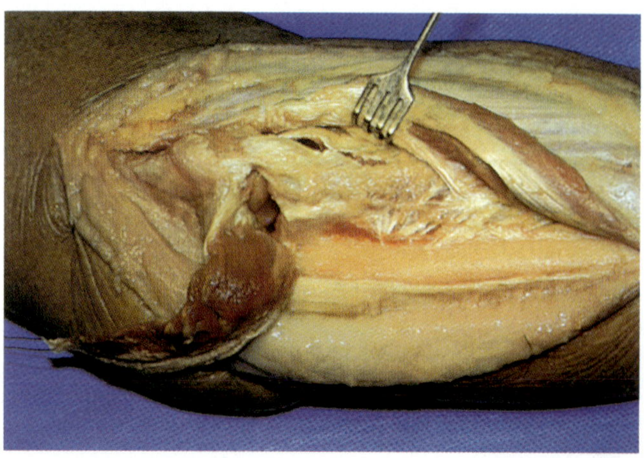

Figura 23-6. A, B: O ancôneo é refletido proximalmente até seu pedículo de fixação ao tríceps. *(Continua.)*

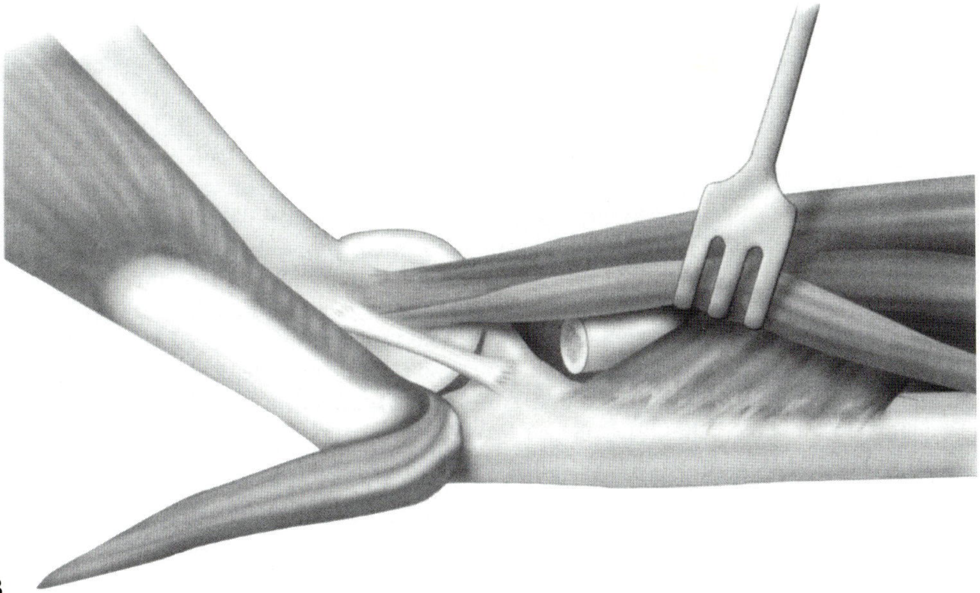

B

Figura 23-6. *Continuação.*

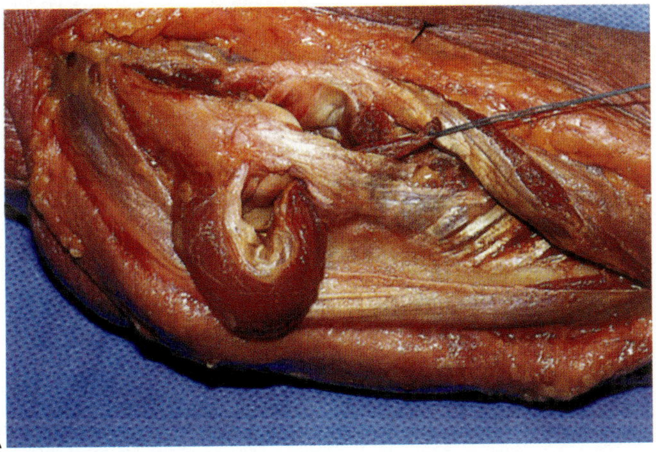

A

Figura 23-7 A, B: Em todos os casos, o músculo é inserido na articulação sob o ligamento colateral ulnar.

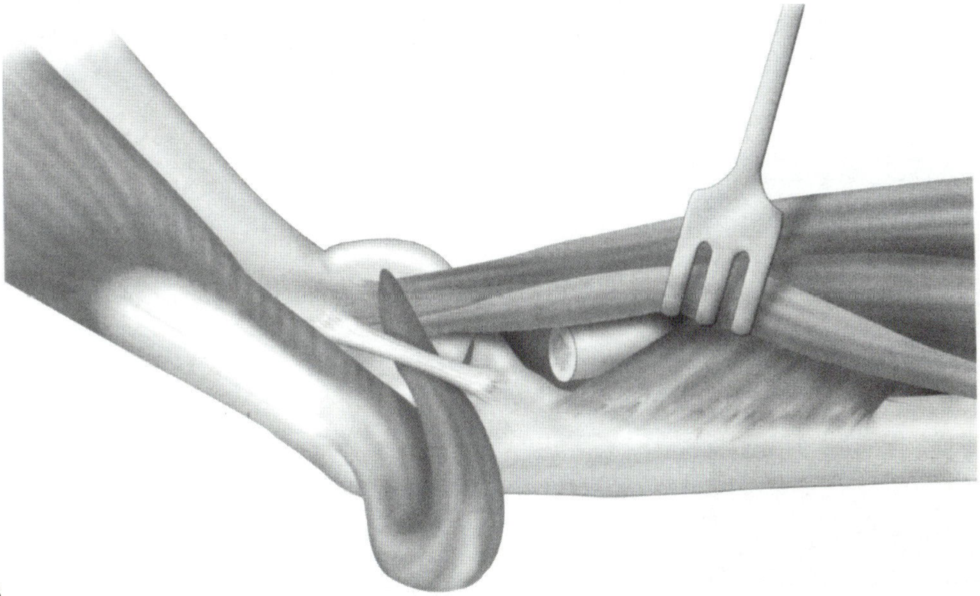

B

Tipo I: Interposição na Articulação Radioumeral

A integridade do ligamento colateral lateral é avaliada. Se ela for inadequada, o ligamento é reconstruído do modo descrito no Capítulo 15 ou reforçado com um fio não absorvível nº 5, dos modos descritos no Capítulo 5 e 7. Se for reconstruído, o enxerto geralmente é posicionado primeiro e depois preso na conclusão do procedimento de reconstrução com o ancôneo. Dois orifícios são feitos da região posterior para a anterior através da porção média do capitélio, a aproximadamente 5 cm a 7 mm entre si, (Fig. 23-8), e o ancôneo é trazido por baixo do ligamento colateral ulnar lateral intacto ou reconstruído (Fig. 23-9). Um fio não absorvível é passado por um ou pelos dois orifícios, depois pelo ancôneo da região proximal para a distal, de modo que permita que o ancôneo se dobre sobre si mesmo quando a sutura é colocada sob tensão (Fig. 23-10). A sutura então passa pelo segundo orifício feito no capitélio e é tracionada sob tensão, permitindo que o ancôneo se dobre sobre si mesmo e que preencha o espaço criado pela cabeça radial ausente (Fig. 23-11). O restante do ligamento colateral é reparado ou reforçado. A fáscia é aproximada à face posterior do extensor ulnar do carpo (veja Fig. 23-22). O restante do fechamento é rotineiro.

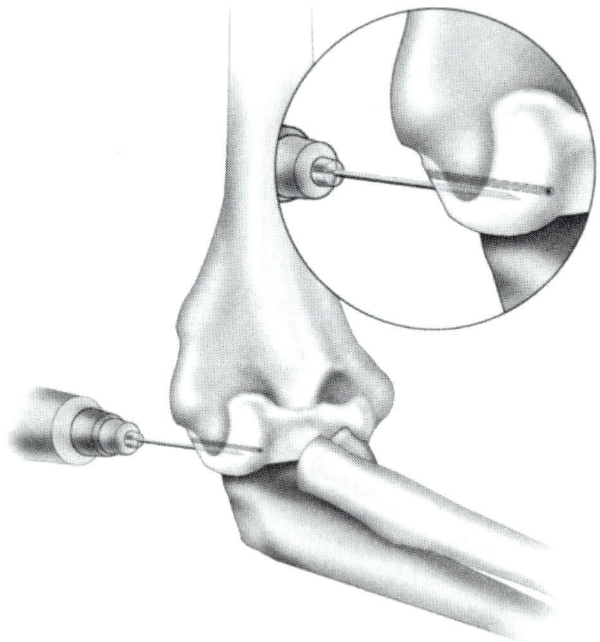

Figura 23-8. Dois orifícios são feitos a uma distância de 5 mm a 7 mm entre si através do centro do capitélio.

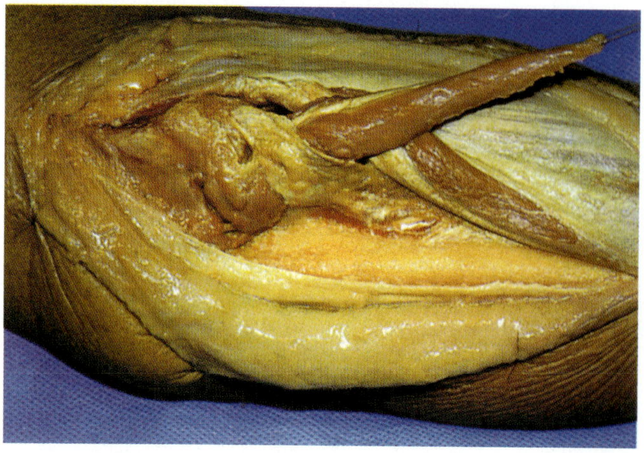

Figura 23-9. O ancôneo é trazido sob o ligamento colateral lateral.

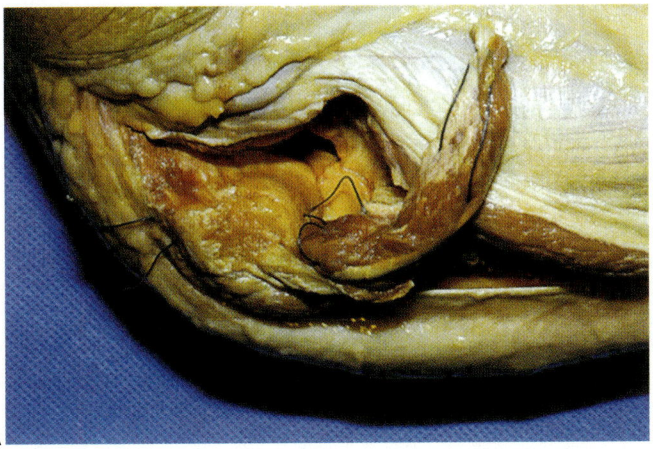

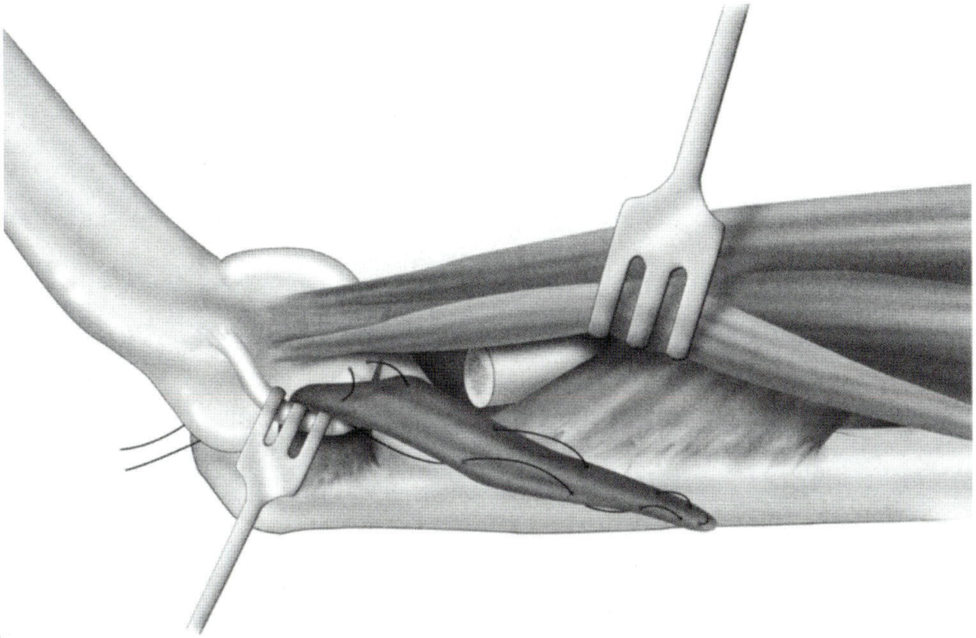

Figura 23-10. A, B: Um ponto em laço passando da região proximal para a distal, e depois para a proximal em paralelo, é utilizado para colapsar o ancôneo sobre si mesmo.

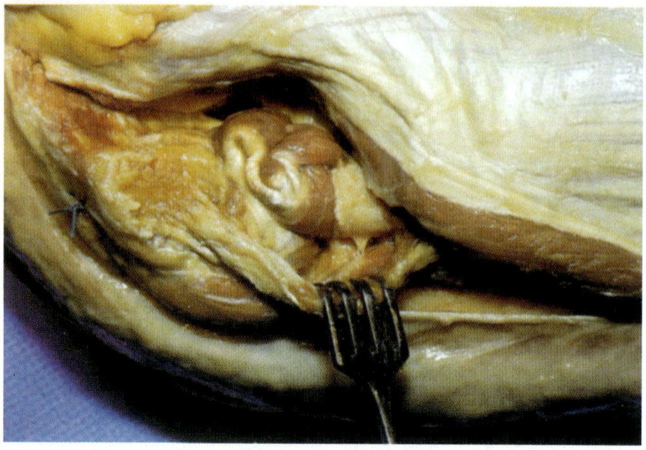

A

Figura 23-11. A, B: Com o tensionamento do fio, o ancôneo se dobra sobre si próprio e é interposto entre o rádio proximal e o capitélio.

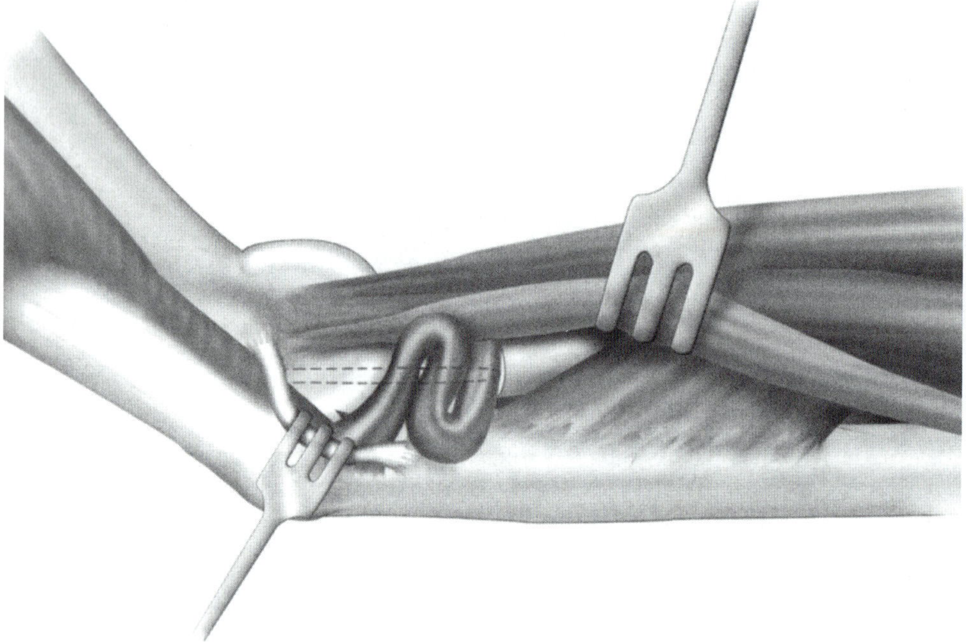

B

Tipo II: Interposição Radioumeral/Radioulnar

O objetivo do procedimento é a interposição do ancôneo entre o rádio proximal e entre o capitélio e a ulna. O ligamento colateral lateral é tratado como descrito anteriormente. O intervalo entre o rádio proximal e a ulna é desenvolvido. Se uma fixação capitelar é desejada, dois orifícios são feitos no capitélio, a uma distância de 5 mm a 7 mm entre si, do mesmo modo descrito anteriormente. Um orifício é feito através de ambas as corticais do rádio proximal ressecado da posição lateral para a medial com o antebraço em posição neutra (Fig. 23-12). O ancôneo é levado posteriormente em relação ao ligamento colateral ulnar lateral. Se a aproximação capitelar é desejada, um fio não absorvível nº 1 é passado pelo capitélio, para fixar o músculo interposto entre o capitélio e o rádio proximal. Um fio é passado, então, na margem do ancôneo, que passa pelo rádio proximal (Fig. 23-13). O fio passa pela porção livre do ancôneo e é amarrado (Fig. 23-14). A face distal excessiva do ancôneo é excisada (Fig. 23-15). Finalmente, a margem livre é presa com o fio original (Fig. 23-16). O fechamento é igual ao descrito anteriormente.

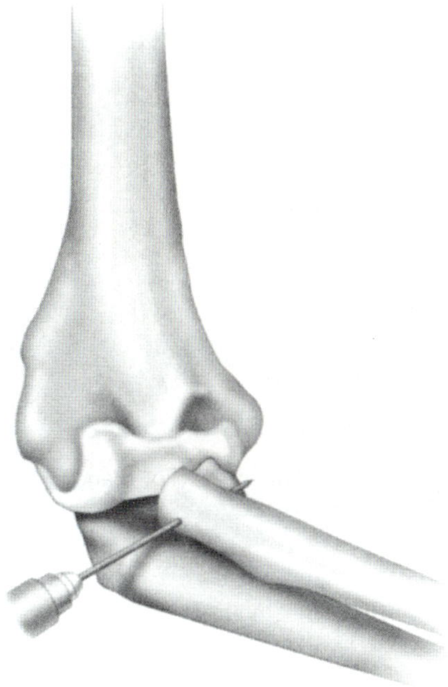

Figura 23-12. Um orifício é feito de lado a lado no rádio proximal.

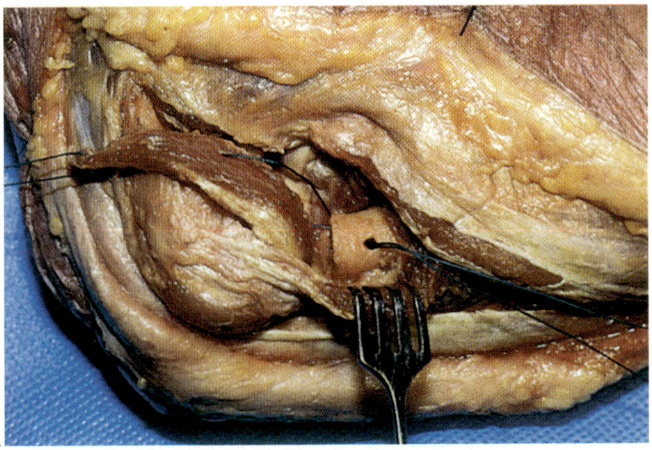

A

Figura 23-13. A, B: O ancôneo é trazido por baixo do ligamento colateral lateral, e um fio é passado, de modo a posicionar o músculo entre a ulna e o rádio, e é rosqueado através dos orifícios no rádio proximal.

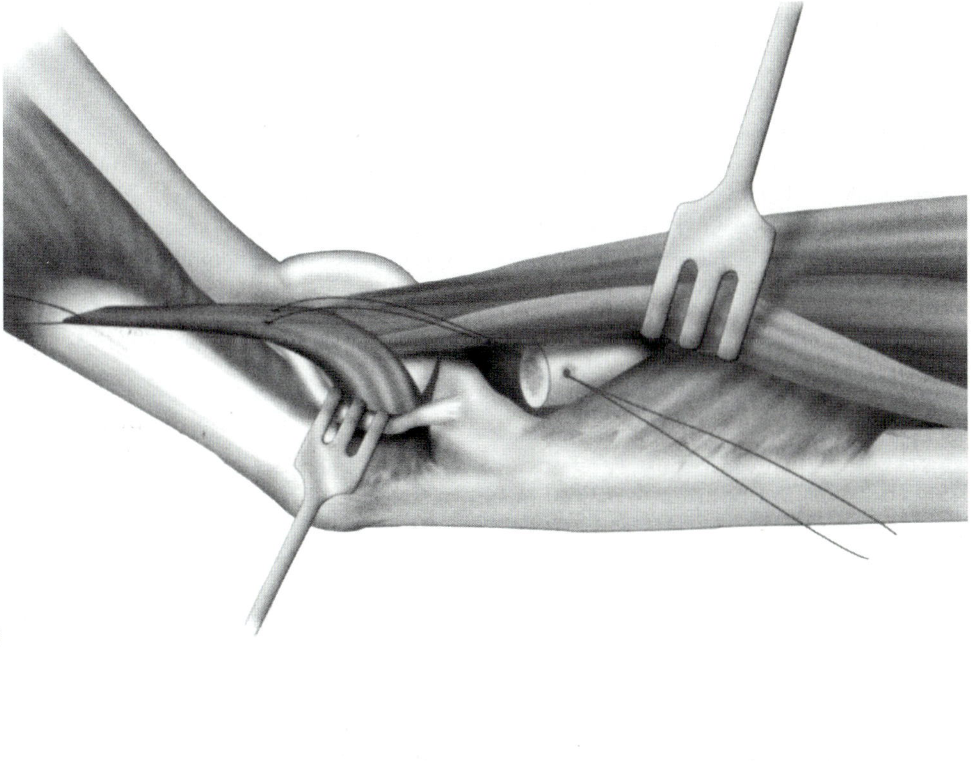

B

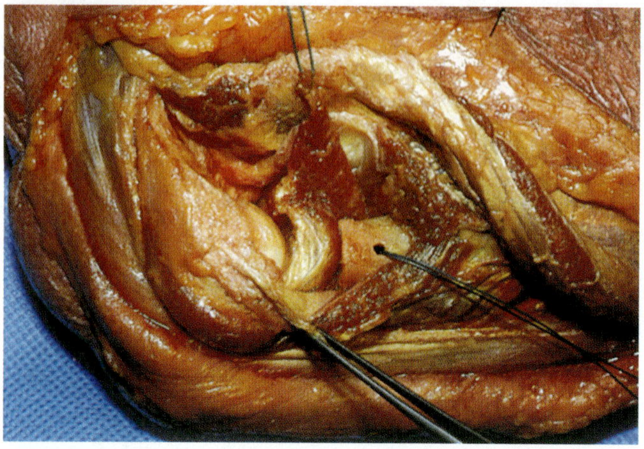

Figura 23-14. O ancôneo é preso ao rádio proximal por um fio não absorvível, passado de lado a lado.

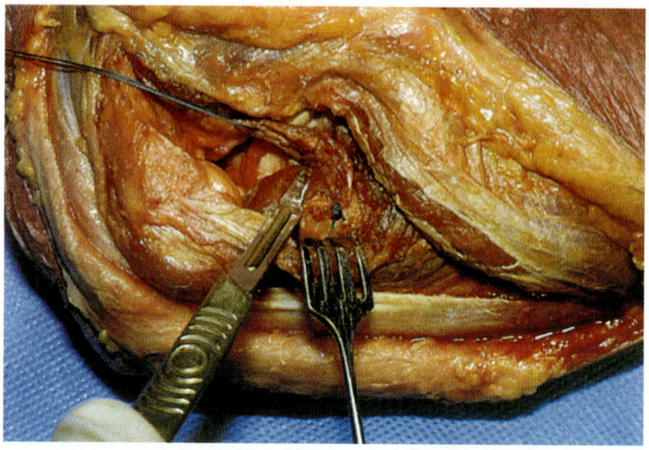

Figura 23-15. A margem livre do ancôneo é passada por cima do rádio e presa com o fio original, enquanto o excesso é removido.

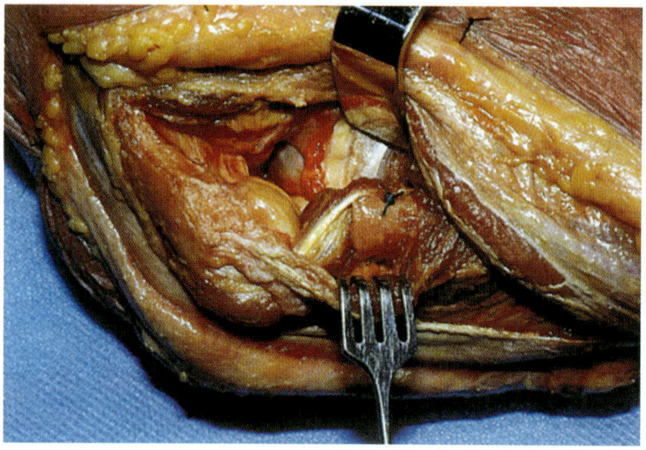

Figura 23-16. A interposição terminada posiciona-se entre o rádio e a ulna, e entre o rádio e o capitélio.

Tipo III: Enluvamento do Rádio Proximal

O rádio é exposto e liberado da ulna proximal. O sítio de ressecção da sinostose ou fibrose é identificado. Um orifício é perfurado de lado a lado no rádio proximal, do modo descrito anteriormente. O ancôneo é trazido por baixo do ligamento colateral, e um fio é passado por sua margem medial (Fig. 23-17). Um fio livre é passado ao redor de um dos braços do fio que foi passado pelo ancôneo. O músculo é colocado entre o rádio proximal e a ulna, e o fio livre é passado por baixo do rádio (Fig. 23-18). O segundo fio é utilizado para envolver a porção proximal do ancôneo ao redor do rádio proximal, (Fig. 23-19), resultando em um "enluvamento" circunferencial do rádio proximal pelo ancôneo (Fig. 23-20).

Fechamento

Em todos os casos, a cápsula é fechada e a fáscia é aproximada à face posterior do extensor ulnar do carpo e fechada com um fio absorvível (Figs. 23-21 e 23-22).

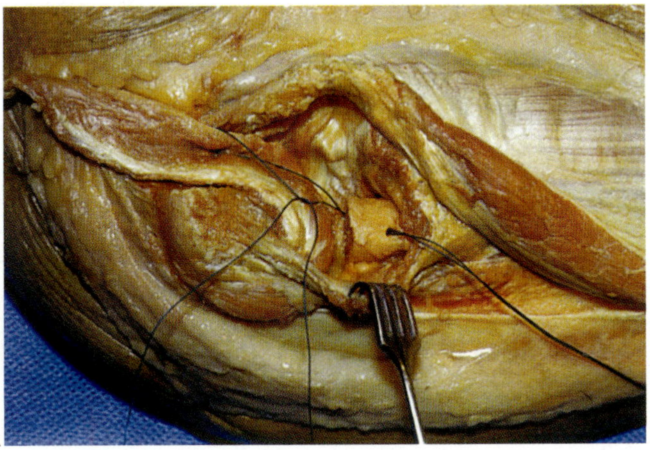

A

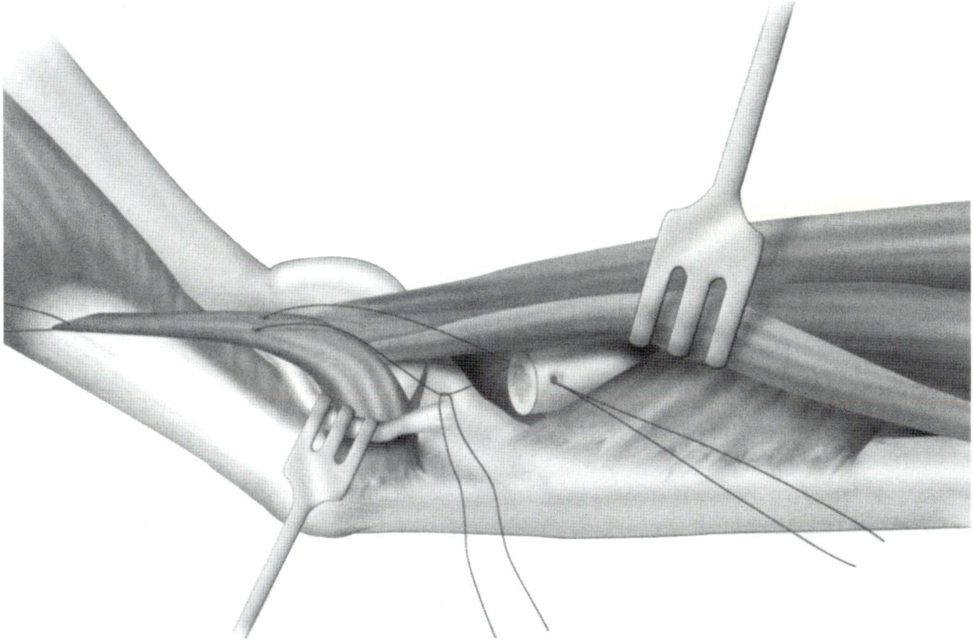

B

Figura 23-17. A, B: O ancôneo é inserido na articulação, e um fio é passado em sua margem, de modo a posicionar o músculo entre o rádio e a ulna. Um segundo fio livre é passado ao redor de um dos fios no sítio de emergência do ancôneo.

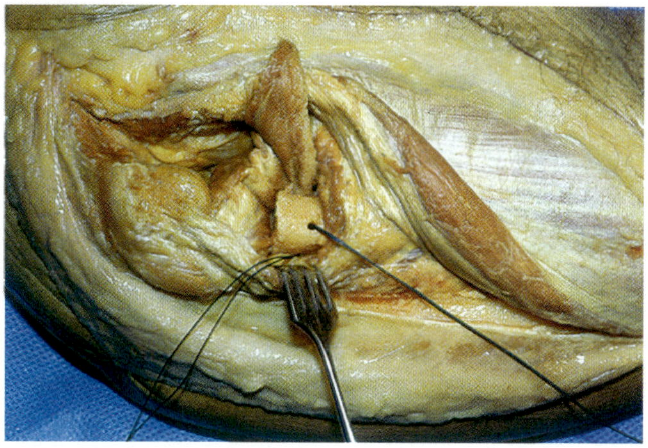

A

Figura 23-18. A, B: O fio passado de lado a lado é utilizado para prender o ancôneo à face ulnar do rádio proximal.

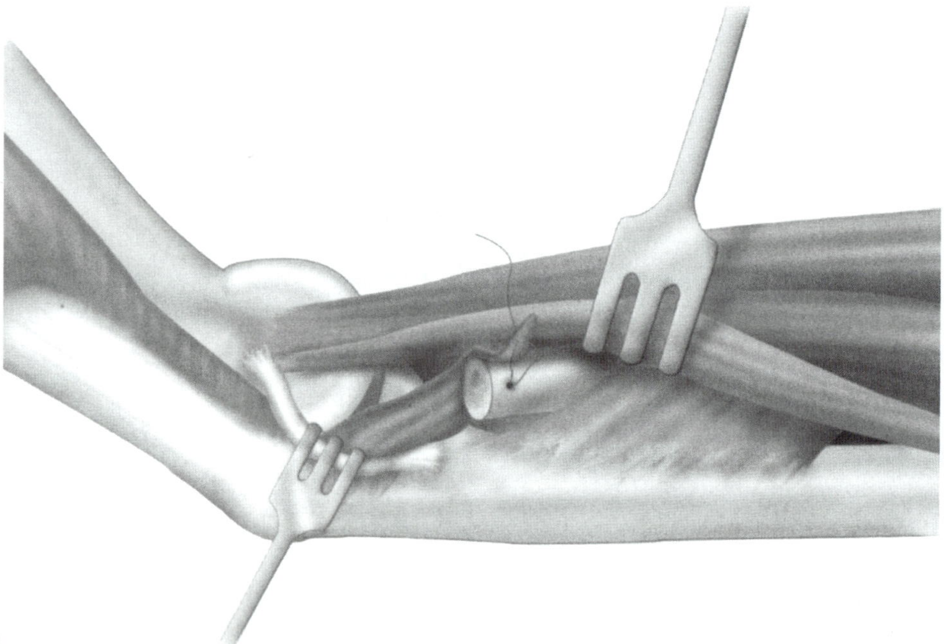

B

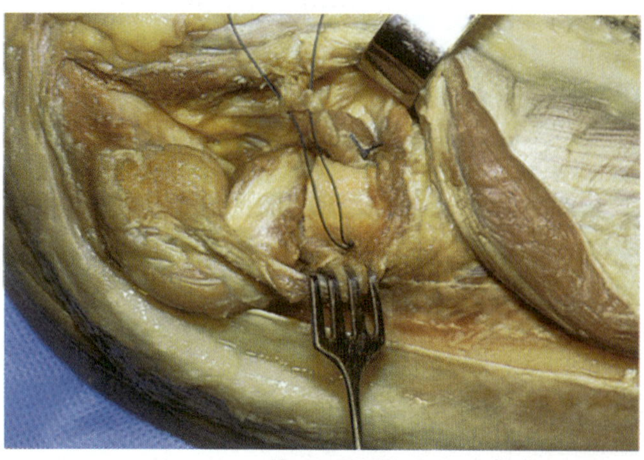

A

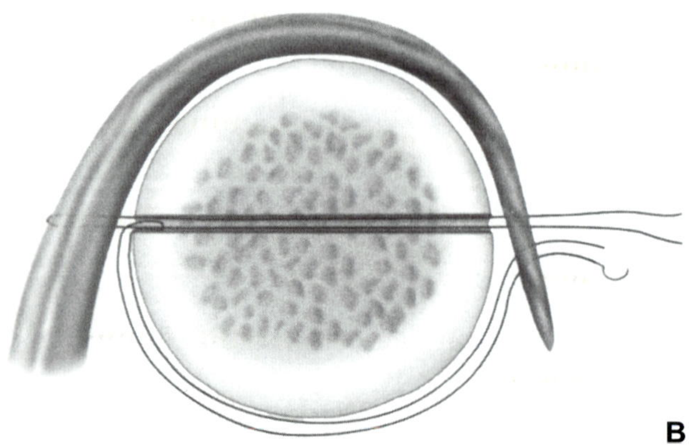

B

Figura 23-19. A, B: O fio livre é passado pela extremidade livre do ancôneo. O fio livre é passado por dentro do orifício na face ulnar do rádio e trazido por baixo do rádio proximal.

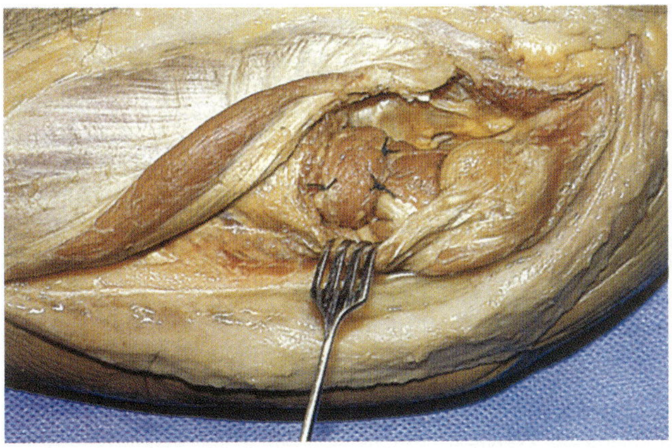

Figura 23-20. O "enluvamento" completo.

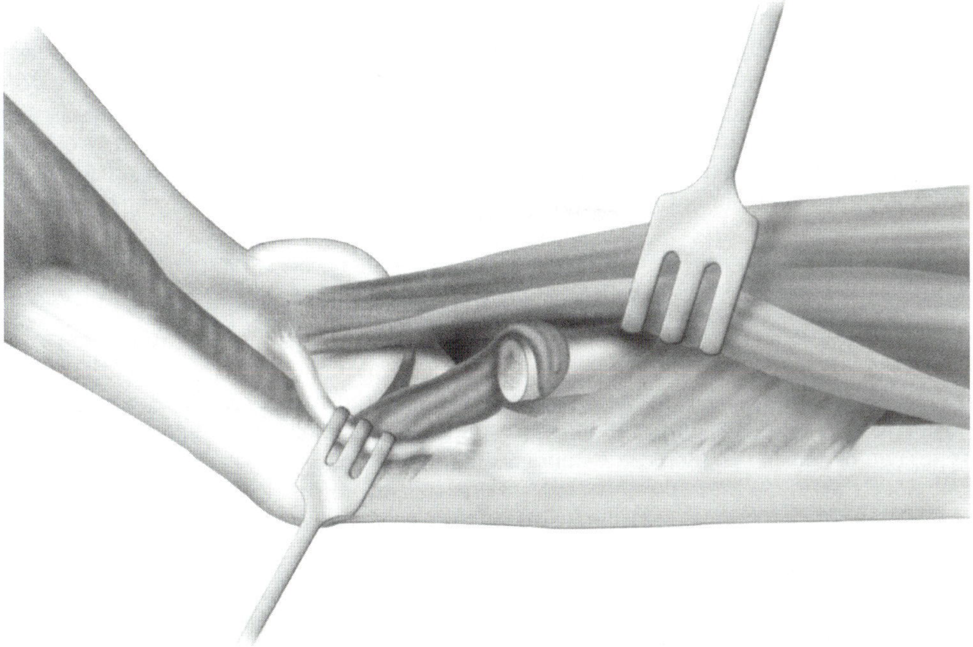

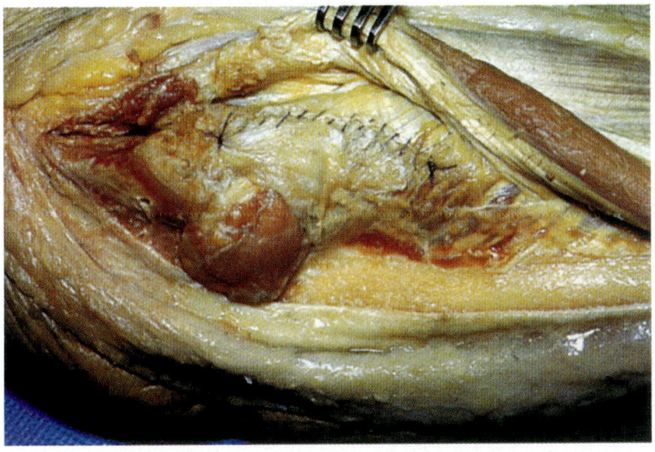

Figura 23-21. A cápsula é fechada, e o ligamento colateral é reforçado, se necessário.

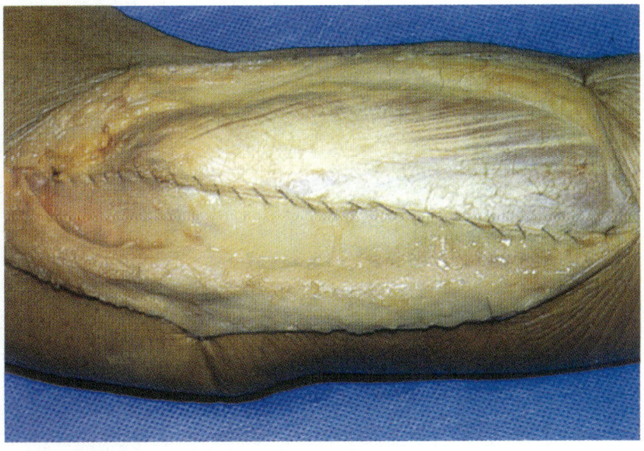

Figura 23-22. O fechamento de rotina da fáscia com fios absorvíveis.

TRATAMENTO PÓS-OPERATÓRIO

O tratamento pós-operatório é planejado de acordo com as características da patologia subjacente. A interposição do ancôneo propriamente dita necessita de imobilização por cinco a sete dias. O movimento passivo é utilizado a partir deste momento por duas a três semanas. A movimentação ativa e completa é encorajada um mês após a cirurgia. Geralmente, uma reconstrução ou reforço concorrente do ligamento colateral lateral também é realizado durante a cirurgia. Se isto foi feito em função de uma instabilidade, o antebraço é colocado em pronação total e protegido por cerca de seis semanas em um imobilizador articulado. A flexão e a extensão são encorajadas. A pronação e supinação cuidadosamente controladas são iniciadas entre o sexto e o oitavo dias.

RESULTADOS

Atualmente, poucos resultados estão disponíveis. Nossa avaliação dos dez procedimentos iniciais demonstrou que quatro receberam uma interposição tipo I ou II e que dois receberam uma interposição tipo III. Oito entre os dez pacientes expressaram uma satisfação subjetiva com o procedimento, primariamente por causa da diminuição da dor. Utilizando o *Mayo Elbow Performance Score* (MEPS – escala de Mayo para avaliação funcional do cotovelo), sete foram considerados satisfatórios. Bell publicou três casos nos quais o ancôneo distal foi interposto para evitar a recorrência de uma sinostose radioulnar, todos com um resultado satisfatório (1). Em nossas séries, o encurtamento ulnar foi realizado em três, e dois entre os três relataram pouca dor no punho. Dois pacientes indicaram que a dor do cotovelo persistiu sem nenhum benefício da cirurgia. Não houve casos de instabilidade. O valor deste procedimento continua a ser observado e investigado.

COMPLICAÇÕES

Não existem complicações específicas com o procedimento. Um paciente, que foi submetido a um procedimento tipo II, apresentou persistência da dor, de modo que uma nova exploração foi realizada. No momento da exploração, o ancôneo estava viável e a interposição pareceu estar funcionando do modo desejado. Ao mesmo tempo, um litígio trabalhista está sendo julgado, o paciente continua a se queixar de dor após a reexploração e imbricação do ligamento.

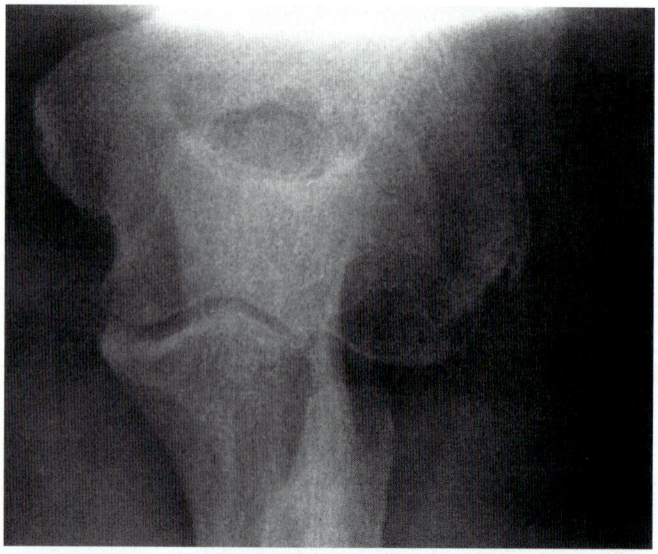

Figura 23-23. Um paciente de 33 anos do sexo masculino apresentava sintomas radioumerais dolorosos após uma fratura-luxação com excisão da cabeça radial.

CASO ILUSTRATIVO

Um homem de 33 anos de idade queixava-se de dor radiocapitelar persistente com um impacto radioulnar (Fig. 23-23), após excisão da cabeça radial e sintomas radioulnares distais a partir da ulna, além de uma lesão de Essex-Lopresti. A partir do encurtamento da cabeça radial (Fig. 23-24), o ancôneo é trazido por baixo do ligamento colateral (Fig. 23-25), que, como era insuficiente, necessitou de uma estabilização adicional pelo reforço com um ponto Krachow; um procedimento de encurtamento ulnar também foi realizado (Fig. 23-26). O paciente relatava pouca dor no punho e cotovelo, e não havia sintomas de impacto no cotovelo após um ano (Fig. 23-27).

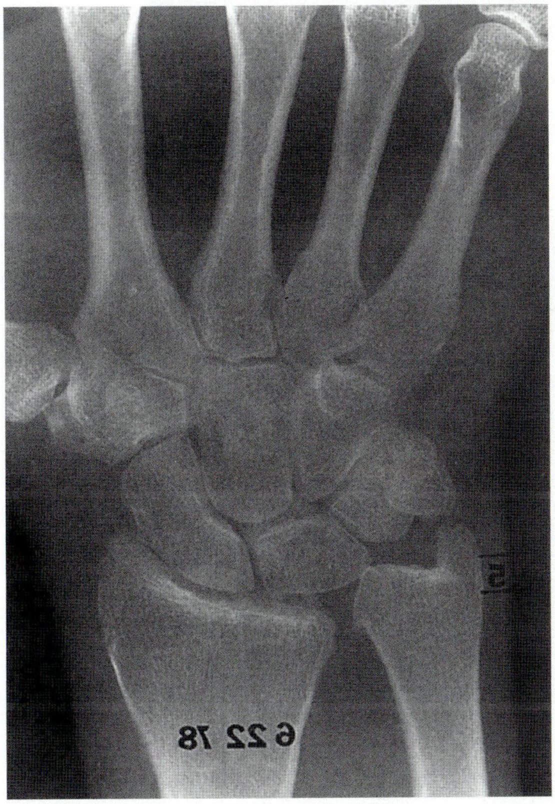

Figura 23-24. Impacção radial proximal ocorreu em virtude da ruptura dos estabilizadores radioulnares distais

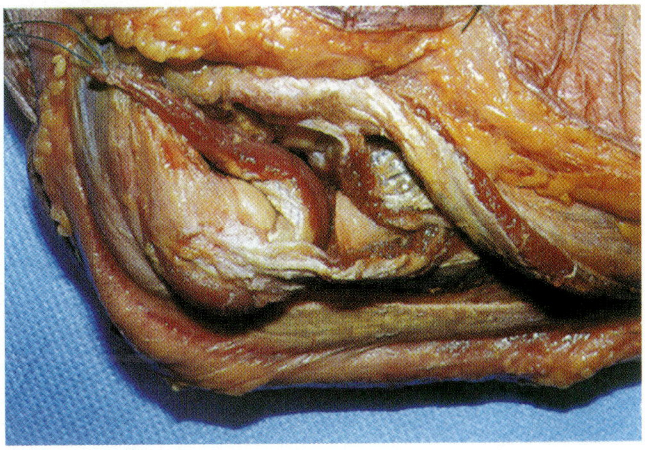

Figura 23-25. O ancôneo é elevado e trazido sob o ligamento colateral ulnar frouxo para um reparo tipo I.

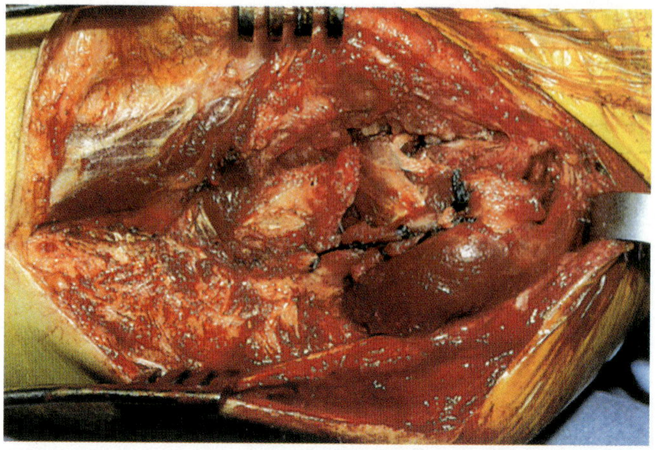

Figura 23-26. O ligamento colateral lateral frouxo é reforçado com um ponto de Krachow.

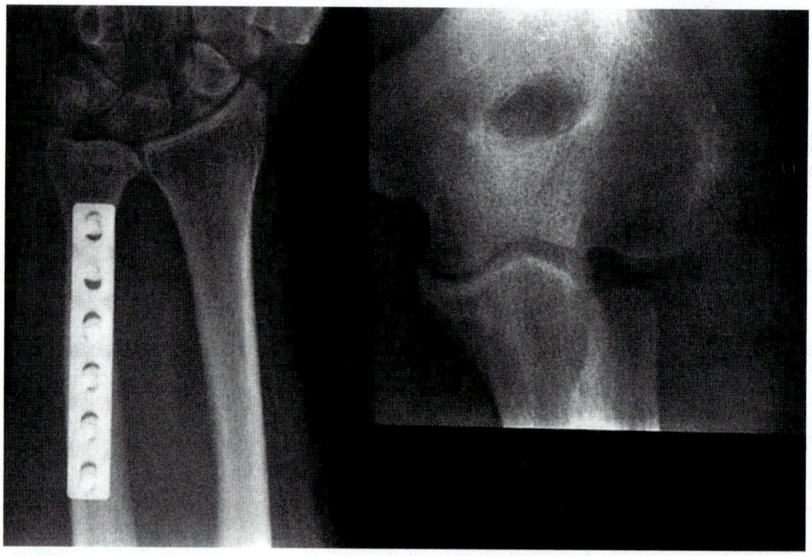

Figura 23-27. O paciente relatava pouca dor e apresentava um cotovelo estável após 1 ano.

LEITURAS RECOMENDADAS

1. Bell SN, Benger D. Management of radioulnar synostosis with mobilization, anconeus interposition, and a forearm rotation assist splint. *J Should Elbow Surg* 1999;8:621–624.
2. Morrey BF, Schneeberger A. Anconeus arthroplasty: an anatomical study and clinical experience with a new technique for reconstruction of the radiohumeral/radioulnar joints. Submitted for publication.
3. Schmidt CC, Kohut GN, Greenberg JA, et al. The anconeus muscle flap: its anatomy and clinical application. *J Hand Surg* 1999;24A:359–369.

Índice Remissivo

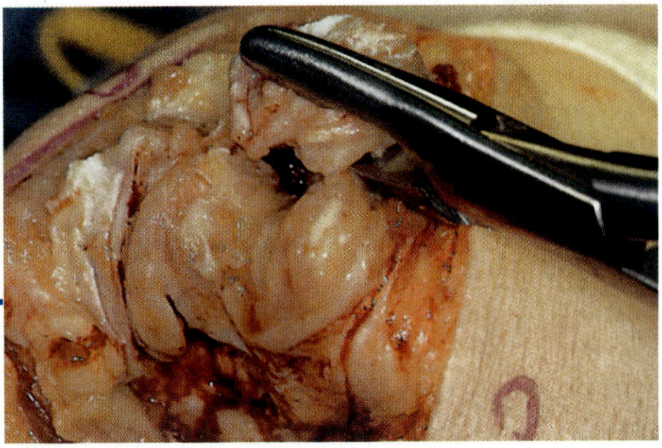

Bíceps

Cabeça

Descompressão

Enluvamento

Fixador(es)

Instabilidade(s)